第六批全国老中医药专家肖永庆学术思想与科研实践

主　编◎李　丽

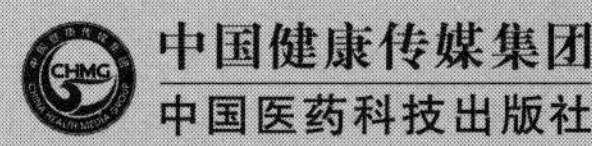

图书在版编目（CIP）数据

第六批全国老中医药专家肖永庆学术思想与科研实践/李丽主编.—北京：中国医药科技出版社，2020.12

ISBN 978-7-5214-2249-8

Ⅰ.①第… Ⅱ.①李… Ⅲ.①中药炮制学-研究 Ⅳ.①R283

中国版本图书馆 CIP 数据核字（2020）第 257489 号

美术编辑 陈君杞
版式设计 南博文化

出版 **中国健康传媒集团** | 中国医药科技出版社
地址 北京市海淀区文慧园北路甲 22 号
邮编 100082
电话 发行：010-62227427 邮购：010-62236938
网址 www.cmstp.com
规格 787×1092mm 1/16
印张 41 1/2
字数 957 千字
版次 2020 年 12 月第 1 版
印次 2020 年 12 月第 1 次印刷
印刷 三河市万龙印装有限公司
经销 全国各地新华书店
书号 ISBN 978-7-5214-2249-8
定价 129.00 元

获取新书信息、投稿、为图书纠错，请扫码联系我们。

编委会

主　编　李　丽

副主编　刘　颖

编　委（以姓氏笔画为序）

于定荣　万　超　王　云　田国芳
代　悦　朱明贵　刘　颖　刘元艳
许煜迪　扶垭东　苏　慧　李　丽
李桂柳　李鹏远　张　村　张　晶
陈　红　陈　梁　陈东东　岳　琳
周　萍　逄　镇　姚佳琪　耿立冬
栾　兰　郭　丽　黄文倩　麻印莲
游小琳　谢　婧　霍雨佳

桃李满天下——研究生培养

游小琳 硕士毕业论文：天麻化学成分研究
刘元艳 硕士毕业论文：白云花根化学成分及防风炮制研究
耿立冬 硕士毕业论文：了哥王化学成分及天麻炮制研究
李　丽 硕士毕业论文：川芎防风白芷丸成分配伍研究
郭　丽 硕士毕业论文：桔梗质量标准研究
逄　镇 硕士毕业论文：白芥子炒制原理及质量评价方法研究
李桂柳 硕士毕业论文：决明子炒制原理及其质量评价方法研究
陈东东 硕士毕业论文：川芎饮片产地加工可行性探索
王　云 硕士毕业论文：大黄饮片的模拟炮制研究
田国芳 硕士毕业论文：生、熟大黄饮片化学成分比较研究
黄文倩 硕士毕业论文：五味子“五味”物质基础研究
陈　梁 硕士毕业论文：防风饮片规格及其质量评价标准研究
朱明贵 硕士毕业论文：五味子饮片分级及其质量评价标准研究
李鹏远 硕士毕业论文：三黄泻心汤提取物活血化瘀活性及组分配伍优势方的筛选
姚佳琪 硕士毕业论文：三黄泻心汤提取物清热解毒活性及组分配伍优势方的筛选
岳　琳 硕士毕业论文：关黄柏及关黄柏炭标准饮片的基础研究
扶垭东 硕士毕业论文：大黄酒蒸前后体内外谱表征及其主要生物活性变化研究
许煜迪 硕士毕业论文：在读
张　村 博士毕业论文：白花前胡化学成分及质量标准研究
陈　红 博士毕业论文：栀子炒制过程中有效成分变化规律研究
李　丽 博士毕业论文：大黄炮制前后物质基础变化规律研究
张　晶 博士毕业论文：基于药代动力学研究大黄生、熟饮片的向位药性差异
栾　兰 博士后出站论文：基于炮制原理建立具有中药饮片个性特色的质量评价模式

序　一

“传承精华，守正创新”是习近平总书记对中医药工作的重要指示，也是中医药发展过程中必须遵循的基本原则。中医药的传承创新发展，基础在传承，关键在创新。不善于传承，创新就没有基础；不善于创新，传承就缺乏动力。中医药科研工作者应该勇于担当，努力以传承为根基做好创新，积极发挥中医药在维护和促进人民健康中的独特作用。

肖永庆首席研究员是中药研究领域的著名专家，他严谨求实、勇于创新的科研精神为业界称道。多年来一直致力于中药的创新研究，带领团队在中药化学、中药质量评价、中药药效物质基础及中药炮制等方面开展了大量创新性研究。作为国家中医药管理局中药炮制重点学科的学科带头人，肖永庆研究员始终以学科发展为己任，向国家自然科学基金委员会提出了“中药炮制与中药药性相关性研究”重点项目的立项建议，并成功获得基金委历史上首项中药炮制学科重点项目的资助，在该项目的研究过程中创立了以炮制前后“科学内涵变化规律”为纽带，探索中药炮制原理的新思路、新方法、新模式，圆满完成了“炮制改变大黄药性的科学内涵变化规律研究”项目的研究任务，项目的研究成果获得2014年中华中医药学会李时珍医药创新奖。同时，通过多项国家自然基金项目的反复实践和不断完善，以创立的“空白饮片模拟炮制”新方法，成功地阐明了数味中药饮片炮制前后主要化学成分的变化规律，基本阐明其炮制原理，为中药炮制原理研究建立了一种新方法。针对中药饮片行业存在炮制工艺难以客观化调控的问题，建立了将饮片生产企业“老药工”的生产经验数据化的“炮制工艺规范化研究”新模式，建立了200余种规范化的中药饮片生产工艺及其质量标准；基于中药饮片质量及其评价方法的现实情况，提出了以稳定临床疗效为核心，实施中药饮片区域性、专业化的生产模式，构建中药饮片质量保障体系。为中药炮制学科及饮片产业的发展提供了坚实的理论与技术支撑。

为了中药炮制学科的可持续发展，肖永庆研究员还积极为中药炮制科研建言献策，与全国30余位中药炮制领域的专家共同向国家相关部门提出了多项中药炮制科研项目建议。作为项目负责人，组织实施并圆满完成了“30种中药饮片规格及其质量评价研究（国家中医药行业重点科研专项）”和“80种中药标准饮片制备技术规范制定（科技部科技基础重点项目）”的研究任务。建立了传统经验鉴别与现代科学技术相结合的具有饮片个性特色的中药饮片分级质量评价新模式，为中药饮片的质量评价提供了客观的评价指标和方法，完善了中药质量评价标准体系。

作为第六批全国老中医药专家学术经验传承导师，肖永庆首席研究员在科研实践的同时也特别注重学术理论与技术、方法的传承。作为主编，组织全国炮制界的专家团队，完成了《中华医学百科全书·中医药学·中药炮制学》的编纂，为中药炮制学科重新构建了完整而系统的知识体系，并为中药炮制学科及普通大众提供了一本具有“权威性”的工具书。为了使中药炮制技术得到有效的保护与充分的发展，肖永庆首席研究员组织全国炮制界精英进行了“国家非物质文化遗产——中药炮制技术”保护单位的申报工作，中国中医科学院中药研究所于2006年成功入选“国家非物质文化遗产——中药炮制技术”保护单位。在此基础上，肖永庆研究员带领传承人开展了大量中药炮制技术的传承工作。

在科研探索、实践的同时，肖永庆首席研究员也非常注重与中药饮片产业的结合。近年来，依托中国中药协会中药饮片质量保障专业委员会，肖永庆首席研究员带领专委会专家团队以中药饮片行业发展需求为核心，聚焦行业发展的关键问题和热点问题，利用自身的科技基础优势，积极开展中药饮片团体标准的制定工作，起草了中国中药协会中药饮片团体标准的管理办法、技术要求、申报程序等文件（草案）。并以扎实的科研成果为基础，制定了30种中药、75种中药饮片的分级及质量评价团体标准（草案），并以此成果为主要内容出版中药领域第一部有关饮片分级质量评价方法的著作——《商品饮片的分级及其质量评价方法》，为中药饮片行业及后续多项科研项目提供了研究思路与方法的借鉴。为了提高中药饮片生产企业的创新能力和质量建设、质量管理能力，推动行业的健康发展，肖永庆研究员充分利用专委会的资源优势，组织50余位专家、学者协助40余家饮片生产企业建立了优质中药饮片的质量评价方法，制定了120余种优质饮片的质量评价标准，为中药饮片质量保障体系的建立起到了良好的示范和推动作用。

本书主编李丽研究员作为第六批全国老中医药专家学术经验继承人，跟随导师肖永庆首席研究员学习工作多年，在继承人培养阶段对导师的科研实践和科研成果进行了认真的梳理和总结，形成了较为清晰的肖永庆研究员学术思想及科学实践经验，著为此书，为中药炮制学科同仁提供有益的借鉴。本人曾在中国中医科学院、国家中医药管理局及中国中药协会等单位任职，直接见证了肖永庆首席研究员不畏艰辛、砥砺前行的科研之路，欣闻该书即将付梓，中药科研、生产、教学实践中又增添一艳丽的奇葩，因之乐以为序。

房书亭

中国中医科学院原书记

国家中医药管理局原副局长

中国中药协会原会长

2020年8月25日

序　二

中医药学是中华民族的伟大创造，是中国古代科学的瑰宝，也是打开中华文明宝库的钥匙，为中华民族的繁衍生息做出巨大贡献，对世界文明进步产生积极影响。传承创新发展中医药是新时代中国特色社会主义事业的重要内容，是中华民族伟大复兴的有效途径，也是中医药工作者的历史使命。

肖永庆首席研究员是中国中医科学院杰出的中药炮制学专家，他学风正派、治学严谨、勤于思考、勇于探索，实事求是地总结和凝练科研成果，在中药化学和中药炮制领域都有颇深的造诣。特别是他那种生命不息，奋斗不止的拼搏精神，时刻鼓舞着身边的人，这也是他能够在中药科研事业上取得丰硕成果的原因所在。作为中药炮制学科的学科带头人，肖永庆首席研究员带领团队发扬与时俱进的创新精神，“十五”期间，作为项目负责人承担了多项国家级研究项目，并取得了许多有影响力的优秀成果，在不断的科研实践中逐步形成了稳定的研究方向，构建了基于中药饮片生产经验传承的中药饮片炮制工艺规范化研究模式；基于炮制前后科学内涵变化规律的中药饮片炮制原理研究模式；基于中药饮片炮制原理的具有饮片个性特色的质量评价模式；基于传统与现代相结合的中药饮片分级及质量评价模式。同时，提出通过开展中药标准饮片研究，进一步完善中药标准物质体系，稳定中药饮片质量及临床疗效；以大宗中药材产地为核心，构建中药饮片区域性、专业化和智能化生产模式等设想。奠定了中国中医科学院中药研究所中药炮制学科在全国的学术引领地位。在从事科研工作的同时，他还特别重视科研与产业的结合，带领研究团队协助国内多家大型中药饮片生产企业建立了炮制工程中心，完善了企业的质量控制体系。近年来，依托中国中药协会中药饮片质量保障专业委员会，肖永庆首席研究员将多年来的科研成果和饮片企业的地域资源优势相结合，以构建中药饮片质量保障体系、确保中药临床疗效为主线，打造了产、学、研、用四位一体的中药饮片科研成果转化平台和中药饮片炮制生产技术的传承、创新平台，有效推动了中药炮制学科与饮片产业的协同发展。

《第六批全国老中医药专家肖永庆学术思想与科研实践》一书的出版，不仅展示了他多年的研究成果，也充分体现了他“守正创新”探索与实践的成就，坚信对促进中医药学术进步，推进中医药传承创新具有积极意义。有感于此，聊数言以为序，不当之处，敬请同道指正。

曹洪欣

中国中医科学院原院长

十一、十二届全国政协委员

国务院参事室特约研究员

2020 年 8 月 27 日

前　　言

肖永庆首席研究员从事中药科研30余年，将中药化学、中药炮制学的理论和研究经验融汇于中药炮制学科及饮片产业的继承、创新与发展，对中药炮制学继承和发展中存在的问题有着深入的理解和分析，并通过多年的科研实践，构建了基于中药饮片生产经验传承的中药饮片炮制工艺规范化研究模式；基于炮制前后科学内涵变化规律的中药饮片炮制原理研究模式；基于中药饮片炮制原理的具有饮片个性特色的质量评价模式；基于传统与现代相结合的中药饮片分级及质量评价模式。同时，提出了通过开展中药标准饮片研究，进一步完善中药标准物质体系，稳定中药饮片质量及临床疗效；以大宗中药材产地为核心，构建中药饮片区域性、专业化和智能化生产模式等设想，其创新性的学术思想，前瞻性的科研模式及产业发展策略，为中药炮制学科的发展以及中药饮片行业在新环境下重新布局，指明了方向并提供了切实可行的解决方案。

本书系统整理了肖永庆首席研究员30余年的科研成果和学术成就。全书共分两部分，上篇梳理了肖永庆首席研究员的主要学术思想，展示了肖永庆首席研究员从事中药科研工作以来，作为负责人主持的主要科研项目；下篇收录了已发表论文中的150篇重要论文，其中包括有关中药炮制学科与中药饮片产业发展的论述性文章32篇，中药炮制原理、饮片质量评价及炮制工艺研究相关论文78篇，中药化学成分研究论文40篇。

编　者

2020年8月

目　录

上　篇

肖永庆学术思想及代表性成果

一、肖永庆简介

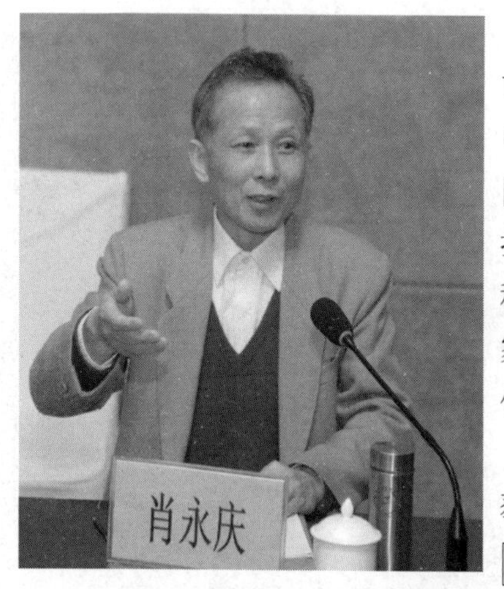

肖永庆，男，1950 年 6 月出生于湖北省孝感市，中共党员，日本大阪药科大学药学博士，中国中医科学院首席研究员、二级研究员、博士生导师，国家中医药管理局中药炮制重点学科带头人，第六批全国老中医药专家学术经验传承导师，中国中医科学院科学技术委员会委员，享受政府特殊津贴专家。中国中药协会中药饮片质量保障专业委员会主任委员。

肖永庆研究员 1983 年毕业于中国中医研究院，获得医学硕士学位，师从著名中药化学专家刘静明、屠呦呦研究员。1989 ~ 1999 年多次前往日本大阪药科大学访学、进修，与小泽・贡、马场きみ江教授研究团队建立了长期的合作关系，在中国产伞形科植物化学成分研究方面积累了丰富的经验，首次从天然物中分离鉴定了吡喃香豆素羰基还原螺旋三聚体类化合物，药效学研究表明，该类天然产物在抗肿瘤方面具有较好的生物活性。1999 年获得日本大阪药科大学药学博士学位。回国后，肖永庆研究员继续致力于中药化学成分、中药质量标准以及中药药效物质基础的研究工作。先后承担多项国家攻关、国家自然科学基金项目，带领团队在中药质量标准、中药复方化学研究领域的学科发展方面做出了突出的贡献。

2001 年，根据中药炮制技术传承和炮制学科创新发展的需要，在中国中医科学院中药研究所时任所长、著名炮制学专家原思通研究员和中国中医科学院原院长、著名中医药学家王永炎院士的共同举荐下，肖永庆研究员从已从事多年的中药化学研究领域，转入中药炮制领域工作。面对这一古老而年轻的学科，肖永庆研究员虚心向炮制老专家和前辈请教，并尝试将自己多年的中药化学研究基础和科研实践经验运用于炮制学科的科研工作，为中药炮制学科的传承和发展注入了新的活力。为了加快炮制学科发展步伐，在时任中药研究所所长黄璐琦研究员的倡导下成立了中药炮制研究中心。肖永庆研究员经过由科技部、国家中医药管理局、中国中医科学院及中药研究所专家组成的专家组的答辩竞聘，成为中国中医科学院中药研究所炮制研究中心首任主任。在艰难条件下，从零开始、踏上了中药炮制学科研究的新征途。

国家“十五”攻关期间，肖永庆研究员作为项目第一负责人，与全国 20 余所科研院所、大专院校、生产企业一道，共同承担了国家“十五”重大科技专项“创新药物和中药现代化”项目“川芎等 30 种中药饮片炮制工艺规范化研究”“17 种中药饮片炮制工艺和质量标准规范化研究”和“栀子炮制原理研究”。建立了将中药饮片生产一线生产技术专家的经验数据化的中药饮片炮制工艺规范化研究模式，以及饮片传统质量鉴别与现代科学技术方法相结合的饮片质量评价模式。其中，“17 种中药饮片炮制工艺和质量标准规范化研究”获“中华中医药学会2006年度科学技术一等奖”（第1名）、“栀子炮制原理研究”获中国中医科学院2008年度科学技术二等奖（第1名）、“栀子饮片质量评价方法及其科学原理研究”获中华中医药学会2009年度科学技术二等奖（第1名）。同时，研究团队与企业合作立项，组织全国10余家科研院所、大专院校共同进行了“33味中药的60余种饮片的注册标准研究”，为企业制定了100余种饮片的企业质量控制标准，向原国家食品药品监督管理局提交了200余万字的总结材料和60余种饮片的注册标准建议。

要让科研成果真正具有学术意义和实用价值，必须特别注重炮制学科理论及科研方法的创新。肖永庆研究员深入挖掘中药炮制理论，从现代科研角度重新阐释中药炮制理论，提出了“配伍炮制”及“炮制配伍”的新概念，并带领研究团队，以经典方剂《三黄泻心汤》为范例，利用大黄生片、熟片和炭片之间化学成分组成及量比关系的差异，进行“三黄泻心汤”方炮制配伍及成分配伍研究，以复方为载体揭示了大黄不同炮制品配伍三黄泻心汤的作用机制，并优化了抗炎及活血化瘀的组分配伍优势方，为中药炮制理论研究及经典复方的开发提供了借鉴。

经过数年的炮制科研实践，肖永庆研究员逐步意识到，采用现代科学技术来诠释中药炮制理论也是中药炮制学科所面临的重要任务。肖永庆研究员带领团队向国家自然科学基金会提出了“中药炮制与中药药性相关性研究”重点项目的立项建议，并成功获得国家自然基金委员会首项中药炮制学科重点项目的资助，开展“炮制改变大黄药性的科学内涵变化规律研究”。通过该项目的研究，探索建立了基于炮制与药性改变相关性的炮制原理研究新模式，开创了中药炮制与药性相关性研究的先河，为中药炮制原理研究提供了新的思路与方法。

肖永庆研究员也深深认识到，炮制学科的发展离不开饮片产业的振兴，炮制研究必须紧密与饮片生产相结合才能显示其科学意义和实用价值。他带领研究团队协助广东康美药业股份有限公司、安徽沪谯集团等企业建立了企业的饮片产品质量监测控制中心，制定了本企业饮片产品的质量内控标准；并在此基础上分别筹备、建立了省级炮制工程研究中心，增强了企业的创新能力，提高了饮片产品的科技含量。同时，帮助安徽沪谯集团成功申报了“国家中药饮片高技术示范工程”项目和国家高技术产业化示范项目——“优质特色饮片（白芍）规范化生产和过程控制”研究。将炮制学科建设与饮片产业发展的有机结合，在提高炮制学科科研水平的同时促进了与中药饮片产业的协同发展。

从事中药科研工作30余年，肖永庆研究员以极大的敬业精神和创新思维为祖国的中药宝库增光添彩，以“生命不息、奋斗不止”的拼搏精神，在中药炮制科研与生产的应用中积极创新，成为令人瞩目的领军人物。2008年，被评聘为中国中医科学院二级研究员，2009年，由中国中医科学院中药研究所前所长、著名中药学家姜廷良首席研究员亲自荐举，被评聘为中国中医科学院首席研究员。

在不断的科研实践与创新过程中，肖永庆首席研究员也特别重视中药炮制学科的传承发展和人才培养。先后培养了博士生4名，硕士生22名，博士后1名。2017年，被国家中医药管理局遴选为第六批全国老中医药专家学术经验传承导师，目前正在系统地指导传承人李丽研究员开展炮制理论的学习，学术经验的总结与传承。

近年来，肖永庆首席研究员依托丰富的科研成果，积极推动中药饮片行业的质量体系建设。2015 年 9 月作为发起人成立了中国中药协会中药饮片质量保障专业委员会，并成为专委会第一届主任委员。在肖永庆主任的带领下，专委会以中药饮片行业发展需求为核心，聚焦行业发展的关键问题和热点问题，利用自身的科技基础优势，积极开展中药饮片团体标准的制定工作，起草了中国中药协会中药饮片团体标准的管理办法、技术要求、申报程序等文件（草案），形成了 30 种中药的 75 种中药饮片的分级及质量评价团体标准（草案）。

为了进一步提升中药饮片企业的质量管理能力，专委会以优质中药饮片评审为依托，开展了优质中药饮片培育及优质饮片质量保障体系建设工作，自 2016 年开始，先后开展了三批优质饮片的评审工作，共有 30 余家企业的 150 余种饮片获得了优质饮片荣誉。优质中药饮片培育及优质饮片质量保障体系建设工作的开展，不仅使中药饮片生产企业的质量管理体系得到了进一步的完善，逐步朝向区域性专业化的生产模式发展，同时也使企业优质产品的市场占有率和销售额都有了不同程度的增加，拓宽了企业的销售渠道，提升了企业形象和信誉度，有的企业还因此获得了地方相关管理部门的优质优价政策支持。为企业带来了良好的经济效益和社会效益。

作为国家中医药管理局中药炮制重点学科带头人，肖永庆研究员注重中药炮制“大学科、大团队”的建设。近年来，带领全国 20 余个科研院所、大专院校，以及饮片生产企业的炮制及饮片科研人员，根据中药炮制学科及饮片行业发展的需要，向国家相关部门提出了多项科研立项建议。其中，中医药行业专项“30 种中药饮片规格及其质量评价标准研究”已圆满完成，建立了 30 种中药的饮片规格分级方法及同源各级饮片的鉴别要点，以及 75 个级别饮片的质量评价标准，首次建立了传统与现代相结合的中药饮片分级及质量评价模式。为中药饮片行业管理部门制定饮片“优质优价”政策提供了科学依据和技术支撑；为中药饮片生产、流通、应用部门的质量控制提供了技术保障。由该团队建议并立项的国家科技部科技基础重点专项“中药标准饮片制备技术规范制定”目前已进入项目结题阶段，该项目完成后，可为中药饮片质量评价体系的建立和完善提供新的标准物质。同时，由该团队多次建议的中医药行业专项“中药饮片产地加工与炮制生产一体化关键技术规范研究”及“中药饮片区域性、专业化生产模式的建立”均已被相关部门采用，对于推动饮片产业发展具有极其重要的意义。（图 1，图 2，图 3）

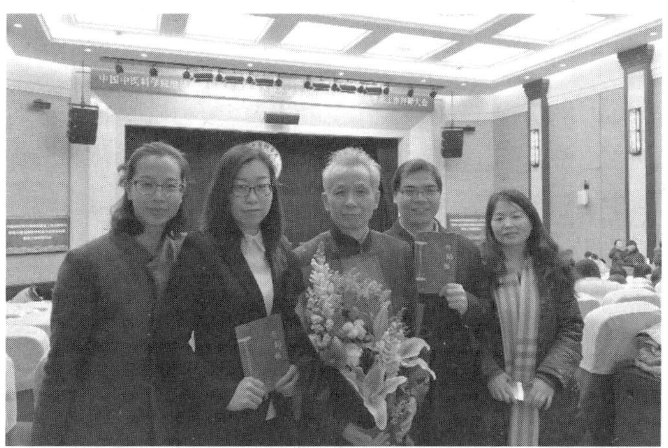

图 1　第六批全国老中医药专家学术经验继承者拜师仪式

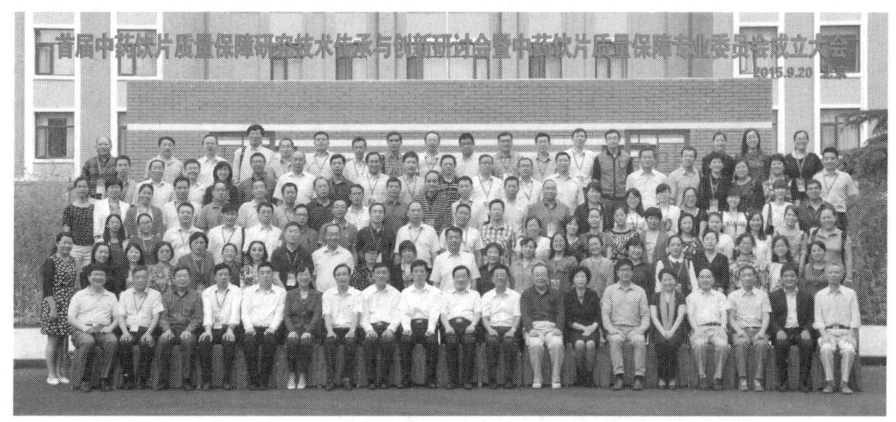

图 2　首届中药饮片质量保障研究技术传承与创新研讨会暨
中药饮片质量保障专业委员会成立大会

《中华医学百科全书》成卷书发布会

2017.11.24 · 北京 · 北京协和医学院礼堂

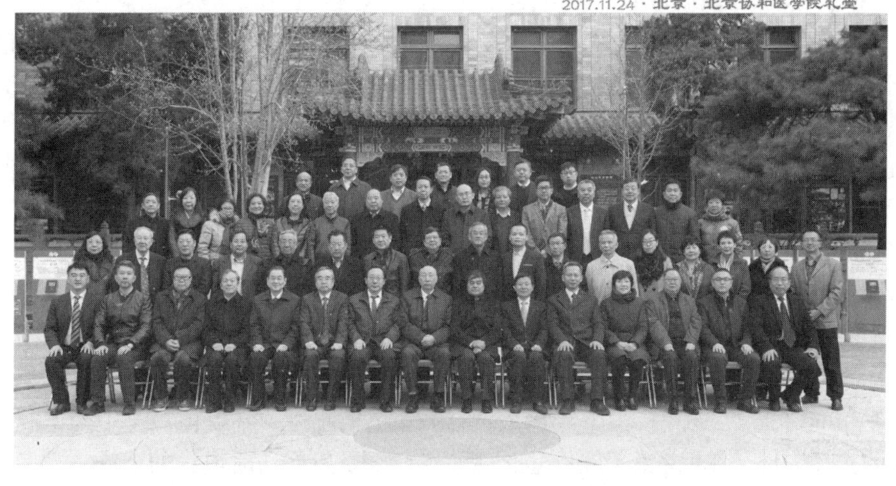

图 3　《中华医学百科全书》成卷书发布会

二、肖永庆学术思想

肖永庆研究员从事中药研究三十余年，在中药药效物质基础、中药质量评价、中药炮制原理、中药饮片炮制工艺研究等方面提出了诸多创新性的学术见解，并带领研究团队将其学术思想应用于科研实践，形成了多项具有前瞻性和实用性的科研成果。

（一）重视基础，传承创新

学术见解在理论层面的原创性不仅仅是对中医药学理论体系的继承，更重要的是为中医药学理论体系注入与时俱进的科学思想，只有这样，才能真正构架起沟通传统与现实的桥梁，实现学科的传承与创新。肖永庆研究员重视基础研究，以中药化学研究为基础，融汇多学科知识与技术运用于中药炮制研究，深入挖掘中药炮制理论，从现代科研角度重新阐释中药炮制理论，提出了“配伍炮制”及“炮制配伍”的新概念。

“配伍炮制”即传统炮制理论中的“加辅料炮制”，但“辅料”这一提法并不确切。中药炮制中所用到的“辅料”本身多为药物，而“辅料”的定位在很大程度上掩盖了其在炮制过程中的药物属性，以及与所炮制药物之间的相互作用。从炮制对药性的影响角度而言，配伍炮制可分为“反制”和“从制”：“反制”有“以热制寒”（如酒炙黄连）和“以寒制热”（如甘草汁制附子），“从制”有“以热制热”（如生姜制附子）和“以寒制寒”（如胆汁制黄连），如姜制法即属于典型的配伍炮制，其理论基础源于《神农本草经》关于药物配伍关系的“七情”，即“当用相须相使者良：……若有毒宜制，可用相畏相杀者；不尔，勿合用也”。其中相畏相杀的配伍关系与药物“姜制温散”的作用应属同一范畴的概念；相须相使的配伍关系与药物“姜制入脾”的引经作用也应该是同一范畴的概念。因此，配伍也是中药炮制的范畴，所不同的是方剂不以单个药物进行，而是通过配伍、煎煮起到炮制的作用。可见，方剂中药物的配伍与单味中药的配伍炮制有异曲同工之妙。

“炮制配伍”则是指为了复方配伍所进行的炮制，也就是说根据复方配伍的需要而炮制，相同的处方，根据因人而异、辨证施治的用药原则而配伍同一药材的不同饮片。炮制与药性的关系必须通过复方用药来体现。因此，炮制改变饮片药性的科学内涵也就要以复方为载体进行研究才具有实用价值和科学意义。肖永庆研究员带领研究团队，以经典方剂“三黄泻心汤”为范例，利用大黄生片、熟片和炭片之间化学成分组成及量比关系的差异，进行“三黄泻心汤”方炮制配伍及成分配伍研究，以复方为载体揭示了大黄不同炮制品配伍三黄泻心汤的作用机制，并优化了抗炎及活血化瘀的组分配伍优势方，为中药炮制理论研究及经典复方的开发提供了借鉴。

完整的知识理论体系是一个学科得以继承和发展的基石。肖永庆首席研究员作为国家重点出版工程《中华医学百科全书·中药炮制学》卷的主编，以百科全书编纂为契机，带领全国中药炮制界的专家团队，重新梳理中药炮制学科的知识结构，以百科“全准精新”的编写标准，完成了中华人民共和国成立以来首部中药炮制学百科全书的编纂工作，并作为首批发布的35卷之一，于2016年出版发行。该书的出版，不仅体现了中药炮制学与相关学科的交叉渗透、知识系统整合，也体现了学科继承发展与时俱进的精神，准确把握学科现有基础理论、基本知识、基本技能以及经典理论与科学思维的精髓。

（二）基于中药饮片生产经验的传承，建立中药饮片炮制工艺规范化研究模式

从事中药炮制学科科研和教学的专家学者善于归纳总结各类中药饮片的炮制工艺方法和其要点，拥有丰富的知识理论积累；而常年坚守在饮片生产一线的“老药工”却具有丰富的饮片生产实践经验，他们对于饮片生产过程中每一个工艺要点的把握灵活而精准。只有二者的有机结合，才有可能建立传统中药炮制技术的传承平台，使传承千年的中药炮制技术以更为科学的方式得以传承。肖永庆研究员始终强调中药炮制研究应坚持“继承与创新”并重的原则，多年来深入饮片生产企业实地调研，掌握了大量的饮片生产数据，并将其与科研相结合，提出了将中药饮片传统生产经验数据化，进行饮片炮制工艺规范化研究的模式。该模式不同于以往单纯以个别指标成分含量为依据进行炮制工艺优选的研究思路，以传统炮制经验的客观化、数据化为核心，将长期从事饮片生产的老药工（药师）的实践经验，与现代工业化生产特点相结合，建立基于传统炮制经验传承的规范化中药饮片生产工艺。同时，肖永庆研究员还进一步明确了中药饮片生产工艺的“规范化”与“多样化”、工艺“规范化”与“优化”之间的辨证关系。中药饮片生产工艺的规范化是指在某一特定区域内同一饮片生产工艺的规范化，所谓“特定区域”则是指中医临床用药理念和用药习惯相同或相似的地域。由于我国幅员广阔，各地用药习惯差异较大，许多饮片不太可能实现全国统一的规范化生产工艺。因此，各地的饮片生产工艺规范化可以有不同的内容和模式。通过国家“十五”攻关、“十一五”支撑计划等项目的实施，肖永庆研究员带领中药炮制界同仁建立了100余种中药饮片规范化的炮制工艺及其质量评价标准。该模式的建立不仅实现了对传统炮制技术的传承，同时也强化了中药饮片炮制工艺研究成果的实用性，推动了炮制科研成果的有效转化，实现了真正的产学研相结合。

（三）基于炮制前后科学内涵的变化规律，建立中药饮片炮制原理研究模式

中药经过炮制，不仅是其外观性状发生了明显的改变，更重要的是由科学内涵（物质基础和生物活性）变化导致的药性改变，这种改变主要是指向位药性和功能药性的改变，具体表现在其临床功效发生了变化，在现代药学研究中，其生物活性的作用方向和强度发生变化。改变饮片药性的主要炮制方法可分为两类：加热炮制（炒、蒸、燀、煨等）和配伍炮制（酒制、醋制、盐制、蜜制、药汁制等）。加热炮制主要通过改变饮片成分的结构及所含成分之间的量比关系而达到的。因此，从中医药理论角度而言，“药材—炮制—饮片—药性”之间的相关性是非常明了的。药材可经过不同炮制方法加工成多种饮片，而各种不同的饮片也就具有了不同的药性，这也正是中药饮片“生熟异治”的根本所在。只有基本探明炮制前后科学内涵的变化规律，才能以此为纽带剖析炮制与药性改变的相关性；只有探明中药炮制前后其主成分结构和量比关系与其生物活性整体变化的规律，才能全面、客观地反映炮制改变中药药性的科学内涵变化规律。而这正是所有炮制科研的前提和基础，只有在基本明确炮制改变药性的科学内涵变化规律的前提下，炮制工艺及饮片质量评价等研究才具有科学意义。因此，肖永庆首席研究员提出了“基于中药饮片炮制前后科学内涵变化规律，揭示炮制与中药药性相关性”的中药炮制原理研究模式。对于炮制与药性相关性研究，肖永庆研究员主张以传统方法与现代方法相结合解决新问题、将经典方法与网络分析相结合解决复杂问题，并将此模式运用于首项中药炮制学科的国家自然基金重点项目，通过对大黄炮制前后5种饮片物质基础及生物活性变化规律的研究，揭示了炮制与大黄药性改变的相关性。该模式的建立使中药炮制原理研究进入了一个新的阶段。

（四）基于中药饮片炮制原理，建立具有饮片个性特色的质量评价模式

质量是产品的生命，标准是质量的根本。科学合理的评价中药饮片质量，就需要建立客观可行的质量评价标准。中药饮片质量评价方法的科学性和实用性已成为深受中药行业关注的难点问题。中药饮片炮制基本原理的核心是饮片炮制后其药性发生了变化，根源还是炮制后其内在物质基础内涵发生了变化，因此其质量评价方法和评价内容也应有所不同。然而长期以来，对于同一药材来源中药饮片的生片和制片，无论是质量评价方法还是评价内容都基本相同，尤其是质量评价指标的选择缺乏科学性和专属性，饮片质量评价指标与炮制原理、饮片功效间相关性的缺失，严重影响了中药饮片质量评价标准的科学性和客观性。基于对中药饮片质量评价现状的深入了解，以及对质量评价标准研究的长期积累，肖永庆研究员提出了基于炮制原理建立具有饮片个性特色的质量评价标准的中药饮片质量评价新模式。改变饮片标准依附于药材的现状，在揭示饮片炮制原理的基础上，选择与饮片科学内涵密切相关的专属性指标，同时结合特征图谱的整体质量控制，实现对同一中药不同饮片质量的客观评价。肖永庆研究员带领团队通过大黄、栀子、五味子、决明子等大宗常用中药的系统研究，建立了具有生、制饮片专属性的质量评价标准，实现了对中药饮片，特别是生、制饮片的专属性质量评价。

（五）完善标准物质体系，制定中药标准饮片制备技术规范

建立科学、客观的中药饮片质量评价标准，除了要进行系统深入的炮制原理研究，还必须依赖于完善的标准物质体系。目前，对照中药材、化学对照品和对照提取物是中药质量评价标准物质的三种主要形式，在现阶段的中药质量评价中发挥了重要的作用，但对于中药而言，其化学成分复杂，每一种饮片都犹如一个小复方，不同的炮制方法又会对化学成分产生不同的影响，单纯依靠现有标准物质仍难以体现炮制对饮片科学内涵的改变，无法满足饮片质量的专属性评价。因此，肖永庆研究员提出将标准饮片作为中药饮片质量评价的标准物质，建立基于整体观的中药饮片质量评价思路。目前，该建议已作为科技部基础性重点专项开展研究。通过原料药材采集加工技术规范、原形饮片炮制工艺技术规范、候选标准饮片均匀化及包装储藏技术规范、候选标准饮片属性识别技术规范的建立，从而制定出中药标准饮片制备技术规范，为标准饮片作为标准物质的应用提供较为系统的技术支撑。该项目的研究成果将极大地改善标准物质专属性不足对中药饮片质量评价的影响，提升饮片质量评价的科学性和专属性。

（六）传统与现代相结合，建立中药饮片分级及质量评价模式

当下，“健康中国”已上升为国家战略，大众对于“大健康”理念的理解不断深入，对于优质饮片的需求也在持续增加。对于科研工作者而言，如何科学地对中药饮片进行分级及质量评价就成为目前亟待解决的问题。自古以来，饮片的质量优劣靠“老药工”的经验来判断。但是，随着饮片原料药材生长环境的变迁，以及种植方式的改变，单凭传统的经验鉴别不足以判断饮片质量的优劣；而随着科学技术的发展，许多现代科学技术方法也可逐渐应用于饮片质量的评价。肖永庆研究员提出，应在现有原料药材分级（基源、产地等）的基础上，按照饮片传统分级方法（外观、气味、味道）分类对饮片进行分级，量化传统分级指标，并在各级饮片的质量评价标准中增加现代科学内涵（标示性成分含量、特征图谱等），建立传统与现代相结合的分级及质量评价方法，从而避免由于中药材资源变迁、种植变异等造成的外观改变，以及过度依赖个别成分含量高低导致的传统与现代评价结果相悖的情况。通过中医药行业科研专项30种中药的实施，已经形成了涉及根及根茎类、皮类、果实类、叶类及花类等五大类中药的分级及质量评价模式，建立了75个级别饮片的质量评价标准，为同类研究提供了借鉴，也为饮片优质优价、注册标准管理政策的制定提供了技术支撑。

（七）加快生产模式变革，构建中药饮片区域性专业化生产模式

“多、小、散”是目前中药饮片产业的现状，这种生产模式既不利于生产工艺的规范化，更不利于产业的发展创新；同时，也不利于饮片生产过程和市场流通的管理，是稳定中药饮片质量及其临床疗效的一大障碍。我国幅员辽阔，中药资源丰富且区域性分布特征显著，同时随着近年来中药材GAP种植基地和规模化中药材种植合作社的建立，大宗中药品种已经初步形成了区域性发展模式。因此，肖永庆研究员首次提出了以中药材大品种为核心，实施中药饮片专业化、规模化、智能化生产的产业策略，积极引导企业根据自身生产实际，适当减少品种，扩大单品种的生产规模，从而彻底改变“多、小、散”的产业结构，同时，带动中药饮片专业化生产线及产地流动加工设备的研制，形成具有核心竞争力的中药饮片产业布局。这也是构建中药饮片质量保障体系的重要前提和必由之路。

（八）基于经典小复方，建立中药复方配伍研究模式

中药复方是中医临床用药的基本形式，也是中医辨证论治的具体体现。复方中的化学成分是其发挥药效作用的物质基础。因此，探索中药复方药效物质基础和作用机制，以提高中药复方制剂的质量，稳定其临床疗效是中药复方配伍研究重要的基础工作之一。中药方剂是一个复杂体系，其疗效依赖于所含物质基础——多种化学成分按君、臣、佐、使在多靶点上的整体协同效应。肖永庆研究员认为，中药所含化学成分组合是其发挥药效作用的物质基础，其化学成分组合的主成分群起主要作用，主成分群成分之间的最佳配比是中药发挥最佳药效的关键。因此，中药方剂的现代化应以方剂的物质基础——化学成分，与其药效作用相关性和作用机制的研究为基础，以经典小复方为切入点，从饮片配伍到成分配伍，通过揭示成分配伍的规律进而探讨中药复方配伍的科学内涵。基于这一学术见解，肖永庆研究员的研究团队将中药单、复方成分配伍研究列为团队主攻研究方向之一，并以王永炎院士治疗头痛的临床经验方“川芎防风白芷方”为范例，以动物离体血管的舒缩功能为模型，开展了单体成分及主要单体成分组合与偏头痛相关的药理活性研究，明确了单成分及成分组合与方剂功效的相关性。从而建立了“饮片—组分—成分”配伍的中药复方研究新模式。

肖永庆首席研究员多年来一直坚持基础与应用并重的科研理念，尊重中医药理论的独特性和现代科学研究的严谨性。基于对中药饮片产业和中药炮制科研现状及发展趋势客观而敏锐的分析，通过多项国家级重点科研项目的实施，在中药药效物质基础及中药炮制领域取得了丰硕的科研成果，创立了基于传统经验数据化的中药饮片炮制工艺规范化研究模式、基于炮制与药性相关性的中药饮片炮制原理研究模式、基于炮制原理的中药饮片专属性质量评价模式，以及基于传统与现代相结合的中药饮片分级模式等多项引领学科发展的新模式；将学科发展与产业需求紧密结合，提出了开展中药标准饮片研究及中药饮片区域性、专业化生产等项目建议，不仅为中药炮制学科发展指明了方向，也为中药饮片企业的创新发展注入了新的活力，为中药饮片产业发展战略的制定提供了有力的技术支撑和智力支持。

三、肖永庆代表性成果

（一）代表性科研项目

课题名称	课题来源	负责人	实施年限	参与单位
制首乌几种传统炮制方法的共性原理的科学内涵诠释	国家自然基金面上项目	肖永庆	2018.01～2021.12	中国中医科学院中药研究所
酒蒸改变大黄“向位药性”与“气分、血分”辩证相关性的科学诠释	国家自然基金面上项目	肖永庆	2016.01～2019.12	中国中医科学院中药研究所
中药标准饮片制备技术规范制定	基础性专项重点项目	肖永庆	2014.05～2019.04	中国中医科学院中药研究所、湖北中医药大学、北京中医药大学、成都中医药大学、福建中医药大学、安徽中医药大学、江西中医药大学、广东药科大学、山东中医药大学、山东省中医药研究院、河南中医药大学、大连药品检验所、南京中医药大学
非物质文化遗产保护“中药炮制技术”	国家中医药管理局	肖永庆	2014.06～2016.06	中国中医科学院中药研究所、湖北中医药大学、福建中医药大学、山东省中医药研究院、成都中医药大学、山东中医药大学
炮制配伍“三黄泻心汤”的成分组合优化及其优势方的作用机理研究	国家自然基金面上项目	肖永庆	2013.01～2016.12	中国中医科学院中药研究所
全国中药炮制技术规范——炒制技术规范研究	中医药行业科研专项	肖永庆	2012.06～2014.06	中国中医科学院中药研究所
五味子“五味”物质基础及其功能关联研究	国家自然基金面上项目	肖永庆	2010.01～2012.12	中国中医科学院中药研究所
30种中药饮片规格及其质量评价标准研究	国家中医药管理局“中医药行业专项”	肖永庆	2010.01～2014.04	中国中医科学院中药研究所、湖北中医药大学、成都中医药大学
综合性中药新药研究开发技术大平台——中药炮制与饮片技术平台	科技部	肖永庆	2009.01～2010.12	中国中医科学院中药研究所

续表

课题名称	课题来源	负责人	实施年限	参与单位
炮制改变大黄药性的科学内涵变化规律研究	国家自然基金重点项目	肖永庆	2008. 01 ~ 2011. 12	中国中医科学院中药研究所
栀子炒焦后化学成分组合变化与药效改变相关性研究	国家自然基金面上项目	肖永庆	2007. 01 ~ 2009. 12	中国中医科学院中药研究所
中药饮片炮制技术与相关设备研究——炒制技术	科技部“十一五”支撑计划	肖永庆	2006. 01 ~ 2008. 12	中国中医科学院中药研究所、成都中医药大学、中国药材公司、沈阳药科大学
川芎、防风、白芷方的成分配伍研究	国家自然基金面上项目	肖永庆	2005. 01 ~ 2007. 12	中国中医科学院中药研究所
桔梗质量标准研究	科技基础性工作专项	肖永庆	2005. 01 ~ 2006. 12	中国中医科学院中药研究所
中药栀子炮制原理研究	科技部“十五”攻关	肖永庆	2004. 01 ~ 2006. 12	中国中医科学院中药研究所、广东康美药业股份有限公司
天麻等17种中药炮制工艺规范化及质量标准研究	科技部“十五”攻关	肖永庆	2003. 01 ~ 2005. 12	中国中医科学院中药研究所、安徽中医药大学、北京大学药学院、北京中医药大学、河南中医药大学、山东中医药大学、山东省中医药研究院、中国医学科学研究院药用植物研究所
33种中药饮片注册标准研究	与企业共同立项	肖永庆	2003. 12 ~ 2005. 06	中国中医科学院中药研究所、安徽沪谯中药饮片厂、北京大学药学院、北京中医药大学、黑龙江中医药大学、成都中医药大学、安徽中医药大学、河南中医药大学、江西中医药大学、山东中医药大学、山东省中医药研究院、中国医学科学院药物研究所、中国中医研究院基础理论研究所
川芎内酯对心脏缺血再灌损伤的保护作用研究	国家自然基金面上项目	肖永庆	2002. 01 ~ 2005. 12	中国中医科学院中药研究所
防风质量标准研究	科技基础性工作专项	肖永庆	2002. 01 ~ 2004. 12	中国中医科学院中药研究所
白花前胡质量标准研究	科技基础性工作专项	肖永庆	2002. 01 ~ 2005. 12	中国中医科学院中药研究所
川芎等10种中药炮制工艺规范化及质量标准研究	科技部“十五”攻关	肖永庆	2001. 01 ~ 2003. 12	中国中医科学院中药研究所、河南中医药大学、北京大学药学院、安徽中医药大学、山东省中医药研究院、安徽沪谯中药饮片厂

续表

课题名称	课题来源	负责人	实施年限	参与单位
中药材标准物质研究——白芷	科技部	肖永庆	2001.01～2002.12	中国中医科学院中药研究所
防风杀附子毒机理之探究	国家中医药管理局	肖永庆	2000.01～2003.12	中国中医科学院中药研究所
川芎化学成分研究	人事部	肖永庆	2000.01～2001.12	中国中医科学院中药研究所
防风质量标准的规范化研究	科技部“九五”攻关	肖永庆	1996.06～2000.12	中国中医科学院中药研究所

（二）代表性科研成果

1. 省部级科研成果

奖励名称	获奖类别	奖励等级	获奖年度	本人排名
中药饮片质量分级及注册管理模式的建立	中华中医药学会科学技术奖	二等奖	2016	1
中药炮制与药性相关性及其饮片质量评价模式	中华中医药学会李时珍医药创新奖	一等奖	2014	1
中药栀子饮片质量评价方法及其科学原理研究	中华中医药学会科学技术奖	二等奖	2009	1
十七种中药饮片炮制工艺和质量标准规范化研究	中华中医药学会科学技术奖	一等奖	2006	1

2. 院级科研成果

奖励名称	获奖类别	奖励等级	获奖年度	本人排名
商品饮片分级方法及其质量评价	中国中医科学院科学技术奖	二等奖	2015	2
大黄炮制前后物质基础变化规律研究	中国中医科学院科学技术奖	二等奖	2012	1
决明子饮片的炒制原理及其质量评价的科学内涵	中国中医科学院科学技术奖	三等奖	2010	1
中药栀子饮片炮制原理研究	中国中医科学院科学技术奖	二等奖	2008	1
川芎防风白芷方主成分组合研究	中国中医科学院科学技术奖	三等奖	2008	1

（三）出版著作

著作名称	主编	出版社	出版时间
《中华医学百科全书》中药炮制学卷	肖永庆，李丽	中国协和医科大学出版社	2016 年 11 月
《商品饮片的分级及质量评价研究》	肖永庆，李丽	科学出版社	2016 年 10 月
《首批优质中药饮片质量标准》	肖永庆，张村，刘颖	科学出版社	2018 年 11 月
《中药饮片注册标准研究概要》	肖永庆，张村	科学出版社	2019 年 7 月
《历代中药炮制技术及其理论概要》	王英姿，肖永庆	中医古籍出版社	排版印刷中
《优质中药饮片质量标准》第二册	肖永庆，李丽，刘颖	科学出版社	排版印刷中

（四）发表论文题录

题目	作者	杂志	发表年度	发表信息
中药炮制学科和饮片产业传承与创新过程中几个值得探讨的问题	肖永庆*，张村，刘颖，于定荣	中国实验方剂学杂志	2019	25（01）：224-227
中药炮制规范修订、执行及监管的相关问题探讨	张村，刘颖，肖永庆*	中国实验方剂学杂志	2019	25（19）：195-197
Pharmacokinetic comparisons of major bioactive components after oral administration of raw and steamed rhubarb by UPLC-MS/MS	Jing zhang，Yadong Fu，Li Li，Ying Liu，Cun Zhang，Dingrong Yu，Yinlian Ma，Yongqing Xiao	*Journal of Pharmaceutical and Biomedical Analysis*	2019	171：43-51
醋延胡索饮片颜色与其内在质量的相关性分析	万超，于定荣，刘颖，麻印莲，肖永庆，李丽*	中国实验方剂学杂志	2019	25（12）：145-150
制何首乌的炮制方法探索	谢婧，余意，张晶，扶垭东，刘颖，胡明华，李丽，王光忠，肖永庆*	中国实验方剂学杂志	2019	25（24）：163-169
生、熟大黄饮片及其活性组分的泻涩双向调节作用分析	扶垭东，张晶，刘颖，李丽，肖永庆*	中国实验方剂学杂志	2019	25（11）：127-132
中药饮片生产模式的变革与生产技术的创新——中药饮片智能化生产可行性探讨	张村，李丽，刘颖，王云，张雪，张晶，肖永庆*	中国中药杂志	2018	25（2）：1-5
芥子及莱菔子炒制前后物质基础变化规律分析	苏慧，岳琳，刘颖，麻印莲，于定荣，霍雨佳，万超，李丽*，肖永庆*	中国实验方剂学杂志	2018	24（7）：12-15
加强中药材生产管理，稳定中医药产品质量	张村，刘颖，肖永庆*	中国实验方剂学杂志	2017	23（15）：1-4
关黄柏炒炭前后饮片化学成分的变化规律分析	岳琳，李丽，刘颖，肖永庆*	中国实验方剂学杂志	2017	23（5）：11-15
产地加工与饮片炮制一体化对苦参饮片主要功效的影响	岳琳，王岚，刘颖，殷小杰，肖永庆，梁日欣，于定荣，麻印莲，李丽*	中国实验方剂学杂志	2017	23（12）：23-27
苦参炮制方法及其功效的变迁	李丽，刘颖，岳琳，于定荣，麻印莲，肖永庆*，苏慧，霍雨佳，扶垭东	中国实验方剂学杂志	2017	23（12）：223-227
制定中药饮片行业标准，促进中药饮片产业发展	肖永庆*，李丽，刘颖，麻印莲，于定荣	中国实验方剂学杂志	2016	22：41-43
中药炮制学科及饮片产业的发展与创新	肖永庆*，李丽，刘颖，麻印莲，于定荣	中国中药杂志	2016	41：24-27
三黄泻心汤“炮制配伍”解热优势方药效及其作用机制研究	马晓静，王岚，殷小杰，李丽，刘颖，贡磊磊，原会俊，肖永庆，梁日欣*	中国药物警戒	2016	13（8）：449-455

续表

题目	作者	杂志	发表年度	发表信息
白芍储藏一年芍药苷及二氧化硫残留变化	于定荣，肖永庆，麻印莲，李丽，刘颖，张村，顾雪竹，杜茂波，陈畅	中国实验方剂学杂志	2016	22 (21)：63-66
浅谈中药饮片团体标准技术要求及其评定办法	刘颖，李丽，张村，肖永庆*	中华中医药杂志	2016	31：4382-4384
Rapid identification of the quality decoction pieces by partial least squares-based pattern recognition: grade classification of the decoction pieces of Saposhnikovia divaricate	Ying liu, Li Li, Yong-qing Xiao*, Jia-qi Yao, Peng-yuan Li, Lang Chen, Ding-rong Yu, Yin-lian Ma	*Biomedical Chromatography*	2016	30 (8)：1240
Global metabolite profiling and diagnostic ion filtering strategy by LC-QTOF MS for rapid identification of raw and processed pieces of Rheum palmatum L	Ying liu, Li Li, Yong-qing Xiao*, Jia-qi Yao, Peng-yuan Li, Ding-rong Yu, Yin-lian Ma	*Food Chemistry*	2016	192：531-540
中药标准饮片作为标准物质应用若干问题探讨	李丽，刘颖，肖永庆*	北京中医药大学学报	2015	38 (6)：411-412
“稳定中药饮片质量、确保中医临床疗效”关键问题探讨	李丽，刘颖，肖永庆*	世界科学技术—中医药现代化	2015	17 (5)：1100-1102
中药炮制与饮片领域科研回顾与展望	李丽，刘颖，肖永庆*	中华中医药杂志	2015	30 (9)：3053-3057
构建中药饮片质量保障体系的关键问题	肖永庆*，李丽，刘颖	世界科学技术—中医药现代化	2015	17 (1)：167-172
炮制配伍“三黄泻心汤”9种组方的药效学比较研究	贡磊磊，殷小杰，王岚，肖永庆，李丽，刘颖，原会俊，梁日欣*	中国药物警戒	2015	12 (1)：1-4
三黄泻心汤水、醇提取物抗炎作用及有效提取物的成分分析	姚佳琪，肖永庆，刘颖，于定荣，麻印莲，李鹏远，李丽*	中国实验方剂学杂志	2015	21 (13)：31-35
三黄泻心汤组分配伍方的图谱表征及活血化瘀优势方的成分分析	李鹏远，李丽，梁日欣，王岚，刘颖，麻印莲，于定荣，姚佳琪，肖永庆*	北京中医药大学学报	2015	38 (3)：201-205
中药饮片生产与应用“一体化”运营，创优质名牌饮片	闫飞雪，李丽，张村，肖永庆*，赵秋玲，李国辉，顾振荣，江云，许冬瑾	中国中医药信息杂志	2014	21 (5)：4-5
加强医院临床配方中药质量监管，确保中药安全有效	阎飞雪，李丽，肖永庆*	中国医院药学杂志	2014	34 (4)：318-320
加快中药标准饮片作为标准物质的基础研究步伐	肖永庆*，李丽，刘颖	中国中药杂志	2014	39 (13)：2428-2431
不同炮制方法对栀子姜炙前后二萜色素类成分的影响	李丽，肖永庆*，栾兰，于定荣，朱明贵，李鹏远，姚佳琪	中国实验方剂学杂志	2014	20 (4)：39-41

续表

题目	作者	杂志	发表年度	发表信息
Characterization of the Traditional Chinese Medicine Yuhuanglian by HPLC-ESI-MS	Lan Luan, Yongqin Xiao*, Li Li, Cun Zhang, Dingrong Yu, Yinlian ma	*Analytical Letters*	2014	47 (6): 911-922
Evaluation of an HPLC method for quality of fructus of Ligustrum lucidum Ait pieces	Lan Luan, Yongqin Xiao* Li Li, Cun Zhang	*Asian Journal of chemistry*	2014	26 (21): 7105-7108
萸黄连指纹图谱的研究	栾兰，肖永庆*，李丽	中华中医药杂志	2014	29 (12): 4022-4025
五味子酸味物质组成与生物活性研究	李丽，肖永庆*，刘颖，顾雪竹，于定荣，李文，朱明贵，殷小杰	中国实验方剂学杂志	2014	20 (6): 70-73
五味子苦味物质组成与生物活性研究	李丽，肖永庆*，刘颖，顾雪竹，于定荣，李文，朱明贵，殷小杰	中国实验方剂学杂志	2014	20 (5): 110-113
根及根茎类中药饮片产地炮制加工生产模式的构建	李丽，于定荣，麻印莲，肖永庆*	中国实验方剂学杂志	2013	18 (5): 356-358
浅析中药饮片分级管理	李丽，肖永庆*，张村，许腊英，吴纯洁，顾振荣，江云，许冬瑾	中国实验方剂学杂志	2013	19 (21): 342-345
女贞子饮片质量评价研究	栾兰，肖永庆*，李丽，张村	中国药事	2013	07: 715-717 +739
五味子醋制前后指纹图谱的分析比较	朱明贵，李丽，肖永庆*，于定荣，麻印莲，顾雪竹	中国实验方剂学杂志	2013	19 (20): 60-64
醋五味子饮片中有机酸类成分的含量测定	李丽，肖永庆，于定荣，麻印莲，黄文倩，朱明贵	中国实验方剂学杂志	2013	18 (5): 105-107
仿野生与人工栽培防风饮片的色彩色差分析	陈梁，李丽，肖永庆*，于定荣，麻印莲，朱明贵	中国实验方剂学杂志	2013	19 (12): 92-94
浅谈中药饮片生产营销过程监管策略	肖永庆*，李丽，张村，于定荣，顾雪竹，麻印莲	中国实验方剂学杂志	2012	18 (8): 292-294
构建饮片质量保障体系，确保中药临床疗效	肖永庆*，张村，李丽，江云，许冬瑾，顾振荣，王永炎	中国中药杂志	2012	37 (14): 2178-2180
实施中药饮片区域性专业化生产是中药饮片产业发展的必由之路	肖永庆*，张村，李丽，吴纯洁，江云	世界科学技术—中医药现代化	2012	14 (6): 2251-2254
大黄饮片炮制前后物质基础变化规律研究	李丽，肖永庆*	中华中医药杂志	2012	27 (4): 803-813
五味子醋制前后主要有效成分的变化规律	李丽，肖永庆*，于定荣，麻印莲，朱明贵，陈梁	中国中药杂志	2012	37 (23): 3545-3548

续表

题目	作者	杂志	发表年度	发表信息
去皮与不去皮桔梗饮片的色谱鉴别	李丽，肖永庆*，于定荣，麻印莲，黄文倩，陈梁	中国实验方剂学杂志	2012	18（20）：61-63
大黄不同炮制品解热作用及机制研究	隋峰，闫美娟，林娜，肖永庆，李丽	中国实验方剂学杂志	2012	18（15）：155-158
大黄炮制品各组分泻下作用的比较研究	刘亮亮，隋峰，闫美娟，李燕，林娜，郑艳芳，肖永庆，李丽	中国实验方剂学杂志	2012	18（17）：161-165
大黄不同炮制品醇提物解热作用及其机制的对比研究	李燕，闫美娟，隋峰，林娜，刘亮亮，肖永庆，李丽，马超英	中药材	2012	35（8）：1224-1227
不同炮制法对大黄活血化瘀作用影响的对比研究	隋峰，闫美娟，李燕，林娜，肖永庆，李丽	中药药理与临床	2012	28（6）：90-93
白花前胡化学成分研究（Ⅴ）	张村，肖永庆*，李丽，谷口雅彦，马场きみ江	中国中药杂志	2012	37（23）：3573-3576
中药炮制学科的发展与创新	张村，李丽，肖永庆*	世界科学技术—中医药现代化	2011	13（1）：180-184
中药饮片的分级规格质量评价及优质优价管理	肖永庆*，张村，李丽	中华中医药杂志	2011	26（2）：317-320
加强饮片行业监管促进饮片产业发展	肖永庆*，张村，李丽，于定荣	世界科学技术—中医药现代化	2011	13（5）：929-932
大黄饮片模拟炮制研究	李丽，张村，肖永庆*，王云，陈东东，田国芳	中华中医药杂志	2011	26（8）：1777-1780
基于炒制原理的决明子饮片质量评价研究	李丽，张村，肖永庆*	北京中医药大学学报	2011	34（6）：410-413
大黄生、熟饮片质量评价方法研究	田国芳，李丽，张村，肖永庆*	中国实验方剂学杂志	2011	17（8）：57-60
大黄不同饮片中4′-羟基苯基-2-丁酮-4′-*O*-*β*-D-（6″-*O*-桂皮酰基）葡萄糖苷的含量比较研究	李丽，张村，肖永庆*，麻印莲，田国芳，王云	北京中医药大学学报	2011	34（7）：475-477
HPLC法测定五味子中3种有机酸的含量	李丽，肖永庆*，于定荣，麻印莲，黄文倩，田国芳，陈梁	中国中药杂志	2011	36（23）：3286-3289
HPLC法同时测定五味子中6种木脂素类成分含量	黄文倩，李丽，肖永庆*，张村，于定荣，麻印莲，田国芳，王云	中国实验方剂学杂志	2011	17（10）：63-66
大黄各炮制品提取物泻下作用的比较研究	李燕，隋峰，刘亮亮，林娜*，肖永庆，李丽，马超英	中国实验方剂学杂志	2011	17（17）：151-154
GC-MS分析栀子姜制前后挥发油的化学组成成分变化	李雨田，肖永庆，张村*，于定荣，麻印莲，顾雪竹	中国中药杂志	2011	36（24）：3434-3438

续表

题目	作者	杂志	发表年度	发表信息
姜栀子炮制工艺的实验研究	李雨田，肖永庆，张村*，于定荣，麻印莲，顾雪竹	中国实验方剂学杂志	2011	17（23）：40-42
姜栀子炮制研究概况	李雨田，肖永庆，张村*，于定荣，麻印莲，顾雪竹	中国实验方剂学杂志	2011	17（21）：292-295
白花前胡中香豆素类成分分析	张村，李丽，肖永庆*，谷口雅彦，马场きみ江	中华中医药杂志	2011	26（9）：1995-1997
五味子鲜果不同部位的化学成分比较	张村，肖永庆*，李丽，于定荣，麻印莲，顾雪竹，李桂柳，逄镇	中国实验方剂学杂志	2011	17（22）：37-39
天麻饮片的 HPLC 指纹图谱鉴别	麻印莲，肖永庆，耿立冬，张村，李丽，于定荣，顾雪竹	中国实验方剂学杂志	2011	17（19）：104～107
白芷饮片产地加工饮片方法探索	李丽，张村，肖永庆*，于定荣，麻印莲，田国芳，王云，黄文倩	中国实验方剂学杂志	2011	17（5）：86-88
不同规格黄芩饮片产地加工方法研究	李丽，张村，肖永庆*，于定荣，麻印莲，田国芳，王云，黄文倩	中国实验方剂学杂志	2011	17（8）：1-3
苦参饮片产地加工方法探讨	麻印莲，李丽*，张村，于定荣，黄文倩，肖永庆	中国实验方剂学杂志	2011	17（16）：57-59
Two new compounds from the root of rheum	Li Li，Cun Zhang，Yong Qing Xiao*，Dong Dong Chen，Guo Fang Tian，Yun Wang	*Chin J Nat Med*	2011	9（6）：410-413
中药科研中几个值得探讨的问题	肖永庆*，张村，李丽	中华中医药杂志	2010	25（4）：487-490
中药炮制与饮片研究技术平台建设探讨	肖永庆*，张村，李丽	世界科学技术—中医药现代化	2010	12（3）：390-394
Approaches to Revealing the Relation between the Processing and Property of Chinese Medicines	Zhang Cun，Li Li，Xiao Yong-qing*	*World Science and Technology Modernization of Traditional Chinese Medicine and Materria Medica*	2010	12（6）：876-881
浅谈中药饮片规范化生产和过程控制	肖永庆*，张村，李丽	医学研究杂志	2010	39（9）：11-14
白芥子饮片的质量评价研究	张村，李丽，肖永庆*，逄镇，李桂柳，于定荣，麻印莲	中国实验方剂学杂志	2010	16（16）：30-32
HPLC 测定白花前胡蜜炙前后 3 种香豆素类成分的含量	张村，肖永庆*，李丽，李文，殷小杰	中国药学杂志	2010	45（1）：14-16
大黄 5 种饮片中 2 个二苯乙烯苷类成分的含量测定	李丽，张村，肖永庆*，陈东东，田国芳，王云	中国中药杂志	2010	35（11）：1415-1417

续表

题目	作者	杂志	发表年度	发表信息
大黄5种饮片中2个苯丁酮成分含量比较研究	李丽，张村，肖永庆*，陈东东，田国芳，王云	北京中医药大学学报	2010	33（8）：559-561
大黄5种饮片中没食子酸和儿茶素的含量比较研究	王云，李丽，张村，肖永庆*，陈东东，田国芳	中国中药杂志	2010	35（17）：2267-2269
大黄5种炮制品中芦荟大黄素-3-CH_2-O-β-D-葡萄糖苷和大黄素-8-O-β-D-葡萄糖苷变化规律	田国芳，张村，李丽，肖永庆*，陈东东，王云	中国中药杂志	2010	35（18）：2437-2439
白芥子炒制前后HPLC指纹图谱比较分析	张村，李丽，肖永庆*，逄镇，李桂柳	中国中药杂志	2010	35（21）：2842-2845
HPLC法同时测定大黄不同来源药材中2个蒽醌苷类成分的含量	张村，李丽，肖永庆*，林娜，刘春芳，田国芳，陈东东	药物分析杂志	2010	30（1）：53-55
大黄药材中苯丁酮及二苯乙烯类成分的含量测定	李丽，张村，肖永庆*，陈东东，田国芳，王云	北京中医药大学学报	2010	33（10）：682-685
芥子不同品种的色谱对应鉴别	张村，李丽，肖永庆*，逄镇，李桂柳，麻印莲	中国实验方剂学杂志	2010	16（14）：38-40
川芎饮片产地加工可行性探索	李丽，张村，肖永庆*，陈东东，田国芳，王云	中国实验方剂学杂志	2010	16（3）：24-26
炒决明子的苷类成分研究	李丽，张村，肖永庆*，李文，殷小杰，陈东东，田国芳，王云	中国中药杂志	2010	35（12）：1566-1568
Two new anthraquinone glycosides from the roots of Rheum palmatum	Cun Zhang, Li Li, Yong-qing Xiao*, Guo-fang Tian, Dong-dong Chen, Yun Wang, Yu-tian Li, Wen-qian Huang	*Journal of Asian natural products research*	2010	12（12）：1026-1032
A new phenanthraquinone from the roots of Peucedanum praeruptorum	Cun Zhang, Li Li, Yong-qing Xiao*, Wen Li, Jie-yin Xiao, Guo-fang Tian, Dong-dong Chen, Yun Wang	*Chinese Chemical Letters*	2010	21：816-817
大黄各炮制品泻下作用的比较研究	闫美娟，隋峰，李燕，林娜，肖永庆，李丽	中国实验方剂学杂志	2010	16（13）：170-171
白花前胡蜜炙前后的药效学比较研究	张村，殷小杰，李丽，李文，肖永庆*，于定荣，麻印莲	中国实验方剂学杂志	2010	16（15）：146-148
中药炮制学科发展展望	肖永庆*，张村，李丽	中华中医药杂志	2009	24（10）：1253-1257
中药炮制研究回顾与展望	肖永庆*，张村，李丽	世界科学技术—中医药现代化	2009	11（4）：536-540
中药饮片行业发展问题与展望	肖永庆*，张村，李丽	医学研究杂志	2009	38（12）：3-6

续表

题目	作者	杂志	发表年度	发表信息
大黄不同饮片指纹图谱研究	张村，肖永庆*，李丽，李文，逄镇，李桂柳	北京中医药大学学报	2009	32（2）：118－121
决明子炒制前后指纹图谱比较研究	李桂柳，肖永庆*，张村，李丽，逄镇	中国中药杂志	2009	34（6）：694－697
决明子炒制前后2类成分的含量比较研究	李桂柳，肖永庆*，张村，李丽，逄镇	中国中药杂志	2009	34（11）：1364－1367
大黄不同饮片大孔树脂分离部位的提取物总量及其HPLC比较研究	李丽，张村，肖永庆*，林娜，刘春芳，逄镇，李桂柳，陈东东，田国芳	中国实验方剂学杂志	2009	15（6）：7－10
大黄5种饮片指纹图谱色谱峰的归属与比较	李丽，张村，肖永庆*，林娜，刘春芳，逄镇，李桂柳，陈东东，田国芳	中国中药杂志	2009	34（13）：1668－1671
大黄5种饮片中游离蒽醌类成分比较研究	张村，李丽，肖永庆*，林娜，刘春芳，李桂柳，逄镇，陈东东，田国芳	中国中药杂志	2009	34（15）：1914－1916
炒制对栀子中藏红花素含量的影响	陈红，肖永庆	辽宁中医药大学学报	2009	11（6）：222－223
炮制前后栀子饮片HPLC指纹图谱比较研究	陈红，程再兴，肖永庆	光明中医	2009	24（6）：1044－1045
大黄不同饮片中2个蒽醌苷类成分的比较研究	张村，李丽，肖永庆*，林娜，刘春芳，田国芳，陈东东	中国中药杂志	2009	34（22）：2872－2875
大黄5种饮片化学成分的变化规律	李丽，张村，肖永庆*，林娜，刘春芳，李桂柳，逄镇，陈东东，田国芳	北京中医药大学学报	2009	32（12）：839－841
HPLC测定栀子果实不同部位二萜色素类成分含量	张村，肖永庆*，李丽，李文，殷小杰	中国中药杂志	2009	34（11）：1395－1397
栀子果实不同部位中环烯醚萜苷类成分的比较研究	张村，肖永庆*，李丽，李文，殷小杰	中国中药杂志	2009	34（15）：1949－1951
提取温度和时间对大黄片主要蒽醌苷类成分的影响	陈东东，李丽*，张村，田国芳，肖永庆	中国实验方剂学杂志	2009	15（10）：50－51
炒决明子化学成分的研究	李桂柳，肖永庆*，李丽，张村，逄镇	中国中药杂志	2009	34（1）：54－56
白花前胡化学成分研究Ⅲ	张村，肖永庆**，谷口雅彦，马场きみ江	中国中药杂志	2009	34（8）：1005－1006
A new trimeric furanocoumarin from Heracleum rapula	Cun Zhang，Yuan-yan Liu，Yong-qing Xiao*，Li Li	*Chinese Chemical Letters*	2009	20（9）：1088－1090
Two new glycosides from the seeds of Cassia obtusifolia	Cun Zhang，Gui-liu Li，Yong-qing Xiao*，Li Li，Zhen Pang	*Chinese Chemical Letters*	2009	20（9）：1097－1099

续表

题目	作者	杂志	发表年度	发表信息
川芎防风白芷方主成分及其组合对家兔离体脑基底动脉的作用	李丽，杨洪军，肖永庆*，张村，王永炎	中国中药杂志	2009	34（11）：1415-1417
生、炒决明子水提物抗氧化及对一氧化氮、内皮素影响的比较研究	李文，殷小杰，张村，李丽，王岚，肖永庆*	中国中药杂志	2009	34（18）：2383-2385
川芎防风白芷方主成分及其组合对大鼠离体胸主动脉的作用	李丽，杨洪军，肖永庆*，张村	北京中医药大学学报	2009	32（8）：550-552
防风色原酮提取物对大鼠胶原诱导性关节炎的影响	赵娟，刘春芳，林娜，樊国琴，张村，肖永庆	中国实验方剂学杂志	2009	15（12）：52-56
大黄的用途	肖永庆*，张村，李丽	现代中医药	2009	（36）：17-22
加强传统炮制技术研究 促进现代炮制学科发展	肖永庆*，张村	现代中医药	2008	（32）：16-19
栀子不同饮片环烯醚萜苷类成分比较研究	张村，肖永庆*，李丽，逄镇，李桂柳	中国中药杂志	2008	33（10）：1138-1140
不同栀子饮片二萜色素类成分比较研究	张村，肖永庆*，李丽，李桂柳，逄镇	中国中药杂志	2008	33（21）：2470-2473
白芥子及其炮制品的 HPLC 鉴别	逄镇，张村，李丽，李桂柳，肖永庆*	北京中医药大学学报	2008	31（10）：699-701
紫菀挥发油中祛痰活性化学成分研究	杨滨，肖永庆，梁日欣，王若菁，李文，张村，曹莹，王谦鹏，王岚，王永炎	中国中药杂志	2008	33（3）：281-283
防风色原酮成分群的分离制备及其含量分析	张村，肖永庆*，李丽，逄镇，李桂柳	中国中药杂志	2008	33（23）：2761-2764
中药质量评价模式变迁	肖永庆*，张村	现代中医药	2007	（25）：45-47
中药指纹图谱鉴别技术	肖永庆*，张村	现代中医药	2007	（26）：4-7
现代中药提取新技术	肖永庆*，张村	现代中医药	2007	（27）：75-79
栀子炒制过程中栀子苷和藏红花素含量变化	陈红，肖永庆*，张村，李丽	中国中药杂志	2007	32（10）：990-992
桔梗药材中桔梗皂苷 D 的定性定量方法研究	郭丽，肖永庆*，张村，李丽	北京中医药大学学报	2007	30（3）：200-202
桔梗的产地加工方法研究	郭丽，张村，李丽，肖永庆*	中国中药杂志	2007	32（10）：995-997
栀子化学成分研究	陈红，肖永庆**，李丽，张村	中国中药杂志	2007	32（11）：1041-1043
生栀子、焦栀子 50% 和 95% 乙醇洗脱部位药效学比较研究	李文，张村，陈红，殷小杰，王岚，肖永庆*	中国实验方剂学杂志	2007	13（11）：37-39

续表

题目	作者	杂志	发表年度	发表信息
藏红花酸糖苷-1、藏红花酸药效学比较	李文，张村，陈红，殷小杰，王岚，肖永庆*	中国实验方剂学杂志	2007	13（12）：24-27
急支糖浆指纹图谱鉴别方法研究	屈巧玲，杨滨，王谦鹏，易崇勤，肖永庆，王永炎	中国中药杂志	2007	32（8）：681-683
川芎内酯A预处理对心肌微血管内皮细胞缺氧/复氧损伤保护作用及机制研究	高伟，梁日欣，肖永庆，李丽，王岚，杨庆	中国中药杂志	2007	32（2）：133-137
中药桔梗的研究进展	郭丽，张村，李丽，肖永庆*	中国中药杂志	2007	32（3）：181-186
急支糖浆中原儿茶酸等4种成分的含量测定	杨滨，屈巧玲，王谦鹏，易崇勤，肖永庆，王永炎	中国中药杂志	2007	32（8）：858-860
发挥传统医药优势 创新发展现代中药	肖永庆*，张村	现代中医药	2006	（24）：50-52
HPLC梯度洗脱法测定防风中4种主要成分含量	李丽，刘元艳，耿立冬，肖永庆*	中国中药杂志	2006	31（3）：194-196
防风饮片的HPLC指纹图谱	李丽，肖永庆*，刘元艳	中国中药杂志	2006	31（15）：1284-1285
了哥王中的1个新双香豆素	耿立冬，张村，肖永庆*	中国中药杂志	2006	31（1）：43-45
白云花根的化学成分研究Ⅰ	刘元艳，张村，李丽，肖永庆*	中国中药杂志	2006	31（4）：309-311
白云花根的化学成分研究Ⅱ	刘元艳，李丽，张村，肖永庆*	中国中药杂志	2006	31（8）：667-668
了哥王化学成分研究	耿立冬，张村，肖永庆*	中国中药杂志	2006	31（10）：817-819
白花前胡化学成分研究Ⅱ	张村，肖永庆*，谷口雅彦，马场きみ江	中国中药杂志	2006	31（16）：1333-1335
鱼腥草中挥发油成分的气相色谱指纹图谱研究	杨滨，王若菁，王谦朋，吕冬梅，李化，肖永庆，王永炎	中国中药杂志	2006	31（24）：2055-2057
川芎内酯A预处理对体外培养乳鼠心肌细胞缺氧/复氧损伤的保护作用	梁日欣，高伟，肖永庆，曹莹	中药药理与临床	2006	22（1）：26-27
马兜铃酸-Ⅰ在大鼠体内的毒代动力学及组织分布研究	刘莎，杜贵友，李丽，肖永庆	药物不良反应杂志	2006	8（3）：169-174
广防己提取物致大鼠慢性肾间质纤维化的机制研究	周素娟，杜贵友，赵雍，崔海峰，王秀荣，李丽，肖永庆	中国中药杂志	2006	31（22）：1882-1885
广防己提取物在大鼠体内的毒代动力学及组织分布研究	刘莎，杜贵友，李丽，肖永庆	中药药理与临床	2006	22（3，4）：90-94

续表

题目	作者	杂志	发表年度	发表信息
天麻有效部位的药理作用研究	李文，张村，耿立冬，殷小杰，肖永庆*	中国中药杂志	2006	31（10）：856-857
川芎药材有效成分鉴别及其含量标准研究	张村，李丽，耿立冬，刘元艳，肖永庆*	北京中医药大学学报	2005	28（2）：66-69
防风药材质量标准研究	李丽，张村，刘元艳，耿立冬，肖永庆*	北京中医药大学学报	2005	28（3）：58-61
白花前胡质量标准研究	张村，李丽，耿立冬，刘元艳，林娜，肖永庆*	中国中药杂志	2005	30（3）：177-179
白花前胡化学成分研究（Ⅰ）	张村，肖永庆*，谷口雅彦，马场きみ江	中国中药杂志	2005	30（9）：675-677
关木通及其马兜铃总酸对小鼠肾脏毒性的研究	丁晓霜，梁爱华，王金华，薛宝云，肖永庆，吴子伦，李春英，李丽，贺蓉，回连强，刘保延关木通及其马兜铃总酸对小鼠肾脏毒性的研究	中国中药杂志	2005	30（13）：1019-1022
广防己致大鼠慢性肾小管-间质损伤的实验研究Ⅰ	杜贵友，周素娟，赵雍，崔海峰，王秀荣，李丽，肖永庆，曹春雨，张春颖，吴子伦，高双荣，贺蓉，回连强，刘保延	中国中药杂志	2005	30（8）：610-613
广防己致大鼠慢性肾小管-间质损伤的实验研究	杜贵友，周素娟，赵雍，崔海峰，王秀荣，李丽，肖永庆，曹春雨，吴子伦，高双荣，贺蓉，回连强，刘保延	中国中药杂志	2005	30（19）：1527-1532
川芎内酯A预处理对大鼠离体心脏缺血再灌注所致血管内皮细胞损伤的保护作用	高伟，梁日欣，肖永庆，杨洪军	中国中药杂志	2005	30（19）：1527-1532
河南与江西产白花前胡主成分药理作用比较研究	张村，李文，肖永庆*	中国中药杂志	2005	30（17）：1356-1358
白芷质量标准研究	肖永庆*，李丽，游小琳，张村，谷口雅彦，马场きみ江	中国中药杂志	2004	29（7）：654-657
滨蒿化学成分的研究（Ⅱ）	林生，肖永庆，张启伟，张宁宁	中国中药杂志	2004	29（2）：152-154
滨蒿化学成分的研究（Ⅲ）	林生，肖永庆，张启伟，石建功，王智民	中国中药杂志	2004	29（5）：429-431
川芎内酯A预处理对大鼠离体心脏缺血再灌注损伤的保护作用	梁日欣，肖永庆，高伟	中药药理与临床	2004	20（6）：1-3
关于实现中药饮片生产规范化相关问题的建议	肖永庆*，原思通，王永炎	中国中药杂志	2002	27（7）：487-488

续表

题目	作者	杂志	发表年度	发表信息
A New Compounds from Gastrodra Elata BLUME	Yong-qing Xiao*, Li Li, Xiao-lin You, Bao-lin Bian, Xin-miao Liang and Yi-tao Wang	*Journal of Asian Natural Products Research*	2002	4 (1): 73-79
滨蒿化学成分的研究	张启伟，张永欣，张颖，肖永庆，王智民	中国中药杂志	2002	27 (3): 202-204
中药槐花化学成分、药理作用及炮制研究进展	李娆娆，原思通，肖永庆	中国中医药信息杂志	2002	9 (6): 77-82
天麻有效部位化学成分研究（Ⅰ）	肖永庆*，李丽，游小琳	中国中药杂志	2002	27 (1): 35-36
白芷水溶性部分化学成分研究	游小琳，李丽，肖永庆*	中国中药杂志	2002	27 (4): 279-280
川芎化学成分研究	肖永庆*，李丽，游小琳，谷口雅颜，马场きみ江	中国中药杂志	2002	27 (7): 519-522
防风质量标准的研究	肖永庆*，杨滨，姚三桃，李文，李丽，黄璐琦，薛宝云	中国中药杂志	2001	26 (3): 185-187
防风化学成分研究	肖永庆*，李丽，杨滨，黄璐琦	中国中药杂志	2001	26 (2): 117-119
弘扬中药特色 加快中药饮片炮制规范化研究步伐	原思通，肖永庆	中国中药杂志	2001	26 (10): 651-653
云南羌活的苷类成分	肖永庆*，李丽，谷口雅颜，马场きみ江	药学学报	2001	36 (7): 519-522
防风及其主要化学成分的 TLC 鉴定	李丽，肖永庆	中国药学杂志	2000	35 (10): 656-658
防风色原酮甙类成分的药理活性研究	薛宝云，李文，李丽，肖永庆	中国药学杂志	2000	25 (5): 297-299
Three Novel Cyclospirobifuranocoumarins, Cydlorivulobirins A-C from Pleurospermum rivulorum	Masahiko Taniguchi, yong-qing xiao, and kimiye baba	*Chem. Pharm. Bull*	2000	48 (8): 1246～1247
Inhibitory effect of Natural Furanocoumarins on Human Microsomal Cytochrome P450 3A Activity	Guo LQ, Taniguchi M, Xiao YQ, Baba K, Ohta T, Yamazoe Y	*Jpn. J. pharmacol*	2000	82 (2): 122-129
防风类药材高效液相色谱鉴别	杨滨，黄璐琦，姚三桃，肖永庆	中国中药杂志	1999	34 (10): 658-660
防风、水防风、云防风和川防风挥发油的 GC-MS 分析	吉力，潘炯光，杨健，肖永庆	中国中药杂志	1999	24 (11): 678
Rivulobirin E and Rivulutrinrin C from Pleurospermum Rivulorum	Masahiko Taniguchi, Yong-qing Xiao, Xiao-Hong Liu, Akiko Yabu, Yousuke Hada, Lian-Qing Guo, Yasushi Yamazoe, and Kimiye Baba	*Chem. Pharm. Bull*	1999	47 (5): 713-715

续表

题目	作者	杂志	发表年度	发表信息
Rivulobirins C and D, Two Novel New Spirobicoumarins from the Underground Part of Pleurospermum Rivulorum	Masahiko Taniguchi, Yongqing Xiao, Xiao-Hong Liu, Akiko Yabu, Yousuke Hada and Kimiye Baba	*Chem. Pharm. Bull*	1998	46 (6): 1065-1067
Rivulotririns A and B from Pleurospermum Rivulorum	Masahiko Taniguchi, Yongqing xiao, Xiao-Hong Liu, Akiko Yabu, Yousuke Hada and kimiye baba	*Chem. Pharm. Bull*	1998	46 (12): 1946-1947
Inhibition of 15-Hydroxyprostaglandin Dehydrogenase Activity in Rabbit Gastric Antral Mucosa by Panaxynol Isolated from Oriental Medicines	YOHKO FUJIMOTO, SATORU SAKUMA, SAWAKO KOMATSU, DAISUKE SATO, HIROKO NISHIDA, YONG-QING XIAO*, KIMIYE BABA* AND TADASHI FUJITA	*J. Pharm. Pharmacol*	1998	50 (9): 1075 -1078
Bicoumarins from Pleurospermum Rivulorum	Yong-Qing Xiao, Xiao-Hong Liu, Masahiko Taniguchi and Kimiye Baba	*Phytochemistry*	1997	45 (6): 1275-1277
小柴胡汤及其与青蒿素配伍用药的抗疟作用研究	薛宝云，叶祖光，戴宝强，杨庆，肖永庆，刘晓宏，李泽琳	中国实验方剂学杂志	1996	2 (4): 7-10
Three Isocoumarins from Coriandrum Sativum	Masahiko Taniguchi, Masayuki Yanai, Yong qing xiao, Tadashi kido and kimiye baba	*Phytochemistry*	1996	42 (3): 843-846
A New Bicoumarin from Pleurospermum Rivulorum (DIELS)	Yong Qing Xiao* and Xiao Hong Liu	*Chinese Chemical Letters*	1995	6 (5): 385-386
中药羌活中的香豆素	肖永庆*，马场きみ江，谷口雅颜，刘晓宏，孙友富，小泽贡	药学学报	1995	30 (4): 274-279
松叶防风化学成分研究	肖永庆*，杨立新，崔淑莲，刘晓宏，刘岱，马场きみ江，谷口雅颜	中国中药杂志	1995	20 (5): 294
云南羌活化学成分研究（Ⅰ）	肖永庆*，崔淑莲，刘晓宏，杨立新，刘岱	中国中药杂志	1995	20 (7): 423
小柴胡汤及其与青蒿素配伍的免疫学作用研究	王金华，叶祖光，薛宝云，戴宝强，肖永庆，杨庆，刘晓宏，李泽琳，居国瑞	中国实验方剂学杂志	1995	1 (1): 28-33
云南羌活化学成分研究（Ⅱ）	崔淑莲，刘晓宏，杨立新，刘岱，肖永庆*	中国中药杂志	1995	20 (12): 743
Three New Furocoumarins from Notopterygium Incisum Ting	Yong Qing Xiao, Xiao Hong Liu, and You Fu Sun	*Chinese Chemical Letters*	1994	5 (7): 593-596
羌活化学成分研究（Ⅲ）羌活石油醚提取部分化学成分的分离鉴定	孙友富，肖永庆，刘晓宏	中国中药杂志	1994	19 (2): 99

续表

题目	作者	杂志	发表年度	发表信息
羌活化学成分的研究	孙友富，肖永庆，刘晓宏	中国中药杂志	1994	19（6）：357
羌活化学成分研究	肖永庆*，孙友富，刘晓宏	中国中药杂志	1994	19（7）：421
Isocoumarins from Coriandrm Sativum	KIMIYE BABA，YONG-QING XIAO，MASAHIKO TANIGUCHI，HIROFUMI OHISHI，and MITSUGI KOZAWA	*Phytochemistry*	1991	30（12）：4143－4146
中国産防風の研究（Ⅲ）水防風の成分について	馬場きみ江，肖永庆，谷口雅颜，小澤貢*，藤田榮一	生薬學雜誌	1991	45（2）：167～173
白莲蒿化学成分的研究	肖永庆*，刘晓宏，屠呦呦	中草药	1989	20（3）：10
地丁化学成分的研究	肖永庆*，毕俊英，刘晓宏，屠呦呦	植物学报	1987	29（5）：532－536
中药南刘寄奴化学成分研究	肖永庆*，屠呦呦	植物学报	1986	28（3）：307－310
蒿属中药南刘寄奴脂溶性成分的分离鉴定	肖永庆*，屠呦呦	药学学报	1984	19（12）：909－913
冬虫夏草化学成分研究Ⅰ	肖永庆*，刘静明，屠呦呦	中国中药杂志	1983	8（2）：32－33

下　篇

肖永庆学术论文汇编

第一章　中药炮制学科与中药饮片产业发展

中药炮制学科和中药饮片产业是密不可分、相辅相成的两个领域，炮制学科为中药饮片产业的发展提供科技支撑和智力支持，同时，炮制学科的发展也需要通过中药饮片产业来实现成果的转化。近20年来，在老一辈炮制专家的呼吁下，国家相关管理部门逐步加强了对炮制学科及饮片产业发展的重视，先后投入了大量科研经费立项进行炮制学科及饮片产业的科学研究，国家中医药管理局在炮制及饮片研究领域先后立项数十个科研项目，使炮制学科和饮片产业取得了可喜的发展。从“十五”开始，肖永庆研究员带领团队深入中药饮片行业的各个环节，了解产业发展的不足和需求，从产业发展和学科建设的多维度出发，提出了大量创新性的科研思路和前瞻性的发展方向，为中药炮制学科和饮片产业的发展提供了宝贵的思路。本章收录了肖永庆研究员发表的有关炮制学科和饮片产业发展的论述性文章，也是肖永庆研究员主要学术思想的体现。

中药炮制学科和饮片产业传承与创新过程中几个值得探讨的问题

近年来，在业内各位同仁的共同努力下，中药炮制学科和饮片产业的创新有力地推动了炮制学科的建设和饮片产业的发展。但在传承与创新发展的过程中也存在着诸多值得探讨的问题。现就如下几个问题提出笔者个人观点。希望能“传承与创新并重、科学与实用兼顾”，做好中药炮制和饮片产业的传承与创新工作，为人类健康带来福祉。

1　中药饮片与优质中药饮片

中药饮片这一概念似乎早已界定。但随着炮制学科和饮片产业的创新发展及诸多炮制“新方法”和“新型中药饮片”的涌现，传统饮片的概念逐渐变得模糊起来。中药材必须经过炮制成饮片后才能入药，这是中医临床用药的一个特点，也是中医药学的一大特色。中药饮片是指在中医药理论指导下，根据辨证论治和调剂的需要，对中药材进行特殊炮制加工后的制成品。中医临床用以防病、治病的药物（汤药和中成药）的原料均是处方标明的生、熟中药饮片，并非中药材。严格地讲，中药的性味、归经、功能主治、用法用量等，实为中药饮片的属性。何为优质饮片？优质饮片在临床与商业上的概念存在着一定的差异。临床配伍用优质饮片是指以道地优质药材为原料，采用规范化的传统炮制工艺生产的饮片。临床配伍用优质饮片的侧重点是原料药材来源正宗、炮制加工方法规范，一般是不分级的。而商业饮片除了货真价实之外，还可依据商业的需要而分级，其分级的依据更多的是注重于其形态和外观感知。

2　中药炮制技术的传承与创新应遵循的原则、内容及方式

中药炮制技术的传承与创新应遵循的总体原则是“传承首先必须尊重传统、创新不忘初心”，脚踏实地继承和发扬老祖宗遗留的文化和技术。中药炮制技术传承的主要内容有炮制工艺技术的传承、饮片传统质量评价经验的传承、中药炮制理论的传承。

2.1　炮制工艺技术的传承

炮制技术的传承可采取“一种模式，多条途径”进行。

2.1.1“一种模式”　即师带徒的模式。在生产活动中“手把手”地进行传授。

2.1.2“多条途径”　①饮片生产经验的传承。该途径可由饮片生产企业组织，聘请或将本企业具有丰富生产经验的技术人员作为传授者，手把手地传授饮片生产经验，大批培养饮片生产技术人员（继承者)，构建一支庞大的主流传统炮制技术的继承、发展、推广、应用队伍。②另一种传承方式便是所谓流派技术的传承。流派技术的传承应在主流炮制技术传承的基础上，重点传承其具有鲜明地方特色的炮制技术。③再一条途径则为临方炮制方法的传承。临方炮制方法的传承难度更大，要求传授者和继承者为长期从事中医药临床医疗实践的中医大夫。而且，临方炮制方法必须随方传承。也就是说按临方炮制方法制备的饮片必须用于特定的组方，而这一特定组方对于具有特定症候疾病的患者确有特殊疗效。临方炮制方法的传承适合于具有饮片炮制加工资质和生产条件的临床单位的传承。④炮制文化的传承。对于那些文献记载的名目繁多，并且在中医临床上早已得不到有效应用的炮制技术，可进行其文献整理而作为炮制文化的传承。

2.2　饮片传统质量评价经验的传承

无论是饮片的生产者还是营销者，为了快速鉴别饮片的质量优劣，必须利用其感官对饮片的外观、颜色、气味、味道来鉴别饮片真伪及质量的优劣。传统鉴别经验对于中医药临床正确、合理、有效地进行饮片组方具有非常重要的意义。这一传承方式要求传授者长期工作在饮片生产、营销与应用第一线，具有丰富的传统鉴别经验；同时要求继承者具有浓厚的兴趣，长期坚持在饮片生产、营销与应用岗位，虚心学习传授者的传统鉴别经验，在认真学习、应用过程中不断总结，并有所创新。

2.3　中药炮制理论的传承

炮制理论的传承要求传授者既具有丰富的中医药临床实践经验，又具有由临床实践经验而升华的中医药用药理论知识，缺乏任一方面都不能充当传授者。另一方面，作为继承者，首先必须对中医药事业具有满腔的热情，而且需要长期从事中医药临床实践而获得丰富的临床经验，通过临床实践而逐步理解中医药用药理论，并将这一理论运用于中医临床防病、治病的实践中。因此，传承应是一个师带徒的非常漫长的过程，绝不是只通过编写一两本书就能解决的问题。

2.4　中药炮制技术的创新应遵循“不忘初心，勇于并善于创新”的原则

近年来，随着科学技术的发展及各学科与炮制学科的交融，炮制学科和饮片产业的“创新”如火如荼。多种“新型饮片”相继“合理合法”地进入市场，给传统饮片带来了极大的冲击，在刺激传统饮片产业的发展的同时，“经济效益至上”观念也给传统饮

片产业带来不小的负面效应。不平等的效益竞争使炮制学科内外专家们的概念发生了或多或少的更新。有学者在炮制学科创新方面提出了“新理论、新辅料、新工艺、新设备”等全面创新的理念；同时主张饮片标准国际化、炮制原理清晰化、饮片加工辅料多样化、饮片规格一致化、生产设备智能化。这些理念的提出表明炮制界同仁对于炮制学科创新的高度重视和紧迫感，为炮制学科的发展研究提出了一个远景发展目标。在此，仅就几个值得商榷的问题提出一些不成熟的意见，供各位同仁参考。①炮制理论创新的问题。理论创新应遵循“科研实践—经验总结—提炼发展—理论发现—创新理论”过程。任何新理论只有在大量的科研实践中，通过对实践经验的总结，并经提炼而发现其规律，然后形成初步的理论雏形；这一理论雏形还必须在大量的科研实践中得到进一步验证，并证明“理论雏形”能够用于指导科研实践。理论创新对于学科和产业的发展极为重要，只有通过如此长期反复的过程才有可能形成一个新理论。并不是某个人或一个团队能够想象出来的。②关于炮制辅料的创新问题。炮制辅料虽然称之为辅料，但此辅料本身是具有其药性的。因此，加辅料炮制实质上是一种配伍炮制。有专家提出“化学炮制”的概念，不是没有道理，也可能反映了加辅料炮制“原理实质”的一部分，但绝不是其炮制原理的全部。例如，醋制原理之中存在“酸”的作用部分，但绝不能用酸制来替代醋制。利用白糖代替蜂蜜进行蜜炙、用白酒代替黄酒进行酒炙也是如此。③关于炮制工艺创新问题。为了提高饮片生产效率，人们也想办法对耗时长、过程不易控制的炮制方法进行改进。就干燥而言，有阴干、自然晒干、烘干等干燥方法。但近年来有人利用微波进行干燥，的确值得商榷。首先，简单进行干燥而得的饮片是生片，而微波干燥由于其原理与普通干燥过程不同，进行微波干燥的饮片由于其由内之外的气化过程而成为熟片，应谨慎。特别是生、熟饮片的科学内涵差异较大的饮片干燥更应特别注意。曾有学者提出了“提取炮制”的新方法，利用碱水处理含有马兜铃酸的饮片以除掉其毒性成分——马兜铃酸。如此炮制，毒性成分可能消除了，但大量的有效成分也随之消失，起不到炮制“减毒增效”之炮制目的。④关于饮片创新问题。近年来，各种“新型饮片”相继进入市场，其主要目的在于提高饮片的价值。但这些“新型饮片”如单味饮片配方颗粒、超微饮片等只能称之为饮片的深加工产品，必须通过必要的基础研究才能进入临床。那些试生产（试用）了十几年的“新型饮片”，至今没有质量标准的，应该强制退出市场。

在炮制学科和饮片产业创新的过程中，有人提出饮片标准国际化、炮制加工原理清晰化、炮制辅料多样化、饮片规格一致化、生产设备智能化等一系列的观点。进一步提出了炮制学科及饮片产业发展研究的远景目标，的确很令人鼓舞，对饮片产业发展信心百倍。这里需要说明的是，不同的专家从不同的角度对上述几“化”的理解各有所异，抽象化的阐述难以说明问题。①饮片标准国际化问题。标准国际化早已是热门话题，但到底是中国标准让国际认可，还是中国按“国际要求”盲目制定中国标准，业内外同仁至今并未取得共识。中药饮片是独具中国特色的药品，必须具有自身独特的质量标准。这一标准应通过饮片独特稳定的疗效而得到国际的认可并被采用，这才是真正的国际化。如果一味按照西药的质量评价方法来制定中药饮片的标准，即使标准“国际化”了，如此标准控制的中药饮片也不再是真正的中药饮片，只能称之为“植（动、矿）

物片”而按照西药治则用于临床。②炮制加工原理清晰化问题。就中药饮片的炮制加工原理而言，炮制理论以“减毒增效”“以热制寒”“酒制升提”“姜制发散”“盐制入肾”“醋制入肝”等进行了高度的总结，已是非常清晰化。至于从现代科学的角度来阐明炮制原理，只能是采用现代科学技术及理论从不同角度去认识炮制理论和炮制原理，不能全面地反映其本质。利用某一片面的认识来进行炮制工艺的创新只会误导传统中医药制备技术的发展。③炮制辅料多样化问题。自古以来辅料本来就存在多样化。十多年来，国家投资对常用炮制辅料进行了多次立项，开展了常用炮制辅料的标准化研究。提出炮制辅料的多样化是否意味着需增加常用炮制辅料？笔者并不反对根据临床组方的特殊需要进行临方炮制而利用新辅料，但单纯为了多样化而增加辅料种类，势必给炮制工艺的规范化带入困境。④饮片规格一致化问题。饮片规格一致化？中药饮片来源于天然生长的原料药材，就根茎类药材而言，其“头”“身”与“尾”部的直径大多是不一致的，如何生产出规格一致化的饮片？除非在饮片加工之前先对原料药材进行“修理”。如果真是如此，只会大大降低饮片的临床疗效。⑤饮片生产设备智能化问题。饮片生产设备的自动化、可控化、智能化是实现饮片生产智能化的必备条件。智能生产、装备先行，没有相对完善的智能化生产设备，饮片智能化生产只是空谈。因此，中药饮片装备智能化研究恰在当时。

3 结语

中药炮制学科和饮片产业的发展需要业内同仁不断地传承与创新。可以采用华丽的口号去宣扬相关的主张，但产业的发展更需要业内同仁实实在在的工作。在“传承与创新并重、科学与实用兼顾”指导下，才能做好中药炮制和饮片产业的传承与创新，加快中药饮片产业的发展，为人类健康的需要，创制临床疗效稳定的优质饮片。

【论文来源】

肖永庆*，张村，刘颖，于定荣．中药炮制学科和饮片产业传承与创新过程中几个值得探讨的问题［J］．中国实验方剂学杂志，2019，25（01）：224-227.

中药炮制规范修订、执行及监管的相关问题探讨

中药包括中药材、中药饮片及中成药。中药材繁育种植、中药饮片炮制加工及中成药研制生产为中药行业的三大支柱，中药饮片生产为其二者中间环节，尤为重要。目前饮片生产仍然不规范，大多为小作坊式加工。饮片流通市场混乱，大量伪劣饮片混入市场，严重影响了饮片及中成药的临床疗效，极大地降低了中药的市场竞争力。因此，制定中药饮片炮制规范，建立科学合理可行的中药饮片质量标准，促使中药饮片生产的规范化、规模化、现代化发展势在必行。

1 标准、规范及规范化的概念

1.1 标准

标准是规范性文件之一，是为了在一定的范围内获得最佳秩序，经协商一致制定并

由公认机构批准，共同使用的和重复使用的一种规范性文件。《中国药典》是我国保证药品质量的法典，即收载了药品标准（中药、中药饮片、中成药以及化学药等），以提高药品标准质量控制水平。

1.2 规范

规范是指群体所确立的行为标准，属于广义标准的范畴，多体现的是需要过程控制的内容。其可以由组织正式规定，也可以是非正式形成。全国各省（市）或自治区颁行的中药饮片炮制规范以规范中药饮片炮制工艺为主要内容，以达到控制中药饮片质量的目的。

1.3 规范化

规范化的定义是：在经济、技术和科学及管理等社会实践中，对重复性事物和概念，通过制定、发布和实施标准（规范、规程和制度等）达到统一，以获得最佳秩序和社会效益。中药炮制技术是我国传统制药技术之一，通过对传统炮制经验技术的整理和深入研究，实现中药炮制工艺技术的规范化是中药饮片工业现代化的前提。

2 全国中药饮片炮制规范的修订

目前，我国中药饮片实行二级质量标准管理体系，即《中国药典》及各省、直辖市、自治区颁布的中药饮片炮制规范。各省、直辖市、自治区颁布的中药饮片炮制规范是为适应我国地域辽阔、各地环境差异较大、传统用药情况各有特色而设置的，是中医临床用药的源泉。近年来由于缺少国家统一颁布的炮制规范，对于同一饮片的炮制工艺，全国各地的炮制规范普遍存在“一药多法”“各地各法”现象，《中国药典》和地方炮制规范收载饮片炮制工艺不统一，各地方炮制规范之间相同饮片炮制工艺也不尽一致，炮制工艺判定的标准存在差异，不仅难以保证饮片质量，同时给中药饮片监管带来了混乱。因此编制、修订全国中药饮片炮制规范是统领各地炮制规范的客观要求。

2.1 如何进行中药饮片炮制工艺规范化

首先，中药饮片炮制工艺“规范化”并不等于炮制工艺的“优化”。所谓规范化是以中药饮片传统炮制方法为基准、将传统炮制工艺过程关键的工艺参数进行必要的数据化处理，使其具有工艺过程的客观可控性和稳定的可重复性而形成规范化的炮制工艺。因此，中药饮片炮制工艺规范化研究应在“继承”基本工艺路线的基础上进行“规范”，用现代方法和技术表达清楚，“规范”应该是具体工艺过程的“规范”。我国幅员辽阔，各地用药习惯不尽相同，同一饮片的炮制工艺在不同的地区存在着较大差异，如川芎（生切、蒸切），桔梗（去皮、不去皮），栀子（个炒、碾碎炒）。所谓“规范化”一定是具有特定工艺过程的“规范化”，绝不是“统一化”。在进行炮制工艺规范化过程中，有必要遵循“求大同、存小异”和“尊重差异、谋求共存”的原则，进行具有地域特点的炮制工艺规范化研究，使其研究结果具有实用性。

2.2 《全国中药饮片炮制规范》的修订

2.2.1 关于《全国中药饮片炮制规范》的修订，已由国家中医药管理局立项、国家药典委员会牵头组织全国十家科研院所、大专院校及30余家饮片生产企业参与进行了研究和生产验证；16家省级药检部门对按照起草的炮制规范草案生产的样品进行检验。

第一批已完成了山楂等200余种饮片炮制工艺规范化的修订，并形成了完整的研究资料及其修订建议书。如果有必要马上再次进行修订，应该充分利用项目已形成的研究成果，并按原任务承担单位分工，在已有研究成果的基础上进行相应的完善，避免重复研究而浪费人力、财力资源。另外，《全国中药饮片炮制规范》的修订目的是在实际应用中不断完善其规范的合理性、实用性。如果前一项研究成果还未进入实际应用，在没有了解研究成果的可行性就再进行修订，很难达到预期效果。

2.2.2《全国中药饮片炮制规范》修订工作宜定位于“现有研究成果的梳理和规范化”。将《中国药典》与《全国中药饮片炮制规范》进行有针对性的区分，形成独立却密切相关的两部法典，即《中国药典》侧重于饮片的“质量标准”，而《全国中药饮片炮制规范》则侧重于饮片的“炮制工艺”，解决目前多级标准的问题。同时，重新修订的《全国中药饮片炮制规范》应在《中国药典》现有内容的基础上，参考地方炮制规范和近年来有关饮片炮制工艺研究项目的研究成果，适当“粗犷”地细化，不宜过度“参数化”。因为目前的饮片生产机械还没有规范化，采用个别设备生产过程所制定的“参数”不具有规范的实用性。另外，在《全国中药饮片炮制规范》形成初稿后，必须最大范围地征求饮片生产企业的意见和建议后再定稿。今后每5年与《中国药典》的修订同步进行《全国中药饮片炮制规范》的修订。

2.3　地方（省级）炮制规范的修订

按照2018年4月国家药品监督管理局发布的《省级中药饮片炮制规范修订的技术指导原则》的要求，《全国中药饮片炮制规范》编写完成后，各地方规范不能再重复收载《全国中药饮片炮制规范》中已收载的饮片品种。地方规范只收集真正具有地方特色而又具有临床特色应用的饮片。

3　中药饮片炮制规范如何在生产、流通、使用及监管等环节中执行的有关问题

“协调一致”才能发挥最好的效果。规范与生产一致，标准与规范一致，营销、应用与规范一致，监管部门各负其责。既然是《全国中药饮片炮制规范》，按其规范过程生产的饮片应该具备《中国药典》规定的相应质量标准，同时规范化生产的饮片应允许在全国流通、应用。

按真正具有地方特色而又具有特色疗效的规范（省级规范）生产的饮片，应具有独到的质量标准，且只能在生产地（省）应用。所有执行地方炮制规范的中药饮片在《中国药典》未收录前可在各地方药监局备案相关生产工艺过程及其饮片质量标准，备案通过后允许在其他省、直辖市、自治区生产及流通。建议对用量较大的地方炮制规范收载的中药饮片，尽快制定统一的质量标准，收录进入《中国药典》中，用统一的质量标准进行监管，这样既能加强对这部分中药饮片的质量监管，又能满足广大人民群众的用药需求。

规范中药饮片生产工艺、稳定中药饮片质量，是促进中药饮片产业的发展的关键环节之一。建议相关部门组织业内外专家共著“中药饮片”专著。专著可“以中药饮片为主线”，围绕中药饮片进行原料药材加工及其质量标准、饮片炮制工艺及其质量标准、

饮片深加工产品（现代饮片如单味饮片配方颗粒、超微饮片等）的制备工艺及其质量标准进行编著。

【论文来源】

张村，刘颖，肖永庆*．中药炮制规范修订、执行及监管的相关问题探讨［J］．中国实验方剂学杂志，2019，25（19）：195－197.

中药饮片生产模式的变革与生产技术的创新
——中药饮片智能化生产可行性探讨

早在2012年，中国中医科学院中药研究所就通过国家中医药管理局向科技部提出了“中药饮片生产实施区域性、专业化生产基地建设”的项目建议，并在权威杂志上发表了相关论文。首次提出创建“中药饮片区域性、专业化生产模式”。“建议”主要从中药药用部位的产地加工、饮片生产加工机械的智能化升级改造、中药饮片区域性、专业化生产线建设、饮片质量评价方法的制定以及饮片质量实施“身份证”制管理等方面，论述了中药饮片生产模式变革的必要性、紧迫性及可行性。

1　实现中药饮片区域性、专业化、生产过程控制程序化生产模式的时机已经成熟

近年来，中药炮制学科及饮片产业的研究，始终坚持以提高学科的学术水平和饮片产业化为战略目标，围绕完善炮制理论及饮片生产技术的传承与创新、揭示炮制机制和饮片生产原理的科学内涵为核心，以更好地服务于中药饮片产业的发展。在提升炮制技术理论水平的基础上，探索建立了饮片炮制工艺规范化研究模式、饮片产地炮制加工新技术研究模式、饮片质量评价研究模式、中药饮片规格分级方法和质量评价研究模式，并取得了可喜的成绩。实现中药饮片区域性、专业化、生产过程控制程序化生产模式的时机已经成熟。

1.1　探索建立了炮制与药性相关性的中药炮制原理研究新模式

在“炮制改变大黄药性的科学内涵变化规律研究”这一国家自然科学基金项目中，以中药大黄炮制前后“科学内涵变化规律”为纽带，探索建立了炮制与药性改变的相关性，从而揭示炮制的原理。抓住“炮制与药性改变相关性”这一关键问题，以中药炮制中最常见的加热炮制来进行“炮制与药性相关性”研究，揭示饮片炮制前后物质基础和生物活性等科学内涵变化规律的研究，阐释中药加热炮制原理，为饮片炮制工艺规范化研究和质量评价标准的制定提供科学依据。

1.2　建立了基于传统炮制经验数据化的饮片生产工艺规范化研究模式

“十五”“十一五”期间，由于中药饮片产业普遍存在生产不规范问题而直接影响饮片质量，国家先后多次立项进行了中药饮片炮制工艺规范化及其质量评价标准科学化研究，修正了既定的炮制工艺方法，以大黄、栀子等数种中药饮片为研究对象，将饮片生产老药工的炮制经验数据化，结合现代饮片工业化生产的特点，建立了科学、操作性

强的规范化炮制工艺研究模式，为中药饮片规范化、规模化的生产创造了良好的条件。

1.3　建立了中药饮片产地加工与炮制一体化加工新技术研究模式

产地加工作为中药饮片生产的前端环节，是影响中药饮片质量的重要因素。建立科学、合理的饮片生产加工模式，对于保证中药饮片质量具有十分重要的意义。经对常用的药典收载的400种药材分析，约70%的中药须进行产地加工，部分可直接在产地炮制加工成饮片。产地加工与炮制一体化不仅可缩减炮制加工工序而降低饮片生产成本，而且保证了饮片产地明确、最大限度减少资源损失，从而确保饮片质量。国家已立项完成了数种根及根茎类药材的产地炮制加工方法研究，构建了中药饮片产地炮制加工技术的研究模式。为前移中药饮片生产工序，从源头保障饮片生产过程的规范化及饮片质量的溯源创造了有利条件。

1.4　建立了基于炮制原理的饮片个性特色的质量评价模式

为了使饮片质量评价方法更具专属性，科学、合理的评价中药生、制饮片的质量，以栀子、大黄等数种中药为研究对象，在基本揭示其饮片炮制原理的基础上制定了具有个性特色的饮片质量评价新模式，实现了对同一种中药不同饮片质量的客观评价，建立了具有饮片个性特色的质量评价模式。

1.5　建立了基于“表里并重”“表里相关”的传统经验和现代科学技术相结合的质量评价模式

中药饮片的质量评价体系由性状鉴别等感官指标和理化检测等内在指标构成，炮制过程饮片外观性状的变化既是饮片内在质量的体现，更是判断炮制工艺是否符合规范要求的重要指标之一。但这些特征缺乏明确的定量特征，且因人而异，主观性强。亟须现代科技手段对中药饮片感官评价进行数据量化处理，挖掘其与内在质量的相关性，建立反映中药饮片特色的科学、实用的饮片质量评价体系，该体系已成功应用于栀子、黄芩等不同饮片生产过程监控及质量评价。

1.6　建立了中药饮片规格分级方法和质量评价研究模式

由于中药饮片生产原料药材来源混乱，饮片统货统价政策的实施，严重制约了饮片产业的有序发展；为了保障饮片产业健康发展，饮片生产企业呼吁中药饮片实施优质优价，饮片应用主体——中医临床医生也呼吁加强中药饮片的分级管理。但是，要实施饮片的优质优价，首先要建立优质的评判标准，根据优质评判标准对饮片实施分级管理，逐步实行饮片条码身份编码识别和注册标准管理。因此，加强以饮片的分级标准为主的应用基础研究，对于实现饮片优质优价，规范饮片市场营销，促进中药饮片行业的有序、健康发展具有非常重要的意义。同时，也为中医师正确、合理用药提供了科学依据。

在此背景下，国家中医药管理局进行了中医药行业专项“30种中药饮片分级方法及其质量评价研究”，通过饮片生产和流通的市场调查，借鉴传统的药材和饮片分级方法，在充分尊重和继承传统分级方法的基础上，充实现代科学内涵；制定了30种商品饮片规格分级方法及其质量评价标准；为中药饮片行业制定饮片管理办法提供了科学依据和技术支撑，并为今后的同类研究提供了一个可借鉴的研究模式。因此，实现中药饮片区域性、专业化、生产过程控制程序化生产模式的时机已经成熟。

2 实现饮片智能化生产是中药饮片产业的长远发展目标

随着 GAP 基地的逐步建立，围绕区域性规模化中药材生产基地，探索进行饮片的专业化生产，有利于饮片生产的过程管理和饮片质量控制的科学化。因此，实施中药饮片区域性、专业化生产是中医药现代化的关键战略环节。可以预期，随着生产技术科学化、现代化的发展和中药饮片区域性、专业化、过程程序化生产模式的逐步建立，中药饮片的智能化生产必然成为产业发展的远景目标。但是，中药饮片生产目前还处于低端，生产过程还主要依赖于经验把控。因此，当务之急应该是解决具体的生产问题，然后才是中药饮片生产过程的标准化，在实现标准化的基础上才能进一步实现自动化。最终，通过大数据的积累，通过智能化的控制，才能逐步实现真正的智能化生产。因此，朝向智能化的目标还有较长的距离，真正实现中药饮片智能化生产是中药饮片产业发展的长远目标。

3 实现中药饮片“智能化”生产的必要条件

3.1 首先实现中药饮片生产工艺的规范化和规模化

中药饮片的生产工艺直接影响着饮片的质量，要实现饮片的智能化生产，则首先必须保证饮片生产工艺的稳定、规范。规范化是中药饮片实现智能化生产的根本基础，规模化、自动化、过程控制程序化是实现“智能化”的前提。如果饮片的生产工艺不规范，就无法保证饮片产品的一致性，更无法确保中医临床疗效的安全性和有效性；而规模化则是实现智能化生产的前提，只有具备了一定生产规模的规范化的饮片生产企业，才有可能以智能化的生产方式解决饮片生产中存在的问题，才能创造出更大的经济效益和社会效益。

3.2 首先实施中药饮片的区域性、专业化生产

目前，饮片生产设备相对落后、生产过程控制还主要依赖于经验判别，炮制工艺随意性大，饮片质量参差不齐，临床疗效得不到有效保障。由于中药饮片尚未实现专业化生产，多品种、全品规的生产模式也给生产设备的革新、改造和生产工艺的规范化带来较大的困难。诸多因素严重地影响了饮片的质量及其临床疗效的稳定性。因此，充分利用近年来取得的科研成果，进一步研制符合规范化、专业化生产特点的饮片生产设备，以及与其配套的科学仿生检测仪器（电子鼻、电子眼、电子舌等）作为传统经验感官判别的补充用于过程控制，建立立足于地域资源优势，融合尖端科技的专业化饮片生产线，可最大限度地稳定饮片产品的质量，保障其临床疗效。同时，也为“智能化”生产线的开发研制创造条件。

3.3 首先实现关键生产设备的“智能化”

加强饮片生产机械的智能化改造是中药饮片行业发展的重中之重。炮制科研仪器设备和饮片生产机械发展的滞后严重影响了炮制工艺规范化的研究和饮片自动化、现代化生产的实现，延缓了中药现代化的步伐。就目前的饮片生产企业现有的生产机械而言，无论从性能、自动化程度及生产能力上远远不能满足饮片规范化生产的需要，更谈不上“智能化”。因此，要想加快中药饮片生产工艺的智能化进程，必须首先加强饮片生产

机械和仪器设备智能化研究，以满足饮片智能化生产模式构建的需要。

炒制机械是饮片生产中最常用的机械设备之一。以炒制生产线的改造为核心，按照自动化、规范化、可控化、规模化的要求对饮片生产全过程中所需设备逐一进行更新配套改造，制定饮片生产设备的性能标准，使其成为含有自动检测与控制功能的独立单元设备，为规范化、规模化、智能化饮片生产线的建成提供基本“元件”。

3.4　构建科学客观的饮片质量评价体系是“智能化”生产的基础

中药的“生品”与“制品”之间在药性上普遍存在着差异性，其临床配伍应用也不尽相同，其质量评价方法和内容方面也应有不同，以相同的方法和内容来评价生、制品的标准已不能适应现代科学发展的需要。因此，应在揭示饮片炮制原理研究的基础上，以传统经验判别和现代科技手段相结合，建立具有饮片个性特色的质量评价方法，即每一种饮片应具有其专属性的质量评价指标和评价内容。在此基础上，才能根据生、制饮片质量评价的专属性，对饮片生产机械和过程控制设备进行有针对性的改造，为智能化生产奠定基础。

4　开展中药饮片“智能化”研究应注意的问题

在目前情况下，将“智能化”生产线作为一种产业发展模式为时尚早，应充分了解中药炮制科研与饮片产业的特点，结合实际逐步实施。

炮制学科与饮片产业紧密相关，但又有“质”的不同。进行炮制学科的研究，可以将“思维创新”作为炮制学科的研究方向。因为对于科学研究而言，新的理论和新的发现大多起始于“假说”，而且很多情形下“假说”可以通过研究而成为真正的科学理论之说，也可被证明为真正意义的假说。但饮片产业研究应该是以推动产业发展为前提，聚焦产业发展存在的瓶颈问题，其研究成果更偏重于实用性。

中药饮片生产与中成药生产有着本质的不同，中药饮片本身不是一个“均一体”，即使是外形完全一致的饮片，在炮制过程中，其表面与内部的变化过程是不尽相同的，而现阶段的饮片质量“智能”检测仪器性能还不够稳定，动态“智能检测”技术还不够成熟，这就给过程智能监测带来极大的困难。将一项不太成熟的技术用于另一项技术的创新，其研究成果不但不可信，而且可能会适得其反。目前，国家科技部正立项招标“新型感知器件与芯片”的研究，主要是研究能够模拟生物视、听、触、嗅等感知通道的信号处理和信息加工机制，研制新型感知器件、芯片，以及相应的神经网络感知信息表示、处理、分析和识别算法模型，开发功能类似生物、性能超越生物感知系统并实现功能验证。因此，应该充分利用不同学科的科研成果来解决饮片产业的问题，而不是在条件远远不足的情况下，过度要求饮片生产实施“智能化”生产，不但不利于饮片行业的发展，反而会起到“拔苗助长”的负面效应。

要解决“稳定中药饮片质量、确保饮片临床疗效”的关键学科问题，首先必须在继承传统经验和实现饮片规范化、专业化生产的前提下，将传统经验数据化，并对饮片生产过程的关键环节进行智能控制改造，构建饮片区域性、专业化、过程控制程序化的生产模式。才能在此基础上实现真正的中药饮片生产智能化，初步形成中药饮片规范化、专业化智能生产基地，实现中药饮片生产的现代化，推动饮片产业的快速发展。

在传统饮片生产经验数据化的前提下，基于原料药材区域性、饮片生产专业化、生产过程控制程序化的“智能”生产模式的建立，是切实可行的饮片生产模式变革的创新之路。①原料药材区域性，可保证原料药材的道地性，并从源头保障了原料药材的“优质”，有利于资源的合理配置和有效利用。②饮片生产专业化，有利于生产的规范化、自动化和规模化。③生产过程控制程序化，过程控制程序化的基础是传统生产经验数据化、生产设备的标准化。④因循守旧有碍于产业的发展，盲目创新有害于产业的发展。中药饮片生产的智能化模式只有在饮片生产专业化、规范化、自动化和规模化的基础上才能实现。

5 结语

中药饮片生产模式的变革与生产技术的创新是中药饮片行业可持续发展的必由之路。因此，应基于大宗原料药材道地产区，以中药饮片生产全过程为主线，以构建区域性、专业化、过程控制程序化的饮片智能生产线模式为目标，在充分利用现有先进生产、检测设备的基础上，进行生产机械、过程控制仪器的智能化改造（研制）。通过区域性、规范化、专业化的中药饮片生产工艺技术标准、饮片生产过程智能控制技术标准和饮片个性特色质量评价技术标准的研究制定，构建基于智能生产、智能控制的中药饮片质量保障体系。

【论文来源】

张村，李丽，刘颖，王云，张雪，张晶，肖永庆*. 中药饮片生产模式的变革与生产技术的创新——中药饮片智能化生产可行性探讨［J］. 中国中药杂志，2018，43（21）：4352-4355.

加强中药材生产管理，稳定中医药产品质量

中药材，顾名思义是制备中药的材料。中药材是中药饮片的生产原料，中药饮片既是中医临床医疗组方的物质基础，也是中成药生产的原料。饮片入药、辨证施治是中医临床用药的原则。中药材的质量与中药的临床疗效密切相关，这是一个行业内都认可的观点。因此，为了稳定中医药产品的质量，确保其临床疗效，首先必须加强中药材生产的管理，保障中药材的质量。

1 中药材不宜作为农副产品管理

目前，国家将中药材作为农副产品处理，中药材的培植由农业部门管理。但由于其作为多种中药制品原料的“身份”，药材质量的优劣直接关系到整个中药产品的质量，中药材培植过程又对药材的质量起着至关重要的作用。将中药材纯粹作为农副产品处理，对于生产原料具有较高质量要求的中药产品来说存在较大差距。因此，以中医药原料为目的、按照严格要求进行产地加工的药用部位，应作为中医药产品原料或天然药物处理。中药材的品种提倡仿野生生态培植；任何改变中药材基原药用部位的自然生长环境，使其次生代谢产物产生变异而培植的生物体不能再称之为中药材，只能称之为天然

产物。以此类天然产物为原料生产的“药品”不能称之为中药，只能称之为天然药物。而只是进行简单产地加工处理的原生物体，特别是作为食品进入市场的，还是应作为农副产品处理为好。

2　中药材的培植应由中医药部门管理

中药材无论作为天然药物还是作为中医药产品原料管理，其培植生产都不宜再由农业部门管理，而是应由药监部门和中医药部门管理。只有实现从中医药原料生产、中医药的生产过程及中医药产品应用终端全方位的统一管理，才能确保中医药产品的质量。

3　中药材基原药用部位培植应尽快实施区域性、专业化、规范化、规模化生产

目前，国家中医药管理局正在组织实施“中药标准化行动”项目。项目以中药标准化为目标，以中药产品生产全过程为主线，运用以项目承担企业为主体的全生产链管理的研究模式。各项目的承担企业，必须负责组织原料药材的培植。同种饮片由2家不同的企业分别实施，以同种饮片为原料的多家企业各自进行同一种饮片的制备（当然饮片的制备必须从原料药材的种植开始）。在这个项目实施过程中，各类中药生产企业会直接到道地产区进行五花八门的“规范化”培植，结题验收时，以哪家企业的标准为“标准化的标准”？有专家提议项目结题验收时“可以项目实施结果好的企业‘择优’为标准”，也有专家说“可以将多家企业的研究结果进行综合分析组合成标准”。从科学观出发，这两种方式都难以达到项目的总体目标——中药标准化。

在科学技术及信息化发展时代，中医药产品生产链全过程的信息共享已成为现实。正是由于科学技术的高度发展，中医药产品生产链全过程的各个生产环节必须进行专业化分工，这样才会有利于中医药产业的发展，中药材的培植生产也应该逐步实施专业化的生产模式。因此，建议国家中医药管理局以“中药标准化行动”项目为契机，责成道地药材产区中医药管理部门邀请全国培植专家与当地具有丰富培植经验的一线专业人员一起，建立统一且具有权威性的中药材药用部位培植基地，逐步实现中药材药用部位培植的区域性、专业化、规范化、规模化生产。

4　中药材可作为多种产品的原料，不同用途的中药材的质量管理方式应各有特色

中药材的培植方式推荐实施仿生态培植，严禁采用各种方式进行定向培植。终端中医药生产企业为了“提高”产品质量标准，采用转基因、使用定向生长素等方式提高药用部位的产量或增加药用部位中某种有效成分的含量，只能直接或间接地增加中医药产品生产过程中的不确定因素而不利于中医药标准化。

4.1　作为中药饮片生产用药材

中药材如果作为中药产品的原料（作为天然药物产品原料除外），首先必须加工成饮片。由于作为“基本药物”的饮片是不分级的，只要符合现行版《中国药典》标准的饮片均为合格饮片。中药饮片历史悠久，在长期的应用和商品交易过程中逐渐形成了

一些约定俗成的分级方法，并以此作为中药商品分等论价的基础。中药饮片的规格、等级是其品质的标识，等级的划分是评价其质量优劣最直观和最简单的方法，也是确定中药材及饮片商品流通、交易地位的有效手段。但随着大众医疗保健需求的不断增加，中药材的种植方式、加工方法、流通方式等也发生了较大的改变。在片面追求产量和短期效益的影响下，中药材的种植开始效仿农业，大量使用化肥、农药、植物生长调节剂等，虽然药材的生长期大大缩短了，但依然产出了大量"粗壮"的药材。这些以短频快方式生产出来的中药材不仅在外观性状上发生了显著改变，而且在内在质量上也与正常生长的药材相异，如果后续再以传统的药材等级标准评价其质量，显然会造成评价结果的不准确甚至是错误，传统评价方法的科学性和权威性也因此受到质疑。

科学工作者应通过大量的科学研究，在传统饮片分级方法的基础上，充实现代科学内涵，逐步建立商品饮片等级的划分方法。商品饮片分级必须基于药材，只有优质药材才能加工出优质饮片。因此，以道地药材基地为中心，以创制道地优质饮片为目标，从药材资源、饮片生产、过程控制、质量管理、仓储管理、销售网络等方面建立区域性饮片生产示范基地。立足于中药饮片的"药材基地化、工艺规范化、生产规模化、质量标准化、检测现代化、包装规格化"发展战略，针对中药饮片生产企业"多、小、散"的生产现状，实施饮片产业的大品种、大市场、大企业策略，在提升饮片专业化、规模化生产水平的同时，带动整个饮片产业的结构调整、生产模式革新，促进中药饮片的现代化和国际化进程，将产生巨大的经济和社会示范效应。

4.2　作为中成药生产用饮片的原料药材

"药材好，药才好"即采用优质药材为原料生产的饮片，才能生产出质量优良的中成药。中成药生产用原料饮片不必再分级，只需按照传统的饮片炮制方法将优质中药材加工成饮片即可。中成药企业自行进行的药材前处理不能称之为"炮制"，因为同一中成药的同一原料药材在不同的企业所进行的前处理方法差别是很大的，这样就会直接影响市场上同一中成药的质量及临床疗效。

4.3　中药材深加工产品生产用药材

中药材及中药饮片的深加工产品（如单味中药配方颗粒）不能直接替代其生产原料用于中医临床，必须参照天然药物新药研制的过程，进行详细的基础及临床研究，才能作为药物用于临床，而且只能作为天然药物使用，因为其不是在中医药用药理论的指导下研制的。

5　中药材的产地加工问题

近年来，为了保障中药材产品质量、降低生产成本、减少药材资源浪费，中医药工作者对中药材的产地精加工进行了尝试，包装精良的"片形药材"涌入中医药市场，也有患者将精包装片形药材直接作为饮片应用。不过，无论如何精加工的片形药材，在未与传统饮片进行一致性比较研究（证明其一致性）之前，"片形药材"还是药材，不是饮片。但一致性的评价往往是采用单味药的化学分析和药效学比较进行，与复方配伍用药的中医临床疗效的药效评价是两码事，真正的一致性评价难度是相当大的。因此，药材与饮片生产的"过程规则"虽然可以改变，但不能随意改变。

6　中药材的出口创汇问题

我国的中药材资源并不算丰富，在考虑出口创汇之前，好的药材首先应满足我国国民治疗、保健的需求；而且出口药材的标准绝不能按照进口国方的苛刻要求处理，中药材的标准必须是我国自己制定的、符合中医药实际情况的标准。

7　标准药材、标准饮片库及标准中成药库的建立

"中药标准化行动"项目的研究目标除建立中药信息库外，还要建立实物库。实物包括中药化学成分、中药材、中药饮片及中成药，建立实物库应首先考虑其应用价值。中药化学成分库中所存储的化学成分相对稳定，可作为标准物质使用，而且在创造价值的同时，可根据需要进行不断更新与补充，形成一条可再生的产业链。但是中药材、中药饮片及中成药大多为生物制品，且不说其存储条件要求相当高，其用途也不明确。如果作为生产原料用，其存储量难以满足需要；如果作为标准物质用，广泛收集来的同一样品的标准又不一致。为了实物库的建立和完善，还必须不断地更新样品。

这种实物库实质上是一个"耗资库"，从哪个角度看都将是一块"鸡肋"。但如果建立相应的标准药材库、标准饮片库、标准中成药库，就完全可以如中药化学成分库一样，在创造价值的同时，可根据需要而不断更新补充，形成一条可再生的产业链。但这些被存储的标准药材、标准饮片、标准中成药作为"标准物质"应用，需要通过一定的规范化工艺过程来进行制备，并且需要制定符合作为标准物质应用的质量标准并通过可行性认证。"中药标准化行动"项目的经费充足，完全有条件完成这一研究过程。再说，国家已立项进行了160种标准中药饮片的制备及其质量标准规范研究，完全可以在此基础上进行其完善工作，初步建立标准饮片库。至于标准药材，国家药检部门已作为对照物质用于各类中医药产品的质量评价，没有必要重复建库。情况比较复杂的是标准中成药库的建立，需要专门进行顶层设计和可行性认证方可实施。

8　结语

中药材作为中医药产品生产的原料，其培植管理及质量评价越来越受到业内人士的重视。目前作为农副产品处理，其培植交由农业部门管理已不利于药材的质量管理。中药材可作为中医药产品原料处理，其培植可由中医药部门负责管理。同时，中药材可作为多种中医药产品的原料，不同用途的中药材的质量管理方式应各有特色。建议利用"中药标准化行动"项目资金，建立标准饮片库及标准中成药库，以满足中医药产品质量评价的需要。

【论文来源】

张村，刘颖，肖永庆*. 加强中药材生产管理，稳定中医药产品质量［J］. 中国实验方剂学杂志，2017，23（15）：1-4.

制定中药饮片行业标准，促进中药饮片产业发展

中药饮片作为中药产业的三大支柱之一，是中医临床用药、中成药生产的重要原料，也是中医药产业发展中的战略关键环节，更是稳定中医临床疗效、提高全民健康素质的基本物质。运用先进的科学技术手段，加强中药质量控制技术的研究，建立和完善中药饮片的标准和规范，以保证中药饮片产品安全有效、质量可控，是全面提高中药质量、加快中药现代化发展的重要战略目标。因此，加强饮片行业的管理，制定中药饮片行业标准，构建中药饮片质量保障体系，确保中药饮片临床疗效是促进饮片行业有序发展的必要措施。

1　建立中药饮片行业标准的基本原则

1.1　首先必须基于《中国药典》的饮片标准

2009年国务院发布了《关于扶持和促进中医药事业发展的若干意见》，首次将中药饮片纳入国家基本药物目录。因此，无论何种类型的饮片质量标准，首先必须符合《中国药典》所法定的质量标准。《中国药典》暂未收载的饮片品种，应由企业内控标准通过行业团体标准，逐步提升为行业标准。

1.2　应高于饮片的《中国药典》标准

“饮片入药、辨证施治”是中药的用药原则。随着人们治未病、保健养生意识的加强，中药饮片用量迅速增长，并在保障广大民众身体健康、提高生活质量等方面发挥了越来越重要的作用。历版《中国药典》收载的饮片标准只是饮片用于临床的最低质量标准。而且，目前《中国药典》（2010年版）对药材、生片、制片采用同样内容进行其质量评价，评价结果缺乏科学性。因此，中药饮片行业有责任进一步完善饮片质量的评价方法。同时，随着科学技术的不断发展，许多科研成果应及时纳入饮片行业标准。使饮片标准随着科技水平的提高而更新。

1.3　应细于饮片的《中国药典》标准

企业应按照《中药饮片炮制规范》生产饮片，企业饮片内控标准上升为行业标准时，应在符合《中国药典》标准的基础上实施饮片质量分级管理。中药材在商品上有等级划分，比如根据不同产地、质量、大小等因素进行诸如“一等、二等、三等”的等级划分形式，或者采用“统货”来表示药材的商品规格。但是，当中药材进行加工炮制成中药饮片以后，在药店或者医院却不分等级而进行出售或者处方用药，这里二者具有一定的矛盾。医院不分等级进行销售，其实往往卖的都是一些等级低的中药饮片，却是按等级高的价格来卖。中医临床处方用药，其疗效与中药饮片的质量密切相关，中药饮片的质量与中药材的质量密切相关，中药饮片的质量又与中药材等级和炮制加工有关。等级不同，经济效益也就不同，在追求经济效益最大化的价值取向下，也许就会产生跟临床疗效相冲突的现象，影响行业的发展。因此，进行中药饮片的等级划分势在必行。2010年国家作为中医药行业专项立项进行了“30种中药饮片的分级方法及其质量评价研究”，其研究成果通过多家饮片生产、营销、应用及管理单位的专家认证，得到

业内行家的高度肯定。该项目的实施方案为今后大批饮片的质量分级管理提供了有益的借鉴。相关协会可动员、组织具有一定资质的饮片生产、营销企业对本单位的优势饮片提出分级建议方法及其质量评价标准。在此基础上，由协会组织权威专家组进行审评，审评结果可进行网上公示后，交由各饮片企业试用修正后形成行业标准。同时，为国家出台饮片行业优质优价的营销政策提供科学技术支撑。

1.4　必须采取传统经验与现代科学技术相结合的方式

饮片质量评价必须结合传统经验与现代科学方法，大力推行实施具有饮片个性特色的饮片质量评价方法。同时，中药饮片质量的监管必须落实到饮片行业，饮片行业协会有责任保证老百姓能用上安全、有效、优质饮片。

1.5　应具有文化内涵并遵从市场规律

中药饮片行业标准应具有文化内涵，在遵循中医药理论和传统中药炮制技术科学内涵的前提下，更重要的是应遵从市场规律。中药饮片是以中医药学理论为基础，以药物作用于人体所产生的治疗效果为依据，在漫长的历史过程中通过临床实践和经验积累逐步形成的。因此，制定中药饮片行业标准的有关技术要求，必须遵循中医药理论的文化内涵和规范传统中药炮制技术。同时，更为重要的是应该遵从市场规律，使饮片行业标准用得上、稳得住。

1.6　制定中药饮片行业标准应充分考虑统一标准下的地区特色

本着“因地制宜，具体问题具体分析”的原则，通过对数种在炮制工艺上具有地域差异的饮片的炮制工艺规范化研究，建立具有地区特色的饮片炮制工艺规范化研究模式，充分体现各地区炮制规范的地区特色。

2　建立中药饮片行业标准的步骤

2.1　组建业内具有一定权威的产、学、研、用、管的专家队伍

为了构建中药饮片质量保障体系，确保中药饮片临床疗效，为国家相关管理部门制定饮片优质优价政策提供技术支撑，促进饮片行业健康、有序发展。相关协会、学会应尽快组织业内具有一定实践经验、科技水平和管理能力的专家，组建一支具有权威性的产、学、研、用、管相结合的专家队伍，开展中药饮片行业标准的制定及优质饮片的评审工作。评审专家必须来自于中药饮片生产、流通企业的生产及质量保障第一线并具有丰富实践经验的技术人员、科研教学单位从事炮制和饮片质量评价研究的科研骨干人员，以及管理部门具有丰富经验的专家。

2.2　确定中药饮片行业标准的基本内容

在“基于、高于、细于中国药典标准”及“传统经验与现代科学技术相结合、每种饮片具有专属性较强的炮制方法及其质量评价标准”的原则下，确定中药饮片行业标准的内涵。

2.2.1 原料药材要求　基源明确，产地（道地产区或规模化生产基地）清楚，采集加工规范，药材质量可靠、可控。

2.2.2 饮片加工技术要求　饮片制备工艺规范依照《中国药典》（2015 年版）收载的饮片炮制通则进行规范化生产；生产企业必须通过《药品生产质量管理规范》

（GMP）认证、具有一定生产规模、生产一线负责人员具有至少5年以上饮片生产经验（规范性、权威性）。

2.2.3 饮片的质量要求 饮片的质量要求主要包括8个方面。①饮片性状详细描述为外观、气味、味道等（传统性）。②饮片显微鉴别描述为粉末显微特征鉴别（特征性）。③TLC及HPLC特征图谱鉴别（专属性）。④饮片含量测定要求为对活性成分、指标成分明确的应进行含量测定（客观性）。⑤有毒物质的限量要求为在《中国药典》要求的基础上，根据市场需求而定（安全性）。⑥饮片稳定性考察（贮藏条件）要求为置于密闭容器内，避光、低温、干燥处贮藏，如有特殊要求应予注明（稳定性）。⑦饮片有效期要求为饮片保质期，一般为2～3年，不同类型的饮片在不同包装条件下可适当调整，调整的幅度应以稳定性考察结果而定（有效性）。⑧饮片定期检查要求为鉴于中药候选标准饮片为饮片粉末，易生虫、霉，或在贮存期间发生内在成分的改变，每年均有计划地选择品种进行性状、理化及薄层检查（时效性）。

2.3 中药饮片行业标准的制定办法

在饮片现行版《中国药典》标准的基础上，以企业现行内控标准为基础，从中药饮片团体标准的制定着手，采取“企业申报专家综合评定、社会认证”的确定中约饮片团体标准，并在此基础上逐步上升为行业标准。

3 中药饮片行业标准制定、应用的难点及其可行性保障措施

在技术保障方面，必须尽快进行中药饮片生产模式、质量评价方法、信息化管理的变革。中药饮片只有实施区域性、专业化生产，才能真正落实各项管理措施；中药饮片的质量只有实现个性化评价，才能提高饮片质量内涵的科学性和实用性；只有加强中药饮片生产、营销、应用全过程的质量信息化管理，中药饮片行业标准才能真正“用得上、稳得住”。在政策与法律保障方面，首先应制定相应的法律规定。严格禁止饮片进入农贸市场。实施饮片质量分级管理，商品饮片实行“优质优价”，鼓励创名牌、品牌。

【论文来源】

肖永庆*，李丽，刘颖，麻印莲，于定荣．制定中药饮片行业标准，促进中药饮片产业发展[J]．中国实验方剂学杂志，2016，22（06）：216-218.

中药炮制学科及饮片产业的发展与创新

为贯彻落实《国务院关于加快培育和发展战略性新兴产业的决定》《“十二五”国家战略性新兴产业发展规划》和“十二五”《生物产业发展规划》，推动中药产业链的标准化建设，根据《国家发展改革委关于实施新兴产业重大工程包的通知》的要求，国家中医药管理局按照国家发展改革委的部署，发布了进行中药标准化行动的决定。炮制学科和饮片产业的发展迎来了黄金般的发展机遇和钻石般的考验。炮制学科和饮片产业的科研创新及其发展目标的确立，是中药炮制学科和饮片产业发展的关键之所在。如

何创新是摆在炮制和饮片研究领域广大同仁面前首要解决的问题。就这一问题，本文提出一点建议，供业内专家讨论，以得到补充、完善。

1　中药炮制学科及饮片产业科研创新

近20年来，在老一辈炮制专家的呼吁下，国家相关管理部门逐步加强了对炮制学科及饮片产业发展的重视，先后投入了大量科研经费立项进行炮制学科及饮片产业的科学研究，国家中医药管理局在炮制及饮片研究领域先后立项数十个科研项目。通过广大科研工作者的共同努力，近年来在炮制及饮片领域取得了可喜的科研成果，科研及产业创新体系框架逐步形成。笔者围绕中药炮制学科及饮片行业创新体系的构建及完善提出几点浅薄的意见。

1.1　科研思路创新

中药炮制学科及饮片行业在科研方面取得更大成果的关键在于研究思路的创新。以往的科研项目大多由科研人员提出建议，再由相关管理部门审议立项。例如已开展的炮制工艺规范化研究，其研究思路是在实验室工艺“优化”的基础上，通过饮片企业的“验证”而实现规范化。由于所谓的工艺“优化”主要依据一两个主成分的含量来进行，除毒性成分外，基本上是含量越高越好，与饮片炮制原理及其临床功效的相关性不强，优化的科学依据不足。因此优化的结果往往与饮片企业的实际生产相差甚远，科研成果不能用于生产实践，影响了科研成果的进一步转化，造成一定的科研资源浪费。炮制学科是一项实用性很强的学科，因此，其科研项目必须根据生产实际而设立。炮制科研的目的是解决饮片生产中的实际问题，其研究内容也应该根据饮片产业发展中所遇到的难题而定。对于炮制理论及炮制原理的研究，应利用现代科学技术去认识问题、诠释其科学内涵，并在诠释内涵的基础上来规范饮片生产工艺、制定更为科学实用的饮片质量评价标准。

1.2　科研方法创新

就本领域的研究方法而言，应该基于传承传统炮制理论、炮制技术，充分开发利用现代仪器设备，采用现代科学技术进行炮制原理、炮制工艺及饮片质量评价方法研究。炮制原理的研究应该是诸如化学、生物学、临床医学等多学科的有机结合，重点是利用现代科学知识来剖析炮制原理，认识炮制目的。只有在充分认清炮制原理的前提下，才有可能利用这些多学科综合分析的炮制原理来指导炮制工艺的规范化。近年来人们非常重视饮片生产的“过程控制”，也研制了许多用于饮片生产过程质量监测控制的仪器设备。但由于饮片生产过程质量监控的复杂性，目前任何一种仪器都无法解决生产过程中所遇到的所有问题。面对这一客观问题，炮制科研及饮片生产者也将思路从“控制过程”转变为“控制中间品”，因此，最近人们又转而强调标准问题，注重组成炮制过程的每一个工艺环节产品（包括中间品）的质量，通过对每一环节中间品的质量控制形成质量稳定可控的中药饮片产品，即将实施的“中药标准化行动”项目也是为了解决这一问题而立项的。笔者认为，研究方法的创新应注重过程产品（包括中间品）质量检测方法的创新。

1.3 中药炮制理论创新

炮制理论的创新更是一项十分复杂的系统工程。有关炮制理论的创新也在不断地尝试和摸索中，近年来有学者提出了“炮制化学”“化学炮制”等理念，尝试从不同的角度对中药炮制原理进行新的阐释，但如何将其与传统中医药理论相结合，并正确地指导饮片的生产，还需要系统的研究与论证。特别是“化学炮制”，如果只是单纯从化学变化的角度来解释炮制结果的可行性，而采用非传统的方法去实现这一结果是不可取的，有可能会背离传统中医药理论。同样“炮制配伍”和“配伍炮制”等概念的提出也是对中药配伍理论及辅料炮制作用的一种诠释，算不上“新理论”。现代科学技术的发展是一个渐进的过程，也因此使科学工作者对科研问题的认识和阐释产生了一定的局限性，如果利用片面的认识片面地追求某种结果则更是缺乏科研的客观性和严谨性。因此，炮制理论的创新是利用现代科学知识对传统炮制理论逐步认识的创新，绝对不能创造一个“新理论”。

1.4 中药饮片深加工产品创新

近年来，随着大众医疗保健需求的不断增加，有关饮片产品的创新也有快速发展的趋势，业内有关“新型饮片”的概念和观点不断涌现。如何界定“新型饮片”，必须首先从“饮片”的定义来说明这一问题。什么称为“饮片”？《中国药典》（2010 年版）“凡例”中对“中药饮片”做出了明确的定义：“饮片系指药材经过炮制后可直接用于中医临床或制剂生产使用的处方药品”。其本质是突出中药饮片作为处方药品的法定特性，明确规定中药材必须先经过适当的加工炮制，制成相应的中药饮片，才能作为中医临床处方用药或中药制剂生产的原料药。随之是如何定义“炮制”的问题，中药必须经过炮制之后才能入药，是中医用药的特点之一。“中药炮制”是根据中医药理论，依照辨证施治用药的需要和药物自身性质，以及调剂、制剂的不同要求，所采取的制药技术。根据“炮制”及“饮片”的定义，实质上是一个限定了“新型饮片”的创制。目前的“微粉饮片”“配方颗粒”“提取物”及最近提出的“即食饮片”均不能笼统地称之为“新型饮片”，而只能是中药饮片深加工的新型产品。进行饮片深加工产品的创新研究是中药炮制及饮片产业发展的重要方向之一，需要科学工作者特别重视其科学性和实用性，各级管理部门应予以高度重视。

2 中药饮片行业发展展望

围绕着中药饮片行业发展的目标，从饮片生产模式的变革、生产及检测设备的革新改造、饮片质量评价关键技术的创新、信息化饮片质量管理体系的建立等方面入手，建立饮片区域性专业化生产模式、完善饮片标准化生产设备及质量过程监测系统、基于炮制原理建立具有个性特色的饮片质量评价方法、融通饮片质量和身份证信息管理体系，从而构建中药饮片质量保障体系，是中药饮片行业发展的必然趋势。

2.1 实现中药饮片生产规范化、区域性专业化、集团规模化，生产过程自动化、可控化的全新产业发展模式

中药饮片行业必须改变“多、小、散”的产业现状，“多、小、散”的生产模式既不利于生产工艺的规范化，更不利于产业的发展创新；同时，也不利于饮片生产过程和

市场流通的管理，是确保中药饮片质量、稳定中药临床疗效的一大障碍。因此，实施中药饮片生产规范化、区域性专业化、集团规模化的全新发展模式，全面实现生产过程自动化、可控化是构建中药饮片质量保障体系的重要前提。

2.2　实现中药饮片质量评价个性化及饮片规格分级管理模式

每一种中药饮片必须具有其专属的质量科学内涵。饮片的质量评价方法必须以传统经验为基础。但由于外观做假可以以假乱真、原料药材培植脱离传统环境，传统的饮片质量经验评价方法也面临着挑战。因此，应在传统评价方法的基础上充实现代科学评价技术，建立传统经验与现代科学技术相结合的饮片质量评价方法，构建具有个性特色的饮片质量评价模式。同时，进一步对饮片质量实施分级管理，逐步实行饮片条码身份证识别和注册标准管理。实现饮片优质优价，规范饮片营销市场，有效促进中药饮片行业的有序、快速发展，同时，为中医师正确、合理用药提供科学依据，以确保中药饮片临床的安全有效。“中药标准与国际接轨”是中药现代化行动中使用频率最高的口号之一。可是，口号喊了多少年，至今都没有真正找到中药标准的“国际轨”在哪里，这国际轨似乎是一种无形的东西。对于大部分西方国家而言，对于中药的认识是等同于天然药物的，是完全没有中医理论指导的，因此其对于中药的标准也是脱离了中医药理论和临床的。而在中国，中医药有着完善的理论体系和临床基础，今后要做的就是利用先进的、新的科学技术去阐释传统的中医药理论，并建立符合中药特色的质量评价体系。众所周知，判断一种药物的好坏和优劣的唯一标准是其疗效。邓小平先生说过：“不管黑猫白猫，抓住老鼠就是好猫”。药物也是一样，不论中药、西药治好病就是好药。不要一味迎合国际标准，应为中药制定具有中药特色的质量标准。

2.3　实现中药饮片营销网络信息化

国家尽早制定和落实中药饮片优质优价政策是饮片产业健康高速发展的关键。有了国家政策的保护和支持，才能将饮片生产企业争创名牌产品的积极性发挥到最大。这就需要积极推进饮片“身份证”注册管理，构建中药饮片产品完整的质量溯源体系，形成中药饮片质量与营销网络的相互支撑，完善的营销网络可最大限度地发挥国家政策对产业发展的支撑作用。因此有必要建立一套全国性完善的饮片产品营销系统。

2.4　实现中药饮片质量监管常态化

目前，国家虽然将中药饮片纳入基本药物目录，而实质上，在人们的意识中，中药饮片还停留在“农副产品”的范畴。落后的生产模式和管理理念使饮片的质量始终停留在不稳定的状态之中。饮片质量问题一直是影响中药临床疗效的顽疾，同时也制约了饮片产业乃至整个中药行业的发展，其主要问题是传统的饮片生产模式与现代科学技术之间存在着太多的不协调因素。目前，除少数饮片生产企业实现了规模化生产外，多数企业仍然处于规模小、饮片品种多而杂的生产状态，有的甚至是“只走货，不生产”，完全根据客户的需求购销饮片商品。因此，饮片市场鱼目混珠、以次充好、以假乱真现象极为严重。不正当的竞争严重伤害了企业“保质创新”的积极性，阻碍了饮片行业的健康发展。国家虽然出台多项政策和管理办法，但混乱无序的生产状况使许多管理措施得不到真正的落实。饮片生产企业的GMP管理流于形式，“先过严、后混乱”。多年来的实践表明，中药饮片质量监管必须科学化、常态化，科学的常态管理是饮片产业健康发展的重要保障。

2.5 科研项目必须从生产实践中来，研究成果有效地服务于生产实践

中药炮制领域研究项目的立项，必须从饮片行业的需要出发。这就要求广大科研工作者根据行业的需求，积极向有关部门提出立项建议。同时也要求相关部门重视科研一线人员的建议，充分尊重他们的意见。在组织项目立项及申报评审专家中，科研一线专家应占有优势比例，尽可能避免“分标”现象的发生，杜绝科研腐败。这就需要建立健全相应的法规，在相应的法规基础上制定科学、合理的评审程序、方法，同时，积极发挥各级协会和学会的作用。评审工作的“公开、公平、公正”是优秀科研项目顺利实施和圆满完成的保障。

总之，中药炮制学科及饮片产业的发展要求本领域的科学工作者不断创新，但由于本领域研究的特殊性，这种创新必须是在传承基础上的创新。中药炮制学科是一门以应用基础研究为主的学科，学科的发展与饮片产业的发展密切相关。中药炮制学科只有紧密与饮片产业相结合，为饮片产业的发展服务，解决饮片产业发展过程中的难点问题，学科才有可能发展，学科的研究成果才可能为饮片产业所用。

【论文来源】

肖永庆*，李丽，刘颖，麻印莲，于定荣．中药炮制学科及饮片产业的发展与创新［J］．中国中药杂志，2016，41（01）：24-27.

浅谈中药饮片团体标准技术要求及其评定办法

中药饮片生产、营销、应用管理混乱，以致中药饮片质量得不到保障，严重地影响中药的临床疗效。“好大夫没有好药治不好病”的现象普遍存在，这不仅严重影响中医师的声誉，更重要的是严重侵犯了患者的利益，损坏了医患关系，已成为阻碍饮片行业发展的瓶颈。因此，以现行企业饮片标准为基础制定中药饮片团体标准，逐步制定中药饮片行业标准，构建中药饮片质量保障体系，确保中药饮片临床疗效是促进饮片行业有序发展的必要措施，势在必行。

1 制定中药饮片团体标准的技术要求

1.1 基本原则

①中药饮片团体标准的技术内容应基于、高于、细于《中华人民共和国药典》（现行版）饮片标准。②应以传统经验鉴别与现代科学技术评价相结合，既要突出中药饮片的特色，又要充分体现现代科学内涵。③标准应具有实用性和可推广性。

1.2 原料药材要求

中药饮片团体标准的原料药材必须基源准确、产地明确、药用部位采收和初加工方法合理。①《中华人民共和国药典》（现行版）收载的同条多基源的药材，来自每一种基源药材的饮片必须分别制定专属性标准。②《中华人民共和国药典》（现行版）规定的多采收季节药材，来自于各季节药材的饮片必须分别制定标准。③药用部位产地加工

方法各异（如去皮与不去皮、煮与不煮、自然干燥还是辅助干燥等）的药材的饮片原则上必须分别制定标准。④产地自然气候条件等生长环境相差悬殊，并给药材质量造成明显差异的药材，其饮片必须分别制定标准。

1.3　炮制生产工艺要求

①原则上按照《中华人民共和国药典》（现行版）饮片炮制规范要求，如收载多种炮制方法（包括采用不同辅料）者，必须按不同方法分别制定其标准。②在一定群体内采用的地区特色炮制加工方法，且其饮片占有一定市场份额者，可作特色饮片标准处理。③按照“创新”工艺生产的饮片深加工产品（如配方颗粒等）及改变传统工艺而制成产品（如鲜切、微波干燥等制成品），如果其市场占有率已成规模，在进行严格的基础研究后，再制定其团体标准。

1.4　饮片质量要求

①饮片质量评价内容按《中华人民共和国药典》（现行版）条目的具体内容进行。②建立生、制饮片专属性的饮片质量评价标准。③技术条件成熟者，可采用饮片分级评价。

2　中药饮片团体标准的申报程序

2.1　中药饮片团体标准申报范围

①从传统中药饮片的团体标准制定入手，根据市场需要，逐步研制传统饮片深加工产品（配方颗粒、饮片超微粉剂、鲜加工品等）的团体标准。②在饮片分级质量评价的基础上，进行优质饮片的评选，逐步进行中药饮片生产、营销及应用诚信企业的评定。③条件成熟时，将饮片团体标准提升为行业标准。

2.2　中药饮片团体标准的制定应遵循原则

①符合国家有关法律、法规，体现国家技术、经济政策。②适应中药饮片产业发展的需要；以技术标准体系为主体，配套管理标准体系。③保持标准的先进性，保证标准的适用性和可扩展性。④团体标准适用于“认可标准、执行标准”的团体成员。

2.3　中药饮片团体标准的申报、制定流程

2.3.1 技术基础准备　可由团体标准申报单位（饮片产、学、研、用单位及社会团体或产业技术联盟等）根据其现有成熟的内部标准，单独或联合准备必要的技术资料，包括：①相关文献资料的查阅、综述。②已有工作基础资料的整理，充分利用已有的前期科研成果。③根据团体标准的技术要求，补充、完善必要的实验研究。④综合归纳技术资料。

2.3.2 起草团体标准建议书　由团体标准申报单位组织起草团体标准建议草案，并编写详细的起草说明。标准编制说明内容一般包括：①标准编制的依据和原则。②主要内容（如技术指标、参数、公式、性能要求、试验方法、检验规则等）的论据及主要试验（或验证）情况分析。③与现行标准（国内、国际）的主要差异和优势对比，以及与强制性标准的协调性。④标准中如果涉及专利，应有明确的知识产权说明。⑤重大分歧意见的处理经过和依据。⑥执行团体标准的范围及其保障措施。⑦其他应予说明的事项。

2.4 团体标准的申报

中药饮片团体标准可由企事业单位、社会团体或产业技术联盟提出协会团体标准项目建议，上报相应的中药协会。

2.5 审查和复核

相关中药协会组织专家对申请项目进行初审，并将专家委员会提出的修改意见反馈给申报单位；申报单位修改后的标准建议再由相关中药协会组织专家进行复审。①初审：对提交团体标准的必要性、技术文件数据、规范格式及起草单位资质等进行初步的审核。②复审：首先审查标准适用范围、技术内容是否与协会批准的协调一致；是否体现国家的技术经济政策；是否准确反映中药饮片生产的实践经验；标准的技术数据和参数是否有可靠的依据。③复核：数据核实或进行第三方调查，以及通过专家现场考察。④专家委员会提出书面修改意见。⑤企业根据专家委员会提出的修改意见，进一步完善中药饮片团体标准建议（草案）。

2.6 征求意见

相关中药协会将通过发函、会议召集、网站、公开刊物等方式向中药饮片行业相关单位征求意见。无原则异议者列入中药饮片团体标准。

2.7 推广应用

相关中药协会将通过互联网、杂志报纸等相关媒体发布协会团体标准，在饮片生产、使用单位及产业技术联盟等部门推广团体标准的应用，并建立跟踪、评价、反馈平台，为团体标准的修订和完善提供参考，也为团体标准上升为行业标准和国家标准提供技术支撑。

3 中药饮片团体标准的实施和监督

相关中药协会鼓励中药饮片的生产、使用及药品监管等部门，结合具体情况，自愿采用协会团体标准。凡被各级行政主管部门制定的行政法规、部门（地方）规章或规范性文件引用的协会团体标准条文，应当在这些文件界定的范围内贯彻实施，并接受文件制定部门或其委托单位的监督。

4 中药饮片团体标准修订、修改

随着科学技术的不断发展，团体标准的技术内容已不适应社会发展和市场需要时，需按照上述标准制定程序进行进一步完善。在饮片分级质量评价的基础上，评定优质饮片的过程中，如发现该团体标准技术内容与市场需求差距过大时，应按程序重新制定标准。中药饮片团体标准的修改，由标准的主编单位或相关单位提出标准修改内容；文件制定部门或其委托单位应组织审查，形成审查纪要（修改原因和依据，审查结论等），并发送团体标准修改通知单。

5 中药饮片团体标准制定、应用的保障措施

5.1 技术保障措施

应尽快进行中药饮片生产模式、质量评价方法、信息化的变革。中药饮片只有实施

区域性、专业化生产，才能真正落实各项管理措施；中药饮片的质量只有实现个性化评价，才能提高饮片质量内涵的科学性和实用性；只有加强中药饮片生产、营销、应用全过程的质量信息化管理，中药饮片行业标准才能真正“用得上、稳得住”。此措施可由相关行业协会引导、按照市场规律，围绕饮片生产原料药材道地产区，由地方政府组织逐步形成饮片生产中小企业联盟，实施区域性、专业化饮片生产。

5.2　政策与法律保障措施

首先应制定中药饮片生产准入法。饮片生产企业的GMP认证应与其他药品生产企业有所差别，应遵循饮片生产的特点和规律，制定相应的法律规定。尽快实施饮片质量分级管理，商品饮片实行“优质优价”，鼓励创名牌、品牌。

【论文来源】

刘颖，李丽，张村，肖永庆*. 浅谈中药饮片团体标准技术要求及其评定办法［J］. 中华中医药杂志，2016，31（11）：4382-4384.

中药标准饮片作为标准物质应用若干问题探讨

中药饮片是中医临床治疗疾病的基本药物，中药饮片的炮制加工及其质量的优劣直接影响着中药产业的发展和中医临床用药的安全性和有效性，而饮片生产的规范化和饮片产品的标准化将成为整个中医药行业规范化的关键。目前，化学对照品、对照药材及对照提取物是中药质量标准体系中最常用的标准物质，三者在中药饮片质量控制中发挥了重要作用，然而由于中药饮片成分和炮制机制的复杂性，采用当前的质量评价方法与质控标准仍然无法反映中药饮片的科学内涵和特征属性。因此，加快中药标准饮片作为标准物质的基础研究非常必要。鉴于此，在业界的积极倡议下，2014年科技部进行“中药标准饮片制备技术规范制定”项目招标。由于该项目属于一项全新的研究内容，今后的关键是如何进一步完善实施方案，在圆满完成任务书所规定的研究任务的基础上，还应进一步探讨标准饮片作为标准物质的应用。

1　中药标准饮片作为国家药品标准物质具有其独特的优势

中药饮片据“依法炮制”而制备，饮片质量据“生熟有度”而评价。中药饮片是一复杂体系，炮制后的制片内在化学成分就更为复杂。根据中药饮片质量评价的需要，中药标准饮片作为标准物质必须体现中药饮片整体性、专属性的特点。而标准饮片较之单一化学成分对照品可提供更多的饮片性状、化学信息，弥补以单体化学成分作为对照时出现的检测信息不足。根据检测条件的不同，可以较为全面地展示饮片内在质量信息，提高饮片真伪鉴别、质量优劣评价的可靠性和专属性。“标准饮片”与“标准药材”相比较，其优势在于可从整体上体现饮片不同与药材的特征属性及其炮制作用，更专属、更准确地对生、制饮片质量进行科学评价，保障中药饮片的安全性、有效性和质量可控性，对于稳定临床疗效、促进饮片产业健康发展、促进中药现代化与国际化具有重要意义。

2 标准饮片作为标准物质应遵循的原则

2.2.1 标准饮片的选择应满足适用性、代表性以及容易复制的原则。标准饮片是作为评价饮片质量的标准物质，因此它应该满足饮片质量评价的基本要求。同时，其特征属性对于待评价饮片应具有广泛的代表性。当然，其容易复制是其被选择的前提，也就是说其制备工艺应具有稳定的可操作性。

2.2.2 标准饮片应和使用的要求相一致或尽可能接近。标准饮片的原形饮片应与待评价饮片具有相同或相似的属性。

2.2.3 标准饮片的均匀性、稳定性及待定特性量的量值范围应适合该标准物质的用途。标准饮片的均匀性、稳定性及待定特性量的量值范围是其作为标准物质进行饮片质量评价的重复性的保障。

2.2.4 标准饮片应有足够的数量，以满足在有效期间的需要。每批标准饮片制备的数量应根据其使用频率而定，以满足其在有效期间内的需要。

3 中药标准饮片作为标准物质的特征属性应具有可标识性

3.1 传统属性特征标识

感知属性：生、制饮片颜色、气味、味道的差异性特征标识。组织结构属性：生、制饮片组织结构、细胞的差异性特征标识。提取物属性：生、制饮片浸出物质与量的差异性特征标识。

3.2 现代科学属性特征标识

3.2.1 薄层色谱（TLC）、高效液相色谱（HPLC）特征图谱 TLC：生、制饮片TLC特征斑组的差异性特征标识。HPLC（GC）：生、制饮片HPLC（GC）特征谱峰组的差异性特征标识。HPLC（GC）特征谱峰峰面积（峰高）比：生、制饮片特征谱峰峰面积（峰高）比的差异性特征标识。

3.2.2 活性成分（主成分）含量 活性成分（主成分）含量：生、制饮片活性成分（主成分）含量的差异性特征标识。活性成分（主成分）量比关系：生、制饮片活性成分（主成分）量比关系的差异性特征标识。

4 中药标准饮片制备工艺过程应遵循的原则

原料药材必须是道地药材；原形饮片的炮制必须规范化；根据标准饮片的物理（质地）、化学（成分稳定性）性质，选择合理的制备程序、工艺，并防止污染及待定特性量的量值变化。对待定特性量不易均匀的候选标准饮片，在制备过程中，除采取必要的均匀性措施外，还应进行均匀性初检工作。标准饮片的待定特性量有不易稳定趋向时，在加工过程中注意研究影响稳定性的因素，采取必要的措施改善其稳定性，如辐照灭菌、添加稳定剂等，选择合适的贮存环境。当标准饮片制备量大，为便于保存可采取分级分装。最小包装单元应以适当方式编号，并注明制备日期。最小包装单元中标准饮片的实际质量或体积与标称的质量或体积应符合规定的要求。

5 中药标准饮片作为标准物质应用

作为标准物质定性鉴定相应的中药饮片。作为对照标准物质用于药材、生片和制片的区分鉴定。作为对照标准物质定性检查中药提取物、中成药等中药制品制备所采用的原料饮片。建立合适的方法后，可用于中药提取物、中成药等中药制品制备所采用饮片的相对用量。

6 结语

中药标准饮片作为标准物质的应用，是完善中药标准物质体系的关键组成部分。标准饮片较之单一化学成分对照品可提供更多的饮片属性信息，相较对照药材又能充分体现饮片炮制的科学内涵，独特的整体性和专属性特点使其成为中药饮片质量评价最合适的“标准物质”。在全面展示饮片内在质量的同时，提高了饮片真伪鉴别、质量优劣评价的可靠性和专属性，也弥补了当前标准物质体系的不足之处。因此，尽快开展中药标准饮片作为中药质量评价标准体系中标准物质的基础研究具有非常重要的科学意义和实用价值。

【论文来源】

李丽，刘颖，肖永庆*. 中药标准饮片作为标准物质应用若干问题探讨［J］. 北京中医药大学学报，2015，38（06）：411－412＋419.

“稳定中药饮片质量、确保中医临床疗效”关键问题探讨

中药饮片既可直接用于中医临床配方，又是用来制备多种中药产品的原料，饮片质量的优劣直接影响中医药的临床疗效，因而是直接关系到中医药行业健康发展的大事。目前，社会上广泛流传着中医临床疗效欠佳其原因在于中药质量得不到保障，而中药质量难保则主要源于饮片质量良莠不齐的观点。笔者认为这一系列问题实质上都可以归结为行业管理问题，要想真正解决这些问题，应该切实加强饮片行业的管理。

1 进一步加强中药饮片生产过程管理

目前，国家虽然将中药饮片纳入基本药物目录，而实质上，在人们的意识中，中药饮片还停留在“农副产品”的范畴。落后的生产模式和管理理念使饮片的质量始终停留在不稳定的状态之中。饮片质量问题一直是影响中药临床疗效的顽疾，同时也制约了饮片产业乃至整个中药行业的发展，其主要问题是传统的饮片生产模式与现代科学技术之间存在着太多的不协调因素。不正当的竞争严重伤害了企业“保质创新”的积极性，阻碍了饮片行业的健康发展。中药饮片行业只有实施区域性专业化生产，才能提高中药饮片产业技术水平，加快中药饮片产业的现代化和国际化进程。同时，实施中药产地加工与饮片生产一体化，可使饮片信息清楚明了，既可降低加工成本，又可保证饮片质量，有利于饮片产业的发展。一体化生产模式的关键在于药用部位的产地加工与饮片生

产这两个工艺过程的合理衔接，绝对不仅仅是两个工艺过程的分别“一体化”，更不是增加几条传送带将饮片生产单元简单衔接所能解决的。而是需要在药用部位产地加工和饮片生产这两个工艺过程中间搭建“一座桥梁”。这座桥梁可以通过3项创新来搭建：一是药用部位“清洗、风干一体化净制关键技术”创新。二是“可移动式产地清洗、风干设备”的研制。药用部位在产地的初步净制可有效地将“垃圾”留在产地，而净制后的药用部位可直接运往通过GMP认证的饮片生产企业进行进一步的炮制加工，减少对城市及GMP生产环境的污染。三是净制后的药用部位适度干燥、切制、干燥一体化生片加工技术和设备的创新。针对中药产地加工与饮片生产一体化模式的特点和解决的关键问题，可以从临床常用饮片品种开始，选择药材质地坚硬、传统炮制工艺过程有效成分易流失的中药进行研究，逐步形成各类别中药饮片的一体化生产模式。

2 推动中药饮片生产—营销—应用一体化管理

2.1 建立“中药饮片管理联盟”，实施中药饮片的“联盟配送”管理

目前，中药饮片的生产、营销和应用过程中仍然存在着许多问题。虽然中药饮片行业的同仁积极配合国家相关部门，不断加强饮片质量的监管工作，但由于从饮片原料药材的种植、饮片的炮制加工直至临床应用整个过程的复杂难控，使得最终用于临床配方饮片的质量难以得到保障，严重影响饮片的临床疗效。因此，除了从源头加强饮片质量保障体系的建设外，从饮片行业的运行终端“倒逼”饮片生产、营销等过程中的质量管理尤为重要。

多年来，受中医医院的规模限制，许多医院及饮片营销企业中药饮片管理人员的技术水平和实施直接影响《医院中药饮片管理规范》的落实。因此，建立“中药饮片管理联盟”，实施中药饮片“联盟配送”的“专卖”制度，可对中医医院临床配方饮片质量进行严格统一把关，从而“倒逼”饮片炮制加工和营销环节中饮片质量的管理，以确保中药饮片的质量及其临床疗效。

2.2 加强饮片生产企业与应用单位的合作，实行“定向直配”管理

饮片生产企业与医院建立共同体，企业生产的饮片可“定向直配”至医院和饮片“专卖药店”，杜绝异地销售过程中存在的生产企转包问题，增强饮片产品的可溯源性。广东康美药业有限公司与广东省中医医院的联合体是一个很好的范例，值得推广。

2.3 鼓励医院创办中药饮片加工企业，拓宽饮片供应渠道

许多大型中医医院的饮片用量大，品种需求多，医院可以根据自身需求建立适度规模的饮片加工企业，以满足自身临床用药的需求。中国中医科学院西苑医院在这方面做出了榜样。

2.4 重视“依方炮制”技术传承，满足临床特色诊疗需求

中医医院应结合自身特色，建立适宜的临床医药体系。对于具有“依方炮制”基础的医院，应重视“依方炮制”技术的传承，建立稳定的“依方炮制”技术团队，形成临床诊断与中药治疗相互支撑的特色医疗体系，充分发挥自身的诊疗优势。武汉市中医医院是一个典型的例子。

3　在饮片产品评优的基础上，开展饮片企业的诚信等级的评定，提高优质饮片及诚信企业的知名度，促进中药饮片产业的有序发展

优质优价是商品经济的规律，但中药饮片却尚未实现优质优价。在中药饮片流通尚不规范的今天，这不仅影响着中药饮片产业的发展，也直接影响了公众对于中药饮片的不同需求，也给正在实行的基本药物的供应带来未知的影响。因此，应在饮片产品质量评优的基础上，进行饮片生产企业的诚信等级评定，提高优质饮片及诚信企业的知名度，促进中药饮片产业的有序发展。

4　加强科研管理，根据饮片行业发展需求准确科研定位

4.1　中药饮片行业的科学研究与饮片产业的发展密切相关

中药炮制与饮片领域研究项目的立项，必须从饮片行业的需要出发。这就要求广大科研工作者充分了解产业现状和需求，结合学科科研特色和优势，积极向有关部门提出立项建议。同时也要求相关部门重视科研一线人员的建议，充分尊重他们的意见。通过建立健全相关法规，制定科学、合理的评审程序和方法，杜绝科研腐败。评审工作的“公开、公平、公正”是优秀科研项目顺利实施和圆满完成的保障。

4.2　注重科研成果的转化及其后续扩展研究

国家管理政策是科研成果转化为生产力的保障和推动力，为国家政策策略的制定提供科学依据和实施措施是科研工作者的重要任务。注重科研成果的转化及其后续扩展研究。如中医药行业专项“中药饮片分级方法及质量评价研究”项目的研究成果必须尽快上升为行业标准，只有成为行业标准，其成果才有可能被行业广泛应用。可以该研究为模式，对200种常用中药进行研究，以满足中药饮片全面分级管理，以及饮片“优质优价”营销法规制定的需要。

5　健全法律法规

加强法规建设是解决饮片行业生产方式落后、饮片商品流通市场混乱、监管不力、中药饮片注册标准实施问题、产业发展缺乏行业内部自律机制及行业内部不正当竞争等诸多问题的重要方式。

【论文来源】

李丽，刘颖，肖永庆*．“稳定中药饮片质量、确保中医临床疗效”关键问题探讨［J］．世界科学技术—中医药现代化，2015，17（05）：1100－1102.

构建中药饮片质量保障体系的关键问题

中药饮片是中药产业中不可缺少的关键环节，保障饮片质量是确保中药临床用药安全、有效的关键。饮片的炮制加工及贮藏等环节均可影响中药饮片及其产品的质量，随着中药饮片产业的不断发展壮大，对中药饮片生产的产业化、集约化程度的要求不断提

高。建立饮片生产全过程的中药饮片质量保障体系，对于确保中药临床疗效至关重要。

国家“九五”—“十一五”的产学研模式的联合科技攻关，为构建中药饮片质量保障体系打下了坚实基础。以往的研究虽在研究方向、内容和研究结果方面都取得了很大的创新和进展，但由于多方面因素的影响，均局限于某一有限范畴，相互之间未形成一个较为完整的体系。在现有研究成果的基础上，构建中药饮片质量保障体系成为确保中药饮片临床疗效的当务之急。

1 构建中药饮片质量保障体系的关键——炮制工艺和饮片质量评价技术的传承与创新

1.1 炮制技术的传承应包含的主要内容

1.1.1 传统炮制技术的传承 炮制技术的传承是一个系统工程，不是靠成立“传承工作室”的组织形式或编写书籍就可以达到的。炮制技术的传承应采取“一种模式多条途径”进行。所谓一种模式应该是“师带徒”的模式，“多条途径”则包括以下几方面：①现存最为普遍的是饮片生产企业所采用的饮片生产经验的传承。该途径可由饮片生产企业组织企业自身具有或聘请具有丰富生产经验的技术人员作为“传授者”“手把手”地传授饮片生产经验，大批培养饮片生产技术人员（继承者），构建一支庞大的主流传统炮制技术的继承、发展、推广和应用队伍。②另一种传承方式便是所谓“流派技术”的传承。流派技术的传承应在主流炮制技术传承的基础上，重点传承其具有鲜明特色的炮制技术。③再一条途径则为“依方炮制方法”的传承。“依方炮制方法”的传承难度更大，要求“传授者”和“继承者”为长期从事中医药临床医疗实践的“中医大夫”。而且，“依方炮制方法”必须“随方传承”。即按“依方炮制方法”制备的饮片必须用于特定的组方，而这一特定组方对于具有特定症候疾病的患者具有特殊疗效。④至于那些文献记载的名目繁多，并且在中医临床上早已得不到有效应用的“炮制技术”，可作为一种“文化”来传承，其主要传承方式为传统炮制技术的历史沿革和文献整理。(图1-1)

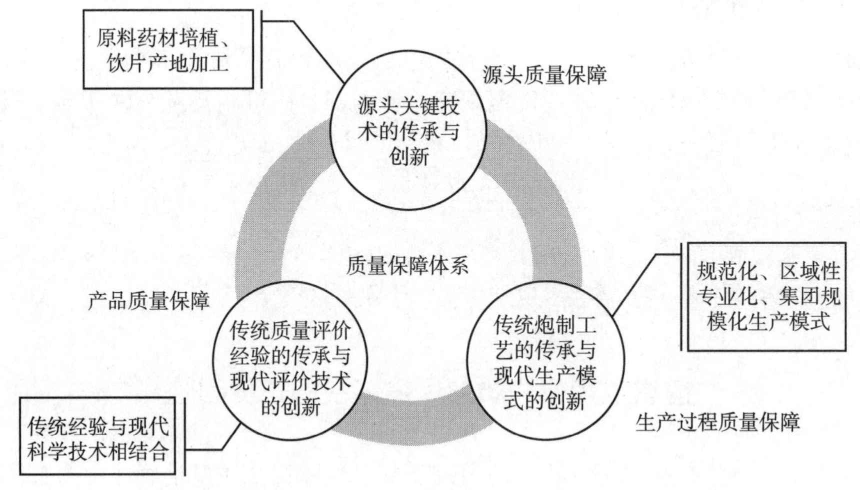

图1-1 构建中药饮片质量保障体系的关键问题示意图

1.1.2 传统质量评价经验的传承 无论是饮片的生产者还是营销者，为了快速鉴别饮片的质量优劣，必须利用其外观、颜色、气味、味道来鉴别饮片真伪及质量的优劣。传统鉴别经验对于中医药临床正确、合理、有效地进行饮片组方具有非常重要的意义。

与炮制工艺技术的传承一样，要求“传授者”长期工作在饮片生产、营销、应用第一线，具有丰富的传统鉴别经验；同时，要求“继承者”具有浓厚的兴趣，长期坚持在生产、营销、应用第一线，虚心学习“传授者”的传统鉴别经验。

1.1.3 中药炮制理论的传承 炮制理论的传承要求“传授者”既具有丰富的中医药临床实践经验，又具有由临床实践经验而升华的中医药用药理论知识，还必须熟练掌握各类炮制工艺技术。精通各类炮制技术发展演变的历史沿革。缺乏任一方面都不能成为一名合格的“传授者”。另一方面，作为“继承者”，首先必须具有扎实的中医药基本理论知识，必须对中医药事业具有满腔的热情，而且需要长期从事中医药临床实践而获得丰富的临床经验，通过临床实践而逐步理解中医药用药理论，并将这一理论运用于中医临床的防病、治病。

因此，“传承”应是一个“师带徒”的非常漫长的“过程”，绝不是简单地通过“继承者”与“传承者”共同编著专业书籍就能够完成的。

1.2 饮片生产工艺和质量评价技术的传承与创新

1.2.1 饮片生产原料药材产地加工技术的传承与创新

1.2.1.1 原料药材培植技术的传承与创新 作为中药原料的生物体的培植应在仿野生（原生态）环境下进行，不能“定向培植”，更不能进行“转基因培植”。

1.2.1.2 原料药材产地加工技术的传承与创新 原料药材必须按照传统方法进行产地加工。如厚朴的“发汗”等。新型“微波干燥”等技术应首先在对每一种生物体进行全面的可行性研究的基础上进行创新方法的应用研究，方可用于实际生产工艺过程。

1.2.1.3 国家药典收载的同名异种现象应尽快调整 对于多基源中药应尽可能对每种基源的生物体部位命名专属的名称，如淫羊藿、大黄、黄柏、甘草等，以解决其质量评价标准的专属性和客观化问题。

1.2.1.4 大力推进原料药材与饮片一体化产地加工技术创新研究 原料药材与饮片一体化产地加工生产方式，使得饮片信息更加清楚明了，既可从源头保障饮片质量，又可降低饮片加工成本，减少环境污染，有利于饮片产业的发展。

1.2.2 饮片生产工艺的传承与生产模式的创新

1.2.2.1 传统饮片生产工艺的规范化不等于工艺“归一化” 我国幅员辽阔，各地用药习惯不尽相同，同一饮片的炮制工艺在不同的地区存在着较大差异，如川芎（生切、蒸切）、桔梗（去皮、不去皮）、栀子（个炒、碾碎炒）。在进行炮制工艺规范化过程中，应秉承“求大同、存小异”和“尊重差异、谋求共存”的原则。

1.2.2.2 传统饮片生产工艺的规范化不等于工艺“优化” 可将饮片生产经验进行抽象数据化，仅以某几个可量化的指标为依据进行饮片生产工艺的“优化”不妥，“指标”的选择应与其功效具有相关性。

1.2.2.3 构建中药饮片规范化、区域化性专业化、集团规模化生产模式 中药饮片生产企业必须改变“多、小、散”的产业现状。“多、小、散”的生产模式既不利于生产工艺的规范化，更不利于产业的发展创新；同时，也不利于饮片生产过程和市场流通的管理，是确保中药饮片质量、稳定中药临床疗效的一大障碍。因此，实施中药饮片规范化、区域化性专业化、集团规模化生产，是构建中药饮片质量保障体系的重要前提。

1.2.3 饮片质量评价方法的传承与创新

1.2.3.1 传统的饮片质量评价方法的传承　饮片的质量评价方法必须以传统经验（外观、颜色、气味等）为基础。但由于饮片外观造假可以假乱真、原料药材培植脱离传统环境，传统的饮片质量经验评价方法也面临着挑战。

1.2.3.2 在传统评价方法的基础上充实现代科学评价技术　在炮制理论和炮制原理研究的基础上，对生、制饮片分别制定专属性强的质量评价方法及标准，对于饮片的辨证施治、合理应用具有重要的意义。但单凭现代科学方法有可能造成与传统评价方法相反的评价结果。

此外，必须建立传统经验与现代科学技术相结合的饮片质量评价方法，构建具有个性特色的饮片质量评价模式。

2　进一步完善饮片质量评价标准物质体系

2.1　现有标准物质的不足之处

随着中医药科学技术的不断发展，现有中药标准物质已经越来越无法满足进一步健全中药质量标准体系的需要。就目前制定中药质量标准的过程中所应用的标准物质——“化学对照品”和“对照中药材”而言，其所能表征的质量信息均具有一定的局限性，首先，一种或几种可进行含量测定的化学成分不能全面反映中药饮片和中成药的化学物质内涵，而且在中成药的生产过程中受人为影响的可控性较大。另一方面，许多化学对照品分离纯化难度大，特别是在利用多成分作为标准物质时，不仅成本昂贵，而且实际应用性不强，对于生产企业来讲则往往由于缺乏化学对照品或分析成本过高而难以达到相关部门所制定的质量标准。即使采用近年来起步的“一测多评”分析方法，在质量控制过程中利用一种成分通过“校正因子”来计算多种成分的含量，依然无法避免在确定“校正因子”时对每一种可作为“化学对照品”待测成分的需求。而且，即使是确定了校正因子，“一测多评”的分析方法也还会受到分析条件的限制，适用范围仍很有限。“对照中药材”作为标准物质，其自身所具有的特征属性（理化数据）可用于中药材质量标准的制定，但却不适宜作为标准物质科学地应用于中药饮片质量标准的制定，其原因在于中药材和中药饮片二者的本质差异。中药材经过炮制加工为饮片的过程中，化学成分的结构或含量发生了相应的变化，即使是同一药材所炮制的生片和制片，由于炮制条件的不同，其化学内涵的变化方式也各不相同。因此就需要在尚不能完整、无偏地表征中药饮片特征属性的情况下，依靠“标准饮片”来实现对饮片药效物质群的整体控制，利用中药标准饮片作为标准物质来制定饮片的质量标准才具有科学性和实用性。另一方面，目前中药提取物、中成药的生产也明确要求以中药饮片为原料。因此，以标准中药饮片为标准物质来制定中药提取物、中成药的质量标准更能体现其特征属性。综上所述，在现有的中药质量评价体系中广泛应用的标准中药材和化学对照品远远满足不了中药质量标准体系对于标准物质的需要。（图1－2）

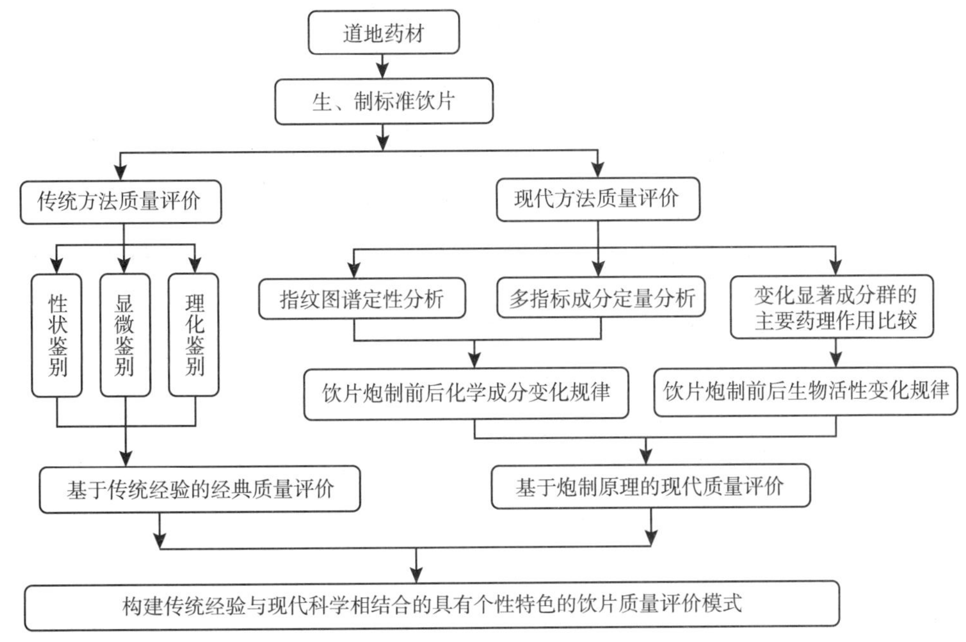

图1-2　传统经验鉴别与现代科学技术相协调的饮片质量评价模式示意图

2.2　中药标准饮片作为对照品的优势

中药饮片据“依法炮制”而制备，饮片质量据“生熟有度”而评价。中药饮片是一复杂体系，炮制后的制片内在化学成分就更为复杂。在现有饮片质量评价基础上，中药饮片标准物质必须体现中药饮片整体性、专属性的特点。而标准饮片较之单一化学成分对照品可提供更多的饮片性状、化学信息，弥补以单体化学成分作为对照时出现的检测信息不足，根据检测条件的不同，可以较为全面的展示饮片内在质量，提高了饮片真伪鉴别、质量优劣评价的可靠性和专属性；再者“标准饮片”避免了有些饮片所含化学成分不稳定，难以制备化学对照品的缺陷。“标准饮片”与“标准药材”相比较，其优势在于可从整体上体现炮制作用，更专属、更准确地分别评价生、制饮片质量，保障中药饮片的安全性、有效性和质量可控性，对于提高临床疗效、促进饮片产业健康发展、促进中药现代化与国际化具有重要意义。（图1-3）

2.3　中药标准饮片研究技术方案

以道地优质原料药材的产地加工规范、原料饮片制备工艺规范、候选标准饮片均匀化包装储存技术规范以及候选标准饮片属性识别技术规范等技术规范为要素，确定候选标准饮片的制备技术规范，并建立候选标准饮片信息数据库。

3　构建稳定临床疗效的中药饮片质量保障体系

从饮片生产模式的变革、生产及检测设备的革新改造、饮片质量评价关键技术的创新、信息化饮片质量管理体系的建立等方面入手，建立饮片区域性专业化生产模式、完善饮片标准化生产设备及质量过程监测系统、基于炮制原理建立具有个性特色的饮片质量评价方法、融通饮片质量和身份证信息管理体系，从而构建中药饮片质量保障体系。

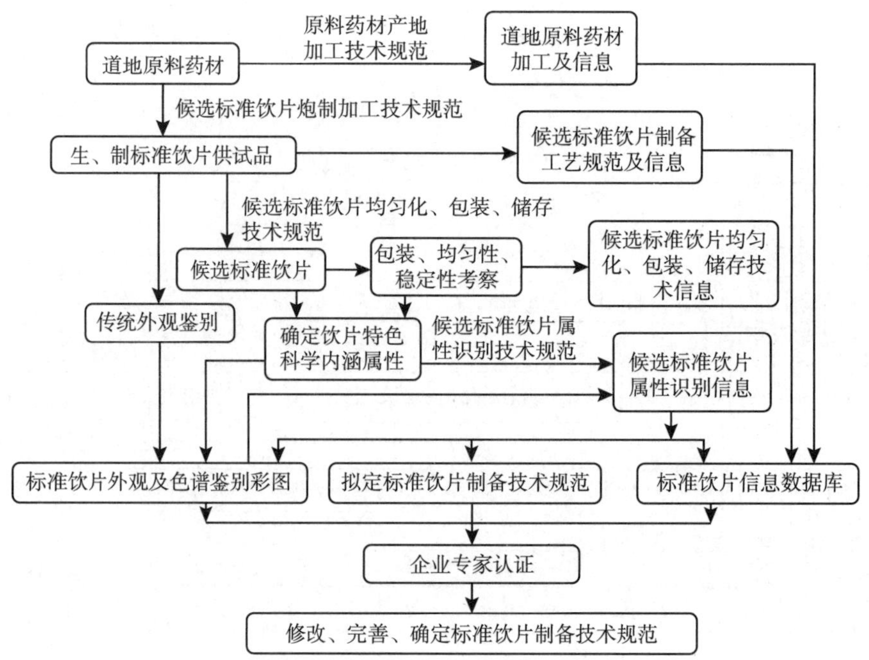

图1-3　中药标准饮片研究技术方案示意图

4　中药炮制学科及饮片行业科研立项建议

4.1　中药饮片规范化、区域性专业化、集团规模化生产模式的示范研究

中药饮片区域性专业化生产可行性调查及生产基地建设；饮片生产机械的革新、改造及设备“标准化”研究；移动式生片产地加工装备及专业化生产线研制。

4.2　具有饮片个性特色的质量评价模式的建立

在炮制理论和炮制原理研究的基础上，对生、制饮片分别制定专属性强的质量评价方法及标准，对于饮片的辨证施治、合理应用具有重要的意义。建立传统经验与现代科学技术相结合的饮片质量评价方法，构建具有个性特色的饮片质量评价模式。(图1-4)

4.3　中药饮片分级方法及质量评价延续研究

中医药行业专项对30种生制饮片的分级方法及其质量评价标准进行了示范性研究，可以其研究成果为模式，对常用中药进行延续研究。

4.4　中药标准饮片作为标准物质的适应性特征标识研究

在中药标准饮片制备技术规范研究的基础上，进一步开展标准饮片作为标准物质的适宜性特征标识研究，以提高研究成果的实用性。

4.5　中药饮片实施“身份证”注册、“优质优价”信息化管理策略研究

国家管理政策是科研成果转化为生产力的保障和推动力，为国家政策策略的制定提供科学依据和实施措施是科研工作者的重要任务。

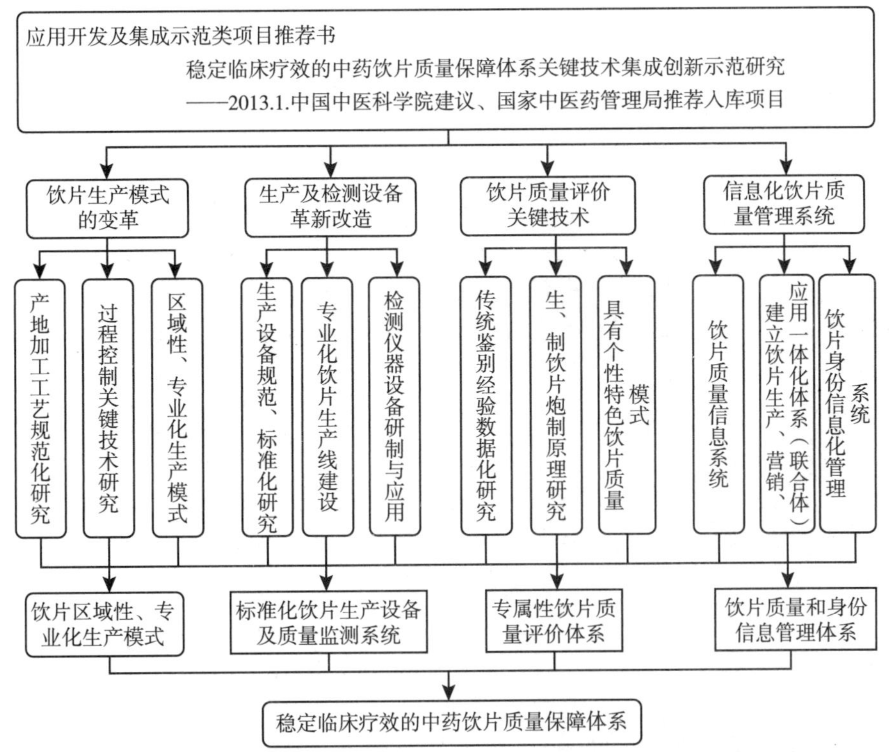

图 1-4　构建稳定临床疗效的中药饮片质量保障体系研究方案示意图

4.6　传统炮制理论与现代炮制原理的科学内涵诠释相关性研究

此项内容可筹划一项“973”项目。采用现代科学技术来阐明“传统炮制理论与现代炮制原理的科学内涵诠释”的相关性，从而完善传统中医药理论的传承与创新。

【论文来源】

肖永庆*，李丽，刘颖．构建中药饮片质量保障体系的关键问题［J］．世界科学技术—中医药现代化，2015，17（01）：167-172.

中药饮片生产与应用“一体化”运营探讨

中药饮片是中药产业的关键环节，其质量是确保中药临床用药安全和有效的关键。饮片的炮制加工、营销及应用等环节均可影响中药饮片及其产品的质量。组建中药饮片行业“共同体”，即由中药饮片生产企业、经营单位和使用单位组成的社会团体，是为了构建中药饮片生产和临床一体化运营体系和全过程的中药饮片质量保障体系。中药饮片生产、营销和应用管理混乱是影响中药饮片临床疗效的重要原因之一，也是阻碍饮片行业发展的重要瓶颈。因此，尽可能减少中药饮片产业运行过程的中间环节，建立中药饮片生产和临床一体化运营体系是对“前店后厂”的中医诊疗模式的继承，有利于确保中药饮片的临床疗效，促进中医药事业的发展。

1 建立中药饮片行业“共同体”乃大势所趋

首先，中药饮片生产企业“药品生产质量管理规范（GMP）”认证制度的实施，特别是知名大型饮片生产企业，近年来通过国家资金支持和企业自身资金投入，在饮片规范化、规模化、机械化生产方面取得巨大进展，获得多项科研成果。同时，企业自身质量保障体系也不断完善，具备了相当规模的优质饮片生产能力。饮片生产企业在保证饮片质量和扩大生产规模的同时，迫切需要一个良好的运行环境和一条畅通的营销渠道。另一方面，由于国家近年来将饮片作为药品管理，并纳入医疗保险范畴，并明确规定所有中药产品的原料药必须是饮片，使饮片需求量大幅度增加，特别是中医医院临床配方饮片用量成倍增长。然而，目前饮片营销渠道的多样性和复杂性，使临床应用的饮片质量很难得到保障。临床医疗机构急切盼望有一条优质饮片的来源渠道，以确保临床用药安全、有效。

国家在“八五”至“十五”期间，投入大量资金进行了中药饮片炮制工艺规范化和质量评价标准研究，积累了丰富的传统和现代科学技术经验，初步建立起一套规范的饮片质量评价体系，其成果完全可以满足饮片行业的发展需要。目前，国家相关管理部门正在组织饮片行业的生产、科研人员制定“中药饮片全国炮制规范”。该规范将作为一项法规，以打破饮片全国流通过程中所存在的区域屏障，形成有序、公平的市场竞争环境，推动优质名牌饮片产品的创立。因此，饮片生产、科研和使用单位的强强联合，将极大提高企业的竞争和发展能力，使饮片行业得到完善和提高。

2 中药饮片行业“共同体”的工作目标和任务

中药饮片行业“共同体”的最终运营目标是规范化饮片生产工艺和过程控制、创造优质名牌饮片，从饮片行业运行的全过程监控饮片质量，确保中药饮片临床应用的安全、有效。

中药饮片行业“共同体”应积极协助药品监督管理部门，督促饮片生产企业加强自律、规范饮片生产工艺和过程控制；同时，还应协助中医药管理部门做好企业之间饮片生产品种及产量的协调工作。在生产品种的划分上可以原料药材的道地产区为基本范畴，同时兼顾企业的实际产能，合理划分各企业的生产品种及其产量，促进中药饮片的区域性专业化生产和饮片行业的科学管理。此外，该“共同体”还应发挥其桥梁和纽带作用，促进饮片生产和使用单位间的沟通，建立一条快捷、畅通的饮片流通渠道，减少饮片流通环节，降低饮片成本，使患者可以用上质量优良、价格合理的放心药。

中药饮片行业“共同体”除了要发挥生产、管理和使用单位间的协调沟通作用，还应为企业发展创造良好的行业环境，促进企业间饮片生产和质量控制等方面的技术交流。同时，充分利用“共同体”内的科研优势，加强行业内技术人员及工人的继续教育，通过定期的技术培训及考核，不断提高中药饮片行业从业人员的自身素质和业务水平，以适应中药饮片生产规范化、规模化及现代化的需要。

3 中药饮片行业“共同体”的组织方案

中药饮片行业“共同体”可命名为“中药饮片生产和临床一体化运营体系”，其性质可为挂靠某一管理部门或协会的松散的民间组织机构，由行业协会或专业学会负责组织。该机构可由饮片生产企业牵头，饮片使用单位、科研单位参加，协会负责协调组织工作。全国可以根据原料药材产区或以中医医院体系为中心组建多个共同体。该组织可建立由饮片生产企业技术人员、饮片使用单位药房负责人、科研单位专家共同组成的专家团队。

4　结语

中药饮片是中医发挥独特治疗作用的载体，如何提高饮片质量，确保临床用药的安全性和有效性是整个中医药产业的核心问题。建立中药饮片行业"共同体"，促进饮片生产与应用的一体化运营，是解决目前影响饮片质量和阻碍行业发展问题的重要措施，也是增强行业凝聚力和创新能力的有效措施，中药饮片行业"共同体"的构建将推动名牌饮片产品的创立，并为行业管理和发展提供一种新的模式。

【论文来源】

闫飞雪，李丽，张村，肖永庆*，赵秋玲，李国辉，顾振荣，江云，许冬瑾．中药饮片生产与应用"一体化"运营探讨［J］．中国中医药信息杂志，2014，21（05）：4-5.

加强医院临床配方中药质量监管，确保中药安全有效

中医药是我国医疗卫生事业的重要组成部分，目前中医临床配伍用药除了中药饮片外，以中药饮片为原料生产制备的配方颗粒在医院门诊的用量也逐年增加。中药饮片的炮制加工、营销及临床应用等环节均可影响中药饮片及其产品的质量，中药饮片基源及炮制方法多样，直接导致中药配方颗粒质量可控性差，不同厂家的配方颗粒、同一厂家不同批号的配方颗粒的质量也参差不齐，配方颗粒的监管刻不容缓。因此保障饮片质量是确保中药临床用药安全、有效的关键。而建立"医院临床配方中药质量管理联盟"对医院临床饮片和配方颗粒质量的严格把关，可以"倒逼"饮片炮制加工和营销环节中饮片质量及配方颗粒的管理，是确保中药临床疗效的关键中之关键。

1　组建"医院临床配方中药质量管理联盟"的必要性

中药饮片生产、营销及临床应用管理混乱是影响中药饮片临床疗效的重要原因之一，也是阻碍饮片行业发展的重要瓶颈。中药配方颗粒市场准入、监管政策不完善，质量隐患很大。为加强医院中药饮片管理，保障人体用药安全、有效，2007 年国家中医药管理局和卫生部根据《中华人民共和国药品管理法》及其《实施条例》等法律、行政法规的有关规定，专门制定了《医院中药饮片管理规范》。"规范"明确规定医院的中药饮片管理应当以质量管理为核心，制定严格的规章制度，实行岗位责任制。直接从事中药饮片技术工作的，应当是中药学专业技术人员。有条件的医院，可以设置中药饮片检验室、标本室，并能掌握《中国药典》收载的中药饮片常规检验方法。医院与中药饮片供应单位应当签订"质量保证协议书"。但多年来，由于受中医医院的规模限

制，许多医院中药饮片管理人员的技术水平和专业知识直接影响《医院中药饮片管理规范》的落实。在配方颗粒监管方面，早在2001年，国家中医药管理局也出台了《中药配方颗粒暂行规定》，并颁布其质量标准研究的技术要求，加强配方颗粒的监督管理。因此，建立“医院临床配方中药质量管理联盟”，实施中药饮片、配方颗粒的“联盟配送”制度，可对医院临床配方中药质量进行严格统一的把关，从而“倒逼”饮片炮制加工、营销环节，以及配方颗粒质量的管理，以确保临床用药的质量及其临床疗效。

2 “医院临床配方中药质量管理联盟”工作内容

2.1 为“联盟”内单位严把临床配方中药质量关。建立临床配方中药质量常规检测制度，在中药饮片、配方颗粒进入医院前把好质量关，严防假、劣中药进入医院药房。

2.2 根据“联盟”内单位的需求，协助联盟医院直接从生产企业配购临床饮片、配方颗粒。并与生产企业签订具有法律意义的购销合同，明确各方职责。

2.3 开展“联盟”内技术人员继续教育工作，定期组织技术培训及技术考核，不断提高医院中药饮片、配方颗粒管理技术人员的业务水平。

2.4 协助药监部门，深入生产企业进行饮片、配方颗粒质量检查，“倒逼”生产企业从原料药材进行“源头把关”，并规范化饮片生产工艺，加强配方颗粒生产监管，确保临床中药质量。

2.5 协助“联盟”内单位进行相关政策、法规和职业道德教育，强化行业自律，避免发生管理人员的违规行为。

2.6 依据宪法、法律、法规维护“联盟”成员的合法权益。一旦发生中药质量纠纷，从技术和法规两个层面分清责任，正确处理质量纠纷问题。

3 “医院临床配方中药质量管理联盟”组织方案

3.1 由国家（地方）中医药管理部门、相应的专业学会（行业协会）或各级医疗管理部门协调组建、并设立相应的办事机构（可以设定为民间组织形式）。

3.2 由医院中药师、中医师、饮片和配方颗粒生产企业质量监管技术人员和科研单位专门从事中药质量控制研究的专家，共同组成专家委员会，负责解决“医院临床配方中药质量管理联盟”运行过程中的技术问题。

3.3 由医院中药药房负责人组成工作委员会，负责联盟内部的协调及医院与生产企业间的沟通。并在专家委员会的指导下统一进行各医院临床配方中药的配送工作。

4 组建“医院临床配方中药质量管理联盟”的可行性分析

4.1 促进国家政策、法规的有效落实。2007年，国家中医药管理局和卫生部根据《中华人民共和国药品管理法》及其《实施条例》等法律、行政法规的有关规定，专门制定了《医院中药饮片管理规范》。国家中医药管理局颁布了《中药配方颗粒暂行规定》，2009年，北京市将中药配方颗粒纳入职工医保。因此组建“医院临床配方中药质量管理联盟”有国家政策的支持，并可制定进一步落实国家政策的有效措施。

4.2 医院条件基本成熟。随着医院中药临床配方饮片小包装的逐步推广使用，配方计量的准确性问题可望得到解决。目前亟待解决的重要问题是饮片和配方颗粒的质量保障问题，每一个医院建立一整套临床配方中药质量保障组织结构实施难度较大。因此，组建“医院临床配方中药质量管理联盟”可为医院减负，以解决饮片质量保障难题。

4.3 科研单位近年来的科研成果完全可以满足组建“医院临床配方中药质量管理联盟”的技术支持。近十年来，在老一辈中医药学家，特别是在王永炎院士的大力倡导下，科研人员与饮片生产企业紧密结合，从饮片生产工艺的规范化、规模化、专业化及中药饮片的质量可控化方面取得了大量可产业化的科研成果，极大地提升了中药饮片行业的生产能力和科技水平。随着中药配方颗粒在临床上的广泛应用，围绕配方颗粒的工艺、化学、质量控制等基础研究愈加深入，极大地推动了中药配方颗粒产业的健康快速发展，为“医院临床配方中药质量管理联盟”的组建创造了有利的环境。

4.4 生产企业具有积极性。近年来国家相关管理部门从饮片生产的源头加强了生产行业的管理。同时，国家也加大了对饮片生产企业的科技投入，具有相当实力的饮片生产企业不断增多。饮片生产在逐步走向规范化、专业化、规模化的同时，需要建立一条良好的营销渠道和价格机制，以促进饮片产业的健康发展。

4.5 顺应医院医疗体制改革，建立“医药分开”这一医药行业管理体制势在必行。“医院临床配方中药质量管理联盟”是在紧密保持中药饮片、配方颗粒生产与其临床应用的紧密关系的同时，又可保障“医药分开”政策的有效实施。

5　结语

目前，中药饮片的生产、营销和应用过程中存在着许多问题，中药配方颗粒标质量参差不齐。虽然国家相关部门不断加强中药质量的监管工作，但受原料药材的种植、饮片的炮制加工直至临床应用整个过程的复杂性所致，使得最终用于临床配方的中药饮片、配方颗粒质量难以得到保障，严重的影响中药的临床疗效。因此，除了从源头加强饮片质量保障体系的建设外，从生产行业的运行终端—临床配方应用这一环节“倒逼”饮片、配方颗粒的生产、营销等过程中的质量管理尤为重要。只有国家相关管理部门的切实支持和中药行业的通力合作，才有可能建立“医院临床配方中药质量管理联盟”。

【论文来源】

阎飞雪，李丽，肖永庆*，李国辉，赵秋玲．加强医院临床配方中药质量监管，确保中药安全有效［J］．中国医院药学杂志，2014，34（04）：318－320.

加快中药标准饮片作为标准物质的基础研究步伐

中药饮片是中医药的核心和精华，是中医临床治疗疾病的基本手段，同时也是中成药生产的原料。因此，中药饮片的炮制加工及其质量的优劣直接影响着中药产业的发展和中医临床用药的安全性和有效性，而饮片生产的规范化和饮片产品的标准化将成为整个中医药行业规范化的关键。目前，化学对照品、对照药材及对照提取物是中药质量标准体系中最常用的标准物质，三者在中药饮片质量控制中发挥了重要作用，然而由于中药饮片成分和炮制机制的复杂性，采用当前的质量评价方法与质量控制标准仍然无法反映中药饮片的科学内涵和特征属性，特别是对于制片。因此，加快中药标准饮片作为标准物质的基础研究是非常必要的。

1 中药标准饮片作为标准物质的基础研究是健全中药标准体系的需要

随着中医药科学技术的不断发展，现有中药标准物质已经越来越无法满足进一步健全中药质量标准体系的需要。就目前在制定中药质量标准的过程中所应用的标准物质——“化学对照品”和“对照中药材”而言，其所能表征的质量信息均具有一定的局限性：首先，一种或几种可进行含量测定的化学成分不能全面反映中药饮片和中成药的化学物质内涵，而且在中成药的生产过程中受人为影响的可控性较大。另一方面，许多化学对照品分离纯化难度大，特别是在利用多成分作为标准物质时，不仅成本昂贵，而且实际应用性不强，对于生产企业来讲则往往由于缺乏化学对照品或分析成本过高而难以达到相关部门所制定的质量标准。即使是采用近年来兴起的“一测多评”分析方法，在质量控制过程中利用一种成分通过“校正因子”来计算多种成分的含量，依然无法避免在确定“校正因子”时对每一种可作为“化学对照品”待测成分的需求。而且，即使是确定了校正因子“一测多评”的分析方法也还会受到分析条件的限制，适用范围仍很有限。

“对照中药材”作为标准物质，其自身所具有的特征属性（理化数据）可用于中药材质量标准的制定，但却不能作为标准物质科学地应用于中药饮片质量标准的制定，其原因在于中药材和中药饮片二者的本质差异。中药材经过炮制加工为饮片的过程中，化学成分的结构或含量发生了相应的变化，即使是同一药材所炮制的生片和制片，由于炮制条件的不同，其化学内涵的变化方式也各不相同。因此，就需要在尚不能完整、无偏地表征中药饮片特征属性的情况下，只有依靠“标准饮片”来实现对饮片药效物质群的整体控制，利用中药标准饮片作为标准物质来制定饮片的质量标准才具有科学性和实用性。另一方面，目前中药提取物、中成药的生产也明确要求以中药饮片为原料。因此，以标准中药饮片为标准物质来制定中药提取物、中成药的质量标准更能体现其特征属性。

综上所述，在现有的中药质量评价体系中广泛应用的标准中药材和化学对照品远远满足不了中药质量标准体系对于标准物质的需要。

2 中药标准饮片作为国家药品标准物质的优势

中药饮片据“依法炮制”而制备，饮片质量据“生熟有度”而评价。中药饮片是一复杂体系，炮制后的制片内在化学成分就更为复杂。在现有饮片质量评价基础上，中药饮片标准物质必须体现中药饮片整体性、专属性的特点。而标准饮片较之单一化学成分对照品可提供更多的饮片性状、化学信息，弥补以单体化学成分作为对照时出现的检测信息不足，根据检测条件的不同，可以较为全面的展示饮片内在质量，提高了饮片真伪鉴别、质量优劣评价的可靠性和专属性；再者“标准饮片”避免了有些饮片所含化学成分不稳定，难以制备化学对照品的缺陷“标准饮片”与“标准药材”相比较，其优势在于可从整体上体现炮制作用，更专属、更准确地分别评价生、制饮片质量，保障中药饮片的安全性、有效性和质量可控性，对于提高临床疗效、促进饮片产业健康发展、促进中药现代化与国际化具有重要意义。

3　中药标准饮片作为标准物质所应具备的内涵属性

3.1　中药对照饮片的技术要求

3.1.1 要求原料药材基原确定、采集结果方法合理。必须具备完整的身份信息：基原拉丁学名及鉴定人、产地、生长期、采收季节、加工方法及采集加工人。

3.1.2 要求饮片采用规范化炮制工艺制备。具备完整的制备过程信息：饮片品种、炮制方法、生产厂家及人员、生产批号、生产日期等。

3.1.3 原形饮片性状详细描述：形状、颜色、气味等。

3.1.4 标准饮片显微鉴别描述：粉末显微特征、指纹图谱鉴别。

3.1.5 标准饮片含量测定要求：对活性成分、指标成分明确的应进行含量测定。

3.1.6 标准饮片贮藏条件要求：置密闭容器内，避光、低温、干燥处贮藏，如有特殊要求应予注明。

3.1.7 标准饮片稳定性考察要求：对照饮片的有效期一般定为 2 年。

3.1.8 标准饮片定期检查要求：鉴于中药对照饮片为饮片粉末，易生虫、霉，或在贮存期间发生内在成分的改变，每年均有计划地选择品种进行性状、理化及薄层检查。

3.2　标准饮片应遵循的原则

3.2.1 标准饮片的选择应满足适用性、代表性及容易复制的原则。

3.2.2 标准饮片的基体应和使用的要求相一致或尽可能接近。

3.2.3 标准饮片的均匀性、稳定性及待定特性量的量值范围应适合该标准物质的用途。

3.2.4 标准饮片应有足够的数量，以满足在有效期间的需要。

3.3　标准饮片的制备

3.3.1 根据标准饮片的性质，选择合理的制备程序、工艺，并防止污染及待定特性量的量值变化。

3.3.2 对待定特性量不易均匀的候选标准饮片，在制备过程中，除采取必要的均匀性措施外，还应进行均匀性初检工作。

3.3.3 标准饮片的待定特性量有不易稳定趋向时，在加工过程中注意研究影响稳定性的因素，采取必要的措施改善其稳定性，如辐照灭菌、添加稳定剂等，选择合适的贮存环境。

3.3.4 当标准饮片制备量大，为便于保存可采取分级分装。最小包装单元应以适当方式编号，并注明制备日期。

3.3.5 最小包装单元中标准饮片的实际质量或体积与标称的质量或体积应符合规定的要求。

3.4　标准饮片的定值

3.4.1 标准物质的定值的定义：标准物质的定值是对标准物质特性量赋值的全过程。

3.4.2 中药标准饮片的定值的定义：中药标准饮片的定值是对标准饮片特征属性赋值的全过程。

3.4.3 中药标准饮片具有的特性：应具有能复现、保存和传递量值，保证在不同时间与空间量值的可比性与一致性。

3.5　标准饮片的不确定度

3.5.1 标准物质的不确定度来源由3部分组成：通过测量数据的标准偏差、测量次数及所要求的置信概率按统计方法计算出；通过对测量影响因素的分析，估算出其大小；物质的均匀性及其在有效期内的变动性所引起的不确定度。在标定药品标准物质时，其不确定度主要由前二点给出。

3.5.2 标准饮片额外的不确定度来源：原料药材生长环境的变异；炮制加工的人为因素；饮片在有效期内的变动性所引起的不确定度远大于化学标准物质。

4　中药标准饮片的研究方法及步骤（图1-5）

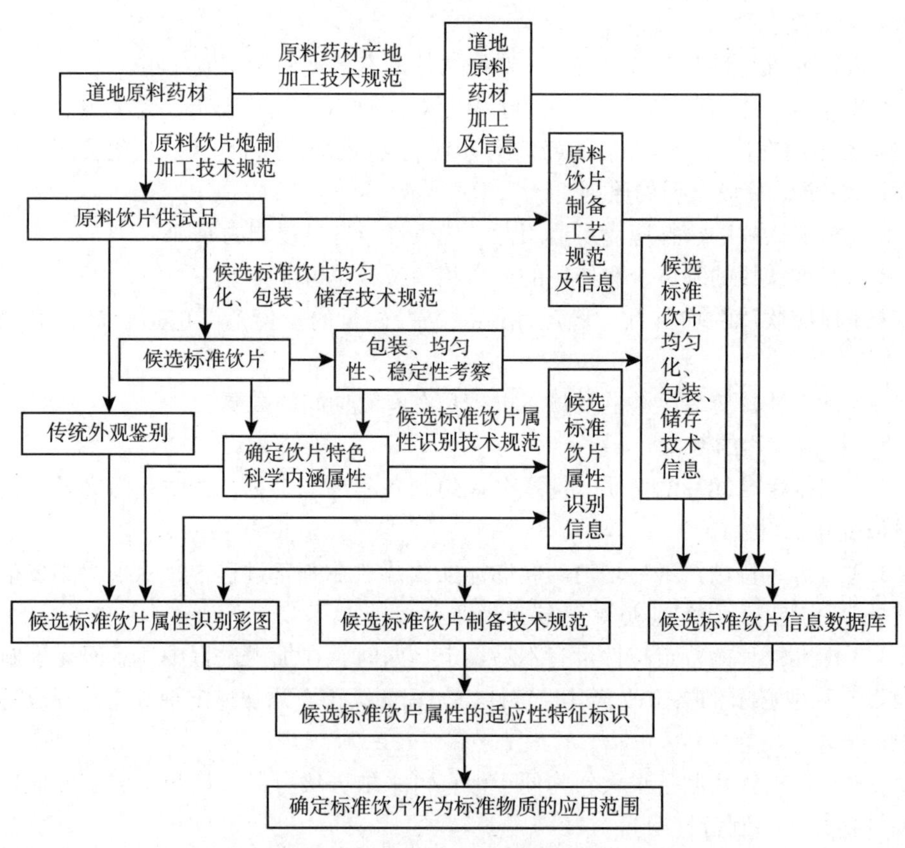

图1-5　中药标准饮片研究研究方法及步骤

4.1　候选标准饮片的原料药材采集加工技术规范

4.1.1 以《中国药典》（2010年版）饮片项下收载的原料药材基原为依据，采集道地优质药材作为原料药材。

4.1.2 采集原料药材“身份”信息（基原、产地、生长期、采收时间、采集人、鉴定人、产地加工方法等）。制定原料药材的采集加工技术规范。

4.2　候选标准饮片的炮制加工技术规范

4.2.1 依照《中国药典》的炮制方法、充分利用现有科研成果和企业经验，规范原形饮片炮制工艺。

4.2.2 采集标准原形饮片制备工艺信息［饮片品种、炮制方法（要点）、生产厂家及人员、生产批号、生产日期等］。建立标准饮片炮制加工技术规范。

4.3　候选样品均匀化、包装、储存技术规范

4.3.1 样品均匀化技术规范：样品进行机器粉碎而均匀化。粉碎时，一般视饮片的质地性质选择粉碎方法。

4.3.2 包装技术规范：应根据成品的质地、所含化学成分的性质选择合适的包装材料及方法。

4.3.3 储存技术规范：应根据成品的质地、所含化学成分的性质、包装材料及方法在不同的储存条件下进行稳定性考察后，再确定规范化的储存技术。

4.4　候选标准饮片属性识别技术规范

4.4.1 规范化的炮制工艺：按照药典规定的方法，简述饮片炮制工艺过程。

4.4.2 原形饮片外观：饮片的形状、颜色、气味等。

4.4.3 薄层检定：确定样品的色谱行为，主要化学成分若有已知的化学对照品，则应与化学对照品具一致的色谱斑点。并进行与药材及生、制片之间的比较。

4.4.4 色谱或光谱特征图谱：条件成熟的饮片需进行生、制饮片间 HPLC、GC 色谱或光谱图谱的比较，确定区别于生、制饮片的特征峰，并进行与药材及生、制片之间的比较。

4.4.5 含量测定：以有效成分或标示性成分为对照品进行含量测定，并进行与药材及生、制片之间的比较。

4.5　候选标准饮片属性识别适应性特征标识

4.6　在上述技术规范的基础上，建立中药标准饮片制备技术规范

5　中药标准饮片的应用

5.1 作为专属性较强的标准物质鉴定相应的中药饮片。

5.2 作为对照标准物质用于区别鉴定药材、生片和制片。

5.3 作为对照标准物质检查中药提取物、中成药的中药制品中相应饮片物质的存在状况。

5.4 建立合适的方法后，可用于中药提取物、中成药的中药制品中相应饮片的半定量分析。

6　结语

中药饮片据“依法炮制”而制备，饮片质量据“生熟有度”而评价。中药饮片标准物质必须体现中药饮片整体性、专属性的特点。中药标准饮片是用来评价饮片质量最

合适的“标准物质”。标准饮片较之单一化学成分对照品可提供更多的饮片属性信息，较以单体化学成分作为对照品具有更大的饮片属性信息，可以较为全面地展示饮片内在质量，提高饮片真伪鉴别、质量优劣评价的可靠性和专属性，同时可弥补化学对照品匮乏之不足。因此，尽快开展中药标准饮片作为中药质量评价标准体系中标准物质的基础研究具有非常重要的科学意义和实用价值。

【论文来源】

肖永庆*，李丽，刘颖．加快中药标准饮片作为标准物质的基础研究步伐［J］．中国中药杂志，2014，39（13）：2428－2431.

根及根茎类中药饮片产地炮制加工生产模式的构建

饮片入药、生熟异治是中医用药的鲜明特点，也是最能体现中医药传统特色的用药方式。中药饮片是指在中医药理论指导下，根据辨证施治及调剂、制剂的需要，对中药材进行特殊加工炮制后的成品，是中医临床用药的基本形式，也是中成药生产的原料。确保中药饮片的安全有效不仅是中医临床疗效的根本，也是关系整个中药产业发展的重要战略环节。

根及根茎类中药约占整个中药的1/3，此类中药在饮片炮制加工中都须经过软化工艺，软化工艺的科学性和规范性将直接影响中药饮片的质量和临床疗效的稳定性。课题组长期以来的科研实践证实，许多中药可以在干燥为药材前选择适宜的条件直接在产地加工成饮片，有的可以趁鲜切制、干燥，有的可以干燥至适宜程度后切制成饮片。这种生产方式不仅省略了传统中药饮片生产工艺对药用部位的浸润、干燥等“二次加工”，而且降低了生产成本，有效保证了饮片基本信息的准确性，具有传统饮片生产方式无可比拟的优点，尤其符合饮片规模化生产的需要。应开展对该类中药饮片产地炮制加工方法的系统研究，通过新、老炮制方法的比较，探讨饮片产地加工的合理性，从而建立科学规范的根及根茎类中药饮片产地炮制加工方法，并逐步推广应用于饮片生产实际，形成中药饮片行业新的生产模式，促进中药饮片行业的规模化、规范化、专业化和现代化发展。

1　中药饮片产地炮制加工技术研究的必要性和意义

2009年，国家基本药物目录、医保目录首次把中药饮片列入其中，正式将中药饮片真正按照处方药定位，进一步肯定了其在临床中的应用地位，也促进了饮片在临床中的大量使用，然而目前中药饮片的生产仍存在诸多问题，饮片质量难以保证并直接影响中医的临床疗效。中药饮片的产地炮制加工是指将新鲜或经过适宜产地加工（发汗、糖化等）的中药药用部位干燥到适宜程度后直接进行饮片切制的生产模式。该方法与传统的以干燥药材为原料，经过浸润（泡）软化后切制饮片的生产模式不同，不仅可以从源头确保饮片信息的准确性，规范饮片的炮制加工，而且由于避免了水处理软化工艺环节，极大地稳定了饮片的质量。同时，该方法的研究也为搭建中药炮制与饮片研究平台，研制中药创新药物提供有力的科技支撑，对于整个中药饮片行业的健康发展也将起到良好的推动作用，具有重要的学术和社会经济价值。

1.1 保证饮片信息的准确性，促进饮片专业化生产

中药饮片产地炮制加工生产以规模化的原料药材种植为基础，采用产地直接炮制加工的生产模式，不仅可以明确饮片来源、生长年限、种植方式等信息，而且可以有效地避免掺杂使假和硫黄熏蒸等不规范加工方法对饮片质量和安全性的潜在影响，促进中药饮片的区域性专业化生产。

1.2 规范饮片产地加工工艺，促进饮片规模化生产

质量是饮片的生命，而规范化的生产工艺又是饮片质量的基础和关键所在。根据药物自身性质，通过系统研究解决饮片产地切制加工的共性技术，如清洗、不同性质中药饮片切制规格、干燥、贮藏等，建立规范化的操作规程。以根及根茎类中药饮片为切入点，进行饮片产地炮制加工方法的示范研究，规范饮片产地炮制加工工艺，促进中药饮片的规模化生产。同时，也必将极大地推动原料药材产地加工方法的规范化。

1.3 提高饮片质量，确保中医临床疗效及安全性

药用部位在产地直接加工成饮片，可以最大限度地减少二次加工造成的有效成分流失，如以水溶性成分为主的甘草、黄芪、黄连、黄芩等中药；另一方面也可为长期使用硫黄熏蒸进行加工的山药、白芍等中药饮片的炮制加工提供一种科学、简便的方法。金传山等以产地加工模式对白芍饮片的工业化生产工艺进行了研究，结果显示将新鲜白芍低温烘至含水量28%~32%时，喷水闷润2~3h后直接切片，不仅片型美观，有效成分含量稳定，而且由于避免了反复的硫黄熏蒸，使白芍的安全性指标显著提高，该方法已应用于饮片生产企业。

1.4 促进资源的有效利用和环境保护

中药在产地直接加工成饮片，最大限度地减少了原料药材的储运环节，从而避免了由此造成的各种损耗，使有限的资源得到充分利用。同时加工后的废料可就地综合利用，降低对城市环境的污染。

1.5 简化工艺环节以提高经济效益

传统生产模式是以干燥药材为原料进行饮片的炮制加工，因此在切制时大部分需经过水处理工艺，根据药用部位的特点和季节、环境的不同，软化时间从几小时到十几小时不等。采用产地炮制加工的方式将药用部位干燥到适宜的程度直接切制饮片，不仅可以避免软化造成的有效成分损耗，显著提高饮片的生产效率，而且大幅降低饮片生产企业在设备、人力和能源方面的投入，最终降低了中药饮片的生产成本，提高了企业的经济效益。

2 根及根茎类中药饮片产地炮制加工生产模式的建立

中药饮片产地炮制加工既不同于中药材的产地加工，又不是简单意义上的田间地头加工切制，而是一种建立在区域性专业化生产基础上的中药饮片生产模式。药材的产地加工是以净制和干燥为主要目的，其最终产品为药材；而中药饮片的产地炮制加工则是以简化、规范炮制工艺、提高饮片质量和安全性为主要目的，其最终产品是饮片，二者

有着本质的区别。饮片生产企业通过在原料药材种植基地周边建立符合 GMP 要求的中药饮片生产车间，以常用且有代表性的根及根茎类中药饮片为研究对象，根据其自身特性和应用特点，进行饮片切制工艺的考察，并对产地加工和传统方法进行外观性状、主要有效成分量比关系及主要药效指标的对比研究，综合评价产地炮制加工方法的科学性和可行性，建立规范的饮片产地炮制加工方法，形成根及根茎类中药饮片产地炮制加工生产新模式。

2.1 了解原料药材产地加工过程，确定饮片产地加工的切入点

原料药材的产地加工方法众多，如杀青、发汗、糖化等，其应用历史悠久，而且部分方法已通过现代研究证实了其科学内涵，因此在其饮片的产地炮制加工研究中新鲜药用部位应遵循其特有的初加工方法，而不能随意省略。课题组在对黄芪进行产地炮制加工方法研究中发现，与大部分根及根茎类中药相似，黄芪新鲜药用部位直接切制饮片易出现翘片、颜色改变等现象，影响片形美观，但当药用部位干燥到含水量 50% 以下时，切制过程中饮片的栓皮与韧皮部分离，所制备的饮片不符合要求，这主要是由于前期未对黄芪的药用部位进行堆积糖化而造成的。因此，中药饮片产地炮制加工方法研究中应重视对药用部位产地加工方法的考察。

2.2 把握工艺关键参数，确保饮片质量

对于饮片产地炮制加工工艺来说，除了要重视对药用部位的特殊加工方法研究，关键还是要对药用部位切制前的干燥程度进行考察，建立符合药物自身特性的产地炮制工艺参数。近年来，随着中药饮片规范化、规模化生产的发展，关于饮片生产工艺的研究也逐渐引起研究者的关注，部分学者从“一体化”生产、饮片鲜切或产地加工等角度，对常用中药饮片的生产模式进行了探讨。结果表明，新鲜药用部位直接切制饮片易造成饮片外观性状的改变，并且对其浸出物的含量也有明显的影响，如果将药用部位进行适当的干燥，确定适宜的含水量进行饮片切制，不仅能保持饮片应有的外观性状，而且对内在物质含量也没有明显的影响，是一种既简便又易于规范化的饮片生产新模式，而且在保证饮片质量的同时大大节约了生产成本，值得深入研究并逐渐推广应用。

2.3 产地炮制加工饮片与传统饮片的质量评价

参照《中国药典》中关于中药材和饮片的要求，对产地加工饮片进行全套质量标准研究，建立有别于中药材的质量标准，并与传统方法炮制加工的饮片进行质量评价，初步确定饮片产地加工方法的可行性。

2.4 产地炮制加工饮片与传统饮片的等效性评价

根据饮片的功能主治，选择主要药理指标进行传统饮片和产地加工饮片的等效性（安全性）比较研究，得出传统饮片剂量与产地加工饮片剂量之间稳定的换算比例，便于临床使用。

2.5 建立根及根茎类中药饮片产地炮制加工生产模式

综合分析根及根茎类中药饮片切制工艺、质量评价及主要药效学评价结果，确定其产地炮制加工方法的可行性，建立规范的饮片产地炮制加工工艺和标准操作规程，构建根及根茎类中药饮片产地炮制加工生产模式。

3　结语

中药饮片炮制原理研究、饮片炮制工艺研究和饮片质量评价标准研究是搭建现代化中药炮制与饮片研究技术平台的三要素，而根及根茎类中药饮片产地炮制加工生产模式又是饮片炮制工艺研究的重要组成部分，也是推动中药饮片规范化、规模化和专业化生产的原动力。开展常用根及根茎类中药饮片的产地炮制加工研究，并逐步推广应用到其他类别中药饮片，将显著提高中药饮片的质量和中医药在我国乃至世界医疗卫生事业中的地位和作用。

【论文来源】

李丽，于定荣，麻印莲，肖永庆*. 根及根茎类中药饮片产地炮制加工生产模式的构建［J］. 中国实验方剂学杂志，2013，19（05）：356-358.

浅析中药饮片分级管理

1　饮片分级现状

目前，中药饮片多以传统经验鉴别方法判定其质量的优劣，饮片的分级方法主要依据其外形、色泽、断面特征等。现行版《中国药典》、各省市炮制规范及《中药饮片质量标准通则》均规定了饮片的性状，但缺乏现代科技方法的支撑，特别是具有饮片专属性的评价内容和方法，不能有效体现饮片分级和质量评价标准的实用性和科学性。为鼓励企业生产经营优质中药饮片，北京市在2006年颁布了中药饮片优质优价等级规格，允许生产经营企业根据市场供求自主定价，这在一定程度上激发了企业生产优质饮片的积极性，但该文件在现代质量评价标准方面的缺失并没有从根本上解决制约中药饮片质量的问题。而且由于饮片的生产企业、经营单位和应用单位均没有统一、规范的分级评价标准，使得中药饮片优质优价政策难以真正实行，这不仅阻碍了中药饮片行业的发展，而且成为导致目前中药饮片应用混乱的主要原因。因此，加强中药饮片规格和质量标准应用基础研究，为饮片的分级管理和合理应用提供科学技术支撑势在必行。

2　实行饮片分级管理的必要性

中华人民共和国成立以前，中药饮片是根据质量的不同，分档次、凭优劣定价出售，不同档次饮片之间的价格有着较大的区别，满足了不同阶层的用药需要。而中华人民共和国成立以后，“统货统价”的计划经济政策改变了中药饮片原有的价格形成机制，饮片无论优劣价格都一样，不仅影响了企业生产优质饮片的积极性，而且也影响和制约了饮片产业的有序发展。

目前，在中药饮片生产的各个环节中还存在大量的影响因素，如中药饮片生产原料药材基源混乱、大量异地栽培品占据流通市场，而且异地栽培品由于环境和气候的改变，以及种植过程中的过度“管理”，导致决定药材质量的次生代谢产物的积累及其性质发生变异等因素，都不同程度地削弱了传统评价方法在饮片质量评价方面的可靠性和权威性；另一方面，完全依赖于“现代科学方法”的质量评价模式也不能适应中药饮片质量评价的复杂性和特殊性，个别指标成分含量的高低并不能全面反映该中药饮片的优劣，特别是大量异地栽培药材的应用使得指标成分的含量往往与其传统评价结果相反。可见，建立一套科学、规范的饮片分级及质量评价标准必须要将二者有机地结合在一起，方能科学、有效地评价中药饮片的质量。

优质优价是市场经济的基本要求，从商品生产的角度来说，生产同一种商品，质量好的商品往往所用社会必要劳动时间较多，包含的价值量也较多。因此售价也较高。但中药饮片，如今却没能实现优质优价。具有一定规模的中药饮片企业热切盼望中药饮片在优质优价政策的保障下，实施分级管理，让优质饮片占领市场，使百姓用上质量好、疗效好的优质饮片。中医药专家也一再强调，中药饮片是中医进行医疗实践的工具和载体，特别是以传统用药方式—汤剂应用于临床时，更突出了其能够随证灵活加减的特点，确保了中医辨证论治、三因制宜的治疗优势，体现了其他剂型无法替代的特点和优势，为历代医家所喜用。然而没有足够的优质中药饮片，这一切都将无从谈起，再高明的医术也难以妙手回春。因此，中医临床也迫切需要中药饮片实行优质优价管理。中药饮片实行分级管理、优质优价可使中医院、中医师、老百姓更容易分辨饮片的质量，真正拥有选择权。优质饮片用于临床配方可以确保临床疗效，使广大百姓受益。

3 实行饮片分级管理必须解决的重要问题

首先是饮片分级方法的技术问题。饮片原料药材来源的多元化造成了原料药材品质不一，使得按饮片片形大小论高低的习惯分级方法不再能够全面反应与等级相匹配的饮片质量状况。因此必须研究制定一套适合于目前原料药材质量状况的科学、实用的饮片分级方法，以满足当前饮片分级管理的需要。

其次是饮片生产、营销和使用单位的认可问题。通过 GMP 认证的中药饮片生产企业，在饮片生产过程中所付出的不仅是高额的生产成本，同时还有高额的检测成本和储运成本。这就使正规生产企业在与“小作坊”“个体户”的竞争中失去了价格优势。市场上的饮片不分等级和质量优劣，全部混合统装，好饮片难露头角。真正按照 GMP 要求生产的企业自身利益得不到保障，不仅影响了其对饮片品质的追求，也使企业失去了进一步做大做强的发展空间。

最重要的还是国家政策支持的问题。饮片实施分级管理首先必须有国家相关管理部门的政策支持。中药饮片的分级管理是实施优质优价政策的技术基础；落实饮片优质优价政策是实施中药饮片分级管理的必要前提。

4 实行饮片分级管理的技术措施

4.1 采用的饮片分级方法

采用传统方法与现代科学方法相结合的饮片分级方法。传统分级方法多注重于外观性状，如片型规格、饮片直径、饮片均匀性、杂质的类型及含量、颜色、气味等方面的差异；而现代科学方法则更注重于中药的内在物质基础内涵，即有效成（组）分含量、提取物含量、特征图谱、有害物质的限量等指标。如果能将二者有机地结合起来，即可以为传统分级方法提供科学的现代科技支撑，也能满足分级方法简便、实用的行业需求，是当前中药饮片分级方法的重要研究方向。

4.2 具体实施办法

4.2.1 原料药材的采集及饮片制备 根据文献及市场流通情况，采集道地产区、非道地主产区及GAP基地种植的《中国药典》收载、基原明确、最佳生长期及采收期的原料药材，按《中国药典》收载的炮制方法炮制加工“标准饮片”。

4.2.2 以传统方法对“标准饮片”进行初步分级 统货饮片：其原料药材基原明确且为《中国药典》收载，产地加工及炮制方法规范，外观性状符合《中国药典》标准。

一级饮片：其原料药材来源于道地产区或主产区，基原为《中国药典》收载，生长期及采收期明确，产地加工及炮制方法规范，饮片大小较为均一，杂质及药屑控制在一定比例。

优级饮片：其原料药材应来源于道地产区，基原为《中国药典》收载，生长期及采收期明确，产地加工及炮制方法规范，饮片大小均一，无杂质及药屑。

对各等级“标准饮片”进行HPLC特征图谱、提取物、主成分（群）含量及有害物质的限量测定，确定各等级“标准饮片”的质量标准。

4.2.3 待分级饮片的分级办法 参照“标准饮片”，以传统方法和现代科学方法对待分级饮片进行分级和质量评价。

4.2.4 待分级饮片的分级原则 凡与“统货标准饮片”分级指标一致，且符合《中国药典》质量标准的均可确定为“统货饮片”。

凡符合“一级标准饮片”分级及质量评价标准的可确定为一级饮片。若“传统”或“现代”评价结果存在不符合“一级标准饮片”的指标，但符合《中国药典》规定标准的，按“统货饮片”处理。

凡符合“优级标准饮片”分级及质量评价标准的可确定为优级饮片。如果“传统”或“现代”评价结果中存在不符合“优级标准饮片”的指标、但符合“一级标准饮片”质量标准的，按“一级饮片”处理。

4.3 传统分级质量评价标准与现代科学质量内涵的协调统一

以根茎类药材炮制加工的饮片为例，传统认为同一原料药材，在炮制成饮片后，按照传统的外观分类方法应以片形大者为优。但研究表明，许多现代评价标准中应用的“有效成分”在药材中的分布却主要是在侧根和表皮，其结果是片形小的饮片“有效成分”的含量高于片形大的饮片。另一方面，中药材资源发展变化的现实情况，使传统的经验鉴别方法已经不能适应对现今饮片的质量评价的准确性。在很多情况下，采用异地人工栽培药材炮制加工的饮片在外形上要“优于”用道地药材生产的饮片，而其有效成分含量却大大低于道地饮片。因此，既不能单靠外形，又不能简单地以现有已知“有效成分”含量的高低来判断饮片质量的优劣，必须在充分尊重传统分级方法的基础上进一步充实客观的、科学的现代质量评价内容，使二者有机地结合。只有在道地药材的饮片分级规格及其标准比较完善的基础上，才有可能以此为标准，开展其他来源药材生产饮片的分级规格研究。

5 保障措施

5.1 饮片生产企业认证

初步的分级方法及各级饮片的质量标准确定后，必须有饮片生产企业认证其方法和标准的可行性和实用性。必要时，可由企业技术人员和科研人员共同逐步进行完善。

5.2 中医师认知

必须让中医师充分了解和认识饮片的分级方法及各级饮片的质量状况，以此作为临床医生组方的参考依据，使饮片的质量与其疗效形成正确、合理的对应关系。

5.3 实施饮片身份证信息化管理

为了确保饮片质量的真实性，必须实行饮片身份证信息化管理，使饮片真正拥有作为处方药物所应有的科学内涵，让饮片的使用者能够完整地了解饮片生产的全过程及其质量，实现饮片身份的可溯性。

5.4 国家优质优价政策的制定和落实

尽快实施饮片的优质优价管理措施，是提高饮片行业争优创新积极性、确保饮片分级管理办法落实的重要保证。相关政策的颁布执行，不仅可以最大限度地鼓励饮片行业争先创优、创名牌，而且对于稳定饮片质量、确保临床配方饮片的安全、有效也将起到积极的促进作用。

6 结语

近年来，全国有数十所科研单位、大专院校及饮片生产企业参加了炮制学科及饮片行业的科研工作，特别是有关饮片分级和质量评价的项目研究，提高了炮制学科和饮片行业的科学技术水平，充实、壮大了科研力量，也为中药饮片的分级管理提供了必要的科技支撑。开展中药饮片规格及质量标准基础研究是中药饮片行业发展的需要，也是保障临床用药安全、有效的需要。目前，实施中药商品饮片分级管理已具备了较好的技术基础，如能尽快得到相应的政策支撑，饮片的分级和优质优价管理必然能够得到彻底的实施。中药饮片当前所存在的质量问题将得到显著的改善，饮片行业也将实现跨越式的发展。

【论文来源】

李丽，肖永庆*，张村，许腊英，吴纯洁，顾振荣，江云，许冬瑾．浅析中药饮片分级管理[J]．中国实验方剂学杂志，2013，19（21）：342-345.

浅谈中药饮片生产、营销过程监管策略

中药材、中药饮片、中成药是中药行业的三大支柱。中药饮片炮制技术是中医在数千年的医疗实践中不断总结、改进、发展形成的一项传统制药技术。在“七五”至“十一五”科技攻关计划中，先后开展了100余种常用中药饮片的科学研究，取得了一批科研成果，逐步提高了中药炮制学科的学术水平。目前，饮片产业的市场容量不断增大，中药饮片行业已进入一个全面快速发展的新时期。但中药饮片行业在面临着良好发展机遇的同时，也遭遇到严峻的挑战。全国现在登记在册的中药饮片生产企业虽然通过GMP认证，但就整体生产规模和整体生产状况而言，仍然是生产规模小、生产工艺不规范、原料药材来源混乱、生产加工设备落后，整体发展状况不容乐观，饮片质量也难以得到保证。因此，从饮片生产过程的规范化和饮片产品质量的可控化两个方面提升饮片行业的科学内涵，深入研究饮片生产全过程中影响产品质量的关键环节及技术参数，完善饮片生产过程的质量控制和质量管理，建立中药饮片生产过程控制技术及其标准，构建中药饮片生产和质量控制体系，是确保饮片安全、有效，实现中药饮片产业化的必由之路。加强饮片生产和市场流通管理，逐步实现中药饮片规范化生产和过程控制势在必行。

1 中药饮片生产、营销过程中所存在的主要问题

中药饮片生产过程的源头是其原料药材。因此原料药材的质量稳定是保证饮片质量的本源问题。但目前药材质量的监控并不尽人意。首先，由于中药材的天然资源逐步枯竭，大多数药材依赖于人工培植。仅就植物类药材的人工栽培就存在许多问题。植物类药材虽然属于植物，但它又同时具有药物的属性，有其固有严格的生长环境。但目前中药材的种植存在着违背植物生长规律的问题。①目前GAP针对某一块地的种植管理与植物的轮作种植规律相违。②药材栽培的地理、气候环境与道地产区差别太大，安徽种植的防风中同类物质的化学成分含量不到黑龙江防风的1/6，湖北的川芎品质就是没有四川产川芎好。③生长期不足而靠过度田间管理来“加速”药材的生长，许多需要多年才能成材的药材都不同程度地存在此类情况。④为了满足药品标准对药材成分定性、定量的要求，改变植物基因而进行“定向培植”，以提高特定成分的含量，转基因培植丹参，致使丹参中丹参酮$Ⅱ_A$的含量大幅度提高，但这种丹参已不是中药材意义上的丹参，只能称为提取丹参酮$Ⅱ_A$的原料。⑤药材仓储运输方法不当。以上诸多因素都可能严重地影响饮片原料药材的质量，从而直接关系到饮片的质量。

饮片生产过程中所存在的问题是直接影响饮片质量的重要原因：①对饮片生产企业的GMP管理要求与企业实际生产需要有所错位，使认证效果形成两个极端。过严：人员进入饮片生产的任何工序环节都必须进行“无菌化”处理及生产过程全过程的“无菌操作”增加了饮片的生产成本。流于形式：相当数量的生产规模过小的企业难以承受高昂的GMP生产成本而选择弄虚作假，使通过认证后的GMP生产管理形同虚设。②有些名誉上通过GMP认证的饮片厂，由于缺乏饮片生产必要的条件，实质上只是饮片包装车间和销售商。③小而全、大而杂的生产方式使饮片生产企业无法实现专业化及规模化。④正规化饮片生产企业的生产成本比其他企业高，难以与之进行市场价格竞争。⑤饮片流通渠道混乱（直销、代销、转销），中间环节利润过大，伪劣饮片充斥市场，以次充好、以假乱真、残片出售等因素都直接影响饮片的质量。

2 加强中药饮片生产、营销过程监管的建议

源头把关——首先是加强饮片原料药材来源监管。鼓励饮片生产企业直接从药材产区采购原料药材，真正采购到基源正确、足年生长、加工合理的原料药材，以在源头确保质量。

以市场商品经济规律为纽带，由专业协会协调生产企业区域化专业分工，使饮片生

产的专业化、规模化、品牌化成为可能。如：四川（川药）；河南（四大怀药）；甘肃（当归、黄芪、大黄、甘草、党参）；安徽（白芍、丹皮、菊花、桔梗）：东北（人参、五味子、防风、鹿茸）；湖北（苍术、湖北贝母、黄连、苦参）等。在可行性研究的基础上，鼓励大型饮片生产企业到具有一定药材种植规模的产区建立专业化程度高的饮片生产、仓储和流通分支机构，加速饮片区域化产地加工模式的形成。这样既可降低饮片加工成本，又可保证饮片来源稳定，确保饮片质量。

重视中药饮片区域化产地炮制加工方法研究。国家在“十五”“十一五”期间进行了中药饮片炮制工艺及质量标准规范化的攻关研究。我们在研究中发现，许多中药在加工成中药材后再在异地加工成饮片，不但增加了生产成本，而且药材在储存、运输过程中的变质损耗和再次加工过程中造成的物质基础流失，严重地影响了饮片的质量。实质上，许多中药材可以直接在产地加工成饮片，有的可以鲜切后再干燥、有的可以干燥至适宜含水量再进行切制。目前，越来越多的科研工作者开始重视饮片的产地炮制方法研究，因此，有必要开展饮片产地加工炮制方法的探索性研究，制定规范化的饮片产地加工工艺和科学化的饮片质量评价标准，形成SOP，实现从药材到饮片的生产过程一体化控制。在可行性研究的基础上，鼓励大型饮片生产企业到具有一定药材种植规模的产区建立专业化程度高的饮片生产、仓储和流通分支机构，加速饮片区域化产地加工模式的形成。这样既可降低饮片加工成本，又可保证饮片来源稳定，确保饮片质量。

鼓励饮片生产企业优化产业结构，兼并重组，逐步由大企业兼并难以实现专业化、规模化饮片生产的企业，逐步增强具有一定生产规模企业“垄断”地位，这样更加有利于饮片产业的发展。

在饮片生产工艺逐级规范化的基础上，鼓励企业创名牌，尽快实施饮片注册和饮片商品条码身份证制管理；在制定饮片分级标准的基础上，逐步落实饮片优质优价政策，最大限度地调动饮片生产企业的创新争优积极性。

实施商品饮片专卖制和医用饮片配给制，加强医院药房和饮片零售店饮片的进货渠道、仓储、计量管理，确保优质饮片有效地用于中医临床。

在规范化饮片生产工艺的前提下，逐步建立完善的饮片质量评价模式。

饮片生产工艺的“规范化”不等于“统一化”，更不是以一两个成分为指标的“工艺优化”。国家在“十五”攻关期间立项进行了百余种中药饮片的炮制工艺规范化研究，但多数“规范化”了的炮制工艺却没有被国家相关部门和生产企业所广泛应用。其原因虽有技术含量的问题，但更重要的是规范化研究方法存在着较大问题。

最近，国家药监局和药典委员会准备制定“全国中药饮片炮制规范”。但由于我国幅员辽阔，各地用药习惯不尽相同，对于同一个饮片品种，饮片炮制工艺也不尽相同，形成了各具特色的炮制方法，如熟大黄，南方以酒蒸为主，北方以隔水加酒炖者居多；栀子大多省市碾碎或捣碎后再炒，也有以整粒炮制，或仁、皮分离分别炮制入药；虽然这些饮片在生产工艺上存在着一定差异，但多年的应用实践证实其均具有确切的临床疗效。同时，由于以往的炮制科研忽视了饮片的地域炮制特点，其成果在生产上还不具备更广泛的适用性，许多饮片不适宜实现全国统一的规范化生产工艺，因此，饮片生产工艺规范化可依据当地生产实际具有不同的内容和模式。

目前大多数中药饮片，特别是加热、加辅料等方法炮制的品种，各地区的炮制工艺不一，炮制时间相异，所用辅料也不尽相同，因此对于饮片的质量判别也存在很大差异，影响了中医临床疗效的发挥和市场流通。迫切需要“因地制宜，具体问题具体分析”遵循“求大同、存小异”和“尊重差异、谋求共存”的原则，将饮片生产一线技术人员的经验数据化尽可能地统一规范全国可通用的饮片生产规范。同时可通过对数种在炮制工艺上具有地域差异的饮片的炮制工艺规范化研究，建立具有地区特色的饮片炮制工艺规范化研究模式。开展饮片地域性生产工艺的规范化研究，在发挥饮片临床疗效和保持饮片地域特色优势的同时，指导现代饮片生产，形成饮片产业具有自主知识产权保护的独创成果，提升饮片行业的现代化水平，对于促进中药饮片生产行业的规范化、规模化进程及整个中药现代化事业都具有非常重要的意义。同时，为该地域饮片炮制相关规范、法规的制定提供参考。

饮片质量评价必须将传统经验与现代科学方法相结合，应大力推行实施具有饮片个性特色的饮片质量评价方法。目前同一饮片的生片与制片的质量评价方法和内容相同，不足以反映饮片质量评价的专属性。如以栀子（栀子苷）为代表的炒制种子类饮片及以大黄（游离蒽醌）、女贞子（特女贞子苷—红景天苷）等的蒸制饮片。栀子和焦栀子均采用在炮制过程中变化很小的栀子苷为指标性成分进行质量评价，而忽略了其色素的变化；生大黄和熟大黄均采用水解法测定其游离蒽醌的含量，而掩盖了大黄在炮制过程中蒽醌苷类成分向游离蒽醌转化的现象；女贞子和酒制女贞子也都以特女贞子苷的含量为质量控制标准，而忽略了在酒制中特女贞子苷向红景天苷转化的过程。致使生、熟饮片的质量控制标准相同，不能有效区分和控制生、熟饮片的质量，进而影响中医的临床疗效。本着能真实、客观、科学地反映饮片内在质量的原则，倡导在挖掘饮片炮制原理的基础上，以现代分离、分析手段，结合生物活性研究，建立传统鉴别与现代科学技术相结合的、具有饮片个性特色的质量评价模式。制定中药饮片个性特色的质量评价标准，可以更加科学、合理地评价中药饮片的质量，规范化制片的生产工艺；合理利用饮片，稳定其临床疗效。饮片质量的监管必须落实在饮片生产企业，企业有责任保证老百姓能用上合格的饮片。

加强中药饮片生产行业的自律。中药饮片生产行业生产管理混乱，行业发展的过程中，必须加强行业自律。为了配合政府部门相关法规的贯彻执行，可以大型饮片生产企业为核心，组建全国性的饮片生产企业协会，规范中药饮片生产和流通行业规程，加强中药饮片生产、流通行业自律，加速中药饮片生产现代化进程，促使中药饮片生产行业按市场经济规律有序发展。“协会”可协助药监部门，督促饮片生产企业规范化饮片生产工艺，以确保饮片质量；协助市场管理部门规范中药饮片流通市场，落实中药饮片市场准入制，严禁假冒伪劣饮片进入流通市场；协助中医药管理部门做好企业之间饮片生产品种及产量的协调工作，使中药饮片生产行业按市场经济规律有序发展；抓好企业间的技术交流，加快中药饮片生产工艺规范化、规模化、现代化进程；当好科研单位与生产企业间的纽带作用，使科研成果尽快转换为生产力；抓好中药饮片行业内技术人员及工人继续教育工作，定期组织技术培训及技术考核，不断提高中药饮片行业技术人员及工人的业务水平，以适应中药饮片生产规范化，规模化及现代化的需要。

3 结语

目前，中药饮片的生产、营销行业问题很多，需要饮片行业的同仁积极配合国家相关部门，加强饮片行业的监管。同时，必须遵从科学发展规律，针对饮片行业目前所存在的问题，抓住主要矛盾，由易到难、由简到繁、由浅入深，一个一个问题逐步解决。管理部门只要想管、敢管，就可以管好；饮片行业要发展，不但要积极配合国家管理部门的监管工作，行业自身也要加强管理。

【论文来源】

肖永庆*，李丽，张村，于定荣，顾雪竹，麻印莲．浅谈中药饮片生产、营销过程监管策略［J］．中国实验方剂学杂志，2012，18（08）：292-294.

构建饮片质量保障体系，确保中药临床疗效

中药饮片是中药产业中不可缺少的关键环节，保障饮片质量是确保中药临床用药安全、有效的关键。饮片的炮制加工及贮藏等环节均可影响中药饮片及其产品的质量，随着中药饮片产业的不断发展壮大，对中药饮片生产的产业化、集约化程度的要求不断提高。因此，建立饮片加工全过程的中药饮片质量保障体系，对于确保中药临床疗效至关重要。

国家“九五”“十五”乃至“十一五”的产学研模式的联合科技攻关，在饮片炮制原理诠释、炮制工艺规范化、质量标准科学化、饮片生产机械化方面取得了一定的创新和进展，为构建中药饮片质量保障体系打下了坚实基础。但由于多方面因素的影响，均局限于某一有限范畴，相互之间未形成一个较为完整的体系。因此，在现有的研究成果的基础上，构建中药饮片质量保障体系成为确保中药饮片临床疗效之当务之急。

1 中药饮片质量保障体系的重要环节

1.1 饮片生产过程关键技术创新（源头质量保障）

从饮片生产工序的过程而言，多数中药的药用部位是在产地加工成干燥的药材后再运往异地经重新浸润、切制、干燥而加工成饮片，如此反复的浸润、干燥等“二次加工”过程，不但增加了生产成本，而且在储存、运输过程中药材的变质损耗、再次加工过程中造成的有效成分破坏、流失，严重影响饮片的质量。实质上，许多中药的药用部位在传统前期产地加工成干燥成药材之前，可选择时机直接进行饮片的产地加工，有的可以趁鲜切制、干燥，有的可以干燥至一定程度后再切制、干燥成饮片。由此，既可从源头保障饮片质量，又可降低饮片加工成本，减少环境污染，产地加工的饮片信息清楚明了，有利于饮片产业的发展。

1.2 饮片生产模式的变革（生产工艺过程质量保障）

中药饮片生产企业“多、小、散”的生产现状既不利于生产工艺的规范化，更不利于产业的发展创新；同时，也不利于饮片生产过程和市场流通的管理，此现状是确保

中药饮片质量、稳定中药临床疗效的一大障碍。因此，围绕饮片生产全过程的关键技术研究，变革饮片生产模式，实施中药饮片专业化、规模化、集团化生产，是构建中药饮片质量保障体系的重要前提。

1.3　饮片质量评价方法的科学化（饮片产品质量保障）

目前，大多数饮片缺乏专属、科学、客观的质控标准，《中国药典》（2010年版）中新增中药饮片标准439种，但大多数饮片标准仍借用或套用药材的标准。中药材经过炮制转变为饮片的过程中，化学成分的结构或含量发生了相应的变化，中药材标准显然是不能反映炮制后饮片的质量内涵变化，不能科学地评价饮片的内在质量。

同时，对于同一药材所炮制的生片和制片而言，其药性相异、临床功效不同源于炮制前后内在化学成分的结构和含量发生了相应的变化。目前饮片的质量评价方法缺乏专属性，生、制片采用同一质量评价方法及标准。造成药性差别很大的生、制饮片混用，也极大地影响了临床疗效。因此，在现有基础理论和炮制原理研究的基础上，对生、制饮片分别制定专属性强的质量评价方法及标准，对于饮片的辨证施治、合理应用具有重要的意义。

另一方面，饮片质量的传统经验评价标准由于其因人而异的主观性判别也极不适应饮片产业发展的需要。因此，充分利用近年来的科研成果，进一步研制适合于规范化、专业化的饮片生产设备和与其配套的科学检测仪器（电子鼻、电子眼、电子舌等）作为传统经验判别的补充，用于饮片生产过程控制，可最大限度地稳定饮片产品的质量，保障其临床疗效。

中药饮片质量保障体系构建技术路线见图1－6。

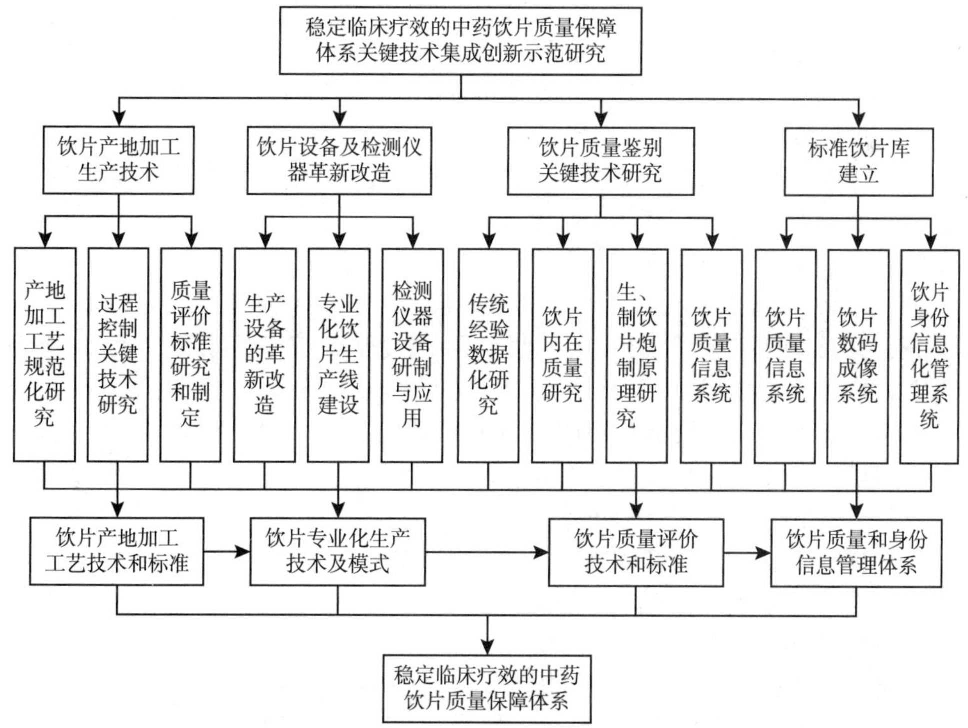

图1－6　中药饮片质量保障体系构建技术路线

2 构建中药饮片质量保障体系的关键技术

2.1 中药饮片产地加工技术

2.1.1 可移动饮片加工装备 饮片产地加工最大的障碍是药材种植地的分散性。在药材种植地附近建设固定的饮片加工企业会造成生产资源的极大浪费。因此以区域化专业化生产基地为中心，研制配套车载饮片移动加工装备将可有效地解决这一矛盾。可移动加工设备可由药用部位洗涤车、切制车、干燥车、包装车、转运车构成。

2.1.2 节能快速干燥设备 干燥设备在饮片生产过程中至关重要，特别是对于产地加工生产模式而言更是如此。新鲜药用部位在加工之前后均需要快速干燥，只有快速干燥才有可能最大限度地减少由于发霉、生虫所造成的原料药材和成品饮片的损失。对于可移动干燥设备而言，还需要特别注重节能的问题。因此，进行多种干燥能源方式的联合、互补研制快速、节能干燥设备是当务之急。

2.1.2.1 太阳能快速烘干设备 集热器型干燥设备是太阳能空气集热器与干燥室组合而成的干燥设备，这种干燥设备利用集热器把空气加热到60～70℃，然后通入干燥室，物料在干燥室内实现对流热交换过程，达到干燥的目的。干燥设备一般设计为主动式，用风机鼓风以增强对流换热效果。这种干燥设备有以下一些特点：①可以根据物料的干燥特性调节热风的温度。②物料在干燥室内分层放置，单位面积能容纳的物料多。③强化对流换热，干燥效果更好。④适合不能受阳光直接曝晒的物料干燥。

2.1.2.2 微波快速干燥设备 在微波电磁场的作用下，被加工物料从外部到内部同时均匀发热而干燥脱水，同时在微波的热效应和非热效应的双重作用下进行杀菌。因此，物料在干燥的同时完成了杀菌过程。

2.1.3 饮片包装及条码标识设备 饮片包装及条码标识设备已比较成熟，直接引用并稍加改造即可用于饮片生产线。

2.1.4 现代化大容量自动调温、调湿仓储设备 建立控温、控湿的大型饮片仓储系统，最大限度地延长饮片的保质期。

2.2 饮片生产过程监控技术

研制规范化、专业化的饮片生产设备与其配套的科学检测仪器（电子鼻、电子眼、电子舌等）作为传统经验判别的补充，是饮片生产过程监控的发展模式。主要包括饮片生产过程控制仪器（电子眼、电子鼻等）饮片产品质量检测仪器（色度仪、电子舌等）的研制与推广应用，以及检测仪器与生产线的配套应用。

2.3 具有饮片特色的质量评价技术

在揭示饮片炮制原理科学内涵的基础上，开展饮片质量评价技术和方法研究，建立具有饮片个性特色的质量评价技术平台，制定生、制饮片科学合理、专属性强的质量标准，是中药饮片质量评价的创新和发展趋势。

2.4 区域性专业化中药饮片生产技术

以道地药材基地为中心、以创制道地优质饮片为目标，从药材资源、饮片生产、过程控制、质量管理、仓储管理、销售网络等方面建立区域性饮片生产示范基地。立足于中药饮片的“药材基地化、工艺规范化、生产规模化、质量标准化、检测现代化、包装规格化”发展战略，针对中药饮片生产企业“多、小、散”的生产现状，实施饮片产业的“大品种”“大市场”“大企业”的发展策略，在提升饮片专业化、规模化生产水平的同时，带动整个饮片产业的结构调整、生产模式革新，促进中药饮片的现代化和国际化进程。

2.5 建立“标准饮片”库，储备饮片质量评价对照品

现行的饮片质量标准中，以对照药材、中药化学对照品控制饮片质量，忽略了炮制过程中饮片的药效物质变化，不能体现炮制作用。因此，围绕饮片质量保障体系的集成创新研究，以规范化炮制工艺加工的“标准饮片”，作为鉴别中药饮片的对照物质是十分必要的。根据饮片的区域分布和生产工艺特点，在全国范围内建立数座中药“标准饮片”库，以满足中药饮片质量控制对照物质的需要。

2.6 完善优质饮片营销网络系统

制定和落实关于中药饮片优质优价政策是保持饮片产业正常高速发展的关键。饮片生产企业只有在国家政策的保护和支持下，才有可能争创名牌产品。因此有必要建立一套完善的营销网络系统，最大限度地发挥国家政策对产业发展的支撑作用。

3 结语

中药饮片质量是中医药创新发展的基础和关键，针对影响中药饮片生产和质量控制的关键环节，立足于中药饮片质量保障体系的构建，积极引进新技术、新方法，开展中药饮片质量保障体系的关键技术集成创新研究，逐步提高饮片生产技术水平，完善中药饮片质量评价体系，以稳定和提高中医临床疗效，提高人民的健康水平，是摆在中药炮制和饮片学科研究者面前的一项非常重要的紧迫任务，也是促进中药饮片产业化发展需要。

【论文来源】

肖永庆*，张村，李丽，江云，许冬瑾，顾振荣，王永炎．构建饮片质量保障体系，确保中药临床疗效［J］．中国中药杂志，2012，37（14）：2178-2180.

实施中药饮片区域性专业化生产是中药饮片产业发展的必由之路

“饮片入药、辨证施治”是中医临床用药的基本原则。中药饮片直接承载着中医临床疗效，关系到中成药的临床有效性和现代创新药物的研发水平。中药饮片产业在中医药现代化进程中起着至关重要的作用。但目前多数饮片生产企业规模小、品种多、生产不规范，严重阻碍了饮片产业的发展。道地药材由来已久，中药材分布区域性特征显著。随着 GAP 基地的逐步实施，围绕区域性规模化中药材生产基地探索进行饮片的专业化生产，有利于饮片生产的过程管理和饮片质量控制的科学化。因此，实现中药饮片区域性专业化生产是中医药现代化的关键战略环节。

1 实施区域性专业化生产有助于加快中药饮片产业的现代化和国际化进程

2009年，《国务院关于扶持和促进中医药事业发展的若干意见》中明确了对中药发展的支持。同年，国家首次将中药饮片列入基本药物目录、医保目录，正式将中药饮片按照处方药定位，进一步肯定了饮片在临床应用中的地位，饮片在临床中的用量也大幅增加。《中国药典》（2010年版）收载中药饮片822种，对中药饮片给予明确定义，解决了中医配方和中成药生产投料界定不清晰的问题，理清了对中药饮片的监管思路。2011年，国家食品药品监督管理局、卫生部等部门印发了《关于加强中药饮片监督管理的通知》，要求强化中药饮片生产、流通及使用环节日常监管工作。但就目前总体情况而言，中药饮片的科研投入不足，相对于中药材和中成药产业只是“冰山一角”，中药饮片产业的发展还跟不上中医药事业发展的需要。

目前，国家虽然将中药饮片纳入基本药物目录，但落后的生产模式和管理理念使饮片的质量始终停留在不稳定的状态。饮片质量问题一直是影响中药临床疗效的顽疾，同时也制约了饮片产业乃至整个中药行业的发展，其主要问题是传统的饮片生产模式与现代科学技术之间存在着太多的不协调因素。除少数饮片企业实现了规模化生产外，多数企业仍然处于规模小、饮片生产品种多而杂的状态，有的甚至是“只走货，不生产”，完全根据客户的需求购销饮片商品。因此，饮片市场鱼目混珠、以次充好、以假乱真现象极为严重。不正当的竞争严重伤害了企业“保质创新”的积极性，阻碍了饮片行业的健康发展。国家虽然先后出台多项政策和管理办法，但混乱无序的生产状况使许多管理措施得不到真正的落实。最近出台的《医药科技发展“十二五”规划》中强调将自主创新作为我国医学科技发展的战略基点，重点强调了提高中药产业技术水平，加快中医药现代化和国际化进程，全面提高我国的医疗保健和重大疾病防治水平是医药科技工作者的当务之急。实施中药饮片区域性专业化生产迫在眉睫。

2 实施中药饮片的区域性、专业化生产有助于解决饮片生产过程中存在的关键问题

2.1 传统饮片生产模式的改进和优化有利于饮片生产的过程控制

从饮片传统生产过程而言，多数中药的药用部位是在产地加工成干燥的药材后再运往异地经浸润、切制、干燥等过程加工成饮片，如此反复的浸润、干燥等“二次加工”过程，不但增加了生产成本，而且在储存、运输过程中药材的变质损耗，再次加工过程中造成的成分的破坏、流失，加之为了药用部位的干燥而普遍滥用的硫黄熏蒸，严重影响饮片的质量。实质上，许多中药的药用部位在传统前期产地加工成干燥成药材之前，可选择时机直接进行饮片的产地加工，有的可以趁鲜切制、干燥，有的则可以干燥至一定程度后再切制、干燥成饮片。既降低了饮片生产成本，同时产地加工的饮片信息溯源清晰，又可保证饮片质量，有利于饮片产业化发展。

2.2 饮片专业化生产有利于饮片生产机械设备的革新改造和机械化、自动化生产线的建设

目前饮片生产设备相对落后，生产过程控制主要靠经验判别，人为的判断标准差异

使饮片的质量参差不齐。由于中药饮片还未实现专业化生产，也给生产设备的革新、改造和生产工艺的规范化带来极大的困难。因此，充分利用近年来的科研成果，进一步研制适合于规范化、专业化的饮片生产设备和与其配套的科学检测仪器（电子鼻、电子眼、电子舌等），作为传统经验判别的补充用于饮片生产过程控制，建立科技含量高、规范的专业化饮片生产线，可最大限度地稳定饮片产品的质量，保障其临床疗效。

2.3 饮片专业化生产有利于饮片质量控制的科学性和实用性

目前，大多数饮片缺乏专属、科学、客观的质控标准，《中国药典》（2010 年版）中新增中药饮片标准 439 种，但大多数饮片标准仍借用或套用药材的标准。中药材经过炮制转变为饮片的过程中，化学成分的结构或含量发生了相应的变化，中药材标准显然无法反映饮片炮制后质量内涵的变化，因此仍沿用药材的质控方法极不科学。同时，对于同一药材所炮制的生片和制片而言，由于炮制条件不同，其成分变化方式各异而导致药性发生相应的变化。这些变化对其性味归经、功能主治均产生较大的影响，故生、制饮片混用，极大地影响了临床疗效。因此，在现有基础理论和炮制原理研究的基础上，对生、制饮片分别制定专属性强的质量评价方法及标准，对于饮片的辨证施治、合理应用具有重要的意义。

3 中药饮片区域性专业化生产基地建设的工作设想

3.1 实施中药饮片区域性专业化生产的可行性调查

在实施中药饮片区域性专业化生产基地建设之前，必须首先进行饮片区域性生产方式的可行性调查。可由国家中医药管理局牵头，开展中药材和饮片主产区生产规模的调查统计和全方位的协调性分析，论证中药饮片区域性专业化生产的可行性和具体实施方案。

3.1.1 各区域目前已形成规模化种植道地药材与当地中药饮片加工生产规模及市场占有率之间的相关性调查。该项工作的目的是查明道地药材和不同区域实际生产销售的中药饮片品种“工艺规范化、质量标准化、检测现代化、包装规格化、生产规模化”之间的关联状况，为在当地建立相应规模的饮片生产企业提供可行性依据。

3.1.2 大宗药材及其饮片生产销售在不同区域的分布及其发展变化情况调查。对大宗药材及其饮片在不同区域的生产、销售分布情况进行调查，找出其中的规律性和差异性，为中药饮片区域性专业化生产提供可行性依据。

3.1.3 各区域生产的有代表性的饮片品种市场占有率调查。市场占有率有明显差异的品种，尤其是占有绝对优势的品种，则具有“实施中药饮片区域性专业化生产”的可行性。

3.1.4 不同区域生产的同一饮片品种质量调查。“实施中药饮片区域性专业化生产”的目的是保证饮片质量，高效利用资源。因此，不同区域生产的饮片品种应实行“优胜劣汰”的竞争机制，产量高质量好的品种、具有传统炮制特色的品种、环保低碳的品种，可“实施中药饮片区域性专业化生产”。

3.1.5 不同区域全国物流成本调查。物流成本关系到“实施中药饮片区域性专业化生产”的可操作性，因此有必要进行客观科学的实际调查。

3.2 建立中药饮片的产地加工生产模式

以显著的道地和主产区药材的区域性分布为示范，以根及根茎类药材为中心，以饮片切制加工方法为重点，以传统经验判别和现代科学方法相结合，从药材—饮片产地连续加工的可行性、科学性及机械化生产等方面，探索建立中药饮片的产地加工生产模式，可为中药饮片区域性专业化生产基地建设和推广创造有利条件。

3.3 建立具有个性特色饮片质量评价体系

在进一步完善中药饮片炮制原理的基础上，以加热炮制方法为重点，建立有别于药材的、能体现饮片个性特色并符合中药饮片疗效的质量标准研究方法、检测技术（包括性状、鉴别、检查、浸出物、特征性多成分含量测定、特征性图谱、有害物质检查等），确定生、制饮片专属性质量评价内容及技术方法，从而体现中药饮片质量标准的个性特色。尽量采用反映炮制前后饮片特征的活性成分（部位）或成分（部位）群为指标，建立多成分定量和特征谱定性的质量评价方法。制备中试生产饮片样品，制定具有个性特色的生、制饮片专属性质量评价标准。

3.4 规范化、专业化的饮片生产线建设

拟从西南、华北（含西北）、华南、华东（包括东北）等地区大宗中药资源相对集中的产区选择具有一定生产规模的饮片生产企业为基础、以道地药材基地为中心、以创制道地优质饮片为目标、以炒制机械为核心，建立规范化、专业化的饮片生产线。

3.5 车载、可移动中药饮片加工装备的研制

以区域化专业化生产基地为中心，研制车载饮片移动加工装备。

3.6 建立大型饮片储存仓库

建立控温、控湿的大型饮片仓储系统，保证饮片贮存期内质量稳定。

3.7 饮片生产过程数据化控制体系的构建（基地配套体系）

加强饮片生产过程控制仪器（电子眼、电子鼻等）和饮片产品质量检测仪器（色度仪、电子舌等）的研制与推广应用，为区域性专业化饮片生产基地的建设配备完善的现代化控制和检测体系。

3.8 完善优质饮片营销网络系统

国家尽早制定和落实关于中药饮片优质优价政策是饮片产业正常高速发展的关键。饮片生产企业在国家政策的保护和支持下，才有可能争创名牌产品。一个完善的营销网络可最大限度地发挥国家政策对产业发展的支撑作用。因此，有必要建立一套全国性完善的饮片产品营销系统。

【论文来源】

肖永庆*，张村，李丽，吴纯洁，江云．实施中药饮片区域性专业化生产是中药饮片产业发展的必由之路［J］．世界科学技术—中医药现代化，2012，14（06）：2251-2254.

中药炮制学科的发展与创新

中药饮片药用历史悠久，经过数千年的临床实践，已积累了丰富的炮制经验，形成

了独特的中药炮制理论体系和丰富的炮制方法与技术，其中蕴含着丰富的科学内涵。以现代多学科手段和方法，深入开展饮片炮制前后药性改变、科学内涵变化规律等多方面的研究，在对传统炮制技术和理论做出科学的评价和阐述的同时，为发展炮制理论、改进炮制工艺、制定科学化质量评价方法提供科学依据，对于促进现代炮制学科的发展和饮片生产，以及整个中药现代化事业具有非常重要的意义。

1 中药炮制技术以临床实践为基础，是转化医学的具体体现

中医采用饮片组方的成方制剂应用于临床治疗，是中医治病用药的特色所在。中药炮制技术是我国古代人民长期用药的经验总结，是在中医药理论的指导下，依照中医临床辨证施治的用药原则和药物自身的性质（药性），在长期的临床医疗活动中逐步积累和发展起来的一项独特的制药技术；饮片炮制技术源于中医临床实践经验，服务于中医临床配伍需求。因此，中药炮制技术是转化医学的具体体现。

中药通过炮制可以改变药性、减毒增效，从而保证临床用药安全有效，扩大中药的临床用药范围，是中医临床“辨证用药”的具体体现。如大黄生品苦寒之性甚强，泻下作用峻烈，为满足临床上的不同需要，历代医家采用了多种方法对大黄进行炮制，以改变或缓和药性，增强疗效，纠正其过偏之性，拓宽其临床适应范围。大黄经不同的炮制方法和辅料处理，其有效成分发生不同程度的变化，其药性、功效和临床作用（功能药性）也随之变化，中医临床上根据辨证施治，常用生大黄、酒大黄、醋大黄、熟大黄（酒炖）、大黄炭等配伍入药。大黄酒炙后苦寒泻下作用稍缓，并借酒升提之性，引药上行，善清上焦血分热毒，用于目赤咽肿，齿龈肿痛；经醋炙后大黄苦寒泻下作用减弱，以消积化瘀为主，用于食积痞满，症瘕癖积；熟大黄苦寒泻下作用缓和，腹痛之副作用减轻，并能增强活血祛瘀之功；大黄炭苦寒泻下作用极微，并有凉血化瘀止血作用，用于血热有瘀出血。再如栀子在中医临床上亦需炮制入药，沿用至今主要有生品、炒黄、炒焦、炒炭、姜炙等，栀子生品苦寒之性甚强，易伤中气；炒后缓和苦寒之性，以免伤中，对胃的刺激性减弱；炒焦后苦寒之性得以缓和的同时，增加止血作用，达到凉血止血之目的；栀子炭善于凉血止血；姜栀子长于清热止呕，可用于烦热呕吐或胃热疼痛呕吐。因此，通过不同的炮制方法纠正其偏性，临床上达到极尽其能的目的。

2 中药炮制学科以服务于中医临床和中药产业化为核心，与转化医学研究目标一致

2.1 炮制学科对中医药学术发展的意义和作用

饮片入药，生熟异治是中药的鲜明特色和一大优势。中药材必须炮制成饮片后才能入药，中药的现代化应该是具有中药特色的现代化，忽视其特色的“现代化中药”，也就失去了中药的优势。中医临床用以防病、治病的药物是“汤药”和“中成药”，而汤药和中成药的原料均是处方标明的生、熟中药饮片，并非中药材。即使是“中药配方颗粒”，其原料亦是严格按照中药炮炙规范生产的中药饮片。严格地讲，中药的性味、归经、功能主治、用法用量等，实为中药饮片的属性。

因此，在中医药理论的指导下进行中药炮制原理的研究，进而根据其炮制原理，开

展中药饮片炮制工艺规范化及其饮片质量标准研究，逐步实现中药饮片生产的现代化、产业化及品牌化，以确保中药饮片的临床疗效，对于整个中医药学术的发展具有非常重要的意义。

2.2 炮制学科研究的主要内容

在继承的基础上创新，充分利用现代科学方法，通过中药炮制原理研究、中药饮片炮制工艺规范化研究、具有饮片个性特色的质量评价标准研究、毒性中药的炮制及安全性研究、中药药性理论科学内涵研究等，诠释中药饮片炮制原理，丰富炮制理论和炮制原理的科学内涵，规范化饮片炮制工艺，制定科学的饮片质量评价标准；同时，加强与饮片生产、流通企业的合作研究，提高科研成果的转化率；通过科研实践，加强学术交流、培养高层次人才，逐步建立一支学风正派、科研技术过硬、学术水平一流、人员结构合理的炮制学科团队；构建一流的炮制学科科研技术平台，为中医临床安全、有效用药，为中药饮片产业的发展和中药现代化服务。

2.3 炮制学科发展总体目标

中药炮制学科发展总体目标是在传统中医药理论的指导下，以继承和挖掘传统中药炮制技术和理论为基础，以稳定饮片质量、提高饮片的临床疗效为核心，以促进中药炮制学科学术发展和推动中药饮片相关产业的发展为根本，以传统方法和多种现代科技手段相结合，在继承的基础上创新，丰富中药炮制理论和炮制原理的科学内涵，探索建立饮片炮制理论和原理、饮片炮制工艺，以及饮片质量标准的研究模式，构筑饮片炮制工艺和饮片质量标准研究体系，并与饮片生产相结合，探索形成和解决中药饮片生产和过程控制中的关键技术，丰富中药炮制学科的研究体系。进一步提高本学科的科研水平，争取获得有重要学术价值、重大经济效益与社会效益的高水平的科研成果；完善和健全中药炮制学科结构和体系，提高中药炮制学科的学术水平，全面带动学科队伍建设与条件建设，培养造就一批高水平、具有创新能力的学科带头人和学科团队。在国家科技创新体系中，产生一批具有原始创新性的科研成果，提高中药炮制学科为饮片产业发展和医疗卫生事业的服务能力。

2.4 学科研究任务

中药炮制学科主要进行饮片炮制工艺、质量评价方法、炮制理论和炮制原理研究；致力于我国特有的炮制技术的传承和保护，揭示炮制理论和炮制原理的科学内涵；面向中药饮片产业的发展，形成能立足中药炮制学科学术发展前沿的知识创新和技术创新基地，增强对社会发展、经济建设的贡献力。其任务是在继承中药传统炮制技术和理论的同时，应用现代科学技术对其进行研究、整理，逐步诠释炮制原理，规范炮制工艺，制定具有饮片个性特色的质量评价标准，以稳定饮片质量，保证中药饮片及其产品的临床疗效。同时，中药饮片深加工产品的研究，饮片生产原料的道地性及其产地加工研究，中药饮片药性理论与炮制相关性研究，饮片生产机械的改造研究，饮片市场流通的信息化管理研究，以及饮片的安全性与用法、用量间的相关性研究等都属于中药炮制学科的研究范畴。

2.5 炮制学科的主要研究方向

经过50余年的发展，特别是自中国中医科学院中药研究所中药炮制研究中心成立以来，中心通过多项国家及科研项目的实施，逐步形成了明确、稳定的学科研究方向。

2.5.1 中药饮片炮制原理研究　以“炮制与药性改变相关性”这一关键问题为切入点，以中药炮制前后科学内涵变化规律为纽带，从“加热炮制”“配伍炮制”等方面进行“炮制与药性相关性”研究，丰富炮制理论和炮制原理的科学内涵，为炮制工艺的规范化和饮片质量控制标准的制定提供可靠的科学依据，为不同炮制饮片的深加工应用研究提供可靠线索。

2.5.2 中药饮片炮制工艺规范化研究　根据饮片生产的实际情况，将生产一线技术人员的炮制经验数据化，创建传统经验与现代科学技术相结合的规范化炮制工艺，以及具有地域特色的炮制工艺规范化研究模式；通过建立饮片产地加工方法，确保饮片质量，稳定临床疗效，为中药饮片产业化服务。

2.5.3 中药饮片质量评价标准研究　以传统经验鉴别和现代科技方法相结合，在揭示饮片炮制原理科学内涵的基础上，开展中药饮片的质量评价技术方法研究，探索建立中药饮片质量标准技术平台，为饮片制定客观、科学、合理的质量评价标准，实现中药饮片生产的标准化、科学化。

2.5.4 毒性中药炮制及安全性研究　在中医药理论指导下，对毒性中药的物质基础、药效、毒理进行研究，探索其物质与药效、毒性之间的关系，揭示传统炮制的科学内涵，规范炮制工艺，建立客观易控的质量标准，最终达到毒性中药炮制原理明晰，工艺规范，质量易控，保证临床用药的安全、有效。

2.5.5 中药饮片药性理论的科学内涵研究　在系统整理和挖掘古今文献的基础上，以传统中医药理论为指导，通过多学科交叉与相互渗透的研究方法，开展基于药性理论特点的中药炮制前后科学内涵变化规律研究。建立适于药性理论研究的专属性技术和方法，为饮片药性理论科学内涵的全面阐释奠定基础。

3　炮制学科要解决的关键问题

中药炮制与饮片学科在继承传统炮制技术的同时，以“继承与创新并重”“科学与实用兼顾”为指导，融合多学科现代技术，揭示传统炮制技术的科学内涵，建立中药饮片炮制工艺规范化研究及其质量评价技术平台，创造出一批具有实用价值的科研成果、服务于中药饮片行业的现代化建设。

3.1　中药炮制理论和原理的科学性

饮片炮制原理研究是中药饮片的核心，也是创新发展现代中药炮制与饮片的基础。近年来，中药炮制学科加大传统炮制技术的科学性研究，首次向国家自然科学基金会建议以重点项目立项进行“中药炮制与中药药性相关性研究”，提出了以饮片炮制前后的科学内涵变化规律为纽带，开展中药炮制与药性相关性研究的新思路和新模式，以饮片炮制前后“药性”改变为纽带，以“加热炮制原理”“配伍炮制原理”“炮制配伍原理”研究为示范，并通过主成分群“空白饮片”模拟炮制新方法，验证、分析和阐明饮片炮制前后物质基础内涵的变化方式和转变途径，建立饮片炮制原理的研究模式。

3.2　中药饮片生产的规范化、规模化

从散在的作坊式加工向现代机械化、标准化、自动化生产发展，突破和完善饮片生

产过程中的关键技术，改进炮制机械性能，逐步实现饮片生产过程控制，为中药饮片产业化发展提供技术支撑。

3.2.1 中药饮片地域性生产工艺的规范化 基于以往的炮制工艺规范化研究忽视了中药饮片地域炮制的特点，其成果在生产上还不具备更广泛的适用性，将科研工作与饮片生产实际相结合，提出了“具有地区特色的饮片炮制工艺规范化研究”新思路，饮片生产工艺规范化可依据当地生产实际具有不同的内容和模式。在发挥饮片临床疗效和保持饮片地域特色优势的同时，指导现代饮片生产，形成饮片产业具有自主知识产权保护的独创成果，提升饮片行业的现代化水平。

3.2.2 中药饮片产地炮制加工新技术 中药饮片中以根茎部位入药的约占1/3，而所有以根茎部位入药的饮片在炮制加工中都须经过润制工艺过程，严重地影响了中药饮片质量和临床疗效的稳定性。实质上，许多中药可以直接在产地加工成饮片，有的可以鲜切后再干燥、有的可以干燥至适宜含水量再进行切制。对该类中药应开展在产地炮制加工的方法，通过新老炮制方法的比较，创建中药饮片产地炮制加工方法，更利于从源头上保证中药饮片的质量，实现中药饮片的现代化生产。

3.2.3 中药饮片生产仪器设备研究及标准化生产线建设 针对中药饮片规范化生产的需求，按照可控化和自动化的要求，从中药饮片生产中最常用的炒制机械入手，以炮制科研和饮片生产企业相结合，联合机械装备，以及自动化控制等相关专业技术人员，从硬件的适用性和软件的可控性等方面，开展以全自动电脑程控式炒药机为代表的炮制机械的革新改造研究；在此基础上，按照规范化、可控化、规模化的生产要求对炒制饮片生产全过程中所需机械逐一进行更新配套改造研究，建成规范化和自动化程度较高的饮片炒制生产示范线，为实现中药饮片生产的机械化、可控化、自动化提供硬件支撑。

3.3 中药饮片质量评价方法的科学性、实用性

基于中药生、制饮片药性的改变及其在现代物质基础内涵方面的变化，其质量评价方法和内容亦应不同，才能更加科学、合理地评价中药生、制饮片的质量。通过现代化学、生物活性等系统比较研究，探明饮片炮制前后的物质基础内涵变化规律，初步揭示饮片炮制原理。在此基础上，以传统经验鉴别与现代“多成分定量、指纹图谱定性”结合饮片药效研究等方法，建立基于饮片炮制原理的、具有饮片个性特色的质量评价新方法研究，以质量评价方法的差异性，制定中药生、制片个性特色的质量评价标准。为建立科学合理、客观实用的中药饮片质量评价体系提供科学依据。

3.4 中药饮片临床配伍的科学性

饮片炮制的直接目的是利于中医临床的辨证施治，因此饮片炮制与临床配伍的用途、用法、用量密切相关。从饮片的临床实际配伍应用出发，采用现代多学科技术手段，探明生、熟异治饮片炮制前后药效物质基础内涵的变化，阐明与饮片“用途、用法、用量”改变相关的科学内涵变化规律，提出同一来源不同饮片在中医临床上用途、用法、用量差异性的科学依据，为临床科学、合理使用饮片，保证中医临床用药的安全、有效提供理论支撑，同时构建“炮制配伍”的新理论，为中药复方饮片的科学配伍提供理论和科学依据。

4 展望

中药炮制是一门古老而又年轻的学科。炮制学科的古老体现在其起源发展的历史悠久，它是数千年来中华民族用药经验的总结和理论升华；炮制学科的年轻体现在用现代科学的方法来探讨其深奥的理论内涵，挖掘其丰富用药经验的科学原理。

从炮制的理论体系而言，炮制应归属于中药药性理论学科比较合适，因为中药炮制原理的核心是中药在炮制后其药性发生了改变；但从其工艺过程而言，它应归属于中药制药学科。因此，炮制学科是一个多学科交叉的综合性学科，需要融会诸如化学、药理、工程、数学等多学科相关知识来进行研究，炮制技术的科学内涵才能用现代科学的方法去揭示。同时，炮制学科是一个与饮片生产应用紧密相连的学科，炮制学科只有在为饮片生产、创新药物研制及中医药产业服务的过程中才能得到更深入地发展。

因此，以科研项目为带动，全面培养炮制学科人才，壮大炮制学科队伍，为创新发展炮制学科提供人才保障；以转化医学研究为引领，促使炮制学术研究跨学科交流、跨领域合作，建立炮制学科关键技术平台、科研成果转化平台、产学研研究平台等，推动基础科研创新与产业创新共同发展，促进中医药产业的现代化和国际化进程，进而推动炮制学科的发展。

【论文来源】

张村，李丽，肖永庆*．中药炮制学科的发展与创新［J］．世界科学技术—中医药现代化，2011，13（01）：180-184.

中药饮片的分级规格质量评价及优质优价管理

中药饮片的规格包括饮片的外形、同一来源药材不同的炮制品种等，多根据饮片的外形、色泽、断面等传统经验鉴别方法判定其质量的优劣。这种质量评价方法缺乏现代科学技术的支撑，不能有效地评判饮片质量的优劣。加强中药饮片规格和质量标准应用基础研究，为饮片的分级管理和合理应用提供科学技术支撑势在必行。

1 中药产业是国家医疗卫生事业的重要组成部分

中药饮片作为中药产业的三大支柱之一，不仅是中医临床用药、中成药生产的重要原料，更是中医药产业发展中的战略关键环节，是确保中医临床疗效，提高全民健康素质，保障大众健康的可靠保证。国家有关部门高度重视中医药工作，2009 年国务院发布了《关于扶持和促进中医药事业发展的若干意见》，同时首次将中药饮片纳入国家基本药物目录，在给中医药产业带来良好发展机遇的同时，也面临着严峻的挑战。运用先进的科学技术手段，加强中药质量控制技术的研究，建立和完善中药标准和规范，保证中药产品安全有效、质量可控。建立中药饮片的质量标准及有害物质限量标准，全面提高中药饮片的质量，是中药现代化发展的重要战略目标。

2 中药饮片行业发展中所存在的主要问题

2.1 中药饮片生产原料药材来源混乱，严重影响了饮片的质量

多数饮片生产企业的原料药材并非专用基地生产，而是从市场购买，这样就造成药材产地不明、采收时间不清、甚至基源混乱，因而难以保障饮片质量的稳定。

2.2 饮片统货统价政策影响和制约了饮片产业的有序发展

中华人民共和国成立以前，中药饮片是根据质量的不同，分档次、凭优劣定价出售的，不同档次之间的饮片价格有较大的区别，同时也满足了不同阶层的需要。中华人民共和国成立以后，在“统货统价”的计划经济政策下，由于质量好坏的同种饮片价格都一样，优质饮片生产企业的积极性受到一定的影响。

中药饮片GMP企业付出成本很高，但由于市场上的饮片不分等级和质量好坏，一等品、二等品、三等品，全部混合统装，好饮片难露头角。规范生产的饮片GMP企业在价格上根本没有竞争优势，在不法加工户饮片以商业回扣、低廉价格、掺杂掺假方式销售的冲击下，正规饮片生产企业受到重创。

2.3 饮片生产专业化、规模化程度低，制约饮片行业的发展

虽然通过前几年的GMP改造，在某种程度上整顿了饮片的生产环境，但目前多数饮片企业还是作坊式生产；饮片生产设备不配套而形成不了真正意义上的规范化生产线，小而全、多而杂的生产方式阻碍了饮片生产规范化、规模化的发展。

2.4 饮片生产行业科技队伍力量薄弱，行业发展缺乏科技支撑

虽然在“十五”期间，以中国中医科学院中药研究所炮制科研团队为代表的科研单位，协助部分饮片生产龙头企业在国家和地方部门的支持下，建立了专门的炮制技术和饮片生产工程研究机构，如安徽沪谯中药饮片厂（国家中药饮片高技术产业示范基地），在中药饮片生产的条件与装备、科研的软硬件与人才队伍等方面，具有了筹建国家工程研究中心的实力和条件。但就整个饮片生产行业而言，企业自身的科研队伍、科研条件和研究水平尚不容乐观。

3 饮片生产企业呼唤中药饮片优质优价

优质优价，这是商品经济的规则。但中药饮片，如今却没有实现优质优价。在中药饮片流通尚不规范的今天，这不仅影响着中药饮片产业的发展，也直接影响了老百姓用好饮片的选择权，更将给正在实行的基本药物的供应带来未知的影响。

中药饮片企业热切盼望中药饮片实行优质优价，让优质饮片占领市场，使百姓用上质量好、疗效好的优质饮片。

4 中医临床医生呼吁加强中药饮片的分级管理

饮片是中医临床用药的重要组成部分，中药饮片质量好坏直接关系到临床疗效与用药安全。中医药专家多次强调，中药饮片是中医进行医疗实践的工具和载体；特别是中药汤剂能够随证灵活加减，充分发挥中医辨证论治、三因制宜的优势，具有其他剂型无法替代的特点，为历代医家所喜用。没有足够的优质中药饮片，将直接影响中医临床治

疗效果，再高明的医术也难以妙手回春。因此，中医临床需要中药饮片实行优质优价管理，中药饮片质量价格分级要有明确的可操作的标准。

5　实行中药饮片分级标准是确保饮片安全有效的可靠手段；中药饮片实行优质优价，利国利民

改进中药饮片价格管理势在必行。饮片实行优质优价，可使中医院、中医师、老百姓更容易分辨饮片的质量，真正拥有选择权。优质优价的饮片，可以确保临床疗效，受益的最终是老百姓。

但是，要实施饮片的优质优价管理首先要对优质建立一个评判标准，进一步根据评判标准对饮片进行分级管理，逐步实行饮片条码身份证识别和注册标准管理。因此，对饮片的分级标准进行应用基础研究，对于实现饮片优质优价，规范饮片营销市场，有效促进中药饮片行业的有序、快速发展，同时，为中医师正确、合理用药提供科学依据，确保饮片的临床疗效具有非常重要的意义。

6　饮片规格及其质量评价标准研究的目标及主要任务

6.1　总体目标

通过饮片生产和流通市场调查，以传统的药材和饮片分级方法为依托，在充分尊重和继承传统饮片分级方法的基础上，充实现代科学内容，进行中药饮片规格和质量评价标准的应用基础研究。制定商品饮片规格及其质量评价标准；为管理部门制定、实施饮片注册标准、饮片条码身份证和饮片的优质优价管理办法的制定提供科学依据；为临床合理用药提供科学参考依据。

6.2　研究技术路线（图1-7）

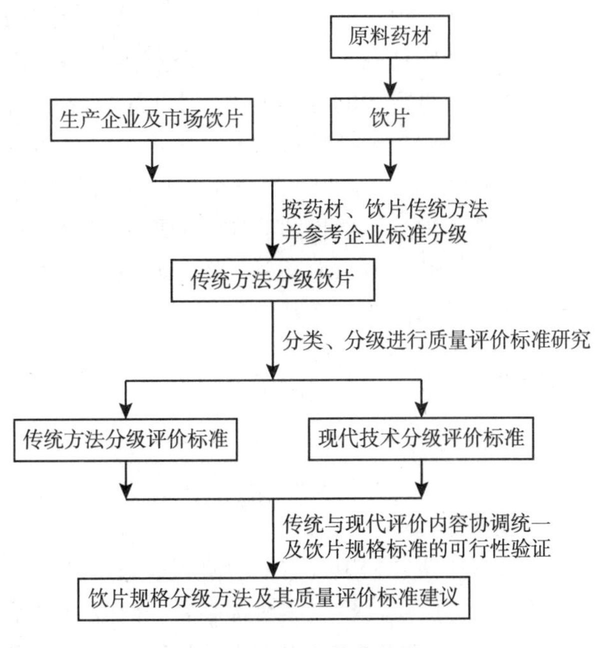

图1-7　研究技术路线

6.3 实施方案

6.3.1 研究对象的选择原则 首先，原料药材为《中国药典》收载、基源明确的道地药材；其次饮片应为《中国药典》收载的临床常用中药品种，并在医保目录范围内；再次，原料药材有分级基础和参考标准；再则饮片的炮制工艺规范、饮片有效成分明确。

6.3.2 饮片分级方法研究 在明确原料药材基源、产地和饮片炮制方法的基础上，借助已有的原料药材分级、分类对饮片的形态规格进行分级，在此基础上充实各级饮片质量评价的现代科学内涵。

6.3.3 饮片分级规格质量评价内容 传统方法：片型规格（饮片直径、均匀性等）、杂质的类型及含量、外观颜色；现代科学方法：水分、提取物含量、有效成分含量、指纹图谱、有害物质的限量。

6.4 拟解决的关键问题

6.4.1 饮片分级方法的确定 由于目前饮片生产原料药材来源混乱，道地药材、异地人工种植药材同时混用。为了各规格间的可比性，分级以道地原料药材生产的饮片为主线，其他为参比进行分类分级。这是一个较为复杂、系统而又重要的工作，只有原料药材来源清楚，才能使饮片分级有据可依，研究结果才有实用价值。

6.4.2 传统分级质量评价标准与现代科学质量内涵的协调统一 以根茎类药材加工的饮片为例，传统认为同类原料药材，在炮制成饮片后，按照传统的外观分类方法应以片大为优。但研究表明，许多现代评价标准中应用的“有效成分”在药材中主要分布在侧根和表皮。其结果是片形小的饮片“有效成分”的含量高于片形大的饮片。另一方面，在中药材资源发展变化的这种特殊情况下，传统的经验鉴别方法已经逐渐失去了对饮片质量评价的准确性，在很多情况下，采用异地人工栽培药材加工成的饮片在外形上要“优于”用道地药材生产的饮片，而其有效成分含量却大大低于道地饮片。因此，既不能单靠外形、又不能简单地以现有已知“有效成分”含量的高低来判断饮片质量的优劣，必须在充分尊重传统分级方法的基础上进一步充实客观的、科学的现代质量评价内容，使二者有机地结合。只有在道地药材的饮片分级规格及其标准比较完善的基础上，才有可能以此为标准，开展其他来源药材生产饮片的分级规格研究。此工作虽然有一定的难度，但不是不可克服的困难。项目团队在前期攻关课题研究中积累了大量的饮片科研和生产实践经验，且有长期从事道地药材及饮片研究的老专家指导。因此，完全可达到传统经验鉴别和现代科学内涵的客观判定的协调统一。

7 结语

在现有原料药材分级（基源、产地、等级）的基础上，按照饮片传统分级方法（片形大小、水分和杂质的含量）分类对饮片进行分级，并在各级饮片的质量评价标准中增加现代科学内涵（有效成分含量、浸出物重量、有害物质的限量及指纹图谱），使饮片分级方法更为科学、实用。充分利用近年来的研究成果，进一步进行饮片分级规格和质量评价标准研究，可为饮片优质优价、注册标准管理政策的制定提供技术支撑，必将极大地促进中药饮片产业的发展步伐，产生不可估量的潜在经济效益；同时饮片分级标准的制定将给中医师的临床合理用药提供科学依据，对于确保中药饮片的临床疗效具有良好的社会效益。

【论文来源】

肖永庆*，张村，李丽. 中药饮片的分级规格质量评价及优质优价管理［J］. 中华中医药杂志，2011，26（02）：317-320.

加强饮片行业监管促进饮片产业发展

中药饮片是中医临床疗效的基本要素，饮片入药，生熟异治是中药的鲜明特色。中药材必须炮制成饮片后才能入药，这是中医临床用药的一个特点。严格地讲，中药的性味、归经、功能主治、用法用量等，实为中药饮片的属性。中药饮片作为中药产业的三大支柱之一，不仅是中医临床用药、中成药生产的重要原料，更是中医药产业发展中的战略关键环节，是确保中医临床疗效，提高全民健康素质，保障大众健康的可靠保证。

加强中药饮片行业监管必须从生产过程监管、饮片质量监管、流通渠道监管、法规建设、中药饮片生产行业自律等几个方面进行。

1　饮片行业存在的主要问题

1.1　原料中药材来源混乱

由于饮片生产企业的原料药材多数购自药材市场，因此无法保证原料药材的基原清楚、生长期合格、产地加工方法正确，这些因素都直接影响着饮片的质量。

1.2　饮片生产工艺不规范，缺乏科学可控的饮片质量评价标准

虽然在几年前所有饮片生产企业都实行了 GMP 认证管理，但目前多数饮片生产企业的市场状况仍然是“小而全、多而杂”，饮片生产专业化、规模化程度低，缺乏规范化生产的条件，难以保证饮片质量的稳定性，制约了饮片行业的发展。

1.3　饮片生产行业科技队伍力量薄弱，行业发展缺乏科技支撑

虽然在饮片生产企业 GMP 认证过程中，各企业都建立了其饮片质量监测控制机构，但大多数均未得到落实，特别是从业人员素质有待进一步提高，以适应饮片生产的需要。

1.4　政策、法规不健全，市场流通无序

许多作坊式或小型的饮片生产企业自身缺乏饮片生产的条件，主要是靠“转销”来经营饮片。这些企业所经营的饮片来源混乱，造成大量假冒伪劣饮片流入市场。同时，由于市场缺乏监管，中药材与中药饮片混杂不分，直接购进、销售、使用原生中药材的现象较为普遍，这为安全经营使用中药饮片埋下了隐患，严重地干扰了饮片行业的正常有序发展。

1.5　产业发展缺乏行业内部自律机制

虽然在相关的学会或协会已设立了与饮片行业相关的分会，但由于多方面的原因，没有真正发挥其行业内部管理作用，使正规饮片生产企业在不正当竞争中利益受损，阻

碍了其保质创优的积极性。

1.6 饮片用途、用法不当，难以体现其临床疗效

饮片使用和营销单位（医院、药品零售店）在饮片真伪鉴别方面的技术人员不足、储存方法不妥，处方调剂计量不准确，处方应付不当，不炮不制，以生品代熟品，加之代病人煎煮方法不规范等因素，造成“病准、方对、药不灵”的现象时有发生，严重地影响饮片的临床疗效，同时也制约了中医药特色与优势的发挥。

2 加强饮片行业监管的措施

2.1 生产过程监管

加强原料药材监管，按照药品生产原料的管理办法，加强药材的种植采集、加工、收购、市场流通等各个环节的监督管理，建立饮片原料的质量标准，真正做到基原明确、产地清楚、足年生长、采收加工得当，质量合乎要求。

认真落实中药饮片生产企业已实行的 GMP 管理，建立具有中药饮片行业特色的 GMP 管理体制。但目前所实施的 GMP 认证条件有很多项目与饮片生产现状不相适宜而流于形式。如饮片生产车间实行生产全过程的“无菌操作”，过高的标准不但达不到要求，只会增加饮片生产成本，对正规的生产企业只能是雪上加霜。应根据饮片生产的实际工序，在“后成品”工序加强控制，以保证饮片产品经加工后不发生二次污染。

尽快实行饮片产地加工和专业化生产的格局，在专业化生产的基础上，根据市场需要逐步实现规模化生产。

饮片生产规范化应因地制宜，不能千篇一律进行全国性的“统一化”，更不提倡工艺的“优化”。

以炒药机为核心，开展中药饮片生产机械和仪器设备研究，加快标准化生产线建设，推动饮片生产的机械化、标准化进程；建立浸润、切制、干燥工序的过程管理及中间产品的质量控制信息系统；以电脑程控电热式炒药机为核心，建立饮片炒制生产线炒制过程控制监测系统；实行饮片小包装的条码身份证标识和成分指纹图谱检识，采用条码身份证和化学成分 HPLC 指纹图谱建立原料药材产地加工和饮片生产全过程信息系统；建立特色饮片配送中心，实行饮片营销全过程跟踪管理及质量反馈系统。

此外，加强中药饮片生产技术过程的系统研究，在揭示饮片炮制工艺过程原理的科学内涵的基础上，规范饮片生产工艺；在逐步实现饮片专业化生产的基础上，实现饮片生产的规范化、规模化和机械化，提高饮片炮制产业化水平。

2.2 饮片质量监管

2.2.1 建立传统经验与现代评价方法相结合的中药饮片质量综合评价方法和模式
创新传统经验鉴别、评价（形、气、味、色等）的仪器鉴别方法，进一步完善现代理化鉴别、评价方法，建立“多成分定量、指纹图谱定性”的现代科学评价模式。

2.2.2 大力推行实施具有饮片个性特色的饮片质量评价方法 中药饮片的“生片”与“制片”之间在药性上普遍存在着差异，其配伍应用方法也不尽相同，因此其质量评价方法和内容也应有不同。用同样的方法和内容来评价生、制片的质量已不能适应现代科学发展的需要。因此，主张在炮制原理研究的基础上，建立具有饮片个性特色的质

量评价方法，也就是每一种饮片应具有能切实反映其内在质量的、专属性的质量评价指标。

中药饮片国家标准是对饮片质量的基本要求，但中药饮片企业应根据生产实际，实行国家标准和注册标准相结合管理，一方面可以反映企业饮片质量情况，另一方面对饮片今后质量标准（一般标准）进一步完善和提高有推动作用，再者双标准管理有利于饮片生产过程控制，保证饮片的临床疗效。

另外，由于各生产企业的具体生产条件有所差异，具体企业生产饮片用药材基源、产地固定，生产模式成熟。因此，各企业完全可以制定自己本企业的标准，用于饮片生产全过程的质量控制，并作为“内控标准”进行注册申请。

因此，在中药饮片注册标准中除应以经验鉴别来判断饮片质量外，必须按《中国药典》中药材的质量标准要求，建立现代科学方法可控的质量标准。注册申请材料中必须具有成分定性、定量方法及成分含量范围的材料。而且药品监管部门应对饮片生产企业的生产、经营及质量管理状况进行不定期抽查，以确保中药饮片批准文号制的贯彻落实。

中药饮片和中药材一样，其所含成分复杂，为了尽快地适应国际市场对中药饮片质量的要求，应鼓励采用多种方法定量研究可测定成分，制定出多成分含量标准。同时，对各类共性成分群应建立指纹图谱鉴别方法，根据饮片所含成分群的不同，可以用数种指纹图谱来反映几类化学成分群在饮片中的存在状况。

中药饮片生产工艺确定后，为了客观地对中药饮片进行质量评价，必须以传统经验与现代科学技术相结合，建立一套能客观能切实反映其质量的、具有饮片个性特色的质控标准。

2.3　流通渠道监管

2.3.1 饮片流通方式　①直销：饮片生产企业直接将饮片销售到当地医院。②转销：一个饮片生产企业将饮片转销到另一个饮片生产企业后，再由该企业进入流通市场。③商业流通：饮片生产企业将饮片卖给代理商家，再由商家进入流通市场。④超地区转销：由于各地区炮制规范中所规定的饮片生产工艺有所差异，加之地方保护的影响，某一地区生产的饮片很难进入另一地区市场。为了使自己的饮片产品能进入另一地区的流通市场，一些饮片生产企业一般采取委托方式解决这一问题。

2.3.2 饮片流通渠道监管办法　实行中药饮片专卖制。真正将饮片作为药品来加强商品饮片流通渠道的管理，建立专门的饮片营销系统来实施饮片流通市场的管理；扩大饮片销售范围，同时严厉打击走票、出租、挂靠等违法违规行为，严厉查处中药饮片掺杂造假行为，消除不正当竞争。

2.4　医院药房和饮片零售商店管理

加强对医院药房和饮片零售药店人员的专业知识、识别技能培训，增强法律观念，提高辨假识真能力；实施饮片“条码身份证”管理，严格饮片进货渠道监管；建立完善的饮片质量反馈制度。同时加强医院处方调剂各个环节的研究和管理，规范调剂器具、计量方法、处方给付名称等，同时加强医院代煎方法研究，形成从煎药设备、煎煮方法、煎煮时间、包装、贮存等标准操作规程（SOP），以保证煎煮工艺合理、科学、规范。

2.5 法规建设

中药饮片必须作为“药品”管理，建立相应的管理法规，并逐步建立健全其行业法规。

2.5.1 生产准入法规 饮片生产企业的GMP认证应与其他药品生产企业有所差别，应遵循饮片生产的特点和规律；生产规模必须有所要求，兼并、淘汰作坊式的简陋小企业；从传统方法的继承和现代科学知识的学习方面入手，大幅度提高从业人员整体素质。

2.5.2 生产原料质量法规 饮片生产用原料药材必须做到基源、产地、采收时间明确；饮片生产用原料药材不但要求具有传统方法的质量标准，还必须具有现代科学的质量标准。

2.5.3 饮片质量标准法规 饮片质量不但要进行传统方法的分级管理，还必须用现代科学内涵来补充传统分级方法，制定具有饮片个性特色的质量评价标准。

2.5.4 饮片质量信息档案法规 必须从饮片生产用药材、加工方法、生产日期、出厂时间、流通渠道等多环节建立饮片质量信息档案。

2.5.5 饮片市场准入法规 实行商品饮片专卖制，严格禁止饮片进入农贸市场。打破地方保护，全国合法饮片生产企业可根据全国各地注册要求在不同地区注册生产品种文号，同时可在全国销售符合各地饮片质量标准的饮片。

2.5.6 优质优价法规 建立商品饮片“优质优价”营销法规；鼓励饮片企业创名牌、品牌。

2.5.7 传统炮制技术传承法规 建立传统炮制技术、经验、秘诀的知识产权保护法规；同时，制定相应的法规来保护、鼓励具有丰富经验的老药工培养年轻药工，使传统炮制技术得以传承。

2.5.8 传统炮制技术保密法规 炮制技术既体现了中医药理论内涵，又包含了丰富的实践经验，同时还有很多炮制方法都有各自的秘诀。因此国家应该制定相应法规，严格禁止掌握炮制经验和秘诀的人员向非中国籍居民传授炮制技术，提高从业人员的保密意识，制定泄密处罚法规。

2.5.9 中医师依方炮制方法保护法规 目前，在基层还有一些祖传中医世家传承着“一方一法”的炮制技术，且具有其独特的疗效，在得到国家相关部门的认证后，这些世代中医的行医资格应得到法律的保护。同时，相关部门应投入人力、物力进行发掘、整理和提高，使这些特有的炮制用药方法能够得以传承。

2.6 增强行业自律

应充分发挥饮片行业协会的管理、监督作用，协助药监部门，督促饮片生产企业规范化饮片生产工艺，以确保饮片质量，落实中药饮片生产批准文号制；规范中药饮片流通市场，落实中药饮片市场准入制，严禁假冒伪劣饮片进入流通市场；做好企业之间饮片生产品种及产量的协调工作，使中药饮片生产行业按市场经济规律有序发展；抓好企业间的技术交流，加快中药饮片生产工艺规范化、规模化、现代化进程；当好科研单位与生产企业间的纽带作用，使科研成果尽快转化；抓好中药饮片行业内技术人员及工人继续教育工作，定期组织技术培训及技术考核，不断提高中药饮片行业技术人员及工人的业务水平，以适应中药饮片生产规范化、规模化及现代化的需要。同时，加快饮片行业整合力度，兼并或淘汰生产设备简陋、生产不规范、技术落后企业，培养造就一批饮片行业龙头企业，树立行业标杆示范效应，建立行业良性竞争机制。

3　结语

中药饮片既可根据中医处方直接入药，又可作为中成药的生产原料，中药饮片质量将直接影响中医临床疗效的可靠性和准确性。因此，中医临床辨证施治用药是中药饮片产业继承与发展的基础，中药新药创制是饮片产业创新和发展的原动力，中药饮片是中医药产业链条中最关键的战略环节。近年来，中药饮片行业发展迅猛，中药饮片市场销售和利润连年增长，但由于中药饮片产业存在质量标准不规范、行业监管不力、地方保护等诸多影响因素，中药饮片市场混乱，这不仅威胁到整个中药饮片行业，还威胁到传统中医药的发展和群众用药安全。随着国家基本药物制度的实行和新医改的推进，国家对中医药事业的扶持力度将继续加大，相关的法律法规建设逐步完善，将有效杜绝对中药饮片产业监管力度不足的不利影响；同时，随着中药饮片基础研究的深入，饮片生产科技意识的提升和加强，在保证饮片质量和中医临床疗效的同时，强化饮片生产质量管理，促使科技成果转化，形成符合现代发展趋势的中药饮片产业链，以实现中药饮片的产业化发展，为提升中药饮片的国际竞争力打好坚实的基础。

【论文来源】

肖永庆*，张村，李丽，于定荣．加强饮片行业监管 促进饮片产业发展［J］．世界科学技术—中医药现代化，2011，13（05）：929-932.

中药科研中几个值得探讨的问题

近年来，国家投入大量资金，在中药创新药物研制立项方面进行了大量的研究，无论是在基础研究还是在创新药物研究和成果转化方面均取得了一批科研成果。但是中药作为中国特有的、历经数千年临床应用经验的总结，在研究方向和方法方面还存在许多值得探讨的问题。如中药标准的制定问题、出口创汇该不该作为中药创新药物的一个重要目标、如何看待中药注射剂问题、中药化学与天然药物化学的研究方式的差异问题、中医药研究所具有哪些特色和优势、如何进行中药炮制与饮片的研究工作等都是中医药工作者应该认真思考的问题。笔者在多年从事中药科研实践的基础上，就此进行了分析和探讨，以供商榷。

1　药材与饮片概念不清，中医临床以饮片而不是药材入药的理念模糊

中药包括中药材、中药饮片和中成药 3 大部分。中药饮片是指在中医药理论指导下根据辨证论治和调剂、制剂的需要，对中药材进行特殊加工炮制后的制成品。严格地讲，中药的性味、归经、功能主治、用法用量等，实为中药饮片的属性。药材是制备中药饮片的原料、饮片是制备中成药的原料，饮片入药、辨证施治、生熟异治是中医药的

用药原则，也是中药的鲜明特色和一大优势。中药材繁育种植、中药饮片炮制加工及中成药研制生产为中药行业三大支柱。实现中药现代化，中药饮片炮制加工是中间环节，起着尤为重要的作用。中药材必须依法炮制才能达到中医临床用药的质量标准，发挥饮片生熟异治的疗效特色并能适应中医处方和中成药制剂的用药和调配质量的要求。但就目前的情况而言，大多数项目只注重药材的研究，而忽视了饮片炮制研究，与中医药理论相悖。因此，在进行中药创新药物的研究中，应该重视、加强对饮片的研究。

再有就是饮片商品流通管理的问题。目前，我国商品饮片是作为农副产品管理，但其生产过程和质量标准又以药品质量来要求，这就造成了严重的管理错位。退一步来讲，如果将药材作为农副产品管理倒还可行，因为药材必须经过进一步处理才可入药用于临床，而饮片是要直接应用于中医临床的，因此，中药饮片必须纳入药品管理范畴。

2 饮片炮制工艺的规范化不等于优化和统一化，饮片的质量标准应具有个性化特征

国家在“十五”攻关期间立项进行了百余种中药饮片的炮制工艺规范化研究，但多数“规范化”了的炮制工艺却没有被国家相关部门和生产企业所接受和应用。其原因虽有技术含量的问题，但更重要的是规范化研究方法存在着较大问题。首先，规范化并不等于优化。所谓规范化是以传统的炮制方法为基准、将传统炮制工艺过程关键的工艺参数进行必要的数据化处理，使其具有工艺过程的客观可控性和稳定的可重复性而形成规范化的炮制工艺。如果仅以某种或某几种成分的变化为依据优化炮制工艺，其优化结果往往与实际相差甚远且缺乏临床依据而不具有应用价值。因此对于炮制工艺的研究主张在继承的基础上创新，继承重于创新。就常用饮片而言，根据化学成分和现代生物化学指标为标准来创造一个所谓新的炮制工艺缺乏临床和理论依据。即使是毒性中药，也决不能以单纯减毒为标准而一味地除去毒性成分。曾有研究者在进行某常用中药的炮制研究时，创造了一种用碱水去除毒性成分马兜铃酸的“新工艺”。

首先，不论是否应该将常用中药中的马兜铃酸除尽，仅就提取方法而言，以碱水提取，中药中除马兜铃酸以外的其他酸性和中性水溶性成分全被除尽，何况马兜铃酸也是该类中药重要有效成分之一。因此，用碱水提取后的常用中药“饮片”，虽然还具有某些现代药效学的生物活性，但也不能作为饮片入药的传统中药饮片了，其“炮制”方法也是无稽之谈。

另外，我国幅员辽阔，各地用药习惯不尽相同，同一饮片的炮制工艺在不同的地区存在着较大差异，如川芎（生切、蒸切、桔梗法皮、不去皮）、栀子（个炒、碾碎炒）。在进行炮制工艺规范化过程中，有必要遵循“求大同、存小异”和“尊重差异、谋求共存”的原则，进行具有地域特点的炮制工艺规范化研究，使其研究结果具有更广泛的实用性。可通过对数种在炮制工艺上具有地域差异的饮片的炮制工艺规范化研究，建立具有地区特色的饮片炮制工艺规范化研究模式。

目前，同一中药的生片与制片的质量评价方法和内容基本相同，不足以反映饮片质量评价的专属性。如以栀子栀子苷）为代表的炒制种子类饮片及大黄（游离蒽醌）、女贞子（特女贞子苷—红景天苷）等蒸制饮片。栀子和焦栀子均采用在炮制过程中变化

很小的栀子苷为指标性成分进行质量评价，而忽略了其色素的变化；生大黄和熟大黄均采用水解法测定其游离蒽醌的含量，而掩盖了大黄在炮制过程中蒽醌苷类成分向游离蒽醌转化的现象及原态游离蒽醌的变化趋势；女贞子和酒制女贞子也都以特女贞子苷的含量为质量控制标准，而忽略了在酒制中特女贞子苷向红景天苷转化的过程。致使生、熟饮片的质量控制标准相同，不能体现生熟异治的物质基础，无法有效区分和控制生、熟饮片的质量，进而影响中医的临床疗效。本着能真实、客观、科学地反映饮片内在质量的原则，倡导在挖掘饮片炮制原理的基础上，以现代分离、分析手段，结合生物活性研究，建立传统鉴别与现代科学技术相结合的、具有饮片个性特色的质量评价模式。

3　中药化学与天然药物化学研究内容和主攻方向不同，寻找先导化合物和结构修饰不应该是中药化学研究的方向和任务

中药化学作为一个基础学科在中医药现代化研究中起着非常重要的作用，几乎所有中医药研究领域都不同程度依赖于中药化学学科的研究基础。虽然中药主要来源于天然药物，但中药与天然药物有着本质的不同，中药的应用依据中医药理论体系，而天然药物的应用却依据现代科学理论。因此，中药化学必须在中医药用药理论的指导下进行研究，其研究成果才能在中医药用药理论的原则下用于中医临床。另一方面，中医药具有数千年的临床经验，为中药研究提供了坚实的研究基础；中医药的复方配伍、灵活多变的应用方法也给中医药研究提供了丰富的研究内容。与天然药物研究相比，中医药研究有“捷径”可走。但这种捷径必须依赖于中医药理论和用药经验的指导。脱离了这一指导原则，其结果并不是“中西医结合”，而是不中不西的三不像，当然，如此的研究成果即使能“成果”一时，也经不起时间的考验。

中药化学研究如果按照天然药物化学的研究方法，进行寻找新的先导化合物和进行其结构修饰的研究，只会走向死胡同。因为，要想从常用中药中寻找新化合物，即使可以得到新的先导化合物，而在大多数情况下为微量成分，即使这些微量成分具有某种生物活性，也往往与中药的基本功能相差甚远（主成分起主要作用），其结果是越分越无效、越分离中医药理论越远。即使幸运地得到生物活性较高的成分，其生物活性往往与原料中药的功能相差甚远，甚至是毫无关系。先导化合物的结构修饰也绝非是在其活性基团上加上某类基团那么简单的问题，没有深厚的药物合成知识和构效关系理论知识，是不能有效解决问题的。也许有人会说，虽与原料中药的功能不符，只要能成好药就行。这种说法并不错，但从中药化学研究的环境和人员素质方面来讲，无论是知识结构、工作经验、研究技巧，还是工作环境，与从事天然药物化学研究的人员相比，都满足不了研究工作的需要。中药化学工作者必须花费天然药物化学工作者 10 倍甚至更多的努力才有可能达到研究预期目标。这的确是人才和财政资源的浪费。中药化学研究人员应该充分利用中医药领域所具有的优势，在中医药理论指导下重点进行复方化学研究，也就是用中药化学研究的方法来分析认识中药的物质基础。中药中一两个主成分的现代生物活性代表不了中药的传统功效。中药的主成分不能也不应该代替中药饮片进行中药复方配伍入药。因此，在充分认识中药物质基础的前提下，从化学的角度制定能确保中药质量的质量控制标准才是中药化学研究人员的一项重要任务。

4 中药创新药物的研究目标不应盲目追求中药出口创汇，中药应首先满足中国人的医疗、保健用药需求

“出口创汇”是中药现代化行动中使用频率最高的口号之一。中药即使得不偿失也要出口创汇吗？中药只有出口才能创汇吗？世界60亿人口中，我国就占有五分之一，13亿中国人的医疗、保健用药是一个多么大的市场。根据我国国内的实际需求，研制疗效确切、安全价廉的中药创新药物才是中药创新的主攻方向。近年来国家投入了大量的财力，以“打入国际市场为目标”进行中药创新药的研究。其结果又是如何呢？至今还没有一个所谓创新中药打入国际市场。靠“创新药物”没从外国人那里挣来外汇。反而许多洋中药却以低廉的价格从我国获得原料，再以高昂的价格返销中国市场，中国人不得不花高价来吃洋中药，让外国人赚了大笔“中国外汇”。因此，中药的创新应主要立足于满足国内民众的需要，充分占领国内市场，想方设法让国人用得上、用得起安全有效的创新中药，再说，只要药好，“酒好不怕巷子深”，只要药好，在改革开放的大环境下，外国人到中国来买中国药不是也很好吗，不是也一样能创汇吗。

中药创新药物的研制应在继承的基础上创新，并且继承重于创新；用现代科学的方法来诠释中医药的现代科学内涵，而不是改变中医药的传统内涵。早在10年前，中国工程院院士，时任中国中医科学院院长王永炎教授就提出：在充分利用单味中药配方颗粒生产技术的基础上，以道地药材为主体，以“经典小复方”为起点，开展“中药小复方颗粒”的研制有着重要意义。“经典小复方”采用传统“共煎”方法制成，其内容物与汤剂一致，因而疗效确切，同时又可根据辨证论治的原则适当配伍“单味中药配方颗粒”使用，更符合中医用药原则。因此，从“经典小复方”入手，逐步扩展到“经典名方”，着眼名医名方的再次开发，研制“名方主方加调剂方”的中药创新药物，确实是中药创新药物研究的一条重要途径。

所谓“名方主方加调剂方”就是：在对经典方进行二次开发的同时，根据中医临床辨证施治的用药原则，针对不同的病症开发辨证调剂方药，将主方与调剂方“再配伍”用于临床，以充分发挥中医辨证施治的优势。

5 中药的给药途径不能随意改变，注射剂不适合于中药制剂，以中药的有效部位或成分研制的注射剂已不属于中药范畴

近年来，中药注射剂已成为讨论和研究的热门话题。随着越来越多中药注射剂的研发和应用，其在应用过程中凸显出来的的安全问题也越来越引起各方关注，其中首要问题就是过敏反应。笔者认为中药不宜开发研制成注射剂。

首先，中药注射剂的成分不可能完全清楚，即使是微量的不明物质进入机体组织或血管，都有可能引起不可预料的不良反应。而中药注射剂一旦发生过敏反应，又很难判明过敏原是中药固有的成分，还是在制剂过程中成分变化或外来污染物质所致，这对于有效预防和快速消除过敏反应都是极为不利的。成分百分之百清楚的注射剂已经不属中药的范畴，而且，与西药的联合用药相比，成分完全清楚的中药注射剂并不具备任何优势。因此，中药创新药物的研制，不宜选择注射剂的形式进行开发研究。

6 组分组合和成分组合不能代表饮片配伍

近年来，许多进行中药创新药物研究的药学工作者，为了体现所研制中药的创新性，将处方中主要“有效成分”明确的饮片，以其主要有效成分取而代之进行组方来创制新药。如此研制出的新药的优点是服用量小、质量易于控制。但如此研制的中药早已脱离了中药的概念，因为中药中任何组分或成分只是中药化学成分的一部分，相应的生物活性也只是中药整体生物活性的一部分，而不是全部。从中医药理论的角度而言，任何组分或成分都不能完全体现饮片本身的药性。因此，严格地说组分组合和成分组合不能代表饮片配伍。

7 中药应该制定中药特色的质量标准，不应该一味追求和迎合国际标准

“中药标准与国际接轨”也是中药现代化行动目标之一。可是，口号喊了很多年，至今都没有真正找到中药标准的“国际轨”在哪里，这国际轨似乎是一种无形的东西。外国人要求中药应有什么标准，我们就去制定什么标准。有条件的一定要制定，没条件的一定要创造条件，根本不可能达到的哪怕是赔血本也要达到。部分研究者比较热衷于研究国外的药品法规，并到处“指导”人们在外国人的法规下研究中药，其唯一的目的就是要让中药走向世界。众所周知，判断药物好坏和优劣的唯一标准是其临床疗效。邓小平先生说过：“不管白猫黑猫，抓住老鼠就是好猫”。药物也是一样，不论中药、西药治好病就是好药。中药新药质量的最有效评判标准是其临床疗效。因此中药创新药物的研制应在继承的基础上创新，产品质量应实行生产过程控制与产品质量控制并重的方针。为中药制定能充分体现中药特色的质量标准，而不能一味迎合外国人的要求。

8 急于求成、浮报虚夸有悖于科学发展观

中药有丰富的临床经验和基础，与西药相比，中药新药的研制可以大大缩短研制周期，但也不能急于求成。急于求成、浮报虚夸有悖于科学发展观。如一些临床有效方稍加改动，简单地以文献报道的有效成分进行提取工艺优化研究，便可以成型临床用药；或随意一个化合物稍加结构修饰（简单基团的加减），就要立项开发新药研究。另一方面，在中药创新过程中过多地使用一些名词创新、概念炒作，造成许多项目重复立项、高调低水平重复。再则，在新药审批过程中也存在着不尽如人意的地方，如当某新药第一次申报由于某些申报资料不符要求，审批部门给予的修改、补充时限过短，因而就出现了某些“创新者”“修改”实验数据、改变测定数据的时间等造假行为。有些“创新者”则是单纯在药物剂型上做文章，从蜜丸改成片剂、再从片剂改成口服液、进而从口服液改成冲剂，同一种药的不同剂型，除了让人眼花缭乱，让患者无所适从外，是否能保证原剂型的临床疗效却不得而知。

9 科研管理模式有待进一步完善

目前从事一线科研工作的人除了要做好一线的研究工作外，还要花大量的时间和精

力来“争取”项目。现在有些项目的招投标注入了太多的“社会关系”和“权力”因素。科研一线工作者要想得到一个哪怕只有几万元的小项目，都必须竭尽全力去理解、迎合立项部门的“意图”，按照由“专家”们预先设定的思路去申请项目，而这些“专家”往往既是招标者又是投标者。因此，他们的“中标”概率要比其他研究者大的多，而这些“专家”往往兼有重要的行政职务，行政事务性工作几乎占用他们的全部时间，“中标”后，根本无暇顾及到项目的实施，因此就“创造”出了“科研承包制”，层层转让、层层承包。虽然这也可谓“科研管理创新”，但其结果怎样，业内人士应看的很清楚。笔者认为，科研工作还是应提倡“百花齐放、百家争鸣”的方针，多给科研一线工作者一点自主创新的空间。

10 结语

以上只是笔者在长期的中药科研一线工作的一点体会，可能很不完善，有的地方可能过于片面。中医药虽然得到世界上越来越多人的肯定，中医药科研工作也得到国家相关部门越来越实在的重视。但中医药事业的发展最关键还是要求从事中医药研究领域的人们尊重科学发展规律，在遵循“科学发展观”原则的前提下，实实在在地按照科学发展规律进行科学研究，以促进中医药事业的发展。

【论文来源】

肖永庆*，张村，李丽．中药科研中几个值得探讨的问题［J］．中华中医药杂志，2010，25（04）：487-490.

中药炮制与饮片研究技术平台建设探讨

饮片入药，辨证施治是中医用药的特色，中药饮片既可根据中医处方直接入药，又可作为中成药的生产原料。从中药新药的创制过程而言，只有饮片的质量稳定，才可确保中药新药生产过程稳定可控，从而才有可能以优质饮片为原料，研制出临床疗效确切、质量稳定可控的中药创新药物。因此，中药炮制与饮片研究是进行创新中药研究中不可缺少的重要环节。

中药炮制与饮片学科是最具有中医药特色的学科，是中药创新药物研究平台不可缺少的重要组成部分。而中药炮制与饮片研究平台的核心应由传统中药饮片炮制原理、炮制工艺规范化和饮片质量评价方法研究的技术平台组成。其中包括中药炮制理论及原理研究方法技术体系、具有地域特点的饮片炮制工艺规范化研究技术体系和基于炮制原理的具有中药饮片个性特色的质量评价体系。同时建立国内研究水平一流、研究设备先进、炮制科研人员梯队健全的“中药炮制与饮片学科”研究技术平台，为中药饮片产业的发展和中药创新药物的研制提供技术支撑和服务。

1 中药炮制与饮片学科研究中存在的主要问题

虽然已有100余种中药饮片以国家科技攻关项目进行过炮制工艺规范化和质量标准

研究，但由于研究方法的问题，许多研究结果不能得到广泛的应用，在饮片炮制工艺规范、质量评价方法等方面存在诸多问题。

1.1 炮制工艺工序问题

中药饮片以根茎部位入药的约占1/3，而所有以根茎部位入药的饮片在炮制加工中都须经过润制工艺，在润制过程中许多有效成分遭到不同程度的流失或破坏，特别是有效成分为水溶性成分的中药，如丹参、升麻、桔梗、黄芩、黄芪、柴胡、白芍、三七、人参等，其有效成分在炮制过程中的流失更为突出，严重地影响了中药饮片质量和临床疗效的稳定性。

1.2 饮片炮制工艺地区差异问题

我国幅员辽阔，各地用药习惯不尽相同，同一饮片的炮制工艺在不同的地区存在着较大差异，如川芎（生切、蒸切）、桔梗（去皮、不去皮）、栀子（个炒、碾碎炒）等。在进行炮制工艺规范化过程中，如何“求大同、存小异”和“尊重差异、谋求共存”也是一个值得研究的问题。

1.3 炮制机械及饮片生产线问题

中药饮片生产的现代化是中药现代化的重要环节，从“九五”后期及“十五”期间已完成课题所存在的问题发现，影响炮制工艺规范化研究和饮片自动化、现代化生产的主要因素之一就是炮制研究仪器设备和饮片生产机械问题。就目前的饮片生产机械而言，无论从性能、自动化程度及生产能力上远远不能适应饮片规范化生产的需要。因此，要想加快中药饮片生产工艺的标准化、产业化进程，必须加强高技术含量的饮片生产机械和仪器设备的研制及饮片生产线的建设。

1.4 生、熟饮片质量评价方法问题

目前，同一来源药材饮片的生片与制片的质量评价方法和内容相同，不足以反映饮片质量评价的专属性。如以栀子（栀子苷）为代表的炒制种子类饮片及大黄（游离蒽醌）、女贞子（特女贞子苷—红景天苷）等蒸制饮片。栀子和焦栀子均采用在炮制过程中变化很小的栀子苷为指标性成分进行质量评价，而忽略了其色素的变化；生大黄和熟大黄均采用水解法测定其游离蒽醌的含量，而掩盖了大黄在炮制过程中蒽醌苷类成分向游离蒽醌转化的现象；女贞子和酒制女贞子也都以特女贞子苷的含量为质量控制标准，而忽略了在酒制中特女贞子苷向红景天苷转化的过程。生、熟饮片的质量控制标准相同，致使不能有效区分和控制生、熟饮片的质量，进而影响中医的临床疗效。本着能真实、客观、科学地反映饮片内在质量的原则，倡导在挖掘饮片炮制原理的基础上，以现代分离、分析手段结合生物活性研究，建立传统鉴别与现代科学技术相结合的、具有饮片个性特色的质量评价模式。

1.5 加辅料炮制问题

加辅料炮制饮片的质量标准未考虑辅料在制片中的存在标准，同时辅料的标准也存在诸多问题，如黑豆汁制何首乌、姜制栀子、吴茱萸汁制黄连、甘草汁制吴茱萸等，故难以保证饮片的临床疗效。

1.6 炮制原理研究问题

如果从炮制的理论体系而言，它归属于中药药性理论学科比较合适。因为中药炮

制原理的核心是中药在炮制后其药性发生了改变。但从其工艺过程而言，它又似乎属于中药制药学科。因此，如果将炮制单独作为一个学科来处理，它应该是一个综合性学科。但炮制要作为一个学科来发展，必须首先解决好如下问题：中药经炮制后，由于其科学内涵（物质基础和生物活性）变化而导致药性改变。只有探明炮制前后科学内涵变化规律，才能以此为纽带剖析炮制与药性改变的相关性。而且，只有在探明中药炮制前后其主成分结构和量比关系及其生物活性整体变化规律的基础上，才能全面、客观地反映炮制改变中药药性的科学内涵变化规律，并为炮制工艺规范化和饮片质量优劣提供科学的评判标准。而过去的炮制原理研究只是停留在理论意义上，如何根据炮制工艺规范化和饮片质量标准科学化研究的需要来进行炮制原理的研究仍然是一个值得探讨的问题。

2 中药炮制与饮片学科技术平台建设的主要内容

中成药和中医临床入药的是中药饮片，炮制研究的对象是饮片而不是药材！完全套用药材的研究方法去研究饮片，一方面违背了中医用药实际，更重要的是脱离了饮片炮制理论体系的研究结果，没有科学意义和实际应用价值。基于饮片科研和生产中存在的主要问题，从中药现代化今后的发展趋势而言，炮制与饮片学科平台建设重点在以下几个方面：

2.1 基于炮制原理研究的理论创新

中药饮片炮制基本原理的核心是中药饮片在炮制后其药性发生了变化。这种变化主要是指向位药性和功能药性的改变，主要表现在现代药理作用方向和强度发生了变化，其根源还是炮制后其内在物质基础内涵发生了变化。深入研究这些物质基础—化学成分组合的变化规律和炮制前后化学成分组合的生理活性变化规律，探明中药炮制后科学内涵变化与药性改变相关性，从而阐明炮制基本原理，不但进一步丰富中医药理论的科学内涵，而且为炮制工艺的规范化和饮片质量控制标准的制定提供可靠的科学依据，为不同炮制饮片的深加工应用研究提供可靠线索。因此，抓住“炮制与药性改变相关性”这一关键问题，从“加热炮制”“配伍炮制”等方面来进行“炮制与药性相关性”研究，建立炮制原理研究方法技术平台，对于饮片加工工艺技术平台、质量标准研究技术平台的建设均具有十分重要的意义。

2.1.1 研究模式创新 加热炮制是中药饮片最常用的炮制方法，饮片加热炮制后由于其科学内涵发生变化，而引起药性的改变。开展饮片炮制前后物质基础和生物活性等科学内涵变化规律的研究，揭示中药加热炮制原理，为饮片规范化炮制工艺研究和质量评价标准的制定提供科学依据。可通过对数种饮片的加热炮制原理研究，建立加热炮制原理的研究模式。

2.1.2 炮制理论创新 “配伍炮制”实质是所谓“加辅料炮制”，但在炮制过程中“辅料”这一提法并不确切。从炮制对药性的影响角度而言，配伍炮制可分为“反制”和“从制”。“反制”有“以热制寒”（如酒炙黄连）和“以凉制热”（如甘草汁制附子）、“从制”有“以热制热”（如生姜制附子）和“以寒制寒”（如胆汁制黄连）。可通过对数种有代表性饮片配伍炮制原理的研究，建立配伍炮制原理的研究模式。

2.2　基于根和根茎部位入药的饮片产地炮制方法研究的饮片炮制工序创新

针对最常用的饮片炮制技术，改变中药先干燥加工成药材后再浸润、切制、干燥成饮片的传统炮制加工工艺，在药用部位干燥到合适的时候，直接切制、干燥成饮片，建立饮片产地炮制加工新方法。该方法不但能有效地消除药材在存储、运输过程中造成的霉烂变质现象，而且大大减少了再浸润过程中有效成分的流失，确保中药饮片的质量和临床疗效。可通过对数种根和根茎部位入药的中药进行产地炮制方法研究，建立中药饮片产地炮制加工模式。

2.3　基于具有地区特色的饮片炮制工艺规范化研究的炮制工艺规范化研究方法创新

国家在“十五”攻关期间立项进行了100余种中药饮片的炮制工艺规范化研究，但多数“规范化”了的炮制工艺却没有被国家相关部门和生产企业所接受和应用。其原因虽有技术含量的问题，但更重要的是规范化研究方法存在着较大问题。我国幅员辽阔，同一饮片的炮制工艺在不同的地区存在着较大差异。因此，有必要遵循“求大同、存小异”和“尊重差异、谋求共存”的原则，进行具有地域特点的炮制工艺规范化研究，使其研究结果具有更广泛的实用性。可通过对数种在炮制工艺上具有地域差异的饮片的炮制工艺规范化研究，建立具有地区特色的饮片炮制工艺规范化研究模式。

2.4　基于炮制机械革新改造及饮片生产线建设的饮片生产机械的革新

炒制机械是饮片生产过程中最常用、使用频率最高的机械设备。以炒制机械的革新为核心，按照自动化、规范化、可控化、规模化的要求对饮片生产全过程中所需机械先急后缓地逐一进行更新配套改造，为规范化、机械化的饮片生产线的建成提供基本“元件”。同时制定饮片生产设备的性能标准，逐步实现饮片生产机械的标准化和生产过程的生产线化。

2.5　基于具有个性特色的饮片质量评价标准研究的饮片质量评价体系创新

中药饮片的“生片”与“制片”之间在药性上普遍存在着差异，其配伍应用方法也不尽相同，因此在其质量评价方法和内容方面也应有不同。过去那种用同样的方法和内容来评价生、制片的法规已不能适应现代科学发展的需要。因此，主张在炮制原理研究的基础上，建立具有饮片个性特色的质量评价方法，也就是每一种饮片应具有其专属性的质量评价指标。可通过对数种炮制原理研究有一定基础的饮片进行专属性评价方法的研究，建立具有个性特色的饮片质量评价模式。

2.6　基于建立饮片的生产、销售和应用信息系统的管理模式的创新

中药饮片质量的优劣，直接关系到中医的临床疗效。针对中药饮片的原料药材、炮制加工等各个环节进行质量追踪，建立中药饮片身份信息识别制度；优选品种批量大，品质优良的地道药材，在炮制工艺规范、质量可控的基础上，建立中药饮片生产基地，创建名牌优质中药饮片。建立中药饮片生产、销售和应用信息网络系统，全国联网可查询包括饮片生产原料药材身份、炮制加工工艺过程、生产企业状况、质量评价方法等一系列保证饮片质量的信息。

3　中药炮制与饮片研究平台建设

中药炮制与饮片研究平台以推动炮制学科发展和服务于中医药产业化为宗旨，以传

统炮制方法和现代科学技术相结合，就中药炮制科研与饮片生产行业中亟待解决的核心问题，建立由传统中药炮制原理、炮制工艺规范化和饮片质量评价方法研究组成的饮片炮制技术平台，见图1-8。

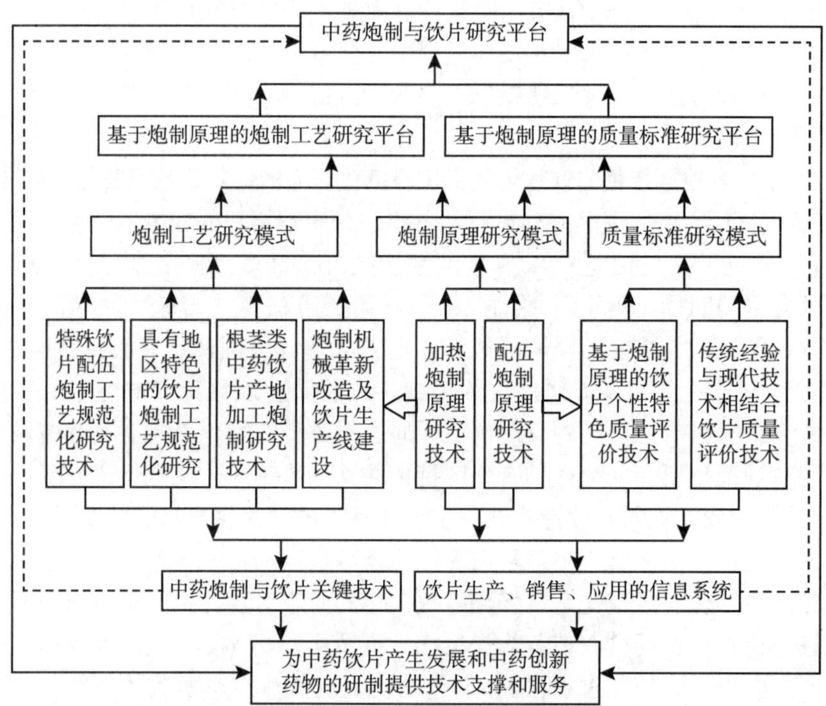

图1-8　中药炮制与饮片研究平台建设总体方案

以数种代表性中药饮片为研究对象，通过现代化学、分析、药效等综合系统的研究，开展中药饮片常用的加热炮制原理和配伍炮制原理的研究技术方法，探索建立中药炮制原理的研究模式。

根据传统饮片炮制存在地区差异的现状，结合现代饮片规范化、标准化和机械化生产的实际需求，选择数种代表性饮片，开展体现传统炮制方法的特殊饮片配伍炮制工艺和具有地区特色的饮片炮制工艺规范化研究技术，同时开展以中药饮片产地加工炮制和炮制机械革新改造及饮片生产线建设的现代中药饮片生产技术研究，结合饮片炮制原理研究，探索建立中药炮制工艺的研究模式。

以数种代表性中药饮片为切入点，开展以传统经验与现代技术相结合的饮片质量评价技术，以及基于炮制原理的饮片个性特色质量评价技术研究，探索建立中药饮片质量评价的研究模式。

以上述研究技术和研究模式为基点，构建基于饮片炮制原理的炮制工艺研究平台和质量标准研究平台，从而构建中药炮制与饮片研究平台。与此同时，充分利用这一平台，解决中药饮片生产过程控制和质量评价的关键技术，实现饮片生产、销售和应用的信息化管理，为中药饮片产业化发展、中药创新药物的研制以及中医临床提供技术支撑和服务。

4 炮制与饮片研究平台建设的经济和社会价值

在建立传统中药炮制原理、炮制工艺规范化和饮片质量评价方法研究的技术平台基础上，逐步建成国内研究水平一流、研究设备先进、炮制科研人员梯队健全的“中药炮制与饮片学科”研究技术平台。规范化的炮制工艺和饮片质量评价标准可广泛应用于饮片生产企业，将大幅度提高饮片质量和市场竞争能力，从而产生巨大的经济效益。建立的平台可为中药饮片产业的发展和中药创新药物的研制提供技术支撑和服务，为安全、有效、高技术含量中药新药的研制提供先决条件，有效地促进中药现代化事业的发展。通过炮制及饮片研究平台建设，可较大幅度提高科研人员的科学技术水平，建立研究人员组成结构合理、学科水平一流、具有较强科研能力的“中药炮制与饮片学科”科研队伍。

5 结语

总之，中药炮制和饮片研究在中药新药创制中的地位不容忽视，只有规范化、标准化的饮片炮制工艺，才能保证中医临床及新药生产工艺过程稳定；只有饮片的质量评价方法客观、科学、可控，才能保证中医临床疗效和新药产品的质量。在这一进程中，饮片炮制原理研究是基础和重点。因此，中药炮制和饮片的研究平台应以饮片炮制原理研究技术为依托，开展规范化和有特色的炮制工艺及饮片炮制新方法技术研究，建立适合于中药饮片特点、基于药效支撑的、具有饮片个性特色的质量评价技术和模式，为推动中药饮片的产业化、现代化发展，以及中药创新药物的国际化提供技术支撑。

【论文来源】

肖永庆*，张村，李丽．中药科研中几个值得探讨的问题［J］．中华中医药杂志，2010，25（04）：487－490.

Approaches to Revealing the Relation between the Processing and Property of Chinese Medicines

Research on processing principles is an important part of the property theories of Chinese medicine. As the foundation of traditional Chinese medicine （TCM） theory and the link between Chinese medicine and clinical application， it is generally considered that the property theory includes nature and taste， channel tropism， ascending-descending and floating-sinking， toxicity and non-toxicity， and other theories as processing techniques that have originated from the experiences of clinical practice. According to TCM theories， the properties are divided into the abstract-， shape-， orientation-， function-， integrative-， compatibility， formula-， taboo properties， and so on.

In recent years， more and more researchers have been concerned with the property theory and the relation between the mode of processing and the properties of Chinese medicine， and plenty of research on topics such as the theory of channel tropism and the relation between cold and heat and the Chinese medicine processing were carried out.

1 Discussion of the Chinese medicine theory on channel tropism

The channel tropism theory was found in the *Yellow Emperor's Internal Classic* mainly about the five kinds of taste (i. e. , bitter, acrid, sour, sweet, and salty), and was developed during the period of Jin and Yuan dynasties. The ancient books *Five Zang-Organs Generated of the Plain Question* recorded that the five tastes (i. e. bitter, acrid, sour, sweet, and salty) correspond to the five organs heart, lung, liver, spleen, and kidney, respectively. The same notion can be seen in the *Dispersing Five-Qi* of the *Plain Question*. Channel tropism refers to the selective effect of Chinese medicine on the body; that is, some medicines have selective functions on the physiological or (and) pathological state of certain *zang-fu* organs or meridians.

The research on channel tropism theory began in the 1950s, and several experimental methods were used to make positive explorations. First, the distribution*in vivo* was employed to study the relationships between channel tropism and the function sites or the dose-effect relationship between the effective components. This method focused on *zang-fu* organs and the direct pharmacological effects originated from the drugs.

Biological activity was another aspect considered in the exploration of the traditional Chinese channel tropism theory. It considered that the clinical efficacy of Chinese medicine was the foundation of the channel tropism theory, and the pharmacological effects could reflect the clinical efficacy. So there must be a correlation between the pharmacological effects and channel tropism. And some scholars believed that the affinity between TCM and acceptor were the mechanism of Chinese medicine channel tropism theory. It is in consistency to emphasize the Chinese medicine to the human body on special selective action aspect.

The clinical use of Chinese medicine is based on the TCM theories. The corresponding theory of five elements, the five flavors and the five *zang*, that is to say the sour flavor associated with liver, the acrid, bitter, salty, sweet flavor associated with the lung, heart, kidney, and spleen, respectively, is the most common theory. The five elements and the five-flavor theory is the core theory used in processing crude Chinese medicines to meet clinical needs.

2 Discussions of cold and heat properties of Chinese medicines

Based on the theory of "heat diseases treated with cold property medicines and cold diseases treated with heat property medicines" and the property change in processing, which in fact are due to the variation of chemical elements, Chinese medicines ascribing to cold and heat properties were selected as the research topic; the biological thermodynamics, fingerprints, pharmacokinetics, genomics, proteomics, and other methods were employed to explore the cold and heat property variation regulations due to material basis, energy metabolism process, drug metabolism*in vivo*, and genomics which could explain the whole control action of the cold and heat properties of Chinese medicine on molecular, gene, acceptor, signal conduction system, and gene-network levels and discuss the scientific variations in the properties of Chinese medicine by means of multi-target, multi-level and multi-link methods.

The cold and heat properties of Chinese medicine might have correlations with the energy metabolism process of an organism. Some investigator took the microcalorimetry technology from the biophysics and biochemistry angles to probe into the objective aspects of Chinese medicine. And they thought that the microcalorimetry technology could be used as an effective way to measure the Chinese medicine property. Studies have shown that a lot of cold-property Chinese medicines could inhibit the excitability of the central nervous system; decrease respiration, circulation, metabolism, and function of muscle activity; and weaken the body's ability to respond to pathogenic stimulation. On the contrary, heat-property Chinese medicines could increase nervous activity; promote respiration, circulation, metabolism and endocrine system function; supply energy, and so on.

Cold-and-heat property Chinese medicines had different influences on different pathological states. Research has indicated that after administration of a heat-property medicine, the body temperature, heart rate, respiratory rate, and blood pressure of a cold-pattern patient were increased in varying degrees, but the amount of saliva was reduced and the balance index of vegetative nerve gradually increased in favor of negative value. On the other hand, after taking a cold-property medicine, the heat-pattern patient had the opposite reactions.

In the same way, when different Chinese medicine products acted on the living body, the interaction (energy form) between the processed products and the organism probably changed. Studies have shown that different varieties of Chinese medicinal materials and different specifications of processed Chinese medicine products could lead to change of cold and heat properties of Chinese medicine. The biological thermal spectrum and main thermodynamics parameters are also changed, which are correspondent to natures of TCM prescription.

However, understanding Chinese medicine properties qualitatively and quantitatively is a problem difficult to solve even in the future. In order to solve this problem, as our viewpoint, it is necessary to acknowledge the fact of "Chinese medicinal theory" and "Chinese medicine property changed by processing." To study Chinese medicinal properties, one has to start from the closest property theory to modern science; clarify its scientific intensions by modern scientific methods and means to know it, rather than rigidly to define with modern scientific and technological research results. That is to say, at present, it is unable to directly define and interpret Chinese medicine property theory in terms of modern science.

We consider that in numerous property theories, the function property is probably the closest and the easiest junction to exchange with modern pharmacology by the concrete phar-macological effectiveness. The fact proved that the combination of the function property and pharmacological effect is the most significant and convenient way to understand the fundamental TCM theories by modern scientific technologies. Therefore, the theory of the function property can be obtained with the modern scientific methods which may clarify the scientific intensions through basic research.

The change in property of Chinese medicine is the key to the traditional medicine processing principles. The change mainly points to the orientation property and functional property that have been reflected from the clinical efficacy variety. In modern pharmaceutical research, the biological effects have changed either in direction or in intensity, which in fact are due to changes of their intrinsic chemical substance foundation. The main processing methods leading to property changes could be divided into two kinds, namely the heat processing (stir-heating, steaming, boiling in a short time, roasting, etc.) and the compatibility processing (processing with alcohol, vinegar, salt-water, ginger juice, honey, decoction liquid, etc.). Heat processing can change the property mainly by transforming the chemical structure of the processed product and the ratio relationship among the existed components. For example, in Chinese herb*Gardenia*, the primary causes for its property changes by stir-heating are the diterpenoid pigments changed in the structure and content ratio changed among diterpenoid pigments and iridoid glycosides. Compatibility processing can also change the property by the heat procedure, which not only leads to the structure and composite proportion among the chemical components variety but also has the interaction among Chinese Material Medica (CMM). In *Gardenia* roasted with ginger juice, owing to the stir-heating procedure, the interaction between the components of the ginger juice and *Gardenia* must be taken into account after processed. So, studies of the varieties and relationship between the chemical component group and its biological activities are carried out to probe into the variation regulations of the scientific intensions about the changed property of Chinese medicine so as to clarify the Chinese processing principle. They not only enrich the scientific intensions about Chinese medicine property theory but also present a reliable scientific basis for the technologic standardization, quality control criterion, and profound processing applications of Chinese medicine processed products.

The process of raw Chinese medicines being prepared according to the given technique into processed Chinese medicine products is a traditional experience, along with the property changed. This is also the elementary theory propounded over several thousand years of Chinese medicine clinical summarizations. So, the correlations among the crude Chinese medicine, processing method, processed product, and property are easy to understand from the perspective of Chinese medicine theory (Fig. 1-9). Crude Chinese medicine (raw pieces) is the known constant elements. Processing is the known alterable elements because the same crude Chinese medicine through several different processing methods can be processed into a variety of products and every processed product has their own properties different from others. This viewpoint has already been confirmed by thousands of years of Chinese medicine clinical practice. Thus, Chinese medicine property is attributed to the known alterable elements. And the unknown variable elements are the scientific intensions (chemical substance and biological activity) of crude Chinese medicine (raw pieces) and processed products. The chemical substances include the main chemical components and the component-group, which is absorbed and metabolized *in vivo* from the constituents. Differences in the chemical composition and the content proportion lead to the variety of biological activity in the nature and intensity.

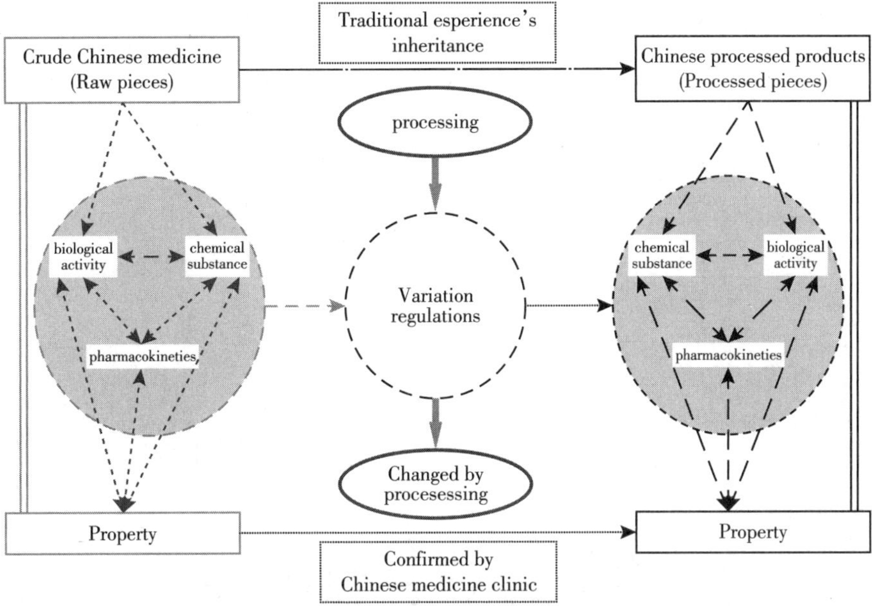

Fig. 1–9　Basic research idea

From the exploring practice, we call for use of traditional methods combined with modern methods to solve new problems, using the classical methods combined with network analysis to solve complex problems. Taking the chemical substance variation before and after processed as a starting point, the systematic study of chemical components of the various processed products will be carried on, so as to verify the composition of the main component-group and their content-relationship, and their change-regulations. Taking the Chinese medicine function property transformations as the main clue, the study is to engage in comparing different efficacies of processed products and the main component-group by modern technical methods. Proper mathematical and statistical methods of the changes of chemical elements and pharmacological effects are used to elucidate the changed-pattern of scientific intensions about the changed property by processed, and the correlations between the property transformation and processing. It also can enrich the scientific intensions of Chinese medicine property theory (Fig. 1–10).

The research pattern was advocated as follows: taking variation regulations of the scientific intensions (chemical substance and biological activity) as the link, using modern mathematical analysis to elucidate the intrinsic relation between Chinese medicine processing and the changed property (Fig. 1–11, 1–12).

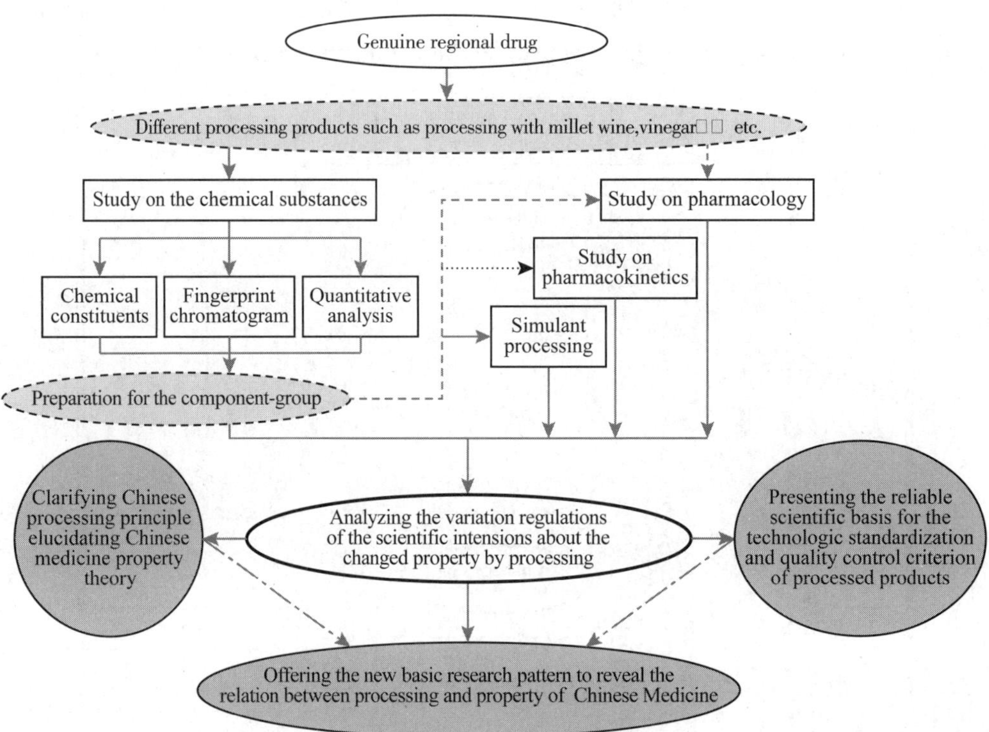

Fig. 1-10　Technical routes

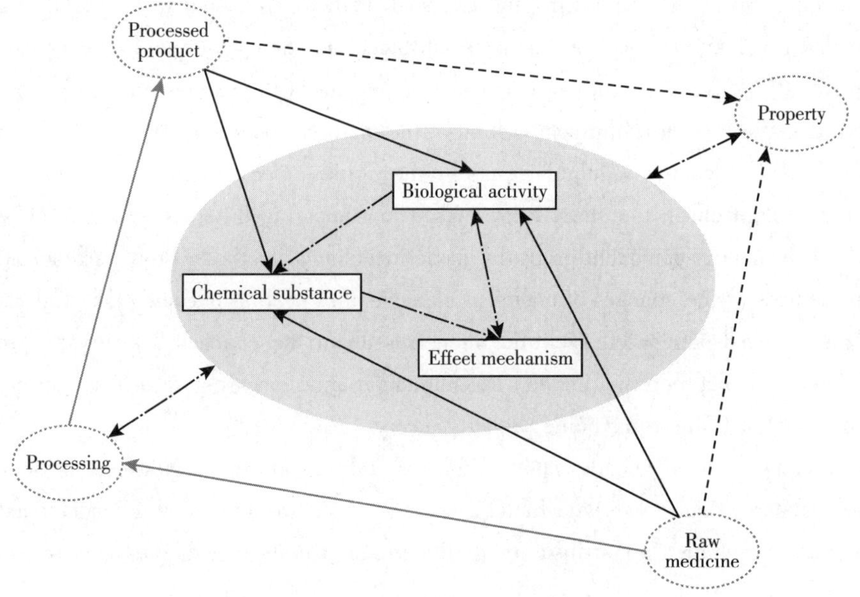

Fig. 1-11　Relation between processing and property by scientific intensions variation

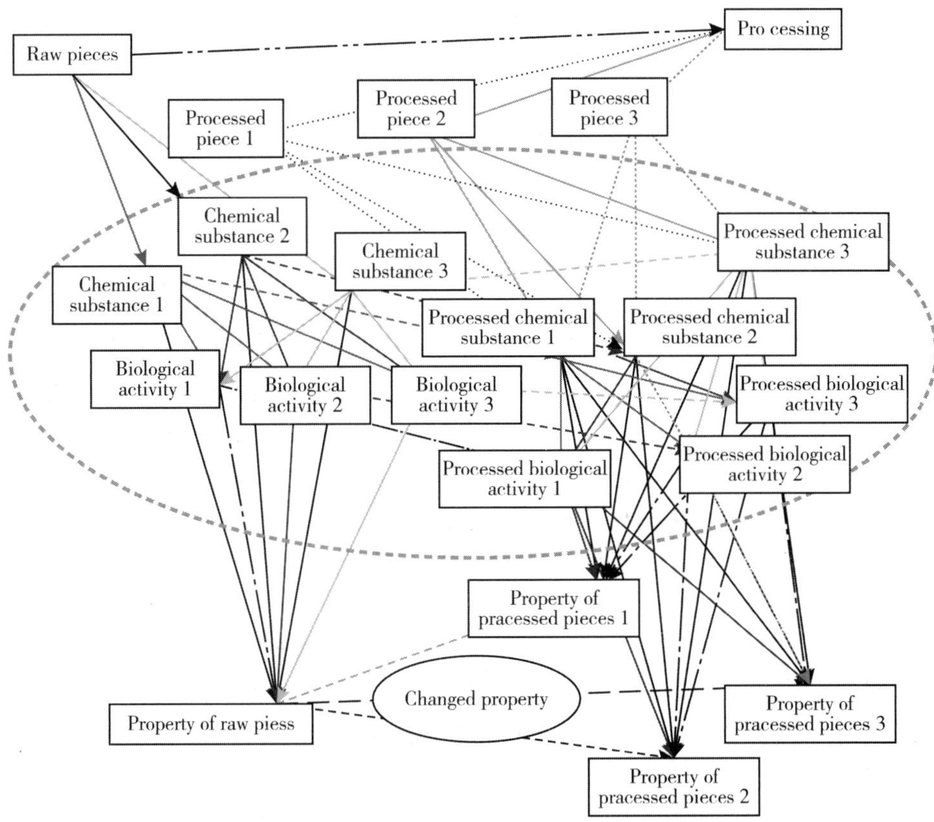

Fig. 1-12 Analysis of the overall relation

In the middle ellipse circle is the scientific intensions, including chemical substance, biological activity, and effect mechanism. Crude Chinese medicines (raw pieces) become final products through processing, and different processed products have their own properties according to different processing procedures. Processing is connected with the changed property through the scientific intensions variation, and every scientific intension factor associated with each other. Therefore, the so-called relation analysis must be through massive "small relation" in order to expound the "big relation" analysis of "macroscopic overall relation" about processing and the changed property (Fig. 1-12). Based on the experiments for the scientific intension actual content (chemical substance and biological activity) and their differences or variation regulations, the whole correlation is analyzed by mathematical methods. Among them, each substance (chemical substance 1, chemical substance 2, etc.) has different contents according to their origin (from different processed products). The close relations occur not only within themselves but also exist either (and) together and (or) between the individual and the biological activity overall. It is only a comprehensive analysis on the correlation about the scientific intension of each "element" (some are "hidden" elements), taking the overall effect of variation regulations from each "element" as a link. It is possible to parse the relation about processing and the changed property.

The ultimate goal is to study the connection between the processing and the changed property. Besides that, there are many other substances and biological activities can be measured. Taking full advantage of these scientific intensions will not only obtain accurate relevant models, but may also reveal the internal relations among the substance, biological activity, and property.

We will take the processed *Rhubarb* as an example to illustrate the feasibility mentioned earlier. In the implementation of the Major Program of National Natural Science Foundation of China, the author took chemical components variation of Chinese herb *Rhubarb* before and after processing as a breakthrough point, using the "bitter-cold subsidence" effect as the indication for comparative study the fingerprint chromatograms and the main chemical components contents about raw pieces, pieces roasted with millet wine, prepared pieces and charring pieces as well as for discussion the purgation mechanism of processed products of *Rhubarb*. The results indicated that the bitter-cold property based on traditional property theory gradually weakened in order of raw pieces, pieces roasted with millet wine, prepared pieces and charring pieces. And the purgation intensity based on the modern pharmacodynamic study reduced gradually in the same order. The bitter-cold property and the purgation intensity exhibited the highly consistent trend. On the other hand, the main component of the comparative study shows that the content of anthraquinones, which was taken as the main substance of purgation effect, was varied among different processed products and the content variation was in consistent with the variation trend of the bitter-cold property and purgation effect (Fig. 1 – 13) Namely, pieces roasted with millet wine compared with raw pieces, contents of various components showed no significant difference. The prepared pieces and charring pieces compared with raw pieces, the content of anthraquinone glycosides were significantly reduced but the aglycone content increased. The ratio of total contents of aglycone and glycoside was nearly 1∶1 in prepared pieces of Rhubarb. Contents of anthraquinone glycosides were little in charring pieces of Rhubarb. Furthermore, fingerprint chromatograms were consistent with the composition determination results. In addition, the content of phenylbutanoneglycosides and stilbenes glycosides follows the same trend as the content of anthraquinone .

In a word, it is a very complex issue to research the relations between Chinese medicine processing and Chinese medicine property. First of all, so far it can neither use the appropriate modern terminology to "qualitative" property, nor to "quantitative" property in mathematical concept. Although the biological activity intensity variation before and after processing could reflect the property changes, we cannot quantify the property variation. Therefore, when we research the correlation between Chinese medicine processing and the changed property, first we must be sure of the property change and then use modern scientific methods to understand the relevant scientific intensions of this change, and thus, try to find out the essence of property change and explore the correlation from the variation regulations of the scientific intensions before and after processing.

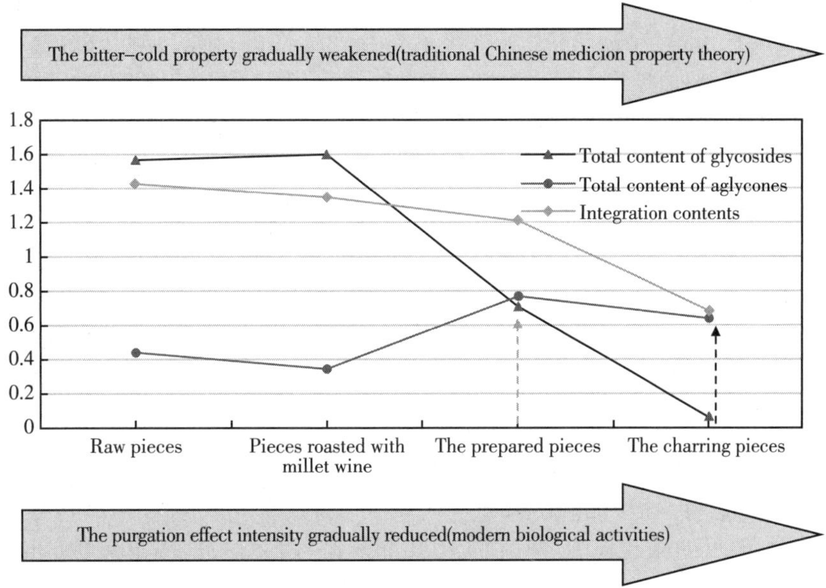

Fig. 1-13　Variation trends of anthraquinones, bitter-cold property, and purgation intensity of the processed *Rhubarb*

【论文来源】

Zhang Cun, Li Li, Xiao Yongqing*. Approaches to Revealing the Relation between the Processing and Property of Chinese Medicines [J]. World Science and Technology, 2010, 12 (6): 876-881.

浅谈中药饮片规范化生产和过程控制

中药材、中药饮片、中成药是中药行业的三大支柱。中药饮片炮制技术是中医在数千年的医疗实践中不断总结、改进、发展形成的一项传统制药技术。在“七五”至“十一五”科技攻关计划中，先后开展了100余种常用中药饮片的科学研究，取得了一批科研成果，逐步提高了中药炮制学科的学术水平。目前，饮片产业的市场容量不断增大，中药饮片行业已进入一个全面快速发展的新时期。但中药饮片行业在面临着良好发展机遇的同时，也遭遇到严峻的挑战。全国现在登记在册的中药饮片生产企业虽然通过GMP认证，但就整体生产规模和整体生产状况而言，仍然是生产规模小、生产工艺不规范、原料药材来源混乱、生产加工设备落后，整体发展状况不容乐观，饮片质量也难以得到保证。因此，加强饮片生产和市场流通管理，逐步实现中药饮片规范化生产和过程控制势在必行。

1　中药饮片行业发展现状

1.1　饮片行业科学技术发展现状

在“九五”和“十五”期间，部分饮片生产企业如安徽沪谯中药饮片厂、广东康美药业有限公司、四川新荷花等，与科研单位、大专院校一道参与了攻关课题的研究工作。有些企业与科研单位协作进行了饮片质量企业标准的研究，如安徽沪谯中药饮片厂，与全国十余所科研院所、大专院校一道共同进行了33种中药的60余种饮片的注册标准研究。同时以中国中医科学院中药研究所炮制科研团队为代表的科研单位，协助部分饮片生产龙头企业在国家和地方部门的支持下，建立了专门的炮制技术和饮片生产工程研究机构，如安徽沪谯中药饮片厂（国家中药饮片高技术产业示范基地）、广东康美药业股份有限公司（广东省中药炮制工程技术研究中心）、山东鼎立中药材科技有限公司（山东省中药炮制工程技术研究中心）在中药饮片生产的条件与装备、科研的软、硬件与人才队伍等方面，具有了筹建国家工程研究中心的实力和条件。但就整个饮片生产行业而言，企业自身的科研队伍、科研条件和创新能力尚不容乐观。

1.2　新技术、新工艺、新设备的应用现状

1.2.1 对易产生粉尘生产区，许多饮片生产企业采用了水处理与吸尘式处理设备，从而最大限度降低了内外环境的污染。

1.2.2 原料药材的浸润采用了气相置换式润药设备与可控式喷淋装置。该设备的主要原理是将待软化的药材洗涤后放入气相置换式润药机内，密闭后进行抽真空，使药材组织中的水分、空气抽尽，然后通入蒸汽，使蒸汽迅速进入药材组织内部，由于蒸汽分子的能量远远大于普通水分子能量。因此有极大的穿透力，十分容易进入药材组织内部。与传统的浸泡软化药材方法相比具有无可比拟的优点：①极大地缩短了药材软化的时间，提高了生产效率。例如药材泽泻用普通浸泡软化的方法，需要7天（168h）左右，而使用气相置换式润药机只需4h左右就能达到工艺要求。②气相置换式润药基本无残留水产生，最大限度地保留药材的有效成分，对提高产品质量起到了一个飞跃的作用。传统浸泡润药，药材中水溶性有效成分随浸泡水流失达30%以上。③节约水资源，按传统浸泡方法。一般水与药材的比例为10∶1，即100kg药材就需要1000kg水。而一般药材含水量在20%左右即已软化，即采用该工艺100kg药材理论只需20kg水，极大地节约了可贵的水资源和降低了成本。④按传统浸泡方法药材的含水量基本在50%以上。而用气相置换式干燥法，切片前药材的含水量≤20%，因此采用该工艺可极大地缩短后期干燥的时间和减少干燥时的能耗。⑤由于该设备工艺采用全自动控制操作，避免了以往由于浸泡时间长容易产生药材霉变腐烂等药材变质的现象。

1.2.3 饮片的切制采用了离心式切片机的先进工艺。传统工艺都采用的药材通过履带挤压送入刀口，切片机刀片做上下往复运动或旋转运动来切断药材，药材经过挤压和切片的切砍，使饮片的片不整、易碎，再加上刀片运动过程中产生较大间隙使片形厚薄长短不一，影响产品质量。离心式切片机的原理是，刀片固定不动，药材在圆周壁的切点上与刀刃相擦时将药削成形，避免了传统切药机的缺点，提高了产品质量和成品收率。

1.2.4 饮片的干燥采用了网带气流式干燥机新工艺。其基本原理就是将含水量较高的物料通过播料器均匀摊播在匀速前进的不锈钢网带上，由蒸汽产生的热空气通过鼓风设备从物料上经过，带走物料中的水分，达到干燥的目的。在操作过程中，播料的厚度、网带的走速和干燥的温度实行自动可控。热源分布均匀，避免了传统干燥方法的水分蒸发不均而引起的物料含水量不均的现象和部分糊化、焦化，部分含水量超标的现象。

1.2.5 以油、电为能源的炒制机械正在得到广泛应用。采用全自动燃油温控式炒药机，炒药过程中产生的尾气采用水除尘式净化设备。炒制过程中，温度、时间等参数的可控，避免了传统炒药纯粹凭经验、肉眼观察而带来的质量不稳定性，并达到了环保要求。

1.2.6 生产线建设。生产流程中的物流以单向（递进式）的形式进行传递，物流的传递实施自动与半自动，以及人工作业相结合的办法，不存在交叉污染，不存在相互间的影响。

1.3　中药饮片生产中存在的主要问题

1.3.1 饮片生产原料药材来源混乱，直接影响饮片质量。多数饮片生产企业的原料药材并非专用基地生产，而是从市场购买，这样就造成产地不明、采收时间不清，甚至基源混乱，因而难以保障饮片质量的稳定。

1.3.2 饮片生产工艺不规范，缺乏科学可控的饮片质量评价标准。中药饮片是国家法定的药品，属于药品中的一个大类，但饮片生产普遍存在炮制工艺不规范，炮制程度较难判定，无论是《中国药典》还是全国及各省市炮制规范，均是应用传统的方法来控制炮制程度，总体而言，饮片生产企业的生产过程可控性仍不足；饮片质量参差不齐，缺乏科学、客观、易控及专属性的质量评价方法来控制其质量，即使是《中国药典》中收载的饮片质量标准也是生、制品采取相同的评价方法；“九五”以来的炮制科研成果虽具有一定的示范性，但还缺乏更广泛的实用性。

1.3.3 饮片生产专业化、规模化程度低，制约饮片行业的发展。虽然通过前几年的GMP改造，在某种程度上整顿了饮片的生产环境，但目前多数饮片企业还是作坊式生产；饮片生产设备不配套而形成不了真正意义上的规范化生产线，小而全、多而杂的生产方式阻碍了饮片生产规范化、专业化、规模化的发展。

2　中药饮片行业急需解决的问题

2.1　加强中药饮片地域性生产工艺的规范化研究

由于我国幅员辽阔，各地用药习惯不尽相同，对于同一个饮片品种，饮片炮制工艺也不尽相同，形成了各具特色的炮制方法。目前大多数中药饮片，特别是加热、加辅料等方法炮制的品种，各地区的炮制工艺不一，炮制时间相异，所用辅料也不尽相同，因此对于饮片的质量判别也存在很大差异，影响了中医临床疗效的发挥和市场流通。迫切需要“因地制宜，具体问题具体分析”，开展饮片地域性生产工艺的规范化研究，在发挥饮片临床疗效和保持饮片地域特色优势的同时，指导现代饮片生产，形成饮片产业具有自主知识产权保护的独创成果，提升饮片行业的现代化水平，对于促进中药饮片生产行业的规范化、规模化进程，以及整个中药现代化事业都具有非常重要的意义。同时，为该地域饮片炮制相关规范、法规的制定提供参考。

2.2　重视中药饮片产地炮制加工方法研究

许多中药在加工成中药材后再在异地加工成饮片，不但增加了生产成本，而且药材在储存、运输过程中的变质损耗和再次加工过程中造成的成分的流失，严重地影响了饮片的质量。实质上，许多中药可以直接在产地加工成饮片，有的可以鲜切后再干燥、有的可以干燥至适宜含水量再进行切制。这样既可降低饮片加工成本，又可保证饮片来源稳定，确保饮片质量。该项目的实施，将产生巨大的社会和经济效益。

2.3 以电脑程控炒药机为核心，开展中药饮片生产仪器设备研究及标准化生产线建设

"炒制"机械是饮片生产过程中最常用的机械，其研究目标为利用远红外等测温技术研制"多靶点测温、整体电脑程序控温"电热或燃油式炒药机。以电脑程控电热或燃油式炒药机为核心，按照自动化、规范化、可控化、规模化的要求对炒制饮片生产全过程中所需机械逐一进行更新配套改造，建成一条规范化自动化程度较高的饮片炒制生产示范线。

2.4 大力推行实施具有饮片个性特色的饮片质量评价方法

在基本探明炮制原理的基础上，制定中药饮片个性特色的质量评价标准，可以更加科学、合理地评价中药饮片的质量，合理利用饮片，稳定其临床疗效。依据炮制原理，进一步规范化中药炮制前后化学成分变化清楚、具有确定的对照品可进行定性、定量标准研究的中药制片炮制工艺。以中试制片为研究材料，制定中药制片的个性特色质量评价标准。

3 实现中药饮片规范化生产和过程控制势在必行

针对上述问题，从饮片生产过程的规范化和饮片产品质量的可控化两个方面提升饮片行业的科学内涵，深入研究饮片生产全过程中影响产品质量的关键环节及技术参数，完善饮片生产过程的质量控制和质量管理，建立中药饮片生产过程控制技术及其标准，构建中药饮片生产和质量控制体系，是确保饮片安全、有效，实现中药饮片产业化的必由之路。

4 规范化生产和过程控制基地建设实施设想

4.1 规范化生产和过程控制（图1-14）

4.2 主要过程控制内容

4.2.1 原料药材的规范化管理 ①选定规范化种植的产区、产地。②确定基源植物的生长期、采收时间。③规范化药材的产地加工方法。④制定原料药材的质量标准。⑤精品药材入饮片生产原料仓库。

4.2.2 饮片加工过程管理

4.2.2.1 浸润、切制工序的过程管理及中间产品的质量控制：①用水量、浸润。实行定量计时程序化管理。②切制。饮片切制厚度程序化控制，最大限度地提高饮片厚度的均一性。③中间品的外观及内在质量（水分、主成分含量等）检定，为干燥工序工艺参数的确定提供参考。

4.2.2.2 干燥工序的过程控制及干燥过程中饮片质量监测：①设备。程序化控制网带气流式干燥机。②工艺过程控制。制定干燥全过程各工艺参数的工作曲线，编制工作

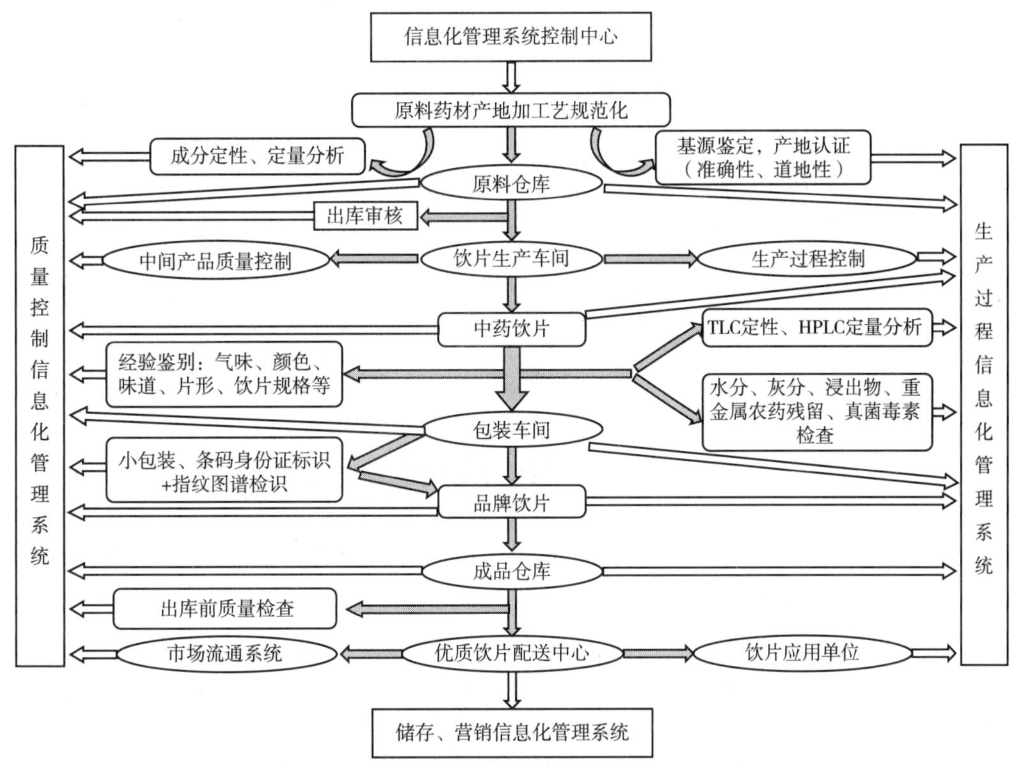

图1-14　规范化生产和过程控制示意图

程序，实行干燥过程中干燥仓中各阶段的温度、湿度、通风量的计算机程序控制。③中间品的质量（水分、主成分含量）监测。④制定生片成品完整的质量标准。

4.2.2.3 炮制（炒制）工序的过程控制及炒制过程中饮片质量监测：①设备程序化全过程自控炒药机。要想加快中药饮片生产规范化、产业化进程，必须加强炮制研究仪器设备和高技术含量的饮片生产机械的研制。而在多数饮片生产所用的设备中，炒制设备是应用最普遍、最关键而又为实现可控化难点最多的设备，因此首先迫切需要研制的是炒制设备。炒制工艺的过程控制可采用远红外等测温仪测定饮片在炒制过程中不同测温点的温度变化曲线、电脑程序化不同测温点的温度变化曲线、根据模糊数学理论和方法建立多靶点测温、整体电脑程序控温电热（燃油）式炒药机的自动控制程序。同时以电脑程控电热（燃油）式炒药机为核心，建立程控饮片炒制生产线。②工艺过程控制。制定炒制全过程各工艺参数的工作曲线，编制工作程序，实行炒制过程中炒制温度、时间等参数的计算机程序控制。③制定制片成品全套质量标准。

4.2.2.4 包装工序过程管理：实行饮片小包装的条码身份证标识和成分指纹图谱检识，小包装袋上印制身份证条码和化学成分 HPLC 指纹图谱。身份证条码应包括原料药材产地加工和饮片生产全过程信息；化学成分 HPLC 指纹图谱为主成分指纹图谱，含多成分群的饮片可选用两种或两种以上的 HPLC 指纹图谱。

4.2.2.5 饮片产品配送管理：建立特色饮片配送中心，实行饮片营销全过程跟踪管理。饮片生产、营销、应用单位联手成立饮片质量监督网络，实行问题饮片招回制度，确保饮片的临床疗效。

总之，以现代高新技术和传统技术相结合，应用饮片规范化生产过程控制先进技术，引导形成一批合作关系清晰、合作实体明确、合作任务落实的产学研合作的产业化基地，打造品牌优质特色中药饮片，逐步实现中药饮片的专业化、规模化、规范化生产和信息化管理，确保中药饮片的安全性和有效性，对于中药饮片产业乃至整个中药行业的发展具有极其重要的意义。

【论文来源】

肖永庆*，张村，李丽．浅谈中药饮片规范化生产和过程控制［J］．医学研究杂志，2010，39（09）：11－14.

中药炮制学科发展展望

中药炮制经过数千年的临床实践，积累了丰富的炮制经验，沉淀形成了独特的炮制文化，炮制经验、炮制文化在提升为中医用药理论之后再与现代科学相融合，形成了现阶段的炮制学科。与此同时，简单的炮制加工也逐步发展形成了目前的饮片产业。中药炮制作为中药学科的重要组成部分，是传统中医药特色的重要体现；中药炮制技术作为我国独有的传统制药技术之一，是最具有自主知识产权的优势产业。因此，加强中药饮片炮制工艺、饮片质量控制方法及炮制原理的研究，揭示传统炮制技术的科学内涵，对于促进现代炮制学科的发展及提升饮片生产的现代化水平具有非常重要的意义。

1　国家“十五”攻关项目给中药炮制学科的发展带来机遇

“十五”攻关期间，国家先后投资1500余万元对100余种中药的常用饮片进行其炮制工艺规范化及质量标准研究。在科技部相关部门和国家中医药管理局科教司的领导下，中国中医科学院作为项目负责单位，与全国20余所科研院所、大专院校、生产企业一起承担了“川芎等30种中药饮片炮制工艺规范化研究”“50种中药饮片炮制工艺和质量标准规范化研究”等国家“十五”重大科技攻关任务，取得了一批初步科研成果，逐步提高了中药炮制学科的学术水平；共规范了150余种中药饮片的生产工艺，制定了150余种中药饮片的企业内控质量标准。通过科研与生产实际相结合的研究模式，强调“继承与创新”并重，建立“将饮片生产一线技术人员的炮制经验数据化”的炮制工艺规范化研究模式。探索建立了具有中药饮片特色的质量评价方法，即传统经验鉴别与“多成分定量、指纹图谱定性”的现代科学方法相结合的饮片质量评价模式，并利用该模式制定具有中药饮片特色的质量标准。由中国中医科学院研究员肖永庆负责的“17种中药饮片炮制工艺和质量标准规范化研究”获“中华中医药学会2006年度科学技术一等奖”，“栀子炮制原理研究”获中国中医科学院2008年度中医药科学技术进步二等奖。肖永庆研究员的研究团队向国家自然科学基金会提出了“中药炮制与中药药性相关性研究”重点项目的立项建议，该项目成为炮制学科研究领域中国家自然科学基金资助的首项重点项目。

在国家攻关项目实施的同时，中华中医药学会非常重视炮制学科的学术交流，在中国中医科学院领导及老一辈中医药学家的支持和全国炮制科研、教学专家的共同努力下，重新组建了中华中医药学会炮制分会。炮制分会连续多年成功组织召开了全国炮制学术交流会议，提高了炮制学科水平，团结了全国炮制界专家，壮大了炮制学科队伍。同时，在国家攻关项目的实施过程中，许多科研单位、大专院校还帮助饮片生产企业建立了本企业的饮片产品质量监测控制中心，制定了本企业饮片产品的质量内控标准；并在此基础上分别筹备、建立了省级炮制工程研究中心，大大地增强了企业的创新能力，提高了饮片产品的科技含量。炮制学科建设与饮片产业发展的有机结合，提高了炮制学科水平、促进了中药饮片产业的发展。但与中药研究领域其他学科相比，炮制学科发展仍然比较滞后，进一步加强炮制科研工作、提高炮制学科水平仍然是摆在炮制科研人员面前的一项艰巨任务。

2 炮制科研今后的研究方向

2.1 炮制科研方法研究

2.2.1 炮制工艺规范化研究方法 在国家“十五”攻关项目“中药饮片炮制工艺规范化及质量标准研究”的第一批课题实施过程中，通常所采用的研究方式是：实验室的工艺参数优化研究后再到饮片生产企业进行中试验证，在此基础上确定生产工艺。此种研究模式的最大不足是优化工艺（少数成分含量的高低）缺乏足够的科学依据，其实验室的优化工艺往往与实际生产工艺相差甚远。因此，研究方法对于炮制工艺规范化研究十分重要。首先必须尊重饮片生产的实际情况，认真观察技术专家在饮片生产中实际操作的全过程，同时全面记录下各个关键点的技术参数；然后再利用这些参数来进行生产实践，并在技术专家的指导下不断修改、完善工艺参数而确定具有一系列标准技术参数的规范化生产工艺。实践证明利用此方法来进行饮片生产工艺的标准化研究是切实可行的。但在进行“工艺过程数据化”处理的过程中还存在许多可操作性欠佳的因素，如大多数制片都需要经过炒制工艺过程，炒制过程的测温和控温方法是至今都未能得到解决的难题。要解决测温和控温问题首先必须要解决炒制机械的可控性和实用性问题。因此，这一问题需要多学科联合攻关才能解决。

另外，根据中药饮片科研和生产的实际状况，进一步明确了中药饮片生产工艺的“规范化”与炮制工艺的“多样化”之间的辩证关系。所谓中药饮片生产工艺的规范化只是指在某一特定区域内同一饮片生产工艺的规范化；所谓“特定区域”是指中医师在临床用药理念和习惯相同或相似的地域。由于我国幅员广阔，各地特别是南北方地区在用药习惯上存在着很大差异，饮片炮制方法也不尽相同，许多饮片不太可能实现全国统一的规范化的生产工艺。因此，各地的饮片生产工艺规范化可以有不同的内容和模式。同时，对中医师依方炮制方法应给予重视和保护。目前在农村基层或城市社区至今还保留着的“前店后厂、中医大夫坐堂”的中医药服务模式，还有一些祖传中医世家传承着“一方一法”的炮制技术，而这些“一方一法”的组方却具有其独特的疗效，在得到国家相关部门的认证后，这些世代中医的行医资格不仅应得到法律的保护，而且对其独特的规范化的炮制工艺和饮片质量也应制定相应的标准。

2.2.2 饮片质量标准评价方法 中药质量评价技术标准是保护行业健康发展和进步的关键问题，标准的竞争取决于制定标准技术的科学性和实用性。通过对中药炮制质量标准控制体系关键问题的研究，确定有利于我国中药行业发展的技术标准和评价体系的关键点，以完善我国中药炮制技术标准评价体系，对于保持我国中药产业在国际竞争中的优势地位具有重要的意义。

根据炮制学科的发展和饮片生产的现实状况，首先必须建立传统经验与现代评价方法相结合的中药饮片质量综合评价方法和模式。①传统经验鉴别、评价（形、气、味、色等）的仪器鉴别方法创新。②现代理化鉴别、评价方法进一步科学化，建立“多成分定量、指纹图谱定性，结合与其主治、功能相关的药效学研究”的现代科学评价模式。

2.2.3 炮制原理研究方法 中药炮制经过数千年的演变发展，形成了独具特色的炮制理论体系。因此，炮制理论及炮制原理的研究是炮制学科一项非常重要而又艰巨的任务，首先必须对有毒中药饮片，生熟异治饮片进行其炮制原理研究。在以往的炮制原理研究中，科研人员虽然抓住了“炮制与药性改变相关性研究”这一关键问题，只是孤立考虑单个饮片，而没有把饮片与复方联系起来考虑。科学的炮制原理研究方法应该从“配伍炮制”“炮制配伍”“炮制与用法用量”等方面来进行“炮制与药性相关性”研究。

2.2.3.1 配伍炮制原理研究：“配伍炮制”实质是所谓“加辅料炮制”，但在炮制过程中“辅料”这一提法并不确切。从炮制对药性的影响角度而言，配伍炮制可分为“反制”和“从制”：“反制”有“以热制寒”（如酒炙黄连）和“以凉制热”（如甘草汁制附子），“从制”有“以热制热”（如生姜制附子）和“以寒制寒”（如胆汁制黄连）。从科学的角度而言，“配伍炮制”与“配伍用药”存在着何种本质的差异仍然是一个有待研究的问题。

2.2.3.2 炮制配伍原理研究：所谓“炮制配伍”是为了配伍而炮制，也就是说根据复方配伍的需要而炮制，相同的处方，根据因人而异、辨证施治的用药原则而配伍同一药材的不同饮片。炮制与药性的关系必须通过复方用药来体现。因此，炮制改变饮片药性的科学内涵也就要以复方为载体进行研究才具有实用价值和科学意义。

2.2.3.3 炮制与饮片的用途、用法、用量的相关性研究：中药的所谓“用途、用法、用量”实质上是指具有确定药性饮片的“用途、用法、用量”，中药经不同的炮制方法处理而得到药性具有某种程度差异的饮片，它们在“用途、用法、用量”上是存在差异的，抛开饮片的药性而谈某中药的“用途、用法、用量”是不科学的。如“大毒”中药乌头、“峻泻”中药大黄，不同的饮片其“用途、用法、用量”是不同的。研究炮制与饮片的“用途、用法、用量”的相关性，对于正确、合理、安全、有效地发挥中药的临床疗效具有重要的科学意义和实用价值。

2.2 炮制科研技术平台建设——以企业为主体建立炮制科研与企业生产相结合的模式

2.2.1 建立炮制学科专家与饮片生产企业“老药工”相结合的炮制经验的传承模式。从事炮制学科科研和教学的专家学者善于归纳总结各种饮片的炮制工艺方法和其要点，他们占有大量的文献；而饮片生产企业“老药工”却具有丰富的饮片生产经验，他们对于饮片生产过程中每一个工艺要点把握得十分准确。只有二者的有机结合，才有可能建立传统中药炮制技术传承平台。

2.2.2 根据现代化生产的需要改进生产工艺。根据饮片生产企业的实际情况和需要，炮制科研人员协助企业生产人员按照各地区的炮制规范和该企业的习惯规范化饮片生产工艺，并根据现代化生产的需要改进生产工艺。根据中医用药灵活性和辨证施治的特点，应在保持中药饮片的多样化的基础上进行规范化研究。在没有充分的理论和临床证据的情况下，不主张进行饮片生产工艺的改进或通过“正交设计”优化生产工艺。但为了适应饮片现代化机械生产的需要，在生产工艺基本不变的前提下，可对生产过程进行调整。

2.2.3 生产企业的传统评价方法与中药现代质量分析方法相结合，制定饮片特色的质量标准。由于各药品生产企业均配备了具有丰富实践经验的药品质量评价人员。因此，各企业均具有一套传统的饮片质量评价体系。通过前几年的饮片生产企业的 GMP 认证，大多数企业已经建立了初步的饮片质量现代科学控制部门。但由于受企业技术人员现代科技水平的限制，在现代科学方法上还难以满足市场对饮片质量要求的需要。因此，科研人员应在充分尊重各企业传统饮片质量评价方法的基础上，帮助企业建立起具有饮片特色的现代科学质量评价体系，原则上应是一种饮片建立一套质量标准。

2.2.4 在有条件的地方规范、保护、扶持、发展“前店后厂，中医大夫坐堂”，建立特色炮制技术研究平台。目前在农村基层特别是少数民族地区，还有一些祖传中医世家传承着“一方一法”的炮制技术，而这些“一方一法”炮制的饮片组方却具有其独特的疗效。国家相关部门不但要保护、扶持、发展“前店后厂，中医大夫坐堂”这一中医药服务模式，科研人员应帮助这样的服务机构进行规范化管理，同时还应该对其科学原理进行探索研究，建立特色炮制技术研究平台。

3 炮制学科所面临的任务

3.1 炮制作为中药传统制药技术的传承

中药炮制古时又称“炮炙”“修事”“修治”。几千年以来，不仅积累了丰富的炮制方法与技术，而且也形成了一套传统的炮制加工工具。炮制技术过去曾作为中药制药工程的“前处理”工序，但它是中药传统制药技术的集中体现和核心。

3.1.1 传承方式 炮制作为一门制药技术，其工艺过程经验占有非常重要的位置。因此，其炮制技术的传承实质上是经验的传承。只有长期坚持在饮片生产第一线并具有丰富饮片生产经验的技术人员才是最合格的传承人；其传承内容也应主要是饮片生产工艺的实践经验，而绝不仅仅是文献的传承；“师带徒”是其最合适的传承方式。

3.1.2 设备改造更新 炮制作为一门制药技术，其工艺过程又必须随现代制药技术的发展要求而发展。因此，饮片生产必须逐步实现机械化、规范化和自动化。这就要求饮片生产设备必须根据发展需要而不断革新、改造。中药饮片生产的现代化是中药现代化的重要环节，从“九五”后期及“十五”期间已完成的课题所存在的问题发现，影响炮制工艺规范化研究和饮片自动化、现代化生产的主要因素之一就是炮制研究仪器设备和饮片生产机械问题。就目前的饮片生产机械而言，无论从性能、自动化程度及生产能力上远远不能适应饮片规范化生产的需要。因此，必须加强高技术含量的饮片生产机械和仪器设备的研制。按照自动化、规范化、可控化、规模化的要求对饮片生产全过程中所需机械先急后缓地逐一进行更新配套改造，为规范化、机械化的饮片生产线的建成提供基本“元件”。同时制定饮片生产设备的性能标准，逐步实现饮片生产机械的标准化。

3.1.3 饮片的产地加工方法研究 研究中发现，许多中药在加工成中药材后再在异地加工成饮片，不但增加了加工成本，而且药材在储存、运输过程中的变质损耗和在再次加工过程中造成的成分流失而严重影响饮片的质量。实质上，许多中药材，特别是根和根茎类药材，可以鲜切，也可以在适当干燥后直接在产地加工成饮片，这样不但可避免药用部位在反复干燥过程中造成的资源和能源浪费，还可保证饮片的质量。

饮片生产行业要想走向规模化、规范化、现代化的生产模式，首先要逐步彻底改变目前小而全的生产模式。饮片企业应根据当地原料药材的生产状况选择生产的品种，根据市场需求决定生产量。淘汰那些原料药材来源不稳定的品种，将优势品种做强、做大、创出品牌。因此，有必要在药材种植相对集中的地方建立药材、饮片联合加工企业。

3.2 炮制文化作为非物质遗产的保护

中药炮制是中药传统制药技术的集中体现和核心，是中国几千年传统文化的结晶和瑰宝，是最值得加以继承保护的文化遗产。但由于多方面的原因，中药炮制技术仍然处于萎缩的濒危状态，其主要原因在于以下几个方面。

3.2.1 继承无方 “规范化”的现代中医教育模式培养出的现代中医师使得中医临床“现代”用药方法趋于“常规化”，“一方一法”和“前店后厂、中医大夫坐堂”的传统模式已不复存在，许多特殊而又可产生特效的传统炮制技术逐渐被遗忘。现存为数不多的身怀绝技的炮制“老药工”对于自己经过长期工作总结出来的炮制方法秘而不宣，传统的炮制技术面临衰退甚至失传的局面。国家的饮片产业政策有待进一步完善。目前，饮片生产准入门槛过低而造成大量伪劣产品混入市场，不良竞争使得饮片价格低廉，正规饮片生产企业利润微薄，这样不但使企业再发展无力，而且因从业人员素质减退、待遇低廉，年轻人无动力去学习、继承传统的炮制技术，而使“老药工”后继无人。

3.2.2 保护不力 目前，国家禁止外企和中外合资企业利用“传统炮制工艺”在中国境内进行中药饮片生产，这一规定的本意是为了保护我国的传统文化，以防止我国独有的中药饮片生产传统炮制工艺泄密而有损于我国传统医药工业的发展。但对于所谓“传统炮制工艺”的内涵目前还没有一个具体的界定，实施起来比较困难。国家相关部门虽有明文规定，但某些地方考虑到地方经济发展的需要，还是以独资或合资的方式批准外企在中国版图内建立了中药饮片生产企业，有的老药工被聘为专家，甚至最近仍然还有个别“炮制老专家”到境外去传授炮制经验，大量有关炮制工艺及饮片质量标准研究方面的文章公开发表，而且数十部炮制专著也像雨后春笋般地出版。无论从其炮制工艺要点，还是对饮片的形、色、气、味都描述得淋漓尽致，无论是传统的炮制工艺还是现代质量控制方法都已毫无保留地公布于世，使很多传统的炮制方法变成了“公开的秘密”给其保护管理增加了难度。

3.3.3 加强保护措施　进一步全面深入细致地开展普查工作，对全国现存炮制方法，特别是散存在民间的特有炮制方法进行调查、分类、整理，编著《传统炮制技术历史沿革》和《现代炮制方法及应用》。对全国现有的炮制老药工及他们的炮制经验进行普查，建立“以师带徒”传承网络。加强传统炮制技术、经验、秘诀的知识产权保护。制定相应的法规，保护、鼓励具有丰富经验的老药工培养年轻药工，使传统炮制技术得以传承延伸。中医师依方炮制方法保护。目前在农村基层，还有一些祖传中医世家传承着“一方一法”的炮制技术，而这些“一方一法”的组方却具有其独特的疗效，在得到国家相关部门的认证后，这些世代中医的行医资格应得到法律的保护。

3.4　炮制学科的发展

中药炮制是一古老而又年轻的学科。炮制学科的古老体现在其起源发展的历史悠久，它是数千年来中华民族用药经验的总结和理论升华；炮制学科的年轻体现在用现代科学的方法来探讨其深奥的理论内涵，挖掘其丰富用药经验的科学原理。

从炮制的理论体系而言，炮制应归属于中药药性理论学科比较合适，因为中药炮制原理的核心是中药在炮制后其药性发生了改变；但从其工艺过程而言，它又似乎属于中药制药学科。因此，炮制学科应该是一个综合性学科。炮制学科向何处发展是关系到学科存亡的问题。如果炮制作为一个学科来发展，除了要进行“炮制历史沿革”研究、“炮制经验传承”外，炮制学科的发展要求炮制学科跟上现代科学技术发展的步伐，需要融会如化学、药理、数学等多学科相关知识来进行炮制科学研究。炮制技术的科学内涵需要用现代科学的方法去揭示。同时，炮制学科是一个与饮片生产实际紧密相连的学科，炮制学科只有在为饮片生产服务的过程中才能得到发展。培养炮制学科人才，壮大炮制学科队伍，为重新振兴炮制学科提供人才保障，仍然是摆在所有炮制学科同仁面前的重要任务。如何结合科研实践培养既具有中医药传统理论知识、又具备现代科学技术前沿理论和研究技能的高素质炮制学科人才，仍然需要从事炮制教学和科研的专家来认真思考。我国独有的中药炮制技术既要按照国家法规做好保密工作，传统炮制技术也需要法规的保护，但炮制学科更重要的是要在自身发展中求生存。

【论文来源】

肖永庆*，张村，李丽．中药炮制学科发展展望［J］．中华中医药杂志，2009，24（10）：1253-1257.

中药炮制研究回顾与展望

中药饮片是指在中医药理论指导下，根据辨证论治和调剂、制剂的需要，对中药材进行特殊加工炮制后的制成品。饮片入药，生熟异治是中药的鲜明特色，中医临床用药的一大特点是须用炮制所得饮片。开展中药饮片炮制原理、炮制工艺及饮片质量控制方法等方面研究，深入挖掘、揭示传统炮制技术的科学内涵，对于促进现代炮制学科的发展及提升饮片生产的现代化水平具有非常重要的意义。本文就炮制学科的发展方向和任务提出以下见解。

1　中药炮制学科近年来的科研工作回顾

1.1　建立了“将饮片生产一线技术人员的炮制经验数据化”的炮制工艺规范化研究模式

“十五”攻关期间，在科技部相关部门和国家中医药管理局科教司的领导下，中国中医科学院牵头与全国20余所科研院所、大专院校、生产企业共同承担了“川芎等30种中药饮片炮制工艺规范化研究”及“50种中药饮片炮制工艺和质量标准规范化研究”等国家“十五”重大科技攻关任务，帮助企业规范了150余种中药饮片的生产工艺，并制定了企业内控质量标准。同时，由中国中医科学院与安徽沪谯集团合作立项，由中国中医科学院首席研究员肖永庆负责组织全国十余家科研院所、大专院校，共同进行了“33味中药的60余种饮片的注册标准研究”，为企业制定了60余种饮片的企业质量控制标准，向原国家食品药品监督管理局提交了60余种饮片的注册标准建议。另外肖永庆研究员还负责了同类课题“17种中药饮片炮制工艺和质量标准规范化研究”。将科研与生产实际相结合，强调“继承与创新”并重，建立“将饮片生产一线技术人员的炮制经验数据化”的炮制工艺规范化研究模式，能进一步明确中药饮片生产工艺“规范化”与炮制工艺“多样化”之间、工艺“规范化”与工艺“优化”之间的辨证关系。所谓中药饮片生产工艺的规范化只是指在某一特定区域内同一饮片生产工艺的规范化；所谓“特定区域”是指中医临床师临床用药理念和习惯相同或相似的地域。由于我国各地，特别是南北方地区在用药习惯上存在着很大差异，饮片炮制方法也不尽相同，许多饮片不太可能实现全国统一的规范化生产工艺，因此，各地的饮片生产工艺规范化可以有不同的内容和模式。

1.2　建立了具有中药饮片特色的质量评价方法，即传统经验鉴别与“多成分定量、指纹图谱定性”的现代科学方法相结合的饮片质量评价模式

中药饮片质量评价方法的科学性和实用性是深受关注的行业难点问题。传统方法中，饮片的质量优劣靠“老药工”的经验来判断。但随着原药材生长环境的变化，单凭传统经验不足以判断饮片质量的优劣；而随着科学技术的发展，许多现代科学技术方法也可用于饮片质量的评价。传统经验判别项目包括饮片的片形、片厚、颜色、气味、味道、杂质、储存方法等，现代理化鉴别则主要为基原、原料产地、显微鉴定、水分、灰分、浸出物、TLC及HPLC指纹图谱鉴别、有效成分或指标性成分的含量测定、微生物检查、重金属、农残及黄曲霉素的限量等。本课题组将二者有机结合，探索建立了具有中药饮片特色的质量评价方法，即建立传统经验鉴别与“多成分定量、指纹图谱定性”的现代科学方法相结合的饮片质量评价模式，并利用该模式制定具有中药饮片特色的质量标准。

1.3　建立了“炮制改变中药药性科学内涵变化规律”的炮制原理研究模式

中药经炮制后，由于科学内涵（物质基础和生物活性）的变化而导致药性改变。只有基本探明炮制前后科学内涵变化规律，才能以此为纽带剖析炮制与药性改变的相关性；只有探明中药炮制前后其主成分结构和量比关系及其生物活性整体变化的规律，才

能全面、客观地反映炮制改变中药药性的科学内涵变化规律；必须在基本探明炮制改变药性的科学内涵变化规律的前提下，才有可能为炮制工艺优化和饮片质量优劣提供现代科学的评判标准。因此，炮制学科建设和发展迫切需要建立一个“炮制改变中药药性科学内涵变化规律”的炮制原理研究模式。

1.4　将炮制学科建设与饮片产业发展的有机结合，提高了炮制学科水平、促进了中药饮片产业的发展

在国家攻关项目实施的同时，中华中医药学会非常重视炮制学科的学术交流，在中国中医科学院领导及老一辈中医药学家的支持和全国炮制科研、教学专家的共同努力下，中华中医药学会炮制分会重新组建。炮制分会连续多年成功组织召开了全国炮制学术交流会议，提高了炮制学科水平，壮大了炮制学科队伍。同时，在攻关项目的实施过程中，许多科研单位、大专院校还帮助饮片生产企业建立了企业饮片产品质量监测控制中心，制定了企业饮片质量内控标准，并在此基础上分别筹备、建立了省级炮制工程研究中心。炮制学科建设与饮片产业发展的有机结合，大大地增强了企业的创新能力，提高了饮片产品的科技含量，提高了炮制学科水平、促进了中药饮片产业的发展。

2　饮片炮制的发展趋势

2.1　炮制科研方法研究

2.1.1 炮制工艺规范化研究方法　在国家“十五”攻关项目“中药饮片炮制工艺规范化及质量标准研究”的第一批课题实施过程中，研究者通常所采用的研究方式是：优化实验室的工艺参数，到饮片生产企业进行中试验证，在此基础上确定生产工艺。此研究模式的最大不足是优化工艺（少数成分含量的高低）缺乏足够的科学依据，其实验室的优化工艺往往与实际生产工艺相差甚远。因此，同类项目第二批课题实施过程中，饮片生产工艺的规范化更多地注重于生产第一线技术专家的经验。首先认真观察技术专家在饮片生产中的实际操作全过程，同时全面记录下各个关键技术参数，然后再基于这些参数进行生产实践，并在技术专家的指导下不断修改、完善，确定具有一系列标准技术参数的规范化生产工艺。实践证明利用此方法来进行饮片生产工艺的标准化研究是切实可行的，但在进行“工艺过程数据化”处理的过程中还存在许多操作性不强的因素，如大多数制片都需要经过炒制，而炒制过程的测温和控温方法至今都是难题，此问题首先必须要解决炒制机械的可控性和实用性，需要多学科联合攻关。

2.1.2 饮片质量标准评价方法　通过对中药炮制质量标准控制体系关键问题的研究，确定有利于我国中药行业发展的技术标准和评价体系的关键点，完善中药炮制技术标准评价体系，对于保持我国中药产业在国际竞争中的优势地位具有重要的意义。

根据炮制学科的发展和饮片生产的现实状况，必须进一步完善以下两点：①传统经验鉴别、评价（形、气、味、色等）的仪器鉴别方法。②“多成分定量、指纹图谱定性，结合与其主治、功能相关的药效学研究”的现代科学评价模式。

2.1.3 炮制原理研究方法　炮制理论及原理的研究是一项非常重要而又艰巨的任务，首先必须对有毒中药饮片，生熟异治饮片进行研究。以往的许多炮制原理研究虽然抓住了“炮制与药性改变相关性研究”这一关键问题，但只是孤立考虑单个饮片，而

没有把饮片与复方联系起来考虑。炮制原理研究方法应该从“配伍炮制”“炮制配伍”“炮制与用法用量”等方面来进行“炮制与药性相关性”研究。

①配伍炮制原理研究：“配伍炮制”实质是“加辅料炮制”。从炮制对药性的影响角度而言，配伍炮制可分为“反制”和“从制”，“反制”有“以热制寒”（如酒炙黄连）和“以凉制热”（如甘草汁制附子）；“从制”有“以热制热”（如生姜制附子）和“以寒制寒”（如胆汁制黄连）。从科学的角度而言，“配伍炮制”与“配伍用药”的本质差异仍然是一个有待研究的问题。②炮制配伍原理研究：“炮制配伍”是为了配伍而炮制，也就是说根据复方配伍的需要而炮制，相同的处方，根据因人而异、辨证施治的用药原则而配伍同一药材的不同饮片。炮制与药性的关系必须通过复方用药来体现，因此，炮制改变饮片药性的科学内涵也就要以复方为载体进行研究才具有实用价值和科学意义。③炮制与饮片的用途、用法、用量的相关性研究：中药的所谓“用途、用法、用量”实质上是指具有确定药性饮片的“用途、用法、用量”，中药经不同的炮制方法处理而得到药性具有某种程度差异的饮片，它们在“用途、用法、用量”上是存在差异的，抛开饮片的药性而谈某中药的“用途、用法、用量”是不科学的。如“大毒”中药乌头、“峻泻”中药大黄，不同的饮片其“用途、用法、用量”是不同的。研究炮制与饮片的“用途、用法、用量”的相关性，对于正确、合理、安全、有效地发挥中药的临床疗效具有重要的科学意义和实用价值。

2.2 炮制科研技术平台建设——以企业为主体建立炮制科研与企业生产相结合的模式

2.2.1 建立炮制学科专家与饮片生产企业“老药工”相结合的炮制经验的传承模式。从事炮制学科科研和教学的专家学者善于归纳总结各种饮片的炮制工艺方法及其要点，而饮片生产企业“老药工”却具有丰富的饮片生产经验，他们对于饮片生产过程中每一个工艺要点把握得十分准确。只有二者的有机结合，才有可能建立传统中药炮制技术传承平台。

2.2.2 根据饮片生产企业的实际情况和需要，炮制科研人员协助企业生产人员按照各地区的炮制规范和该企业的习惯规范化饮片生产工艺，并根据现代化生产的需要改进生产工艺。根据中医用药灵活性和辨证施治的特点，应在保持中药饮片的多样化的基础上进行规范化研究，在没有充分的理论和临床证据的情况下，不主张进行饮片生产工艺的改进或通过“正交设计”等优化生产工艺。但为了适应饮片现代化机械生产的需要，在生产工艺基本不变的前提下，可对生产过程进行调整。

2.2.3 生产企业的传统评价方法与中药现代质量分析相结合，制定饮片个性特色的质量评价标准。由于饮片生产企业配备了具有丰富实践经验的饮片质量评价人员，因此有一套传统的饮片质量评价体系。通过前几年的饮片生产企业的GMP认证，大多数企业已经建立了初步的饮片质量现代科学控制部门。但受企业质量评价人员现代科技水平的限制，在现代科学质量控制方法上还难以满足市场对饮片质量要求的需要。因此，科研人员应在充分尊重各企业传统饮片质量评价方法的基础上，帮助企业建立起具有饮片特色的现代科学质量评价体系，原则上应是一种饮片建立一套质量标准。

2.2.4 在有条件的地方规范、保护、扶持、发展“前店后厂，中医大夫坐堂”的服务模式，建立特色炮制技术研究平台。目前在农村基层特别是少数民族地区，还有一些祖传中医世家传承着“一方一法”的炮制技术，具有其独特的疗效。国家相关部门要保护、扶持、发展“前店后厂，中医大夫坐堂”这一中医药服务模式，科研人员也应帮助这样的服务机构进行规范化管理，同时还应该对其科学原理进行探索研究，建立特色炮制技术研究平台。

3　炮制学科所面临的任务

3.1　炮制作为中药传统制药技术的传承

中药炮制古时又称“炮炙”“修事”“修治”。药物经炮制后，不仅可以提高药效或改变药性、降低药物的毒副作用，而且方便存储，是中医临床用药的必备工序。几千年以来，不仅积累了丰富的炮制方法与技术，而且也形成了一套传统的炮制加工工具。炮制技术过去曾称为中药制药工程的“前处理”工序，但它是中药传统制药技术的集中体现和核心。

3.1.1 炮制作为一门制药技术，其工艺过程经验占有非常重要的位置。炮制技术的传承实质上是经验的传承。只有长期坚持在饮片生产第一线并具有丰富饮片生产经验的技术人员才是最合格的传承人；其传承内容也应主要是饮片生产工艺的实践经验，而绝不仅仅是文献的传承；“师带徒”是最合适的传承方式。

3.1.2 炮制作为一门制药技术，其工艺过程又必须随现代制药技术的发展要求而发展。饮片生产必须逐步实现机械化、规范化和自动化。从“九五”后期及“十五”期间已完成课题所存在的问题发现，影响炮制工艺规范化研究和饮片自动化、现代化生产的主要因素之一就是炮制研究仪器设备和饮片生产机械问题。目前的饮片生产机械，无论从性能，自动化程度或生产能力上，还远远不能适应饮片规范化生产的需要。因此，要想加快中药饮片生产工艺的标准化、产业化进程，必须加强高技术含量的饮片生产机械和仪器设备的研制。按照自动化、规范化、可控化、规模化的要求对饮片生产全过程中所需机械先急后缓地逐一进行更新配套改造，为规范化、机械化的饮片生产线的建成提供基本“元件”。同时制定饮片生产设备的性能标准，逐步实现饮片生产机械的标准化。

3.1.3 饮片的产地加工方法研究。许多中药在加工成中药材后再在异地加工成饮片，不但增加成本，而且药材在储存、运输过程中的变质损耗和在再次加工过程中造成的成分流失严重影响饮片的质量。实质上，许多中药材，特别是根和根茎类药材，可以鲜切，也可以在适当干燥后直接在产地加工成饮片，这样不但可避免药用部位在反复干燥过程中造成的资源和能源浪费，还可保证饮片的质量。

饮片生产行业要想走向规模化、规范化、现代化的生产模式，首先要逐步改变目前小而全的生产模式。饮片企业应根据当地原料药材的生产状况选择生产的品种，根据市场需求决定生产量。淘汰那些原料药材来源不稳定的品种，将优势品种做强、做大、创出品牌。因此，有必要在药材种植相对集中的地方建立药材、饮片联合加工企业。

3.2　炮制文化作为非物质遗产的保护

中药炮制是中国几千年传统文化的结晶和瑰宝，是最值得加以继承保护的文化遗产。但由于多方面的原因，中药炮制技术仍然处于萎缩的濒危状态。其主要原因如下。

3.2.1 继承无方 ①“规范化”的现代中医教育模式培养出的现代中医师使得中医临床“现代”用药方法趋于“常规化”“一方一法”和“前店后厂、中医大夫坐堂”的传统模式已不复存在，许多特殊而又可产生特效的传统炮制技术逐渐被遗忘。②现存为数不多的身怀绝技的炮制“老药工”对于自己经过长期工作总结出来的炮制方法秘而不宣，传统的炮制技术面临衰退甚至失传的局面。③国家的饮片产业政策有待进一步完善。目前，饮片生产准入门槛过低而造成大量伪劣产品混入市场，不良竞争使得饮片价格低廉，正规饮片生产企业利润微薄，这样不但使企业再发展无力，而且因从业人员素质减退、待遇低廉，年轻人无能力也无动力去学习、继承传统的炮制技术，而使“老药工”后继无人。

3.2.2 保护不力 ①目前，国家禁止外企和中外合资企业利用“传统炮制工艺”在中国境内进行中药饮片生产，这一规定的本意是为了保护我国的传统文化，以防止我国独有的中药饮片生产传统炮制工艺泄密而有损于我国传统医药工业的发展。但对于所谓“传统炮制工艺”的内涵目前还没有一个具体的界定，实施起来比较困难。②国家相关部门虽有明文规定，但某些地方考虑到地方经济发展的需要，还是以独资或合资的方式批准外企在中国境内建立了中药饮片生产企业，有的老药工被聘为专家，甚至还有个别“炮制老专家”到境外去传授炮制经验，大量有关炮制工艺及饮片质量标准研究方面的文章公开发表，而且数十部炮制专著也陆续出版。无论从其炮制工艺要点，还是对饮片的形、色、气、味都描述得淋漓尽致，无论是传统的炮制工艺还是现代质量控制方法，都已毫无保留地公布于世，使很多传统的炮制方法变成了“公开的秘密”，给其保护管理增加了难度。

3.2.3 加强保护措施 ①进一步全面深入细致地开展普查工作，对全国现存炮制方法，特别是散存在民间的特有炮制方法进行调查、分类、整理，编著《传统炮制技术历史沿革》和《现代炮制方法及应用》。②对全国现有的炮制老药工及他们的炮制经验进行普查，建立“以师带徒”传承网络。③加强传统炮制技术、经验、秘诀的知识产权保护。制定相应的法规，保护、鼓励具有丰富经验的老药工培养年轻药工，使传统炮制技术得以传承延伸。④中医大夫依方炮制方法保护。

目前在农村基层，“一方一法”的组方却具有其独特的疗效，在得到国家相关部门的认证后，这些祖传中医的行医资格应得到法律的保护。

3.3 炮制作为一个“学科”的发展

中药炮制是一古老而又年轻的学科。炮制学科的古老体现在其起源发展的历史悠久，它是数千年来中华民族用药经验的总结和理论升华；炮制学科的年轻体现在用现代科学的方法来探讨其深奥的理论内涵，挖掘其丰富用药经验的科学原理。

从理论体系而言，炮制应归属于中药药性理论学科比较合适，因为中药炮制原理的核心是中药在炮制后其药性发生了改变；但从其工艺过程而言，它又似乎属于中药制药学科。因此，炮制学科应该是一个综合性学科。向何处发展是关系到炮制学科存亡的问题。如果炮制作为一个学科来发展，除了要进行“炮制历史沿革”研究、“炮制经验传承”外，学科的发展要求炮制学科跟上现代科学技术发展的步伐，需要融会如化学、药理、数学等多学科相关知识来进行研究，炮制技术的科学内涵需要用现代科学的方法去揭示。同时，炮制学科是一个与饮片生产实际紧密相连的学科，只有在为饮片生产服务的过程中才能得到发展。培养炮制学科人才，壮大炮制学科队伍，为重新振兴炮制学科提供人才保障，仍然是摆在所有炮制学科同仁面前的重要任务。如何结合科研实践培养既具有中医药传统理论知识、又具备现代科学技术前沿理论和研究技能的高素质炮制学科人才，仍然需要从事炮制教学和科研的专家来认真思考。我国独有的中药炮制技术既要按照国家法规做好保密工作，更重要的是要在自身发展中求生存。

【论文来源】

肖永庆*，张村，李丽．中药炮制研究回顾与展望［J］．世界科学技术—中医药现代化，2009，11（04）：536-540.

中药饮片行业发展问题与展望

中药材、中药饮片、中成药是中药行业的三大支柱。中医临床用以治病的物质是中药饮片及其制剂，中药的疗效并非原药材的疗效，实际是饮片及其制剂的疗效。中药炮制是传统的中药制药技术，是中医药学的一大特色。中药饮片的炮制工艺是中药传统制药技术的集中体现和核心所在，是在历代中医药长期医疗实践中产生，并不断积累和发展起来的。目前，饮片产业的市场容量不断增大，中药饮片行业已进入一个全面快速发展的新时期。但中药饮片行业在面临着良好发展机遇的同时，也遇到严峻的挑战，如饮片产业存在着饮片生产线还不够完善，新技术、新方法应用较少等，严重阻碍了中药饮片产业的发展。因此，认真分析中药饮片行业发展中所存在的主要问题，确立饮片行业研究的方向，对于中药饮片产业的发展具有极其重要的意义。

1 中药饮片行业发展中所存在的主要问题

1.1 中药饮片流通和应用中存在的管理问题

饮片归口“农副产品”，而生产、流通和应用又作为“药品”管理，这是一种错位的管理方式。由此所产生的“以次充好”“以假乱真”的混乱的饮片流通市场行为屡见不鲜，其后果是饮片质量得不到保障。

1.2 中药饮片生产中存在的问题

1.2.1 饮片生产原料药材来源混乱，直接影响饮片质量 多数饮片生产企业的原料药材并非专用基地生产，而是从市场购买，这样就造成产地不明、采收时间不清、甚至基源混乱，因而难以保障饮片质量的稳定。

1.2.2 饮片生产工艺不规范，缺乏科学可控的饮片质量评价标准 中药饮片是国家法定的药品，属药品中的一个大类，但饮片生产普遍存在炮制工艺不规范，操作不规范，炮制程度较难判定，无论是《中国药典》还是全国及各省市炮制规范，均是应用传统的方法来控制炮制程度，饮片生产过程可控性差；饮片质量参差不齐，目前还没有科学、客观、易控及专属的质量评价方法来控制其质量。“八五”以来的炮制科研成果虽具有一定的示范性，但还缺乏更广泛的实用性。

1.2.3 饮片生产专业化、规模化程度低，制约饮片行业的发展 虽然通过前几年的GMP改造，在某种程度上整顿了饮片的生产环境，但目前多数饮片企业还是作坊式生产；饮片生产设备不配套而形成不了真正意义上的规范化生产线，小而全、多而杂的生产方式阻碍了饮片生产规范化、规模化的发展。

1.2.4 饮片生产行业科技队伍力量薄弱，行业发展缺乏科技支撑 虽然在“十五”期间，以中国中医科学院中药研究所炮制科研团队为代表的科研单位，协助部分饮片生产龙头企业在国家和地方部门的支持下，建立了专门的炮制技术和饮片生产工程研究机构，如安徽沪谯中药饮片厂（国家中药饮片高技术产业示范基地）、广东康美药业股份有限公司（广东省中药炮制工程技术研究中心）、山东鼎立中药材科技有限公司（山东省中药炮制工程技术研究中心）、四川新荷花中药饮片有限公司（四川省中药炮制工程技术研究中心），在中药饮片生产的条件与装备、科研的软硬件与人才队伍等方面，具有了筹建国家工程研究中心的实力和条件。但就整个饮片生产行业而言，企业自身的科研队伍、科研条件和研究水平尚不容乐观。部分企业亏本经营，不但无法累积产业自身发展的资金，同时由于职工素质低下、待遇微薄而造成老药工后继无人、传统炮制技术得不到传承。

1.2.5 政策、法规不健全，市场经营秩序不规范 我国明确规定中药饮片的销售只能在专业市场进行，可非法加工、违法销售、超范围经营的情况却很普遍。对中药饮片缺乏有效的市场监管，以至于饮片价格低廉、饮片生产企业利润微薄，优质不能优价所产生的不正当竞争严重阻碍了饮片产业的健康发展。

1.2.6 产业发展缺乏行业内部自律机制 虽然近年来许多学会或协会都成立了中药饮片（炮制）分会，但基本上是各自为政，产业发展缺乏行业内部自律机制，行业内部及同类行业之间存在着不正当竞争。

1.3 中药饮片的有效性和安全性评价中存在的问题

近年来，受天然药物研究方法的影响，中药饮片的有效性和安全性评价在某种程度上进入了一个误区。①以药材的某一现代药理指标来评价某单味中药有效（毒）或无效（毒）的评价方法不妥。中医临床以饮片入药，药材炮制成饮片后，其药效物质基础在量或质上都会发生不同程度的变化，从而引发其生物活性的变化。②以单味饮片的某一现代药理指标来评价某单味中药有效（毒）或无效（毒）的评价方法也欠妥。中药饮片绝大多数是以配伍组方的形式应用于临床，配伍方中各种饮片间存在着减毒增效的相互作用。③以单味饮片所含某一成分的某一现代药理指标来评价某单味中药有效（毒）或无效（毒）的评价方法更是不妥。一方面因为某一成分在饮片中的存在状态并不见得与分离纯化后的单体完全一致；另一方面，某一成分在饮片中是与其他成分共存，存在着自然的“配伍效应”，因此也可能存在着相互协同的效应。④不考虑饮片的用途、用法和用量的适用性和科学性而一味去“寻找”饮片的毒性不妥。⑤饮片的有效性和毒性应该从“药对”到“经典小复方”再过渡到“复方”，由简单到复杂地进行研究。

1.4 中药饮片行业科研中存在的问题

①饮片行业科研重视不够，各级行业领导并未真正重视饮片行业的科研问题，将药

材与饮片混为一谈，往往是重视了药材却忽视了饮片；多数企业缺乏能真正解决企业自身问题的研究机构和人才队伍。②饮片准入政策的不明朗，阻碍了饮片企业参与研发的积极性。由于参加“十五”攻关研究的企业最后没有得到预期的实惠，科研单位的炮制研究与饮片行业生产相结合的道路更加艰难。③对于整个中药行业而言，饮片炮制科研经费投入太少！许多对饮片行业发展起着重要作用和影响的科研项目得不到深入系统的研究，很多只能是低水平重复。④饮片科研方法缺乏科学性、创新性。

国家“十五”攻关项目“中药饮片炮制工艺规范化及质量标准研究”第一批课题实施过程中，通常所采用的研究方式：实验室的工艺参数优化研究后再到饮片生产企业进行中试验证，在此基础上确定生产工艺。此种研究模式的最大不足是工艺优化依据（少数成分含量的高低）缺乏足够的科学性，其实验室的优化工艺往往与实际生产工艺相差甚远。而在饮片质量评价方法上也存在严重的不科学现象，往往将药材质量的评价方法直接用于饮片质量的评价、将生片的质量评价方法直接用来评价制片的质量。

2 中药饮片行业科研研究方向

2.1 饮片行业生产及市场流通管理方式研究

由于饮片既可直接入汤剂用于临床，又可制成中成药来治疗各种疾病，因此中药饮片无论在生产、流通还是应用的各个环节都理所当然应该作为“药品”来管理。如何从现有的错位管理模式逐步过渡到新的管理模式，需要从政策法规、技术支持等多方面协调研究。

2.2 饮片行业科研方法研究

2.2.1 建立炮制学科专家与饮片生产企业“老药工”相结合的饮片生产过程经验的传承模式。从事炮制学科科研和教学的专家学者，对各种饮片的炮制工艺方法及其要点已进行较为详细和全面的归纳、总结；而饮片生产企业的“老药工”却具有丰富的饮片生产经验，他们对饮片生产过程中每一个工艺要点把握得十分准确。只有二者的有机结合，才有可能建立完善的传统中药炮制技术传承平台。

2.2.2 根据饮片生产企业的实际情况和需要，炮制科研人员协助企业生产人员按照各地区炮制规范和该企业的习惯规范化饮片生产工艺，并根据现代化生产的需要改进生产工艺。根据中医用药辨证施治的特点，应在保持中药饮片多样化的基础上进行规范化研究。在没有充分的理论和临床依据的情况下，不主张进行饮片生产工艺的改进或通过“正交设计”优化生产工艺。但为了适应饮片现代化机械生产的需要，在生产工艺基本不变的前提下，可对生产过程进行调整。

2.2.3 生产企业的传统评价方法与中药现代质量分析方法相结合，制定具有饮片特色的质量评价标准。由于各饮片生产企业均配备了具有丰富实践经验的药品质量评价人员，因此，各企业均已具有一套传统的饮片质量评价体系。通过前几年的饮片生产企业GMP认证，大多数企业已经建立了初步的饮片质量现代科学控制部门。然而受企业技术人员现代科技水平的限制，在现代科学方法上还难以满足市场对饮片质量的需要。因此，科研人员应在充分尊重各企业传统饮片质量评价方法的基础上，帮助企业建立起具有饮片特色的现代科学质量评价体系，原则上应是一种饮片建立一套质量标准。

2.2.4 在有条件的地方规范、保护、扶持、发展“前店后厂，中医大夫坐堂”的中医药服务模式，建立特色炮制技术研究平台。目前在农村基层特别是少数民族地区，还有一些祖传中医世家传承着“一方一法”的炮制技术，而这些“一方一法”炮制的饮片组方却具有其独特的疗效。国家相关部门不但要保护、扶持、发展“前店后厂，中医大夫坐堂”这一中医药服务模式，还应发挥科研人员的优势，促进该服务机构的规范化管理，同时对其科学原理进行探索研究，共同建立特色炮制技术研究平台。

2.2.5 饮片生产过程原理研究方法：中药炮制经过数千年的演变，形成了独具特色的炮制理论体系。因此，饮片生产过程原理的研究是饮片生产过程研究中一项非常重要的内容。在以往的炮制原理研究中，科研人员往往只抓住了“炮制与药性改变相关性研究”这一关键问题，孤立地考虑单个饮片，而没有把饮片与复方联系起来考虑。较为科学的饮片生产过程原理研究方法应该从“配伍炮制过程原理”“炮制配伍过程原理”等方面来进行“不同炮制生产过程与饮片药性相关性”研究。①配伍炮制过程原理研究：“配伍炮制”实质是所谓的“加辅料炮制”，但在炮制过程中“辅料”这一提法并不确切。从炮制对药性的影响角度而言，配伍炮制可分为“反制”和“从制”。“反制”有“以热制寒”（如酒炙黄连）和“以凉制热”（如甘草汁制附子）、“从制”有“以热制热”（如生姜制附子）和“以寒制寒”（如胆汁制黄连）。从科学的角度而言，“配伍炮制”与“配伍用药”存在着何种本质的差异，仍然是一个有待研究的问题。②炮制配伍过程原理研究：所谓“炮制配伍”是为了配伍而炮制，也就是说根据复方配伍的需要而炮制，相同的处方，根据因人而异、辨证施治的用药原则而配伍同一药材的不同饮片。炮制与药性的关系必须通过复方用药来体现，因此，炮制改变饮片药性的科学内涵也只有以复方为载体进行研究才具有实用价值的科学意义。

3 中药饮片行业科研专项建议

3.1 中药饮片地域性生产工艺的规范化研究

中药饮片炮制技术历史悠久，炮制方法众多。在“九五”和“十五”攻关期间，国家已立项对中药饮片炮制工艺和质量标准进行了规范化研究，这些项目的许多科研成果已直接用于饮片生产企业，促进了中药饮片产业的发展，对于规范中药饮片质量标准、稳定中药饮片临床疗效起到了良好的作用。但由于我国幅员辽阔，各地用药习惯不尽相同，对于同一个饮片品种，饮片炮制工艺也不尽相同，形成了各具特色的炮制方法，如熟大黄，南方以酒蒸为主，北方以隔水加酒炖者居多；栀子大多省市碾碎或捣碎后再炒，也有以整粒炮制，或仁、皮分离分别炮制入药；虽然这些饮片在生产工艺上存在着一定差异，但多年的应用实践证实其均具有确切的临床疗效。同时，由于以往的炮制科研忽视了饮片的地域炮制特点，其成果在生产上还不具备更广泛的适用性，许多饮片不太可能实现全国统一的规范化生产工艺，因此，饮片生产工艺规范化可依据当地生产实际具有不同的内容和模式。目前大多数中药饮片，特别是加热、加辅料等方法炮制的品种，各地区的炮制工艺不一，炮制时间相异，所用辅料也不尽相同，因此对于饮片的质量判别也存在很大差异，影响了中医临床疗效的发挥和市场流通。迫切需要“因地制宜，具体问题具体分析”，开展饮片地域性生产工艺的规范化研究，在发挥饮片临床疗效和保持饮片地域特色优势的同时，指导现代饮片生产，形成饮片产业具有自主知识产权保护的独创成果，提升饮片行业的现代化水平，对于促进中药饮片生产行业的规范化、规模化进程及整个中药现代化事业都具有非常重要的意义。同时，为该地域饮片炮制相关规范、法规的制定提供参考。

3.2 中药饮片产地炮制加工方法研究

国家在“十五”“十一五”期间进行了中药饮片炮制工艺及质量标准规范化的攻关研究。我们在研究中发现，许多中药在加工成中药材后再在异地加工成饮片，不但增加了生产成本，而且药材在储存、运输过程中的变质损耗和再次加工过程中造成的成分的流失，严重地影响了饮片的质量。实质上，许多中药可以直接在产地加工成饮片，有的可以鲜切后再干燥、有的可以干燥至适宜含水量再进行切制。目前，越来越多的科研工作者开始重视饮片的产地炮制方法研究，因此，有必要开展饮片产地加工炮制方法的探索性研究，制定规范化的饮片产地加工工艺和科学化的饮片质量评价标准，形成标准SOP，实现从药材到饮片的生产过程一体化控制。在可行性研究的基础上，鼓励企业在产地开办自动化程度较高的饮片加工厂。这样既可降低饮片加工成本，又可保证饮片来源稳定，确保饮片质量。该项目的实施，将产生巨大的社会和经济效益。

3.3 中药饮片生产仪器设备研究及标准化生产线建设

中药饮片生产的现代化是中药现代化的重要环节，从“九五”后期及“十五”期间已完成的课题所存在的问题发现，影响炮制工艺规范化研究和饮片自动化、现代化生产的主要因素之一就是炮制研究仪器设备和饮片生产机械问题。就目前的饮片生产机械而言，无论从性能、自动化程度及生产能力上远远不能适应饮片规范化生产的需要。因此，要想加快中药饮片生产规范化、产业化进程，必须加强炮制研究仪器设备和高技术含量的饮片生产机械的研制。“炒制”机械是饮片生产过程中最常用的机械，其研究目标为利用远红外测温技术研制多靶点测温、整体电脑程序控温电热式炒药机。以电脑程控电热式炒药机为核心，按照自动化、规范化、可控化、规模化的要求对炒制饮片生产全过程中所需机械逐一进行更新配套改造，建成一条规范化自动化程度较高的炒制饮片生产示范线。

3.4 具有饮片个性特色的饮片质量评价研究

在基本探明炮制原理的基础上，制定中药饮片个性特色的质量评价标准。可以更加科学、合理地评价中药饮片的质量，规范化制片的生产工艺；合理利用饮片，稳定其临床疗效。依据炮制原理，进一步规范化20～30种炮制前后化学成分变化清楚、具有确定的对照品可进行定性、定量标准研究的中药制片炮制工艺。以中试制片为研究材料，制定20～30种中药制片的个性特色质量评价标准。

3.5 中药饮片的有效性和安全性评价方法研究

中药饮片绝大多数是配伍用药，配伍方中各种饮片存在着相互减毒增效的效应。饮片的有效性和毒性应该从“药对”到“经典小复方”再过渡到“复方”，由简单到复杂进行研究。

3.6 中药饮片炮制过程与饮片用途、用法、用量的相关性研究

中药的所谓“用途、用法、用量”实质上是指具有确定药性的饮片的“用途、用

法、用量”，中药经不同的炮制过程而得到在药性方面具有某种程度差异的饮片，它们在“用途、用法、用量”上是存在差异的，抛开饮片的药性而谈某中药的“用途、用法、用量”是不科学的，同样，抛开饮片的“用途、用法、用量”来谈论饮片的毒性也是不科学的。如“大毒”中药乌头、“峻泻”中药大黄，不同的饮片其“用途、用法、用量”是不同的。研究炮制与饮片的“用途、用法、用量”的相关性，对于正确、合理、安全、有效地发挥中药的临床疗效具有重要的科学意义和实用价值。

3.7 中药饮片行业管理立法研究

中药饮片必须作为“药品”管理，因此必须建立相应的管理法规，可先从如下方面入手，逐步建立健全其行业法规。

3.7.1 生产准入法规 ①饮片生产企业的 GMP 认证应与其他药品生产企业有所差别，应遵循饮片生产的特点和规律。②生产规模必须有所要求，兼并、淘汰作坊式的简陋小企业。③从业人员整体素质必须提高，既要求具有现代科学知识的人才，又必须有一定数量的传统方法的继承型人才。

3.7.2 生产原料要求法规 ①饮片生产用原料药材必须做到基源、产地、采收时间明确。②饮片生产用原料药材不但要求具有传统方法的质量标准，还必须具有现代科学的质量标准。

3.7.3 饮片质量标准法规 饮片质量不但要进行传统方法的分级管理，还必须进行现代科学方法的分类要求。制定具有饮片个性特色的质量评价标准。

3.7.4 饮片质量信息档案法规 必须从饮片生产用药材、加工方法、出场时间、流通渠道等多环节建立饮片质量信息档案。

3.7.5 饮片市场准入法规 ①严格禁止饮片进入农贸市场。②凡不需任何加工（净制除外）便可直接入药的药材炮制品和药材应统称饮片。

3.7.6 优质优价法规 ①应允许饮片商品实行“优质优价”。②鼓励饮片企业创名牌、品牌。

3.7.7 传统炮制技术传承法规 ①加强传统炮制技术、经验、秘诀的知识产权保护。②制定相应的法规，保护、鼓励具有丰富经验的老药工培养年轻药工，使传统炮制技术得以传承。

3.7.8 传统炮制技术保密法规 提高从业人员的保密意识，制定泄密处罚法规。炮制技术既体现了中医理论内涵，又包含了丰富的实践经验，同时还有很多炮制方法都有各自的秘诀。因此国家应该制定相应法规，严格禁止掌握炮制经验和秘诀的人员向非中国籍居民传授炮制技术。

3.7.9 中医师依方炮制方法保护法规 目前在农村基层，还有一些祖传中医世家传承着“一方一法”的炮制技术，且这些“一方一法”的组方还具有其独特的疗效，在得到国家相关部门的认证后，这些世代中医的行医资格应得到法律的保护。同时，相关部门应投入人力、物力进行发掘、整理和提高，使这些特有的炮制用药方法能够得以传承。

3.7.10 饮片流通法规 打破地方保护，全国合法饮片生产企业可根据全国各地注册要求在不同地区注册生产品种文号，同时可在全国销售符合各地饮片质量标准的饮片。

3.7.11 饮片临床应用法规　凡直接用于临床配方的中药饮片，必须配有药材基源、产地、炮制加工方法、生产日期、生产厂家、主要质量参数、用法用量等说明。

【论文来源】

肖永庆*，张村，李丽．中药饮片行业发展问题与展望［J］．医学研究杂志，2009，38（12）：3-6.

加强传统炮制技术研究　促进现代炮制学科发展

中医采用饮片组方的制剂应用于临床，是中医治病用药的特色。饮片入药，生熟异治，则是中药的鲜明特色和一大优势。中药饮片，是指在中医药理论指导下，根据辨证论治和调剂、制剂的需要，对中药材进行特殊加工炮制后的制成品。中药材必须炮制成饮片后才能入药，这是中医临床用药的一个特点。

中药炮制作为中药学科的重要组成部分，是传统中医药特色的重要体现。中药炮制技术作为我国独有的传统制药技术之一，是最具有自主知识产权的优势产业。因此，加强中药炮制研究，开展中药饮片炮制原理、炮制工艺及饮片质量控制方法等方面的研究，对促进现代炮制学科的发展以及整个中药现代化事业，均具有非常重要的意义。国家有关部委在"九五"后期及"十五"期间，先后投资1500余万元，对100余种中药常用饮片进行了炮制工艺及质量标准的研究。在此基础上，原国家食品药品监督管理局提出对中药饮片实施注册标准管理，将实行中药饮片生产批准文号制，这对于加强中药饮片生产管理、提高饮片质量、保证临床用药安全有效，起着至关重要的作用。

1　中药炮制学科现状

中药炮制是中医在数千年的医疗实践中，不断总结、改进、发展形成的一项传统制药技术。近50年来，该学科先后开展了古代炮制文献的整理研究工作；编制修订了各省市自治区的《中药炮制规范》，编制完成了《全国中药炮制规范》，并不断补充、修订和提高历版《中国药典》中有关中药材的炮制标准；建立完善了中药炮制学科的中专、学士、硕士和博士教育系统；将中药饮片生产的个体手工作坊发展成数以千计的中药饮片加工厂，其中一部分已实现了机械化生产，目前有百余家饮片生产企业已通过GMP认证；在"七五""八五""九五""十五"科技攻关计划中，国家先后立题资助了130余种常用中药饮片的炮制研究，取得了一批科研成果，逐步提高了中药炮制学科的学术水平。

2　中药炮制的研究内容和发展方向

中医临床用以防病、治病的药物是"汤药"和"中成药"。而汤药和中成药中所用原料，均是处方标明的中药饮片。中药饮片生产，是中药材从种植至临床应用的中间环节，因此，开展中药饮片炮制方法的规范化、饮片质量控制方法的科学化、饮片生产的规模化、自动化，以及饮片商品的品牌化的研究，对于保证临床用药安全有效，乃至促进整个中药现代化事业，都具有非常重要的意义。

2.1 炮制理论及炮制原理的研究

中药炮制经过数千年的演变发展，形成了独具特色的炮制理论体系。因此炮制理论及炮制原理的研究，是炮制学科一项非常重要而又艰巨的任务。首先必须对含毒性成分的中药饮片、生熟异治饮片进行炮制原理的研究。又由于中药饮片生产过程中，影响质量的不确定因素很多，而在炮制原理尚未研究清楚时，则无法科学地评价这些不确定因素对饮片质量的影响。因此，只有在基本弄清中药饮片炮制原理的前提下，才有可能进行中药炮制工艺规范化及饮片质量标准的研究。

2.2 中药炮制质量评价技术标准的研究

中药质量评价技术标准，是保护行业健康发展和进步的关键问题。国际的行业竞争，关键是标准的竞争，而标准的竞争取决于制定标准技术平台的科学性。通过对中药炮制质量标准控制体系关键问题的研究，可确定有利于我国中药行业发展的技术标准和评价体系的关键点，以达到完善我国中药炮制技术标准评价体系的目的，对于保持我国中药产业在国际竞争中的优势地位具有重要意义。

建立传统经验与现代评价方法相结合的中药饮片质量综合评价方法和技术标准研究模式。主要包括：①传统经验鉴别、评价（形、气、味、色等）的仪器鉴别方法创新。②现代理化鉴别、评价方法进一步科学化，建立“多成分定量、指纹图谱定性，结合与其主治、功能相关的药效学研究”的现代科学评价模式。③饮片炮制工艺规范化的共性问题研究。“九五”及“十五”期间，国家投资对近百种中药材进行饮片炮制工艺规范化及其质量标准研究。“十一五”科技支撑计划注重的炮制共性技术研究，即对各类炮制方法，如“清炒”“酒炙”“醋制”“盐炙”“炒炭”等炮制过程中的共性问题进行研究，探讨其在整个炮制过程中的变化规律，进而探讨如何利用这些规律指导今后炮制工艺的规范化，进一步提高研究水平，使科研成果更适于饮片现代化生产的需要。

2.3 饮片炮制新工艺、新产品、饮片深加工及饮片生产机械的研究

在继承与创新并重的思想指导下，紧跟现代科技的发展，在确保饮片质量的前提下，进行饮片炮制工艺的革新、新型饮片及饮片的深加工等研究，并进行与现代饮片生产相适应的饮片炮制机械的研制，也是本学科的研究重点。

3 中药炮制作为中药传统制药技术的传承

中药炮制古时又称“炮炙”“修事”“修治”。药物经炮制后，不仅可以提高药效、降低药物的毒副作用，而且方便存储，是中药临床用药的必备工序。几千年来，中药炮制不仅积累了丰富的炮制方法与技术，同时也形成了一套传统的炮制加工工具。炮制技术过去曾称为中药制药工程的“前处理”工序，但它是中药传统制药技术的集中体现和核心。

3.1 炮制作为一门制药技术，其工艺制备经验占有非常重要的位置。因此，其炮制技术的传承实质上是经验的传承。只有长期坚持在饮片生产第一线的老药工，才是最合格的传承人，其他人则不具备其最基本的经验条件。

3.2 炮制作为一门制药技术，其工艺过程又必须随现代化制药技术的发展要求而发展。因此，饮片生产必须逐步实现机械化、规范化和自动化。这就要求饮片生产设备必须根据发展需要而不断革新、改造。

4 炮制文化作为非物质遗产的保护

4.1 中药炮制技术目前仍然处于萎缩的濒危状态

中药炮制是中药传统制药技术的集中体现和核心，是中国几千年传统文化的结晶和瑰宝，是最值得加以继承保护的文化遗产。但由于多方面的原因，中药炮制技术目前仍然处于萎缩的濒危状态。其主要原因在于：

4.1.1 继承无方

4.1.1.1 “规范化”的现代中医教育模式培养出现代中医师使得中医临床“现代”用药方法趋于“常规化”，过去“一方一法”“前店后厂”“中医大夫坐堂”的传统模式已不复存在，许多特殊而又可产生特效的传统炮制技术逐渐被遗忘。

4.1.1.2 现存为数不多的身怀绝技的炮制老药工对于自己经过长期工作总结出来的炮制方法秘而不宣，传统的炮制技术面临衰退甚至失传的局面。

4.1.1.3 国家的饮片产业政策有待进一步完善。目前，饮片生产准入门槛过低，造成大量伪劣产品混入市场，不良竞争使得饮片价格低廉，正规饮片生产企业利润微薄，这样不但使企业发展无力，而且因从业人员素质减退、待遇低廉，年轻人无能力也无动力去学习、继承传统的炮制技术，而使老药工后继无人。

4.1.2 保护不力

4.1.2.1 目前，国家禁止外企和中外合资企业利用传统炮制工艺在中国境内进行中药饮片生产，这一规定的本意是为了保护我国的传统文化，以防止我国独有的中药饮片生产传统炮制工艺泄密而有损于我国传统医药工业的发展。这一规定的本意是非常正确的，但对于所谓“传统炮制工艺”的内涵目前还没有一个具体的界定，实施起来比较困难。

4.1.2.2 国家相关部门虽有明文规定，但某些地方考虑到地方经济发展的需要，还是以独资或合资的方式批准外企在中国版图内建立了中药饮片生产企业，有的老药工被评为专家，最近甚至仍然还有个别“炮制老专家”去国外传授炮制经验，使保护管理增加了难度。

4.1.2.3 大量有关炮制工艺及饮片质量标准研究方面的文章公开发表，而且数十部炮制专著也像雨后春笋般地出版。无论从其炮制工艺要点，还是对饮片的形、色、气、味都描述得淋漓尽致，无论是传统的炮制工艺还是现代质量控制方法都已毫无保留地公布于世，使很多传统的炮制方法变成了“公开的秘密”。

4.2 应将炮制文化作为非物质遗产进行保护

4.2.1 进一步全面深入细致地开展普查工作，对全国现存炮制方法，特别是散存在民间的特有炮制方法进行调查、分类、整理、编著《传统炮制技术历史沿革》和《现代炮制方法及应用》等有关资料。

4.2.2 对全国现有的从事炮制工作的老药工及他们的炮制经验进行普查，建立“以师带徒”的传承网络。

4.2.3 加强传统炮制技术、经验、秘诀的知识产权保护。制定相应的法规，保护和鼓励具有丰富经验的老药工培养年轻药工，使传统炮制技术得以传承延续。

4.2.4 保护中医师的“依方炮制”方法。目前在农村基层，还有一些祖传中医世界传承着“一方一法”的炮制技术，这些“一方一法”的组方具有其独特的疗效。在争取得到国家相关部门的认证后，这些世代中医的行医资格应得到法律的保护。

5 炮制作为一个“学科”的发展

如果从炮制的理论体系而言，它归属于中药药性理论学科比较合适，因为中药炮制原理的核心，是中药在炮制后药性发生了改变。但从其工艺过程而言，它又似乎属于中药制药学科。因此，如果将炮制单独作为一个学科来处理，它应该是一个综合性学科。但炮制要作为一个学科来发展，必须首先解决好如下问题：

5.1 中药经炮制后，由于其科学内涵（物质基础和生物活性）的变化而导致药性改变。只有基本探明炮制前后科学内涵变化规律，才能以此为纽带，剖析炮制与药性改变的相关性。

5.2 只有在探明中药炮制前后，其主成分结构和量比关系及其生物活性整体变化规律的基础上，才能全面、客观地反映炮制改变中药药性的科学内涵变化规律。

5.3 必须在基本探明炮制改变药性的科学内涵变化规律的情况下，才有可能为炮制工艺优化和饮片质量优劣提供现代科学的评判标准。

5.4 炮制技术的发展，要求炮制学科跟上现代科学技术发展的步伐。任何因循守旧、故步自封、墨守成规的思维都将阻碍炮制作为一个学科的发展。

5.5 炮制技术的科学内涵需要用现代科学的方法去揭示、需要融汇化学、药理、数学等相关的科学知识。相对这些学科，炮制太滞后了！若将炮制作为一个学科来发展，如果仅仅停留在所谓“历史沿革”“经验传承”上，则永远不可能成为一个真正的学科。

5.6 我国独有的中药炮制技术既要按照国家法规做好保密工作，同时也需要法规的保护，更重要的是要在炮制学科的自身发展中求生存。

【论文来源】

肖永庆*，张村．加强传统炮製技术研究 促进现代炮製学科发展［J］．现代中医药，2008，(32)：16－19.

发挥传统医药优势 创新发展现代中药

中医药学是中国几千年传统文化的结晶，是中华民族的瑰宝。在长期的医疗实践中，中医药学更形成了独特药物应用理论和丰富的临床防病治病经验，蕴藏着深厚的历史积淀与无穷的隐秘。

近年来，随着细胞和分子生物学的迅速发展，专家对生命现象的认识已深入到分子水平，在更深的层次上揭示了生命的本质。许多医学家断言，留待下一世纪的任务将是整体生命科学的突破。这也给以整体视为基础、运用辨证论治认识及治疗疾病的传统中医药带来了无限的想象空间。中医药走向世界，服务人类已成为大势所趋。现代中药已蔚然成为世界医药科学的前沿课题，以生物技术为主要动力，传统中药正实现向现代中药的飞跃，并在世界范围内得到越来越高的重视；世界卫生组织评价“中医药是世界传统医药的榜样”，并向全世界郑重推荐。

近年来，人们对“现代中药”或“中药现代化”之词使用越来越多，并引起了中医药界、科学界和相关管理部门的关注。

1 现代中药内涵

有人提出，现代中药是指与现代科学相结合的中药，认为中药应该是与现代的数、理、化、天、地、生及现代医药学相结合，并被其阐释和验证的精选者，才能称为“现代中药”。

还有人认为，现代中药是指能够防治现代人类疾病、增进人类健康的中药。其次，为了说明其安全性、有效性，并便于被广大医生和患者接受、中药还应尽量与现代科学相结合。

现代中药是指符合中医用药的特点和要求，能突出中医药防治疾病的特色和优势，按现代国际药学标准和水平制备的中药。显然，形成现代中药必须具备两大要素，就是良好的临床疗效和能保证临床疗效的科学的质量标准。

笔者认为，现代中药应是在中医药理论指导下，以传统的中医组方或中药临床药效为基础，采用现代科学技术，研制开发的能够有效防治现代疾病的中药。由于中医药学是在不断积累历代医家丰富经验的基础上，形成具有自身特色和优势的理论体系，因此，现代中药研究的切入点应是中医工作者在长期临床实践中所积累的已被证明确有疗效的方剂。

总之，目前尚无一个“狭义”的现代化中药。近年来成功开发的个别中药基本接近现代化中药水平。主要以有效成分或有效部位入药，药效物质基础基本明确的中药制剂均可纳入现代化中药的范畴：如德国的银杏叶制剂、水飞蓟制剂，优秀的日本汉方制剂、国内的复方丹参滴丸、康莱特注射液、杏灵颗粒、青蒿素、雷公藤甲素、紫杉醇、绞股蓝总皂苷等。

2 现代中药特点

随着现代科学技术的发展，中药不断吸收现代科学的思维方法，吸收药理学、细胞生物学、生物化学、现代制剂等学科的先进理论和方法，实现多层次、多方位、立体的融合，使传统中药发展成为具有新时代感的现代中药。

2.1 现代中药从组方上来说，基本上根植于传统的具有确切临床疗效的中医方剂，继承了传统中药的哲学理念和系统论的思维方式，其系统整体观不是传统中药的简单重复，而是以现代科技成果为基石，在整体观的指导下，对每一味中药的成分、含量、药理及作用于人体的过程都已深入到了分子水平。

2.2 现代中药的生产工艺技术普遍采用了先进的提取、分离、纯化技术，制剂工艺与生产技术的现代化是关键的环节。近年，一些中药制剂新技术在中药制剂领域的应用，大大促进了中药现代化的进程。如超微粉碎、超临界流体萃取（SFE）、高速离心与超滤技术、膜分离技术、各种色谱的纯化技术，以及制剂新技术包括制粒，缓、控释及靶向制剂等先进剂型的应用，促使中药由传统的“粗、大、黑”向“高、精、细”的现代中药迈进。

2.3 现代中药采用现代药理学研究手段，展开药理、毒理、药代动力学等体内外的药效研究，对中药的有效性、安全性进行全方位的分析研究。根据中医辨证施治和整体观的基础理论，从整体出发，在器官、组织、分子水平去探讨组方的机制，探讨中药及其复方的多靶、多环节、多层次、多效应又客观可控的整合调节。既充分发挥对人体的正面表达（治疗作用），又能安全克服对人体的负面表达（毒、副作用）。这正是现代中药所追求的目标。

2.4 现代中药采用现代先进的分析检测方法进行质量控制，包括光谱、色谱及它们的联用技术，如指纹图谱检测已用于中药注射剂的质量检测。从药材、中间产品到成药的质量检验采用全程一体化控制，对生产工艺的关键环节实行在线检测，先进生产工艺技术的运用有效地提高了中药质量，中药质量标准的进步又推动了中药生产工艺的发展，保证了从药材的种植、组方、临床验证、生产及销售都严格按照可控的指标进行，生产出的现代中药质量稳定，保证临床疗效。

2.5 现代中药在中药研究、开发、生产、经营、使用和管理的各个环节，全面制定和实施相关的国际标准和规范，包括 GAP、GEP、GLP、GCP、GMP、GUP 及 GSP 等。因此，具有中国特色并符合国际规范的现代中药，质量标准体系具有较强的可操作性，开发的现代中药产品基本符合“成分清楚，机制明确，疗效相关，质量可控，疗效确切”的药品国际惯例。

总之，现代中药经过严格的栽培、加工、准确的组方、全面、系统、立体的临床验证，然后进入生产，在药材的采集、生产工艺、卫生、质量可控等方面有保证，安全、有效、稳定、均一，且无明显的毒副作用。

3 现代中药主要研究内容与发展方向

单味中药为一复杂体系，以单味中药组方的复方就更为复杂。因此，探讨中药及复方的物质基础及其作用机制，以及与此相关的中药产业化发展，需要诸如中药资源、生药、化学、生物学、药理学及制药工程等多个学科的共同参与，建立一整套行之有效的符合国际标准的质量评价体系，才能研制出稳定、安全、有效的现代中药。

3.1 加强中医药理论基础研究

虽然中药的现代研究大多取得了瞩目进展，但对传统中医药理论的继承和研究没有实质性突破的成果。现代中药研究仍要保存中药的原貌，否则会使中国丧失在世界药物学研究领域中的优势。以中药研究服务为目的，遵守中药研究的自身规律，并在此基础上广泛引入现代科学思想、技术和方法，并借鉴日本研究中国中药制剂和其他国家天然药物的研究模式，鼓励学术多思维、多方位的研究，形成既有继承又有发展创新的中药特色。

3.2　中药复方药效物质基础与作用机制及配伍规律的研究

中药复方的药效物质是中药复方研究的核心，中药研究与开发必须立足中医临床，揭示中药复方药效物质基础，阐明中药复方作用机制及组方配伍关系，这不仅为中药现代化、国际化提供强有力的技术支撑，而且对中医现代化具有强烈的推动作用，能促进中医药在理论和实践方面均跃升到更高的水平。

3.3　中药材质量可控化与中药材资源可持续利用

疗效与质量是现代中药的根本，而药材的真伪、优劣直接关系到临床用药的安全、有效。药材的内在化学物质品种、种植地点、种植方法及采收时节等都密切相关。因此中药材生产规范化及质量标准化是中药产业的基础和关键。为保证中药材的优质安全无公害并具有可控性，必须对中药材资源进行动态观察，加强资源保护意识，加强资源的扩大与再生的研究，使药物植物资源得到合理开发，充分利用，才能保证中药产业的可持续发展。

3.4　中药提取、分离及分析共性技术平台的建设

建立规范化的中药提取、分离及分析共性技术平台，是中药现代化的重要基础，也是中药现代化的重要标志，建立技术平台，要防止片面求新求异，要注重科学性、规范性、合理性和实用性。

3.5　信息系统与中药现代化

21 世纪信息系统无疑将对中药现代化发挥巨大的作用。中药信息系统的研究主要是利用现代的计算机技术、信息技术，结合现代的化学、数学、生物学及中医药学等学科的研究成果，建立和完善中药方剂数据库、中药化学数据库及中医药知识库等。在信息化方面，重点要提高信息网络化水平，对有关中药的资料要进行整理、完善提高，并应加强和充实有关中药科学研究方面的内容。

4　总结

总之，现代中药是作为中医药现代化的必然结果和体现之一应运而生并蓬勃发展的，中药要进入世界主流药品市场，必须认真继承中医药的特色，不断强化中医药的优势，同时结合国际通行准则，建立一套能保证中药安全、有效、稳定、可控的标准体系，真正实现中医药的可持续发展和跨越式发展。只有这样，中药产业的国际竞争力才会大大增强，中药现代化的步伐才会大大加速。

【论文来源】

肖永庆*，张村．发挥传统医药优势　创新发展现代中药［J］．现代中医药，2006，（24）：50–52.

关于实现中药饮片生产规范化相关问题的建议

中药包括中药材、中药饮片及中成药。中药材繁育种植、中药饮片炮制加工及中成

药研制生产为中药行业的三大支柱，中药饮片生产为其二者中间环节，尤为重要。在崇尚自然、返朴归真的国际大潮中，中医药走向世界、服务人类已成为大势所趋。我国加入世界卫生组织后，市场竞争更加激烈，对既为处方药又为健康产品原料的中药饮片的质量要求日益增高。随着我国医疗保险制度改革的深入，“国人用国药”意识逐渐增强，优质饮片的需求量将会日益增加。目前饮片生产不规范，大多为小作坊式加工，饮片流通市场混乱，大量伪劣饮片混入市场，严重影响了饮片及中成药的临床疗效，极大地降低了中药的市场竞争力。因此，中药饮片生产的规范化、规模化、现代化，中药饮片质量标准化势在必行。

1 迅速整顿中药饮片生产及流通市场

首先，对具有一定规模生产能力的饮片加工厂实行初级规范化生产许可证制。所谓初级规范化，也就是严格按照《中国药典》及中药炮制规范要求程序进行初步规范化生产，取缔所有家庭作坊式生产。随即要严格规范饮片流通市场，实行饮片标牌准入制，非初步规范化生产饮片厂生产的饮片一律不准上市。同时根据现有饮片质量标准（外观，必要的理化方法），加强对市场饮片质量的监督管理，一旦发现伪劣产品，要坚决依法给予制裁，直至取消饮片厂生产资格。

2 增强中药饮片炮制规范化研究的投资力度

国家在“八五”及“九五”期间先后立项进行了40余种中药饮片炮制工艺及质量研究，“十五”期间又投资300万元对30种中药的60余种饮片进行炮制工艺规范化研究。但对于现有临床用饮片的品种数量而言，差距甚远。因此，在国家立项的基础上应鼓励多方投资加速饮片炮制规范化研究。研究模式可参照国家科技部“十五”攻关课题“川芎等30味中药饮片炮制规范化研究”的实施方案及技术要求，按照国家药监局近期将颁布的中药饮片生产批准文号制的规定来进行，迅速扩大可规范化生产的饮片品种数量。

3 尽快按GMP要求建立中药饮片规范化生产示范基地

在饮片炮制工艺规范化研究的基础上，为尽快将科研成果转换为生产力，首先应以道地药材产区为基地，建立数个药材GAP种植、饮片GMP炮制一条龙规范化生产示范基地。做到药材就地炮制加工成饮片，减少药材运输、贮存中间环节，从而避免药材在贮存、运输过程中被污染变质，以确保后续饮片的质量。根据不同药材及饮片要求建立不同程序的生产线（图1-15）。

一旦条件成熟必须尽快推广应用。现在，许多饮片生产行业的有识之士已经关注并具体实施中药饮片规范化生产，如安徽亳州市沪谯中药饮片厂已参与国家“九五”“十五”中药饮片炮制规范化研究，负责中试及申报饮片生产许可证。同时，多方筹资，现已征地13.3hm^2，着手建立一个中国第一流的现代化规范化饮片生产基地。

在饮片规范化生产示范到推广应用的这段时期内，可实行规范化生产饮片价格补贴，以提高其市场竞争力。一旦推广普及后，可按市场经济规律定价。这样可避免“谁

先规范　谁先破产”的不良现象发生，充分保障示范者的利益，以调动整个饮片生产行业实行规范化生产的积极性，促进饮片规范化生产的进程。

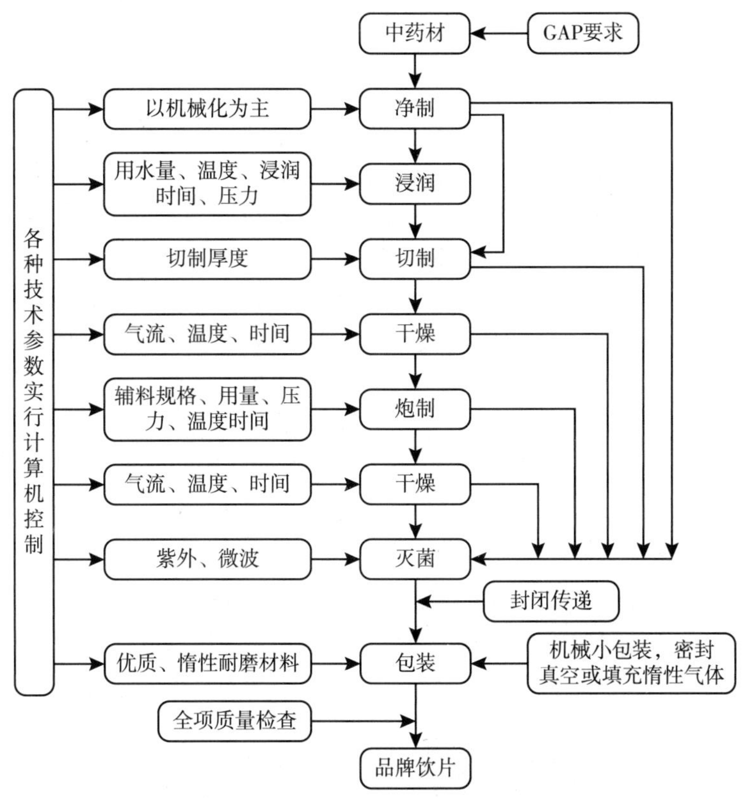

图 1-15　中药饮片生产流水线示意图

4　中药饮片质量标准的制定

中药饮片质量标准，其内容可参照《中国药典》比较成熟的药材质量标准要求，结合“十五”有关中药饮片质量控制研究内容，按照国家药监局即将颁布的中药饮片生产批准文号制中有关规定而制定。中药饮片和中药材一样，其所含成分复杂。为了尽快地适应国际市场对中药饮片质量的要求，应鼓励采用多种方法对尽可能多的可测定成分进行含量测定研究，制定出多成分含量范围标准。同时，采用所含各类共性成分初级指纹图谱方法对饮片进行定性鉴别。因为同一饮片含有多种不同类型的共性成分群，因此针对不同成分群的理化共性来选定指纹图谱制作条件，这样可以用几种不同的方法绘制出几种指纹图谱来反映几种类型化学成分群在饮片中的存在状况。

所谓初级指纹图谱是指对 10 批次以上饮片按照固定的最优方法提取，预处理，按照相同的色谱或光谱条件及检定方法绘制其图谱，以 10 批次饮片的共有峰作为初级指纹峰组来鉴别饮片；也可同时用几种不同类型化学成分群的几组初级指纹峰来鉴别一种饮片。为了便于计算机数据化处理，各峰的保留时间及峰面积可以其中一条基线分离较好而保留时间适中的对照品峰为标准，进行各峰相对峰面积及相对保留时间值的计算。

使初级指纹图谱简便、直观、实用且可用相似性差异度量软件做数据化处理。

5 加快饮片生产机械的新产品研制

就目前的饮片生产机械而言，无论从性能、自动化程度及生产能力上远远不能适应饮片规范化生产的需要。近几年来虽然有诸如全自动浸润罐，控温炒药机等技术含量高的饮片生产机械问世，但其共同的不足是生产规模小，成本高，在机械性能上不尽完善。因此，要想加快中药饮片生产规范化、产业化进程，必须借鉴相关行业（如制药，食品行业）的先进生产模式，加强炮制机械的新产品研制。

国家可组织中药饮片生产单位，炮制机械研制、生产单位以及各相关学科的专家共同组成饮片生产机械研制攻关小组，按照自动化、规范化、可控化、规模化的要求对饮片生产全过程中所需机械逐一进行更新配套改造，为规范化自动控制饮片生产线的建成提供基本“元件”。

6 加强传统饮片炮制新工艺的研究

现行《中药饮片炮制规范》中记载的炮制方法，基本上继承了传统的炮制工艺，有些炮制工艺的技术参数无法做到客观可控，因此给饮片炮制规范化生产带来不利因素。随着科学技术不断地发展，某些炮制方法（如炒制）可在保证饮片质量的基础上进行革新。如炒黄、炒干等炒制工艺是否可考虑用烘制方法来代替等，都属于可以尝试的范畴。

7 注意中药饮片新品种的研制

近年来，颗粒饮片、超微粉饮片、单味中药配方颗粒等服用方便的新型中药饮片不断问世，特别是单味中药配方颗粒已经试用于临床。但在中医用药原则上也存在不少分歧。为了更好地发挥中医中药自身特色优势，有专家提出，在充分利用单味中药配方颗粒生产技术的基础上，以道地药材为主体，以“经典小复方”为起点，开展“中药小复方颗粒”的研制有着现实意义。“经典小复方颗粒”采用传统“共煎”方法制成，其内容物与汤剂一致，因而疗效确切，同时又可根据辨证论治的原则适当配伍“单味中药配方颗粒”使用，更符合中医用药原则。因此，“中药小复方颗粒”的研制与着眼名医名方的再次开发，确是饮片深加工的一条重要途径。

8 加速中药饮片炮制队伍的建设，尽快筹建中药饮片炮制研究中心

近年来，由于受多方面因素的影响，炮制学科人才流失严重，许多原来从事炮制学科研工作的人员改行进行其他学科研究，尤其是青年学者后继乏人，以至引起人才危机。炮制学科本身需要如文献学、生药学、中药化学、中药分析、中药药理及制药工程学等学科知识的支撑。没有其他相关学科的共同参与，炮制学科人员不尽快充实相关学科知识，就难以承担炮制学科所面临的艰巨任务。因此，必须解放思想，扩大思路，充实现代科学知识，集多学科知识于炮制学的综合研究。要想尽快重新组建炮制队伍，目前可以从上述学科领域中广招对炮制学研究感兴趣的多学科人才，与现有的炮制学科人

员一道，共同振兴炮制学科。

应在中医药院校专门设立中药饮片炮制专业，有计划地培养一批具有相关学科知识的专业炮制人才。凡具有招收硕士生、博士生条件的炮制学专家应尽可能多地借“十五”攻关项目课题与其他相关学科一道培养出一批炮制学科硕士生、博士生。与此同时，以现有炮制学科力量相对较强的科研单位为基础，尽快筹建中药饮片炮制研究中心，着手对炮制工艺规范化、炮制新工艺、创新饮片炮制原理、饮片质量标准及炮制新技术、新设备进行全面研究，重建一支能掌握高新技术，高水平的现代炮制科研队伍。

【论文来源】

肖永庆，原思通，王永炎．关于实现中药饮片生产规范化相关问题的建议［J］．中国中药杂志，2002（07）：10-11.

弘扬中药特色　加快中药饮片炮制规范化研究步伐

中药包括中药材、中药饮片和中成药三大部分。中药的现代化应包括中药学术水平、中药管理水平和中药生产技术水平3个方面的现代化。就生产技术而言，应在保持中药材生产道地性条件下，实现中药材的种植、采收和产地加工等一整套符合GAP要求的规范化生产管理及技术要求，提供品质优良可控的中药材原料；采用基原明确、品质优良的中药材原料，按照规范化的炮制技术，进行严格而认真的净制、切制和炮制处理，生产出品质精良可控的中药饮片；根据中医辨证论治要求和组方原则，采用优质中药饮片投料和先进的制剂生产工艺技术条件，制成品质精良可控的中成药供临床使用。所以，中药的现代化是一项系统工程，它需要药材栽培、植物保护、药材加工、饮片炮制、成药制剂、化学、药理、毒理、企业管理、市场策划等众多相关学科的通力合作，开展一系列严密的科学研究，提供足够的可以信赖的科学依据和创新理论的指导。由此可知，中药现代化是一项长期而艰巨的任务。作为中药科技工作者，既要有紧迫感，又要有求实冷静的科学态度。欲速则不达，急躁更无益。脚踏实地，勤奋努力，步步求进才是可取的。

1　饮片入药，生熟异治是中药的特色和优势

中药饮片是指在中医药理论指导下，根据辨证论治和调剂、制剂的需要，对中药材进行特殊加工炮制后的制成品。中医临床用以防病、治病的药物是“汤药”和“中成药”，而汤药和中成药的原料均是处方标明的生、熟中药饮片，并非中药材。即使是当前尚处于研究阶段的“中药配方颗粒”，其原料亦是“严格按照中药炮制规范生产的中药饮片”。严格地讲，中药的性味、归经、功能主治、用法用量等，实为中药饮片的属性。炮制可以减毒、增效、转变药性并产生新的药效。例如乌头是中医治疗风湿疼痛的常用药物，由于生品毒性较大，故均用其炮制品“制川乌”或“制草乌”，具有确切的止痛效果。研究表明乌头中所含的乌头碱类双酯型生物碱1/10000浓度的水溶液即可产生麻舌感，口服2mg纯品即可致人死亡。但是，酯类生物碱分子中的酯键是产生毒性的

关键部分，性质不稳定，在稀碱或中性水溶液中加热即可水解破坏。乌头碱水解后失去1个醋酸分子，成为乌头次碱，其毒性可降至乌头碱的1/200。如进一步水解，失去1个苯甲酸分子，成为乌头原碱，其毒性仅为乌头碱的1/2000，而止痛药效却无明显变化。研究证明，传统的冷水浸漂和加热蒸煮法炮制乌头，总生物碱由0.88%降为0.33%，毒性虽然显著降低，但生物碱溶解流失严重。将炮制工艺改为147.1kPa，122℃热压90分钟后总生物碱由0.88%降为0.72%。既可破坏双酯型生物碱的酯键，降低乌头的毒性，又能减少生物碱的流失，提高制乌头的饮片质量和疗效。生何首乌解毒消痈，润肠通便。但经加热蒸煮成为“制何首乌”后，由于其泻下成分结合型蒽醌衍生物水解，含量降低，而游离的蒽醌衍生物、糖类和卵磷脂等含量显著增加，所以失去泻下作用，并产生补肝肾、益精血、乌须发等药效，成为补药中之上品。延胡索活血、利气、止痛，中医临床体会醋制后止痛作用明显增强。研究证明延胡索中的延胡索乙素等多种生物碱游离状态下难溶于水，醋制时，由于生物碱与醋酸结合，成为易溶于水的醋酸盐，水煎时溶出率较生延胡索提高近1倍。所以，等量的醋制延胡索饮片比生品的止痛作用显著提高。

西方国家早期也曾将许多毒性中药作为天然药物使用过，只因毒性太大，安全范围小而被淘汰。但在我国，这些毒性中药虽有上千年的使用历史，至今仍被《中国药典》作为常用药物收载。一些化学药物经常遇到的抗药性、耐药性问题中药亦很少发生。《神农本草经》收载中药365种，距今已有200余年历史，至今仍在沿用的有230种，占63%，被《中国药典》收载的有188种，占52%，这是任何化学药物都难以做到的。许多事实表明，饮片入药，生熟异治是中药的鲜明特色和一大优势。中药的现代化应该是具有中药特色的现代化。忽视其特色的“现代化中药”，也就失去了中药的优势，岂不成了别的药物的现代化了吗？真是这样，中药又如何面对现代化天然药物激烈而严峻的市场竞争，立于不败之地呢？

2　中药饮片炮制科研工作滞后，生产发展缓慢，饮片质量下降问题突出

中药炮制是中医在数千年的医疗实践中不断总结、改进、发展形成的一项传统制药技术。近50年来，由于国家的重视，先后开展了古代炮制文献的整理研究；编订颁布了各省市自治区的《中药炮制规范》《全国中药炮制规范》和《中国药典》逐步形成了我国特有的中药饮片“三级质量标准”；建立完善了中药炮制学科的中专、学士、硕士和博士教育系统；将中药饮片生产的个体手工作坊发展成数以千计的中药饮片加工厂，并部分地实现了机械生产；在“七五”“八五”和“九五”科技攻关计划中，先后立题资助了50余种常用中药饮片的科学研究，取得了一批科研成果，逐步提高了中药炮制学科的学术水平。

但是，面对科学技术的飞速发展和中药现代化的时代要求，中药炮制科研工作滞后，生产发展缓慢，中药饮片质量下降的问题日显突出。20世纪80年代以来，为了加快中医药的现代化步伐，国家对中医药科研的资助力度逐步加强。一个时期以来，虽然人们言必谈要“继承发扬中药的特色”，但对中药的特色和优势究竟是什么？如何继承发扬中药的优势等却很少提及。甚至在继承发扬中药特色的呼声下，却误认为中药

“大、黑、粗”的根源就是落后的中药炮制技术，能生产出“单味中药浓缩颗粒”就实现了中药饮片的现代化。因此，忽视了对中药饮片的科学研究，致使中药炮制科研立项困难，科研经费不足。加之中药炮制自身的学科特点和计划经济向市场经济过渡时期个人利益的驱动，使本来就很薄弱的中药炮制科研队伍人才严重流失。“八五”期间参加中药炮制攻关研究的人员尚有近200人，而目前全国的中药炮制科技人员已锐减至不足60人。每年在学术期刊上发表的科研论文亦明显减少。不仅使中药炮制科研工作滞后的程度更加突出，而且使它与中医药相关学科的差距亦进一步拉大。中药炮制科研工作的滞后，直接影响炮制工艺的改进提高和饮片质量标准的研究制定。由于汤剂、中成药和中药配方颗粒的原料是中药饮片，所以中药炮制研究工作的滞后，亦影响中成药和配方颗粒质量的提高和中医的临床疗效。

目前全国中药饮片生产企业虽有上千家，但是共同的问题是规模小，生产设备落后，许多炮制工作仍停留在手工或半手工操作状态。企业效益不佳，难以稳住科技人才，从业人员业务素质不高，尤其缺乏技术骨干和饮片质量检测人员。不仅炮制工艺不规范，更无严格的工业化生产管理措施和科学的质量控制方法，难以为中医临床和成药生产提供优质的中药饮片。加之中药饮片生产、流通、供应方面缺乏严格而规范化的管理，一些并无炮制经验和生产条件的药农亦自己加工中药饮片，以假充真，以劣代优，采用不正当的市场竞争手段使大量劣质中药饮片流入市场，进入医疗单位，更加重了中药饮片质量下降的严重程度。据报道某省组织专家抽查所属地、县级医疗单位的中药饮片质量，不合格率达40%。其中属假药者占15.9%，属劣质药者占63.1%，炮制不当者占21%。另有消息称某单位1996年经合法渠道提供给中德合办的一家中医院106种中药饮片，经检验有32种不合格，占30.19%。其中劣质品4种，重金属超标者11种，农残超标者2种，微生物超标者11种，其他原因不合格者4种。足见中药饮片质量问题之严重。诸多事实说明，加强中药饮片炮制规范化研究，是实现饮片生产产业化，提高中药饮片质量的重要环节。

3　中药饮片炮制规范化研究的内容

中药饮片炮制规范化研究应以提高中药炮制学科的学术水平和适应中药饮片推行生产批准文号制度的技术要求为目标。注意科研成果的实用性和对饮片生产的指导作用，加快炮制工艺规范化和饮片质量标准化步伐，提高饮片质量的可控性。

中药饮片炮制规范化研究的任务比较艰巨。《中国药典》（2000年版）共收载中药材500种，含生、熟饮片721种。《全国中药炮制规范》收载中药材551种，含生、熟饮片933种。《中药学》教材（1995年版）收载中药426种，含生、熟饮片667种。由于国家对中药炮制研究的投入及目前可以参与本项研究的人力均很有限，所以开展中药饮片炮制规范化研究应本着先急后缓，逐步扩展的原则。当前应优先开展《中国药典》《全国中药炮制规范》和《中药学》教材中收载的最常用的中药饮片品种；有毒中药及国内外临床反映存在安全性问题的品种；生、熟异治，药性有变化的品种和基原清楚、产地集中的道地药材或国家立项资助开展GAP规范化生产的品种。结合当前条件，中药饮片炮制规范化研究应从以下几方面进行。

3.1 中药饮片炮制历史沿革研究。研究中药饮片炮制方法的历史沿革变化轨迹及前人的炮制原始意图。总结前人的炮制经验和临床体会，为开展中药饮片炮制规范化研究提供有益的借鉴。

3.2 认真综合评价分析中药及其饮片的化学、药理、毒理、炮制及临床应用等相关领域的现代研究文献，为制定切实可行的研究方案，确定研究考察指标及研究起点，奠定坚实的基础。

3.3 通过炮制前后饮片化学成分、药理、毒理及临床功效的对比变化，探明炮制原理，指导临床合理用药。为炮制工艺筛选优化及饮片质量标准的制定，提供科学依据。

3.4 采用正交设计，对《中国药典》和炮制规范法定的饮片品种开展炮制工艺方法的筛选优化，确定具体的工艺技术参数。通过批量生产的中试验证，考察炮制方法及各项工艺技术参数的可行性和饮片质量的稳定性。

3.5　中药饮片质量标准的内容。

3.5.1 饮片名称　含中文名、汉语拼音名和拉丁名。一般中药饮片的命名，生片名即用法定的药材名，熟片名则在法定的药材名前冠以炮制方法。如延胡索、醋制延胡索。毒性中药饮片的命名，生片名应在法定的药材名前冠以“生”字，熟片名应在法定的药材名前冠以“制”字，以示区别应用。如生川乌、制川乌。

3.5.2 药材来源　含中药饮片的原植（动）物科名、种名和学名，药用部位及采收季节、产地加工、品质等内容。

3.5.3 炮制方法　含净制、软化切制及炮炙方法的具体技术工艺条件，辅料品种、品质要求、用法、用量等内容。

3.5.4 饮片性状　含饮片形状、大小、色泽、质地、臭味、口感及其他物理性质等。注意生、熟饮片差异的表述。

3.5.5 鉴别　含经验鉴别、组织显微鉴别、理化反应及紫外、薄层和荧光等鉴别特征。

3.5.6 检查　含杂质异物、水分、总灰分、酸不溶灰分、铅（Pb）、砷（As）、汞（Hg）等重金属、有机农药残留量及微生物等方面的纯度要求。

3.5.7 浸出物测定　对药效成分、有效部位或指标成分尚无可靠测定方法或所测成分含量低于千分之一的饮片品种，可选择水溶性浸出物或醇溶性浸出物作为饮片质量控制指标。

3.5.8 含量测定　含主要药效成分、有效部位或指标成分的含量测定方法及含量下限范围。有毒中药饮片应有毒性成分的限量指标。条件成熟的中药饮片亦可制定指纹图谱评价饮片质量的方法。

3.5.9 性味归经　采用中医理论概括表述饮片的药性。毒性中药饮片应采用法定的三级分级方法表述毒性大小。

3.5.10 功能主治　采用中医辨证论治理论表述饮片的功能和适应证。

3.5.11 用法用量　用量一般均指水煎内服成人1日常用量。外用药应说明外用方法和剂量。根据中药的特点，饮片用量应有上限和下限的常用量范围，但可变幅度不宜过大，尤其有毒中药，以保证用药安全。

3.5.12 注意事项　含禁忌证、配伍禁忌、妊娠禁忌、服药禁忌、毒副反应、特殊药物煎煮过程中的先煎、后下、冲服、烊化等相关内容的说明。

3.5.13 保质期　中药饮片原则上应新鲜使用，不宜长期储存，久备不用。但是，中药饮片作为1种特殊商品，有一定的市场流通环节，应该有1年时间的保质期承诺。故需要进行一定包装条件及室温下12个月的稳定性考察。

3.5.14 包装和储存条件　含包装材料、包装规格和储存条件（如低温、干燥、密闭、避光）等说明。

4　中药饮片质量标准起草说明

制定中药饮片质量标准是一项十分严肃认真的工作，保证中药饮片质量，提高中药饮片质量的可控性及管理水平，使中药饮片的质量管理逐步与国际接轨，并取得国际市场的认可均具有重要意义。因此，"起草说明"应对质量标准的14项内容逐一交代其相关的文献根据和实验根据，使中药饮片质量标准的各项要求不仅具有重现性和可操作性，且对中药饮片生产具有实际指导意义。"起草说明"既是中药饮片质量标准不可缺少的技术资料，又不同于一般的研究论文。它是在大量的科研工作基础上，将科研结果转变为管理规定的技术说明。因此，应有理有据，文字不宜冗长。

中药饮片炮制规范化研究起步较晚，缺乏经验。实行批准文号制度尚未开始，相关的技术要求亦未颁布。为适应当前开展这项工作的要求，笔者结合多年从事炮制研究的体会和教训，提出以上不成熟的建议，希望广大中药科技工作者共同探讨，使之完善，以利于这项工作的开展。

【论文来源】

原思通，肖永庆．弘扬中药特色加快中药饮片炮制规范化研究步伐［J］．中国中药杂志，2001，26（10）：651－653.

第二章　中药炮制研究

中药炮制是最具有中医药理论特色的传统制药技术，也是实现“饮片入药，生熟异治”的根本途径。中药炮制研究主要包括炮制原理研究、炮制工艺研究和饮片质量评价研究，其中炮制原理研究又是所有研究的基础，无论是饮片炮制工艺的规范化，还是饮片质量评价标准的制定，都应该建立在明确的炮制原理基础之上，只有阐明了饮片的炮制原理，才能够科学、客观地选择炮制工艺研究的考察指标，建立规范化的饮片炮制工艺，也只有在此基础上才能建立具有饮片特色的质量评价标准，客观地评价中药饮片质量。肖永庆首席研究员带领研究团队，以炮制原理研究为基础，开展了大黄、栀子、川芎、五味子、决明子等十余种中药的炮制原理研究，为其饮片炮制工艺的规范化和质量评价标准的制定提供了科学依据，建立了百余种饮片的规范化炮制工艺，并制定了生、制饮片专属性的质量评价标准。本章收录了肖永庆首席研究员发表的有关中药炮制研究的论文共73篇，包括中药饮片炮制原理研究、炮制工艺研究和饮片质量评价标准研究。是肖永庆首席研究员学术思想的科研实践。

第一节　中药炮制原理研究

Pharmacokinetic comparisons of major bioactive components after oral administration of raw and steamed rhubarb by UPLC-MS/MS

1　Introduction

Traditional Chinese medicines (TCMs) have been used worldwide for preventive and therapeutic purposes because of their effectiveness and safety. Unlike the chemical drugs, TCMs are commonly used after processing to increase their potency, reduce their toxicity, alter their effectiveness or make them more suitable for clinical applications. Processing of Chinese crude drug, which is called ‘paozhi’ in Chinese, includes stir-frying, steaming and boiling methods and et al. For instance, the steaming processed *Panax notoginseng* was observed significantly change of original polar ginsenosides in raw materials to new, less polar ones and promotion of the inhibited proliferation effectiveness of cancer cells. Processing can transform toxic alkaloids in *conitum carmichaelii* Debx to less or nontoxic derivatives, reducing its original toxicity.

Rhubarb is commonly used after processing. Decoction pieces of rhubarb, especially raw pieces (RP) and steamed pieces (SP, RP after steamed with wine), have been widely used in clinical for thousands of years in many countries. In SP, the process changes original chemical composition by comparing with RP of rhubarb, such as anthraquinone glycosides degrated into anthraquinone aglycones. There are also significant differences in pharmacological effects between RP and SP. For example, the purgative activities of wine-treated and steamed rhubarb were reduced by comparing with RP. The differences may be related with regulating the level of gastrointestinal hormone and intestinal neurotransmitters. Compared with RP, the effect of improving blood circulation was enhanced in SP by means of changing hemorheological parameters. Nevertheless, little investigation was reported to reveal pharmacokinetics behaviors of major bioactive components between RP and SP, even its importance to elucidate the pharmacological differences. Therefore, it is of great significance to develop a method to reveal the differences of pharmacokinetic characteristics between RP and SP. In the study, pharmacokinetic study was applied to monitor drug disposition *in vivo* and provided a reasonable basis for clinical application.

Now, the development of analytical methods brought a promotion of the modernization for TCM. Different analytical techniques have been used for the quantitative analysis and monitoring concentrationsof anthraquinones, including HPLC, LC-MS/MS and UPLC-MS/MS. Gong *et al* establised a HPLC method with 20 min to compare pharmacokinetic behaviors of rhubarb anthraquinones in normal and constipation rats. LC-MS/MS method was developed for the exploring pharmacokinetics and pharmacodynamics of rhubarb anthraquinones in normal and disease rats with the lower limit of quantitation (LLOQ) being 4 ng/mL, and a paper described a UPLC-/MS method for pharmacokinetic behaviors comparison in normal and acute blood stasis rats with steamed rhubarb. All of the above-mentioned analysis strategies can compare of pharmacokinetic behaviors for rhubarb in different animal models. However, most of these methods were time consuming, low sensitive and ignore the pharmacokinetic behavior of major bioactive components between RP and SP. In this study, a rapid and sensitive UPLC-MS/MS method was established to compare the pharmacokinetic properties of the major bioactive components between RP and SP. As anthraquinones are considered as the major bioactive constituents in rhubarb, rhein-8-*O*-β-D-glucoside (1), aloe-emodin (2), rhein (3), emodin (4), chrysophanol (5) and physcion (6) were chosen as the main compounds in the research. The proposed strategy mainly includes the following steps (showed in Fig. 2-1). First, a precise and sensitive UPLC-MS/MS approach was developed and validated for simultaneous quantification of analytes. Second, the method was applied to the pharmacokinetic comparison of RP and SP for the first time. Furthermore, the effect of wine-processing on pharmacokinetic behaviors of major bioactive compounds was elucidated.

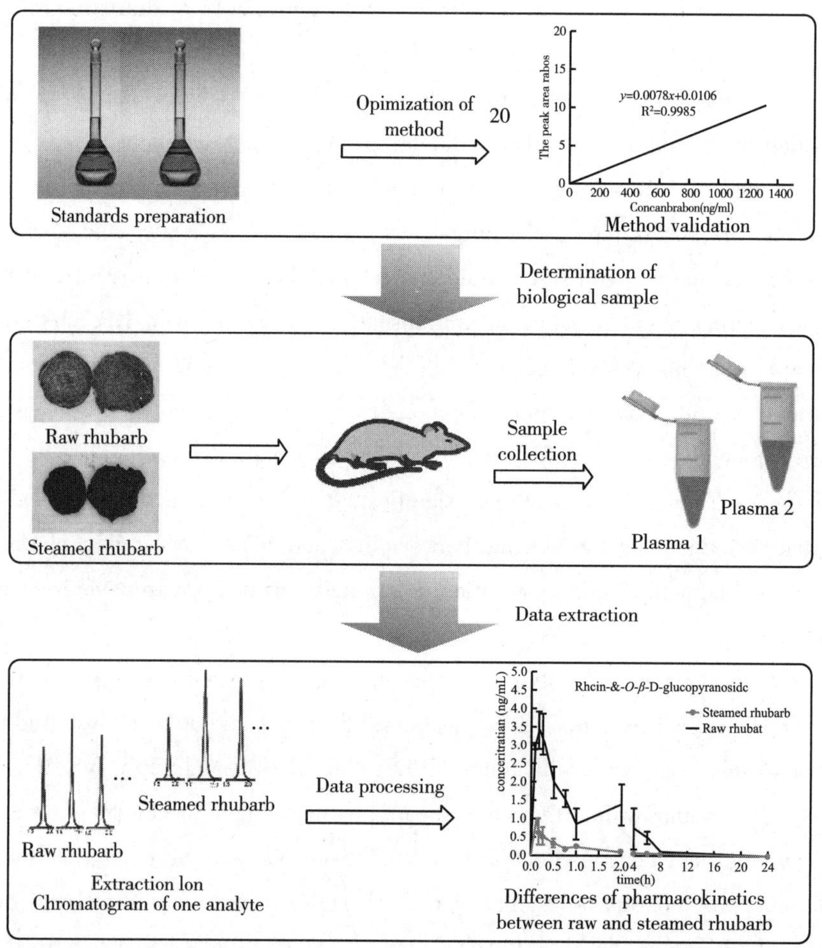

Fig. 2-1 Schematic diagram of pharmacokinetic comparison between RP and SP

2 Materials and methods

2.1 Reagents and chemicals

HPLC grade acetonitrile and methanol were purchased from Merck KGaA (Darmstadt, German). LC-MS grade formic acid was achieved by Fisher Scientific Co. (Loughborough, USA). Deionized water was purified by a Milli-Q apparatus (Millipore, Bedford, MA, USA). All the chemicals were from commercial sources and were analytical reagent or above. Aloe-emodin (110795-201308), emodin (110756-200110), and physcion (110758-200912) were purchased from National Institutes for Food and Drug Control (Beijing, China). Rhein (wkq17062803) was purchased from Sichuan Weikeqi Biological Technology Co. Ltd (Sichuan, China). Daidzein (MUST-16022713) used as internal standards (IS), was obtained from Chengdu Must Bio-Technology Co. Ltd (Chengdu, China). Rhein-8-*O*-*β*-D-glucophyranoside and chrysophanol were isolated from the dried roots of *Rurbarb palmatum* L. in previous study. All of the chemical structures are shown in Fig. 2 – 2. Their structures were confirmed by[13]-NMR and MS. The purity of each compound was above 95% by detecting with the HPLC-diode array detector (DAD)-quadruple/MS.

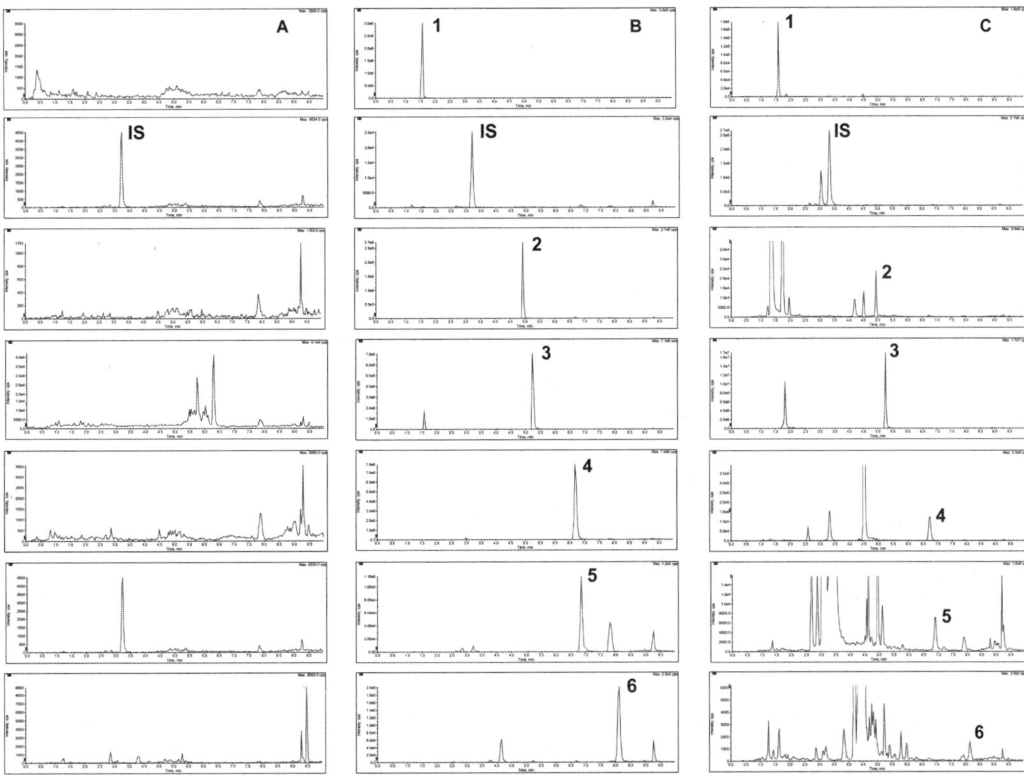

Fig. 2 – 2　Extraction ion chromatograms (EIC) of compounds 1 – 6 and IS in rat plasma

(A) blank plasma; (B) blank plasma spiked with the six analytes and IS;

(C) plasma sample after oral administration of RP.

2.2　Sample preparation

The RP and SP were purchased from Beijing Bencao Fangyuan Pharmaceutical Co., Ltd. Samples were identified by Professor Shi-Lin Hu from Institute of Chinese Materia Medica and deposited at China Academy of Chinese Medical Sciences (Beijing, China).

Different rhubarb samples were smashed into powder (40 meshes). 500g of powder from each sample was extracted by ultrasonic (with temperature regulating device) three times with 3.0L of 70% methanol for 10min each time at 28℃. The extracting solutions were filtered, combined, centrifuged, concentrated and dried under reduced pressure. The dried samples were stored at 4℃ for subsequent experiments.

2.3　Quantitative analysis by UPLC-DAD

Quantitative determination of six analytes in rhubarb extract was performed. RP and SP extractions (0.5g) were resolved with 25mL 70% methanol and the supernatants went through

0.20μm Millipore filter. The sample was analyzed with UPLC-DAD method, which equipped with ACQUITY UPLC BEH Shield RP C18 column (2.1mm × 50mm, 1.7μm). Chromatographic separation was operated at a rate of 0.5mL/min at the wavelength of 280nm. The mobile phase was composed of acetonitrile (A) containing 0.1% (*V/V*) formic acid and water (B) containing 0.1% formic acid, respectively. The gradient program was as follows: 15%–15% A at 0–7min, 15%–18% A at 7–25min, 18%–30% A at 25–35min, 30%–40% A at 35–45min, 40%–40% A at 45–50min, 40%–70% A at 50–60min. The column temperature was kept at 30℃ and the injection volume was 2μL.

2.4 Quantitative analysis by UPLC-MS/MS

A UPLC-MS/MS system, containing a QTRAP 6500 instrument (AB Sciex, Concord, Ontario, USA) equipped with an ESI source and ACQUITY UPLC I–Class system (Waters, USA), was developed to determine the concentrations of six analytes in rat plasma after oral administration of RP and SP extraction. Chromatographic separation was performed on an ACQUITY UPLC BEH Shield RP 18 column (2.1mm × 50mm, 1.7μm) at (30 ± 0.1)℃. The mobile phase was divided into solvent and B, acetonitrile containing 0.1% (*V/V*) formic acid and water containing 0.1% (*V/V*) formic acid, respectively. The elution gradient was as follow: 5.0%–20% A at 0–0.5min, 20.0%–25.0% at 0.5–2.0min, 25%–25% A at 2.0–3.5min, 25%–30% A at 3.5–4.0min, 30%–50% A 4.0–4.5min, 50%–50% A 4.5–8.0min, 50%–95% A 8.0–8.5min. The flow rate was kept at 0.5mL/min with 2μL injection volume.

Mass spectrometry detection was conducted with multiple reaction monitoring (MRM) in negative ion mode. The ESI source parameters were listed as follows: ion Spray voltage, –4500 V; turbo spray temperature, 550℃; curtain gas, 35 psi; ion source gas 1, 55 psi; ion source gas 2, 55 psi. The mass spectrometry parameters of MRM mode were summarized in Table 2–1, including declustering po + tential (DP), collision energy (CE) and cell exit potential (CXP).

Table 2–1 Ion pairs for MRM scanning and mass spectrometry parameter of analytes and IS

No.	Compounds	Retention Time	Q1–MS	Q3–MS	DP	CE	CXP
1	Rhein–8–*O*–*β*–D-glucophyranoside	1.58	444.9	283.1	–50	–20	–31
2	Aloe-emodin	4.92	268.9	240.0	–100	–28	–17
3	Rhein	5.24	283.2	239.2	–57	–23	–20–
4	Emodin	6.69	268.9	225.2	–50	–39	–20
5	Chrysophanol	6.85	252.9	225.2	–40	–40	–26
6	Physcion	8.11	283.1	240.0	–100	–34	–31
IS	Daidzein	3.20	253.1	208.0	–149	–39	–17

2.5 Standard solutions, calibration standards and quality control samples

Standard stock solution was prepared in methanol, with containing 0.2mg/mL rhein-8-O-β-D-glucophyranoside (1), aloe-emodin (2), rhein (3), emodin (4), chrysophanol (5) and physcion (6). The working solutions were diluted with 70% methanol step by step. Calibration solutions were prepared by adding 20μL working solutions into 100μL blank plasma. Calibration working solutions were obtained at concentration range from 0.66 - 2700 ng/mL for rhein, 0.66 - 1300 ng/mL for all other standards. The final solution of IS was 48 ng/mL for all calibration solutions. New calibration standards were carried out each day. Validation Quality Control (QC) samples were obtained at high QC (HQC), middle QC (MQC) and low QC (LQC) three levels by the described way. All of those solutions were stored at -20℃.

2.6 Pretreatment of rat plasma

The plasma samples were thawed at room temperature and vortex-mixed before analyses. 100μL pharmacokinetic sample or spiked plasma was placed in 1.5mL centrifuge tube with adding 20μL IS working solution. Then, 20μL of ascorbate (20%) and 30μL of hydrochloric acid (1M) were added. Immediately, the mixture was vortex-mixed for 1 min. Then 800μL of ethyl acetate was added and the sample was vortex-mixed for 3 min. After centrifuged at 12000g for 10 min under 4℃, 700μL of the supernatant was collected and concentrated under reduced pressure at 4℃. The residue was dissolved with 20μL 70% methanol and centrifuged under 4℃ for 5 min. Finally, 2μL of the prepared sample was injected into the analysis system.

2.7 Method validation

Method validation was performed in accordance with the guidelines of Food and Drug Administration (FDA), Bioanalytical Method Validation Guidelines.

2.7.1 Selectivity Selectivity was evaluated by comparing chromatograms of blank plasma, blank plasma added with standards and plasma sample after administration of the extract of rhubarb pieces.

2.7.2 Linearity, LLOQ and lower limit of detection (LLOD) The calibration curves were obtained by calculating the peak area ratio of standards to IS against the actual concentration. LLOQ was determined basing on the lowest concentration on the calibration curve with accuracy and precision variation less than 20%. LLOD was defined as the lowest concentration level with signal to noise (S/N) of 3∶1. The acceptability criteria for accuracy and precision were ±15% (±20% for the LLOQ) according to the guidelines of FDA.

2.7.3 Precision and accuracy Intra-and inter-day precision and accuracy of the method were evaluated by analyzing QC samples at LQC, MQC and HQC three levels on three consecutive days.

New standard curve was carried out to analysis the actual concentration of plasma sample every day. Precision and accuracy were assessed by relative standard deviation (RSD) and relative error (RE) of the QC sample, respectively.

2.7.4 Recovery and matrix effect Extraction recovery was evaluated by comparing the peak areas of each standard extracted from plasma sample with that of standards spiked into post-extraction plasma. Matrix effect was assessed by comparing the peak areas of each standard in extracted plasma sample with that of standards directly dissolved in solvent.

2.7.5 Stability Stability was evaluated in different conditions that experienced throughout analysis time at LQC, MQC and HQC three levels. The short-term and long-term stability were assessed by analyzing QC samples at room temperature for 7h, 4 for 24h and -20℃ for 15days. The freeze-thaw stability was evaluated by monitoring QC samples with three cycles (-80℃ to room temperature).

2.8 Pharmacokinetic study

Eighteen male Sprague-Dawley (SD) rats weighing (220 ± 20g) were purchased from Beijing Vital River Laboratory Animal Technology Co. Ltd. (Beijing, China). The research was conducted by the Animal Ethics Committee of Institute of Chinese Materia Medica, China Academy of Chinese Medical Sciences. The rats were treated with the guidelines for the use of animals of the Center for Laboratory Animal Care, China Academy of Chinese Medical Sciences. The rats were fasted for 12h with free access to water before the pharmacokinetic study. Eighteen rats were assigned to three groups at random ($n=6$). The first group received a dose of 5.4g/kg RP extract (dissolved with 0.5% CMC-Na). The dose of SP extract was calculated by molar concentration of 5.4g/kg RP extract. The second group received a dose of 8.6g/kg SP extract. The third group received same dose of water with 0.5% CMC-Na. Blood samples (500μL) were collected from mice orbit, placed into 1.5mL of heparin sodium anticoagulant centrifuge tubes at 0, 0.083, 0.167, 0.25, 0.50, 1, 2, 4, 6, 8 and 24h after administration. Immediately, samples were centrifuged at 4000g for 10min and the plasma samples were moved to a 1.5mL tube. The pharmacokinetic parameters were accessed through Drug and Statistics (DAS) software (version 2.0, Shanghai, China), including half-life time ($t1/2$), maximum plasma concentration (C_{max}), time to reach C_{max} (T_{max}), area under the plasma concentration-time curve (AUC_{0-t}, $AUC_{0-\infty}$), clearance (CL), apparent volume of distribution (V) and the mean residence time (MRT_{0-t}, $MRT_{0-\infty}$).

3 Results and discussion

3.1 Quantitative analysis of the six analytes in rhubarb extracts

Besides the differences of exposure level of analytes, the original content of analytes in rhubarb extract was one of the critical factors to influence the pharmacokinetics results. The contents of rhein-8-O-β-D-glucophyranoside, rhein, aloe-emodin, emodin, chrysophanol and physcion were 2.77%, 0.02%, 2.13%, 0.29%, 0.29% and 0.45% in RP, while the contents of them in SP were 1.00%, 0.18%, 1.50%, 0.25%, 0.39% and 0.27%. As the different batches of raw materials for RP and SP, the original content of each component was different. The contents of aloe-emodin, emodin and physcion in SP decreased, which were inconsistent with the literature reported that the content of anthraquinone aglycones were obviously increased after processing. Considering exposure characteristics and the contents of analytes in the extraction, the pharmacokinetic results would be more reliable and reasonable.

3.2 Optimization of analysis conditions

Compared with other extraction procedures, ultrasonic extraction had the highest extraction efficiency, good repeatability of major components and saved time. Therefore, ultrasonic extraction was chosen as extraction method. As interference of anthraquinone glycosides isomers was detected, the liquid chromatographic conditions were optimized to enhance the signal response of the components in the plasma. The mobile phase (acetonitrile/water with 0.1% formic acid) and the gradient elution program of the mobile phase were investigated primarily. UPLC-MS/MS analysis was performed due to its high sensitivity, rapid separation and specificity. Considering structure types of the standards, daidzein was assigned as IS. Negative ion detection mode was chosen for the better sensitivity of analytes by comparison positive ion mode with negative ion detection mode. Due to its high sensitivity, MRM mode was carried out for further quantitative research. DP, CE and CXP of all analytes and IS were optimized to achieve better ionization efficiency.

3.3 Optimization of pretreatment method of plasma samples

The pretreatment approach of plasma sample was examined both protein precipitation (PPT) and liquid-liquid extraction (LLE) method. To evaluate the performance of PPT method, the sample was respectively treated with four times volume of methanol, acetonitrile, ethyl acetate and acetone. However, the result showed there was a little matrix interference but lower recovery. Ethyl acetate and acetone were separately tested as the major extraction solvent for LLE method. Meanwhile, hydrochloric and acetic acid were considered as one of extracting solvent. Results showed the mixed solvents of ethyl acetate with hydrochloric acid were better than the other solvents or solvents combinations, because of the satisfactory recovery and little endogenous interference for all analytes. Compared with PPT method, LLE method was determined as sample pre-treatment method due to its advantage of reducing matrix effect and improving the extraction recovery for all analytes. Finally, LLE method with ethyl acetate and hydrochloric acid was chosen as the pretreatment method of plasma sample. Due to the low contents of the major components in plasma, it is necessary to concentrate the samples. Meanwhile, the results showed that there were no significant differences between the extraction with 20μL 70% methanol and 100μL 70% methanol concentrated to 20μL. Therefore, 20μL 70% methanol was chosen for extraction solvent.

3.4 Method validation

3.4.1 Selectivity No endogenous interference or metabolite interfering with standards and IS was observed, which proved the specificity of method with MRM mode. The chromatograms were shown in Fig. 2 – 2.

3.4.2 Linearity, LLOQ and LLOD The good linearity was shown in Table 2 – 2 by the calibration curves and correlation coefficients (R^2) higher than 0.990. The LLOQs and LLODs of analytes were summarized in Table 2 – 2, prompting the method was appropriate for the quantitative analytes.

Table 2 – 2 Calibration curve, linear range for six analytes in plasma, LLOQ, precision and accuracy of LLOQ and LLOD

Compounds	Calibration curves	R^2	Linear range (ng/mL)	LLOQ (ng/mL)	Precision (%)	Accuracy (%)	LLOD (ng/mL)
1	$y = 0.0078x + 0.0106$	0.9965	0.64 ~ 1312.50	0.64	12.56	86.18 ± 3.57	0.16
2	$y = 0.0072x - 0.0284$	0.9968	0.61 ~ 1243.75	0.61	10.94	92.74 ± 4.16	0.15
3	$y = 0.0748x + 0.8317$	0.9986	0.66 ~ 2712.50	0.33	8.74	101.46 ± 2.93	0.08
4	$y = 0.4118x - 0.6021$	0.9961	0.65 ~ 1331.25	0.65	10.28	93.34 ± 3.48	0.16
5	$y = 0.0011x + 0.0214$	0.9981	0.62 ~ 1268.75	0.62	9.75	87.21 ± 6.10	0.21
6	$y = 0.0049x + 0.0150$	0.9916	0.66 ~ 1356.25	0.66	14.40	112.59 ± 7.21	0.22

3.4.3 Precision and accuracy Intra-and inter-day precision and accuracy of QC sample were showed by the values of RSD and RE. In three concentration levels, the RSD of intra-and inter-precision ranged between 0.08% and 18.62%, 2.72% and 15.58%, respectively. Intra-and inter-accuracy were with the RE of 85.38% – 118.37% and 81.49% – 116.78%, respectively (Table 2 – 3). The results indicated that the method established was accurate reliable with good reproducibility.

3.4.4 Extraction recovery and matrix effect The results of extraction recovery and matrix effect of analytes were shown in Table 2 – 3. xtraction recoveries of six analytes at three concentrations were ranged from 81.52% to 115.79% (Table 2 – 3). Matrix effects of analytes were within the range of 84.22% and 116.20%. The results reflected that extraction recoveries of these analytes were reliable and little endogenous matrix peaks was demonstrated during sample detection.

3.4.5 Stability The stability of short-term (room temperature and 4℃), long-term (–20℃) and freeze-thaw were summarized in Table 2 – 3 at three concentration levels. The result indicated that all analytes were stable in the plasma samples throughout the experiment, with an RSD of less than 18.75%.

Table 2-3 Accuracy, precision, stability, recovery and matrix effect for six components in rat plasma

		Precision		Accuracy		Short-term stability		Long-term stability	freeze-thaw stability	Extraction		Matrix	
	concentration (ng/mL)	(RSD,%)		(RE,%)		7h, room temperature	24h, 4℃	15d, -20℃	three cycles	recovery		effect	
		Intra-day	Inter-day	Intra-day	Inter-day	RSD (%)	RSD (%)	RSD (%)	RSD (%)	Mean (%)	RSD (%)	Mean (%)	RSD (%)
1	1.28	16.38	8.21	85.38	81.49	12.39	10.87	2.79	14.72	114.46	1.99	111.75	3.82
	41.02	11.23	11.23	91.79	101.62	1.89	6.66	13.18	11.48	85.26	1.34	90.48	0.41
	1312.50	9.09	9.24	104.63	114.53	14.47	11.98	12.07	10.84	81.50	1.16	84.22	4.14
2	1.21	2.26	15.58	112.68	103.76	13.68	9.38	17.30	16.44	99.77	3.29	100.31	11.82
	38.87	0.08	9.33	97.19	87.45	14.12	12.89	13.98	14.01	81.94	1.84	98.72	5.84
	1243.75	4.95	10.52	110.64	94.20	12.87	11.48	4.75	13.63	84.03	0.07	102.33	6.56
3	1.32	18.62	12.21	109.28	106.17	13.20	11.87	11.35	14.08	99.89	5.25	115.70	0.75
	42.38	11.41	14.53	96.71	100.82	13.95	8.03	11.81	13.57	84.20	1.74	106.08	5.32
	1356.25	5.61	10.39	112.49	95.50	10.44	7.14	5.05	11.89	88.19	8.85	97.44	1.37
4	1.30	3.72	8.08	99.43	113.21	17.86	15.23	18.75	16.17	115.79	2.6	113.05	1.07
	41.60	3.03	6.40	89.35	98.49	10.52	11.74	11.45	12.94	100.41	13.76	105.21	2.61
	1331.25	6.28	2.72	103.84	106.91	3.18	6.70	10.63	14.76	114.20	0.53	115.75	0.8
5	1.24	6.05	10.68	118.37	87.91	13.81	12.72	8.76	11.42	97.80	2.35	116.20	1.29
	39.65	8.51	5.66	88.46	95.25	10.67	8.62	11.43	9.35	107.22	3.13	101.82	11.10
	1268.75	9.76	11.66	107.92	100.86	8.25	5.14	9.49	10.87	103.35	6.64	106.98	5.76
6	1.32	1.95	10.60	116.25	116.78	5.53	5.68	4.42	7.61	102.10	15.04	108.70	8.88
	42.38	5.75	8.48	105.17	99.37	4.40	6.71	10.87	12.27	101.33	3.46	96.18	13.55
	1356.25	2.95	4.33	87.36	87.62	4.51	6.72	9.10	14.83	83.75	1.51	89.71	4.30

3.5 Pharmacokinetics and bioavailability

Non-compartmental model was applied for the calculation of pharmacokinetic parameters. The pharmacokinetic parameters of six analytes, including five anthraquinone aglycones and one anthraquinone glycoside, were calculated by DAS 2.0 (Table 2-4). The mean pharmacokinetic profiles presented in Fig. 2-3.

Table 2 – 4 Pharmacokinetic parameters of the six analytes after oral administration of RP and SP extractions ($n = 6$, mean ± SD)

Pharmacokinetic parameters	Rhein-8-*O*-β-D-glucophyranoside		Rhein		Aloe-emodin	
	Raw pieces	Steamed pieces	Raw pieces	Steamed pieces	Raw pieces	Steamed pieces
AUC_{0-24} (ng/mL · h)	7.13 ± 1.44	0.75 ± 0.03**	2695.81 ± 567.55	1213.97 ± 125.99*	976.09 ± 83.09	759.68 ± 45.83**
$AUC_{0-\infty}$ (ng/mL · h)	7.40 ± 1.43	0.78 ± 0.05**	2776.24 ± 551.02	1273.35 ± 213.91*	996.89 ± 100.11	849.81 ± 109.12*
MRT_{0-24} (h)	2.50 ± 0.35	1.13 ± 0.23**	5.21 ± 0.30	4.93 ± 0.87	4.87 ± 0.46	5.72 ± 0.80*
$MRT_{0-\infty}$ (h)	2.78 ± 0.22	1.68 ± 0.17**	6.02 ± 0.58	6.11 ± 0.07	5.39 ± 0.90	7.16 ± 0.43**
*t*1/2z (h)	1.51 ± 0.32	0.88 ± 0.02*	4.71 ± 0.67	5.16 ± 0.17	4.22 ± 0.14	7.42 ± 0.32**
max (h)	0.22 ± 0.05	0.11 ± 0.00*	0.22 ± 0.05	0.08 ± 0.00**	1.17 ± 0.14	0.08 ± 0.00**
$V_{z/F}$ (L/kg)	18971.17 ± 839.35	95583.50 ± 678.35**	291.52 ± 29.40	455.54 ± 22.81**	6.11 ± 1.07	122.05 ± 8.57**
$CL_{z/F}$ (L/h/kg)	8505.31 ± 581.54	83930.36 ± 1070.32**	42.5 ± 7.85	64.58 ± 1.24**	1.02 ± 0.11	11.85 ± 1.62**
max (ng/mL)	3.68 ± 0.36	1.03 ± 0.03**	488.04 ± 42.39	437.84 ± 0.90	154.75 ± 11.24	124.79 ± 9.49*

Pharmacokinetic parameters	Chrysophanol		Emodin		Physcion	
	Raw pieces	Steamed pieces	Raw pieces	Steamed pieces	Raw pieces	Steamed pieces
AUC_{0-24} (ng/mL · h)	997.53 ± 68.81	1386.14 ± 165.46*	496.91 ± 66.70	542.81 ± 85.71	37.33 ± 3.01	55.25 ± 8.60**
$AUC_{0-\infty}$ (ng/mL · h)	1055.86 ± 50.99	1480.03 ± 160.64*	713.09 ± 67.66	637.92 ± 89.90	45.77 ± 8.63	54.80 ± 5.84
MRT_{0-24} (h)	5.81 ± 0.69	6.15 ± 0.12	6.61 ± 0.82	7.7 ± 0.28*	4.13 ± 0.80	8.13 ± 0.60**
$MRT_{0-\infty}$ (h)	7.41 ± 0.91	7.85 ± 0.23	9.35 ± 0.93	12.09 ± 0.58**	7.66 ± 1.34	12.15 ± 0.84**
*t*1/2z (h)	5.59 ± 0.52	5.97 ± 0.29	12.25 ± 0.52	8.75 ± 0.70**	4.20 ± 0.50	10.49 ± 1.79**
T_{max} (h)	0.83 ± 0.14	0.75 ± 0.00	0.19 ± 0.05	3.36 ± 0.10**	0.19 ± 0.05	0.19 ± 0.05
$V_{z/F}$ (L/kg)	31.92 ± 2.89	46.32 ± 7.47**	379.66 ± 55.88	269.63 ± 53.09	3336.65 ± 237.30	727.45 ± 69.37**
$CL_{z/F}$ (L/h/kg)	3.99 ± 0.20	5.36 ± 0.61*	25.05 ± 1.35	21.22 ± 2.77	543.49 ± 97.00	39.66 ± 1.51**
C_{max} (ng/mL)	136.56 ± 5.23	224.39 ± 16.75**	52.97 ± 3.22	40.93 ± 1.81*	8.68 ± 0.57	8.19 ± 1.43

* $P < 0.05$ compared with raw pieces (RP); ** $P < 0.01$ compared with raw pieces (RP)

Rhein – 8 – *O* – β – D – glucophyranoside, which was considered as one of the major compounds regarding on pharmacokinetics of rhubarb pieces, was chosen as the target analyte. However, except for rhein – 8 – *O* – β – D – glucophyranoside which was the highest content of anthraquinone glycosides in rhubarb, others were not discussed in this paper. It is reported that anthraquinone glycosides were rapidly hydrolyzed into anthraquinone aglycones with the help of intestinal flora, which can also be inferred from pharmacokinetic study of rhein – 8 – *O* – β – D – glucophyranoside and rhein. It is worth noting that a sharp contrast was appeared for rhein – 8 – *O* – β – D – glucophyranoside between the high content (2.77% and 1.00%) in extract and low exposure level (7.13 ± 1.44 and 0.75 ± 0.03 ng/mL · h) in plasma sample. The phenomenon may stem from biotransformation of anthraquinone glycosides, which can

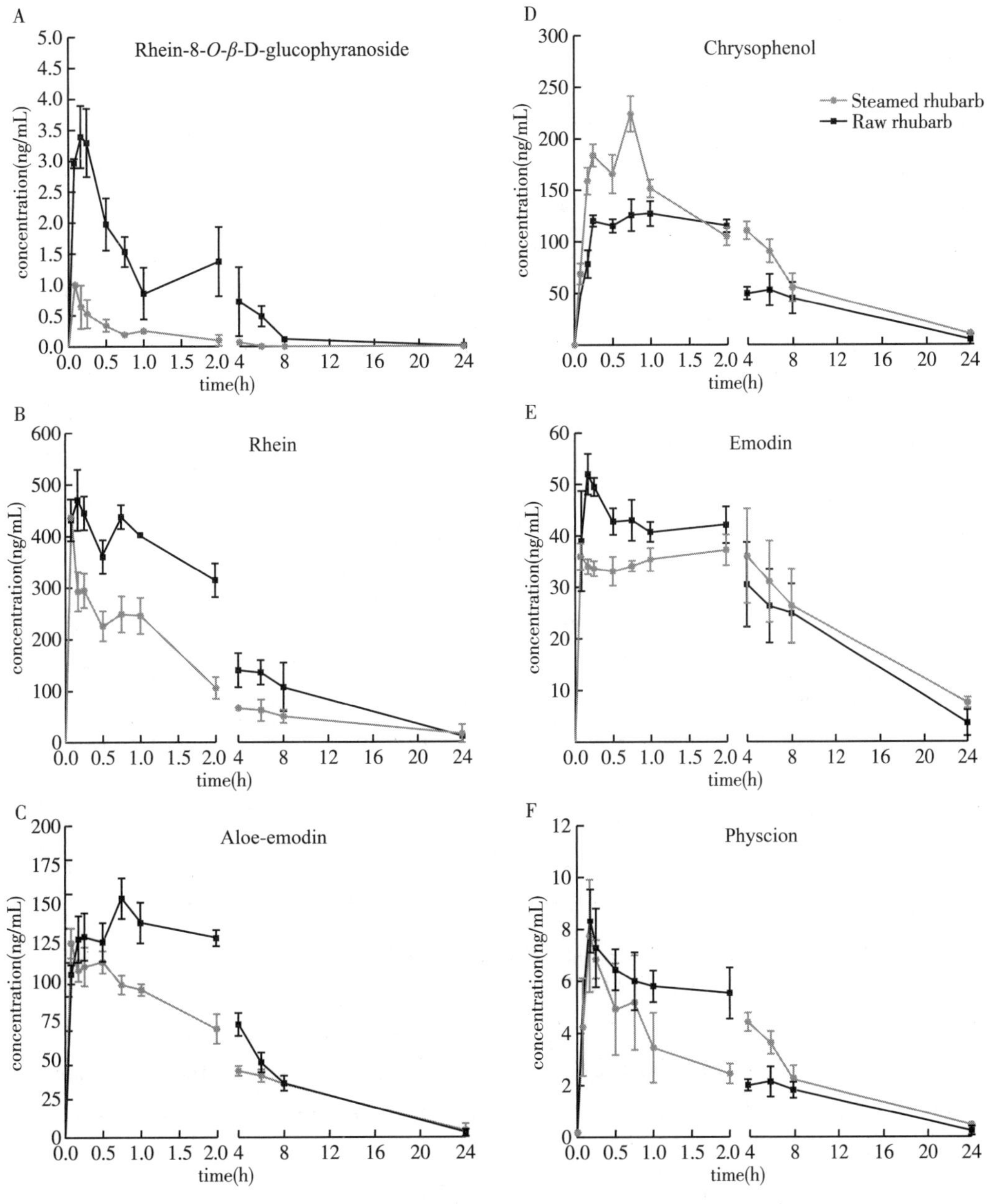

Fig. 2 - 3

Mean pharmacokinetic profiles of rhein-8-O-β-D-glucophyranoside (A), rhein (B), aloe-emodin (C), chrysophanol (D), emodin (E) and physcion (F) between RP and SP

account for the high exposure level of rhein (2695.81 ± 567.55 and 1213.97 ± 125.99 ng/mL · h). Besides, the $V_{z/F}$ ($P<0.01$) of rhein-8-O-β-D-glucophyranoside was indicative of a relatively greater tissue distribution and directly resulted in their lower detected level. Compared with raw rhubarb, the higher T_{max} of analytes in steamed rhubarb indicated that processing could accelerate the absorption of analytes causing the blood concentration to peak more rapidly.

The content of rhein – 8 – *O* – *β* – D – glucophyranoside in RP was 2. 76 times of content in SP, which was 2. 77% and 1. 00%, respectively. The *Cmax* values of rhein – 8 – *O* – *β* – D – glucophyranoside were 3. 68 ± 0. 36, 1. 03 ± 0. 03 ng/mL · h in RP and SP. Meanwhile, the AUC_{0-24} values of it were 7. 13 ± 1. 44, 0. 75 ± 0. 03 ng/mL · h in RP and SP. It is suggested that the significant increase of AUC_{0-24} and C_{max} were demonstrated in RP for rhein – 8 – *O* – *β* – D – glucophyranoside, while was not proportionally changed according to its content. It can be explained that the bioavailability of rhein – 8 – *O* – *β* – D – glucophyranoside was higher in RP than in SP. The same conclusion was also drawn with rhein and aloe-emodin. Besides, compared with SP, the values of $CL_{z/F}$ ($P < 0.01$) were lower in RP for rhein – 8–*O* – *β* – D – glucophyranoside, rhein and aloe-emodin, which demonstrated that the elimination was declined in RP. Meanwhile, the lower $V_{z/F}$ ($P < 0.01$) of the three components presented weak tissue distribution in RP than SP, which resulted in the higher levels of RP in plasma after oral administration. All above findings were showed absolutely different pharmacokinetic behaviors of SP and RP. The three compounds in RP had more absorption, higher plasma concentration, but slower elimination than in SP. According to literature, rhein – 8–*O* – *β* – D – glucophyranoside, rhein and aloe-emodin were directly related with purgative activity of RP. Therefore, the high exposure levels of rhein – 8 – *O* – *β* – D – glucophyranoside, rhein and aloe-emodin were possibly responsible for the purgative activity of RP. As reported, one reason for increasing bioavailability of rhein-8–*O*–*β*–D-glucophyranoside, rhein and aloe-emodin may be the inhibition of CYP3A, CYP2C9 and CYP2E1 by RP.

SP was processed by steaming with wine. Wine had the function of promoting blood circulation in Traditional Chinese Medicine theory. The content of chrysophanol in SP was 1. 35 times of content in RP, which were 0. 39% and 0. 29%, respectively. The C_{max} values of chrysophanol were 136. 56 ± 5. 23 and 224. 39 ± 16. 75ng/mL in RP and SP, while the AUC_{0-24} values were 997. 53 ± 68. 81 and 1386. 14 ± 165. 46ng/mL · h. It is observed that the increase in C_{max} and AUC_{0-24} of chrysophanol in SP was consistent with variation tendency of content. Nevertheless, the increasing AUC_{0-24} of emodin and physcion was significantly, comparing with the variation of their content in SP. Meanwhile, the MRT_{0-24} values of the three compounds were also remarkably prolonged in SP. These results suggested that SP steamed by wine could enhance system exposure level and exposure time of chrysophanol, emodin and physcion, which means that process promoted the bioavailability of them. Compared with RP, the lower max ($P < 0.05$) of the analytes in SP also indicated that steaming by wine could accelerate the absorption of analytes and cause the blood concentration to peak more rapidly for most of the analytes. The high levels of chrysophanol, emodin and physcion in SP may be due to the promotion of biotransformation from anthraquinone glycosides by wine. Although SP was processed by wine from RP, the metabolic mechanisms may be inconsistent with each other. It was reported that processed rhubarb significantly induced activities of both CYP2E1 and CYP3A1, but inhibited activity of CYP2C6. The high levels for chrysophanol, emodin and physcion in SP were also attributed to the inhibition of CYP2C6, which may change their original metabolic pathway. However, the hypotheses need to be validated by further studies.

4 Conclusion

In this study, a rapid and efficient UPLC-MS/MS method has been established to quantify the major bioactive components in RP and SP, which is not developed previously. Significant difference inpharmacokinetic behavior of the major bioactive compounds was found between RP and SP, such as AUC, T_{max} and C_{max}, which might be the reasons for their pharmacological differences in purgation and blood circulation. Further work in laboratory willfocus on elucidating pharmacokinetic difference between RP and SP in pathogenic model. The pharmacokinetic study might provide important insights for the pharmacological research and clinical application for RP and SP.

5 Conflict of interest

All authors indicated no potential conflicts of interest about this article.

6 Acknowledgement

This work was financially supported by the National Natural Science Foundation of China (Nos. 81773907, 81573609, 81403107).

7 Appendix Supplementary data

Supplementary data associated with this article can be found, in the online version.

【论文来源】

Jing Zhang, Yadong Fu, Li Li, Ying Liu, Cun Zhang, Dingrong Yu, Yinlian Ma, Yongqing Xiao*. Pharmacokinetic comparisons of major bioactive components after oral administration of raw and steamed rhubarb by UPLC-MS/MS [J]. Journal of Pharmaceutical and Biomedical Analysis, 2019, 171.

芥子及莱菔子饮片炮制前后物质基础变化规律分析

中药饮片所含化学成分众多，不同中药往往含有相同或相似的成分，因而在生物活性和临床应用方面也有着一定的相似之处。硫代葡萄糖苷（glucosinolates，GS）又称芥子油苷，简称硫苷，是植物中一类特有的次生代谢产物，广泛存在于十字花科植物中，具有较好的抗癌、抗肿瘤、抗菌等活性。该类化合物多与植物细胞质中的硫代葡萄糖苷酶（芥子酶）共存。当植物受到机械损伤、昆虫咬噬等破坏时，芥子酶即被释放，导致硫代葡萄糖苷的催化水解，生成一系列具有生物活性的降解产物。

白芥子、黄芥子和莱鞭子均来源于十字花科，是含硫代葡萄糖苷类活性成分的代表性中药，这3种药材的生品具有较强的刺激性，一般不内服；炒制后均具有较好的镇咳、祛痰及平喘作用。这些相似之处提示，上述3种具有相似物质基础和炮制功效的中药饮片，其炮制原理必然有着相似之处。目前有关三者炮制原理的阐述均归结于“杀酶保苷”，实质上这只是从化学研究角度对炮制过程中化学成分变化的一种直观表述，并不能完全体现其炮制原理的科学内涵，特别是缺乏对其炮制共性原理的研究。本实验以白芥子、黄芥子及莱鞭子为研究对象，对其炒制前后化学成分的变化情况进行分析，通过UPLC特征图谱的建立，探讨其共性物质基础的变化规律，为进一步揭示其炮制共性原理奠定基础。

1 材料

ACQUITYUPLC超高效液相色谱仪（美国Waters公司），FA2204B型电子天平（上海精密科学仪器有限公司），XS105型电子天平（瑞士梅特勒-托利多仪器有限公司）。白芥子和炒白芥子、黄芥子和炒黄芥子、莱鞭子和炒莱鞭子饮片各10批，购自北京盛世龙药业有限公司等企业，经中国中医科学院中药研究所肖永庆研究员鉴定分别为十字花科植物白芥 *Sinapis alba*，芥 *Brassica juncea* 和萝卜 *Raphanus sativus* 的干燥成熟种子及其炮制品；芥子碱硫氰酸盐对照品（成都曼思特生物科技有限公司，批号MUST-17032910，纯度99.45%），水为娃哈哈纯净水，乙月青、甲醇为色谱纯，其他试剂均为分析纯。

2 方法与结果

2.1 色谱条件

ZORBAX Eclipse XDB-C_{18}色谱柱（4.6mm×50mm，1.8μm），流动相乙腈(A)-含0.08mol/L甲酸铵的0.1%甲酸水溶液（B）梯度洗脱（0~5分钟，5%~20%A；5~7分钟，20%A；7~25分钟，20%~25%A；25~30分钟，25%~90%A），柱温35℃，进样量10μL，流速0.3mL/min，检测波长254nm。

2.2 对照品溶液的制备

精密称取芥子碱硫氰酸盐对照品适量，加50%甲醇定容至10mL量瓶中，制成质量浓度为0.528g/L的对照品溶液。

2.3 供试品溶液的制备

精密称取饮片粉末（过三号筛）0.5g，置25mL具塞锥形瓶中，精密加入50%甲醇20mL，称定质量，超声处理20分钟，取出，放冷，加50%甲醇补足减失的质量，摇匀，滤过，取续滤液过0.45μm微孔滤膜，即得。

2.4 方法学考察

2.4.1 精密度考察 精密称取白芥子、黄芥子、莱菔子饮片粉末各0.5g，按2.3项下方法分别制成供试品溶液，按2.1项下色谱条件连续进样6次，计算各特征峰相对保留时间的RSD均<3.0%，相对峰面积的RSD均<5.0%，表明仪器精密度良好。

2.4.2 重复性考察　精密称取同批白芥子、黄芥子、莱菔子饮片粉末各6份，每份0.5g，按2.3项下方法分别制成供试品溶液，按2.1项下色谱条件测定，计算各特征峰相对保留时间的RSD均<3.0%，相对峰面积的RSD均<5.0%，表明该方法重复性良好。

2.4.3 稳定性考察　精密称取白芥子、黄芥子、莱菔子饮片粉末各0.5g，按2.3项下方法分别制成供试品溶液，分别于制备后0小时、2小时、4小时、6小时、12小时按2.1项下色谱条件测定，计算各特征峰相对保留时间的RSD均<3.0%，相对峰面积的RSD均<5.0%，表明供试品溶液在12小时内稳定。

2.5　芥子与莱菔子生品、炒制品的UPLC图谱比较

分别精密吸取10批白芥子和炒白芥子、黄芥子和炒黄芥子、莱菔子和炒莱菔子供试品溶液各10μL，按2.1项下色谱条件测定，对上述6种中药饮片的UPLC图谱进行分析并分别建立了饮片对照图谱，见图2-4至图2-6。

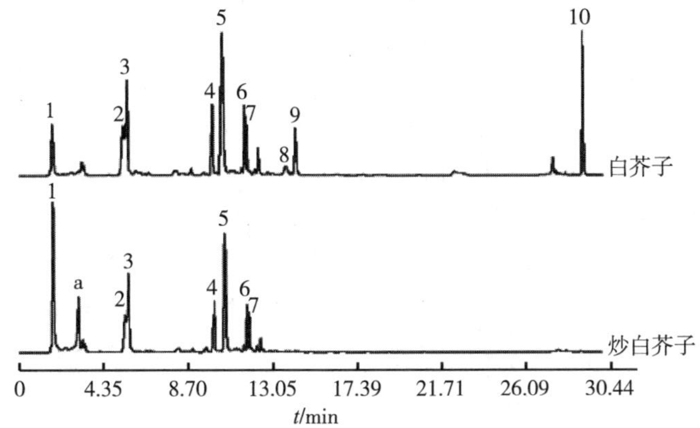

图2-4　白芥子和炒白芥子饮片的UPLC比较

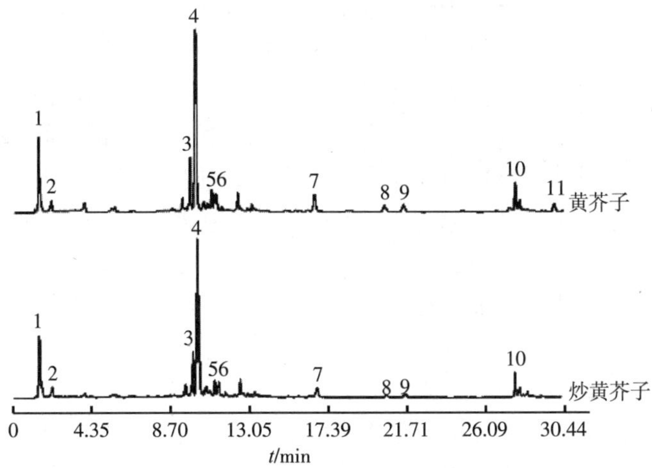

图2-5　黄芥子和炒黄芥子饮片的UPLC比较

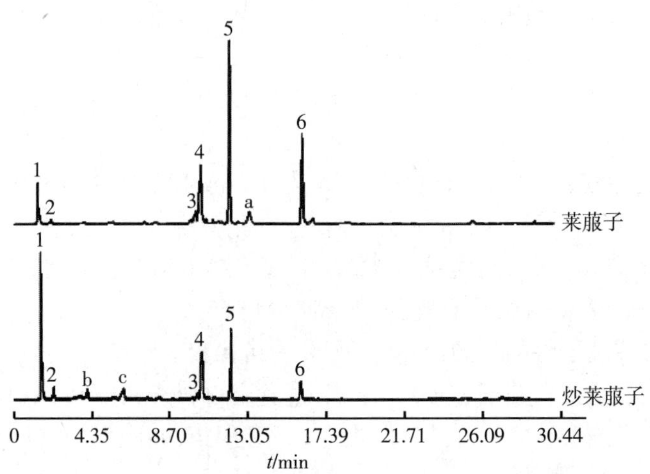

图 2-6　莱菔子和炒莱菔子的 UPLC 比较

白芥子与炒白芥子饮片中共检出 7 个共有峰，白芥子炒制后 1 号色谱峰面积显著增加，约为生品的 2.5 倍，但其原有色谱峰 8 ~ 10 均已消失；此外，炒制后新生成了 1 个色谱峰肌黄芥子生品与炒制品有 10 个共有峰，二者的差异主要体现在保留时间 20 ~ 30 分钟，其中，保留时间在 21 分钟左右的峰 8 ~ 9，经炒制后峰面积显著降低，此外，峰 11 为黄芥子生品中的特有成分，可作为二者专属性识别的关键指标。莱菔子及炒莱菔子有 6 个共有峰，炒制后除色谱峰 3，4 的变化幅度较小外，炒莱菔子饮片中色谱峰 1、5、6 的峰面积均变化显著，分别约为生品的 3 倍、0.5 倍、0.3 倍。此外，莱菔子炒制后，生品中的色谱峰 a 消失，新增了色谱峰 b 和 c。

2.6　白芥子、黄芥子和莱菔子 3 种饮片的 UPLC 图谱比较

通过分析 3 种中药饮片的 UPLC 图谱，发现白芥子、黄芥子和莱菔子的 UPLC 色谱图有显著差异。白芥子和黄芥子中均以芥子碱硫氰酸盐（色谱峰 d）为主要成分，炒制后该成分的峰面积略有降低（图 2-7）。白芥子中除含有芥子碱硫氰酸盐外，还有 8 个相对峰面积较大的主要色谱峰，而黄芥子特征图谱中余下的色谱峰面积所占比例相对较小。莱菔子中也含有芥子碱硫氰酸盐，但其峰面积远远低于保留时间 12 分钟和 16 分钟左右的 2 个色谱峰。另外，对比白芥子和莱菔子炒制前后 UPLC 特征图谱的变化，发现生品中的小极性成分（白芥子色谱峰 10，9；莱菔子色谱峰 5，6）在炒制后峰面积均显著降低，甚至消失，而大极性成分（白芥子色谱峰 1；莱菔子色谱峰 1）的峰面积显著增加，并有新的大极性成分生成（炒白芥子色谱峰 a；炒莱菔子色谱峰 b，c）。

3　讨论

在查阅文献的基础上，本文考察了水、甲醇、30% 甲醇、50% 甲醇、70% 甲醇等提取溶剂的提取效果，结果发现以甲醇为溶剂提取时，3 种中药饮片图谱中色谱峰数量较少，而以水为提取溶剂则会使主要色谱峰的稳定性大大降低，以不同体积分数甲醇作提取溶剂，3 种中药饮片的特征图谱较为相近，但以 50% 甲醇为提取溶剂时，各色谱峰的

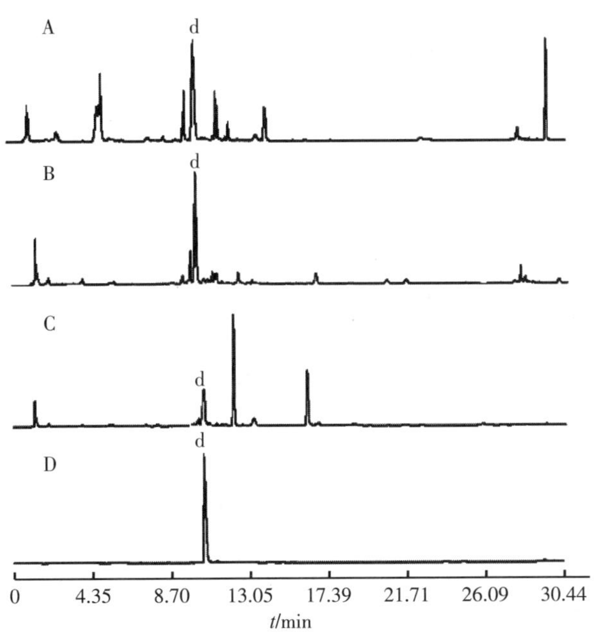

图 2-7　芥子及莱菔子饮片的 UPLC 比较

A. 白芥子；B. 黄芥子；C. 莱菔子；D. 芥子碱硫氰酸盐对照品

稳定性较好，且能较全面地反映出饮片炒制前后的化学成分特征，故最终采用 50% 甲醇为提取溶剂。采用全波长扫描样品，在检测波长 254nm 处，发现白芥子、黄芥子和莱菔子的色谱峰数量较多，可以明显看出在保留时间 3～8 分钟内和 11 分钟之后 3 种中药饮片 UPLC 图谱的差异，从而达到鉴别的目的。同时，通过比较芥子不同品种及莱菔子生品、炒制品饮片的图谱，发现饮片炮制前后各主要成分的变化规律。在所建立的色谱条件下，基线平稳，各主要色谱峰分离较好。

本文采用 UPLC 建立了十字花科中药白芥子、黄芥子和莱菔子的特征图谱鉴别方法，并应用于其生品、炒制品饮片的鉴别。与 HPLC 相比，在保持较高精密度的同时缩短了样品的分析时间，且提高了分离效率、减少了溶剂的损耗，结果能够同时得到 3 种饮片中大部分化学成分的信息。通过综合分析 3 种中药饮片及其炮制前后的 UPLC 图谱可知，白芥子、黄芥子和莱菔子虽为含有相似化学成分的同科植物，但其主要化学成分的组成还是存在较为显著的差异。3 种中药均含有硫代葡萄糖苷类成分，并均以芥子碱硫氰酸盐为《中国药典》（2015 年版）规定的定量指标，但在 3 种中药及其炮制饮片中该成分所占比例有着显著的差异。同时还发现，3 种中药饮片炒制后芥子碱硫氰酸盐的峰面积虽略有降低，但差异并不显著，而生品中所含的小极性成分峰面积却显著降低，甚至消失，大极性成分的峰面积显著增加，并伴有新的成分生成。由此可以推测，这两类成分间可能存在着相互转化的关系，而且芥子和莱菔子炒制后功效的改变可能主要源于这两类成分间的转化以及芥子碱硫氰酸盐与这些成分量比关系的变化。因此，芥子及莱菔子饮片的炒制原理除了“杀酶保苷”以外，还在于饮片中不同极性成分的相对改变，要证实本文的推测还需进一步的深入研究。

【论文来源】

苏慧，岳琳，刘颖，麻印莲，于定荣，霍雨佳，万超，李丽*，肖永庆*. 芥子及莱菔子饮片炮制前后物质基础变化规律分析［J］. 中国实验方剂学杂志，2018，24（07）：23-26.

关黄柏炒炭前后饮片化学成分的变化规律分析

中药饮片是中医临床用药的主要形式，也是中成药生产的原料，其质量直接影响着中医临床疗效及整个中药产业的健康发展。关黄柏饮片为临床常用饮片，功效清热燥湿、泻火除蒸、解毒疗疮、退虚热，被广泛用于治疗湿热痢疾、泄泻、黄疸、骨蒸劳热、皮肤湿疹等证。

关黄柏为芸香科植物黄檗 *Phellodendron amurense* 的干燥树皮，在2000年版《中国药典》以前，与黄柏（川黄柏，芸香科植物黄皮树 *P. chinense* 的干燥树皮）列于同一项下，但由于二者基原和主要化学成分等方面的差异，自2005年版《中国药典》起，关黄柏与黄柏分列。关黄柏药材以黄柏酮为定性指标，盐酸小檗碱、盐酸巴马汀为定量指标。此外，还有学者对关黄柏药材中盐酸药根碱、盐酸黄柏碱和微量元素进行含量测定，但鲜有同时测定7种化学成分的研究。近年来，有学者采用LC-MS技术测定了关黄柏中各组分含量，GC-MS，HPLC-NMR，HPLC-DAD-MS等技术也被广泛应用在关黄柏各组分的含量测定中。但HPLC仍是目前含量测定中最常用且较为简单快捷的方法。

《中国药典》（2015年版）中，关黄柏项下收录了3种饮片，其中包含了关黄柏和关黄柏炭饮片，但关黄柏饮片的定量标准与药材相同，而关黄柏炭饮片标准中尚无定量指标。炒炭是中药炮制方法中一种加热程度较为剧烈的方法，饮片无论是外观性状还是功能主治方面都发生了较为显著的改变，这些改变必然与其内在物质基础的变化密切相关。本文采用HPLC对关黄柏炒炭前后饮片中主要化学成分组成及量比关系的变化进行分析，以揭示炒炭前后关黄柏饮片中化学成分的变化规律，为进一步揭示炮制与其生物活性的相关性奠定基础，达到完善关黄柏及关黄柏炭饮片的质量评价标准的目的。

1　材料

2695-2996型高效液相色谱仪（美国Waters公司），FA2204B型电子天平（上海精密科学仪器有限公司），XS105型电子天平（瑞士梅特勒-托利多公司）。关黄柏饮片10批，关黄柏炭饮片9批，均购自北京盛世龙药业有限公司等企业，经中国中医科学院中药研究所肖永庆研究员鉴定；盐酸药根碱、木兰花碱、盐酸巴马汀、盐酸黄柏碱对照品（成都曼斯特生物科技有限公司，批号分别为MUST-12032313，MUST-12022901，MUST-12022707，MUST-12021407），盐酸小檗碱对照品（四川省维克奇生物科技有限公司，批号110620），黄柏酮、黄柏内酯对照品（中国食品药品检定研究院，批号分别为111923-201102，110800-201406），水为娃哈哈纯净水，乙腈、甲醇为色谱纯，其他试剂均为分析纯。

2 方法与结果

2.1 色谱条件

Agilent EclipseXDB－C_{18}色谱柱（4.6mm×250mm，5μm），柱温35℃，进样量10μL，流速1.0mL/min，检测波长215nm，流动相乙腈（A）－0.4mol/L氯化铵水溶液（B）梯度洗脱（0～55分钟，5%～45%A；55～80分钟，45%～70%A）。此色谱条件下，各目标成分分离度良好，见图2－8。

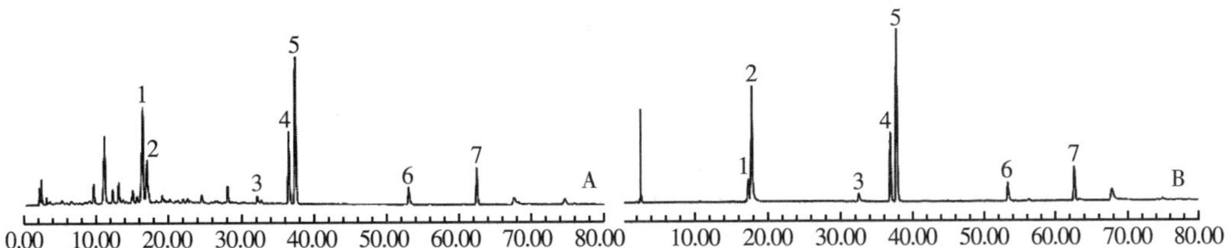

图2－8 关黄柏饮片HPLC

A. 供试品；B. 混合对照品；1. 木兰花碱；2. 盐酸黄柏碱；3. 盐酸药根碱；4. 盐酸巴马汀；5. 盐酸小檗碱；6. 黄柏内酯；7. 黄柏酮

2.2 供试品溶液的制备

精密称取饮片粉末（过三号筛）0.5g，加入甲醇20mL，称重，超声处理45分钟，放冷，用甲醇补足失重，摇匀，滤过，取续滤液过0.45μm微孔滤膜，即得。

2.3 对照品溶液的制备

分别精密称取木兰花碱、盐酸黄柏碱、盐酸药根碱、盐酸巴马汀、盐酸小檗碱、黄柏内酯、黄柏酮对照品适量，加甲醇定容至不同的10mL量瓶中，制成质量浓度分别为0.259g/L、0.058g/L、0.037g/L、0.175g/L、0.360g/L、0.201g/L、0.129g/L的对照品溶液。

2.4 线性关系考察

以2.3项下对照品溶液为母液，加甲醇分别稀释1倍、2倍、4倍、8倍、16倍，按2.1项下色谱条件测定，以进样量为横坐标，峰面积为纵坐标，计算回归方程，见表2－5。

表2－5 关黄柏饮片中各指标成分的线性关系考察

成分	回归方程	R^2	线性范围（μg）
木兰花碱	$Y=3\ 423\ 340X-207\ 875$	0.9997	0.162～2.590
盐酸黄柏碱	$Y=3416040X-4986.9$	0.9999	0.036～0.580
盐酸药根碱	$Y=2847480X-26476$	0.9998	0.023～0.365
盐酸巴马汀	$Y=2895220X-96875$	0.9995	0.109～1.750
盐酸小檗碱	$Y=2551120X-91599$	0.9997	0.225～3.604
黄柏内酯	$Y=593241X-4206$	0.9999	0.126～2.008
黄柏酮	$Y=2238150X-35735$	0.9999	0.080～1.286

2.5 精密度试验

取同一混合对照品溶液按2.1项下色谱条件连续进样6次，计算各成分峰面积的RSD在0.9%~1.7%，表明仪器精密度良好。

2.6 稳定性试验

精密称取关黄柏饮片1号样品0.5g，按2.2项下方法制成供试品溶液，分别于0小时、2小时、4小时、6小时、12小时、24小时按2.1项下色谱条件进样分析，计算各成分峰面积的RSD在0.5%~1.8%，表明供试品溶液在24小时内稳定。

2.7 重复性试验

精密称取关黄柏1号样品6份，每份0.5g，按2.2项下方法制成供试品溶液，按2.1项下色谱条件测定，以盐酸小檗碱为参照计算相对峰面积，结果木兰花碱、盐酸黄柏碱、盐酸药根碱、盐酸巴马汀、黄柏内酯、黄柏酮含量的RSD分别为1.0%、2.3%、0.7%、0.4%、1.6%、1.5%，表明该方法重复性良好。

2.8 加样回收率试验

精密称取已知含量关黄柏饮片1号样品9份，随机等分成3组，依次分别精密加入低、中、高质量浓度的对照品溶液（木兰花碱91.29μg、101.98μg、112.66μg，盐酸黄柏碱60.00μg，66.88μg，73.75μg，盐酸药根碱19.05μg，24.50μg，29.94μg，盐酸巴马汀335.20μg、419.00μg、502.80μg，盐酸小檗碱819.84μg、1024.80μg、1229.76μg，黄柏内酯495.56μg、619.45μg、743.34μg，黄柏酮226.31μg、318.52μg、410.72μg），按2.2项下方法制成供试品溶液，按2.1项下色谱条件测定，计算加样回收率分别为99.62%、99.09%、100.93%、97.98%、98.04%、99.26%、99.66%，RSD依次为3.4%、3.2%、2.5%、1.9%、2.9%、3.5%、3.4%。

2.9 样品测定

取关黄柏和关黄柏炭饮片粉末（过3号筛）0.5g，按2.2项下方法制成供试品溶液，按2.1项下色谱条件测定（$n=3$），结果见表2-6。发现不同企业关黄柏饮片的图谱差异不显著，而关黄柏炭饮片因各企业所用原料药材产地及炮制工艺的差异而呈现出一定的差别，见图2-9、图2-10。主要表现在保留时间5~40分钟的色谱峰差异较为显著，这种差异在饮片的外观性状上也有一定的体现，如河北百草康神药业有限公司等企业（S6~S9）的关黄柏炭饮片质地较轻，断面与表面颜色一致，碳化程度较高，“炒炭存性”不够，其保留时间5~25分钟的色谱峰面积较小甚至消失。关黄柏和关黄柏炭饮片的特征图谱见图2-11。

表2-6 关黄柏不同饮片中各指标成分的含量测定

饮片	序号	生产厂家	批号	木兰花碱	盐酸黄柏碱	盐酸药根碱	盐酸巴马汀	盐酸小檗碱	黄柏内酯	黄柏酮
关黄柏	1	北京盛世龙药业有限公司	20150702	6.783	3.353	0.506	4.557	11.747	6.564	3.329
	2	北京盛世龙药业有限公司	20150729	4.279	2.413	0.313	4.236	10.556	6.330	2.947
	3	北京盛世龙药业有限公司	20150811	5.065	3.399	0.325	4.129	11.434	6.307	3.493
	4	湖北天济中药饮片有限公司	20150902	4.758	3.125	0.280	4.267	10.384	6.946	1.900

续表

饮片	序号	生产厂家	批号	木兰花碱	盐酸黄柏碱	盐酸药根碱	盐酸巴马汀	盐酸小檗碱	黄柏内酯	黄柏酮
关黄柏	5	河北百草康神药业有限公司	20160316	4.625	3.437	0.273	3.856	10.879	7.337	2.410
	6	上海华宇药业有限公司惠华国药	20160321	4.607	3.607	0.255	4.148	13.168	6.919	3.979
	7	广东和翔制药有限公司	HX15G01	2.468	1.947	0.209	3.049	5.869	5.141	1.798
	8	湖北红土地现代中药有限公司	20160217	4.832	4.197	0.302	3.116	12.425	5.832	4.975
	9	亳州市沪憔药业有限公司	1511060952	3.691	2.752	0.308	4.003	9.020	7.119	1.893
	10	亳州市京皖中药饮片厂	150802	3.664	2.965	0.273	3.390	9.105	6.030	2.889
关黄柏炭	1	北京盛世龙药业有限公司	20150702	–	0.354	0.093	0.334	0.328	6.483	1.476
	2	北京盛世龙药业有限公司	20150729	–	–	–	–	–	3.257	0.284
	3	北京盛世龙药业有限公司	20150811	–	–	–	–	–	3.164	0.281
	4	北京盛世龙药业有限公司	1602094	–	–	–	–	–	5.126	0.528
	5	湖北天济中药饮片有限公司	20151191	–	–	–	–	–	3.224	0.666
	6	河北百草康神药业有限公司	20160316	0.820	0.649	0.154	0.796	1.495	5.948	1.582
	7	广东和翔制药有限公司	20160323	–	0.144	–	–	–	3.668	0.989
	8	湖北红土地现代中药有限公司	20160217	0.271	0.393	–	0.534	0.549	5.946	1.614
	9	亳州市沪憔药业有限公司	1412199482	–	–	–	–	–	3.885	0.586

注："–"表示未检出

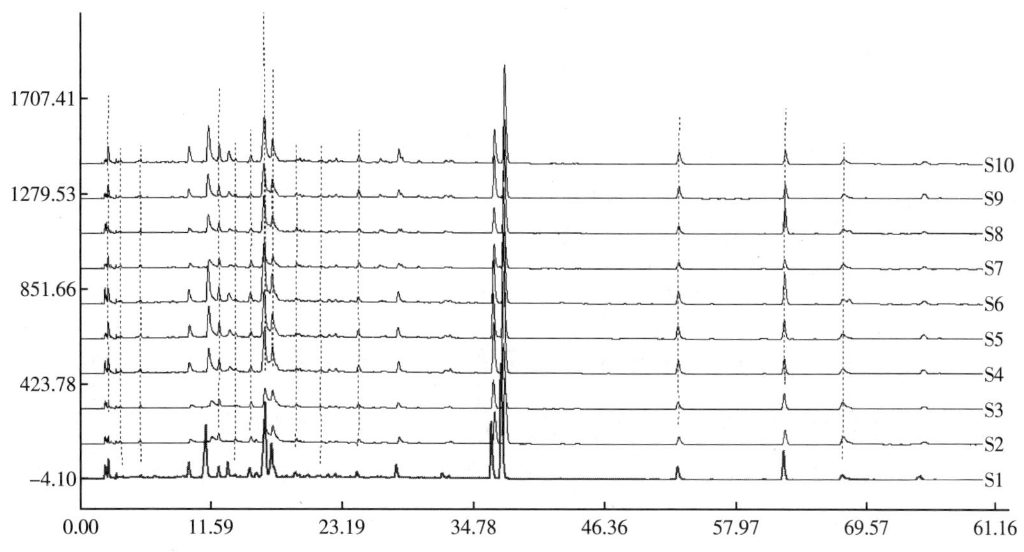

图 2–9 不同企业关黄柏饮片的 HPLC 比较

关黄柏饮片中主要有 16 个色谱峰，其中以 12 号色谱峰（盐酸小檗碱）峰面积最高；炒炭后，色谱峰数量显著减少，与生品相比仅有 5 个主要色谱峰，其中 1 ~ 10 号色谱峰几乎消失，11 和 12 号色谱峰面积大幅降低，13 ~ 16 号色谱峰变化幅度较小，还出现了 2 个新色谱峰。此外，含量测定结果也显示，关黄柏炒炭后，木兰花碱、盐酸黄柏

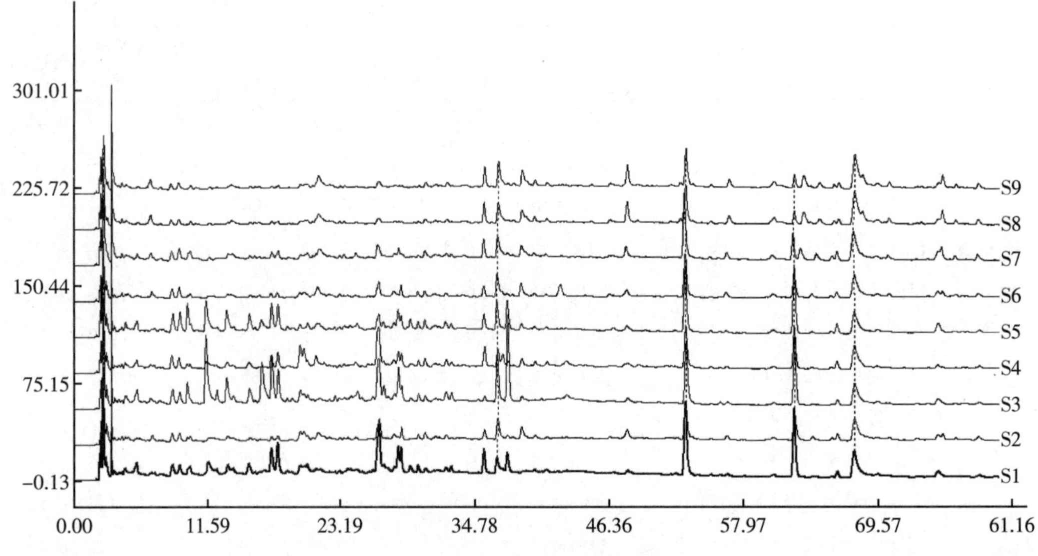

图2-10　不同企业关黄柏炭饮片 HPLC 比较

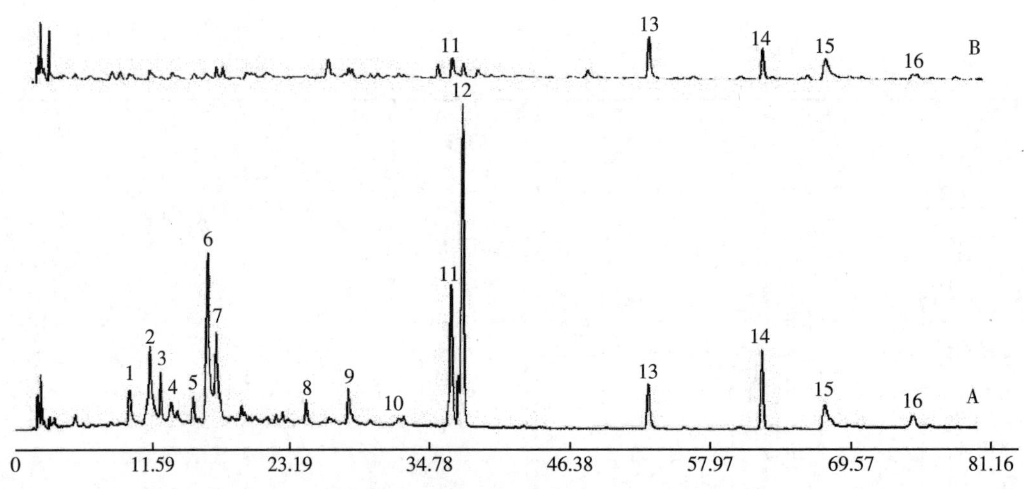

图2-11　关黄柏和关黄柏炭饮片特征谱比较

碱、盐酸药根碱、盐酸小檗碱、盐酸巴马汀含量大幅降低，多数降幅达 90% 以上；而黄柏内酯的含量降低幅度较小，约为关黄柏饮片的 50%；黄柏酮的含量则因炒炭程度的不同略有差异。

3　讨论

本文采用梯度洗脱，发现选择乙腈 -0.1% 十二烷基磺酸钠水溶液、乙腈 -0.1% 磷酸水溶液、乙腈 -0.05mol/L 磷酸二氢钾水溶液等为流动相时，目标成分色谱峰分离效果差。而参考文献选择乙腈 -0.4mol/L 氯化铵水溶液为流动相时，各组分分离良好，优化梯度后选为本研究的流动相。虽然盐酸小檗碱、盐酸巴马汀等生物碱类成分在

280nm 和 365nm 等波长下均有较大吸收，但考虑到同时测定黄柏酮、黄柏内酯两种成分，故将检测波长定为 215nm，可兼顾生物碱类成分和柠檬苦素类成分。

本文采用 HPLC 同时测定了关黄柏饮片中 7 种化学成分的含量，通过对关黄柏炒炭前后主要化学成分进行分析，发现关黄柏饮片中的生物碱类成分在炒炭过程中稳定性较差，随炒炭程度的加深而降低，而柠檬苦素类成分的热稳定性较好，炒炭过程中含量变化幅度较小。

本研究结果提示可分别制定关黄柏和关黄柏炭饮片的质量评价标准。关黄柏饮片可选择盐酸黄柏碱、盐酸小檗碱、盐酸巴马汀为指标；而关黄柏炭饮片由于上述成分含量降低较为显著，可选择黄柏内酯、黄柏酮为指标成分进行质量控制。关黄柏饮片清热燥湿、泻火除蒸、解毒疗疮；关黄柏炭饮片功在止血。结合本文研究结果可初步推测关黄柏饮片的清解作用可能与生物碱类成分的活性相关，而关黄柏炭饮片的止血功能则有赖于小极性分子的作用。

关黄柏饮片炒炭后的图谱显示，有极少量的新物质生成，其化学结构有待于后续实验确定。中药炮制中“炒炭存性”的理论，在关黄柏炭中“存性”体现为小极性化合物的存留。对比两类化合物的生物活性、药效学差异和临床关黄柏、关黄柏炭的应用区别，可深入探讨关黄柏炒炭的原理，这有待于更深入的研究证实。

【论文来源】

岳琳，李丽，刘颖，肖永庆*. 关黄柏炒炭前后饮片化学成分的变化规律分析［J］. 中国实验方剂学杂志，2017，23（05）：7-11.

大黄饮片炮制前后物质基础变化规律研究

中药炮制基本原理的核心是中药饮片炮制后其药性发生了改变，而根源还是炮制后其内在物质基础内涵发生了改变。深入研究这些物质基础——化学成分群及由此所致的生物活性变化规律，探明中药炮制改变药性的科学内涵变化规律，不仅可为阐明饮片的炮制原理，丰富中药药性理论的科学内涵，而且可为炮制工艺的规范化和饮片质量评价标准的制定提供可靠的科学依据，并为不同炮制饮片的深加工应用研究提供可靠线索。

大黄药用历史悠久，始载于《神农本草经》，是中医临床上最古老、最常用、最重要的中药之一，因其功效独特而被广泛应用于内、外、妇、儿、骨伤等各科。从 20 世纪 80 年代至今，国内外有大量文献报道了大黄化学、炮制、分析以及药理等方面的研究结果，但仔细分析和推敲大量同类研究结果不难发现，大黄的研究尤其是炮制方面的研究虽然很多，但缺乏系统性，有些研究结果甚至相互矛盾。本研究为国家自然基金重点项目“炮制改变大黄药性的科学内涵变化规律研究”的主要内容，本课题正是基于目前大黄炮制研究的现状，以大黄“苦寒泻下”药性变化为主线，从化学成分研究入手，通过指纹图谱定性和多指标成分定量分析，探明大黄不同饮片的物质基础，并通过组分模拟炮制的验证来揭示大黄饮片炮制前后化学成分的变化规律及其变化途径，为从整体上探讨炮制改变大黄药性科学内涵变化规律提供科学依据。

1 材料

1.1 仪器

X-4 显微熔点测定仪，温度未校正；Thermo Spectronic 紫外光谱仪（美国热电公司）；Nicolet 5700 型傅立叶变换红外光谱仪（美国热电公司），傅立叶变换红外显微镜（FT-IR microscope）（美国热电公司）；Bruker 高分辨质谱仪 APEX IV FT-MS（7.0T）（布鲁克光谱仪器公司）；MP-40 型核磁共振波谱仪（美国瓦里安公司）Waters 高效液相色谱仪（2695 Separations Module，2996 PA 检测器，Empower 数据处理软件，美国沃特世公司）；超声清洗器 KQ-500DB（昆山市超声仪器有限公司）；EYELA 旋转蒸发器（日本东京理化制作所）。

1.2 药材及饮片

大黄药材购于青海省玉树，经中国中医科学院中药研究所胡世林教授鉴定为掌叶大黄 *Rheum palmatum* L. 的干燥根及根茎。按照《中华人民共和国药典》相关项下的炮制方法，分别制备成生大黄，熟大黄及大黄炭饮片各 10 批样品。

1.3 试剂

柱层析硅胶（100-200，200-300 目），（青岛海洋化工厂）；柱层析聚酰胺（100-200 目）及聚酰胺薄膜（台州市路桥四甲生化塑料厂）；Sephadex LH-20（日本富士公司）；TLC 硅胶板，MERCK GF_{254}；色谱甲醇、色谱乙腈（Fisher）；分析纯石油醚（60~90℃）、乙酸乙酯、三氯甲烷、甲醇（北京化学试剂公司）。

2 方法与结果

2.1 大黄化学成分研究

2.1.1 提取分离 大黄粗粉 10kg，以 15 倍量 70% 乙醇渗漉提取，渗漉液减压浓缩得浸膏 1.8kg，行硅胶柱层析，依次以三氯甲烷-甲醇（20：1→10：1→6：1→3：1）梯度洗脱，得到 A-E 共 5 个部位，各部位分别经硅胶、聚酰胺、Sephadex LH-20、ODS 反复柱层析，共分离鉴定了 34 个化合物，见表 2-7，其中 1-甲基-2-羧基-8-羟基-9，10-蒽醌-3-*O*-*β*-D-（6′-*O*-肉桂酰基）葡萄糖苷、2，5-二甲基-6，8-二羟基色原酮、大黄酸-8-*O*-*β*-D-（6′-*O*-丙二酸甲酯酰基）吡喃葡萄糖苷、1-甲基-2，8-二羟基-3-羧基-9，10-蒽醌为 4 个新化合物。

表 2-7 分离鉴定的化合物

序号	化合物英文名称	化合物中文名称
1	trans-3,3′,5′-trihydroxy-4-methoxystibene-5′-*O*-*β*-D-glucopyranoside	反式-3,3′,5′-三羟基-4-甲氧基二苯乙烯-5′-*O*-*β*-D-葡萄糖苷
2	trans-3,3′,5′-trihydroxy-4-methoxystilbene	反式-3,3′,5′-三羟基-4-甲氧基二苯乙烯
3	ethylgallate	没食子酸乙酯
4	4-(4′-hydroxyphenyl)-2-butanone	4′-羟基苯基-2-丁酮

续表

序号	化合物英文名称	化合物中文名称
5	physcion-8-*O*-β-D-glucopyranoside	大黄素甲醚-8-*O*-β-D-葡萄糖苷
6	chrysophanol-8-*O*-β-D-glucopyranoside	大黄酚-8-*O*-β-D-葡萄糖苷
7	gallic acid	没食子酸
8	catechin	儿茶素
9	aloe-emodin-8-*O*-β-D-glucopyranoside	芦荟大黄素-8-*O*-β-D-葡萄糖苷
10	rhein-8-*O*-β-D-glucopyranoside	大黄酸-8-*O*-β-D-葡萄糖苷
11	sennoside B	番泻苷 B
12	4-(4′-hydroxyphenyl)-2-butanone-4′-*O*-β-D-(6″-*O*-cinnamoyl)-glucopyranoside	4′-羟基苯基-2-丁酮-4′-*O*-β-D-(6″-*O*-桂皮酰基)-葡萄糖苷
13	sennoside A	番泻苷 A
14	trans-3,5,4′-trihydroxystilbene-4′-*O*-β-D-(6″-*O*-galloyl)-glucopyranoside	反式-3,5,4′-三羟基二苯乙烯-4′-*O*-β-D-(6″-O-没食子酰基)-葡萄糖苷
15	4-(4′-hydroxyphenyl)-2-butanone-4′-*O*-β-D-(6″-*O*-p-coumaroyl)-glucopyranoside	4′-羟基苯基-2-丁酮-4′-*O*-β-D-[6″-*O*-(4‴-羟基)-桂皮酰基]-葡萄糖苷
16	emodin-8-*O*-β-D-glucophyranoside	大黄素-8-*O*-β-D-葡萄糖苷
17	4-(4′-hydroxyphenyl)-2-butanone-4′-*O*-β-D-(2″-*O*-galloyl-6″-*O*-p-coumaroyl)-gluco-pyranoside	4′-羟基苯基-2-丁酮-4′-*O*-β-D-(2″-*O*-没食子酰基-6″-*O*-(4‴-羟基)-桂皮酰基)-葡萄糖苷
18	daucosterol	胡萝卜苷
19	β-sitosterol	β-谷甾醇
20	trans-3,5,4′-trihydroxystilbene-4′-*O*-β-D-glucopyranoside	反式-3,5,4′-三羟基二苯乙烯-4′-*O*-β-D-葡萄糖苷
21	aloe-emodin-3-CH_2-*O*-β-D-glucophyranoside	芦荟大黄素-3-CH_2-*O*-β-D-葡萄糖苷
22	*O*-dihydroxy-benzene	邻二羟基苯
23	4-(4′-hydroxyphenyl)-2-butanone-4′-*O*-β-D-(6″-*O*-galloyl)-glucopyranoside	4′-羟基苯基-2-丁酮-4′-*O*-β-D-(6″-*O*-没食子酰基)-葡萄糖苷
24	emodin-1-*O*-β-D-glucophyranoside	大黄素-1-*O*-β-D-葡萄糖苷
25	chrysophanol	大黄酚
26	physcion	大黄素甲醚
27	rhein	大黄酸
28	emodin	大黄素
29	1-methyl-2-carboxyl-8-hydroxyl-9,10-anthraquinone-3-*O*-β-D-(6′-*O*-cinnamoyl)glucopyranoside	1-甲基-2-羧基-8-羟基-9,10-蒽醌-3-*O*-β-D-(6′-*O*-对香豆酰基)葡萄糖苷
30	2,5-dimethyl-6,8-dihydroxy-chromone	2,5-二甲基-6,8-二羟基色原酮
31	rhein-8-*O*-β-D-(6′-*O*-methoxylmalonyl)-glucopyranoside	大黄酸-8-*O*-β-D-(6′-*O*-丙二酸甲酯酰基)吡喃葡萄糖苷

续表

序号	化合物英文名称	化合物中文名称
32	aloe emodin	芦荟大黄素
33	citreorosein	ω-羟基大黄素
34	1-methyl-2,8-dihydroxy-3-carboxy-9,10-anthraquinone	1-甲基-2,8-二羟基-3-羧基-9,10-蒽醌

2.1.2 新化合物结构鉴定

2.1.2.1 化合物29：黄色针晶（甲醇），紫外最大吸收为218nm、269nm、411nm。Borntrager反应阳性，^{13}C-CNMR显示2个典型的蒽醌类化合物的羰基信号δ_C 189.5和δ_C 181.6，提示此化合物为蒽醌类化合物。HR-ESI-MS（m/z）：608.1760［M+NH_4］$^+$，ESI-MS（m/z）：589［M-H］$^-$，推测分子式为$C_{31}H_{26}O_{12}$（计算值：590.54024）。

^{1}H-NMR（DMSO-d6）图谱显示，δ_H 12.65（1H，s）为1个α羟基，δ_H 2.68（3H，s）为1甲基，另外9个芳香氢中δ_H 7.88（1H，s）为1个孤立的质子，δ_H 7.36（1H，d，J=8.0Hz），δ_H 7.73（1H，t，J=8.0Hz）和δ_H 7.58（1H，m）为1组相邻的质子，δ_H 7.55（1H，d，J=16.0Hz）和δ_H 6.70（1H，d，J=16.0Hz）为2个反式烯氢。结合HMBC图谱可知，δ_H 7.59（2H，m），7.28（2H，t，J=7.6），7.35（1H，m）为5个相互耦合的质子，提示结构中存在1个单取代苯环。此外，δ_H 3.18-5.41还显示了1组糖的芳香质子信号，其中δ_H 5.26（1H，d，J=4.8Hz）为糖的端基氢。^{13}C-CNMR显示该化合物有31个碳原子，与质谱的推测相符合，其中2个连氧碳信号分别为δ_C 167.4，δ_C 166.2，1个甲基碳信号δ_C 19.7，2个烯碳信号分别为δ_C 144.5，δ_C 117.9，6个芳香碳信号δ_C 134.0，128.2，128.8，130.4，128.8，128.2。此外，碳谱中还显示了1组β-D-葡萄糖的碳信号，δ_C 100.3，73.1，76.4，70.0，74.4，63.9。通过^{1}H-NMR和^{13}C-CNMR数据，初步推测该化合物的结构为1个蒽醌苷类化合物。

从HMBC图谱可知，δ_H 7.88的孤立芳氢和三联氢中δ_H 7.58的芳氢同时与δ_C 181.6（C-10）相关，说明这2个质子应分别连接在C-4和C-5上，同时，δ_H7.88的孤立氢又与δ_C125.4（C-2）和δ_C156.5（C-3）的碳具有远程相关，因此确定了δ_H7.88的孤立芳氢应连接在C-4位上，而δ_H 7.58的芳氢应连接在C-5位上，三联氢中的另外2个质子δ_H 7.73，δ_H7.36则分别在6位和7位上。

该化合物结构中δ_H 12.65（1H，s）为1个α—OH，HMBC图谱显示其分别与124.5（C-7），161.4（C-8），116.9（C-8α）有相关，从而确定了—OH应连接在8位碳上。HMBC图谱还显示，δ_H 2.68的甲基氢与δ_C139.4（C-1），δ_C125.4（C-2）及δ_C 134.0（C-9a）有相关，因此确定-CH_3在C-1位。

HMBC图谱中，δ_H7.35（1H，m）与δ_C 128.2（C-2′，C-6‴）的碳相关，说明该质子应处于单取代苯环的C-4‴。δ_H7.59的2个氢分别分别与δ_C130.4（C-4‴），及δ_C 144.5（C-3″）的反式烯碳相关，说明化合物结构中的反式双键与苯环相连。同时，另1个反式烯氢δ_H6.70（H-2″）也与苯环的C-1‴具有远程相关，进一步证实了苯环与反式双键的连接。此外，HMBC图谱还显示，δ_H 7.55的反式烯氢（H-3″）除与C-

2‴，C－6‴有相关外，还与 δ_C166.2 的羰基碳（C－1″）有远程相关，因此确定结构中含有 1 个肉桂酰基的结构片段。

从^{1}H－NMR 图谱得到的信息可知，化合物 29 中还含有 1 个 β－D－葡萄糖，HMBC 图谱显示，葡萄糖的 6 位氢 δ_H4.54（1H，br d，J＝11.2）与肉桂酰基的羰基碳（C－1″）具有远程相关，说明肉桂酰基是通过氧与葡萄糖的 6 位碳相连。另外，δ_H7.88（1H，s，H－4）与5.26（1H，d，H－1′）存在 NOESY 关系，从而证实了糖的连接位置为 C－3。

通过上述图谱分析，确定化合物 29 为 1－甲基，2－羧基－8－羟基－9，10－蒽醌－3－*O*－β－D－（6′－*O*－肉桂酰基）葡萄糖苷［1－methyl－2－carboxyl－8－hydroxyl－9，10－anthraquinone－3－*O*－β－D－（6′－*O*－cinnamoyl）glucopyranoside］，为一新化合物，见图 2－12。

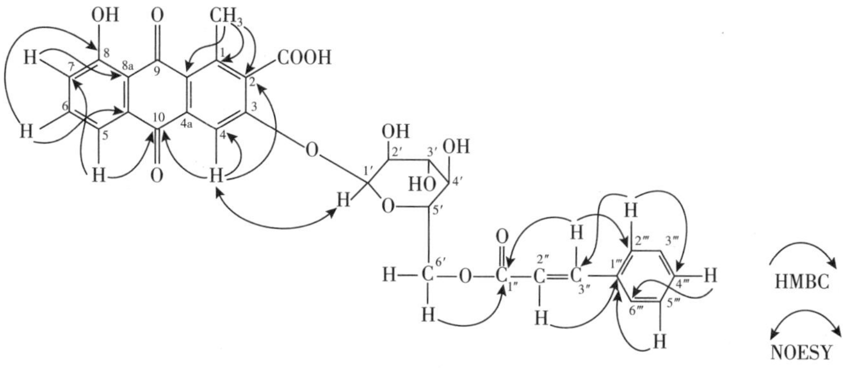

图 2－12　化合物 29 的结构及其主要 HMBC 和 NOESY 相关

2.1.2.2 化合物 30：淡黄色粉末（$CHCl_3$－MeOH），mp 298～300℃。紫外最大吸收为 238nm、274nm、360nm。^{13}C－NMR 显示 1 个色原酮类化合物的特征羰基信号 δ_c178.4，提示该化合物可能为色原酮类化合物。通过 HR－ESI－MS 得到化合物的分子量为 255.0656［M－H］$^-$，推测其分子式为 $C_{15}H_{12}O_4$（计算值 255.0654）。

^{1}H－NMR 图谱显示，该化合物结构中含有 2 个甲基 δ_H2.37（3H，s），δ_H2.70（3H，s），2 个羟基 δ_H10.11（1H，s），δ_H10.01（1H，s），1 对间位耦合的质子 δ_H6.54（1H，d，J＝2.0Hz），6.57（1H，d，J＝2.0Hz）以及 2 个孤立氢 δ_H6.17（1H，s），δ_H7.19（1H，s）。^{13}C－NMR 和 DEPT 图谱显示 15 个碳信号，包括 1 个羰基 δ_C178.4，4 个与氧相连的芳香碳原子 δ_C163.3，159.1，156.7，156.8，4 个芳香叔碳原子 δ_C101.1，102.8，111.9，124.7 和 4 个季碳信号 δ_C107.0，δ_C116.1，δ_C134.2，δ_C138.5。根据^{1}H－NMR 和^{13}C－NMR 显示的结构信号特征，该化合物应为直线型的苯并色原酮化合物。

通过 HSQC 和 HMBC 图谱，对^{1}H－NMR 和^{13}C－NMR 数据进行了进一步的归属。该化合物结构中含有 2 个甲基，从生源学途径分析其中 δ_H2.37（3H，s）的—CH_3，应连接在 C－2，δ_H6.17（1H，s）的孤立氢应连接在 C－3 位上。从 HMBC 图谱中 δ_H2.37 与 δ_C163.3（C－2），δ_C111.9（C－3）及 δ_H6.17（1H，s）与 δ_C163.3（C－2），δ_C

116.1（C－13）的相关关系也进一步证实了对甲基和孤立氢取代位置的推测。

HMBC 图谱中，δ_H10.01 的羟基分别与 δ_C 159.1（C－8），δ_C 102.8（C－7）相关，故此—OH 应连接在 C－8 位。δ_H10.11 的羟基分别与 δ_C 156.7（C－6），δ_C102.8（C－7）和 δ_C107.0（C－12）有相关，说明该羟基是与 6 位碳相连。根据该环的取代情况，剩余位置应为结构中的 1 对间位偶合质子（δ_H 6.57，δ_H 6.54），他们的远程相关也证实了此推测。另外 HMBC 图谱还显示，结构中的另 1 个孤立氢 δ_H 7.19（1H，s）分别与 δ_C101.1（C－9），δ_C 107.0（C－12）和 δ_C116.1（C－13）相关，提示该氢应连接在 C－10 位上。结构中剩余的 1 个甲基 δ_C 2.70（3H，s）则应连接在 C－5 位上。

通过^{1}H－NMR，^{13}C－NMR.，HSQC 和 HMBC 图谱分析，确定该化合物为 2，5－二甲基－6，8－二羟基色原酮（2，5－dimethyl－6，8－dihydroxyl－chromone），为一新化合物，见图 2－13。

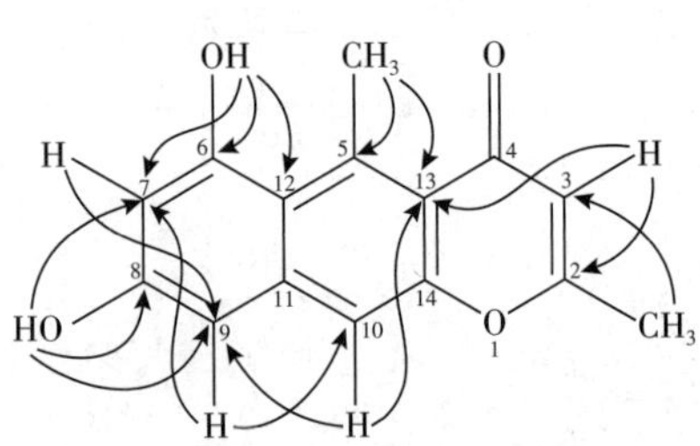

图 2－13　化合物 30 主要的 HMBC 相关

2.1.2.3 化合物 31：淡黄色粉末（MeOH），mp247～249℃。紫外最大吸收为 410nm、260nm、230nm。Borntrage 反应显红色，^{13}C－CNMR 显示 2 个典型的蒽醌类化合物的羰基信号 δ_C187.4 和 δ_C 181.6，推测该化合物可能为羟基蒽醌类衍生物。HR－ESI－MS（m/z）：1110.2325［$2M+NH_4$］$^+$，ESI－MS（m/z）：545［M－H］$^-$ 和 1091［2M－H］$^-$，推测分子式为 $C_{25}H_{22}O_{14}$（计算值 546.46534）。

^{1}H－NMR 图谱显示，此化合物含有 1 个羧基 δH 13.76（1H，s），1 个 α－OH δ_H 12.72（1H，s），5 个芳香质子，其中包括 1 对间位耦合的质子 δ_H 7.75（1H，d，J＝2.0Hz）与 δ_H 8.11（1H，d，J＝2.0Hz），以及 3 个相邻的质子 δ_H 7.90（1H，d，J＝7.6Hz），7.88（1H，t，J＝7.6 出）和 7.68（1H，dd，J＝7.6，2.5 Hz）。1 个甲氧基 δ_H 3.61（3H，s），1 个亚甲基 3.51（2H，d，J＝4.0Hz）和 1 组糖信号 δ_H 3.20－5.36，其端基氢 δ_H5.22（1H，d，J＝7.6Hz）。^{13}C－NMR 图谱显示 25 个碳信号，包括 5 个羰基信号 δ_C 187.4，δ_C181.6，δ_C166.9，166.4，165.5，1 个亚甲基碳信号 δ_C40.9，1 个甲氧基碳信号 δ_C52.1，12 个芳香碳信号和 1 组糖的碳信号，从而推测 DH－31 为一蒽醌苷类化合物。

比较化合物 31 与大黄酸－8－*O*－*β*－D－葡萄糖苷（DH－10）的^{1}H、^{13}C－NMR 图谱发现二者结构较为相似。^{1}H－NMR 谱中，化合物 31 比大黄酸－8－*O*－*β*－D－葡萄糖苷多出 1 个亚甲基信号和 1 个甲氧基信号；^{13}C－NMR 图谱多出 δ_C 166.4，166.9，52.1 和 δ_C 40.9 等 4 个碳信号。

HMBC 图谱中，δ_H3.61（3H，s，3′－OCH_3）和 δ_H3.51（1H，d，J＝16.0，H－2′）均与 δ_C166.9（C－3′）相关，同时 H－2′和 H－6′又都与 δ_C166.4（C－1″）相关，从而确定了结构中包含 1 个丙二酸甲酯酰基（ROOC－CH_2－$COOCH_3$）片段，并且该片段是连接在葡萄糖的 C－6′上。

通过上述图谱分析，确定该化合物为大黄酸－8－*O*－*β*－D－(6′－*O*－丙二酸甲酯酰基）吡喃葡萄 糖苷［rhein－8－*O*－*β*－D－(6′－*O*－methoxyl malonyl)－glucopyranoside］，为一新化合物，见图 2－14。

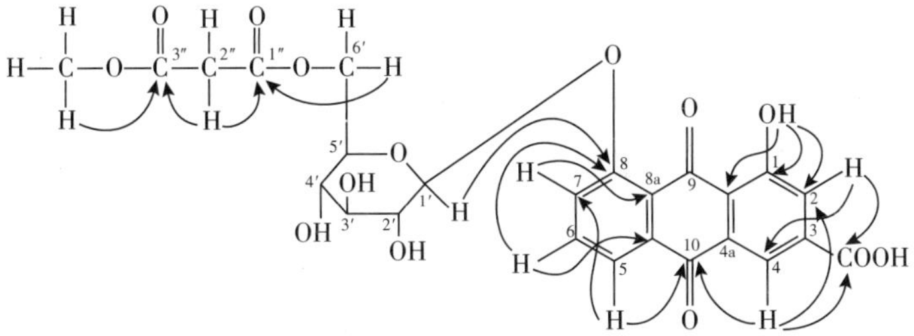

图 2-14　化合物 31 的主要 HMBC 相关

2.1.2.4 化合物 34：橘黄色针晶（$CHCl_3$ - MeOH），mp235 ~ 237℃。紫外最大吸收为 280nm 和 412nm。Borntrager 反应阳性，^{13}C - NMR 显示 2 个典型的蒽醌类化合物的羰基碳信号 δ_C 181.9，δ_C189.3，提示该化合物为羟基蒽醌类化合物。HR - ESI - MS（m/z）297.0410［M - H］$^-$，推测分子式为 $C_{16}H_{10}O_6$（计算值 297.0399），EI - MS（m/z）297.2［M - H］$^-$。

^{1}NMR 图谱显示化合物结构中，含有 2 个羟基 δ_H 12.84（1H，s，α - OH），δ_H 11.90（1H，s，β - OH），1 个羧基 δ_H11.40（—COOH），1 个芳香甲基 δ_H2.66（3H，s），3 个相邻的质子 δ_H 7.63（1H，d，J = 8.0Hz），δ_H 7.72（1H，*t*，J = 8.0 Hz），δ_H 7.33（1H，d，J = 8.0Hz）和 1 个孤立的质子 δ_H 7.60（1H，s）。

HMBC 图谱显示，δ_H 7.60，7.63 均与 δ_C181.9（C - 10）相关，从而确定这 2 个质子应分别连接在 C - 4 和 C - 5，而且 δ_H 7.60 的氢又与 δ_C168.0（C - 2）和 δ_C158.5（—COOH）相关，以此推测出与 δ_H7.60 的孤立氢应连接在 C - 4 位上，而 δ_H7.63 的氢则应连接在 C - 5 位上，因此，三联氢中的另外 2 个氢（δ_H 7.72，7.33）应依次连接在 C - 6 和 C - 7 位。

由于化合物结构中的 2 个 α 位（C - 4，C - 5）已被取代，因此 δ_H12.84（α - OH）可能的取代位置为 C - 1 和 C - 8。HMBC 图谱显示，δ_H 12.84 分别与 δ_C161.4（C - 8），δ_C124.4（C - 7）和 δ_C116.8（C - 8a）有相关关系，因此确定其取代位置应为 C - 8。而 δ_H 11.90（β - OH）则应连接在 C - 2 位，甲基（δ_H 2.66）应连接在 C - 1。

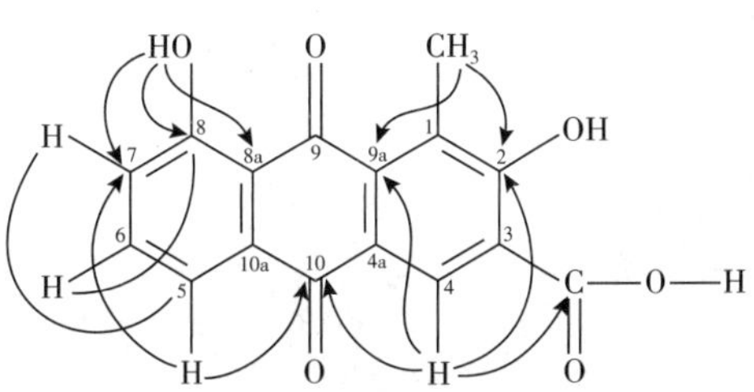

图 2-15　化合物 34 的主要 HMBC 相关

通过^{1}H - NMR，^{13}C - NMR，HMQC 和 HMBC 图谱分析，确定该化合物为 1 - 甲基 - 2，8 - 二羟基 - 3 - 羧基 - 9，10 - 蒽醌（1 - methyl - 2，8 - dihydroxy - 3 - carboxy - 9，10 - anthraquinone），为一新化合物，见图 2 - 15。

2.2　大黄炮制前后物质基础比较研究

2.2.1 色谱条件

2.2.1.1 指纹图谱：Kromasil C_{18}色谱柱（4.6mm × 250mm，5μm）；流动相为甲醇 -

1.0%冰醋酸梯度洗脱；检测波长：280nm，430nm。柱温：30℃；流速：1.0mL/min。此条件下大黄5种饮片分别能检出38、18个峰，分离较好。

2.2.1.2 含量测定：Agilent色谱柱（4.6mm×250mm，5μm）；其他略。所测定的17种主要化学成分在相应的色谱条件下与其他成分达到较好分离。

2.2.2 大黄炮制前后HPLC指纹图谱比较 大黄3种饮片的指纹图谱差异显著。生大黄中除含有多种蒽醌苷、二苯乙烯苷、苯丁酮苷等苷类成分外，同时还含有大量缩合鞣质类成分，炮制为熟大黄和大黄炭后，苷类成分及缩合鞣质峰面积均显著降低，而没食子酸和蒽醌苷元的含量明显增加（图2-16、图2-17）。

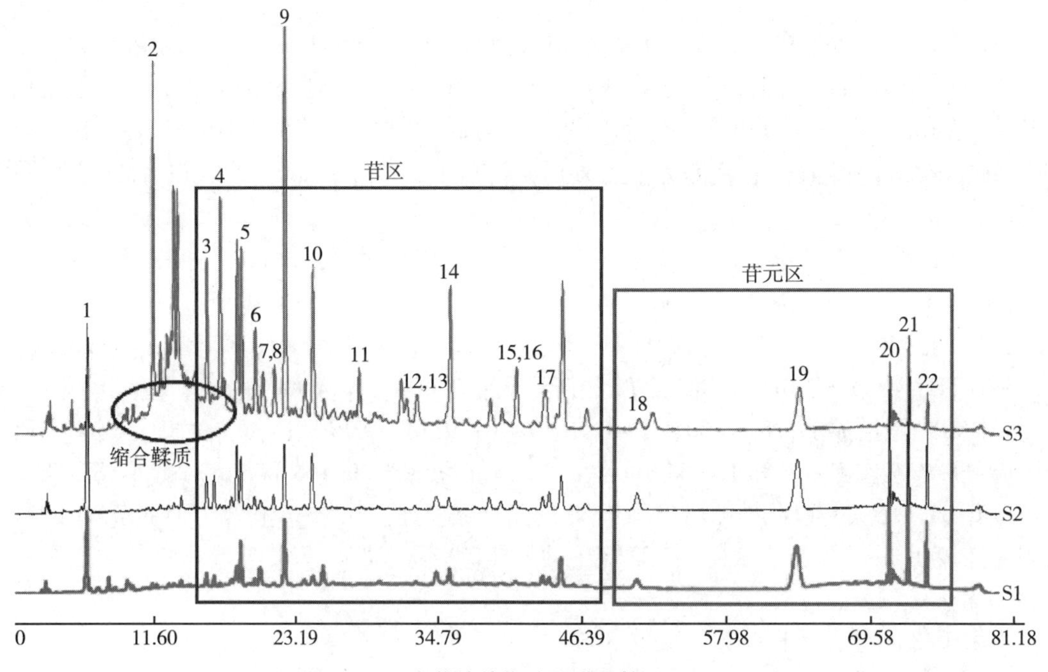

图2-16 大黄饮片指纹图谱比较（280nm）

S1. 大黄炭；S2. 熟大黄；S3. 生大黄；1. 没食子酸；2. 儿茶素；3. 反-3，5，4′-三羟基苯乙烯基-4′-*O*-*β*-D-葡萄糖苷；4. 没食子酸乙酯；5. 4′-羟基苯基-2-丁酮-4′-*O*-*β*-D-(6″-没食子酰基)-葡萄糖苷；6. 4′-羟基苯基-2-丁酮；7. 芦荟大黄素-8-*O*-葡萄糖苷；8. 二苯乙烯苷；9. 反-3，5，4′-三羟基苯乙烯基-4′-*O*-*β*-D-(6″-*O*-没食子酰基)-葡萄糖苷；10. 大黄酸-8-*O*-葡萄糖苷；11. 二苯乙烯；12. 4′-羟基苯基-2-丁酮-4′-*O*-*β*-D-[6″-*O*-(4‴-羟基)-桂皮酰基]-葡萄糖苷；13. 邻二羟基苯；14. 4′-羟基苯基-2-丁酮-4-*O*-*β*-D-[2″-*O*-没食子酰基-6″-*O*-(4‴-羟基)-桂皮酰基]-葡萄糖苷；15. 大黄素8-*O*-葡萄糖苷；16. 芦荟大黄素-3-CH_2-*O*-*β*-D-葡萄糖苷；17. 4′-羟基苯基-2-丁酮-4′-*O*-*β*-D-(6″-*O*-桂皮酰基)葡萄糖苷；18. 芦荟大黄素；19. 大黄酸；20. 大黄素；21. 大黄酚；22. 大黄素甲醚

2.2.3 大黄炮制前后主要化学成分的含量比较 在指纹图谱研究基础上，本研究以分离得到的化合物为对照，进行了大黄生、熟、炭3种饮片中17种主要化学成分的含量测定和比较。

2.2.3.1 炮制前后蒽醌类成分的含量变化 3种饮片中生大黄蒽醌苷类成分含量最高，炮制为熟大黄和大黄炭后蒽醌苷类成分含量显著降低，与生大黄相比分别降低了55%和95%。所测定的4种蒽醌苷中又以大黄素-8-*O*-*β*-D-葡萄糖苷的变化最为显

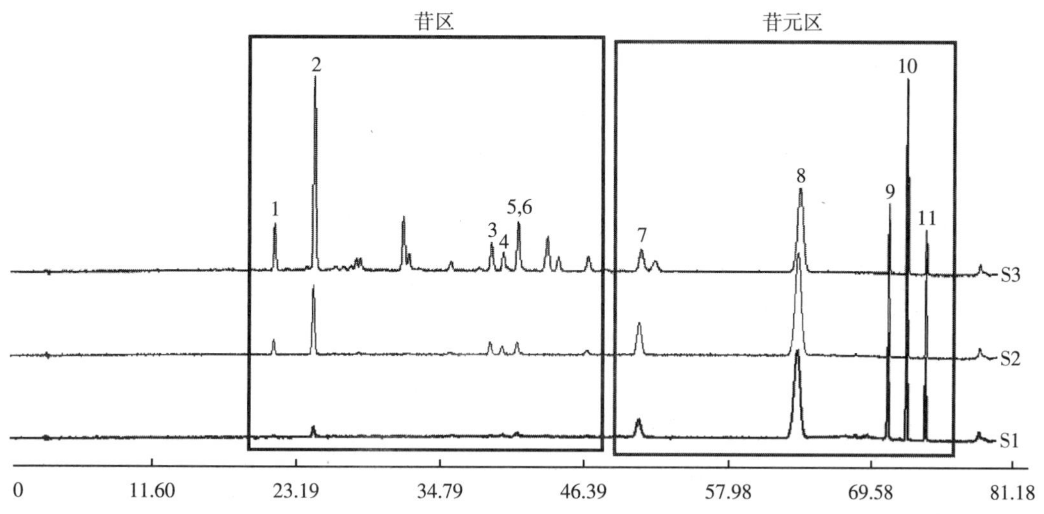

图 2-17　大黄饮片指纹图谱比较（430nm）

S1. 大黄炭；S2. 熟大黄；S3. 生大黄；1. 芦荟大黄素-8-*O*-葡萄糖苷；2. 大黄酸-8-*O*-葡萄糖苷；3. 大黄酚-8-*O*-葡萄糖苷；4. 大黄素甲醚-8-*O*-葡萄糖苷；5. 大黄素-8-*O*-葡萄糖苷；6. 芦荟大黄素-3-CH_2-*O*-*β*-D-葡萄糖苷；7. 芦荟大黄素；8. 大黄酸；9. 大黄素；10. 大黄酚；11. 大黄素甲醚

著，炮制为熟大黄和大黄炭后，该成分已完全消失，见图 2-18。蒽醌苷元类成分的含量变化与蒽醌苷类成分正相反，见图 2-19，与生大黄相比熟大黄蒽醌苷元总量增加了 75%，大黄炭蒽醌苷元总量增加了 46%。

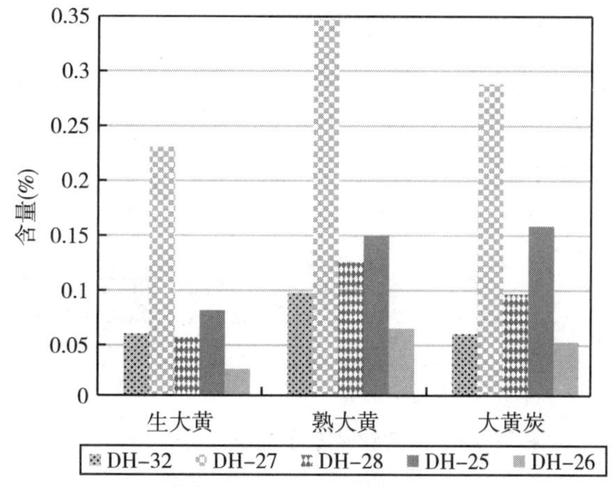

图 2-18　大黄饮片蒽醌苷元含量比较

DH-25：大黄酚；DH-26：大黄素甲醚；DH-27：大黄酸；DH-28：大黄素；DH-32：芦荟大黄素

2.2.3.2 炮制前后苯丁酮类成分的变化　苯丁酮及其苷类成分炮制前后也发生了较为显著的变化，而且受不同炮制方法的影响其变化程度也有所不同。熟大黄中 4′-羟基苯基-2-丁酮和 4′-羟基苯基-2-丁酮-4′-*O*-*β*-D-（6″-*O*-没食子酰基）-葡萄

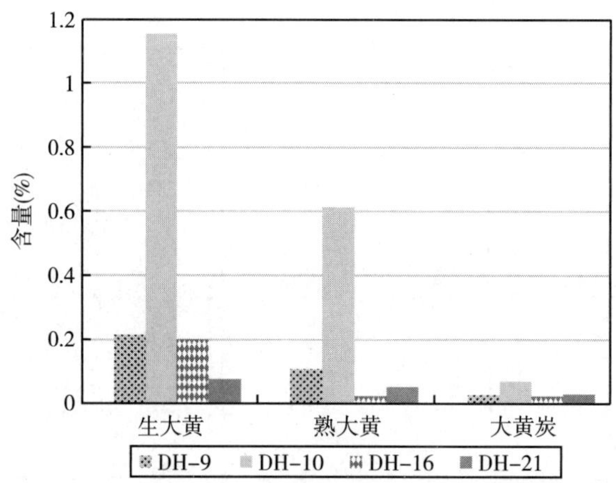

图 2-19 大黄饮片蒽醌苷含量比较

注：DH-9：芦荟大黄素-8-*O*-*β*-D-葡萄糖苷；DH-10：大黄酸-8-*O*-*β*-D-葡萄糖苷；DH-16：大黄素-8-*O*-*β*-D-葡萄糖苷；DH-21：芦荟大黄素-3-CH_2-*O*-*β*-D-葡萄糖苷

糖苷的含量与生片相比无明显变化，炮制为大黄炭后，4′-羟基苯基-2-丁酮的含量显著增加，见图2-20，约为生片的1.4倍，3种苯丁酮苷的含量均显著降低，分别降低了47%（DH-23），83%（DH-12）和90%（DH-17）。

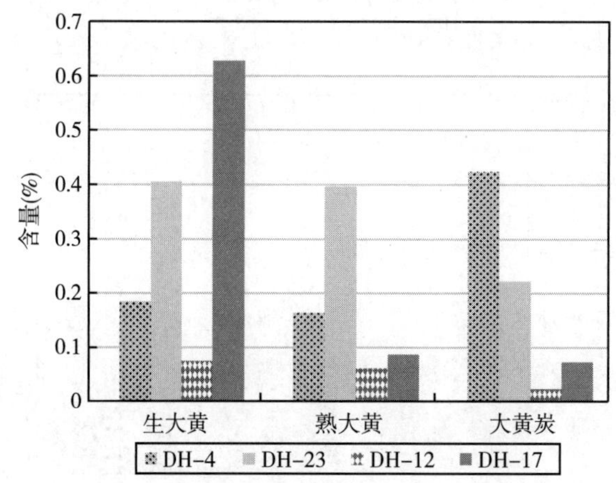

图 2-20 大黄饮片苯丁酮类成分含量比较

DH-4：4′-羟基苯基-2-丁酮；DH-12：4′-羟基苯基-2-丁酮-4′-*O*-*β*-D-(6″-没食子酰基)-葡萄糖苷；DH-17：4′-羟基苯基-2-丁酮-4′-*O*-*β*-D-(2″-*O*-没食子酰基-6″-*O*-(4‴-羟基)-桂皮酰基)-葡萄糖苷；DH-23：4′-羟基苯基-2-丁酮-4′-*O*-*β*-D-(6″-*O*-没食子酰基)-葡萄糖苷

2.2.3.3 炮制前后二苯乙烯苷类和鞣质类成分的变化　二苯乙烯苷类和鞣质单体成分的变化更为显著（图2-21、图2-22），生大黄中二苯乙烯苷类和儿茶素的含量均较高，炮制为熟大黄和大黄炭后，二苯乙烯苷的总量仅为生大黄的18%。生大黄中儿茶素的含量较高，但炮制为熟大黄后该成分完全破坏，相反，没食子酸的含量增加了2.4倍。

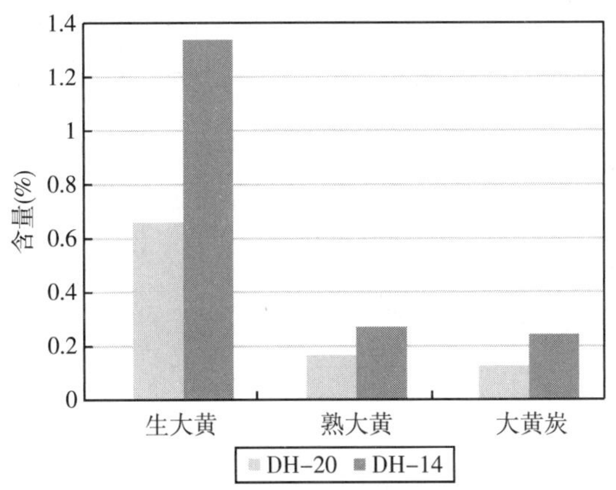

图2-21　大黄饮片二苯乙烯苷类成分含量比较

DH-14：反式-3，5，4′-三羟基二苯乙烯-4′-O-β-D-(6″-O-没食子酰基)-葡萄糖苷；DH-20：反式-3，5，4′-三羟基二苯乙烯-4′-O-β-D-葡萄糖苷

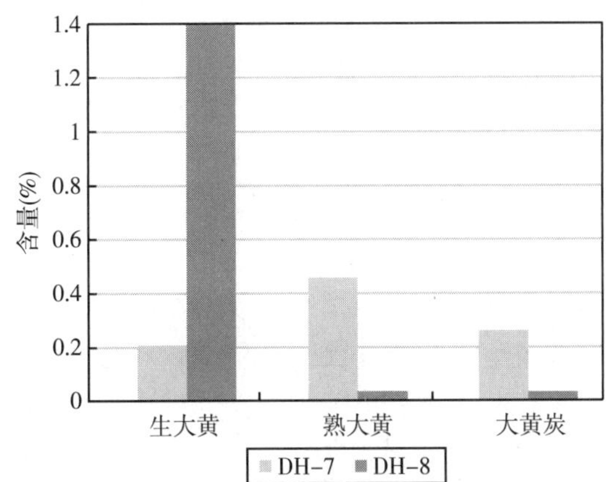

图2-22　大黄饮片鞣质类成分含量比较

DH-7：没食子酸；DH-8：(+)-儿茶素

2.3　大黄饮片模拟炮制研究

通过大黄饮片炮制前后主要化学成分的定性定量分析，基本明确了其变化规律，为了进一步验证试验结果的可靠性以及对化学成分变化规律的推测。本研究首次建立了一种以空白饮片为载体的组分填充模拟炮制方法，与以往报道的单成分加热模拟炮制方法相比，更能贴近与饮片炮制前后化学成分的真实变化情况（图2-23）。对大黄饮片炮

制前后主要化学成分的变化情况进行验证。

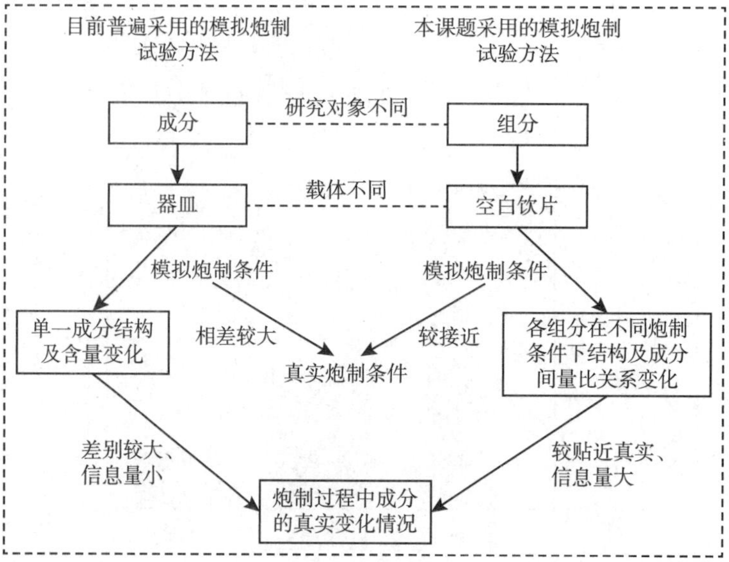

图 2－23　模拟炮制方法比较示意

2.3.1 空白饮片的制备与检测　大黄生片，以不同浓度乙醇渗漉提尽可溶性成分，提取后的饮片挥去乙醇，于烘箱中60℃鼓风干燥2小时，得到“空白饮片”。

大黄生片及空白饮片按照HPLC指纹图谱色谱条件检测，结果经过长时间浸提，空白饮片中仅检测到极微量的成分残留，大部分成分已提取完全，见图2－24，达到了空白饮片的制备要求。

2.3.2 模拟炮制填充组分的制备　取大黄生片2kg，粉碎成粗颗粒，以15倍量75%乙醇渗漉提取，减压回收提取液，提取物以水稀释上D101大孔树脂柱，分别以水及不同浓度乙醇洗脱，收集各部位洗脱液减压回收溶剂，得到4个组分，将组分2～4作为模拟炮制所需组分填充物。

2.3.3 组分模拟大黄饮片的制备　根据组分及炮制品的数量，取空白饮片3份，每份2.5kg，根据各组分在大黄生片中的含量，以相应溶剂稀释各组分填充物，分别制备成组分填充溶液。将空白饮片放置于减压容器中，减压15分钟至压力稳定至0.01Pa时，将组分填充溶液连接至加液口，打开阀门，喷入组分填充溶液，快速翻动饮片，使之均匀吸入填充溶液，待溶液吸尽，取出饮片挥去溶剂，于50℃鼓风干燥2小时，分别制备成不同组分模拟大黄生片。

以不同组分模拟大黄生片为原料，按《中国药典》2010年版，分别制备成3个组分模拟生大黄、熟大黄和大黄炭饮片。

2.3.4 组分模拟大黄饮片的比较研究

2.3.4.1 组分2模拟大黄饮片的比较　组分2中主要含有鞣质类成分、少量蒽醌苷类和苯丁酮苷类成分，而不含蒽醌苷元类成分。图2－25显示，与模拟生大黄相比，熟大黄和大黄炭色谱峰数量明显减少，除没食子酸峰面积显著增加外，其余色谱峰面积均

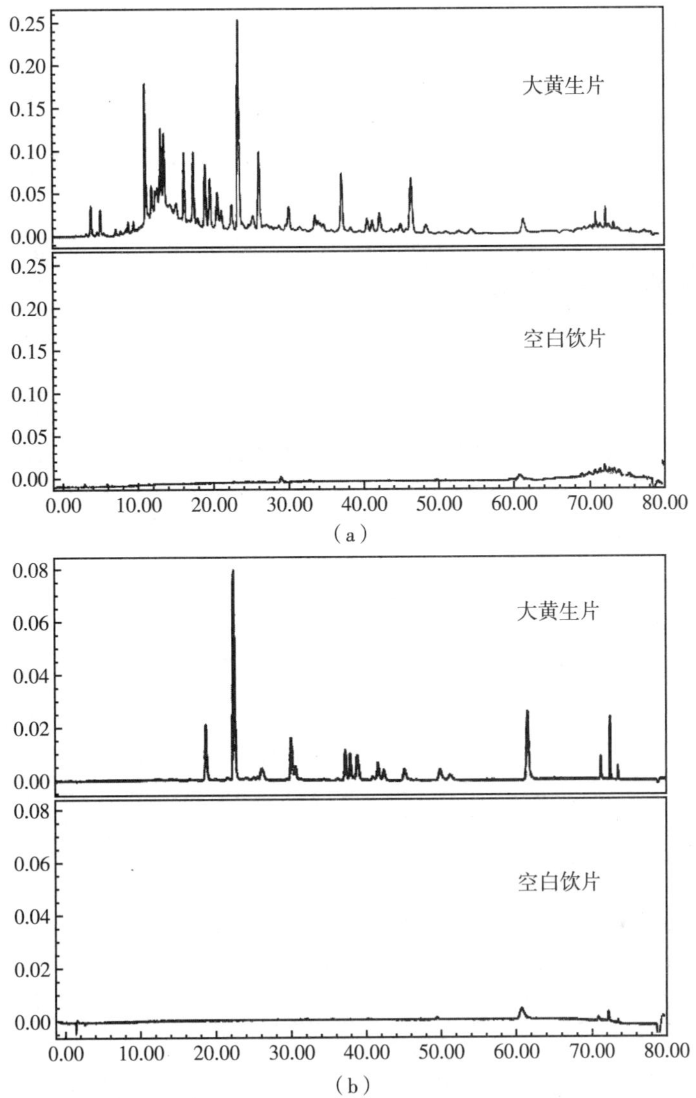

图 2-24　大黄生片与空白饮片 HPLC 图谱比较

显著降低或消失，熟大黄和大黄炭中又以熟大黄增加的幅度最大，约为生大黄的 2.3 倍。为了进一步验证没食子酸的转化途径，本研究以缩（复）合鞣质组分为填充物，进行了大黄生、熟、炭饮片的模拟炮制，结果见图 2-26，鞣质模拟大黄生片中含有大量的缩（复）合鞣质（保留时间 10~20 分钟的"馒头峰"），但炮制为熟大黄和大黄炭后，缩（复）合鞣质色谱峰消失，同时没食子酸显著增加，从而证实了大黄饮片炮制前后鞣质类成分的变化规律及其变化途径。

2.3.4.2 组分 3 模拟大黄饮片的比较　组分 3 中以蒽醌苷、苯丁酮苷和苯乙烯苷类成分为主，炮制为模拟熟大黄和大黄炭后，苷类成分色谱峰面积显著降低或消失，大黄酸等蒽醌苷元的峰面积明显增加，见图 2-27。蒽醌苷元类成分的增加与其相应苷类成

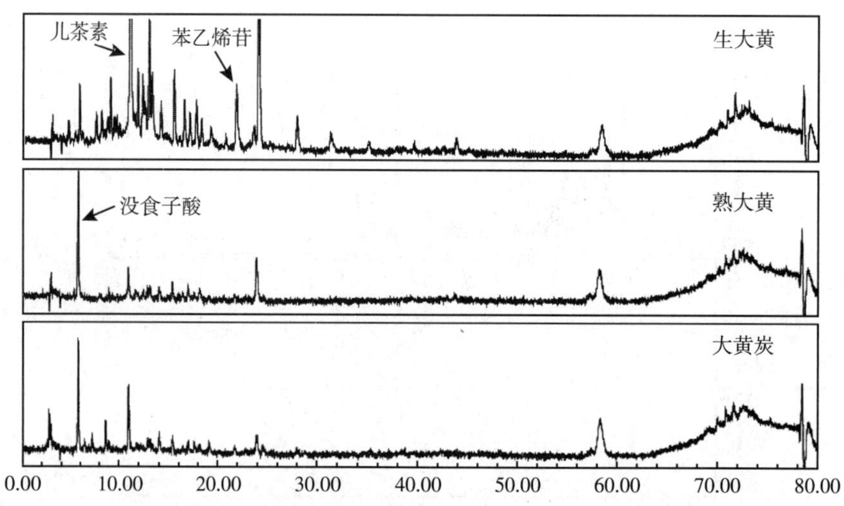

图 2-25　组分 2 模拟饮片 HPLC 图谱比较（280nm）

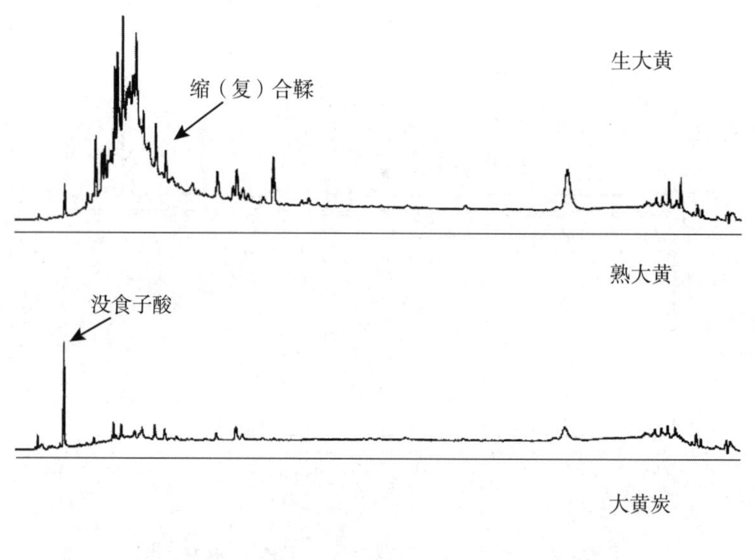

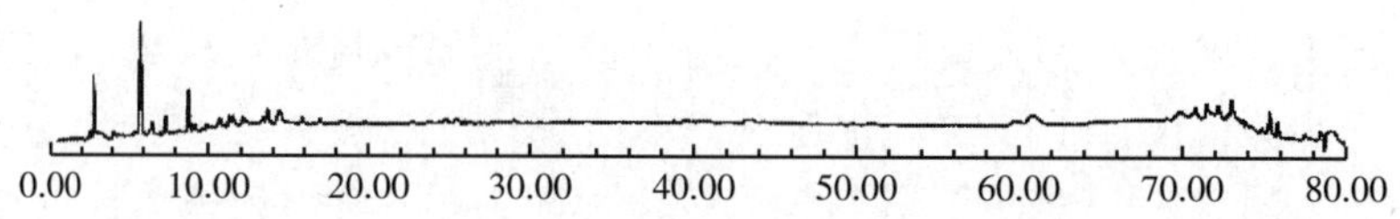

图 2-26　缩（复）合鞣质模拟大黄饮片 HPLC 图谱比较（280nm）

分的分解转化密切相关。

2.3.4.3 组分 4 模拟大黄饮片的比较　组分 4 中主要为蒽醌苷元类成分。与模拟生大黄饮片相比，模拟熟大黄和大黄炭中蒽醌苷元类成分峰面积均有不同程度的降低，这主要是由于组分 4 中不含有能分解产生苷元的蒽醌苷类成分，缺少了生源，因此表现为成分含量的降低（图 2-28）。

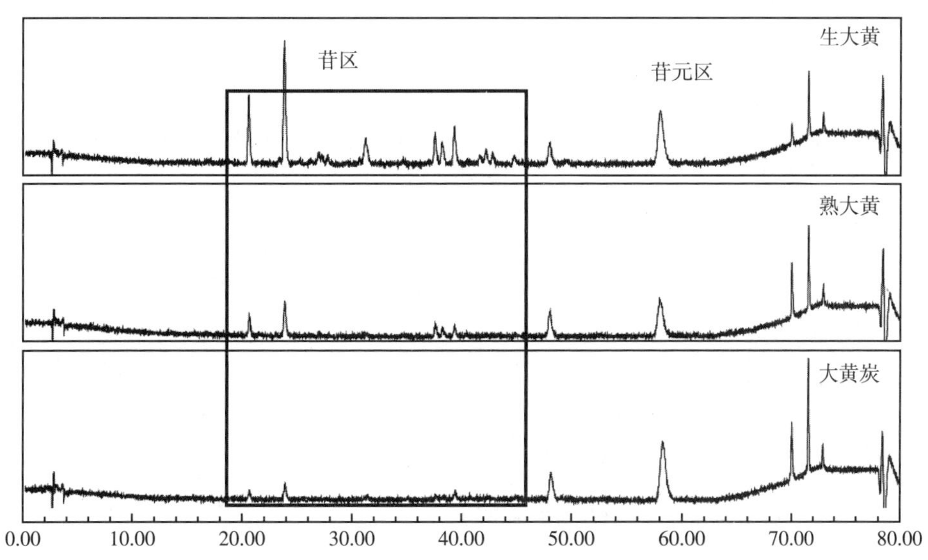

图 2-27　组分 3 模拟饮片 HPLC 图谱比较（280nm）

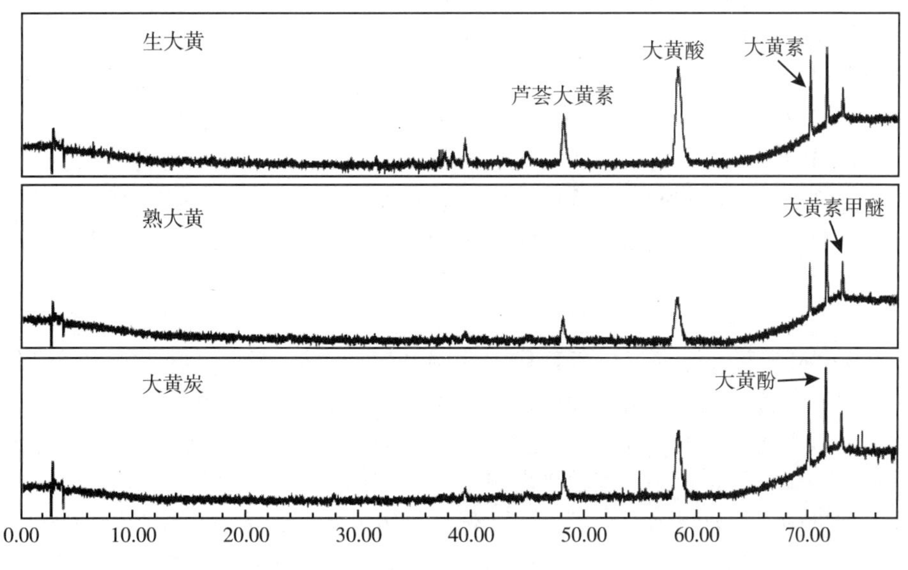

图 2-28　组分 4 模拟饮片 HPLC 图谱比较（280nm）

通过 3 个组分各 3 种模拟大黄饮片的 HPLC 结果分析，基本明确了主要化学成分炮制前后的变化规律，见图 2-29。蒽醌苷类成分是大黄泻下作用的代表成分，其组成和量比关系的变化直接关系到对于大黄"苦寒泻下"药性变化的分析。综合分析组分 2 和组分 3 模拟饮片中该类成分的变化情况可知，大黄生片中含有大量的蒽醌苷类成分，炮制为熟大黄和大黄炭后，一部分蒽醌苷受加热温度和加热时间的影响被破坏，另一部分则转变为其相应的苷元类成分，这与组分 3 模拟饮片中蒽醌苷元成分峰面积增加的结果相符合。同时，组分 4 模拟饮片中蒽醌苷元类成分的变化情况也进一步验证了这一变化规律。

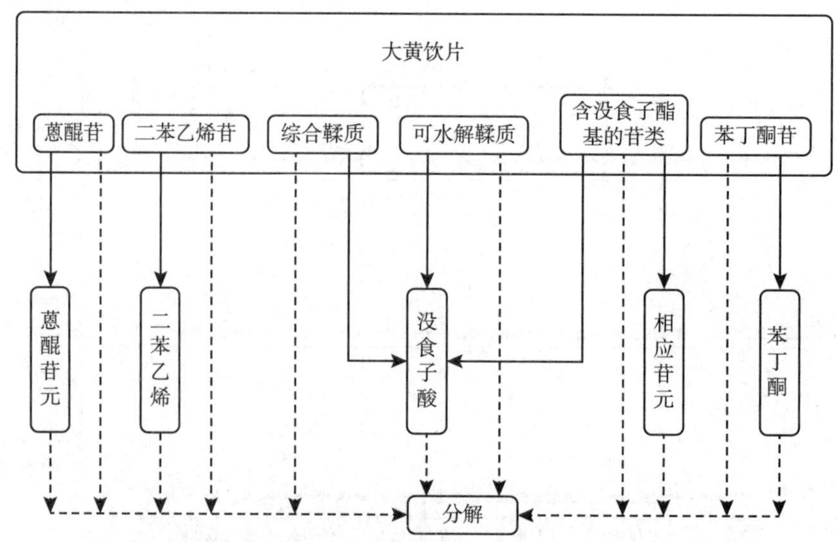

图 2-29　大黄模拟炮制主要成分变化趋势示意（280nm）

此外，大黄中还含有苯丁酮苷、二苯乙烯苷等多种苷类成分，从模拟炮制结果分析，这两类成分在强烈的炮制条件下也存在着部分破坏和部分转化的情况，但其转化又与蒽醌苷类成分有所不同，大黄中的苯丁酮苷和二苯乙烯苷多数含有没食子酯基，因此其分解后不仅可转化为相应的苷元，而且还可生成没食子酸，从而使熟大黄和大黄炭中没食子酸含量显著增加。另外，鞣质也是大黄饮片中一类主要有效成分，其变化过程较为复杂。在酒炖和炒炭的炮制过程中，缩合鞣质大量分解，因此在熟大黄和大黄炭中已观察不到缩合鞣质的“馒头峰”；可水解鞣质则被不同程度破坏而分解成没食子酸，从另一途径增加了大黄熟片和炭片中没食子酸的含量。

2.4　**大黄饮片主要药理作用比较**

2.4.1 大黄不同饮片泻下作用比较　大黄 3 种饮片粉末中只有生大黄产生泻下作用，熟大黄和大黄炭即使在最大溶解剂量下也未见泻下，生大黄多在 150 分钟左右产生泻下作用。从排便性状上比较，生大黄泻下时多为溏便（略成形或不成形呈糊状），而熟大黄与大黄炭多为正常便，同时也有黑便产生（体积小，干瘪，圆形）。

炭末推进试验结果显示，生大黄高、低剂量组以及熟大黄的高剂量组均能明显提高小鼠的小肠炭末推进率，与空白组比较差异显著（$P<0.01$，$P<0.05$）；而大黄炭的高、低剂量组与空白组比较均未见显著差异。说明生大黄、熟大黄均可不同程度地促进小肠运动。

大黄 3 种饮片粉末泻下作用试验结果证实，生大黄具有较强的泻下作用，熟大黄和大黄炭基本无泻下作用，这与大黄饮片的功效主治相符。

2.4.2 大黄不同饮片解热作用比较研究　大黄不同饮片在同一剂量下，给药 1 小时后均能使鲜酵母致热大鼠体温明显下降，并能维持 6 小时以上，但以给药后 1 小时的解热作用最强。各炮制品在所有时间点上与模型组相比，体温均有显著性差异（$P<0.05$，$P<0.01$，$P<0.001$），其中又以生大黄的解热作用最明显，实验测定 1～6 小时各时间点生大黄不同剂量组大鼠体温均低于熟大黄和大黄炭组。

2.4.3 大黄饮片组分泻下作用比较　比较大黄3种饮片各4个组分供试品的泻下作用，以进一步明确泻下作用物质基础。结果显示，生大黄组分2、组分3均在3小时左右产生泻下作用，且以组分3的泻下时间早，泻下次数多，但二者之间相比较无显著性差异，其他各组分均未见泻下作用。从总排便次数来看，除熟大黄组分2、组分3以及生大黄组分4和大黄炭组分4以外，其他各组分均明显高于空白组，统计学差异显著（$P<0.05$，$P<0.01$，$P<0.001$）；与生大黄组分2相比，熟大黄组分2的总排便次数显著减少（$P<0.05$）；与生大黄组分3比较，熟大黄组分3和大黄炭组分3的总排便次数明显减少，统计学差异显著（$P<0.01$，$P<0.001$）。从排便性状上比较，生大黄组分2和组分3多为溏便（略成形或不成形呈糊状），而熟大黄与大黄炭各组分多为正常便或黑便。

大黄炮饮片组分供试品中除熟大黄组分2外，均能提高小鼠小肠炭末推进率，其中生大黄组分2、组分3作用最为明显，与空白组比较差异显著（$P<0.05$）；熟大黄组分2与空白组比较有抑制小肠推进的趋势，但无显著性差异，与生大黄组分2比较存在显著性差异（$P<0.05$）。表明生大黄组分2、组分3与其泻下作用密切相关。

2.5　大黄饮片化学成分变化与药理作用改变的相关性

药理试验研究证实，生大黄具有显著的泻下和解热作用，这与其苦寒之性相符。尤其是组分药理试验结果，进一步明确了生大黄的泻下物质基础为缩合鞣质和多种苷类成分。熟大黄和大黄炭以没食子酸、蒽醌苷元为主，苷类成分显著降低，导致其泻下作用基本消失、解热作用减弱，而增加了活血化瘀的作用。说明泻下和解热作用与蒽醌苷、苯丁酮苷等苷类成分的含量密切相关。传统中医药理论认为，生大黄苦寒之性甚强，炮制为熟大黄后苦寒之性得以缓和，而炮制为大黄炭则苦寒之性甚微。苦寒之性与泻下、解热作用强度相一致，同时，泻下、解热作用又与苷类成分及缩合鞣质的含量变化趋势相符，由此可见，上述两类成分应为大黄苦寒之性的物质基础，其含量变化与大黄饮片的药性改变密切相关。

3　讨论

本研究在认真分析和总结大黄近年来研究成果的基础上，紧紧围绕炮制改变大黄药性科学内涵变化规律这一关键问题，以大黄炮制前后的物质基础变化为切入点，以大黄“苦寒沉降”功效为指征，从系统的化学成分研究入手，通过HPLC指纹图谱定性和主要化学成分定量分析，明确了大黄生、熟、炭等3种饮片的化学成分组成及其量比关系，结合课题组对大黄各炮制品泻下、解热作用研究结果，证实基于传统药性理论的苦寒药性是按照生大黄→熟大黄→大黄炭的顺序逐步减弱，而基于现代药效学研究的泻下、解热作用强度也按同样的顺序逐步降低。苦寒之性与泻下作用强度变化趋势高度一致。另一方面，大黄不同饮片主成分的比较研究也表明，体现苦寒泻下作用的主要物质基础一蒽醌苷类化合物的含量变化趋势也与苦寒药性和泻下作用的变化趋势相一致，即熟大黄、大黄炭与生大黄相比，蒽醌苷类成分含量显著降低、苷元含量显著增高；生大黄中蒽醌苷与苷元的比例约为4∶1，熟大黄中蒽醌苷与苷元的总量比近于1∶1；而大黄炭中蒽醌苷与苷元的总量比则为1∶10。此外，苯丁酮苷和二苯乙烯苷等苷类成分的含量变化趋势也与蒽醌苷类成分含量的变化趋势一致，由此推测大黄苦寒药性的变化可能是以蒽醌苷为代表的苷类化合物共同作用的结果。

此外，对大黄鞣质组分的泻下作用研究，证实缩合鞣质及可水解鞣质并非一直以来认为的具有收敛作用，而具有明显的促进胃肠运动及泻下作用，而真正产生收敛作用的可能是缩合鞣质和可水解鞣质经胃肠道分解产生的没食子酸，这一结果也为大黄作为泻下药物长期应用而导致便秘的副作用提供了合理的解释。

本研究还运用首创的组分填充模拟炮制方法，验证了大黄饮片炮制前后化学成分的变化规律及可能的变化途径，为进一步揭示以苦寒药性变化为主线的大黄饮片炮制原理提供了有力的支撑，为全面揭示炮制改变大黄药性科学内涵变化规律提供了科学依据。

总之，本项目紧密结合中药炮制学科的研究重点和发展趋势，以大黄为范例，探索建立了“以科学内涵变化规律为纽带分析炮制与药性改变相关性”的炮制原理研究模式；建立了“基于炮制原理的多有效成分定量，指纹图谱定性”的质量评价模式；建立了“以模拟炮制方法揭示中药炮制前后物质基础变化规律”的炮制原理研究模式，在丰富中药饮片炮制原理研究方法的同时，为同类中药的炮制研究提供了借鉴，拓宽了炮制学科的研究思路，提升了炮制学科的科研水平，具有较好的理论意义和实用价值。

【论文来源】

李丽，肖永庆*．大黄饮片炮制前后物质基础变化规律研究［J］．中华中医药杂志，2012，27（04）：803－813.

五味子醋制前后主要有效成分的变化规律

五味子又名乌梅子、山花椒等，为木兰科植物五味子 *Schisandra chinensis*（Turcz）Baill. 的干燥成熟果实。目前，临床应用以生品和醋制品为多，生五味子以敛肺止咳止汗为主，用于咳喘、自汗、盗汗等；醋制后酸涩收敛之性增强，长于涩精止泻。

五味子炮制前后饮片功效改变的根源在于其内在物质基础——主要化学成分组成及量比关系的变化，然而目前的研究均以木脂素类成分为指标来进行炮制原理、炮制工艺、饮片质量评价等相关研究，实际上在五味子所含的众多化学成分中，有机酸类成分的含量远远高于木脂素，而且具有抑制血小板聚集、抗氧化等多种药理活性，是五味子收敛止泻作用的主要药效物质基础。因此，本文对五味子炮制前后饮片中木脂素及有机酸类成分的变化规律进行了比较分析，为揭示五味子饮片醋制原理以及饮片物质基础与其“性味”的相关性研究提供科学依据。

1　材料

Waters 高效液相色谱仪（Waters 2695 pump，Waters 2996 检测器，Empower 2 数据处理软件）；超声清洗器 KQ－500DB（昆山市超声仪器有限公司）；甲醇、乙腈为色谱纯，水为纯净水。

使用前均经 0.22μm 滤膜滤过；其他试剂均为分析纯。对照品五味子醇甲（批号100857－200709）、五味子甲素（批号 110764－200609）、五味子乙素（批号 110765－200710）、五味子酯甲（批号 111529－200503）、柠檬酸（批号 111679－200401）、原儿茶酸（批号 110809－200604）购自中国食品药品检定研究院。五味子醇乙、五味子丙素、奎尼酸为实验室分离纯化，经核磁共振鉴定，纯度达到98%以上，可供含量测定用。

五味子药材购自辽宁省凤城市大梨树村、新民市大黑沟村和三七家子村，经中国中医科学院中药研究所胡世林教授鉴定为木兰科五味子 *S. chinensis* 的干燥成熟果实。

2 方法与结果

2.1 五味子饮片制备

五味子药材，除去杂质及霉变果实，迅速洗净，干燥，即为生五味子饮片。

以五味子生片为原料，加米醋拌匀（每100kg五味子用米醋20kg），闷3小时，置蒸锅内蒸制18小时，至乌黑有油润光泽时，取出，晾凉，干燥，即为醋五味子饮片。

2.2 色谱条件

2.2.1 木脂素类成分色谱条件 Angilent XDB C_{18}色谱柱（4.6mm×250mm，5μm），Phenomenex保护柱（柱芯3mm×4mm）。流动相甲醇（A）－0.5%冰醋酸溶液（B），0～25分钟，62% A；25～37分钟，62%～80% A；37～50分钟，80%～90% A。流速0.9mL/min；检测波长254nm；柱温35℃。

在此条件下五味子饮片中五味子醇甲等6种木脂素类成分与其他组分均能达到基线分离，见图2－30。

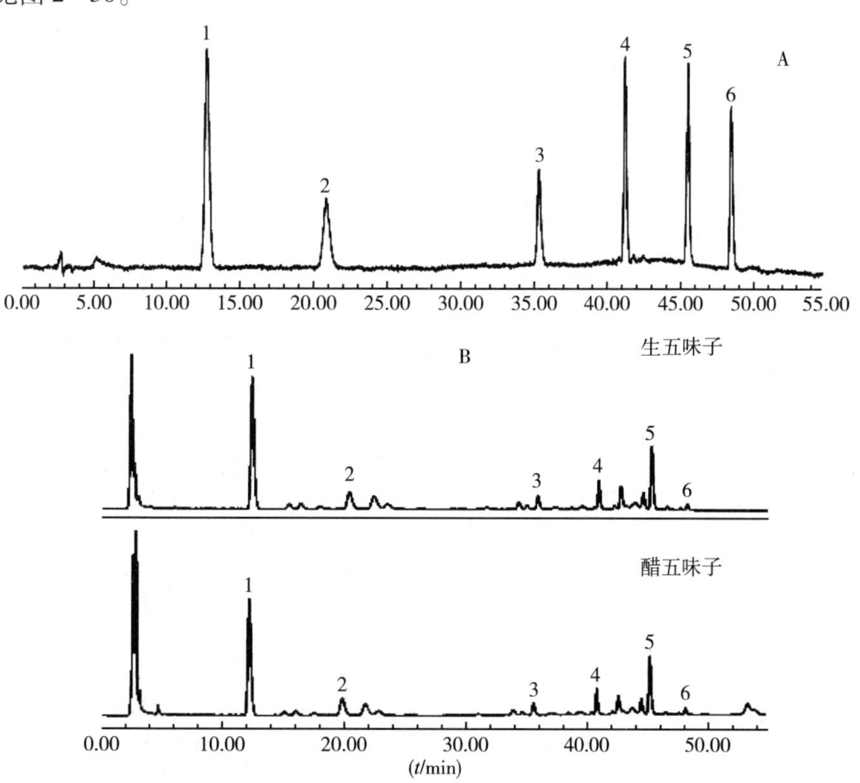

图2－30 生、醋五味子饮片木脂素类成分HPLC

A. 对照品；B. 生五味子；C. 醋五味子；1. 五味子醇甲；2. 五味子醇乙；3. 五味子酯甲；4. 五味子甲素；5. 五味子乙素；6. 五味子丙素

2.2.2 有机酸类成分色谱条件 Spursil C_{18}色谱柱（4.6mm×250mm，5μm）；流动相1：乙腈-15mmol/L磷酸二氢钾溶液（1∶99）；检测波长210nm；流速1.0mL/min；柱温30℃，此条件下样品中奎尼酸和柠檬酸与其他成分可达到基线分离。流动相2：乙腈-5mmol/L醋酸铵溶液-冰醋酸（6∶94∶1）；检测波长260nm；流速1.0mL/min；柱温35℃，在此条件下原儿茶酸与其他成分分离良好，见图2-31。

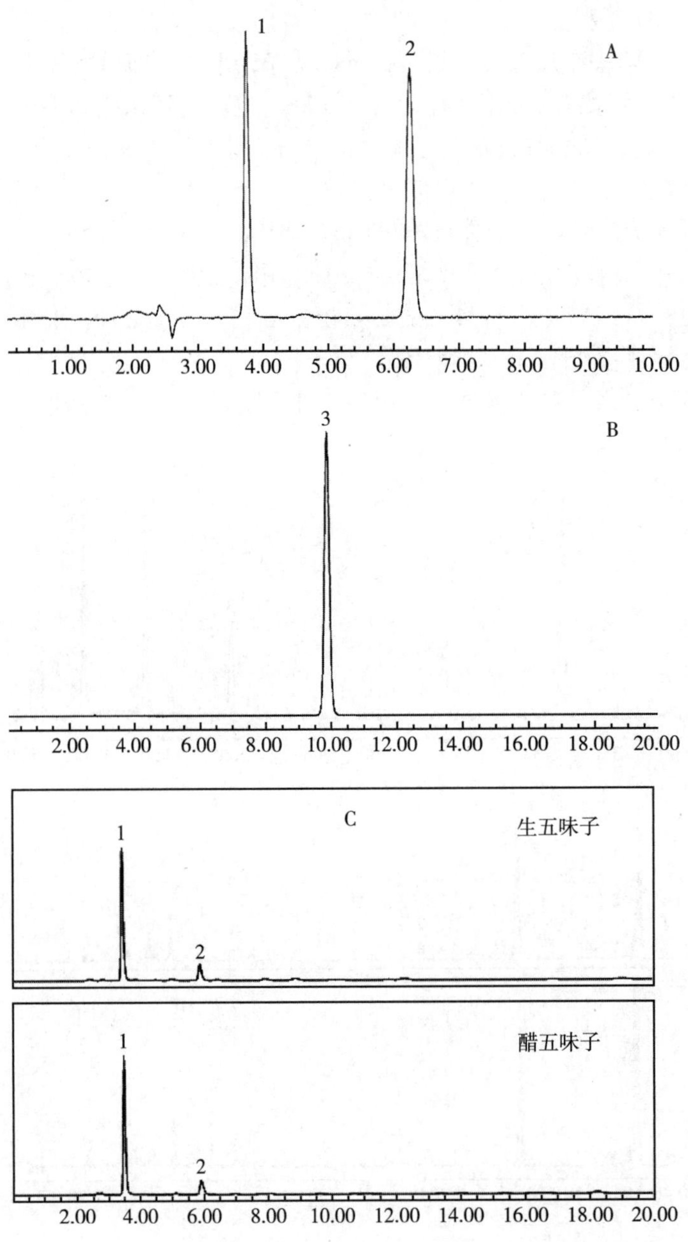

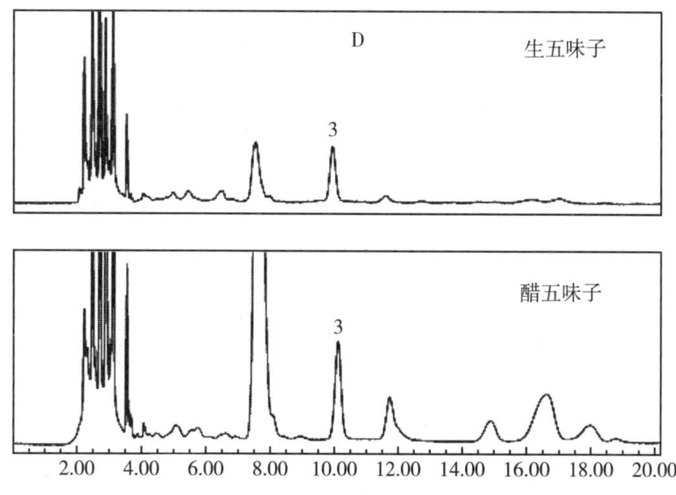

图 2-31 对照品和样品 HPLC

A. 奎尼酸、柠檬酸对照品；B. 原儿茶酸对照品；C，D. 五味子饮片；E，F. 醋五味子；1. 奎尼酸；2. 柠檬酸；3. 原儿茶酸

2.3 对照品溶液的制备

精密称取五味子醇甲、醇乙、酯甲、五味子甲素、乙素、丙素对照品各适量，分别加甲醇制成质量浓度分别为 122.4g/L、75.2g/L、4.26g/L、3.88g/L、15.84g/L、96.8g/L、3.84g/L 的溶液，作为对照品溶液。精密称取奎尼酸、柠檬酸对照品适量，加水溶解，定容至 5mL 量瓶，分别配制成质量浓度为 0.509g/L、2.378g/L 的对照品溶液。精密称取原儿茶酸对照品适量，加甲醇溶解，定容至 5mL 量瓶中，并定容至刻度，摇匀，配制成质量浓度为 0.342g/L 的原儿茶酸对照品溶液。

2.4 供试品溶液的制备

取生、醋五味子饮片粉末各 0.5g，精密称定，置具塞锥形瓶中，精密加入甲醇 25mL，密塞，称定质量，超声提取 10 分钟，放冷，密塞，再称定质量，用甲醇补足减失的质量，摇匀，滤过，取续滤液，以微孔滤膜（0.45μm）滤过，用于测定 6 种木脂素类成分。

取生、醋五味子饮片粉末 0.5g，精密称定，置具塞锥形瓶中，精密加入 30% 甲醇 25mL，密塞，称定质量，超声提取 40 分钟，放冷，密塞，再称定质量，用 30% 甲醇补足减失的质量，摇匀，滤过，取续滤液，取 10mL 回收溶剂至干，再以 10mL 水溶解，以微孔滤膜（0.45μm）滤过，用于测定奎尼酸和柠檬酸。

取生、醋五味子饮片粉末 0.5g，精密称定，置具塞锥形瓶中，精密加入 50% 乙醇-冰醋酸（100∶1）25mL，密塞，称定质量，放置 1 小时后超声提取 20 分钟，放冷，密塞，再称定质量，用溶剂补足减失的质量，摇匀，滤过，取续滤液微孔滤膜（0.45μm）滤过，用于测定原儿茶酸。

2.5 样品测定

精密吸取对照品溶液各 5μL，供试品溶液各 10μL，分别进行 HPLC 测定，结果见

图 2－32 至图 2－35。

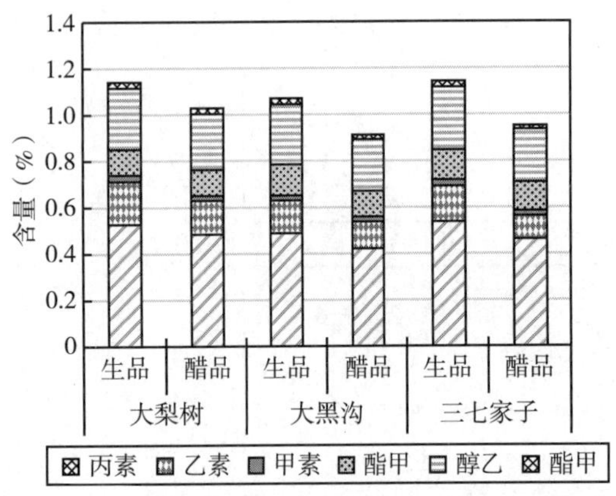

图 2－32　五味子醋制前后木脂素类成分含量变化

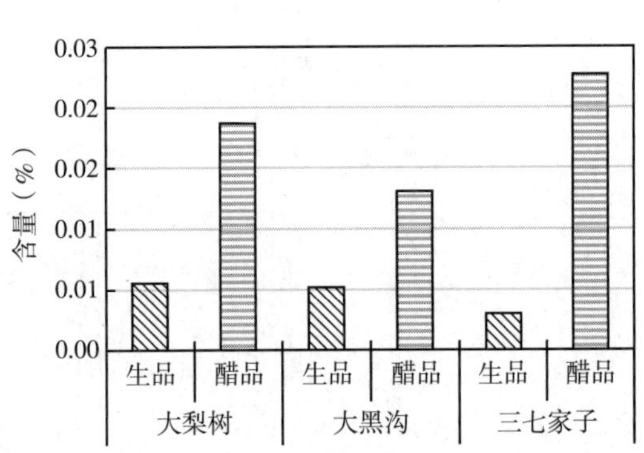

图 2－33　五味子醋制前后原儿茶酸含量变化

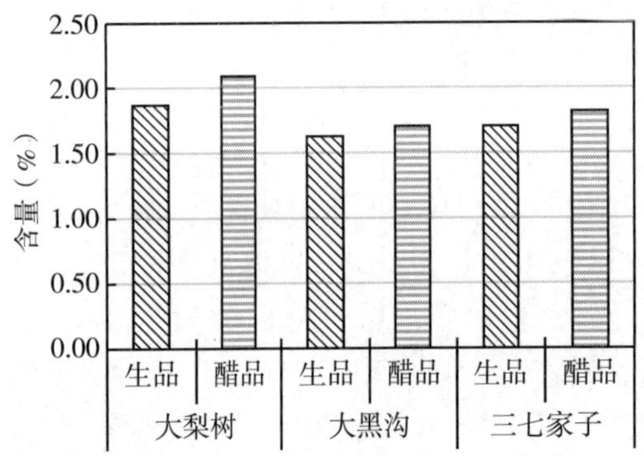

图 2－34　五味子醋制前后奎尼酸含量变化

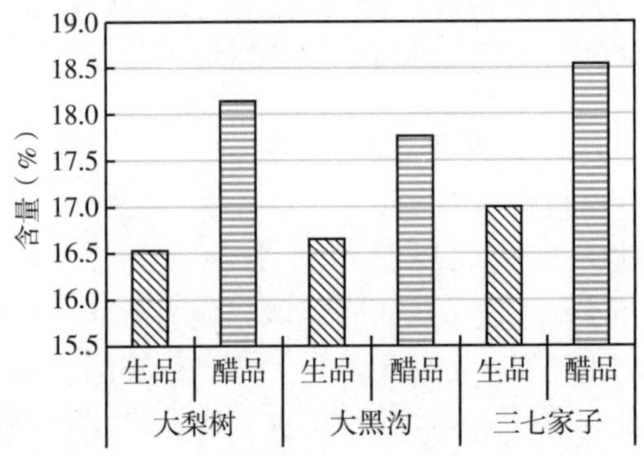

图 2－35　五味子醋制前后柠檬酸含量变化

含量测定结果显示，不同产地五味子醋制后 6 种木脂素类成分的总量均有明显降低，与生片相比平均降幅为 13%，其中以五味子醇甲的含量降低幅度最大。此外，有机酸类成分含量在醋制前后也发生了较为显著的变化，而且其变化趋势与木脂素类成分正相反。醋制后有机酸类成分总含量明显增加，与生片相比平均增加了约 8%，3 种有机酸中原儿茶酸的含量增加最为显著，醋制后该成分含量约为生片的 4 倍。

3　讨论

木脂素和有机酸是五味子饮片的主要有效成分，本文首次对五味子醋制前后饮片中上述 2 类成分的变化规律进行了整体分析。结果显示，醋制后五味子饮片中木脂素类成分含量明显降低，相反有机酸类成分显著增加，二者总量比例由 1：16（生品）变为 1：21（醋制品），炮制前后 2 类成分量比关系的改变与所含成分的结构特点及所采用的炮制方法有密切的关系。五味子中所含木脂素类成分主要为联苯环辛烯型，其结构中具有多个手性原子，因而具有光学活性，遇酸易发生异构化，醋制过程的高温长时间蒸制以及五味子本身所含的有机酸提供的酸性环境，成为木质素类成分结构发生变化和含量降低的主要原因。此外，醋制后有机酸类成分含量的增加既有可能是来源于炮制所用的辅料——醋，也有可能由五味子中其他成分分解转化而来。通过本文的研究结果可知，五味子醋制后酸涩收敛之性增强并不单纯与其中木脂素或有机酸成分含量的增减有关，更重要的是两类成分量比关系的改变，这一结果不仅为建立生、醋五味子专属性的质量评价标准提供了依据，而且对于揭示五味子醋制原理和物质基础与药理作用改变的相关性具有重要意义。

【论文来源】

李丽，肖永庆*，于定荣，麻印莲，朱明贵，陈梁．五味子醋制前后主要有效成分的变化规律[J]．中国中药杂志，2012，37（23）：3545－3548.

大黄饮片模拟炮制研究

中药炮制是最能体现中医药理论特色的传统中药制药技术，而饮片炮制原理研究又是中药炮制研究的核心内容。无论是饮片炮制工艺研究，还是饮片个性特色质量评价标准的建立，都必须建立在明确的炮制原理基础之上。饮片经不同方法炮制后其功能主治之所以发生变化，关键是其所含物质基础发生了改变，因此只有明确了饮片炮制前后物质基础的变化规律，才有可能通过进一步的药理学试验研究结果来揭示饮片的炮制原理。然而目前中药饮片炮制原理的研究方法较单一，缺乏系统性，有时甚至出现同一种中药研究结论相反的现象。因此迫切需要建立科学、有效的中药饮片炮制原理研究方法，以提高研究结果的科学性。

大黄为泻下中药的典型代表，经炮制后主治功能各不相同，被广泛应用于临床各科。因此本文以大黄为范例，建立了以空白饮片为载体，组分填充炮制的模拟炮制方法，通过对不同组分模拟生、酒、醋、熟、炭饮片炮制前后化学成分变化规律的研究，从化学角度揭示大黄饮片炮制的科学内涵，并为进一步系统分析饮片炮制原理提供基础依据。

1　仪器与试药

Waters 高效液相色谱仪（Waters 2695 Separations Module，Waters 2996 PAD 检测器，Empower 数据处理软件）；超声清洗器 KQ－500 DB（昆山市超声仪器有限公司）；EYELA 旋转蒸发器；甲醇为色谱纯，水为纯净水；其他试剂均为分析纯。

实验用药材采自青海玉树，经中国中医科学院中药研究所胡世林教授鉴定为掌叶大黄 *Rheum. Palamatum* L. 的根茎；以掌叶大黄药材为原料，按照《中国药典》《全国中药炮制规范》相关项下的炮制方法，制备成大黄生片供实验用。

2　方法与结果

2.1　模拟炮制饮片的制备

2.1.1 空白饮片制备　大黄生片，以95%、75%、50%乙醇渗漉提取，提取后的饮片挥去乙醇，于烘箱中鼓风干燥2小时，得到空白饮片。

2.1.2 模拟炮制填充组分的制备 大黄生片粉碎成粗颗粒，以75%乙醇渗漉提取15倍量，提取液减压回收至无醇味，以D101大孔树脂柱分离，依次以水、20%乙醇、50%乙醇、95%乙醇洗脱，收集乙醇洗脱部位，减压回收溶剂，得到模拟炮制所需3种填充组分。

2.1.3 饮片模拟炮制 将上述3种模拟炮制填充组分，分别加入空白饮片中，按《中国药典》和《全国炮制规范》制备大黄生片。再以组分模拟生片为原料分别制备组分模拟酒大黄、醋大黄、熟大黄和大黄炭饮片。

2.2 模拟饮片的HPLC比较

2.2.1 色谱条件 Waters 2996-2695液相色谱仪（四元泵，在线脱气，自动进样）。Zorbax Eclipse XDB-C_{18}柱（4.6mm×250mm，5μm），phenomenex保护柱，柱芯（C18，5μm，3mm×4mm）；流动相：甲醇（A）-1.0%冰醋酸溶液（B）梯度洗脱，0~10分钟：A由5%升至30%，10~40分钟：A由30%升至60%，40~60分钟：60%A，60~70分钟：A由60%升至100%，70~75分钟：100%A；检测波长：280nm。柱温：30℃；流速为1.0mL/min。各供试品进样5μL。

2.2.2 供试品制备 各组分模拟饮片样品，粉碎过筛（40目），分别精密称取0.5g，加甲醇25mL，超声提取10分钟，放置，滤过，取续滤液过微膜（0.22μm），即得。

2.2.3 测定结果

2.2.3.1 20%组分模拟饮片比较：同一组分模拟炮制的不同饮片HPLC图谱比较显示，20%组分模拟大黄生片、酒片和醋片HPLC图谱较相似，熟片和炭片的化学成分变化较大。模拟熟片中没食子酸（1）的峰面积与生片相比明显增加（127%），其他成分峰面积则有不同程度的降低，表示儿茶素（3）、没食子酸乙酯（5）、芦荟大黄素-8-*O*-*β*-D-葡萄糖苷（6）和番泻A（8）均未检测到。模拟炭片中没食子酸（1）和大黄酸(9)峰面积分别增加了82%、22%。结果见图2-36、图2-37。

2.2.3.2 50%组分模拟炮制饮片比较：50%组分模拟大黄生、酒、醋饮片HPLC图谱相似，熟片与炭片色谱峰变化较大，色谱峰面积降低显著。模拟生片中不含没食子酸（1），而模拟熟片中没食子酸大幅增加。与模拟生片相比，其他4种模拟饮片中苷类成分的峰面积均呈不同程度下降趋势，尤以炭片和熟片显著。另外，大黄酸等4种蒽醌苷元（11-14）的峰面积也明显增加，结果见图2-38、图2-39。

2.2.3.3 95%组分模拟炮制饮片比较：95%组分模拟饮片色谱峰较少，但其变化趋势较为明显。模拟生、酒、醋饮片中均无没食子酸（1），炮制为熟片和炭片后峰面积显著增加。而苷类成分则大幅降低，在相同色谱条件下已检测不到。模拟熟片和炭片中大黄酚（8）、大黄素甲醚（9）的峰面积与生片相比分别增加了73%、120%。结果见图2-40、图2-41。

3 讨论

大黄饮片炮制前后化学成分变化显著，但对于不同饮片化学成分的变化途径尚缺乏有效的科研方法。本课题将空白饮片作为载体，将模拟炮制所需填充组分分别加入空白

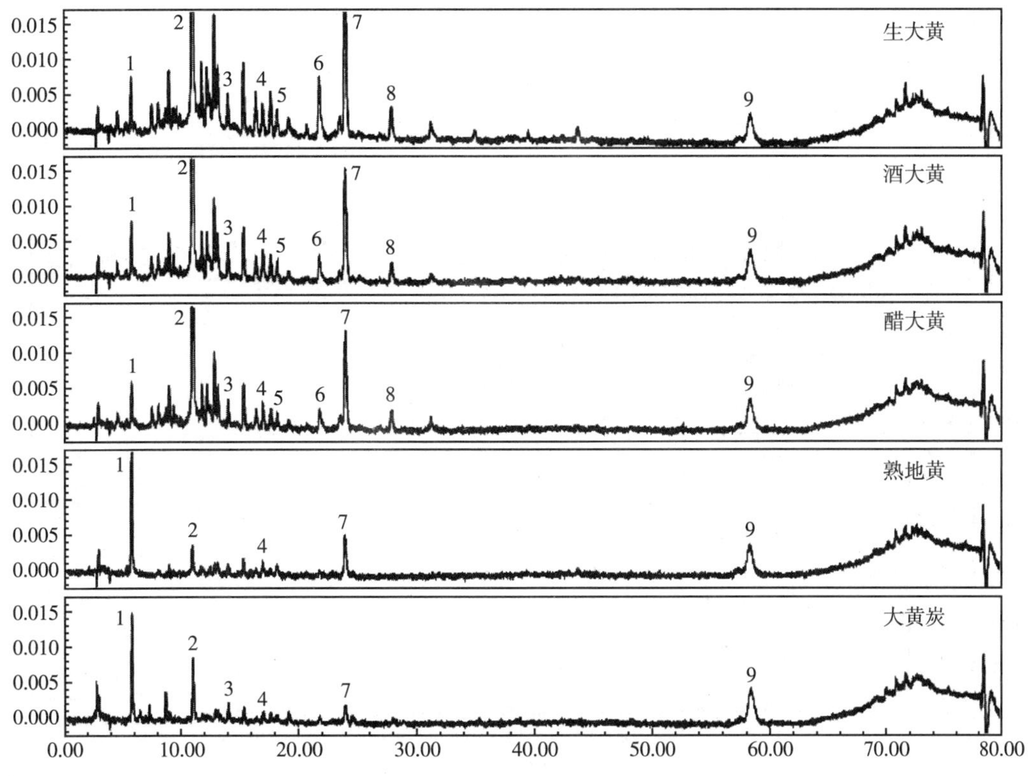

图 2-36　20%组分模拟饮片 HPLC 图谱比较

1. 没食子酸；2. 儿茶素；3. 表儿茶素；4. 4′-羟基苯基-2-丁酮-4′-*O*-β-D-(6″-没食子酰基)-葡萄糖苷；5. 没食子酸乙酯；6. 芦荟大黄素-8-*O*-β-D-葡萄糖苷；7. 大黄酸-8-*O*-β-D-葡萄糖苷；8. 番泻苷 A；9. 大黄酸

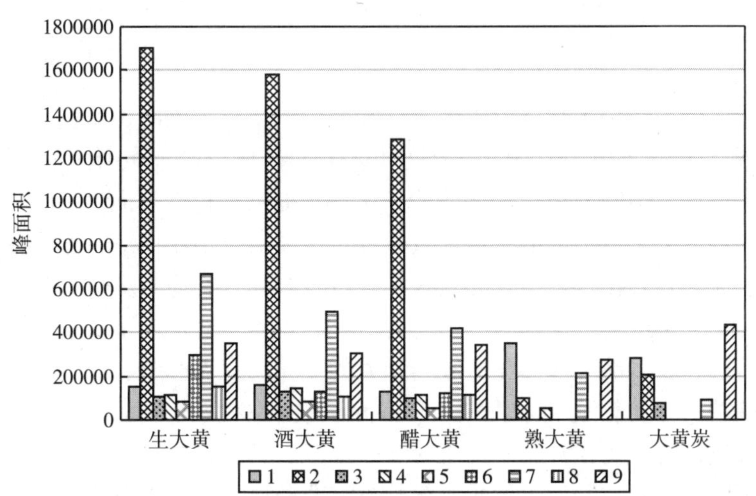

图 2-37　20%组分模拟饮片主要色谱峰面积比较

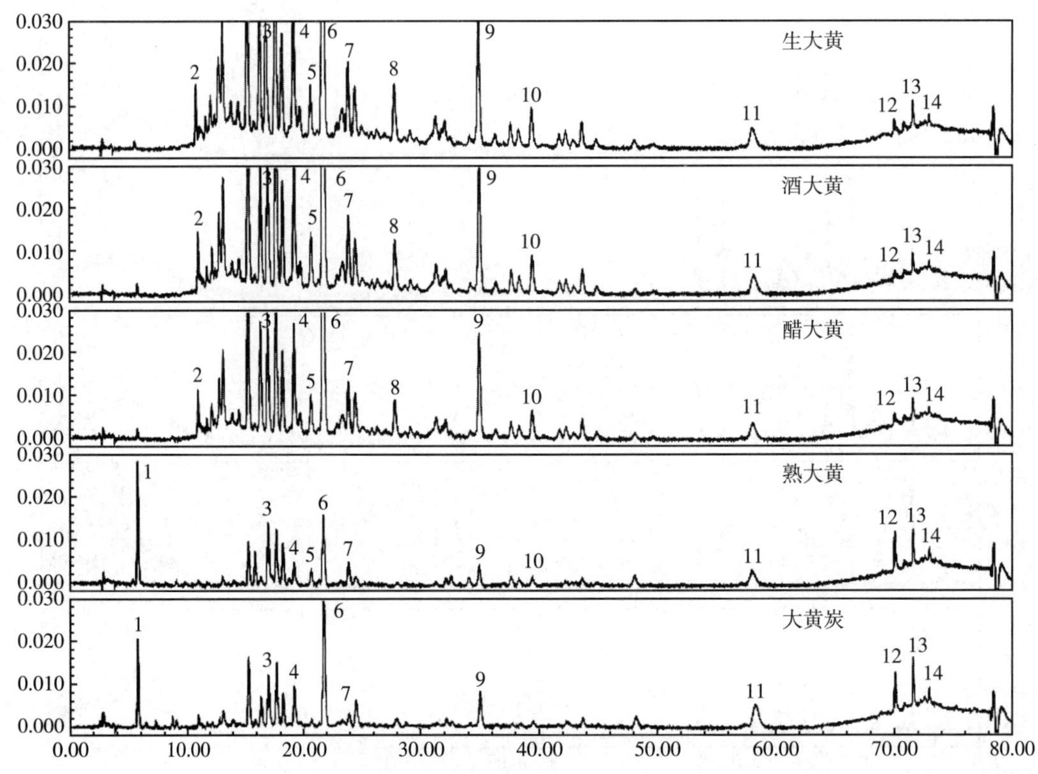

图 2-38　50%组分模拟饮片 HPLC 图谱比较

1. 没食子酸；2. 儿茶素；3. 4′-羟基苯基-2-丁酮-4′-*O*-β-D-(6″-没食子酰基)-葡萄糖苷；4. 4′-羟基苯基-2-丁酮；5. 芦荟大黄素-8-*O*-β-D-葡萄糖苷；6. 反-3，5，4′-三羟基苯乙烯基-4′-*O*-β-D-(6″-*O*-没食子酰基)-葡萄糖苷；7. 大黄酸-8-*O*-β-D-葡萄糖苷；8. 番泻苷 A；9. 4′-羟基苯基-2-丁酮-4′-*O*-β-D-[2″-*O*-没食子酰基-6″-*O*-(4″-羟基)-桂皮酰基]-葡萄糖苷；10. 大黄素-8-*O*-葡萄糖苷；11. 芦荟大黄素-3-CH_2-*O*-β-D-葡萄糖苷；12. 大黄酸；13. 大黄酚；14. 大黄素甲醚

饮片中，按照药典及炮制规范的要求进行饮片炮制，经 HPLC 检测，所制备空白饮片中仅含有极少量成分，达到了组分模拟炮制试验研究的要求。同时，所制备的模拟炮制各填充组分，既能体现同一饮片不同组分间的差异，又能反映不同饮片间同一组分的异同，为揭示大黄饮片炮制前后化学成分的变化规律提供了科学依据。

蒽醌苷类成分为大黄泻下的主要有效成分，该类成分炮制以后主要表现为自身的破坏以及向其相应苷元转化，蒽醌苷元也存在着自身破坏与相应苷类成分向其转化的动态过程（图 2-42）。同时，大黄中还含有大量的其他苷类成分，如苯丁酮苷、二苯乙烯苷等，炮制后也存在着破坏与转化为相应苷元的变化过程。此外，由于部分苷类成分中含有没食子酯基，在加热炮制过程中，不仅可转化为相应的苷元，还分解产生没食子酸。另外，鞣质也是大黄饮片中一类主要有效成分，其变化过程较为复杂。由于不同饮片炮制工艺不同，因此炮制后，鞣质一部分被完全破坏，另一部分转化为儿茶素、没食子酸等单体鞣质。这也是大黄熟片和炭片中没食子酸含量显著增加的原因。同时，在不同炮制条件的影响下单体鞣质也同样存在着不同程度的破坏与转化。

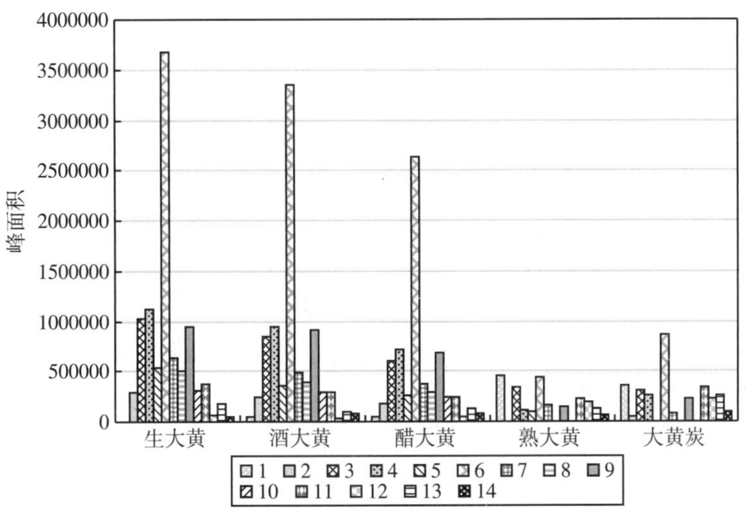

图 2-39　50%组分模拟饮片主要色谱峰面积比较

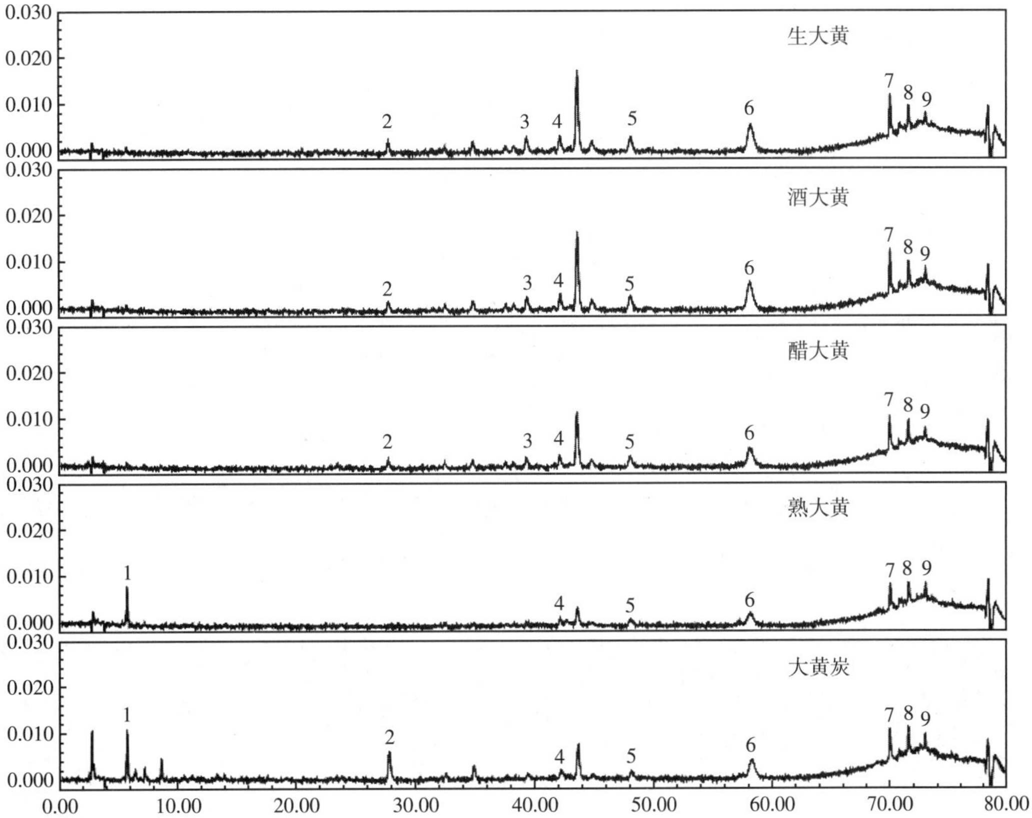

图 2-40　95%组分模拟饮片 HPLC 图谱比较

1. 没食子酸；2. 番泻苷 A；3. 大黄素-8-*O*-葡萄糖苷；4. 4′-羟基苯基-2-丁酮-4′-*O*-β-D-（6″-*O*-桂皮酰基）葡萄糖苷；5. 芦荟大黄素；6. 大黄酸；7. 大黄素；8. 大黄酚；9. 大黄素甲醚

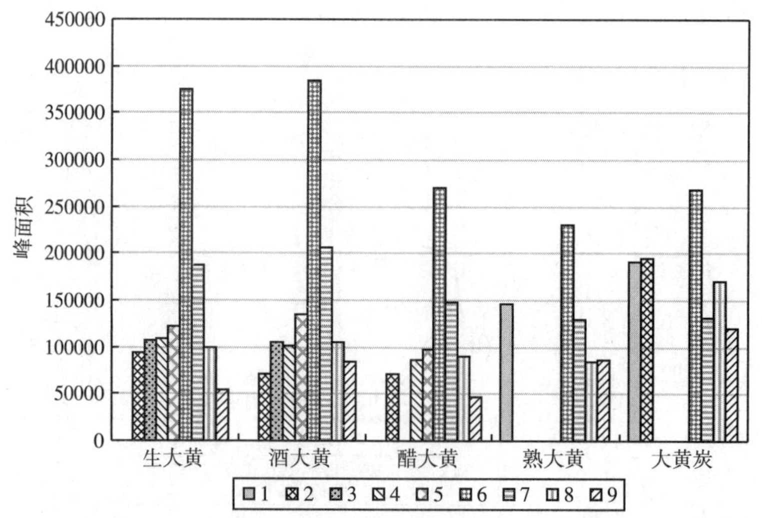

图 2-41　95%组分模拟饮片主要色谱峰面积比较

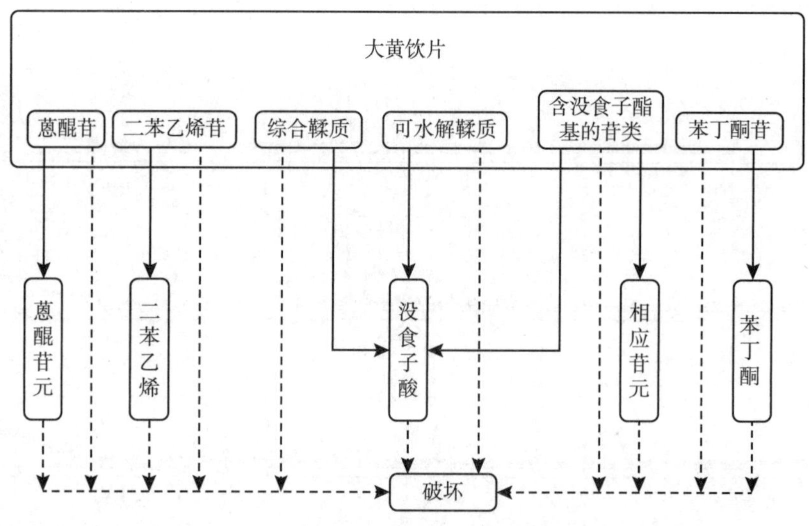

图 2-42　模拟炮制主要成分变化趋势示意

【论文来源】

李丽，张村，肖永庆*，王云，陈东东，田国芳．大黄饮片模拟炮制研究［J］．中华中医药杂志，2011，26（08）：777-780.

生、熟大黄饮片及其活性组分的泻涩双向调节作用分析

大黄始载于《神农本草经》，为中医临床上最为常用的中药之一，味苦、性寒，具有泻下攻积、清热泻火、凉血解毒、逐瘀通经等功效。大黄虽泻下作用明显，但临床长

期服用会引起继发性便秘，甚至诱发结肠黑变病。大量学者对大黄的泻下作用进行了研究，但针对其双向调节作用（先泻、后涩）的研究较少。因此，揭示大黄先泻、后涩的双向调节作用特征，对于指导大黄饮片临床合理用药具有重要意义。

大黄所含化学成分众多，主要包括蒽醌、蒽酮及其苷类、二苯乙烯类、多糖类、鞣质类等。已有文献报道，蒽醌苷类为大黄泻下作用的主要有效成分，鞣质类为涩肠的主要有效成分。但本课题组前期研究发现，生大黄的蒽醌苷类及缩合鞣质均可引起泻下作用，但其造成涩肠的化学物质基础仍不明确。同时，生大黄经炮制成熟大黄后，蒽醌苷类和缩合鞣质类成分含量明显降低，游离蒽醌和单体鞣质的含量明显增加，随之泻下作用降低，但是否会产生涩肠作用的研究尚未见报道。因此，为揭示大黄先泻、后涩作用物质基础及相关机制，本试验分别以生大黄和熟大黄的提取物为研究对象，连续给小鼠灌胃给药7天，测定泻下指数，以阐明生大黄和熟大黄饮片的双向调节作用特征；同时，分别以大黄生、熟饮片中相应的蒽醌、鞣质组分为研究对象，测定其泻下指数及血清中3种肠道激素的水平变化，以期揭示大黄先泻、后涩的双向调节机制，为指导大黄饮片临床合理用药并避免其副作用提供依据。

1 材料

3600M021 型小鼠代谢笼（意大利 Tecniplast 公司），MS352 型全波长多功能酶标仪（芬兰 Labsystems Multiskan 公司），5810R 型高速冷冻离心机（德国 Eppendorf 公司）。

血管活性肠肽（VIP）、肾上腺素（EPI）和胃动素（MTL）酶联免疫吸附试验（ELISA）试剂盒（南京建成生物工程研究所，批号分别为 20161227，20161227，20161227）；羟甲基纤维素钠（国药集团化学试剂有限公司，批号 F20100126），生理盐水（山东威高药业股份有限公司，批号 21512606），水为屈臣氏蒸馏水。大黄药材购于青海省玉树藏族自治州，经中国中医科学院中药研究所胡世林研究员鉴定为蓼科植物掌叶大黄 *Rheum palmatum* 的干燥根及根茎，委托北京人卫中药饮片厂按《中国药典》（2015 年版）相关规范对药材进行炮制；取生大黄、熟大黄饮片各 10kg，加 75% 乙醇提取，分别得到生大黄、熟大黄提取物，提取物经 D101 型大孔树脂分离，依次加水、30% 乙醇、50% 乙醇、95% 乙醇洗脱，分别收集上述洗脱液，分别得到 4 个组分，组分 1（水洗脱部位）主要含没食子酸，组分 2（30% 乙醇洗脱部位）主要含复合鞣质，组分 3（50% 乙醇洗脱部位）主要含蒽醌苷类成分，组分 4（95% 乙醇洗脱部位）主要含蒽醌苷元类成分，以上 4 个组分通过硅胶柱进一步纯化分离得到本试验所需的 4 个药理供试品组分，低温减压回收溶剂，临用前配制成所需浓度。

雄性 ICR 小鼠，SPF 级，体质量 18 ~ 20g，由北京维通利华实验动物技术有限公司提供，合格证号 SCXK（京）2014 - 0009，饲养于中国中医科学院中医基础理论研究所动物室，试验操作均符合动物伦理学要求，伦理编号 2016 - 057。

2 方法

2.1 动物分组及给药

取大黄饮片的临床给药剂量 10g，换算为小鼠的给药剂量（5.4g/kg），生大黄、熟大黄饮片的75%乙醇提取物的提取率分别为30%和18%，故生大黄、熟大黄的给药剂量=5.4g/kg×提取率，即生大黄组（1.62g/kg），熟大黄组（0.972g/kg）；每50g生大黄饮片分别能够提取到生大黄鞣质1.56g和生大黄蒽醌2.07g，每50g熟大黄饮片分别能够提取到熟大黄鞣质0.25g和熟大黄蒽醌1.77g，则各个组分的给药剂量为（m/50g）×5.4g/kg，m为每50g大黄饮片所提取得到各组分质量。将小鼠按照随机数表法分为空白组（蒸馏水，10mL/kg），生大黄蒽醌组（0.22g/kg），熟大黄蒽醌组（0.19g/kg），生大黄鞣质组（0.17g/kg），熟大黄鞣质组（0.027g/kg），每组分为3批，每批10只。全部小鼠禁食不禁水12小时后灌胃给药，每日1次，分别连续给药1天、3天、7天。

2.2 泻下指数（EI）的检测

将小鼠分别置于铺有滤纸的代谢笼内，观察其粪便性状，将粪便性状分为固体便、半固体便、水便。记录各小鼠首次排便时间及6小时内计固体便、半固体便、水便的数目计算EI。当给药组EI>空白组EI时，表明药物有泻下作用；当给药组EI<空白组EI时，表明药物产生便秘作用。EI=1×固体便数目+2×半固体便数目+3×水便数目。

2.3 肠道激素ELISA的检测

生大黄、熟大黄各组分给药组有3批小鼠，每批10只，分别于给药1天、3天、7天后采集小鼠血清样品，按ELISA试剂盒操作程序进行MTL，VIP，EPI的含量测定。

2.4 统计学分析

实验数据采用SPSS 16.0软件进行统计，各组试验数据通过方差齐性检验后以$x \pm s$表示，多组间比较用单因素方差（One-way ANOVA）分析；两两比较采用两独立样本t检验，$P<0.05$表示差异具有统计学意义。

3 结果

3.1 生大黄、熟大黄提取物及其蒽醌、鞣质组分对小鼠EI的影响

3.1.1 生大黄、熟大黄提取物对小鼠泻下作用的比较 生大黄组在给药前3天泻下作用逐渐增强，与空白组相比，生大黄组第3天的EI具有明显差异（$P<0.05$），泻下作用最强。后4天其泻下作用逐渐降低，第5天起出现便秘现象，与空白组相比，第7天其EI明显降低（$P<0.01$），便秘作用最强；熟大黄组在7天的给药过程中具有稳定的泻下作用，见图2-43。

3.1.2 生大黄、熟大黄蒽醌组分对小鼠EI的影响 生大黄蒽醌组在给药前3天泻下作用与空白组相比无明显差异，生大黄蒽醌组第4天起EI开始降低，第7天其EI明显降低（$P<0.01$）；熟大黄蒽醌组在给药第2天其EI增高，与空白组相比，具有明显差异（$P<0.01$），后5天其泻下作用逐渐降低，第5天起出现便秘现象，第7天其EI明显降低（$P<0.01$），见图2-44。

3.1.3 生大黄、熟大黄鞣质组分对小鼠EI的影响 生大黄鞣质组在给药前3天泻下作用逐渐增强，与空白组相比，生大黄鞣质组第3天的EI明显增高（$P<0.01$），之后4天其泻下作用逐渐降低，第7天其EI明显降低（$P<0.01$）；熟大黄鞣质组在给药前4天无明显泻下作用，后3天其泻下作用逐渐降低，第7天其EI明显降低（$P<0.01$），见图2-45。

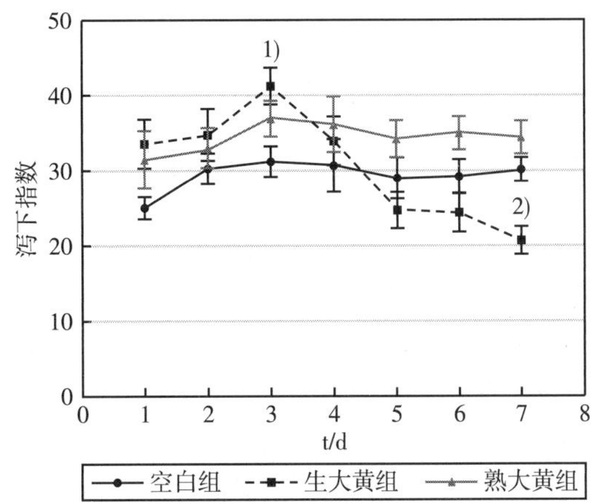

图 2-43　生大黄、熟大黄提取物对小鼠泻下作用的影响（$x \pm s$，$n = 10$）

注：与空白组比较[1] $P < 0.05$，[2] $P < 0.01$（图 2-44，2-45 同）

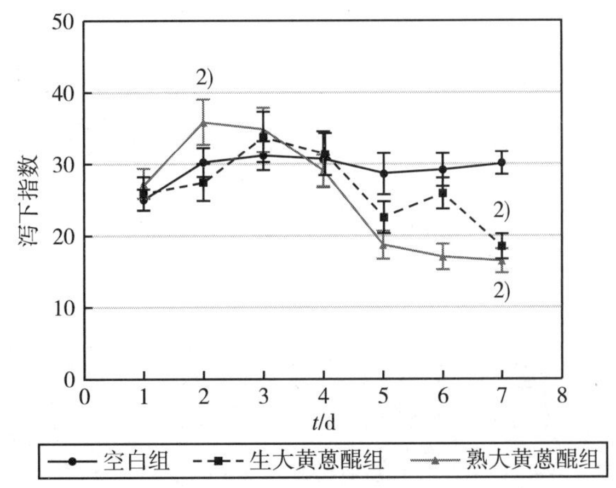

图 2-44　生大黄、熟大黄蒽醌组分对小鼠泻下作用的影响（$x \pm s$，$n = 10$）

3.2　大黄不同炮制品对小鼠肠道激素水平的影响

3.2.1 生大黄、熟大黄蒽醌与鞣质组分对小鼠血清 MTL 水平的影响　给药第 1 天，生大黄、熟大黄总醌组的 MTL 水平明显低于空白组（$P < 0.01$），熟大黄蒽醌、鞣质组的 MTL 水平明显高于生大黄蒽醌、鞣质组（$P < 0.05$）；给药第 3 天，生大黄蒽醌组的 MTL 水平明显低于空白组（$P < 0.05$），熟大黄蒽醌组 MTL 水平明显高于空白组（$P < 0.05$），熟大黄蒽醌组的 MTL 水平明显高于生大黄蒽醌组（$P < 0.01$）；给药第 7 天，与空白组相比，生大黄、熟大黄蒽醌组的 MTL 水平均明显下降（$P < 0.01$）。给药第 1 天，生大黄鞣质组的 MTL 水平明显低于空白组（$P < 0.01$）；给药第 3、7 天，生大黄、熟大黄鞣质组的 MTL 水平均与空白组无明显差异，见图 2-46。

3.2.2 生大黄、熟大黄蒽醌与鞣质组分对小鼠血清 VIP 水平的影响　给药第 1 天，生大黄、熟大黄蒽醌组的 VIP 水平明显低于空白组（$P < 0.01$）；给药第 3 天，生大黄蒽

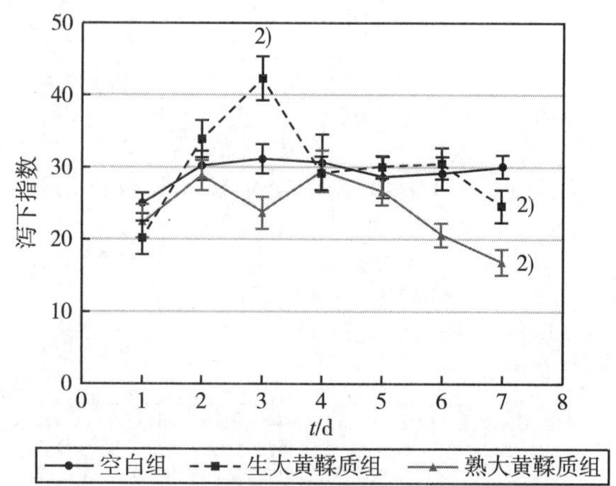

图 2-45　生大黄、熟大黄鞣质组分对小鼠泻下作用的影响（$x \pm s$，$n=10$）

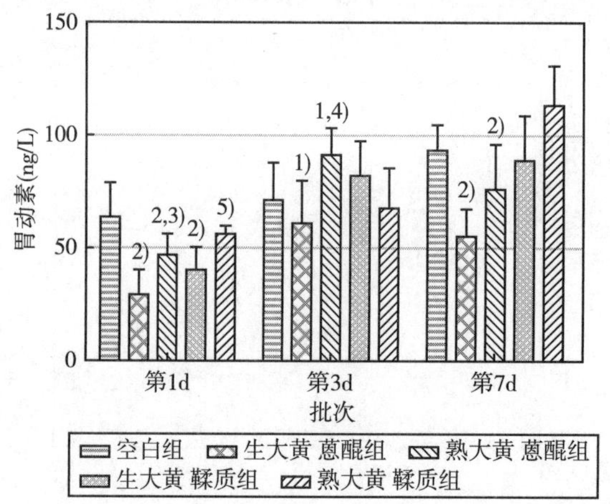

图 2-46　生大黄、熟大黄蒽醌与鞣质组分对小鼠胃动素水平的影响（$x \pm s$，$n=10$）

注：与空白组比较[1] $P<0.05$，[2] $P<0.01$；与生大黄蒽醌组比较[3] $P<0.05$，[4] $P<0.01$；与生大黄鞣质组比较[5] $P<0.05$，[6] $P<0.01$

醌组 VIP 水平与空白组无明显差异，但熟大黄蒽醌组的 VIP 水平明显高于空白组（$P<0.01$）且明显高于生大黄蒽醌组（$P<0.01$）；给药第 7 天，生大黄蒽醌组的 VIP 水平明显增高于空白组（$P<0.01$），熟大黄蒽醌组的 VIP 水平与空白组相比无明显差异但明显低于生大黄蒽醌组（$P<0.01$）。给药 1 天，生大黄、熟大黄鞣质组的 VIP 水平均明显低于空白组（$P<0.01$），给药第 3 天时则均明显高于空白组（$P<0.01$），但给药第 7 天时，生大黄、熟大黄鞣质组的 VIP 水平与空白组相比均无明显差异，见图 2-47。

3.2.3 生大黄、熟大黄蒽醌与鞣质组分对小鼠血清 EPI 水平的影响　给药第 1 天，生大黄、熟大黄蒽醌组的 EPI 水平均明显低于空白组（$P<0.01$）；给药第 3 天，熟大黄蒽醌组的 EPI 水平明显高于空白组和生大黄蒽醌组（$P<0.01$），生大黄蒽醌组的 EPI 水平明显低于空白组（$P<0.01$）；给药第 7 天，生大黄、熟大黄蒽醌组的 EPI 水平均

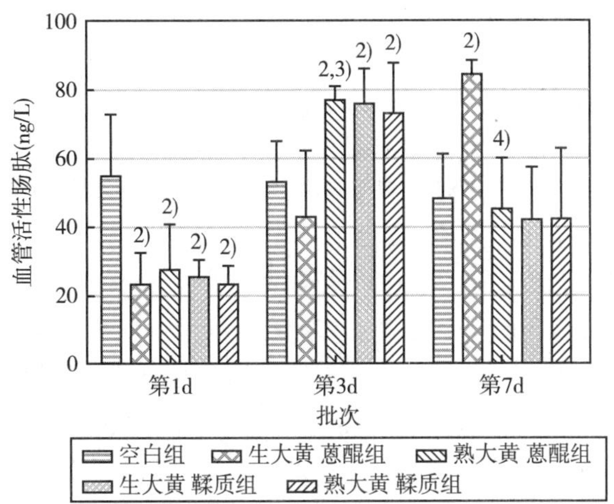

图 2-47　生大黄、熟大黄蒽醌与鞣质组分对小鼠血管活性肠肽水平的影响（$x \pm s$，$n = 10$）

注：与空白组比较[1)] $P < 0.05$，[2)] $P < 0.01$；与生大黄蒽醌组比较[3)] $P < 0.05$，[4)] $P < 0.01$；与生大黄鞣质组比较[5)] $P < 0.05$，[6)] $P < 0.01$

明显低于空白组（$P < 0.01$）。与空白组相比，给药第 1 天时，生大黄、熟大黄鞣质组的 EPI 水平均明显降低（$P < 0.01$），给药第 3 天时则均无明显差异，给药第 7 天时二者的 EPI 水平均明显降低（$P < 0.01$），见图 2-48。

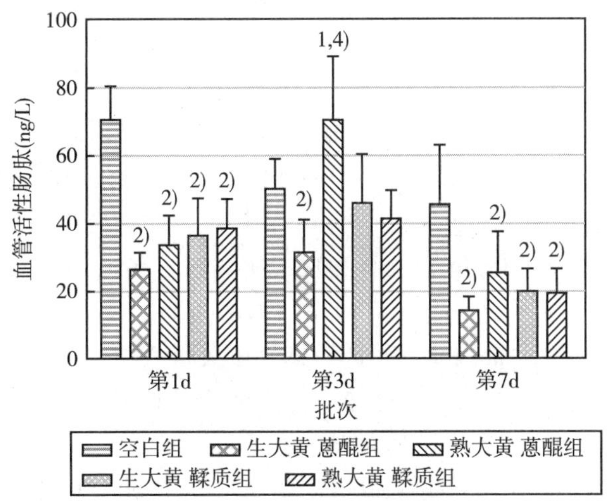

图 2-48　生大黄、熟大黄蒽醌与鞣质组分对肾上腺素水平的影响（$x \pm s$，$n = 10$）

注：与空白组比较[1)] $P < 0.05$，[2)] $P < 0.01$；与生大黄蒽醌组比较[3)] $P < 0.05$，[4)] $P < 0.01$；与生大黄鞣质组比较[5)] $P < 0.05$，[6)] $P < 0.01$

4　讨论

生大黄是苦寒泻下药，常用于热结便秘的治疗，长期服用生大黄会引起便秘，而熟大黄泻下缓和，不会引起继发性便秘。本试验通过连续 7 天灌胃给予小鼠生大黄、熟大黄的提取物，对其 EI 进行分析，结果发现生大黄在给药前期泻下作用强于熟大黄，主要是生大黄中的结合蒽醌和缩合鞣质起泻下作用，而后期其泻下作用逐渐减弱，推测与长期服用蒽醌类化合物后抑制了肠道菌群对蒽醌苷的水解作用有关，使蒽醌苷类化合物失去了泻下活性，且长期服用大黄中蒽醌类成分，导致肠黏膜及神经丛损伤，使得肠道蠕动降低，同时在单体鞣质的涩肠作用下引起继发性便秘；熟大黄组则在蒽醌化合物与单体鞣质的双重作用下显示出比较稳定的弱泻下作用。

为了进一步探明生大黄、熟大黄产生双向调节作用的物质基础，分别对小鼠灌服生大黄、熟大黄的蒽醌及鞣质组分，进行 EI 测定。生大黄蒽醌组与熟大黄蒽醌组功效不同，区别在于熟大黄蒽醌组前期具有泻下作用，而生大黄蒽醌组没有。生大黄、熟大黄中蒽醌苷与蒽醌苷元的比例分别为 4∶1 和 1∶1，大黄经炮制后其活性化学组分比例的变化可能是造成不同药效的原因，推测与生大黄蒽醌组高浓度的蒽醌类化合物抑制了肠道菌群对蒽醌苷的水解作用有关。生大黄蒽醌组在后期都显示出了涩肠的作用，与生大黄提取物组后期的涩肠作用一致。同时，进行生大黄鞣质组与熟大黄鞣质组的泻下实验，小鼠给予生大黄鞣质组分后，其泻下作用在短期内明显增强，说明生大黄的缩合鞣质的确具有强烈的泻下作用，与本课题组前期试验结果一致。随着缩合鞣质在肠道内逐渐水解，其泻下作用逐渐减弱，并于后期表现出涩肠作用；熟大黄鞣质组在前期有轻微的涩肠作用，到后期逐渐表现出便秘作用，推测是因为熟大黄的鞣质已经大部分水解为单体鞣质，给药后没食子酸逐渐在体内积累而最终引起便秘作用。

为了探明生大黄、熟大黄产生双向调节作用的相关机制，在进行试下试验的同时对小鼠体内的 3 种胃肠激素水平的变化情况进行了监测，因为体内药物活性成分含量的改变会引起体内激素水平的变化。据报道，血浆中 MTL 水平升高，肠蠕动加速，表现为腹泻；VIP 和 EPI 水平升高可松弛胃肠道平滑肌，使肠张力下降，表现为便秘。给药前期，MTL 水平的降低不会刺激泻下，而 VIP 和 EPI 的降低均能增加胃肠道的敏感性，说明 VIP 和 EPI 水平的降低是前期协同产生泻下作用的关键因素。给药中期，MTL 水平增加会导致肠蠕动增强，而 VIP 和 EPI 水平的增加会使胃肠道平滑肌松弛而引起涩肠作用，结合泻下试验可知，在此期间其泻下作用是增强的，说明在给药中期时 MTL 水平的增加是产生泻下作用的关键因素。给药后期，生大黄蒽醌组的 VIP 含量明显高于熟大黄蒽醌组，推测与生大黄、熟大黄蒽醌组不同的涩肠机制有关。生大黄、熟大黄鞣质组给药前期的 MTL 水平降低使肠道松弛而引起的泻下作用减弱与 VIP，EPI 降低而增强的泻下作用相抵消，未表现出泻下或涩肠的作用。给药中期，生大黄、熟大黄鞣质组的 MTL 水平差异是其产生不同功效的关键因素。给药后期 3 种激素水平的变化均会导致泻下作用，但根据泻下试验可知，生大黄、熟大黄鞣质组均产生涩肠作用，推测是单体鞣质没食子酸在体内的聚集而产生的强烈涩肠作用。

综上所述，生大黄经炮制成熟大黄后，其所含活性化学成分的含量与结构均发生了变化，进而导致其功效发生变化。生大黄前期在蒽醌苷及缩合鞣质的作用下，产生单向强烈泻下作用，后期由于单体鞣质没食子酸在体内的聚集具有单向强烈涩肠作用；熟大黄则在蒽醌苷及单体鞣质的泻下和涩肠双向作用调节下表现出稳定的弱泻下作用。大黄中的缩合鞣质具有泻下作用，推测产生涩肠作用的是缩合鞣质经胃肠道消化分解产生的单体鞣质，这可能是大黄饮片双向调节的作用机制之一。

【论文来源】

扶垭东，张晶，刘颖，李丽，肖永庆*．生、熟大黄饮片及其活性组分的泻涩双向调节作用分析［J］．中国实验方剂学杂志，2019，25（11）：127－132．

产地加工与饮片炮制一体化对苦参饮片主要功效的影响

苦参具有清热燥湿、杀虫、利尿的功效。该药材质地坚硬、纤维性强，因此多在产地加工成饮片，历版《中国药典》及各地中药饮片炮制规范也规定苦参药材可以趁鲜切片。由此可见，苦参药材的产地加工及饮片炮制一直有着一体化生产的应用基础，但中药材的产地加工多为种植户完成，市场上流通的也多为已切制的饮片。这一生产加工方式虽多年来广泛应用，但却并不符合中药饮片生产质量管理规范的要求，不规范的环节也直接影响中药饮片的品质及疗效。苦参药材趁鲜切制饮片，由于药材含水量较高，切制时易出现连刀片，干燥后会产生翘片或皮部与木质部分离的现象。若以干燥药材为原料进行饮片的生产，则浸润软化工艺参数的控制又成为影响饮片品质的关键环节。由于药材质地坚硬，软化时间较长，外表皮有破损的药材在浸润软化过程中极易霉烂，这些都会影响苦参饮片的质量及其疗效。在以往的研究中发现，很多根及根茎类中药在饮片炮制过程中都存在类似的问题，而采用药材产地加工与饮片炮制一体化的生产方式，能有效解决这些问题。

有学者对苦参进行了产地加工与饮片炮制一体化生产方式的可行性研究，认为苦参采用一体化的生产方式不仅可以规范其生产工艺，而且能够确保饮片质量，但上述研究也仅仅是从工艺及主要化学成分含量的角度对传统工艺和一体化生产工艺进行了比较，尚缺乏对这两种工艺加工的饮片主要生物活性的比较研究。在系统研究苦参药材产地加工与饮片炮制一体化生产工艺的基础上，本试验对一体化加工和传统方式加工的苦参饮片进行了主要功效的一致性评价，进一步评价一体化生产方式的可行性，在确保饮片质量及其功效的前提下建立规范的苦参饮片生产工艺。

1　材料

ZGCQ－300型全自动高速万能截断机（杭州春江制药机械厂），BPZ－6123LC型真空干燥箱（上海一恒科技有限公司），LC－20AT型高效液相色谱仪（日本岛津公司），XS105型电子天平（瑞士梅特勒－托利多仪器有限公司），FA2204B型电子天平（上海精密科学仪器有限公司），WMY－01型数字温度计（上海医用仪表厂）。

传统苦参饮片水提物（苦参－1#）和一体化加工苦参饮片水提物（苦参－2#）均为自制，阿司匹林（北京曙光药业有限责任公司，40mg/片，批号151007），高活性干酵母粉（安琪酵母股份有限公司，批号20160308），二甲苯（北京化工厂，批号20130108），水为娃哈哈纯净水，甲醇为色谱纯，其他试剂均为分析纯。

SPF级雄性昆明种小鼠130只，体重20～22g，购自中国人民解放军军事医学科学院实验动物中心，合格证号SCXK（军）2012-0004；SPF级雄性SD大鼠，体重（180±10）g，由中国食品药品检定研究院提供，合格证号SCXK（京）2014-0013。本文涉及的动物实验均符合北京市实验动物福利伦理审查指南的相关规定。

2 方法与结果

2.1 苦参饮片的制备

2.1.1 传统饮片 取新鲜苦参药材，自然晾晒至完全干燥，快速淋洗，加水闷润至内外水分一致，除去根头及小支根，置切片机切厚片，记为苦参-1。

2.1.2 一体化加工饮片 取新鲜苦参药材，去除附着的泥沙，60℃鼓风干燥24小时，快速淋洗，晾干表面水分，除去根头及小支根，置切片机切厚片，记为苦参-2。

2.2 苦参饮片水提物的制备

取两种苦参饮片各500g，分别加水浸泡30分钟，分别加8，6倍量水煎煮2次，煎煮时间分别为1.0，0.5小时，合并煎液，减压浓缩成稠膏，真空干燥12小时，分别得传统苦参饮片水提物（苦参-1#）和一体化加工苦参饮片水提物（苦参-2#）148.4g、135.8g。

2.3 主要药理作用比较

2.3.1 抗炎作用比较 动物随机分为7组，每组12只。依次设置为空白组（灌胃水），苦参-1#大、中、小剂量组（6.6g/kg、3.3g/kg、1.15g/kg，按生药量计算），苦参-2#大、中、小剂量组（6.6g/kg、3.3g/kg、1.15g/kg，按生药量计算）。按体重0.02mL/g口服灌胃给药，各组给药7天，每天1次，末次给药后40分钟，于右侧耳壳正反两面均匀涂抹二甲苯液0.015mL，1小时后处死动物，沿耳郭基线剪下两耳，于同一部位用打孔器冲下耳片，称重，以两耳片之差为肿胀度，计算给药组的肿胀抑制率，见表2-8。结果与空白组比较，各给药组肿胀度均有所下降，其中苦参-1#样品大剂量、苦参-2#样品各剂量组均有较大程度降低，有显著性差异（$P<0.05$）；苦参2#样品各剂量组肿胀抑制率均>40%，高于4#样品各组。实验中由于操作不当造成动物死亡导致各组实验动物数不一致，以实际动物数为准。

表2-8 苦参两种饮片水提物抗炎作用比较

组别	剂量（g/kg）	肿胀度（$\bar{x}\pm s$）（g）	肿胀抑制率（%）
空白	-	0.0168±0.0048	-
苦参-1#	6.6	0.0101±0.0043$^{1)}$	39.76
	3.3	0.0117±0.0039	29.99
	1.15	0.0119±0.0064	28.86
苦参-2#	6.6	0.0096±0.0075$^{1)}$	42.69
	3.3	0.0096±0.0046$^{1)}$	42.95
	1.15	0.0094±0.0066$^{1)}$	43.78

注：与空白组比较$^{1)}P<0.05$，$^{2)}P<0.01$。

2.3.2 解热作用比较　动物适用性饲养2天，之后每日测量基础体温，早、晚各测量1次，连续2日，差异过大者剔除。实验前称重、测量基础体温，同时在大鼠腹部皮下注射20%酵母生理盐水溶液（剂量10mL/kg）。5～6小时动物体温上升1～2℃，此时，根据体温情况将动物分为8组，分别为模型组，阳性药组（阿司匹林，0.1g/kg），苦参4#大、中、小剂量组，苦参-2#大、中、小剂量组。两样品大、中、小剂量均分别为3.6g/kg、1.8g/kg、0.9g/kg（按生药量计算），各组分别按不同时间给药（按体重计0.01mL/g）以便测量体温，观察给药后0.5小时、1小时、2小时、4小时、6小时的体温变化情况。

动物注射酵母后6小时体温普遍升高，与基础体温相比升高差值在1.0～2.1℃。各组在不同时间点分别与模型组比较，阿司匹林组（0.1g/kg）在药后各时间点均显示出较好的降温作用，除6小时外均有显著性差异（$P<0.05$，$P<0.001$）；苦参2#的3个剂量组在给药后各时间点体温差值均低于模型组，尤其是在给药后2～4小时降温作用明显；苦参-2#大剂量组在大多数时间点，中、小剂量组在药后2小时、4小时体温有明显下降；苦参4#组在各时间点体温差值虽有所下降，但未见显著性差异；药后6小时所有动物体温基本恢复正常。两样品相同剂量组间比较，苦参-2#样品中剂量组体温显著低于苦参-1#样品同剂量组（$P<0.05$），见表2-9。

表2-9　苦参两种饮片水提物对发热模型大鼠体温变化的影响（$x \pm s$）

组别	剂量(g/kg)	注射酵母后6h温差	给药后体温变化				
			0.5h	1.0h	2.0h	4.0h	6.0h
模型	-	1.5±0.5	1.4±0.5	1.6±0.4	1.6±0.4	0.8±0.4	0.8±0.6
阿司匹林	0.1	1.4±0.3	0.8±0.3[3)]	0.3±0.2[3)]	0.4±0.3[3)]	0.4±0.4[1)]	0.6±0.4
苦参-1#	3.6	1.4±0.4	1.4±0.7	1.4±0.8	1.3±0.7	0.7±0.6	0.7±0.5
	1.8	1.4±0.4	1.4±0.4	1.5±0.3	1.4±0.4	0.8±0.5	0.8±0.4
	0.9	1.4±0.4	1.5±0.4	1.4±0.5	1.4±0.5	0.6±0.3	0.5±0.2
苦参-2#	3.6	1.4±0.4	1.0±0.4[1)]	0.9±0.4[1)]	0.5±0.4[3)]	0.3±0.2[2)]	0.3±0.3
	1.8	1.4±0.3	1.2±0.4	1.1±0.5	0.8±0.5[1)]	0.5±0.3[4)]	0.5±0.3
	0.9	1.4±0.5	1.3±0.3	1.2±0.4	0.8±0.3[2)]	0.5±0.3[1)]	0.5±0.4

注：与模型组比较[1] $P<0.05$，[2)] $P<0.01$，[3)] $P<0.001$；相同剂量组间比较[4)] $P<0.05$。

2.3.3 统计处理　应用SPSS19.0统计软件，数据以$x \pm s$表示，多组间比较使用单因素方差分析。

2.4　主要化学成分的含量测定

2.4.1 色谱条件　Agilent ZORBAX NH_2色谱柱（4.6mm×250mm，5μm），流动相乙腈-无水乙醇-3%磷酸溶液（80：10：10），柱温35℃，检测波长选择220nm，流速1.0mL/min。

2.4.2 对照品溶液的制备　精密称取槐果碱、苦参碱、氧化槐果碱、槐定碱、氧化苦参碱对照品各适量，加乙腈无水乙醇（80：20）混合液制成质量浓度分别为0.071g/L，0.090g/L，0.104g/L，0.057g/L，0.144g/L的混合对照品溶液。

2.4.3 供试品溶液的制备 精密称取提取物粉末各约90mg，置具塞锥形瓶中，加浓氨试液0.5mL，精密加入三氯甲烷20mL，密塞，称定质量，超声处理30分钟（功率100W，频率40kHz），放冷，称定质量，用三氯甲烷补足减失的质量，摇匀，滤过，精密量取续滤液5mL，加在中性氧化铝柱（100～200目，5g，内径1cm）上，依次以三氯甲烷、三氯甲烷-甲醇（7∶3）混合液各20mL洗脱，合并收集洗脱液，回收溶剂至干，残渣加无水乙醇适量使溶解，转移至10mL量瓶中，加无水乙醇稀释至刻度，摇匀，即得。

2.4.4 样品测定 精密吸取混合对照品溶液5μL和供试品溶液10μL，按2.4.1项下色谱条件测定，见图2-49。结果苦参-1#中槐果碱、苦参碱、氧化槐果碱、槐定碱、氧化苦参碱的质量分数分别为0.202%、0.249%、0.953%、0.291%、1.637%；这些成分在苦参-2#中的质量分数分别为0.436%、0.516%、1.057%、0.542%、1.827%。

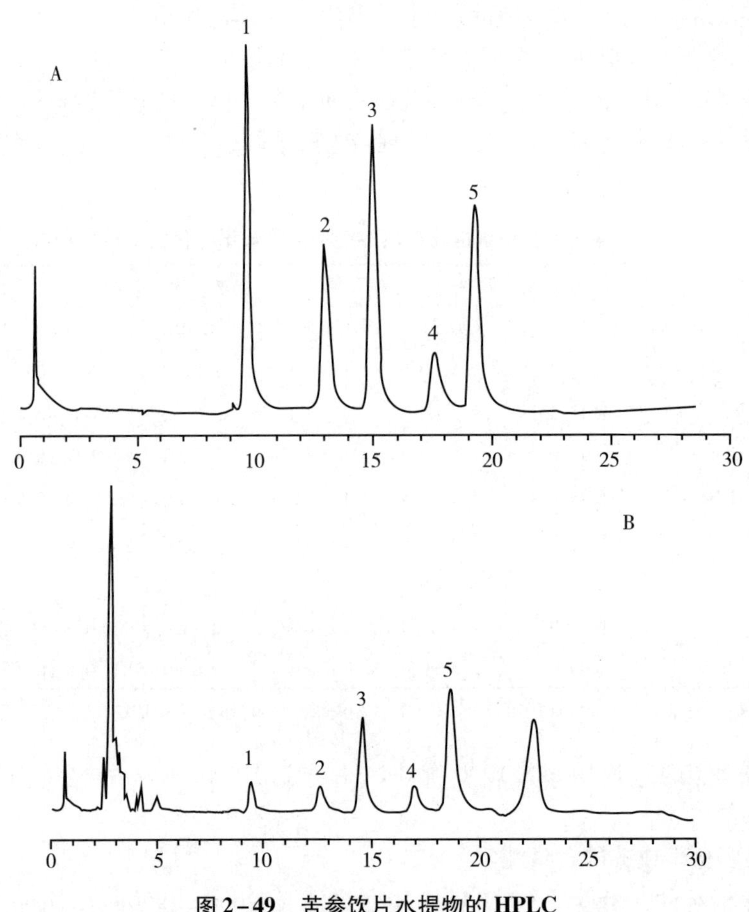

图2-49 苦参饮片水提物的HPLC

A. 混合对照品；B. 供试品；1. 槐果碱；2. 苦参碱；3. 氧化槐果碱；4. 槐定碱；5. 氧化苦参碱

3 讨论

对不同方式加工炮制的苦参饮片主要药理作用的比较研究显示，一体化加工与传统方法加工的苦参饮片水提物均具有一定的抗炎消肿及解热作用，且以一体化加工苦参饮片的抗炎消肿及解热作用更为显著。两种方式加工的苦参饮片其抗炎、解热作用的差异与其主要有效成分的含量有一定的相关性。在药理研究的基础上，进一步分析了两种饮片水提物中槐果碱、苦参碱、氧化槐果碱、槐定碱及氧化苦参碱等5种主要有效成分的含量，一体化加工苦参饮片中，上述5种成分的含量均高于传统方式加工的苦参饮片，其总量约为传统苦参饮片的1.3倍。此外，本文还对5种主要成分的比例进行了分析，一体化加工和传统方式加工的苦参饮片中5种成分的比例也有所不同，一体化加工苦参饮片中槐果碱、苦参碱、氧化槐果碱、槐定碱及氧化苦参碱的比例为1：1.2：2.4：1.2：4.2，而传统方式加工的苦参饮片中上述5种成分的比例为1：1.2：4.7：1.4：8.1。结合药理试验结果分析，苦参饮片中主要药效成分的含量及各成分间量比关系的不同可能是导致其抗炎、解热作用差异的原因所在。

中药是一个复杂体系，无论是复方还是单味药，其药效作用的发挥都与其所含化学成分的种类、含量及比例密切相关。本文通过对不同方式加工的苦参饮片进行与其功效相关的药理作用研究，结合进一步的成分分析，认为一体化加工与传统加工的苦参饮片在抗炎消肿及解热功效上具有较好的相似性。同时，产地加工与饮片炮制一体化的生产方式，解决了苦参饮片传统生产方式中原料药材软化时间长且软化程度不一致，导致饮片质量不稳定的问题，规范了苦参饮片的生产工艺，明确了关键工艺参数，提高了饮片生产过程的可控性，实现了对苦参产地加工与饮片生产一体化技术的“工艺-质量-药效”系统评价，为苦参饮片生产模式的变革提供了科学依据。本文的研究思路与结果为同类中药饮片一体化生产模式的建立奠定了基础，也为中药饮片产业发展模式的变革和产业布局的调整提供了有益参考。

【论文来源】

岳琳，王岚，刘颖，殷小杰，肖永庆，梁日欣，于定荣，麻印莲，李丽*. 产地加工与饮片炮制一体化对苦参饮片主要功效的影响［J］. 中国实验方剂学杂志，2017，23（12）：23-27.

三黄泻心汤水、醇提取物抗炎作用比较及有效提取物的成分分析

三黄泻心汤由大黄、黄芩、黄连3味中药组成，出自东汉张仲景的《金匮要略》，具有清热解毒、活血化瘀等功效，主要用于火毒血热所致的身热烦躁、目赤口疮、牙龈肿痛等。现代药理研究证明抗炎是清热解毒的重要途径之一，因此三黄泻心汤被广泛用于各种炎症的治疗。目前，有关三黄泻心汤抗炎活性的研究多从水煎液入手，探讨其在急性炎症动物模型上的抗炎效应以及不同配伍的抗炎作用，而对其不同提取物的抗炎活性研究尚未见报道。因此，本文拟通过比较三黄泻心汤水提物与醇提物对小鼠耳肿胀的抗炎作用，确定有效提取物并对其进行成分分析，为进一步揭示三黄泻心汤抗炎的药效

物质基础提供依据。

1 材料

1.1 仪器

2695型高效液相色谱仪（Empower 2工作站，2996 PDA检测器，美国Waters），LC-20AT型高效液相色谱仪（LC solution工作站，SPD-M20A检测器，日本岛津），XS105型电子天平（特勒-托利多仪器有限公司），FA2204B型电子天平（上海精密科学仪器有限公司）。

1.2 试药

盐酸小檗碱（110620）（HL1），盐酸巴马汀（MUST-12022707）（HL2），黄芩苷（MIJST-12112909）（HQ1），汉黄芩苷（MUST-13052312）（HQ2），黄芩素（MUST-13092303）（HQ3），汉黄芩素（111595-200905）（HQ4），反-3，5，4′-三羟基苯乙烯基-4′-*O*-β-D-葡萄糖苷（DH1），番泻苷A（DH2），4′-羟基苯基-2-丁酮-4′-*O*-β-D［6″-*O*-(4‴-羟基)-桂皮酰基］-葡萄糖苷（DH3），芦荟大黄素-8-*O*-葡萄糖苷（DH4），大黄酸-8-*O*-葡萄糖苷（DH5），芦荟大黄素（110795-201308）（DH6），大黄酸（DH7），大黄素（110756-200110）（DH8），大黄酚（DH9），大黄素甲（110758-200912）（DH10）对照品。其中HL1购自四川省维克奇生物科技有限公司；HQ1，HQ2，HQ3，HL2购自成都曼思特生物科技有限公司；DH6，DH8，DH10，HQ4购自中国食品药品检定研究院；DH1，DH2，DH3，DH4，DH5，DH7，DH9为实验室分离制备，经NMR鉴定及HPLC纯度检查，上述对照品纯度均>98%，可供含量测定用。

大黄饮片购自北京人卫中药饮片厂，黄连、黄芩饮片购自四川新荷花中药饮片公司。甲醇（色谱纯，Fisher Scientific公司），乙月青（色谱纯，Fisher Scientific公司），磷酸（分析纯，国药集团化学试剂有限公司），甲酸（分析纯，国药集团化学试剂有限公司），娃哈哈纯净水（杭州娃哈哈集团有限公司），二甲苯（北京化工厂，批号20130108），所有流动相使用前均以0.45μm微孔滤膜过滤。

1.3 动物

昆明种小鼠，雄性，体重20~22g购自中国食品药品检定研究院，许可证号SCXK（京）2009-0017。

2 方法与结果

2.1 提取物的制备

2.1.1 醇提物的制备 取大黄饮片300g，黄芩饮片150g，黄连饮片150g，捣成粗颗粒，加75%乙醇2000mL浸没24小时，渗漉提取25倍量，渗漉液减压回收溶剂，提取物60℃真空干燥，得醇提物200.78g。

2.1.2 水提物的制备 取大黄饮片300g，黄芩饮片150g，黄连饮片150g，捣成粗颗粒，参照《中国药典》（2010年版）“一清颗粒”制备方法，将上述饮片置于6000mL水中浸泡0.5小时，煎煮3次，煎煮时间分别为1.5小时、1.0小时、0.5小时，过滤，合并滤液，60℃真空干燥，得水提物216.73g。

2.2　水、醇提取物的抗炎作用比较

2.2.1 模型与分组　动物随机分为7组，每组10只。（1）空白组：灌胃蒸馏水；（2）~（4）：水提物的大、中、小剂量组；（5）~（7）：醇提物的大、中、小剂量组。参照三黄泻心汤的人临床药量换算为小鼠剂量为0.44g/(kg·d）将其设为小剂量，即每个样品分别设大、中、小3个剂量（1.8、0.9、0.45g/kg)。口服灌胃给药，0.2mL/10g体重，每日1次，连续7天。

2.2.2 给药与取材　实验各组给药7天，每日1次，末次给药后40分钟，于右侧耳壳正反两面均匀涂抹二甲苯液0.02mL，1小时后处死动物，沿耳郭基线剪下两耳，于同一部位用打孔器冲下耳片，称重，以两耳片之差为肿胀度，求出给药组的肿胀抑制率。

2.2.3 统计方法　应用SPSS 19.0统计软件，数据以均数±标准差（$x \pm s$）表示，多组间比较采用单因素方差分析，两两比较采用LSD检验，$P<0.01$为差异有统计学意义。

2.2.4 结果　与空白组比较，各给药组肿胀度均有所下降，醇提物的大、中剂量组能够显著降低小鼠耳肿胀度（$P<0.01$），肿胀抑制率约为46.00%；两种提取物相同剂量组间比较，醇提物的大、中剂量组肿胀度显著低于水提物（$P<0.05$），醇提物的抗炎活性优于水提物。结果见表2-10。

表2-10　三黄泻心汤抗炎作用（$n=12$）

组别	剂量（g/kg）	肿胀度（$\bar{x} \pm s$）（g）	肿胀抑制率（%）
对照		0.0133±0.0074	
三黄泻心汤	1.8	0.0119±0.0045	10.63
水提物	0.9	0.0122±0.0036	8.75
	0.45	0.0123±0.0044	7.50
三黄泻心汤	1.8	0.0071±0.00372®	46.88
醇提物	0.9	0.0072±0.00502®	46.14
	0.45	0.0094±0.0051	29.77

注：与对照组比较1) $P<0.001$，2) $P<0.01$，3) $P<0.05$；相同剂量组间比较4) $P<0.001$，5) $P<0.01$、6) $P<0.05$。

2.3　含量测定及方法学考察

2.3.1 色谱条件　Agilent Eclipse XDB-C_{18}色谱柱（4.6mm×250mm，5μm），柱温30℃，进样体积10μL。

条件1：流动相甲醇（A）-乙腈（B）-0.1%磷酸溶液（C），梯度洗脱（0~10分钟，18%~19% A，18%~19% B，64%~62% C；10~15分钟，19%~20% A，19%~20% B，62%~60% C；15~25分钟，20%~30% A，20%~30% B，60%~40% C；25~45分钟，30% A，30% B，40% C），检测波长316nm，流速1.0mL/min。此条件用于HQ1~HQ4的含量测定。

条件2：流动相乙腈（A）-0.5%甲酸-0.2%氨水-水溶液（B），梯度洗脱（0~12分钟，20%~27% A；12~16分钟，27% A；16~20分钟，27%~28% A；20~27分钟，

28%~31%A)，检测波长345nm，流速0.8mL/min此条件用于HL1，HL2的含量测定。

条件3：流动相乙腈（A）-1%甲酸溶液（B），梯度洗脱（0~7分钟，10%~16%A；7~10分钟，16%~21%A；10~13分钟，20%A；13~15分钟，20%~40%A；15~20分钟，40%A；20~30分钟，40%~100%A；30~40分钟，100%A），检测波长分别为280nm（DH1~3），430nm（DH4~10），流速1.0mL/min。此条件用于DH1~DH10的含量测定。

2.3.2 对照品溶液的制备 分别取HQ1，HQ2，HQ3，HQ4适量，精密称定，加甲醇配制成质量浓度分别为120.00mg/L、11.60mg/L、2.40mg/L、1.20mg/L的混合对照品溶液A。分别取HL1，HL2适量，加甲醇配制成质量浓度分别为34.40mg/L、8.30mg/L的混合对照品溶液B。分别取对照品适量，精密称定，加甲醇制成质量浓度分别为DH1 6.87mg/L、DH2 40mg/L、DH3 6.63mg/L、DH4 2.55mg/L、DH5 15.80mg/L、DH6 0.88mg/L、DH7 5.40mg/L、DH8 0.90mg/L，DH9 1.60mg/L、DH10 0.65mg/L的混合对照品溶液C。

2.3.3 供试品溶液的制备 精密称取醇提物10mg，置于25mL量瓶中，加甲醇定容，作为供试品溶液。

2.3.4 专属性试验 按处方比例，分别称取缺少大黄、黄芩、黄连的处方，按照2.1.1项下方法制备阴性对照溶液。按照色谱条件1、2、3进样分析，结果显示阴性样品无干扰，见图2-50。

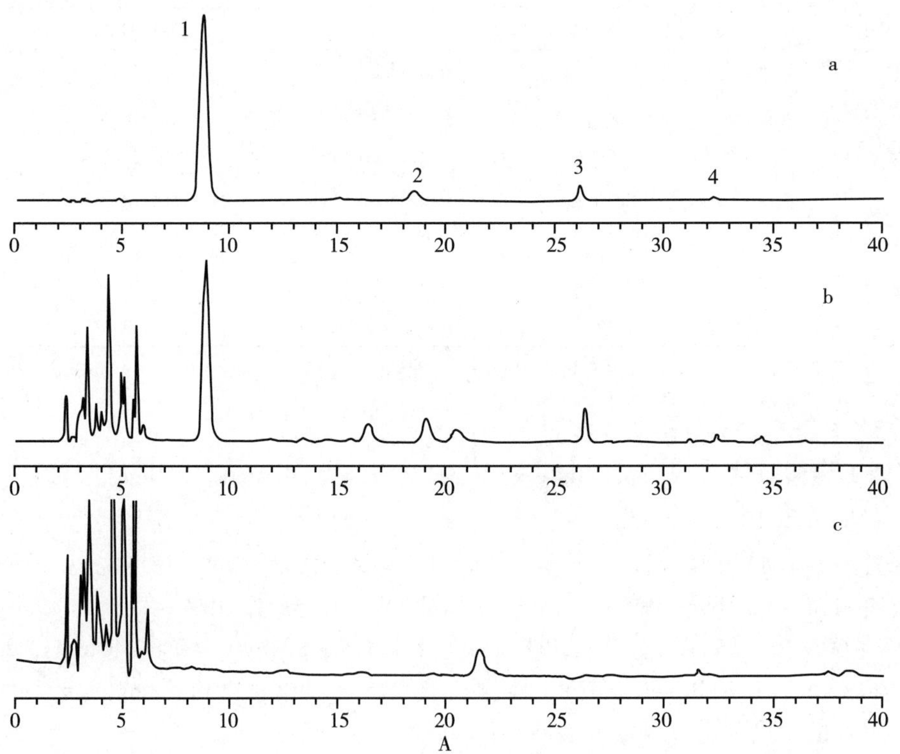

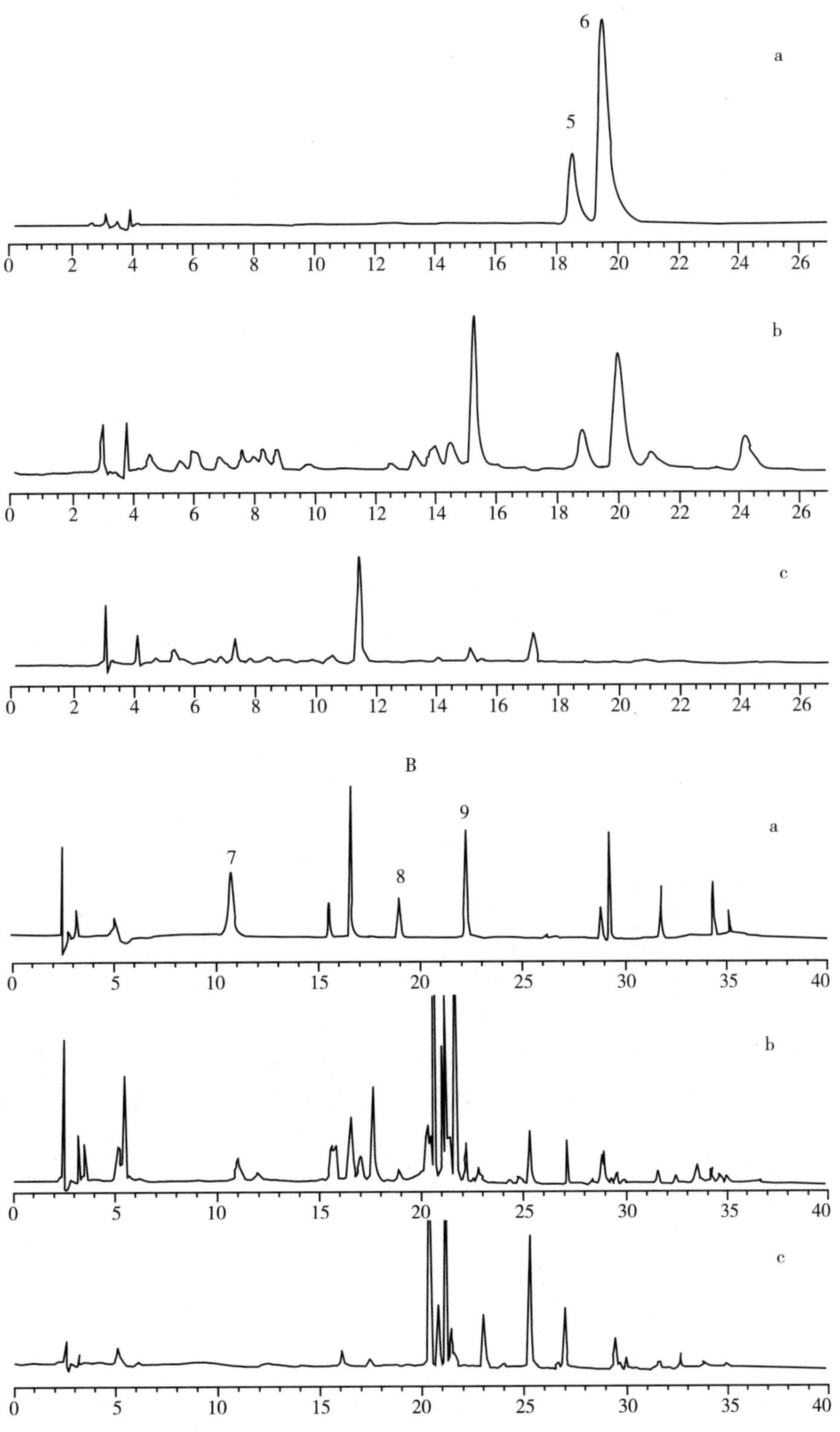
6
5
a
0 2 4 6 8 10 12 14 16 18 20 22 24 26
b
0 2 4 6 8 10 12 14 16 18 20 22 24 26
c
0 2 4 6 8 10 12 14 16 18 20 22 24 26
B
9
7
8
a
0 5 10 15 20 25 30 35 40
b
0 5 10 15 20 25 30 35 40
c
0 5 10 15 20 25 30 35 40

C

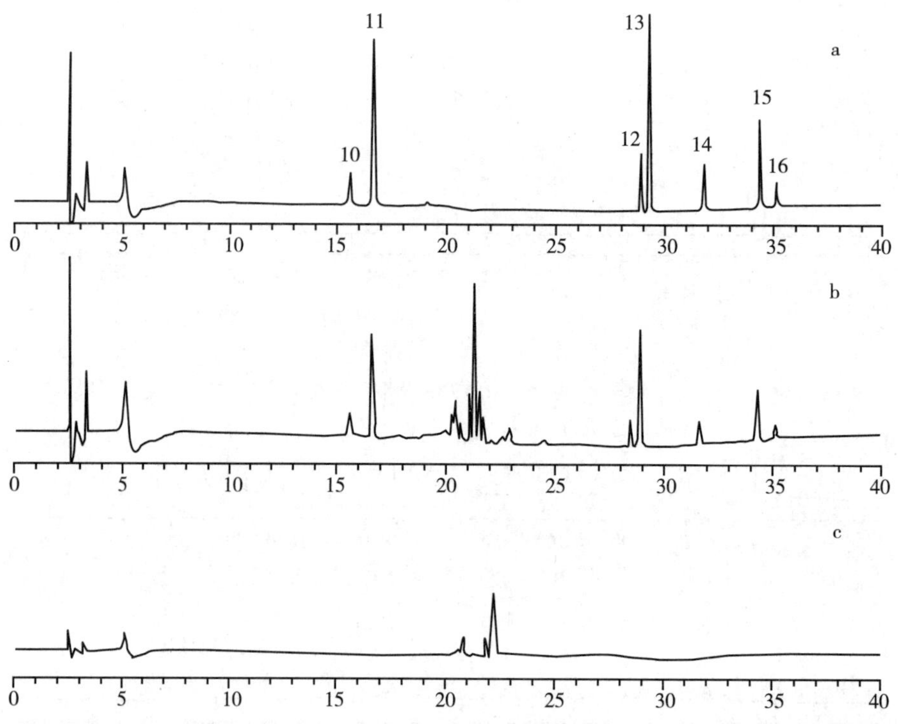

图 2-50　三黄泻心汤 HPLC

1. 黄芩苷；2. 汉黄芩苷；3. 黄芩素；4. 汉黄芩素；5. 盐酸小檗碱；6. 盐酸巴马汀；7. 反-3，5，4-三羟基苯乙烯基4′-O-β-D-葡萄糖苷；8. 番泻苷 A；9. 4′-羟基苯基-2-丁酮4-O-β-D-[6″-O-（4‴-羟基）-桂皮酰基]-葡萄糖苷；10. 芦荟大黄素-8-O-葡萄糖苷；11. 大黄酸-8-O-葡萄糖苷；12. 芦荟大黄素；13. 大黄酸；14. 大黄素；15. 大黄酚；16. 大黄素甲醚；a. 对照品；b. 样品；c. 阴性样品；A. 色谱条件 1（黄芩阴性）；B. 色谱条件 2（黄连阴性）；C. 色谱条件 3（280nm，大黄阴性）；D. 色谱条件 4（430nm，大黄阴性）

2.3.5 线性关系考察　标准曲线分别以混合对照品 A，B，C 溶液为母液，用甲醇稀释至母液浓度的 1/2，1/4，1/8，1/16，分别按照色谱条件 1，2，3，各进样 10μL 分析，以对照品质量浓度（mg/L）为横坐标，峰面积为纵坐标，计算回归方程。结果见表 2-11。

表 2-11　线性关系考察

成分	回归方程	r	线性范围（mg/L）
HQ1	$Y = 21082X + 20932$	1.0000	7.50 ~ 120.00
HQ2	$Y = 12445X - 218.38$	0.9999	0.73 ~ 11.60
HQ3	$Y = 48268X - 57.167$	0.9999	0.15 ~ 2.40
HQ4	$Y = 16580X + 1.2917$	0.9999	0.08 ~ 1.20
HL1	$Y = 40801X - 2751.7$	0.9998	2.15 - 34.40
HL2	$Y = 45380X - 156.61$	0.9998	0.52 ~ 8.30

续表

成分	回归方程	r	线性范围（mg/L）
DH1	$Y=23573X-440.83$	0.9999	0.43～6.87
DH2	$Y=6695.4X+77.417$	0.9999	0.53–8.40
DH3	$Y=15893X-2202.1$	0.9999	0.41～6.63
DH4	$Y=8929.9X+141.58$	0.9999	0.16～2.55
DH5	$Y=7243.9X+532.25$	0.9999	0.99～15.80
DH6	$Y=32746X+609.04$	0.9999	0.06～0.88
DH7	$Y=17015X+363.83$	1.0000	0.34～5.40
DH8	$Y=25042X+303.29$	0.9998	0.06～0.90
DH9	$Y=27841X+485.37$	0.9999	0.10–1.60
DH10	$Y=17606X+285.79$	0.9995	0.04～0.65

2.3.6 精密度试验　取混合对照品溶液连续进样6次，记录峰面积，各成分测定结果的RSD在0.2%～1.9%，表明精密度良好。

2.3.7 重复性试验　精密称取醇提物6份，各10mg，制备成供试品溶液，各进样10μL分析，记录峰面积，各成分测定结果的RSD在0.5%～4.2%，表明方法重复性良好。

2.3.8 稳定性试验　精密称取醇提物10mg，制备成供试品溶液，分别在0小时、2小时、4小时、6小时、8小时、12小时进样10μL分析，记录峰面积，各成分测定结果RSD在0.2%～1.5%，说明供试品溶液在0～12小时内稳定。

2.3.9 加样回收试验　精密称取醇提物9份，各5mg，置于量瓶中，按低、中、高浓度分别精密加入混合对照品溶液，加甲醇定容至25mL量瓶中，每一浓度取3份，各进样10μL分析，记录峰面积，结果平均回收率在96.77%～102.45%，RSD在1.3%～3.7%。

2.3.10 含量测定　精密称醇提物及水提物各10mg，分别置于量瓶中，加甲醇定容至25mL，各进样10μL分析。结果见表2-12。

表2-12　三黄泻心汤醇提物的含量测定（$n=2$）

成分	醇提物	成分	醇提物
HQ1	164.93	DH3	25.97
HQ2	44.79	DH4	9.31
HQ3	8.47	DH5	49.86
HQ4	5.56	DH6	2.08
HL1	41.94	DH7	18.06
HL2	11.46	DH8	2.22
DH1	25.63	DH9	4.58
DH2	27.92	DH10	2.08

3 讨论

三黄泻心汤是清热解毒、活血化瘀的经典小复方，临床上广泛应用于各种炎症的治疗，但目前研究多关注于急性炎症的抗炎活性研究，与抗炎活性有关的物质基础研究少有报道。因此本文以三黄泻心汤水提物与醇提物为研究对象，进行了抗炎活性的对比研究，结果表明，醇提物能够显著降低二甲苯所致的小鼠耳肿胀度，是三黄泻心汤抗炎活性的有效提取物。

同时，本文还对三黄泻心汤醇提物进行了成分分析，明确了其成分组成，并对其主要成分的含量以及各成分之间的量比关系进行了分析。三黄泻心汤醇提物中主要含有黄芩苷、小檗碱、蒽醌苷等16种活性成分，其中以黄芩苷含量最高，约占所测成分总量的37%，此外，大黄酸-8-*O*-葡萄糖苷、汉黄芩苷、小檗碱等成分也具有较高的含量，均占所测成分总量的10%左右。大量试验研究证实，上述成分均具有较好的抗炎活性，从而进一步明确了三黄泻心汤醇提物的抗炎活性的物质基础。在对醇提物的成分分析中，作者还与水提物的物质组成及各成分之间的量比关系进行了对比分析，结果显示虽然水提物中也含有众多抗炎活性成分，但两种提取物无论是在化学成分的组成还是各主要成分的量比关系方面都具有显著的差异，醇提物中黄酮-生物碱-蒽醌类成分的量比关系约为9∶2∶5，而水提物中上述三类成分的量比关系是12∶2∶3，这也提示了抗炎活性不仅与物质基础的组成相关，而且所含化学成分的量比关系改变是导致其活性变化的重要因素，这与中药复方的配伍理论有着高度的相似性。

通过本文的研究，不仅明确了三黄泻心汤抗炎作用的有效提取物，并且对其进行了初步的成分分析，也丰富了三黄泻心汤的研究内容，为进一步开发物质基础清晰、疗效确切的中药创新药物提供了新思路。

【论文来源】

姚佳琪，肖永庆，刘颖，于定荣，麻印莲，李鹏远，李丽*. 三黄泻心汤水、醇提取物抗炎作用比较及有效提取物的成分分析 [J]. 中国实验方剂学杂志，2015，21 (13)：31-35.

三黄泻心汤组分配伍方的图谱表征及活血化瘀优势方的成分分析

三黄泻心汤为中医临床的经典小复方，首载于《金匮要略》，由大黄、黄芩、黄连三味中药组成，具有清热解毒、活血化瘀等功效。现代药理研究发现其在降血脂、降低血液黏稠度、抗血小板聚集、改善动脉粥样硬化等方面具有显著活性，因此该方被广泛应用于高血压、脑血栓等疾病的治疗。

目前，临床上广泛应用以三黄泻心汤（大黄∶黄芩∶黄连=2∶1∶1）为基础的“泻心汤”类方，这些类方主要通过改变大黄在方剂中的用量来调控其治疗作用，其实质是改变类方中化学成分的量比关系而实现不同疗效的目的。但此类方剂制剂工艺参差不齐，质量差别较大，疗效难以准确控制。因此，本文拟从“炮制配伍”理论出发，利用大黄生片、熟片和炭片之间化学成分组成及量比关系的差异，进行三黄泻心汤组分配伍方的研究，将生大黄、熟大黄和大黄炭分别与黄芩、黄连配伍，依据各饮片中主要化学成分的含量及三黄泻心汤原方比例进行组分配伍，采用 HPLC 法对 9 个组分配伍方进行化学成分的图谱表征，并对以急性血瘀大鼠模型筛选的活血化瘀优势方进行成分分析，明确其成分组成及各成分间的量比关系，为揭示组分配伍与功效的相关性以及开发质量稳定可控、疗效确切的泻心汤类组分中药奠定基础。

1　材料

1.1　仪器

岛津 LC－20 AT 高效液相色谱仪，LC solution 工作站，SPD－M20 A 检测器；METTLER TOLEDO XS105 电子天平（特勒－托利多仪器有限公司）；FA2204B 电子天平（上海精密科学仪器有限公司）。

1.2　试剂与药品

芦荟大黄素－8－*O*－葡萄糖苷、大黄酸－8－*O*－葡萄糖苷、大黄酸、大黄酚（实验室自制）；黄芩苷（批号 110715－201016）、芦荟大黄素（批号 110795－201308）、大黄素（批号 110756－200110）、大黄素甲醚（批号 110758－200912），均购自中国食品药品检定研究院；盐酸小檗碱（批号 110620），购自四川省维克奇生物科技有限公司；甲醇、乙腈（美国 Fisher 公司，色谱纯）；娃哈哈纯净水，其他试剂均为分析纯。以上对照品纯度均大于 98%。

组分配伍方制备：根据三黄泻心汤原方比例（大黄：黄芩：黄连＝2：1：1），拟定本试验供试组分配伍方的饮片比例为 1：1：1、2：1：1 和 4：1：1。同时，参考《中国药典》2010 年版收载的三黄片配伍方式，分别以生大黄、熟大黄、大黄炭与黄芩苷、盐酸小檗碱配伍组方。大黄饮片以复合鞣质、蒽醌苷及蒽醌苷元为配伍组分，配伍量比依据其在大黄生、熟、炭三种饮片中的平均含量计算，共制备 9 个组分配伍方，其中组分配伍方 7 为活血化瘀优势方。

2　方法与结果

2.1　色谱条件

Agilent Eclipse XDB－C_{18}色谱柱（250mm×4.6mm，5μm），流动相乙腈（A）－1%甲酸水溶液（B），柱温 30℃；检测波长 280nm；流速 0.8mL/min；进样量 10μL。组分配伍方特征图谱梯度洗脱程序：2% A（0～7 分钟），2%～20% A（7～10 分钟），20%～25% A（10～30 分钟），25% A（30～40 分钟），25%～50% A（40～45 分钟），50%～60% A（45～55 分钟），60%～75% A（55～70 分钟），75%～100% A（70～85 分钟）。

活血化瘀优势方含量测定梯度洗脱程序：15%～25% A（0～10 分钟），25%～30% A（10～20 分钟），30%～45% A（20～25 分钟），45%～55% A（30～40 分钟），55%～70% A（40～45 分钟），70%～75% A（45～60 分钟），75%～100% A（60～65 分钟）。

2.2　对照品溶液制备

分别精密称取对照品芦荟大黄素－8－*O*－葡萄糖苷、大黄酸－8－*O*－葡萄糖苷、黄芩苷、盐酸小檗碱、芦荟大黄素、大黄酸、大黄素、大黄酚、大黄素甲醚适量，加甲醇制成质量浓度分别为 8.47mg/L、13.33mg/L、31.70mg/L、15.31mg/L、2.93mg/L、7.72mg/L、2.43mg/L、4.08mg/L、1.37mg/L 的混合对照品溶液。

2.3　三黄泻心汤组分配伍方特征图谱表征

2.3.1 供试品溶液制备　精密称取组分配伍方 7 粉末 2mg，置于容量瓶中，加甲醇定容至 10mL，混匀，即得供试品溶液。

2.3.2 精密度考察　精密称取组分配伍方 7 粉末 2mg，制备成供试品溶液，连续测定 6 次，测定各特征成分峰面积，计算各成分相对保留时间 RSD 值在 1% 以下，相对峰面积 RSD 值在 5% 以下，说明仪器精密度良好。

2.3.3 稳定性考察　精密称取组分配伍方 7 粉末 2mg，制备成供试品溶液，于制备后的 0 小时、2 小时、4 小时、6 小时、8 小时、12 小时进样分析，测定各特征成分峰面积，计算各成分相对保留时间 RSD 值均在 1% 以下，相对峰面积 RSD 值均在 3% 以下，说明样品稳定性良好。

2.3.4 重复性考察　精密称取组分配伍方 7 粉末 6 份各 2mg，制备成供试品溶液，各进样 10μL 分析，测定峰面积，计算各成分相对保留时间 RSD 值均在 1% 以下，相对峰面积 RSD 值均在 5% 以下，说明该方法重复性良好。

2.3.5 组分配伍方特征图谱测定　精密称取 9 个组分配伍方粉末各 2mg，制备成供试品溶液，分别进样 10μL 分析，见图 2－51。结果显示，9 个三黄泻心汤组分配伍方中均含有 24 个特征峰，以化学对照品对照归属了其中 9 个色谱峰。测定结果见图 2－52。

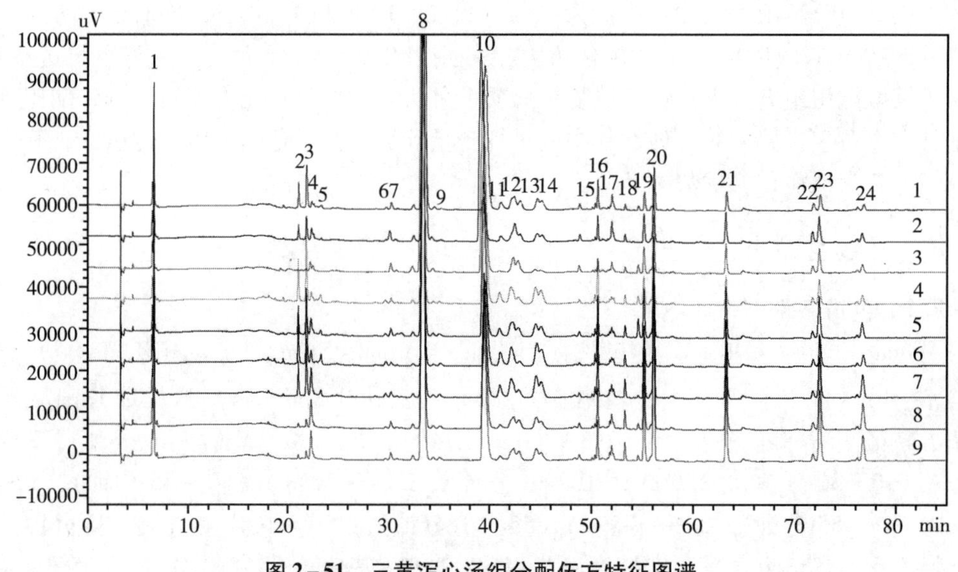

图 2－51　三黄泻心汤组分配伍方特征图谱

1～9 分别为组分配伍方 1～9

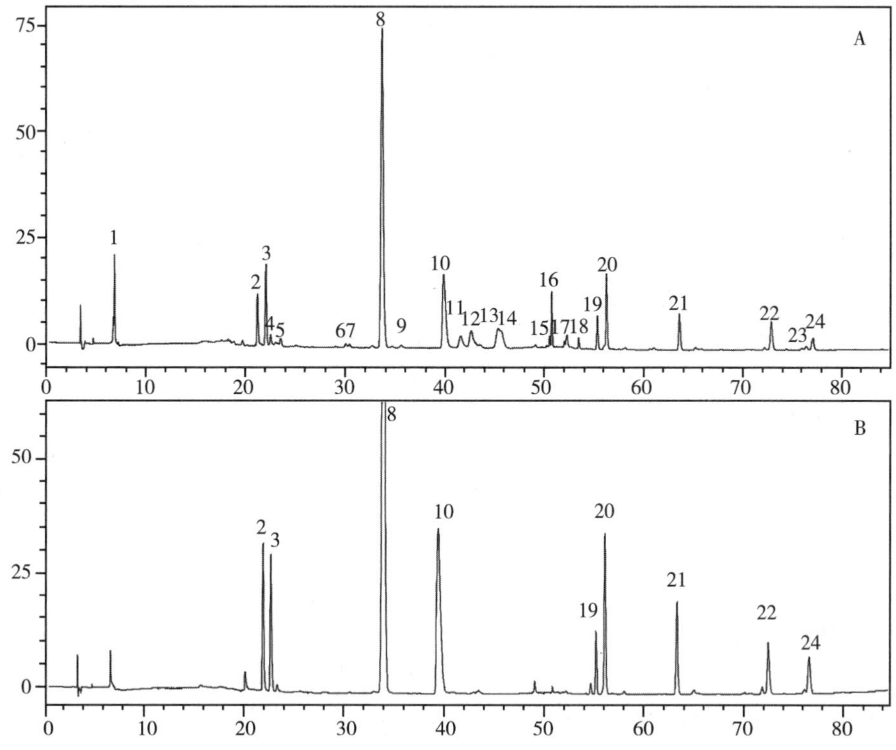

图 2-52　三黄泻心汤活血化瘀优势方样品与对照品

A. 样品；B. 对照品；2. 芦荟大黄素-8-*O*-葡萄糖苷；3. 大黄酸-8-*O*-葡萄糖苷；8. 黄芩苷；10. 盐酸小檗碱；19. 芦荟大黄素；20. 大黄酸；21. 大黄酚；22. 大黄素；24. 大黄素甲醚

2.4　活血化瘀组分优势方含量测定

2.4.1 供试品溶液制备　精密称取组分配伍方 7 粉末 1mg，置于容量瓶中，甲醇定容至 10mL，混匀，即得试品溶液。

2.4.2 线性关系考察　以混合对照品溶液为母液，用甲醇分别稀释至母液浓度的 1/2，1/4，1/8，1/16，分别进样 10μL 分析，以对照品浓度（mg/L）为横坐标，峰面积为纵坐标，绘制标准曲线。结果见表 2-13。

表 2-13　三黄泻心汤活血化瘀优势方含量测定线性关系考察结果

有效成分	回归方程	*r*	线性范围（mg/L）
芦荟大黄素-8-*O*-葡萄糖苷	$Y=16897X+93.417$	1.0000	0.53～8.47
大黄酸-8-*O*-葡萄糖苷	$Y=10869X+337$	1.0000	0.83～13.33
黄芩苷	$Y=31151X-15733$	0.9999	1.98～31.70
盐酸小檗碱	$Y=35027X-251.83$	1.0000	0.96～15.31
芦荟大黄素	$Y=27183X-107.29$	0.9999	0.18～2.93
大黄酸	$Y=15511X+761$	0.9999	0.48～7.72

续表

有效成分	回归方程	r	线性范围（mg/L）
大黄素	$Y = 44427X + 101.54$	0.9999	0.15 ~ 2.43
大黄酚	$Y = 26151X - 2672.7$	0.9999	0.25 ~ 4.08
大黄素甲醚	$Y = 19944X - 375.2$	0.9999	0.09 ~ 1.37

2.4.3 精密度、重复性、稳定性试验 取混合对照品溶液连续测定 6 次，测定峰面积，计算各成分 RSD 值均在 3% 以下，说明仪器精密度良好。

精密称取组分配伍方 7 粉末 6 份各 1mg，制备成供试品溶液，各进样 10μL 分析，计算各成分含量的 RSD 值均在 5% 以下，说明该方法重复性良好。

精密称取组分配伍方 7 粉末 1mg，制备成供试品溶液，于制备后 0 小时、2 小时、4 小时、6 小时、8 小时、12 小时进样分析，测定峰面积，计算各成分 RSD 值均在 5% 以下，说明样品稳定性良好。结果见表 2－14。

2.4.4 加样回收率试验 精密称取组分配伍方 7 粉末 9 份各 0.5mg，制备成供试品溶液，按供试品溶液浓度的 80%、100%、120% 分别精密加入混合对照品适量，加甲醇定容至 10mL，每一浓度取 3 份，各进样 10μL 分析，测定峰面积，计算各成分回收率为 98.29%～102.62%，各回收率 RSD 值在 5% 以下，说明样品回收率良好。结果见表 2－14。

表 2－14 三黄泻心汤活血化瘀优势方含量测定方法学考察结果（%）

有效成分	RSD			加样回收率	
	精密度	重复性	稳定性	平均回收率	RSD
芦荟大黄素－8－O－葡萄糖苷	2.30	3.06	1.22	100.62	3.05
大黄酸－8－O－葡萄糖苷	2.90	1.34	1.22	99.30	1.81
黄芩苷	2.81	1.94	0.15	102.62	2.21
盐酸小檗碱	1.73	4.57	0.16	98.29	1.81
芦荟大黄素	1.03	3.36	0.42	101.82	2.02
大黄酸	1.87	2.70	0.30	98.68	2.87
大黄素	1.78	4.98	0.24	100.67	2.86
大黄酚	2.81	2.46	3.23	99.57	3.01
大黄素甲醚	2.87	3.05	0.89	99.37	2.47

2.4.5 样品测定 精密称取组分配伍方 7 粉末 1mg，制备取供试溶液 1 份，进样 10μL 分析。色谱图见图 2－53，结果见表 2－15。

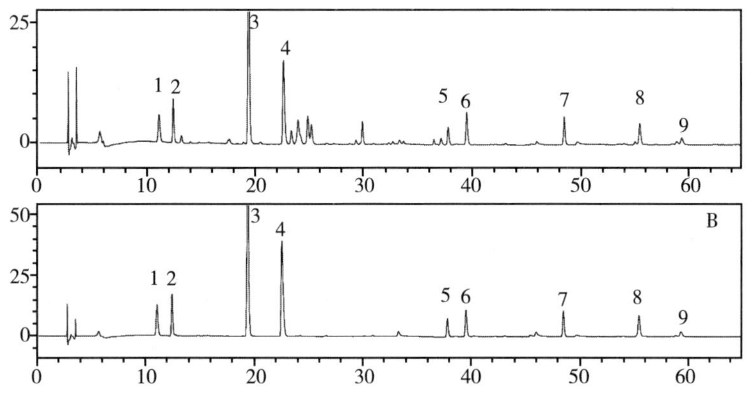

图 2-53 活血化瘀优势方样品与对照品色谱图

A. 样品；B. 对照品；1. 芦荟大黄素-8-*O*-葡萄糖苷；2. 大黄酸-8-*O*-葡萄糖苷；3. 黄芩苷；4. 盐酸小檗碱；5. 芦荟大黄素；6. 大黄酸；7. 大黄素；8. 大黄酚；9. 大黄素甲醚

表 2-15 三黄泻心汤活血化瘀优势方含量测定品

有效成分	含量（mg/g）
芦荟大黄素-8-*O*-葡萄糖苷	38.74
大黄酸-8-*O*-葡萄糖苷	73.59
黄芩苷	179.95
盐酸小檗碱	64.58
芦荟大黄素	14.08
大黄酸	47.01
大黄素	12.15
大黄酚	21.56
大黄素甲醚	9.28

3 讨论

本试验建立的三黄泻心汤组分配伍方特征图谱测定方法，在流动相的选择上，比较了甲醇-1%甲酸、乙腈-1%甲酸、乙腈-1%乙酸，最终选用乙腈-1%甲酸为流动相。在检测波长的选择上，以DAD检测器对供试品溶液进行了200~800nm全波长扫描，综合色谱峰个数与强度，最终确定280nm为检测波长。该方法稳定可靠，共确定24个特征峰，较全面地反映了三黄泻心汤组分配伍方中的有效成分，并以化学对照品对照归属了其中9个色谱峰。可用于三黄泻心汤组分配伍方的化学表征。9个组分配伍方特征图谱显示，各组分配伍方的主要化学成分组成相似，但在量比关系上有较大差异。

通过急性化瘀模型的筛选，9个组分配伍方中组分配伍方7具有较好的活血化瘀作用。因此，本文对其进行了进一步的成分分析。

该方主要含有黄芩苷、盐酸小檗碱、芦荟大黄素-8-O-葡萄糖苷、大黄酸-8-O-葡萄糖苷、大黄酸等9种成分，其中以黄芩苷的含量最高，约占所测总量的39.04%，其次为蒽醌苷（24.37%）、蒽醌苷元（22.58%）及盐酸小檗碱（14.01%），四者的比例约为2.8：1.7：1.6：1.0。

研究显示该方中盐酸小檗碱有抗动脉粥样硬化的活性，蒽醌类成分具有改善血液流变性的活性。本试验测得以上两类成分含量的总和占到了所测总量的60.94%，在组分配伍方7的活血化瘀活性中起到了关键作用。方剂中各组分量比关系的不同会造成其功效的差异，本试验中，组分配伍方7与其他组分配伍方在组分量比关系上有较大差别，并且显示出了优于其他配伍方的活血化瘀活性，进一步说明组分量比关系与其活性密切相关。

中药复方是中医临床的基本用药方式，并且通过药味的增减以及调整饮片用量来实现不同的治疗目的。本文以此为思路，通过组分配伍的形式对三黄泻心汤活血化瘀作用的药效物质基础进行了分析，为该方及其类方的应用提供了基础研究依据，也为开发基于三黄泻心汤的组分中药奠定了基础。

【论文来源】

李鹏远，李丽，梁日欣，王岚，刘颖，麻印莲，于定荣，姚佳琪，肖永庆*．三黄泻心汤组分配伍方的图谱表征及活血化瘀优势方的成分分析［J］．北京中医药大学学报，2015，38（03）：201-205.

五味子酸性组分的主要物质基础与生物活性研究

五味子为木兰科植物五味子 *Schisandra chinensis*（Turcz）Baill. 的干燥成熟果实，习称"北五味子"。五味子味酸、性温，具有收敛固涩、益气生津、补肾宁心的功效，用于久嗽虚喘、梦遗滑精、久泻不止、内热消渴、心悸失眠等症，是常用的收涩药。"五味子皮肉甘酸"，酸乃五味之一，能收能涩，具有收敛固涩的作用，也是收涩药的性味特征。由此提示，五味子中酸性组分可能是其收敛固涩作用的物质基础。因此，本文以北五味子为原料，分离、制备了五味子酸性组分，并对其进行了主要组成成分的定性定量分析和与其功能相关的生物活性研究，以期揭示五味子酸性组分的组成及其生物活性，为分析五味子味、能相关性提供科学依据。

1 材料

1.1 仪器

Waters 高效液相色谱仪（Waters 2695 Separations Module，Waters 2996 PAD 检测器，Empower 2 数据处理软件），KQ-500DB 型超声清洗器（昆山市超声仪器有限公司），GF-D800 型半自动生化分析仪（山东高密彩虹分析仪器有限公司）。

1.2 试药

乙腈为色谱纯，水为纯净水，使用前均经 0.45μm 滤膜滤过；其他试剂均为分析纯。印度墨汁（北京西中化工厂生产，批号 8205011），二硝基氯苯（DACB），10% 的脱毛剂，伊文思蓝，丙酮。对照品柠檬酸（111679 - 200401）购自中国食品药品检定研究院。奎尼酸为实验室分离制备，经核磁共振鉴定，纯度达到 98% 以上，可供含量测定用。

1.3　动物

雄性昆明种小鼠，体重 18 ~ 20g；昆明种小鼠，（幼鼠体重 11 ~ 15g），北京大学医学部实验动物科学部提供，许可证编号 SCXK（京）2006 - 0008（0167112）。BALB/C 小鼠，雄性，体重 19 ~ 21g，中国药品生物制品检定所实验动物资源中心提供，许可证号 SIXK（京）2009 - 0017。

2　酸味基础物质的制备及分析

2.1　酸味基础物质的制备

五味子药材 20kg，取其皮肉，以 70% 乙醇渗漉提取，提取液经大孔树脂 D101 柱色谱富集和溶剂分离，酸性组分 780g。

2.2　酸味基础物质的含量测定

2.2.1 色谱条件　Spursil C18 柱（4.6mm × 250mm，5μm），Phenomenex 保护柱（柱芯 3mm × 4mm），流动相为乙腈 - 15mmol/L 磷酸二氢钾溶液（1∶99）（pH 2.0），检测波长 210nm，流速 1.0mL/min，柱温 30℃。此条件下样品中奎尼酸和柠檬酸与其他成分可达到基线分离（图 2 - 54）。

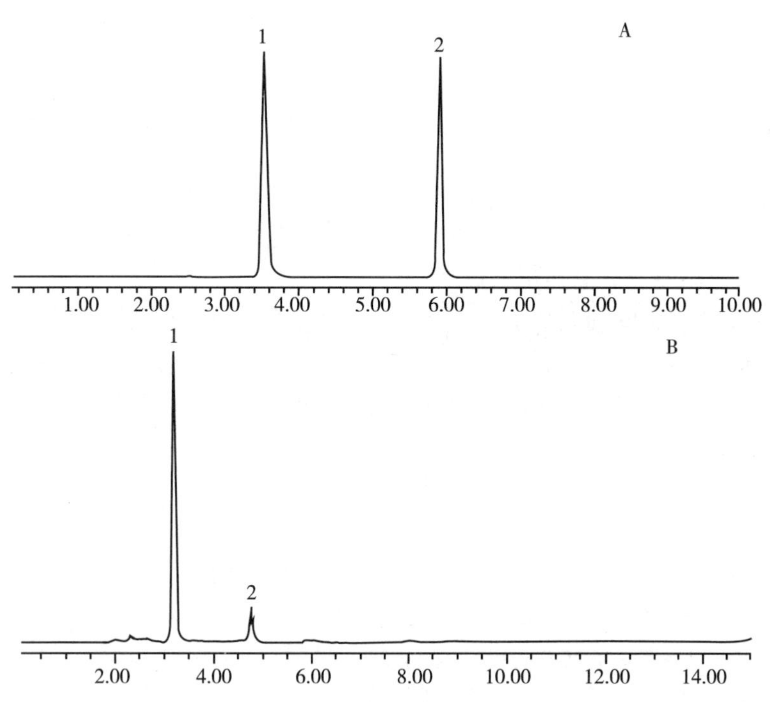

图 2 - 54　“酸味”基础物质中有机酸类成分的含量

A. 对照品；B. 样品；1. 奎尼酸；2. 柠檬酸

2.2.2 对照品溶液的制备 精密称取奎尼酸、柠檬酸适量至5mL量瓶中，水溶解并定容至刻度，摇匀，制成0.509、2.378g/L的对照品溶液备用。

2.2.3 供试品溶液的制备 取五味子酸味物质0.5g，精密称定，置具塞锥形瓶中，精密加入30%甲醇25mL，密塞，称定质量，超声提取40分钟，放冷，密塞，再称定质量，用30%甲醇补足减失的质量，摇匀，滤过，取续滤液10mL回收溶剂至干，再以10mL水溶解，以微孔滤膜（0.45μm）滤过，即得。

2.3 结果

五味子"酸味"基础物质中仅含有柠檬酸和奎尼酸两种有机酸，其中柠檬酸含量为48.14%，奎尼酸含量为6.94%，二者总量达55.08%。

3 酸味基础物质的生物活性研究

3.1 对小鼠负重游泳时间的影响

按体重选取18～20g的雄性小鼠，设空白、溶剂对照组；酸味基础物质设2个剂量组（10g/kg，5g/kg）；每组小鼠10只。灌胃给药后30分钟将小鼠按体重的8%负重，放入30cm×25cm×20cm，22～25℃的塑料水盒中进行负重游泳试验。同时记录时间，以小鼠鼻部没入水中10秒不能浮出水面者即为体力耗竭，即刻记时，即为小鼠游泳时间，见表2-16。

表2-16 对小鼠负重游泳和耐常压缺氧时间的影响（$\bar{x} \pm s$，$n=10$）

组别	剂量（g/kg）	小鼠游泳时间（秒）	耐缺氧时间（分钟）
空白对照	-	3.76±2.08	13.55±2.67
溶剂对照	-	5.93±1.72[1)]	12.94±1.92
高剂量	10.0	6.72±3.39[1)]	13.11±2.25
低剂量	5.0	7.79±2.85[2)]	14.27±2.32

注：与空白对照比较[1)] $P<0.05$；[2)] $P<0.001$。

3.2 对小鼠耐常压缺氧作用的影响

按体重选取18～20g的雄性小鼠，设空白、溶剂对照组；酸味基础物质设2个剂量组（10g/kg、5g/kg）；每组小鼠10只。灌胃给药后30分钟将小鼠放入盛有15g钠石灰的广口瓶内（每瓶只放1只小鼠），用凡士林涂抹瓶口盖严，使之不漏气，即刻计时。以呼吸停止为指标，观察小鼠因缺氧而死亡的时间。与对照组比较进行统计学处理。结果见表2-16。

结果显示，五味子酸味物质低剂量可以显著延长小鼠游泳时间，与空白对照组比较有显著性差异（$P<0.001$），说明酸味物质具有较好的抗疲劳。

3.3 对小鼠免疫细胞、胸腺、脾脏质量的影响

按体重选取11～15g的雄性小鼠，设空白、溶剂对照组；酸味基础物质设高、低两个剂量组分别为10g/kg，5g/kg，每组用小鼠10只。灌胃给药0.2mL/10g，每日1次，连续给药10天。末次药后40分钟将小鼠脱颈处死，取胸腺、脾脏，用滤纸吸干水分后即在分析天平上称质量，计算脏器指数。脾、胸腺指数=脾、胸腺质量（mg）/体重

(10g)。结果见表 2-17。

表 2-17　对小鼠免疫器官质量的影响（$\bar{x}\pm s$，$n=10$）

组别	胸腺质量（mg）	胸腺指数	脾脏质量（mg）	脾脏指数
空白对照	108.7 ±10.6	4.3 ±0.4	129.7 ±2.7	5.1 ±1.0
溶剂	122.2 ±20.6	4.8 ±0.7	125.4 ±18.1	4.9 ±0.7
高剂量	122.4 ±17.6	4.7 ±0.5	155.7 ±41.9	5.9 ±1.6
低剂量	148.6 ±46.1	5.5 ±1.8 2)	167.7 ±29.5	6.2 ±1.0 1)

注：与空白对照组比较 1) $P<0.05$；2) $P<0.01$。

结果显示，给药组动物胸腺指数、脾脏指数与空白对照组和溶剂对照组比较均有不同程度增加，其中低剂量胸腺指数、脾脏指数与正常对照组比较增加的明显（$P<0.05$，$P<0.01$），提示酸味物质可明显增加小鼠免疫器官质量，具有免疫增强作用。

3.4　小鼠网状内皮系统对血流中炭粒吞噬廓清能力的影响

小鼠按体重随机分为 12 组，每组 10 只。酸味基础物质设高（10g/kg）、低（5g/kg）剂量组，每日灌胃给药 1 次 0.02mL/g，正常对照组、溶剂对照组灌胃等量蒸馏水和加有吐温-80 的蒸馏水溶液。连续给药 10 天，末次药后 24 小时，于尾静脉注入印度墨汁（用 1% 的明胶溶液 4 倍稀释）0.1mL/10g。同一只动物分别于注入墨汁 30 秒和 6 分钟由眼眶采血 25μL，放入装有 2mL 0.1% 的 Na_2CO_3 试管中。

以正常小鼠血液 25μL 溶于 2mL 0.1% Na_2CO_3 液体调零，于分光光度计 675nm 处比色测定 OD 值，按下列公式计算吞噬指数 K 值及吞噬系数（矫正吞噬指数 a），见表 2-18。

$$K=\frac{\log C_1-\log C_2}{T_2-T_1}\qquad a=\frac{W}{WLS}\sqrt[3]{K}$$

表 2-18　对小鼠 RES 吞噬功能的影响（$\bar{x}\pm s$，$n=8$）

组别	剂量（g/kg）	K 值	a 值
正常对照	-	0.013 ±0.007	5.008 ±1.225
溶剂对照	-	0.012 ±0.004	5.236 ±1.281
高剂量	10.0	0.025 ±0.009 1)	6.894 ±1.141 2)
低剂量	5.0	0.020 ±0.010 3)	6.822 ±1.098 2)

注：与正常对照组比较 1) $P<0.05$；2) $P<0.01$；3) $P<0.001$。

结果显示，高、低剂量组可显著提高正常小鼠腹腔巨噬细胞吞噬功能，提高吞噬指数 K 值和吞噬系数 a 值，与正常对照组、溶剂对照组比较有显著性差异，说明酸味物质对小鼠非特异性免疫功能有较好的促进作用。

3.5　对二硝基氯苯所致迟发型皮肤过敏反应的影响

小鼠按体重随机分为 12 组，给药组从致敏当日起每日灌胃五味子酸味基础物质（10g/kg，5g/kg）共 13 天，空白对照组和溶剂组给等容积蒸馏水和加有吐温的溶液。首次给药即于脱毛的颈部皮肤上滴 12.5% DNCB 丙酮溶液 8 微升/只致敏。13 日后，在事先脱毛的同一只小鼠腹部皮肤上涂 5.0% DNCB 丙酮溶液 10 微升/只进行攻击。24 小时后，每鼠尾静脉注射1%伊文思蓝10mL/kg。30分钟后，处死小鼠，取下腹部染蓝皮肤，剪碎，置试管中，用1∶1丙酮生理盐水溶液4mL浸泡24小时后，离心取上清液，用分光光度计测定吸光度。以吸光度表示迟发型过敏反应的强度。吸光度越大，反应越强。结果以吸光度（X）及其标准差（SD）表示，进行组间比较，见表2-19。

表2-19 对小鼠DNCB迟发性皮肤过敏反应的影响（$\bar{x} \pm s$，$n=10$）

组别	剂量（mg/kg）	皮肤反应（A）	吸光度增加（%）
空白对照	-	0.117±0.029	-
溶剂对照	-	0.134±0.029	-
高剂量	10.0	0.127±0.034	9
低剂量	5.0	0.201±0.070[1)]	72

注：与正常对照组比较[1)] $P<0.001$。

结果可见五味子酸味物质低剂量组A增加明显，与正常对照组比较差异显著，提示在对二硝基氯苯所致迟发型皮肤过敏反应中，五味子酸味物质能够抵抗迟发型皮肤过敏反应，对身体起到较好的保护作用。

4 讨论

五味子化学成分种类丰富，除含有多种木质素类成分外，还含有约20%的有机酸类成分。本文采用有机溶剂提取，大孔树脂及有机溶剂分离的方法富集了五味子中的酸性组分，并通过HPLC分析，明确了酸性组分主要由柠檬酸和奎尼酸组成，总量约为55.8%，其中又以柠檬酸为主，含量为48.1%。柠檬酸是三羧酸循环中重要的中间代谢产物，对糖和脂肪酸的代谢有着极其重要的意义，因此被广泛应用于食品、饲料、化妆品及环境治理。

有研究报道，雾化吸入柠檬酸可减轻肺成纤维细胞增生及胶原纤维沉积，降低肺纤维化相关蛋白MMP-9及TIMP-1的表达。

本文研究结果显示，五味子酸性组分能够显著延长小鼠负重游泳时间，明显增加小鼠免疫器官质量、提高小鼠巨噬细胞的吞噬功能，并能抵抗二硝基氯苯导致的迟发型皮肤过敏反应，说明五味子酸性组具有较好的抗疲劳和免疫增强作用。因此，五味子临床上除广泛应用于肝脏疾病的治疗，对心血管疾病及糖尿病也有着较好的疗效，这与其所含有的有机酸类成分有着密不可分的关系。进一步深入研究五味子中酸性组分与其他成分的量比关系，以及由此所导致的生物活性变化，对于五味子的开发利用具有重要的意义。

【论文来源】

李丽，肖永庆*，刘颖，顾雪竹，于定荣，李文，朱明贵，殷小杰．五味子酸性组分的主要物质基础与生物活性研究［J］．中国实验方剂学杂志，2014，20（06）：70-73.

五味子苦味物质组成及其生物活性研究

五味子始载于《神农本草经》，列为上品，是药食两用的常用中药之一。《唐本草》谓之“皮肉甘酸，核中辛苦，都有咸味”，故而得名五味子。据《唐本草》中关于“苦味”的叙述以及课题组对五味子的化学成分研究，本文以五味子种子为原料，分离制备苦味物质，并根据五味子的功能主治及苦味药物能燥、能泄的功效特点，对五味子苦味物质进行生物活性研究，为揭示五味子苦味物质组成及其与五味子药性及功效的相关性提供科学依据。

1　材料

1.1　仪器

Waters 高效液相色谱仪（Waters 2695 Separations Module，Waters 2996 PAD 检测器，Empower 2 数据处理软件），KQ－500DB 型超声清洗器（昆山市超声仪器有限公司），YLS－1A 型多功能小鼠自主活动记录仪（山东省医科院设备站），GF－D800 型半自动生化分析仪（山东高密彩虹分析仪器有限公司）。

1.2　试剂与试药

乙腈为色谱纯，水为纯净水，使用前均经 0.45μm 滤膜滤过；其他试剂均为分析纯。戊巴比妥钠（批号 020402），购自北京化学试剂公司；总胆固醇测定试剂盒（TC，批号 20111103）；三酰甘油测定试剂盒（TG，批号 20111103）；高密度脂蛋白胆固醇测定试剂盒（HDL，批号 20111103）；低密度脂蛋白胆固醇测定试剂盒（LDL，批号 20111103）。

五味子甲素（批号 110764－200609）、五味子乙素（110765－200710）、五味子醇甲（110857－200709）、五味子酯甲（批号 111529－200503）购自中国生物制品检定研究院，五味子丙素为课题组自五味子中分离鉴定，含量达到 98% 以上，可供含量测定用。五味子药材购自辽宁省丹东市大梨树村五味子种植基地，经中国中医科学院中药研究所胡士林研究员鉴定为木兰科植物五味子 *Schisandra chinensis*（Turcz）Baill. 的干燥成熟果实。

高脂饲料（胆固醇 1%、猪胆盐 0.2%、猪油 10%、蛋黄粉 10%、0.2% 甲基硫氧嘧啶），基础饲料 88.6%，由维通利华饲料厂加工。

1.3　动物

昆明种小鼠，雄性，体重 18～22g，许可证号 SCXK（京）2006－0008（0167112），北京大学医学部实验动物科学部提供。SD 大鼠，雄性，许可证号 SIXR（京）2009－001（0241505），由中国食品药品检定研究院实验动物资源中心提供。

2　五味子苦味物质的制备与分析

2.1　五味子苦味物质的制备

五味子药材 20kg，以水浸泡分离果皮与种子，种子粉碎后以水蒸气蒸馏法提取挥发油，药渣再以乙醇提取，经硅胶柱色谱分离，得苦味物质241g。

2.2 五味子苦味物质主要成分的含量测定

2.2.1 色谱条件 Agilent XDB C_{18}（4.6mm×250mm，5μm），Phenomenex 保护柱（柱芯 3mm×4mm）。甲醇（A）-0.5%冰醋酸（B）梯度洗脱，0~25 分钟，62% A；25~37 分钟，62%~80% A；37~50 分钟，80%~90% A。流速 0.9mL/min，检测波长 254nm，柱温 35℃。在此条件下五味子苦味物质中 6 种木脂素类成分与其他组分均能达到基线分离。结果见图 2-55。

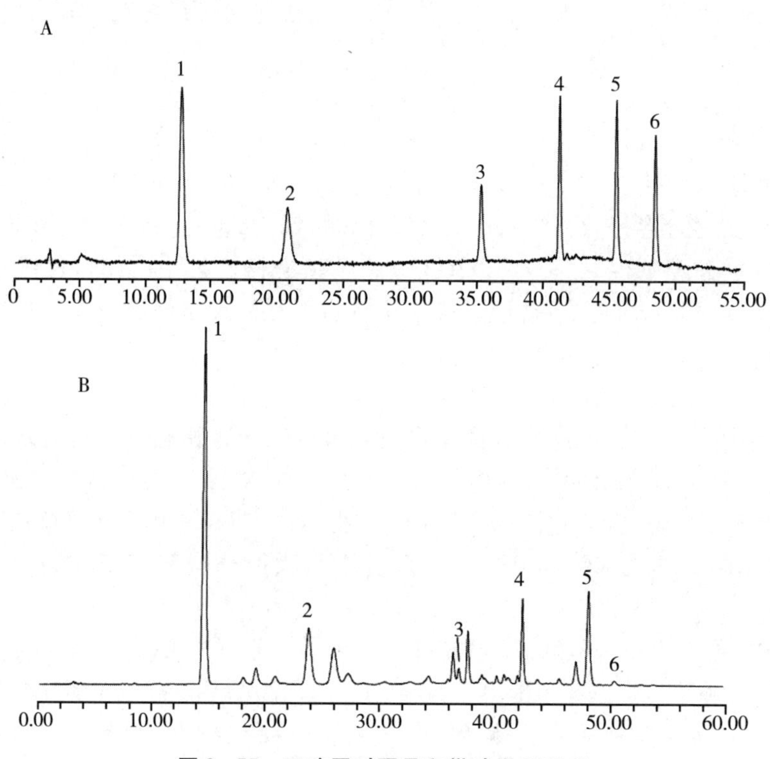

图 2-55 五味子对照品和供试品 HPLC

A. 对照品；B. 苦味物质；1. 五味子醇甲；2. 五味子醇乙；3. 五味子酯甲；4. 五味子甲素；5. 五味子乙素；6. 五味子丙素

2.2.2 供试品溶液制备 取五味子苦味物质 10mg，精密称定，加甲醇溶解定容至 25mL，过微孔滤膜（0.45μm），作为供试品溶液。

2.2.3 结果 五味子苦味物质中木脂素类成分总量达 42.50%，其中五味子醇甲的含量最高，为 20.38%，五味子丙素的含量最低，为 0.21%。结果见图 2-56。

3 五味子苦味物质的生物活性

3.1 苦味物质供试品溶液的制备

取苦味物质适量，加 0.2% 吐温-80 研磨均匀，缓慢加入蒸馏水配置成含药 0.5g/mL、0.125g/mL 的溶液。

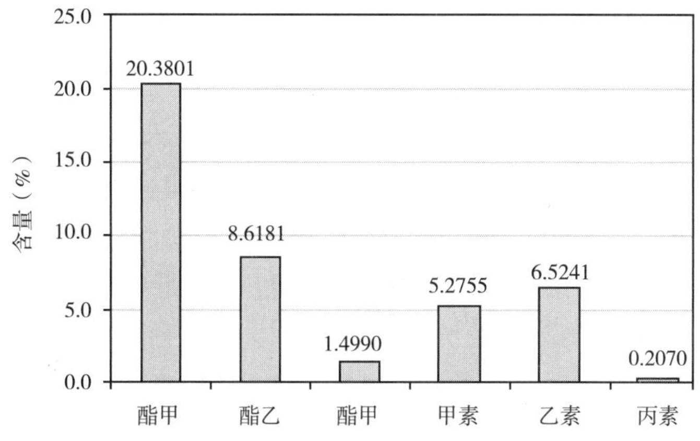

图 2-56　"苦味"物质中木脂素类成分的含量测定

3.2　对小鼠自主活动的影响

小鼠按体重随机分组，设高剂量组 10g/kg、低剂量组 5g/kg、空白对照组和吐温溶剂对照组，每组 10 只动物。先预防性给药 2 次，每天 1 次。第 3 天给药后 30 分钟，将小鼠放入活动仪的观察盒中，适应 5 分钟后测定各组小鼠 5 分钟内的活动次数，以活动次数的多少来判断药物镇静作用的强弱。结果见表 2-20。

表 2-20　五味子苦味物质对小鼠自主活动的影响（$\bar{x} \pm s$，$n=10$）

组别	剂量（g/kg）	5 分钟活动数（次）
空白对照	-	79.4 ±30.1
溶剂对照	-	86.2 ±22.3
五味子苦味物质	10	49.2 ±27.4[1)]
	5	78.0 ±25.2

注：与溶剂对照组比较[1)] $P<0.05$。

结果显示，苦味物质高剂量组对小鼠自主活动有明显的抑制作用，与溶剂对照组比较（$P<0.05$）。

3.3　对戊巴比妥钠小鼠睡眠时间的影响

按体重选取 18~22g 的雄性小鼠，随机分空白组、溶剂对照组苦味物质高、低剂量组（10g/kg、5g/kg），每组小鼠 10 只。灌胃给药后 40 分钟，腹腔注射 38mg/kg 戊巴比妥钠 0.01mL/g，以翻正反射消失为入睡时间，从翻正反射消失至恢复时间为睡眠持续时间。与空白对照组和溶剂对照组比较，用组间 t 检验检测其差异显著性。结果见表 2-21。

表 2-21　五味子苦味物质对小鼠睡眠阈值、睡眠时间的影响（$\bar{x} \pm s$，$n=10$）

组别	剂量（g/kg）	睡眠阈值（分钟）	睡眠时间（分钟）
空白对照	-	4.56 ±0.93	41.90 ±19.75
溶剂对照	-	4.49 ±1.37	23.99 ±12.67
五味子苦味物质	10	4.15 ±1.46	95.17 ±35.74[1)]
	5	4.59 ±1.36	59.58 ±41.82[1)]

注：与溶剂对照组比较[1)] $P<0.001$。

结果显示，苦味物质对小鼠睡眠阈值无明显影响；其高、低剂量组均能显著延长小鼠的睡眠时间表明苦味物质有较强的协同戊巴比妥钠的作用。

3.4 对小鼠负重游泳及耐常压缺氧作用的影响

按体重选取18～20g的雄性小鼠，随机分为空白组、溶剂对照组苦味物质高低剂量组（10g/kg、5g/kg），每组小鼠10只。灌胃给药后30分钟将小鼠放入盛有15g钠石灰的广口瓶内（每瓶只放1只小鼠），用凡士林涂抹瓶口盖严，使之不漏气，即刻计时。以呼吸停止为指标，观察小鼠因缺氧而死亡的时间。与对照组比较进行统计学处理。结果见表2-22。

表2-22 苦味物质对小鼠负重游泳时间和耐常压缺氧的影响（$\bar{x} \pm s$，$n=10$）

组别	剂量（g/kg）	小鼠游泳时间（秒）	耐缺氧时间（分钟）
空白对照	-	3.76±2.08	13.55±2.67
溶剂对照	-	5.93±1.72[1)]	12.94±1.92
五味子苦味物质	10	4.07±1.49	16.14±2.79[2)]
	5	6.0±3.86	15.14±1.57[2)]

注：与空白对照比较[1)] $P<0.05$；与溶剂对照组比较[2)] $P<0.05$。

结果显示，五味子苦味物质对小鼠负重游泳时间无明显影响；高、低剂量组均能延长小鼠耐缺氧时间。

3.5 对大鼠高脂血症的影响

雄性SD大鼠150只，随机分成空白对照组、溶剂对照组；模型组和给药组。空白对照组用普通饲料喂养15天，第16天开始每天灌胃蒸馏水一次10mL/kg，连续两周。模型组用高脂饲料喂养15天，第16天开始每天灌胃蒸馏水一次10mL/kg，连续两周。苦味物质分高剂量（7g/kg）、低剂量组（3.5g/kg）高脂饲料喂养15天，第16天开始每天灌胃药物10mL/kg，连续两周。试验结束时，禁食不禁水8～12小时，眼眶取血离心分离血清按试剂盒说明测定总胆固醇（TC）；甘油三酯（TG）；高密度脂蛋白胆固醇（HDL-C）；低密度脂蛋白胆固醇（LDL-C）。结果见表2-23。

表2-23 苦味物质对高脂血症模型大鼠血脂的影响（$\bar{x} \pm s$，$n=10$）

组别	剂量（g/kg）	TC	TG	HDL	LDL
空白对照组	-	77.93±9.10	61.99±19.89	50.50±8.36	0.91±6.43
溶剂对照组	-	79.24±11.55	59.34±25.91	52.29±8.52	-6.41±5.42
模型组	-	382.51±102.33[1)]	30.88±9.15[1)]	50.17±5.20	270.33±104.37[1)]
五味子苦味物质	10	238.69±57.12[3)]	22.66±1.28	67.26±10.93[2)]	97.08±63.90[2)]
	5	271.99±77.33[2)]	22.78±2.26	59.55±12.44[2)]	167.92±105.43[2)]

注：与溶剂对照组比较[1)] $P<0.01$；与空白对照比较；[2)] $P<0.05$；[3)] $P<0.01$。

五味子苦味物质高剂量组可显著降低TC含量、升高LDL含量，与空白对照组相比$P<0.01$，此外还能升高HDL含量（$P<0.05$）；低剂量组可降低TC含量，升高HDL

的含量，但程度不及高剂量组。

4　讨论

本文以有机溶剂提取，硅胶柱色谱分离制备了苦味物质，经 HPLC 分析确定五味子苦味物质以木脂素类成分为主，五味子醇甲、五味子醇乙、五味子甲素、五味子乙素、五味子酯甲、五味子丙素等 6 种成分总量约为 42.5%。这与文献关于五味子中木脂素类成分主要存在于种子的报道相符。

中药的性味是构成药物性能的基本要素，也是阐明药物特点和指导临床遣方用药的基本依据。五味，即辛、甘、酸、苦、咸 5 种味道，是中药的真实滋味与功效相结合的归纳。传统中医药理论认为苦味药具有泄火、燥湿等作用，多用于治疗湿热证、痈肿疮疡等。现代研究认为其多来源于生物碱、苷类和苦味质，但也只是粗略的划分，不排除成分的交叉和特殊成分的作用。而作为五味子苦味物质主要成分的木脂素是否具有与传统理论叙述的苦味药物功效相一致的药理作用呢？结合五味子的功能主治，本文观察了苦味物质对小鼠自主活动、睡眠时间、负重游泳时间、常压耐缺氧以及高血脂症大鼠血脂的影响，结果显示五味子苦味物质具有镇静、催眠、抗缺氧及调节血脂等作用。说明五味子苦味物质与广义上的苦味药物功效有一定差异，五味子本身就是“五味俱全”的一味特殊中药，因此其药理作用不仅体现了木脂素类成分的多种生物活性，而且也反映出多种木脂素之间及其与其他成分的相互作用。

有关五味子木脂素类成分的研究始于 20 世纪 70 年代，通过大量深入的研究，先后研发了治疗慢性肝炎的新药联苯双酯（DDB）和双环醇（bicyclol），但都是基于单体成分经结构修饰或经化学合成的药物。从本文的研究结果可知，苦味物质更符合中医药传统理论的用药原则，进一步深入研究有望开发出物质组成清楚疗效确切的中药新药。

【论文来源】

李丽，肖永庆*，刘颖，顾雪竹，于定荣，李文，般小杰，朱明贵．五味子苦味物质组成及其生物活性研究［J］．中国实验方剂学杂志，2014，20（05）：110－113.

白花前胡蜜炙前后的药效学比较研究

前胡为临床常用的止咳化痰药，来源于伞形科植物白花前胡 *Peucedanum praeruptorum* Dunn 的干燥根，其性味苦、辛，微寒，归肺经，具有散风清热、降气化痰等功效。前胡在中医临床上常炮制后入药如蜜炙前胡，其目的是增加前胡的润肺、止咳、祛痰功效。

目前对于前胡的药效研究主要集中在前胡生药及其主要的香豆素类成分方面，如白花前胡石油醚提取物直接加到家兔切开的气管，能抑制乙酰胆碱（ACh 及 KCl 引起的气管平滑肌收缩，对 ACh 及 KCl 引起的家兔气管平滑肌收缩的舒张作用较强，而对于不处于舒张状态的气管平滑肌无舒张作用，且认为前胡抑制平滑肌收缩机制可能与抑制钙离子内流有关；前胡具有较好的祛痰效力，且作用时间颇长，不同品种前胡的祛痰作用有一定的差异。

前胡水提物及乙酸乙酯提取物对氢氧化铵和枸橼酸试验性咳嗽有止咳作用，能明显增加小鼠呼吸道酚红排出量，对组胺性哮喘模型有抑制效果，显示有止咳祛痰平喘作用。此外，这两种提取物还有较强的镇痛和镇静作用，水提物药理作用比乙酸乙酯提取物强。白花前胡中的主要成分白花前胡甲素对心血管系统有较好的作用，如抗心律失常、抗心肌缺血等作用。而对于前胡炮制前后饮片的药效差异鲜有报道，本试验以化痰、止咳、平喘等药理指标，比较白花前胡炮制前后的药理作用，为深入揭示前胡蜜炙的炮制原理提供科学依据，同时为前胡不同饮片的临床合理应用提供可靠线索。

1 材料

1.1 动物

昆明种小鼠，雄性，体重22～24g，由北京大学医学部实验动物中心提供，合格证号ccyk（京）2006－0008；幼年豚鼠180～240g，雌雄兼用，由北京市海淀兴旺动物养殖场提供，许可证号SCXK 2006－0006。

1.2 药物与试剂

生前胡、蜜前胡水煎液浸膏（分别含生药2.23g/g，1.91g/g浸膏），临用前以蒸馏水配制成1g/mL试验时按需要进行等比稀释。复方鲜竹沥（痰咳净），江西禹欣药业有限公司（批号070901）；磷酸可待因，上海试剂公司。

1.3 仪器

晶体管超声波雾化器（鞍山市无线电一厂）；402AI超声雾化器（江苏鱼跃医疗设备股份有限公司）。

2 方法与结果

2.1 祛痰作用（对小鼠气管酚红排出量的影响）

小鼠按体重分成8组，每组10只。试验分两批进行，每批每组5只动物。设空白对照组（蒸馏水20mL/kg），阳性药对照组（复方鲜竹沥20mL/kg），生前胡和蜜前胡各3个剂量组（生药2.5g/kg、5.0g/kg、10.0g/kg）oig，1次/天，连续6天。末次给药40分钟后，每只小鼠ip 0.5%酚红溶液0.5mL，30分钟后处死，仰位固定，暴露气管，用注射器抽取5%碳酸氢钠溶液0.5mL，反复冲洗3次，冲洗气管，重吸出洗涤液，共3次，合并洗涤液以3000r/min离心10分钟，取上清液用分光光度计546nm测定吸光度A以*t*检验法比较组间差异，见表2－24。结果显示，复方鲜竹沥、生前胡和蜜前胡均能明显增加小鼠酚红排泌量，表明二者均有较好的祛痰作用。其中以蜜前胡中剂量效果最佳，两种样品之间差异不明显。

表 2-24　生前胡、蜜炙前胡对小鼠气管酚红排泌量的影响（$x \pm s$，$n=10$）

组别	剂量（g/kg）	酚红排泌量（A）
空白对照	-	0.085 ±0.022
复方鲜竹沥	20mL	0.119 ±0.033[1)]
生前胡	2.5	0.119 ±0.032[1)]
	5.0	0.125 ±0.035[2)]
	10.0	0.122 ±0.026[1)]
蜜前胡	2.5	0.115 ±0.029[1)]
	5.0	0.141 ±0.048[2)]
	10.0	0.127 ±0.038[2)]

注：与对照组比较[1)] $P<0.05$；[2)] $P<0.01$（表 2-25、2-26 同）。

2.2　镇咳作用（氨水喷雾致咳法）

小鼠按体重分成 8 组，每组 10 只。设空白对照组（蒸馏水 20mL/kg），阳性药对照组（磷酸可待因 0.03g/kg，生前胡和蜜前胡各 3 个剂量组，剂量、给药方法、时间同 2.1。末次药后 40 分钟，用超声波雾化器，在玻璃罐内加入 50mL 浓氨水，喷雾量在 6 挡，喷雾 10 秒，将小鼠放入罐中，再喷雾 20 秒。记录小鼠咳嗽潜伏期（喷雾开始到第 1 次咳嗽的时间）。观察 2 分钟内咳嗽次数，每批放 3 只小鼠，3 批重新换 1 次氨水。以 r 检验进行组间比较，见表 2-25。可以看出，磷酸可待因、生前胡与蜜前胡中、高剂量均能减少氨水引起的小鼠咳嗽次数。其中磷酸可待因，生前胡高剂量和蜜炙前胡中剂量、高剂量均能有效延长小鼠咳嗽的潜伏期。蜜前胡高剂量无论从潜伏期还是镇咳效果来看都略好于生前胡。

表 2-25　生前胡、蜜前胡对小鼠的止咳作用（$x \pm s$，$n=10$）

组别	剂量（g/kg）	咳嗽潜伏期（秒）	咳嗽次数（次/2 分钟）
空白对照	-	25.7 ±8.5	25.0 ±9.4
磷酸可待因	0.03	38.4 ±12.9[1)]	12.1 ±6.7[2)]
生前胡	2.5	31.2 ±10.7	19.8 ±7.9
	5.0	32.7 ±11.3	17.2 ±8.3[1)]
	10.0	37.3 ±4.5[1)]	15.1 ±8.4[2)]
蜜前胡	2.5	31.9 ±14.6	20.1 ±6.5
	5.0	37.8 ±12.1[1)]	17.0 ±6.7[1)]
	10.0	41.0 ±12.0[2)]	12.4 ±5.9[2)]

2.3　平喘作用（喷雾致喘法）

试验前 1 天对 180 ~240g 幼年豚鼠进行预选，豚鼠分别置于喷雾箱内，大气压力 86 ~106kPa，雾化率 >0.5mL/min，先将 1g/L 磷酸组胺喷入装置箱内充满，再将动物放入 20 秒后取出。经过一定的潜伏期脉鼠即产生哮喘，哮喘按程度分为 4 级：Ⅰ级呼吸加速，Ⅱ级呼吸困难，Ⅲ级抽搐，Ⅳ级跌倒。多数动物在 90 秒内即可出现Ⅲ或Ⅳ级反应；超过180秒者为不敏感，不予选用。次日将预选过的“哮喘”豚鼠随机分成7组，每组10只，即正常对照组，生前胡和蜜前胡各3个剂量组（生药2g/kg、4g/kg、8g/kg）。ig，10mL/kg，1次/天，第3天给药后30分钟，放入喷雾装置内按预选时的条件分别喷雾磷酸组胺。记录喷雾开始至症状出现的时间（以抽搐、跌倒为准）作为潜伏期，延长1倍为有效。以t检验进行组间比较。表2-26显示，生前胡和蜜前胡水煎剂对磷酸组胺诱发的哮喘潜伏期组较模型组潜伏期稍长，生前胡和蜜前胡低均以低剂量潜伏期较长，但与模型组比较没有显著性差异。

表2-26　生前胡、蜜前胡的平喘作用（$x \pm s$，$n=10$）

组别	剂量（g/kg）	潜伏期（s）
模型	-	47.4±19.3
生前胡	2	66.5±22.3
	4	56.5±15.5
	8	58.5±21.9
蜜前胡	2	81.3±39.0
	4	56.1±5.9
	8	55.9±10.9

3　讨论

现代研究表明白花前胡具有平喘祛痰、改善血液流变性、抗高血压、保护心脏、抗肿瘤以及改善脑缺血等多方面与其“降气化痰”相关的药理作用。本研究证明前胡蜜炙前后均能明显增加小鼠酚红排泌量，二者均有较好的祛痰作用，以蜜前胡中剂量效果为佳，2样品之间没有显著性差异。生前胡、蜜前胡对氨水引起的小鼠咳嗽有较明显抑制作用，生前胡高剂量和蜜炙前胡中、高剂量组能有效延长小鼠咳嗽潜伏期，有较明显的镇咳作用。蜜前胡高剂量无论从潜伏期还是镇咳效果来看都略好于生前胡。表明前胡炮制后润肺、化痰、止咳作用增强。生前胡、蜜前胡均能不同程度延长磷酸组胺诱发豚鼠哮喘潜伏期，以蜜前胡低剂量和生前胡低剂量平喘潜伏期较长，但与模型组比较没有显著性差异。

以上研究从药效学方面初步证实了前胡蜜炙后润肺、化痰、止咳作用较生品略有增强，为揭示前胡蜜炙的炮制原理提供了有价值的线索，深入的研究尚需结合前胡蜜炙前后的化学物质基础变化进行探讨。

【论文来源】

张村，殷小杰，李丽，李文，肖永庆*，于定荣，麻印莲．白花前胡蜜炙前后的药效学比较研究［J］．中国实验方剂学杂志，2010，16（15）：146-148.

川芎防风白芷方主成分及其组合对家兔离体脑基底动脉的作用

川芎、防风、白芷为历代治疗头痛的常用中药，常作为药对应用于治疗头痛的方剂。其中，川芎与白芷配伍即古方“芷芎散”（《普济方》），防风与白芷配伍即古方“防风白芷丸”（《普济方》），这两首方剂皆以偏正头痛为主治。因此，可以将川芎-防风-白芷复方看成芷芎散和防风白芷丸的合方。王永炎院士多年来的临床经验亦证明，川芎、防风、白芷3味药组方确实具有显著的临床疗效。

针对偏头痛发病过程中出现的脑血管舒缩功能障碍，本试验选择了血管舒缩功能为研究内容，首先对川芎、防风、白芷中的主要成分进行离体血管模型的研究，进而在单体成分血管活性研究的基础上，对方剂中主成分组合进行相同的试验研究，为探讨中药复方药效物质基础与其疗效的相关性奠定基础。

1 材料

1.1 动物

清洁级雄性家兔，体重2.5kg左右，由北京维通利华实验动物技术有限公司提供。合格证号SCXK-（京）-2005-0002。

1.2 药物

1.2.1 单体成分 防风色原酮Ⅰ葡萄糖苷、防风色原酮Ⅱ葡萄糖苷、防风色原酮Ⅰ、防风色原酮Ⅲ葡萄糖苷、藁本内酯、阿魏酸、欧前胡素，均为本所实验室分离制备，纯度>95%。

1.2.2 成分组合 根据王永炎院士的建议，以“调畅气血、和络止痛”为偏头痛的治疗原则，将川芎 *Ligusticum chuanxiong*、防风 *Saposhnikovia divaricata*、白芷 *Angelica dahurica* 的饮片配比定为（3∶2∶3）（均由本所胡世林研究员鉴定）。结合各主成分在饮片中的平均含量，确定主成分组合样品的组成及比例，制备成主成分组合样品P1。再以“和络止痛”为治则，川芎、防风、白芷饮片配比为（10∶8∶3），同法制备成主成分组合样品P2。

1.3 试剂

乙酰胆碱（ACh）；5-羟色胺（5-HT），美国Sigma公司产品。Krebs-Henseleit（K-H）液配方（mmol/L）：NaCl 118.96，KCl 4.73，KH_2PO_4 1.17，$MgSO_4$ 1.17，$NaHCO_3$ 25.0，$CaCl_2$ 2.54，葡萄糖11.1。以上试剂试药均为分析纯。

1.4 仪器

MP-150多导生理记录仪（美国Biopac公司）；离体组织孵育装置（美国Biopac公司）；TSD 125C（50g）张力传感器（美国Biopac公司）；PB 153-S电子天平［梅特勒—托利多仪器（上海）有限公司］。

2 方法

2.1 家兔基底动脉环制备方法

家兔耳缘静脉注入空气处死，迅速断头取基底动脉，置于冷的K-H液中，仔细制备2~3mm长的血管环。将血管环悬挂于预置20mL K-H液的浴槽中，温度（37.0±0.2）℃恒定，持续通入95% O_2和5% CO_2的混合气体。标本的一端固定，另一端经张力换能器连接MP-150多导生理记录系统，记录试验过程中张力的变化。稳定过程先以

0g 张力开始，维持 30 分钟后调节其基础张力至 200mg，平衡 30 分钟，动脉环稳定后，用 KCl（45mmol/L），5 – HT（2.4×10^{-8}mol/L）刺激，待收缩幅度稳定后用 K – H 液洗脱，共重复 3 次，以激发最大收缩并使血管收缩状态更稳定。用 ACh 10μmol/L 舒张主动脉环以检验内皮的完整性。即加入 ACh 后使 KCl 预收缩的血管环舒张 80% 以上，认为内皮完整。

2.2 家兔胸主动脉环的收缩和舒张功能的测定

血管环用 K – H 液清洗数次，使其保持基础张力。然后用分别用 KCl（45mmo1/L），5 – HT（2.4×10^{-8}mol/L），诱发最大收缩幅度为 100%，以加入药物后的血管张力幅度与 KCl，5 – HT 诱发最大收缩幅度之间的比率作血管舒张反应的量 – 效曲线；药物引起的收缩幅度均以第 3 次 KCl（45mmol/L），5 – HT（2.4×10^{-8}mol/L）引起的最大收缩幅度为相对标准值，用百分比表示。动脉环稳定后，采用累积加药法，分别向浴槽加入各受试样品，每 10 分钟加入 1 次，观察血管舒张的量效曲线。

2.3 统计学处理

采用 SPSS 13.0 统计软件，分别作单因素方差分析和独立样本 t 检验，数据以（$\bar{X}\pm s$）表示。P<0.05 为差异有统计学意义。

3 结果

3.1 对用 KCl 预收缩血管环张力的影响

KCl 45mmol/L 预收缩时，除防风色原酮Ⅰ葡萄糖苷、防风色原酮Ⅱ葡萄糖苷无明显舒张作用外，其他样品均能产生舒张作用。其中，藁本内酯、阿魏酸、欧前胡素、P1 及 P2 舒张血管的作用显著，最大舒张率可接近 100%，EC_{50}：P2 < 欧前胡素 < 藁本内酯 < P1，经单因素方差分析进行两两比较，$P<0.05$，差异具有显著统计学意义（表 2 – 27）。

表 2 – 27 各样品对 KCl 预收缩的家兔脑基底动脉环张力的影响

成分	起效范围（mg/L）	最大舒张率（%）	EC_{50}（mg/L）
防风色原酮Ⅰ葡萄糖苷	—	—	—
防风色原酮Ⅱ葡萄糖苷	—	—	—
防风色原酮Ⅰ	20 ~ 1280	88	386.99 ± 23.32
防风色原酮Ⅲ葡萄糖苷	80 ~ 1280	76	567.11 ± 71.12
藁本内酯	1.2 ~ 80	100	21.44 ± 0.10
阿魏酸	30 ~ 960	97	326.44 ± 15.18
欧前胡素	2 ~ 128	95	18.54 ± 0.39
P1	1.4 ~ 88	98	21.94 ± 0.56
P2	0.7 ~ 87	99	13.39 ± 0.43

3.2 主成分组合样品对用 5 – HT 预收缩血管环张力的影响

用 5 – HT 2.4×10^{-8}mol/L 预收缩时，2 个主成分组合样品均能产生明显的舒张作用，并呈剂量 – 反应关系，经独立样本 t 检验，$P<0.001$，具有显著的统计学差异（表 2 – 28）。

表 2-28　主成分组合样品对 5-HT 预收缩家兔脑基底动脉环张力的影响

成分	起效范围（mg/L）	最大舒张率（%）	EC_{50}（mg/L）
P1	2 ~ 66	100	26.27 ±0.49
P2	2 ~ 65	100	23.44 ±0.38

3.3　主成分组合中各单体成分的作用分析（KCl 模型）

主成分组合样品达到 EC_{50} 时，各单体成分均未达到单体应用时的有效浓度，无单体对抗 KCl 所致的家兔离体脑脊底动脉收缩的作用。以此结果计算，2 个主成分组合样品达到 EC_{50} 时应无舒张血管作用，而其实际舒张率分别为 98%（P1），99%（P2）。结果见表 2-27、2-29、2-30。

表 2-29　P1 达到 EC_{50} 时样品中所含各单体成分的作用情况（KCl 模型）

成分	溶液中单体（mg/L）	EC_{50} 单体（mg/L）
防风色原酮Ⅰ葡萄糖苷	0.198	0.082
防风色原酮Ⅱ葡萄糖苷	0.207	0.086
防风色原酮Ⅰ	0.043	0.018
防风色原酮Ⅲ葡萄糖苷	0.058	0.024
藁本内酯	2.000	0.829
阿魏酸	0.061	0.025
欧前胡素	0.178	0.074

表 2-30　P2 达到 EC_{50} 时样品中所含各单体成分的作用情况（KCl 模型）

成分	溶液中单体浓度（mg/L）	EC_{50} 单体浓度（mg/L）
防风色原酮Ⅰ葡萄糖苷	0.247	0.062
防风色原酮Ⅱ葡萄糖苷	0.239	0.060
防风色原酮Ⅰ	0.063	0.016
防风色原酮Ⅲ葡萄糖苷	0.048	0.012
藁本内酯	2.000	0.504
阿魏酸	0.061	0.015
欧前胡素	0.058	0.015

4　讨论

通过家兔离体脑基底动脉环张力试验，不仅明确了川芎防风白芷方中各主要单体成分及其组合的血管活性，同时还对单体成分与主成分组合的血管活性进行了比较。结果在不同的试验模型中，主成分组合样品均显示了优于单体成分的舒张血管作用，其所含单体成分的浓度均明显低于单体成分的起效浓度，因而说明主成分组合样品的作用不是各单体成分作用的简单相加，而可能具有较强的协同增效作用。同时，2 个主成分组合样品中各单体成分比例的变化，也使其在血管活性方面产生了一定的差异。因此，进一步探讨主成分的组合、主成分组合中各单体成分配比的变化，以及各单体成分及其成分组合的作用途径，不仅可能优选出最佳的成分组合方式，同时也将为揭示成分组合的作用机制研究提供科学的依据。

中药复方研究是中药现代化的一项重要内容。复方中的成分虽多，但是真正的药效成分却有限，而且往往是药材中含量比较高的主成分。本试验选取具有生物活性的主要单体成分及其组合，基于主要药效指标探讨其药理活性，揭示中药复方的有效物质基础，不仅为中医方剂组方提供理论依据，同时也为中药复方现代化研究探索了一条切实可行的研究思路。

【论文来源】

李丽，杨洪军，肖永庆*，张村，王永炎. 川芎防风白芷方主成分及其组合对家兔离体脑基底动脉的作用 [J]. 中国中药杂志，2009，34（11）：1415-1417.

生、炒决明子水提物抗氧化及对一氧化氮、内皮素影响的比较研究

决明子始载于《神农本草经》，以明目之功而名。它具有清肝明目、利水通便之功效，是临床用于治疗眼疾的常用中药。有文献报道决明子具有抗氧化方面作用，但对于眼组织方面的作用研究甚少。本试验通过测定眼组织中的氧自由基，对生、炒决明子水提物在抗氧化及对一氧化氮、内皮素方面的作用进行比较，观察决明子炮制前后药理作用的变化，对决明子明目作用机制进行初步探讨。

1 材料

1.1 动物

昆明种小鼠 19~21g，雌雄各半，共 60 只。购于北京大学医学院动物饲养中心，合格证号 CCYK（京）2006-0008；0125102。

1.2 药物

决明子 *Cassia obtusifolia* L. 由本所胡世林研究员鉴定。实验用样品的制备：取生、炒决明子（炒决明子的制备按照《中国药典》2005 年版一部相关方法炮制）各 2.0kg，分别加水煎煮 3 次，第 1、2 次各 1.5 小时，第 3 次 1 小时，滤过，合并滤液，分别常压浓缩至浸膏。生决明子每 1g 浸膏相当于原药材 2.38g；炒决明子每 1g 浸膏相当于原药材 2.42g。由本所化学室张村博士提供。使用前用蒸馏水配成 0.5g/mL 溶液备用。

1.3 试剂与仪器

试剂盒：超氧化物歧化酶（SOD）批号 20081027；丙二醛（MDA）批号 20081027；乳酸脱氢酶（LDH）批号 20081027；一氧化氮（NO）批号 20081029；以上试剂由南京

建成生物研究所第一分所提供。内皮素（ET）批号200809，由解放军总医院科技开发中心放免所提供并测定。仪器LXJ－Ⅱ离心沉淀机，上海医用仪器厂；ZS－3半自动生化仪，北京中生生物工程高技术公司；JD 100－3电子天平，沈阳龙腾电子称量仪器有限公司；Sn－695B型免疫计数器，上海核所日环光电仪器有限公司。

2 方法

2.1 动物分组与给药

小鼠按体重随机分成3组，即正常组、生决明子组和炒决明子组。每组20只，雌雄各半。给药组每日灌胃给药1次，生药含量10g/kg；20mL/kg，相当于临床成人用量的2倍（30g/d）正常组给相同体积的蒸馏水。连续给药1个月后，摘取小鼠双侧眼球为1份标本，保留视神经和球结膜，用生理盐水洗去表面残血，滤纸吸去水分，电子分析天平称重后置于匀浆器中，加入4℃生理盐水，低温匀浆成2.5%的匀浆液。将匀浆液以3000r/min低温离心15分钟，取上清液测定SOD，MDA，LDH，NO在组织中的含量。

在取眼球前，眼眶采血1mL，置于含10%依地酸二钠15μL和抑肽酶20μL的试管中混匀，低温3000r/min离心15分钟，分离血浆，测定血浆中的ET含量。

2.2 统计学处理

实验结果以 $\overline{X} \pm s$ 表示，采用单因素方差分析，用SPSS 13.0统计软件包处理。$P<0.05$ 为有统计学差异。

3 结果

3.1 对自由基相关指标及乳酸脱氢酶的影响

结果显示，生、炒决明子组可提高SOD，LDH活性，降低MDA含量，与正常组比较有明显差异（$P<0.05$）。与炒决明子相比，生决明子作用稍强，但两组之间未见显著性差异（表2－31）。

表2－31 生、炒决明子对小鼠眼球中SOD，LDH活性及MDA水平的影响（$\overline{X} \pm s$，$n=20$）

组别	剂量（g/kg）	SOD（U/mg）	MDA（nmol/mg）	LDH（U/g）
正常	—	2.23±0.31	1.38±0.91	1 669.2±120.65
生决明子	10	2.47±0.37[1)]	0.88±0.72[1)]	1 784.0±193.36[1)]
炒决明子	10	2.35±0.39	1.05±0.82	1 710.4±168.33

注：与正常组比较[1)] $P<0.05$（表2－32同）。

3.2 对NO及ET的影响

结果显示，炒决明子组NO含量、NO/ET比值增高，与正常组比较有显著性差异（$P<0.05$）。生决明子组作用强于正常组，但无统计学意义，生、炒决明子之间差异不显著（表2－32）。

表 2-32　生、炒决明子对小鼠眼球中-NO 及血浆中 ET 水平的影响（$\overline{X} \pm s$，$n=20$）

组别	剂量（g/kg）	NO（μmol/g）	ET（ng/L）	NO/ET
正常	—	0.813±0.436	65.63±10.37	12.90±8.03
生决明子	10	1.197±0.737	59.90±9.46	20.29±12.73
炒决明子	10	1.297±0.808[1)]	59.30±10.42	24.09±22.06[1)]

4　讨论

近年的研究结果证实，各种眼疾也是氧自由基长期破坏的结果。随着年龄的增长，人体抗氧化物与自由基的代谢日趋不平衡，过量堆积的氧自由基抑制抗氧化物质的产生和功能的发挥。由于眼睛周围分布着丰富的毛细血管、神经等组织，老化堆积过量的自由基袭击眼部神经、晶状体、睫状体、视网膜、血管壁等部位，从而导致白内障、黄斑退化等严重老化性眼疾，这是老年人容易患有各种眼睛疾病的主要原因。本试验结果显示，生、炒决明子水提物能增强眼球组织中 SOD 的活性，同时使过氧化脂质 MDA 的水平降低。表明生、炒决明子具有一定的抗氧化作用，能清除氧自由基，使眼组织在代谢障碍等方面减少自由基的攻击。

有关报道介绍，老年性白内障未成熟期与外伤性白内障比较，其 LDH 活性明显降低，说明老年性白内障在形成过程中 LDH 活性下降。而老年性白内障患者房水和血清中 LDH 活性较正常人偏低。LDH 是人体中的重要酶之一，它通过参与糖的无氧酵解，产生三磷酸腺苷（ATP）。ATP 具有扩张末梢血管的作用，能改善视网膜及视神经血液循环。本试验结果显示，生、炒决明子水提物能使小鼠眼球组织中 LDH 活性提高，这有可能会弥补白内障在形成过程中造成的 LDH 低下，起到对老年性白内障的预防和治疗作用。

现代医学研究发现，眼底退行性病变常伴有眼底微循环的障碍，NO 和 ET 是血管内皮细胞产生的血管活性物质，NO 能松弛平滑肌、舒张血管。有研究发现 NO 能扩张脉络膜血管及眼外动脉，而 ET 具有血管收缩作用。正常情况下，二者属于动态平衡，如果平衡失调，将导致眼底微循环障碍。本试验结果显示，生、炒决明子水提物能提高眼组织中 NO 的含量和 NO/ET 比值，这对于扩张血管、改善眼底微循环可能会有一定的促进作用。

本试验从抗氧化和舒张血管调节因素等方面对生、炒决明子水提物进行比较研究，试验结果表明生、炒决明子水提物都具有一定抗氧化及调节舒张血管因素作用。生决明子水提物抗氧化方面的作用略强，而炒决明子水提物调节舒张血管因素的作用更明显，但二者差异不显著。决明子用于临床治疗眼疾已有悠久的历史，以上研究分析表明：决明子的明目作用机制可能是通过增加眼组织抗氧化物，提高局部一氧化氮含量，调节舒张血管因素，间接改善视网膜和眼底微循环来实现的。

【论文来源】

李文，殷小杰，张村，李丽，王岚，肖永庆*. 生、炒决明子水提物抗氧化及对一氧化氮、内皮素影响的比较研究 [J]. 中国中药杂志，2009，34（18）：2383-2385.

川芎防风白芷方主成分及其组合对大鼠离体胸主动脉的作用

偏头痛是一种常见多发的原发性脑功能性疾病，发病原因复杂，迁延难愈，已成为严重影响人们生活和工作的慢性病之一。目前中西医均没有肯定的根治性治疗药物，西医多数是从预防和控制发作考虑进行相关药物的研发，而中医则是在辨证的基础上，根据不同的病因进行有针对性的组方治疗。因此针对不同发病机制建立了相应的实验动物模型。尽管偏头痛的病因病机有所不同，但发病过程中都存在脑血管的舒缩功能障碍，发病初期存在血管的收缩，而头痛发作期则表现为血管的过度扩张。因此，本试验选择了血管舒缩功能为研究内容，对川芎防风白芷方中的主成分及其组合进行离体血管模型的研究，比较主成分与主成分组合在血管活性方面的差异，为研制治疗偏头痛的高水平中药新药提供科学依据。

1 材料与方法

1.1 动物

清洁级雄性 SD 大鼠，体重 220～260g，由中国人民解放军军事医学科学院实验动物中心提供。合格证号：SCXK（军）2002－001。

1.2 仪器与试剂

MP－150 多导生理记录仪、离体组织孵育装置，美国 Biopac 公司；张力传感器 TSD 125C（50g），美国 Biopac 公司；电子天平 PB 153－S，梅特勒－托利多仪器（上海）有限公司。

乙酰胆碱（ACh），美国 Sigma 公司产品。Krebs－Henseleit（K－H）液配方：NaCl 118.96mmol/L、KCl4.73mmol/L、KH_2PO_4 1.17mmol/L、$MgSO_4$ 1.17mmol/L、$NaHCO_3$ 25.0mmol/L、$CaCl_2$2.54mmol/L、葡萄糖 11.1mmol/L，以上试药均为分析纯。

1.3 样品制备

1.3.1 主成分样品 防风色原酮Ⅰ葡萄糖苷（A）、防风色原酮Ⅱ葡萄糖苷（B）、防风色原酮Ⅰ（C）、防风色原酮Ⅲ葡萄糖苷（D）、藁本内酯（E）、阿魏酸（F）、欧前胡素（G），均为本实验室分离制备，纯度达95%以上。

1.3.2 主成分组合样品 以 HPLC 法分别对 10 批川芎、防风、白芷饮片中所含各主成分进行含量测定，确定各主成分在各饮片中的平均含量为：藁本内酯（2.00%），阿魏酸（0.06%），防风色原酮Ⅰ葡萄糖苷（0.30%）、防风色原酮Ⅱ葡萄糖苷（0.30%）、防风色原酮Ⅰ（0.08%）、防风色原酮Ⅲ葡萄糖苷（0.06%），欧前胡素（0.18%）。

根据著名中医药学家王永炎院士多年临床经验建议，以及偏头痛“调畅气血、和络止痛”的治疗原则，将川芎、防风、白芷方的饮片配比定为（3∶2∶3）。结合各主成分在饮片中的平均含量，确定主成分组合样品的组成及比例。将各主成分按组合比例准确称量，置研钵中加入适量二甲基亚砜研磨均匀，边研边缓慢加入 K－H 液，充分研匀，制备成主成分组合样品（P1）。

1.4 大鼠胸主动脉环制备

参考文献的方法，雄性 SD 大鼠，颈部脱臼，剪开胸腔，迅速取出胸主动脉条，放置于 4℃ K－H 液中，小心剥去附在胸主动脉的脂肪及结缔组织，横切成 2～3mm 长的血管环。将血管环悬挂于预置 20mL K－H 液的浴槽中，温度（37.0±0.2）℃恒定，持续通入 95% O_2 和 5% CO_2 的混合气体。标本的一端固定，另一端经张力换能器连接 MP－150 多导生理记录系统，记录试验过程中张力的变化。稳定过程先以 0g 张力开始，维持 30 分钟后调节其基础张力至 1g，平衡 30 分钟，期间每隔 15 分钟更换 1 次 K－H 液。主动脉环稳定后，用 KCl（45mmol/L）刺激，待收缩幅度稳定后用 K－H 液洗脱，共重复 3 次，以激发最大收缩并使血管收缩状态更稳定。用 ACh 10μmol/L 舒张主动脉环以检验内皮的完整性。即加入 ACh 后使 KCl 预收缩的血管环舒张 80% 以上，认为内皮完整。

1.5 大鼠胸主动脉环的收缩和舒张功能的测定

血管环用 K－H 液清洗数次，使其保持基础张力。然后用 KCl（45mmol/L），诱发最大收缩幅度为 100%，主动脉环稳定后，采用累积加药法，分别向浴槽加入各受试样品，每 10 分钟加入 1 次。药物引起的收缩幅度均以第 3 次 KCl（45mmol/L）引起的最大收缩幅度为相对标准值，以加入药物后的血管张力幅度与 KCl 诱发最大收缩幅度之间的比值，计算各受试样品的舒张率。并以 Origin 7.5 软件绘制各受试样品量效曲线，计算受试样品半数有效浓度（EC_{50}）。

1.6 统计方法

采用 SPSS 13.0 统计软件进行数据分析。实验数据以（$\bar{X} \pm s$）表示，组间分析采用 ANOVA 单因素方差分析，方差齐性，使用 LSD 法进行多重比较。以 $P<0.05$ 表示差异有显著意义。

2 结果

2.1 各样品对 KCl 预收缩大鼠离体胸主动脉环张力的影响

在内皮完整的血管中，用 KCl 45mmol/L 预收缩时，各主成分及主成分组合均能产生舒张作用。其中藁本内酯（E）、欧前胡素（G）以及主成分组合（PI）舒张血管的作用显著，最大舒张率可接近 100%，半数有效浓度（EC_{50}）：欧前胡素＜主成分组合＜藁本内酯，结果见表 2－33、图 2－57～图 2－60。

表 2－33 各样品对 KCl 预收缩大鼠离体胸主动脉环张力的影响（$\bar{X} \pm s$；$n=4$）

样品	浓度（mg/L）	最大舒张率（%）	EC_{50}（mg/L）
A	1200	13.65 ±2.88*	255.56 ±9488
B	1200	16.20 ±1.73*	337.39 ±58.36
C	640	67.23 ±4.71*	212.25 ±18.74*
D	640	73.58 ±7.09*	217.58 ±28.90*
E	320	93.67 ±7.79	55.03 ±8.83*
F	640	56.48 ±10.90*	109.42 ±39.30
G	64	98.68 ±2.61	6.58 ±0.28*

续表

样品	浓度（mg/L）	最大舒张率（%）	EC_{50}（mg/L）
P1	57	94.11 ±4.99	13.93 ±1.62
F		154.39	25.106
P		0.000	0.000

注：与 P1 比较* $P<0.05$。

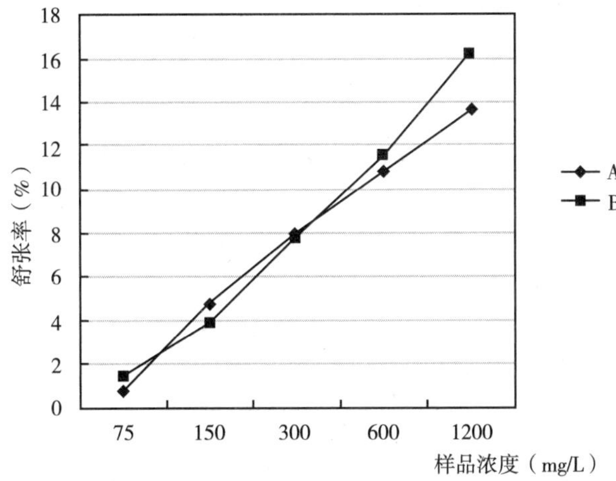

图 2-57　样品 A、B 量效曲线

注：A 防风色原酮Ⅰ葡萄糖苷；B 防风色原酮Ⅱ葡萄糖苷

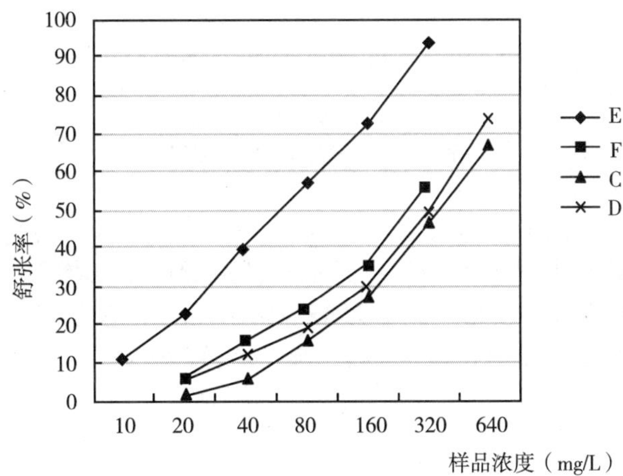

图 2-58　样品 C、D、E、F 量效曲线

注：C 防风色原酮Ⅰ；D 防风色原酮 Ⅲ葡萄糖苷；E 藁本内酯；F 阿魏酸

2.2　主成分组合中各主成分的作用分析

以各主成分量效曲线计算主成分组合样品（P1）达到 EC_{50}时的舒张率（理论值）。结果主成分组合样品所含各主成分中只有藁本内酯能够达到单体应用的有效浓度

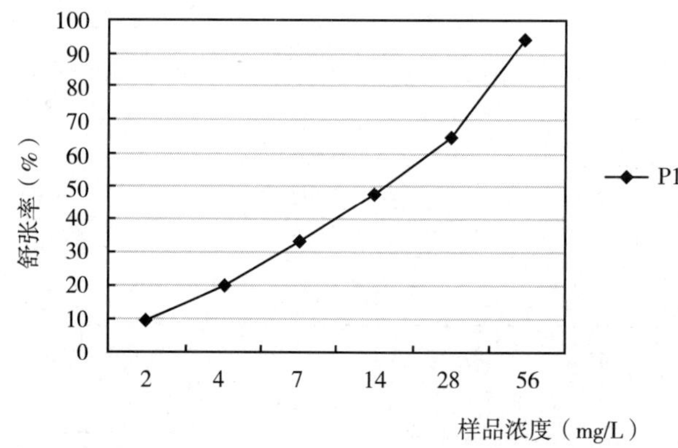

图2-59　样品G（欧前胡素）量效曲线

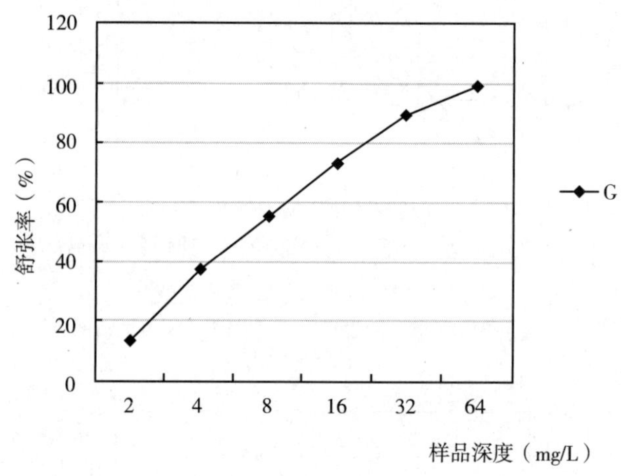

P1主成分组合

图2-60　样品PI量效曲线

(11.40mg/L)，具有单体对抗KCl所致的大鼠离体胸主动脉收缩的部分作用，利用藁本内酯量效曲线计算其舒张率为13.4%，其他单体成分的浓度均大大低于其起效浓度，无舒张作用。因此，主成分组合达到EC_{50}时舒张率理论值应为13.4%，而实际测定值为47.5%，由此可见主成分组合对抗KCl所致的大鼠离体胸主动脉收缩作用强于各主成分。

3　讨论

川芎、白芷、防风为历代治疗头痛的常用中药，使用频率较高，常作为药对应用于临床。其中，川芎与白芷配伍即古方"芷芎散"（《普济方》），防风与白芷配伍即古方"防风白芷丸"（《普济方》），这两首方剂皆可以治疗偏正头痛。因此，可以将川芎防风白芷方看成芷芎散和防风白芷丸的合方。同时，著名中医药学家王永炎院士多年来的临床经验亦证明，川芎、防风、白芷3味药组方确实具有显著的临床疗效。本试验通过KCl诱导的大鼠离体胸主动脉收缩模型，初步评价了来源于川芎、白芷、防风的7种主成分的血管活性，结果显示，各成分对血管的活性不尽相同。其中，藁本内酯、欧前胡素可使 KCl 引起收缩的大鼠胸主动脉完全舒张，且又以欧前胡素的 EC_{50} 最小、作用最强。

主成分组合样品对 KCl 预收缩的大鼠胸主动脉收缩，具有较好的舒张作用，主成分组合样品的舒张血管作用并非各主成分作用的简单相加，而存在较强的协同增效作用，因此，可以说主成分组合作用是优于主成分的。进一步探讨主成分的不同组合方式、组合主成分的不同比例，将可能优选出最佳的成分组合。中药复方有效物质基础与疗效之间的相互关系，是中药复方研究的一项重要基础工作，也是中药现代化的一项重要内容。本试验以成分组合为切入点，不仅明确了成分组合与复方功能主治相关的药理活性，揭示了中药复方的有效物质基础。而且为研发质量可控、低毒高效，符合现代需求的创新中药，探索了一种新的模式。

【论文来源】

李丽，杨洪军，肖永庆*，张村．川芎防风白芷方主成分及其组合对大鼠离体胸主动脉的作用[J]．北京中医药大学学报，2009，32（08）：550-552+556.

生栀子、焦栀子50%和95%乙醇洗脱部位药效学比较研究

栀子性味寒苦，能清热泻火凉血，是临床常用的清热泻火药。有抗炎、镇痛、镇静、利胆、护肝等药理作用。根据 HPLC 指纹图谱分析，对生栀子及焦栀子在 50%~95%乙醇洗脱部分差异较大的两个部位，本文对其进行相关的药效学比较研究，为阐明栀子的炮制原理和栀子饮片的合理应用提供科学依据。

1 材料

1.1 实验动物

昆明种小鼠，雌雄各半，体重 18~22g，由北京大学医学部动物中心提供。合格证号 SCXK（京）2002-0001。SD 雄性大鼠，体重 230~250g，购于解放军军事医学科学院实验动物中心，合格证号 SCXK（军）2002-001。

1.2 实验样品的制备

本实验所用药材采购自江西泰和，经中国中医科学院中药研究所胡世林研究员鉴定为茜草科植物栀子 *Gardenia jasminoides* Ellis 的干燥果实。焦栀子炮制方法：取净选后的栀子药材 2.5~3kg，置带式干燥机上，干燥 15~30 分钟，干燥温度 70~75℃，履带转速：22r/min；然后置旋转炒药机（设定温度 420℃，转速 321r/min）炒制 4.5~5 分钟，出锅，平摊放凉，包装即得。取生栀子和焦栀子粗粉（过 20 目筛），分别用 75%乙醇渗漉提取，减压回收乙醇得浸膏，用适量的水分散均匀，上 HP20 大孔吸附树脂柱，依次以水、50%乙醇、95%乙醇洗脱，收集各部位洗脱液，减压回收分别得生栀子、焦栀子 50%乙醇洗脱部位和 95%乙醇洗脱部位。试验前以适量的吐温-80 助溶配制。

1.3 主要试剂

丙氨酸氨基转移酶（ALT）批号：060311，门冬氨酸氨基转氨酶（AST）批号：060324，北京北化康泰临床试剂有限公司生产。凝血酶原时间测定试剂盒（PT）批号：1050291，活化部分凝血活酶时间测定试剂盒（APTT）批号：111007，纤维蛋白原测定试剂盒（FIB）批号：136003，由上海太阳生物技术公司生产。

1.4 仪器

ZS－3 半自动生化分析仪（北京中生生物高技术公司生产），PRECIL C2000－4 血凝仪（北京普利生公司生产），LXJ－Ⅱ离心机（上海医用分析仪器厂生产），OPTO－VARIMEX X－3X 小鼠自主活动仪（日本生产）。

2 方法与指标

2.1 对二甲苯致小鼠耳郭炎症的影响

取健康小鼠 48 只，雌雄各半，体重 20～22g，按体重分为 6 组，即空白对照组，吐温溶剂对照组，生栀子 50% 乙醇洗脱部位及 95% 乙醇洗脱部位组，焦栀子 50% 乙醇洗脱部位及 95% 乙醇洗脱部位组。折合成生药量 40g/kg 灌胃给药，每日 1 次，共 5 天。第 6 天药后 30 分钟于小鼠右耳正反两面涂抹二甲苯各 20μL，1 小时后用钢铳于两耳同一部位打下相同大小耳片称重，以两耳片重量差表示炎症程度。

2.2 对腹腔注射醋酸（HAc）所致小鼠腹腔毛细血管通透性增高的影响

小鼠分组与给药同 2.1。第 6 天药后 30 分钟，各鼠由腹腔注射 1% 的 HAc 溶液 10mL/kg 体重，于注入 HAc 后 30 分钟静脉注入 0.5% 伊文斯蓝 10mL 体重，再 20 分钟将小鼠脱颈椎处死，腹腔内注入生理盐水 5mL，轻揉数下，剪开腹部，用吸管吸出洗涤液，3000r/min 离心 15 分钟；取上清液于 590nm 比色，在标准曲线上查出腹腔渗入染料的浓度。以浓度高低表示通透性的强弱。

2.3 对小鼠自主活动的影响（光电管法）

小鼠分组与给药同 2.1 项。第 6 天药后 30 分钟，每两只小鼠为 1 组放在活动仪中，测定各组小鼠 5 分钟内的活动次数。

2.4 对四氯化碳致小鼠肝损伤的保护作用

小鼠分组与给药同 2.1 项。第 6 天药后 1 小时，除对照组外，其余各组均由腹腔注射 1% 四氯化碳花生油溶液 10mL/kg，20 小时后摘眼球取血，3000r/min 离心 15 分钟，分离血清，按试剂盒中的说明测定 ALT 和 AST 活力。

2.5 对大鼠凝血功能的影响

按体重将 48 只大鼠分成 6 组，空白对照组、溶剂对照组、生栀子 50% 部位及 95% 部位组，焦栀子 50% 部位及 95% 部位组。口服给药 30g/kg 体重，空白对照组喂等量常水。动物每天给药 1 次，连续给药 5 天，第 6 天药后 1 小时，大鼠 20% 乌拉坦麻醉，由腹主动脉采取枸橼酸钠抗凝血（1∶9）。血液 3000r/min 离心 15 分钟，分离血浆。按试剂盒中的说明测定 FIB 含量，PT，APTT 凝固时间。

2.6 统计学方法

试验数据以（$X \pm s$）表示，结果以 SPSS 12.0 软件包进行统计。

3 结果

3.1 对小鼠急性炎症反应的影响

生栀子、焦栀子 50% 乙醇洗脱部位和 95% 乙醇洗脱部位对二甲苯所致小鼠耳郭肿胀反应和醋酸所致小鼠腹腔毛细血管通透性增高有明显的抑制作用，与对照组和溶剂组比较差异显著，生栀子与焦栀子两种洗脱部位，样品之间无明显差异。结果见表 2－34。

表 2－34　对小鼠急性炎症反应的影响（$\overline{X} \pm s$，$n=8$）

组别	剂量（g/kg）	左右耳重差（mg）	伊文思蓝浓度（μg/只）
空白对照组	—	17.12 ± 2.80	17.44 ± 3.92
溶剂对照组	—	15.63 ± 3.81	17.09 ± 3.11
生栀子 95% 部位	40	10.75 ± 3－41[1)]	10.60 ± 5.79[1)]
焦栀子 95% 部位	40	11.75 ± 4.20[1)]	11.83 ± 6.66[1)]
生栀子 50% 部位	40	10.38 ± 3.20[1)]	12.70 ± 4.92[1)]
焦栀子 50% 部位	40	8.50 ± 4.41[2)]	11.28 ± 5.00[1)]

注：与空白对照组和溶剂组比较[1)] $P<0.05$；[2)] $P<0.01$（下同）。

3.2 对小鼠自主活动的影响

生栀子、焦栀子 50% 乙醇洗脱部位及 95% 乙醇洗脱部位对小鼠自主活动没有明显的抑制作用，生栀子与焦栀子两样品之间差异不明显。结果见表 2－35。

表 2－35　对小鼠自主活动的影响（$\overline{X} \pm s$，$n=8$）

组别	剂量（g/kg）	小鼠活动次数（次数/只）
空白对照组	—	543 ± 179
溶剂对照组	—	596 ± 96
生栀子 95% 部位	40	510 ± 184
焦栀子 95% 部位	40	476 ± 193
生栀子 50% 部位	40	481 ± 87
焦栀子 50% 部位	40	432 ± 193

3.3 对四氯化碳致小鼠肝损伤的保护作用

注射四氯化碳后血清中 ALT，AST 含量明显增高。生栀子、焦栀子 50% 乙醇洗脱部位和 95% 乙醇洗脱部位对 Ca_4 所致肝损伤 ALT，AST 升高没有保护作用。结果见表 2－36。

表 2-36 对小鼠肝损伤保护作用的影响（$\overline{X} \pm s$，$n=8$）

组别	剂量（g/kg）	ALT（U/L）	AST（U/L）
空白对照组	—	126.4±12.7[1)]	65.6±8.7[1)]
溶剂对照组	—	181.5±9.0	119.2±4.5
模型组	—	188.8±7.2	120.8±4.5
生栀子95%部位	40	184.8±3.4	120.9±2.6
焦栀子95%部位	40	188.1±6.6	120.9±2.6
生栀子50%部位	40	189.8±6.0	120.9±4.8
焦栀子50%部位	40	191.4±7.0	119.0±4.8

注：与模型组比较[1)] $P<0.01$。

3.4 对大鼠凝血功能的影响

焦栀子95%乙醇洗脱部位有较好地促进血液凝固作用，能明显缩短正常大鼠PT时间，其他各组作用不明显，结果见表2-37。

表 2-37 对大鼠凝血作用的影响（$\overline{X} \pm s$，$n=8$）

组别	剂量（g/kg）	FIB（g/L）	PT（s）	APTT（s）
空白对照组	—	2.44±0.19	17.66±0.67	23.90±3.13
溶剂对照组	—	2.41±0.50	17.39±1.19	24.50±2.48
生栀子95%部位	30	2.41±0.17	16.11±0.46	25.84±1.47
焦栀子95%部位	30	2.45±0.15	15.00±0.40[1)]	26.21±1.36
生栀子50%部位	30	2.58±0.18	16.75±2.29	24.88±1.75
焦栀子50%部位	30	2.64±0.26	17.00±2.22	24.15±1.62

4 讨论

有关栀子及其炮制品相关的药理试验研究报道，在多项指标中生栀子都显示出了较强的药理活性，炮制品在相同指标上虽然也有较好的作用但与其比较稍逊之。由于栀子在炮制过程中受温度等因素的影响，其中的一些成分在量和结构上发生了改变，从而使药理作用也随之发生了变化。栀子炮制方法不同其功效也有所差异。生栀子为苦寒之品，药性过于峻烈，炮制后药性得以缓和功效有所改变，便于临床用药的选用。

试验结果显示，生栀子、焦栀子50%乙醇洗脱部位和95%乙醇洗脱部位均表现出明显的抗炎作用，焦栀子95%乙醇洗脱部位有较好的止血作用，能明显缩短正常大鼠PT时间，而生栀子50%乙醇洗脱部位和95%乙醇洗脱部位这方面的作用较弱，说明栀子炒焦后的止血功效增强。对生栀子、焦栀子两个部位的HPLC指纹图谱分析显示，这两个部位主要都是以二菇色素类成分为主，但焦栀子其化学成分的含量和结构与生栀子相比发生了明显的改变。这些变化可能是其药性药效变化的物质基础。有关生栀子、焦栀子50%乙醇洗脱部位和95%乙醇洗脱部位药理作用变化所对应的确切物质基础，有待进行深入的化学和药理方面的研究。

【论文来源】

李文，张村，陈红，殷小杰，王岚，肖永庆*. 生栀子、焦栀子50%和95%乙醇洗脱部位药效学比较研究［J］. 中国实验方剂学杂志，2007（11）：37－39.

藏红花酸糖苷－1、藏红花酸药效学比较

为进一步探讨生栀子与焦栀子相关药理作用变化的物质基础，在对生栀子和焦栀子50%乙醇洗脱部位及95%乙醇洗脱部位药理作用研究基础上，对这两个部位中炮制前后含量变化最大的色素类成分藏红花酸糖苷－1和藏红花酸进行了相关的药理作用比较研究，现将试验结果总结如下。

1 材料

1.1 实验动物

昆明种小鼠，雌雄各半，体重21～23g。由北京大学医学部动物中心提供，合格证号：SCXK（京）2002－2001。Wistar大鼠，雄性，体重180～200g。购于解放军军事医学科学院实验动物中心，合格证号SCXK－（军）2002－001。

1.2 药物制备

试验所用药材购于江西泰和，经本所胡世林研究员鉴定为茜草科植物栀子 *Gardenia jasminoides* Ellis 的干燥成熟果实。焦栀子：取净选后的栀子药材2.5～3kg，置带式干燥机上，干燥15～30分钟，干燥温度70～75℃，履带转速：22r/min；然后置旋转炒药机（设定温度420℃，转速32r/min）炒制4.5～5分钟，出锅，平摊放凉，包装即得。取生、焦栀子果实粗粉各10kg，以95%乙醇渗漉提取，收集渗漉液减压回收乙醇至浸膏状，上硅胶色谱柱，分别用石油醚（60～90℃），75%和95%乙醇洗脱，收集各部位洗脱液，减压回收溶剂。焦栀子95%乙醇部位上硅胶色谱柱，用 $CHCl_3$－MeOH（50∶1）开始洗脱，合并第47～51份，再上色谱柱纯化得藏红花酸。生栀子95%乙醇部位上硅胶色谱柱，用 $CHCl_3$－MeOH（10∶1）开始洗脱，合并第307～415份减压回收溶剂，再上硅胶色谱柱，用 $CHCl_3$－MeOH（6∶1）开始洗脱，合并第42～97份，重结晶即得藏红花酸糖苷－1。

1.3 主要试剂

丙氨酸氨基转移酶（ALT）批号060311，门冬氨酸氨基转移酶（AST）批号：060324，北京北化康泰临床试剂有限公司生产。凝血酶原时间测定试剂盒（PT）批号：1050291，活化部分凝血活酶时间测定试剂盒（APTT）批号：111007，纤维蛋白原测定试剂盒（FIB）批号：136003，试剂由上海太阳生物技术公司生产。盐酸肾上腺素注射液（1mL∶1mg）批号：06020141，北京市永康药业有限公司生产。

1.4 仪器

ZS－3半自动生化分析仪（北京中生生物高技术公司生产）；LXJ－Ⅱ离心机（上海医用分析仪器厂生产）；LBY－W6A白清洗旋转黏度计，LBY－NW1毛细管黏度计，PRECILC 2000－4血凝仪（以上3种仪器为北京普利生公司生产）；KH－120A微量毛细

管离心机（日本产）。

2 实验方法与指标

2.1 对二甲苯致小鼠耳郭炎症的影响

选健康小鼠64只，雌雄各半，体重20～22g，按体重分为8组，即空白对照组、吐温对照组、藏红花酸糖苷-1 3个剂量组和藏红花酸3个剂量组。ig给药，共5天。第6天药后30分钟于小鼠右耳正反两面涂抹二甲苯各20μL，1小时后用钢铳于两耳同一部位打下相同大小耳片称重，以两耳片重量之差表示炎症程度。

2.2 对腹腔注射醋酸（HAc）所致小鼠腹腔毛细血管通透性增高的影响

小鼠分组与给药同2.1。第6天药后30分钟，各鼠ip 1%的HAc溶液0.1mL/g，于注入HAc后30分钟iv 0.5%伊文斯蓝0.1mL/g，再20分钟将小鼠脱颈椎处死，ip生理盐水5mL，轻揉数下，剪开腹部，用吸管吸出洗涤液，3000r/min，离心15分钟；取上清液于590nm比色测定，以OD值高低表示通透性强弱。

2.3 对四氯化碳致小鼠肝损伤的保护作用

分组与给药同2.1。第6天药后1小时，除对照组外，其余各组均ip 1%四氯化碳花生油溶液10mL/kg，20小时后摘眼球取血，3000r/min离心15分钟，分离血清。按试剂盒说明测定ALT和AST。

2.4 对血瘀症大鼠血液流变性和凝血功能的影响

按体重将大鼠随机分成8组，空白对照组、模型组、藏红花酸3个剂量组（见表2-38），藏红花糖苷-1 3个剂量组。动物每天给药1次，空白对照组和模型组给等量常水。连续给药4天，第5天早上开始造模。除对照组外，均先经颈部皮下注射盐酸肾上腺素0.001mL/g（1mg/kg），2小时后将造模各组大鼠分批放置于（0～4℃冰水中5分钟，2小时后，再次皮下注射盐酸肾上腺素1mg/kg，血瘀症模型建立完毕。1小时后各组给药，第2天药后1小时，大鼠以20%乌拉坦麻醉，由腹主动脉采取枸橼酸钠抗凝血（1∶9）。部分血液1000r/min离心10分钟制备富血小板血浆（PRP），取出一定量备用。再将剩余部分3000r/min离心15分钟，制备贫血小板血浆（PPP）。将PRP与PPP按一定比例混合，用血小板聚集仪将透光度调至4000左右，（此时血小板数为3×9^{12}/L），以ADP为诱导剂，用比浊法测定一定时间内血小板的最大聚集率。部分全血用作全血黏度和红细胞压积测定。剩余血浆用作血浆黏度测定，并按照凝血实验测定试剂盒说明书测定FIB，PT，APTT。

2.5 统计方法

试验数据以（$\overline{X} \pm s$）表示，结果以SPSS 12.0软件包进行统计。

3 结果

3.1 对小鼠急性炎症反应的影响

藏红花酸糖苷-1与藏红花酸对二甲苯所致小鼠耳郭炎症反应和醋酸所致小鼠腹腔毛细血管通透性增高炎症反应没有抑制作用，两种成分之间无明显差异。结果见表2-38。

表 2-38 对小鼠急性炎症的影响（$\overline{X} \pm s$, $n=8$）

组别	剂量（mg/kg）	左右耳重差（mg）	腹腔液 OD 值
空白对照组	—	13.4 ±2.26	0.721 ±0.205
溶剂对照组	—	13.3 ±4.03	0.843 ±0.295
藏红花酸糖苷-1 组	67.5	14.1 ±7.55	0.910 ±0.198
藏红花酸糖苷-1 组	135.0	15.8 ±4.40	0.794 ±0.280
藏红花酸糖苷-1 组	270.0	13.6 ±4.69	0.946 ±0.271
藏红花酸组	22.5	13.4 ±3.74	0.789 ±0.145
藏红花酸组	45.0	15.0 ±4.69	0.860 ±0.176
藏红花酸组	90.0	13.0 ±5.73	0.851 ±0.194

3.2 对四氯化碳致小鼠肝损伤的保护作用

造模后模型组血清 ALT 和 AST 含量明显增高，与对照组比较 $P<0.01$，但藏红花酸糖苷-1 和藏红花酸两种成分对四氯化碳所致小鼠肝损伤 ALT 和 AST 升高没有保护作用，两样品之间无明显差别。结果见表 2-39。

表 2-39 对小鼠肝损伤保护作用的影响（$\overline{X} \pm s$, $n=8$）

组别	剂量（mg/kg）	ALT（U/L）	AST（U/L）
空白对照组	—	65.3 ±11.3[2)]	156.1 ±20.6[2)]
模型组	—	301.6 ±2.4	283.3 ±5.1
藏红花酸糖苷-1 组	67.5	302.8 ±1.2	286.0 ±3.7
藏红花酸糖苷-1 组	135.0	303.3 ±5.1	285.6 ±8.6
藏红花酸糖苷-1 组	270.0	302.0 ±1.5	285.0 ±4.3
藏红花酸组	22.5	301.8 ±2.7	288.9 ±3.5
藏红花酸组	45.0	300.9 ±1.9	285.8 ±3.3
藏红花酸组	90.0	300.6 ±2.8	291.0 ±5.0

注：与模型组比较[2)] $P<0.01$。

3.3 对大鼠血液流变性的影响

造模后血瘀症大鼠各项指标较对照组均有明显升高。藏红花酸糖苷-1 和藏红花酸两种成分对高切变率（$200s^{-1}$）下的全血黏度有明显的降低作用，与模型组比较有显著性差异（$P<0.05$，$P<0.01$），藏红花酸中剂量组对低切变率下的全血黏度也有明显降低作用，与模型组比较 $P<0.05$。两样品之间差别不明显。结果见表 2-40。

表 2-40 对大鼠血液流变学指标的影响（$\overline{X} \pm s$, $n=7$）

组别	剂量（mg/kg）	细胞压积（%）	血浆黏度（mPa/s）	血小板聚集（%）	全血黏度（mPa/s）	
					$10s^{-1}$	$200s^{-1}$
空白对照组	—	40.7 ±0.90[2)]	1.27 ±0.27[1)]	45.5 ±3.66[2)]	4.997 ±0.241[2)]	3.252 ±0.15[2)]
模型组	—	44.2 ±1.28	1.41 ±0.28	54.9 ±11.4	7.481 ±0.851	4.060 ±0.267

续表

组别	剂量 (mg/kg)	细胞压积 (%)	血浆黏度 (mPa/s)	血小板聚集 (%)	全血黏度 (mPa/s)	
					$10s^{-1}$	$200s^{-1}$
藏红花酸糖苷-1	67.5	42.7 ±2.81	1.36 ±0.27	47.0 ±9.1	6.827 ±0.911	3.80 ±0.254[1)]
藏红花酸糖苷-1	135.0	42.8 ±3.25	1.33 ±0.28	50.3 ±13.8	6.947 ±1.452	3.773 ±0.397[1)]
藏红花酸糖苷-1	270.0	43.8 ±2.07	1.26 ±0.29	57.5 ±11.0	6.945 ±0.368	3.635 ±0.300[2)]
藏红花酸组	22.5	43.9 ±2.07	1.34 ±0.30	59.5 ±12.6	6.668 ±0.572	3.770 ±0.145[2)]
藏红花酸组	45.0	42.3 ±1.54	1.29 ±0.28	51.7 ±11.5	6.322 ±0.299[1)]	3.682 ±0.125[2)]
藏红花酸组	90.0	43.0 ±1.66	1.30 ±0.27	55.7 ±9.07	6.683 ±0.962	3.774 ±0.174[1)]

注：与模型组比较[1)] $P<0.05$；[2)] $P<0.01$；[3)] $P<0.001$（下同）。

3.4 藏红花酸糖苷-1和藏红花酸对血瘀症大鼠凝血功能的影响

两种成分均能使血瘀症大鼠的纤维蛋白原（FIB）含量有所增加，明显缩短PT，藏红花酸大剂量的凝血作用强于藏红花酸糖苷-1（$P<0.05$，$P<0.01$），同时藏红花酸中、大剂量还能缩短APTT（$P<0.05$）。结果见表2-41。

表2-41 对血瘀症大鼠凝血功能的影响（$\overline{X}\pm s$，$n=8$）

组别	剂量 (mg/kg)	FIB (g/L)	PT (s)	APTT (s)
对照组	-	2.51 ±0.15[2)]	14.3 ±0.29[2)]	24.3 ±3.68[2)]
模型组	-	3.85 ±0.72	15.5 ±0.70	29.3 ±2.65
藏红花酸糖苷-1	67.5	4.12 ±1.37	14.8 ±0.51	28.8 ±5.48
藏红花酸糖苷-1	135.0	4.44 ±0.22	14.5 ±0.98[2)]	28.2 ±1.99
藏红花酸糖苷-1	270.0	4.43 ±0.13	14.4 ±0.39[2)]	27.6 ±2.05
藏红花酸组	22.5	4.57 ±0.26	14.3 ±0.46[2)]	27.9 ±1.92
藏红花酸组	45.0	4.36 ±0.22	14.2 ±0.58[2)]	27.4 ±1.71[1)]
藏红花酸组	90.0	4.28 ±0.36	12.8 ±0.83[3)]	27.1 ±0.72[1)]

4 讨论

环烯醚萜类化合物与二萜色素类化合物是栀子的主要成分，也是主要的生物活性物质。栀子炮制后药效和功能主治发生了变化，其根源是炮制后内在物质基础化学成分发生了变化。藏红花酸糖苷-1是生栀子中的主要色素类成分，而栀子炒焦后色素成分主要以藏红花酸为主。药代动力学研究发现，大鼠口服藏红花酸糖苷-1吸收较差，经体内肠道菌群作用后，转化成藏红花酸糖苷-2（Croein 2）、糖苷-3（Crocin 3）和藏红花酸（Crocetin）等，最终以藏红花酸的形式被吸收。藏红花酸糖苷-1血浆代谢血药浓度-时间曲线下的面积（AUCt）远远小于藏红花酸。

说明口服藏红花酸比藏红花酸糖苷-1更利于吸收，由于体内对该成分吸收浓度较高，药理作用也表现的相对强些。

本试验结果提示，两种成分对于二甲苯和醋酸所造成的急性炎症没有明显抑制作用，同时对四氯化碳造成的肝损伤作用不明显。但两种成分均能较明显降低血瘀症大鼠高切变率下的全血黏度，缩短凝血酶原时间。由于高切变率下的全血黏度的高低可以间接反应红细胞的变形情况，所以两种成分都具有降低血液黏稠度，改善红细胞变形性和促进血液凝固的作用。由于焦栀子中藏红花酸含量较高，止血功效强于藏红花酸糖苷-1。这也是栀子炒焦后增强了止血作用的原因之一，也是临床用于凉血止血时直接选用焦栀子的原因所在。

【论文来源】

李文，张村，陈红，殷小杰，王岚，肖永庆*. 藏红花酸糖苷-1、藏红花酸药效学比较［J］. 中国实验方剂学杂志，2007（12）：24-27.

天麻有效部位的药理作用研究

天麻为名贵中药，中医临床用于治疗惊风抽搐、肢体麻木、头痛眩晕、冠心病等疾病有较好的治疗作用。天麻的传统用药方式是采用它的干燥块茎的水煎剂或碾成粉末服用。由于天麻中含多种有效成分，本研究就其中的天麻有效部位做了相关方面的药理试验。

1 材料

1.1 动物

ICR 小鼠，雄性，体重 20～22g；Wistar 大鼠，雄性，体重 230～250g，均购自北京市维通利华实验动物技术有限公司，动物合格证号 SCXK（京）2002-0003。

1.2 药物

天麻为兰科植物天麻 *Gastrodia elate* BI 的干燥根茎，由本所谢宗万教授鉴定。天麻5%醇提取部位：取天麻饮片，用水提取 2～3 次，提取液浓缩后用适量水溶解，过大孔吸附树脂。先以水冲至洗脱液近无色后（Molish 反应阴性），再分别以 20%乙醇、50%乙醇以及 95%乙醇洗脱，减压回收溶剂至干，得到棕黄色粉末。该粉末易溶于水，使用之前用蒸馏水配成所需含量备用。

1.3 试剂

0.6%醋酸（HAc）生理盐水溶液，0.5%伊文思蓝生理盐水溶液，纤维蛋白原含量（FIB）测定试剂盒，批号 132002（上海太阳生物技术公司）。

1.4 仪器

Humalyzer 2000 半自动生化分析仪（德国产），LXI-Ⅱ医用离心机（上海医用仪器厂），DIC PA-3210 血小板聚集仪（日本产），LBY-N6A 自清洗旋转式黏度计，LBY-NW1 毛细管黏度计，PRECILC 2000-4 血凝仪（以上 3 种仪器均为北京普力生公司生产），RH-120 高速微量毛细管离心机（日本产）。

2 方法与结果

2.1 对小鼠腹腔毛细血管通透性的影响

40 只小鼠按体重平均分成 4 组，每组 10 只，分别为正常对照组，天麻有效部位小、中、大（75mg/kg、150mg/kg、300mg/kg）剂量组。灌胃给药 0.2mL/10g，对照组给等量蒸馏水。每日 1 次共 7 天，第 8 天药后 30 分钟由尾静脉注射 0.5% 伊文思蓝生理盐水溶液 0.1mL/10g，随即由腹腔注射 0.6% HAc 0.2mL/只。20 分钟后脱颈椎处死动物。腹腔注射生理盐水溶液 5mL，轻揉数下，剪开腹部肌肉吸出洗涤液，3000r/min 离心 15 分钟，取上清液于 590nm 比色测定。于标准曲线上查出每只小鼠腹腔渗入染料量。数据以 $\overline{X} \pm s$ 表示，组间 t 检验。结果见表 2-42。

表 2-42 天麻有效部位对 HAc 所致小鼠腹腔毛细血管通透性增高的影响（$\overline{X} \pm s$，$n = 10$）

组别	剂量（mg/kg）	腹腔渗入染料量（μg/只）
对照组	—	10.82 ± 1.864
天麻有效部位	75	5.835 ± 1.316[1)]
	150	10.12 ± 3.985
	300	8.950 ± 1.261[1)]

注：与对照组比较[1)] $P < 0.05$。

表 2-42 显示，天麻有效部位小剂量组和大剂量组能较好抑制 HAc 所致的小鼠腹腔毛细血管通透性。

2.2 对大鼠血液流变性指标的影响

40 只大鼠按体重平均分成 4 组，分别为正常对照组，天麻有效部位小、中、大剂量组（100mg/kg，200mg/kg，400mg/kg）。灌胃给药 1mL/100g，每日 1 次，共给药 7 天，对照组给等量蒸馏水。7 天后由腹主动脉采取枸橼酸钠抗凝血（1∶9）。用于测定红细胞压积和全血黏度，部分血液经 1000r/min 离心 10 分钟，制备富血小板血浆（PRP），取出少量备用。剩余血浆再经 3000r/min 离心 15 分钟制备贫血小板血浆（PPP）。将 PRP 与 PPP 按一定比例混合，用血小板聚集仪调至透光度为 4000 左右，测定由二磷酸腺苷（ADP）诱导的血小板聚集，部分血浆按试剂盒说明测定纤维蛋白原（FIB）含量和血浆黏度。结果见表 2-43 ~ 2-45。

表 2-43 天麻有效部位对大鼠红细胞压积和全血黏度的影响（$\overline{X} \pm s$，$n = 10$）

组别	剂量（mg/kg）	红细胞压积（%）	全血黏度（mPa/s）	
			$10s^{-1}$	$200s^{-1}$
对照组	—	45.6 ± 1.69	6.452 ± 0.755	3.298 ± 0.195
天麻有效部位	100	44.3 ± 1.28	5.826 ± 0.798	3.068 ± 0.232[1)]
	200	44.8 ± 1.15	6.089 ± 1.554	3.204 ± 0.193
	400	44.5 ± 3.13	5.738 ± 0.835[1)]	3.062 ± 0.253[1)]

注：与对照组比较[1)] $P < 0.05$。

表 2-44　天麻有效部位对大鼠纤维蛋白原含量和血浆黏度的影响（$\overline{X} \pm s$，$n=10$）

组别	剂量（mg/kg）	纤维蛋白原（g/L）	血浆黏度（mPa/s）
对照组	—	2.79 ±0.50	1.051 ±0.044
天麻有效部位	100	2.57 ±0.26	1.030 ±0.029
	200	2.59 ±0.36	1.030 ±0.026
	400	2.51 ±0.20	1.026 ±0.038

表 2-45　天麻有效部位对大鼠血小板聚集的影响（$\overline{X} \pm s$，$n=10$）

组别	剂量（mg/kg）	最大聚集率（%）
对照组	—	48.1 ±6.19
天麻有效部位	100	53.4 ±5.48
	200	44.2 ±4.30[1)]
	400	39.9 ±8.06[1)]

注：与对照组比较[1)] $P<0.05$。

血液流变性测定结果显示，天麻有效部位小剂量组能较明显降低高切变率下的血液黏度，大剂量能较明显降低高切变率和低切变率下的全血黏度。天麻有效部位各剂量组对纤维蛋白原和血浆黏度无明显影响，但中剂量组和大剂量组对血小板聚集有明显的抑制作用。

3　讨论

对天麻有效部位所进行的部分药理试验显示，天麻有效部位对腹腔注射醋酸所致小鼠腹腔毛细血管通透性增高，有一定的抑制作用，其中小剂量和大剂量作用明显，说明天麻有效部位对炎症早期的渗出有较好的抑制作用。另外，天麻有效部位对于正常大鼠血液流变性指标测定中，小剂量与大剂量对高、低切变率下的全血黏度有降低作用，尤以大剂量作用明显。同时，中剂量和大剂量对血小板聚集也有较明显的抑制作用。测定高、低切变率下的全血黏度可以间接地反映红细胞变形和聚集的情况，因此，本试验结果提示，天麻有效部位对于用药组动物的红细胞本身有一定的改善和保护作用。血液黏度的升高与脑卒中有着密切的关系，而红细胞变形能力又是调节血液黏度的重要因素，良好的红细胞变形能力和较好的抑制血小板聚集作用，在一定程度上保证了对微循环系统的有效灌注和防止血栓的形成。本试验结果也反应了天麻有效部位具有这方面的作用。对天麻有效部位的其他药理作用还有待做进一步的工作。

【论文来源】

李文，张村，耿立冬，殷小杰，肖永庆*．天麻有效部位的药理作用研究［J］．中国中药杂志，2006，31（10）：856-857.

河南与江西产白花前胡主成分药理作用比较研究

前胡为伞形科植物白花前胡的干燥根，主产于浙江、江西、安徽、福建、江苏、四川等省，具有疏散风热、降气化痰的作用。江西为白花前胡的主产地之一，所产前胡主要含有白花前胡甲素等吡喃香豆素类化合物，药理研究表明白花前胡甲素有抗心律失常、抗心肌缺血等作用；白花前胡乙素可显著降低肾性高血压大鼠血压和降低肠系膜动脉对去甲肾上腺素的反应性；cis-3′,4′-disenecioylkhellactone 有抗血小板聚集作用。上述成分未见有与前胡主治功能相关的镇咳、祛痰等药理作用的研究报道。河南产前胡为前胡属植物白花前胡，分布于河南西部伏牛山脉，当地药材市场以“前胡”入药。在进行白花前胡质量标准研究的过程中，发现产自河南的白花前胡与产自江西、浙江、福建等省白花前胡主成分的 HPLC 图谱存在着较大差异。为了合理利用药源，对其主成分与主治、功能相关的镇咳、抗炎、祛痰作用进行了比较研究。

1 仪器与材料

高效液相色谱仪：Waters 600 Pump，Waters 600 Controller，Waters 486 紫外检测器；水为纯水，甲醇为色谱醇，其他试剂均为分析纯。动物：SD-1 小鼠，雌雄兼有，19~24g，由北京市维通利华实验动物技术有限公司提供，合格证号：SCXK（京）2002.0003。晶体管超声波雾化器（鞍山市无线电一厂），分光光度计（Humalyzer 半自动生化测定仪），离心机（上海医用分析仪器厂），天平（沈阳龙腾电子称量仪器有限公司）。

河南产前胡药材采自洛阳栾川县，江西产前胡药材采自江西广丰县，分别经中国中医研究院中药研究所谢宗万研究员、黄璐琦研究员鉴定，均为白花前胡 *Peucedanum praeruptorum* 的根。

2 两种药材主成分的提取、分离及其结构鉴定

取江西、河南产白花前胡根粗粉各 10 kg，分别以 95% 乙醇渗漉提取，浓缩至浸膏，以水溶解，上 D101 大孔树脂柱，分别以水、40% 乙醇、60% 乙醇、95% 乙醇及丙酮洗脱，弃去水液，收集 95% 乙醇及丙酮洗脱部分，浓缩至浸膏进行硅胶柱色谱和 ODS 柱色谱，从江西产白花前胡根中得到结晶 1（白花前胡甲素，得率 1.2%），从河南产白花前胡得到结晶 2（cis-3′,4′-disenecioylkhellactone，得率 0.5%）和结晶 3（白花前胡乙素，得率 0.7%），通过质谱及核磁共振等现代波谱技术，并与文献对照确定结构。

3 HPLC 图谱比较

3.1 色谱条件

色谱柱 kromasil C_{18} 柱（4.6mm×250mm，5μm）；流动相甲醇-水（3∶1）；检测波长 321nm，柱温 30℃；流速 0.8mL/min。

3.2 样品溶液的制备

取两种药材各 1.0g，加甲醇 25mL 超声提取 15 分钟后，滤过，取续滤液，以微孔滤膜（0.45μm）滤过，备用；另取白花前胡甲素、白花前胡乙素和 cis-3′,4′-disenecioylkhellactone 适量，加甲醇制成 1mg/mL 的溶液，即得。

3.3 HPLC 图谱比较

精密吸取以上 5 种溶液各 5μL，注入液相色谱仪，依法测定。从相同条件下的

HPLC 色谱图中可以看出，两种药材的主要成分差异较大。江西产白花前胡以白花前胡甲素为主，而河南产白花前胡则以 cis－3′,4′－disenecioylkhellactone 和白花前胡乙素两种成分含量较高。

4 药理作用比较研究

4.1 药物的配制

样品 A，B，C 为白色结晶体（分别为结晶 1、结晶 2、结晶 3，含量分别为 95%、91%、95%），不溶于水，试验前按所需浓度用 2% 阿拉伯胶溶液配成混悬液备用。

4.2 镇咳作用（浓氨水喷雾法）

选取体重 19～22g 健康小鼠 50 只，雌雄各半，平均分为 5 组，每组 10 只。分别为空白对照组（蒸馏水 0.2mL/10g），阿拉伯胶溶剂对照组（2% 阿拉伯胶 0.2mL/10g），样品 A、样品 B、样品 C 3 组，均为 100mg/kg，每日给药 1 次，连续给药 3 天。第 4 天给药后 30 分钟用浓氨水恒压喷雾致咳，以小鼠出现咳嗽的时间及在 2 分钟内咳嗽的次数为指征。结果 3 个给药组对浓氨水引起的小鼠咳嗽反应均有明显的镇咳作用（表 2－46）。

表 2－46 镇咳、抗炎试验结果（$\overline{X}\pm s$，$n=10$）

组别	剂量（mg/kg）	咳嗽潜伏期（S）	止咳率（%）	双耳肿胀差值（g）
空白对照组	—	26.9±3.38	—	23.4±1.01
溶剂对照组	—	26.5±3.92	26.5	23.9±4.05
样品 A	100	33.4±15.1	53.6[1)]	22.2±1.89[2)]
样品 B	100	29.5±5.74	53.1[1)]	21.6±2.48[2)]
样品 C	100	30.0±9.82	55.1[1)]	21.9±2.39[2)]

注：与对照组比较[1)] $P<0.01$；[2)] $P<0.05$。

4.3 祛痰作用（气管酚红冲洗液）

选取体重 22～24g，雄性小鼠 50 只，按体重随机分成 5 组，每组 10 只。分别为空白对照组（生理盐水 0.2mL/10g），溶剂对照组（2% 阿拉伯胶 0.2mL/10g），3 个受试药样品 A、样品 B 和样品 C，均为 100mg/kg 灌胃给药连续 3 天，第 4 天给药后 30 分钟，每只小鼠腹腔注射 0.5% 酚红 0.5mL。30 分钟后处死，仰位固定，解剖分离气管，用注射器抽取 5% 碳酸氢钠溶液 0.5mL，注入气管内，反复推抽 3 次，并用相同方法冲洗 3 次，将 3 次冲洗液收集到试管中以 3000r/min 离心 10 分钟，取上清液用分光光度计在 546nm 处测定 A 值，以吸光度在标准曲线上查出酚红浓度值，各组与对照组进行 t 检验。结果显示各给药组与对照组之间没有差异。

4.4 抗炎作用（二甲苯耳郭致炎法）

选用体重 22～24g，雄性小鼠 50 只，按体重随机分成 5 组，每组 10 只。空白对照组（生理盐水 0.2mL/10g），溶剂对照组（2% 阿拉伯胶 0.2mL/10g），3 个受试药组样品 A、样品 B 和样品 C，均为 100mg/kg。灌胃给药每天 1 次，连续 3 天。第 4 天给药后 30 分钟，在小鼠右耳正反两面均匀涂抹二甲苯各 25μL，1 小时后将动物处死，沿耳郭将双耳剪下，用8mm的专用打孔器，冲下双耳片称重，以两耳的差值计算肿胀度。结果各给药组对二甲苯引起的小鼠耳郭肿胀，具有较明显的抗炎作用。

5 讨论

两种药材的主要成分均为香豆素类化合物，易溶于三氯甲烷、甲醇、乙醇等有机溶剂，故以甲醇作为提取溶剂进行HPLC比较研究，结果表明二者主成分差异较大。

曾有文献报道中药前胡由于存在产地和品种不同，其药理作用也有一定差异。本试验对报道地（江西）白花前胡的主成分（白花前胡甲素）与河南白花前胡的主成分（白花前胡乙素等两种）进行的药理研究结果提示，两药材的主成分均有较好的镇咳、抗炎作用，3种成分之间无明显差异，为今后合理利用白花前胡药材资源提供了依据。

【论文来源】

张村，李文，肖永庆*. 河南与江西产白花前胡主成分药理作用比较研究［J］. 中国中药杂志，2005（17）：1356-1358.

第二节　中药饮片质量评价研究

女贞子饮片质量评价研究

女贞子为木犀科植物女贞 *Ligustrum lucidum* Ait. 的干燥成熟果实。冬季果实成熟时采收，除去枝叶，稍蒸或置沸水中略烫后干燥，或直接干燥。滋补肝肾，明目乌发，用于肝肾阴虚，眩晕耳鸣，腰膝酸软，须发早白，目暗不明，内热消渴，骨蒸潮热。酒女贞子为净女贞子经酒炖或酒蒸而得，形如女贞子，表面黑褐色或灰黑色，常附有白色粉霜，微有酒香。女贞子和酒女贞子的质量标准收载于《中国药典》（2010年版）一部，其含量测定内容相同，本研究建立了女贞子和酒女贞子中红景天苷和酪醇的含量测定方法，为其质量标准的提高提供依据。

1 仪器与试药

高效液相色谱仪（Waters 2998型二极管阵列检测器Waters公司），AE240型十万分之一电子分析天平（上海科学仪器精密有限公司），KH3200SPV型双频数控超声波清洗器（昆山市超声仪器有限公司）。

女贞子分别购自济人药业、沪谯药业；酒女贞子1批购自济人药业，1批自制，按照《中国药典》（2010年版）酒女贞子炮制项下的方法炮制而得。

红景天苷（中国食品药品检定研究院，批号：111918-201102），酪醇（中国食品药品检定研究院，批号：111676-200602）。乙腈（色谱，Fisher公司），娃哈哈纯净水。

2 TLC 鉴别

取女贞子、酒女贞子饮片粉末各 1g，精密称定，置具塞锥形瓶中，加入 95% 乙醇 10mL，加热回流 1 小时，放冷，过滤，作为供试品溶液。另取红景天苷和酪醇对照品，加甲醇制成每 1mL 含红景天苷 0.43mg、酪醇 0.51mg 的溶液。照薄层色谱法［《中国药典》(2010 年版) 一部附录ⅥB］试验，吸取上述供试品及对照品溶液各 20μL，分别点于同一硅胶 G 薄层板上，以三氯甲烷－甲醇（6∶1）为展开剂，展开，取出，晾干，喷以 10% 硫酸乙醇溶液，在 110℃加热至斑点显色清晰，比较结果。供试品色谱中在与红景天苷色谱相应的位置上，酒女贞子显相同颜色的斑点，生品女贞子无相应斑点；与酪醇色谱相应的位置上，生品女贞子及酒女贞子均无对应的斑点。

3 女贞子及其饮片中红景天苷和酪醇的含量测定

3.1 色谱条件

色谱柱：LunaC_{18}（4.6mm × 250mm，5μm）；检测波长：224nm；柱温：35℃；流动相：乙腈－0.05% 磷酸（3∶97）；流速：1.0mL/min；进样量：5μL。理论板数为 6000，分离度为 3.0。

3.2 对照品溶液的制备

称取红景天苷、酪醇对照品适量，精密称定，加甲醇制成每 1mL 含红景天苷 39.12μg、酪醇 20.56μg 的溶液，即得。

3.3 供试品溶液的制备

酒女贞子饮片粉碎，过 40 目筛，取粉末约 0.1g，精密称定，置 50mL 具塞锥形瓶中，精密加入 50% 甲醇 50mL，称定重量，超声（功率：100W，频率：25kHz）处理 45 分钟，放冷，再称定重量，用 50% 甲醇补足减失的重量，摇匀，滤过，取续滤液，即得。

3.4 线性关系考察

取上述混合对照品溶液，分别进样 2.0μL、6.0μL、10.0μL、15.0μL、20.0μL，记录色谱图，以对照品进样量（μg）为横坐标，峰面积为纵坐标，绘制标准曲线，得回归方程：

$Y_{红景天苷} = 9.28 \times 10^5 X - 1.06430 \times 10^4$；$r = 0.9998$；$Y_{酪醇} = 2 \times 10^6 X - 4.0432 \times 10^3$；$r = 0.9998$

结果表明，红景天苷、酪醇进样量分别在 0.078～0.780μg 和 0.041～0.410μg 范围内线性关系良好。

3.5 精密度试验

精密吸取对照品溶液，注入高效液相色谱仪，连续进样 5 次，记录色谱图，红景天苷、酪醇峰面积平均值分别为 125463 和 65118，RSD 分别为 2.8% 和 2.9%。

3.6 稳定性试验

按所拟订的含量测定项下方法，将供试品溶液分别在室温下放置 0 小时、3 小时、6 小时、12 小时，精密吸取 5μL，注入高效液相色谱仪，测定。结果：红景天苷峰面积平均值为124072，RSD = 1.9%；酪醇峰面积平均值为43518，RSD = 1.5%。说明供试品溶液在12小时内基本稳定。

3.7 重复性试验

按所拟订的含量测定项下方法，平行制备5份供试品溶液，每次进样5μL，红景天苷和酪醇的平均含量分别为0.74%和0.17%，RSD分别为2.9%和2.5%。

3.8 检出限与定量限

取混合对照品溶液，逐级稀释，观察色谱峰与噪音的响应，测得红景天苷、酪醇检出限［信噪比（S/N）=3］分别为0.04μg/mL和0.06μg/mL；定量限［信噪比（S/N）=10］分别为0.14004μg/mL和0.17μg/mL。

3.9 回收率试验

采用加标回收法，精密吸取质量浓度分别为0.374mg/mL及0.091mg/mL的红景天苷、酪醇混合对照品溶液各1mL置锥形瓶中，蒸干溶剂，加入已知含量的酒女贞子饮片0.05g，精密称定，按3.3项下方法制备供试品溶液，依法测定，计算回收率，结果见表2-47、表2-48。

表2-47　红景天苷加样回收率试验结果

编号	取样量(mg)	样品含量(mg)	对照品加入量(mg)	测得量(mg)	回收率(%)	平均回收率(%)	RSD(%)
1	52.1	0.386	0.374	0.749	99.60	101.05	2.0
2	52.2	0.387	0.374	0.783	103.04		
3	48.3	0.358	0.374	0.764	100.57		
4	49.9	0.369	0.374	0.769	101.23		
5	49.8	0.369	0.374	0.746	98.23		
6	49.8	0.369	0.374	0.787	103.64		

表2-48　酪醇加样回收率试验结果

编号	取样量(mg)	样品含量(mg)	对照品加入量(mg)	测得量(mg)	回收率(%)	平均回收率(%)	RSD(%)
1	52.1	0.090	0.091	0.176	97.05	98.28	4.7
2	52.2	0.091	0.091	0.173	95.21		
3	48.3	0.084	0.091	0.191	105.03		
4	49.9	0.087	0.091	0.187	102.80		
5	49.8	0.086	0.091	0.169	92.92		
6	49.8	0.086	0.091	0.176	96.67		

3.10 样品的测定

按所拟订的含量测定项下的方法，测定了4批样品中红景天苷及酪醇的含量，结果见表2-49。

表 2-49　样品中红景天苷及酪醇的含量测定结果（%）

样品	红景天苷	酪醇
沪谯-生	0.04	0.02
沪谯-酒	0.17	0.13
济人-生	0.17	0.04
济人-酒	0.79	0.20

4　结论

4.1　色谱柱的选择

对 Agilent TC-C18 柱、Kromasil C18 柱和大连依利特 C18 柱进行了重复性分析，试验结果无明显变化。

4.2　柱温的影响

分别于柱温 25℃、35℃、45℃时，分析混合对照品溶液，结果显示，柱温为 35℃时，柱效最高，理论板数约为 6000，故最终确定柱温为 35℃。

4.3　流速的影响

分别在流速为 0.5mL/min、0.8mL/min、1.0mL/min、12mL/min 时分析混合对照品溶液，结果显示，流速由 0.5mL/min 增大至 1.2mL/min 时，保留时间由 70 分钟左右缩短至约 25 分钟，分离度由 3.0 减小至 1.5。在各流速下混合对照品均能实现基线分离，但流速高于 1.0mL/min 时，柱压偏大，故确定流速为 1.0mL/min。

4.4　提取方法的考察

采用不同的提取溶剂、提取时间对红景天苷和酪醇的提取率进行了考察，结果显示，采用 50% 甲醇超声提取 45 分钟，样品中的红景天苷和酪醇已基本提尽。

4.5　流动相的改进

参考文献测定了女贞子中红景天苷和酪醇的含量，流动相乙腈-水（5∶95），分离度不佳，故对其进行了改进，选择乙腈-0.05% 磷酸为流动相，分离度能达到要求，故采用乙腈-0.05% 磷酸为流动相。

4.6　红景天苷和酪醇含量分析

从表 2-49 可以看出，酒蒸品较生品女贞子中红景天苷和酪醇的含量均有所提高。同时本课题对女贞子及其酒女贞子中特女贞苷的含量进行了测定，结果表明，酒女贞子中特女贞苷的含量较生品中有所降低。结合上述含量测定结果可以看出，女贞子在炮制过程中，特女贞苷降解，生成次级苷红景天苷，红景天苷进一步降解成酪醇，从而使其含量增加。可以针对这一结果，对其进行进一步的研究，作为酒女贞子的质量评价标准。

【论文来源】

栾兰，肖永庆*，李丽，张村．女贞子饮片质量评价研究［J］．中国药事，2013，27（07）：715-717+739.

基于炒制原理的决明子饮片质量评价研究

决明子为豆科植物决明 *Cassia obtusifolia* L. 或小决明 *Cassia* tora L. 的干燥成熟种子。生决明子长于清肝热，润肠燥，用于目赤肿痛，大便秘结。炒后能缓和寒泻之性，有平肝养肾的功效，可用于头痛、头晕、青盲内障。生、炒决明子饮片功效各异，其根源是炮制前后饮片的物质基础发生了改变，如何科学、全面地评价饮片的质量成为目前饮片研究的一项重要内容。而饮片与药材不同，同一中药经不同方法炮制后其化学成分不仅发生了量变而且还存在质变，因此不能简单地以某一个成分含量的变化来评价不同炮制品的质量，应在饮片传统经验鉴别的基础上，逐步充实现代科学内容，建立传统经验鉴别与多指标成分定量、指纹图谱定性的现代饮片质量评价标准，全面、充分地体现饮片的炮制特性。本文在课题研究工作的基础上，提出了以 TLC 和 HPLC 指纹图谱定性，两个萘并吡喃酮苷及 3 个蒽醌苷元定量的决明子饮片质量评价标准，为建立具有饮片个性特色的决明子生、炒饮片质量评价标准提供科学依据。

1　仪器与试药

Waters 高效液相色谱仪（Waters 2695 Separations Module，Waters 2996 PAD 检测器，Empower 2 数据处理软件）；超声清洗器 KQ－500DB（昆山市超声仪器有限公司）；乙腈、甲醇、四氢呋喃均为色谱纯，水为纯净水，使用前均经 0.45μm 滤膜滤过；其他试剂均为分析纯。

对照品：红镰霉素－6－*O*－β－龙胆二糖苷（a）、红镰霉素－6－*O*－β－D－芹糖－(1→6)－*O*－β－D－葡萄糖苷（b）、大黄素（c）、大黄酚（d）、大黄素甲醚（e）为本研究组从决明子中分离鉴定，纯度达到 98% 以上。

决明子药材购自安徽、山东、广西等地，经中国中医科学院中药研究所胡世林教授鉴定为 *C. obtusifolia* L. 的干燥成熟种子；由安徽沪谯中药饮片厂依法炮制为生决明子和炒决明子饮片各 10 批。

2　方法与结果

2.1　TLC 鉴别

决明子生、炒饮片粉末各 1.0g，分别加甲醇 10mL，超声提取 20 分钟，滤过，滤液水浴蒸干，残渣加甲醇 1mL 溶解，作为供试品溶液。以正丁醇－冰醋酸－水（4∶1∶5）上层为展开剂，在紫外灯 365nm 下检识，生、炒决明子饮片 TLC 图谱有显著差异。

2.2　HPLC 指纹图谱鉴别

2.2.1 色谱条件　Kromasil C_{18}柱（4.6mm×250mm，5μm）；乙腈－0.1% 磷酸梯度洗脱，0~25 分钟，19%~20% A；25~35 分钟，20%~32% A；35~45 分钟，32%~41% A；45~60 分钟，41%~70% A；70~80 分钟，19% A；检测波长：280nm，430nm。柱温：30℃；流速为 1.0mL/min。在此条件下生、炒决明子饮片分别能检出 26 和 23 个色谱峰。

2.2.2 供试品溶液制备　精密称取决明子粉末（过 40 目筛）1.0000g，置具塞锥形瓶中，精密加入甲醇 25mL，密塞，称定质量，超声提取 15 分钟，放冷，密塞，再称定质量，以甲醇补足减失的质量，摇匀，滤过，取续滤液过微孔滤膜（0.45μm），作为供试品溶液。

2.2.3 指纹图谱比较与色谱峰归属　通过 10 批次决明子不同饮片的指纹图谱测定，得到生、炒决明子的标准指纹图谱，280nm 色谱图显示（图 2-61），与生品相比决明子炒制后 1 号、2 号、11（橙钝叶决明素-2-*O*-β-D-吡喃葡萄糖苷）号色谱峰基本消失，8 号、12 号、14 号、21 号色谱峰面积显著降低。而 26 号色谱峰面积显著增加，同时产生了生决明子中所没有的 A［去甲基红镰霉素-6-*O*-β-D-(6′-*O*-乙酰基）吡喃葡萄糖苷］、B、C［钝叶素-2-*O*-β-D-(6′-*O*-乙酰基）吡喃葡萄糖苷］、D 等 4 个色谱峰。

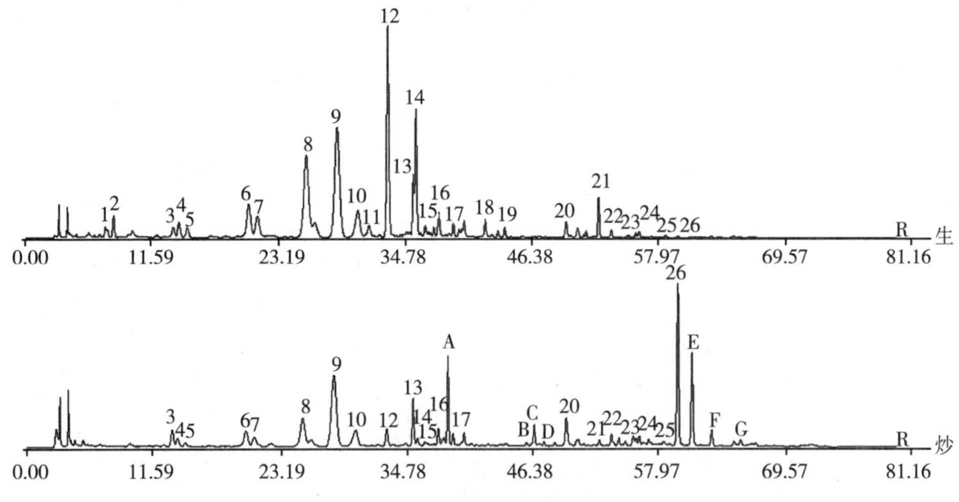

图 2-61　决明子饮片标准指纹图谱及主要色谱峰归属（280nm）

430nm 下（图 2-62），大部分色谱峰面积有不同程度的降低，其中 3、5、19 色谱峰面积降低显著，而 1、10（橙钝叶决明素-2-*O*-β-D-吡喃葡萄糖苷）、13 号色谱峰则基本消失。与此同时，炒决明子图谱中 23 号色谱峰面积显著增加，并且还检测到新增的 a［去甲基红镰霉素-6-*O*-β-D-(6′-*O*-乙酰基）吡喃葡萄糖苷］、b［钝叶素-2-*O*-β-D-(6′-*O*-乙酰基）吡喃葡萄糖苷］、c~e、f（大黄素甲醚）等 6 个色谱峰。

2.3　主要成分的 HPLC 含量比较

本文以课题组分离得到的 2 个苷类成分，红镰霉素-6-*O*-β-龙胆二糖苷（a）、红镰霉素-6-*O*-β-D-芹糖-(1→6)-*O*-β-D-葡萄糖苷和 3 种苷元成分，大黄素（c）、大黄酚（d）、大黄素甲醚（e）为对照，比较了决明子炒制前后上述 5 种成分的含量变化情况，色谱条件见表 2-50，含量测定结果见表 2-51。

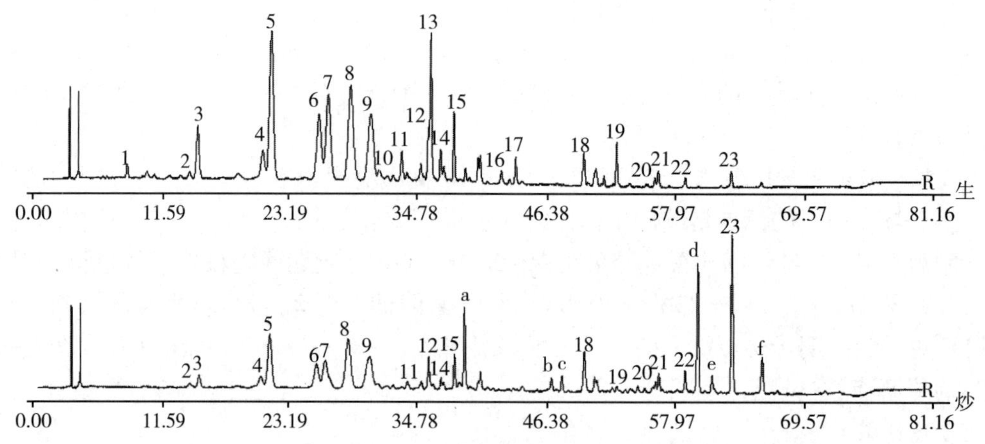

图2-62　决明子饮片标准指纹图谱及主要色谱峰归属（430nm）

表2-50　决明子饮片含量测定色谱条件

对照品	色谱条件	供试品溶液制备
a，b	Alltima C_{18}（5μm，150mm×4.6mm）色谱柱，流动相为乙腈-四氢呋喃-0.1%磷酸水溶液（17∶3∶80），检测波长278nm，流速1.0mL/min，柱温30℃	精密称取样品粉末各1.0000g，置具塞三角瓶中，精密加入甲醇25mL，称定重量，回流提取3小时，放冷，以甲醇补足减失的重量，摇匀，滤过，取续滤液过微孔滤膜（0.45μm），作为供试品溶液
c，d，e	Alltima C_{18}（5μm，150mm×4.6mm）色谱柱，流动相为甲醇-0.1%磷酸水溶液（79∶21），检测波长254nm，流速1.0mL/min，柱温30℃	精密称取样品粉末各1.0000g，置具塞三角瓶中，精密加入乙醇25mL，称定重量，回流提取2小时，放冷，以乙醇补足减失的重量，摇匀，滤过，取续滤液过微孔滤膜（0.45μm），作为供试品溶液

表2-51　各饮片含量测定结果（%；$n=10$）

成分类型	测定成分	生决明子	炒决明子
苷类	a	0.4223	0.2002
	b	0.1014	0.0529
	（a+b）	0.5237	0.2531
苷元	c	0.0043	0.0064
	d	0.0046	0.0302
	e	0.0026	0.0099
	（c+d+e）	0.0115	0.0465

2.4　检查

2.4.1 水分　照《中国药典》（2010年版）一部附录ⅨH水分测定第一法（烘干法），称取决明子饮片粉末各3g，依法测定水分，结果生决明子水分平均为10.79%，炒决明子饮片水分平均为6.82%，符合药典标准。

2.4.2 浸出物　照2010年版《中国药典》一部附录ⅩA浸出物测定法（热浸法），

称取决明子饮片粉末各 3g，依法测定醇浸出物含量，结果生决明子浸出物平均含量为 17.29%，炒决明子浸出物平均含量为 16.54%。

3　讨论

本研究从定性、定量及检查等方面对生、炒决明子饮片进行了质量评价方法的研究，建立了以正丁醇-冰醋酸-水系统为展开剂的 TLC 鉴别方法，与药典及文献报道的石油醚-丙酮系统相比，更能体现出决明子炮制前后饮片化学成分的变化，具有显著地鉴别特征，可用于决明子不同饮片的鉴别。此外，作者还对决明子不同饮片进行了指纹图谱研究，建立了 2 个检测波长下生、炒决明子饮片的 HPLC 指纹图谱鉴别方法，并以分离得到的化合物为对照品归属了指纹图谱中的 12 个色谱峰，进一步明确了决明子炒制前后饮片的化学特征。完善了决明子生、炒饮片的鉴别方法。

与 2005 年版《中国药典》相比，2010 年版药典中决明子含量测定项下虽然增加了橙黄决明素的含量测定，但生、炒决明子饮片中该成分的含量限度均规定为不得少于 0.08%，未能体现出炮制对决明子饮片化学成分的影响。作者所在课题组在 HPLC 指纹图谱研究的过程中，发现决明子中 2 个萘并吡喃酮苷和 3 个蒽醌苷元成分在炮制前后变化较为显著，生片中 2 个萘并吡喃酮苷成分的总含量约为炒片的 2 倍，而炒制以后饮片中蒽醌苷元的含量显著增加，总含量约为生片的 4 倍，其中以大黄酚的增加幅度最明显，约为生品的 6.5 倍。因此，以这 5 个成分为指标建立了生、炒决明子饮片的含量测定方法，结合 TLC 及 HPLC 鉴别，可以较为全面地评价饮片的内在质量，尤其是能够反映出炮制前后饮片化学成分的变化规律，对于规范饮片炮制工艺，揭示决明子饮片炮制原理具有重要的意义。

另外，考虑到饮片在炒制过程中，受温度的影响其含水量必然有所降低，还对决明子饮片进行了水分和浸出物的测定，结果显示，生决明子的水分约为炒决明子的 1.6 倍，而 2010 年版药典中决明子生、炒饮片的水分限量均为不得过 12.0%，建议对生、炒决明子饮片分别制定水分限量。

【论文来源】

李丽，张村，肖永庆*. 基于炒制原理的决明子饮片质量评价研究［J］. 北京中医药大学学报，2011，34（06）：413-416.

大黄生、熟饮片质量评价方法研究

大黄为临床常用中药，是典型的生熟异治中药。中医传统理论认为，生大黄气味重浊沉降，直达下焦，攻积导滞，凉血解毒，作用峻烈，易伤脾胃，多用于大便秘结等。熟大黄泻下作用缓和，活血化瘀作用增强，多用于年老体虚、儿童患者。大黄生、熟饮片在中医临床上的用途是不同的，因此对于大黄生、熟饮片的质量评价标准也必须有其专属性。目前，《中国药典》尚未制定大黄饮片的质量评价标准，即使是大黄药材的质量标准研究，文献多采用水解后进行大黄中蒽醌苷元含量测定，而对原生态蒽醌苷元及苷类成分含量研究很少。本课题以掌叶大黄 *Rheum palmatum* L. 为研究对象，在系统化学成分研究的基础上，以 TLC，HPLC 对主要成分进行了比较研究，同时对大黄生、熟饮片的主要成分的含量进行了比较分析，建立了具有生、熟大黄饮片专属性的质量评价方法。

1 仪器与试药

Waters 高效液相色谱仪（2695 pump，2996 检测器，Empower 2 数据处理软件）；KQ－100DE 超声清洗器（昆山市超声仪器有限公司）；甲醇、乙腈、四氢呋喃为色谱纯，水为纯净水，使用前均经 0.45μm 滤膜滤过；其他试剂均为分析纯。

对照品由本研究室分离、纯化，经 HPLC 面积归一化法测定，含量均达到 98% 以上。

大黄药材采自青海玉树，经中国中医科学院中药研究所胡世林研究员鉴定为掌叶大黄 *R. palamatum* 的根及根茎；生、熟大黄饮片以掌叶大黄为原料药材，按照《中国药典》相关项下的炮制方法，由北京人卫饮片厂分别制备成 10 批大黄生片和 10 批大黄熟片。

2 方法与结果

2.1 大黄生、熟饮片的定性比较

取生、熟大黄饮片粉末（过 40 目筛）各 0.5g，加甲醇 25mL，超声提取 20 分钟，滤过，制备成供试品溶液。再取芦荟大黄素、大黄酸、大黄素、大黄酚、大黄素甲醚对照品各 0.5mg，以 10mL 甲醇溶解，作为对照品溶液。吸取上述供试品溶液各 3μL，对照品溶液各 5μL 分别点于同一 MERCK GF_{254} 板上，以石油醚（60～90℃）－乙酸乙酯－甲酸（15∶5∶1）的上层溶液为展开剂，展开，取出，晾干，置紫外灯（365nm）下检视。生、熟大黄供试品色谱中，在与对照品色谱相应的位置上，显示 5 个相同的橙黄色荧光斑点，但熟大黄中各斑点荧光明显强于生大黄。

另取上述供试品溶液各 3μL，分别点于同 MERCK GFM_{254} 板上，以三氯甲烷－甲醇－甲酸（6∶1∶0.2）为展开剂，展开，取出，晾干，置紫外灯（365nm）下检视。熟大黄与生大黄相比，薄层图谱中减少了一个蓝色荧光斑点（R_f 0.25）。

2.2 指纹图谱鉴别

2.2.1 色谱条件 KromasilC_{18} 柱（4.6mm×250mm，5μm），流动相甲醇－1.0% 冰醋酸梯度洗脱（表 2－52），检测波长 280nm、430nm，柱温 30℃，流速为 1.0mL/min。在此条件下不同大黄饮片分别能检出 38，18 个峰，分离较佳。

表 2－52 流动相梯度

t（min）	流速（mL/min）	MeOH（%）	1.0% HAc（%）
0	1	5	95
10	1	30	70
40	1	60	40

续表

t（min）	流速（mL/min）	MeOH（%）	1.0% HAc（%）
60	1	60	40
70	1	100	0
75	1	100	0

2.2.2 供试品溶液的制备　取大黄生片粉末（过40目筛）0.5g，精密称定，置具塞锥形瓶中，精密加入甲醇25mL，密塞，称定质量，超声提取10分钟后，放冷，密塞，再称定质量，以甲醇补足减失的质量，摇匀，滤过，取续滤液，以微孔滤膜（0.45μm）滤过，即得。分别精密吸取上述样品溶液各10μL，注入液相色谱仪进行测定。结果显示，生、熟大黄饮片指纹图谱共有峰数量及各峰的相对比例均有明显的差异（图2-63）。

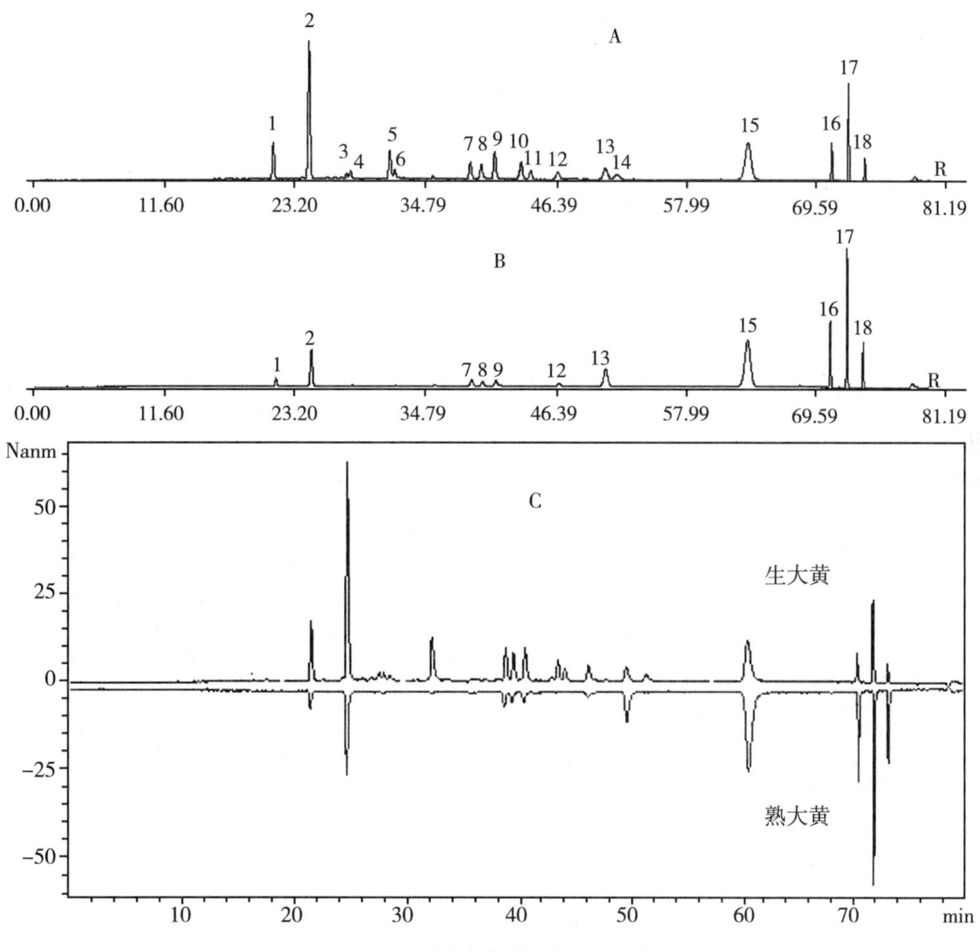

图2-63　生、熟大黄指纹图谱（430nm）

A. 生大黄；B. 熟大黄；C. 生、熟大黄镜像比较

2.3　主要成分的含量比较研究

课题组对大黄系统化学成分研究和对生、熟大黄饮片中 16 种化学成分进行含量测定分析（色谱条件及测定结果见表 2－53），除苯丁酮及其苷类成分无明显变化外，其余成分的变化均较显著。与生大黄相比，熟大黄中蒽醌苷元类成分含量增加了约 1 倍，而其苷类成分的含量则降低了约 1 倍，其中大黄素－8－*O*－*β*－D－葡萄糖苷已完全消失。二苯乙烯苷类成分的变化更为显著，熟片中该类成分的总量仅为生片的 18%。鞣质单体成分的变化也具有显著的鉴别意义，生大黄中儿茶素的含量较高，但炮制为熟片后该成分完全破坏，而没食子酸的含量则增加了 2.4 倍。因此，可将蒽醌苷及其苷元、二苯乙烯苷及鞣质单体的含量作为大黄生、熟饮片定量分析的指标，其中大黄素－8－*O*－*β*－D－葡萄糖苷和儿茶素的含量可作为生大黄饮片的特征指标成分。

表 2－53　大黄中主要成分含量测定方法学参数

种类	成分	生大黄	熟大黄	色谱条件
蒽醌苷元类成分	芦荟大黄素	0.0559	0.0939	Agilent TC－C_{18}（2）色谱柱（4.6mm×250mm，5μm）；phenomenex 保护柱（3mm×4mm，5μm）；流动相甲醇－0.1% 磷酸（85：15）；检测波长 254nm；流速 1.0mL/min；柱温 35℃
	大黄酸	0.2269	0.3431	
	大黄素	0.0529	0.1214	
	大黄酚	0.0780	0.1457	
	大黄素甲醚	0.0241	0.0599	
	蒽醌苷元量	0.4378	0.764	
蒽醌苷类成分	芦荟大黄素－8－*O*－*β*－D－葡萄糖苷	0.1936	0.0839	Agilent TC－C_{18}（2）色谱柱（4.6mm×250mm，5μm）；phenomenex 保护柱（3mm×4mm，5μm）；流动相乙腈－0.1% 磷酸（20：80）；检测波长 410nm；流速 1.0mL/min；柱温 35℃
	大黄酸－8－*O*－*β*－D－葡萄糖苷	1.1385	0.5911	
	大黄素－8－*O*－*β*－D－葡萄糖苷	0.1825	－	Agilent TC－C_{18}（2）色谱柱（4.6mm×250mm，5μm）；phenomenex 保护柱（3mm×4mm，5μm）；流动相四氧呋喃－0.1% 冰醋酸（25：75）；检测波长 280nm；流速 1.0mL/min；柱温 35℃
	芦荟大黄素－3－CH_2－*O*－*β*－D－葡萄糖苷	0.0555	0.0314	
	蒽醌苷类总量	1.5701	0.7064	
二苯乙烯苷类	反－3,5,4′－三羟基乙烯基－4′－*O*－*β*－D－葡萄糖苷	0.6207	0.1197	Agilent XDBC$_{18}$ 柱（4.6mm×250mm，5μm）；Agileng 保护柱（3mm×4mm，5μm）；流动相甲醇－0.1% 冰醋酸（20：80）；检测波长 280nm；流速 1.0mL/min；柱温 35℃
	反－3,5,4′－三羟基二苯乙烯基－4′－*O*－*β*－D－(6″－*O*－没食子酰基)葡萄糖苷	1.3011	0.2334	Agilent Eclipse XDB－C_{18} 柱（4.6mm×250mm，5μm）；Agilent 保护柱（4.6mm×12.5mm，5μm）；流动相甲醇－0.1% 冰醋（32：68）；检测波长 300nm；流速 1.0mL/min；柱温 35℃

续表

种类	成分	生大黄	熟大黄	色谱条件
苯丁酮类成分	4′-羟基苯基-2-丁酮	0.1729	0.1516	Agilent Eclipse XDB-C_{18}柱（4.6mm×250mm，5μm）；Agilent 保护柱（4.6mm×12.5mm，5μm）；流动相甲醇-0.1%冰醋酸（20：80）；检测波 2800nm；流速 1.0mL/min；柱温 35℃
	4′-羟基苯基-2-丁酮-4′-O-β-D-(6″-没食子酰基)-葡萄糖苷	0.3956	0.3861	
	4-(4-羟基苯基)-2-丁酮-4′-O-β-D-(6″-O-肉桂酰基)-葡萄糖苷	0.0564	0.0414	Agilent Eclipse XDB-C_{18}柱（4.6mm×250mm，5μm）；Agilent 保护柱（4.6mm×12.5mm，5μm）；流动相甲醇-0.1%冰醋酸（49：51）；检测波长 280nm；流速 1.0mL/min；柱温 35℃
鞣质成分	没食子酸	0.1768	0.4231	Zorbax Eclipse XDB-C_{18}柱（4.6mm×250mm，5μm），phenomenex 保护柱（3mm×4mm，5μm）；流动相乙腈-0.01%磷酸溶液梯度洗脱；检测波长 277nm；流速 0.9mL/min；柱温 30℃
	儿茶素	1.3573	-	Zorbax Eclipse XDB-C_{18}柱（4.6mm×250mm，5μm），phenomenex 保护柱（3mm×4mm，5μm）；流动相乙腈-0.01%磷酸溶液梯度洗脱；检测波长 277nm；流速 0.9mL/min；柱温 30℃

3　讨论

本文通过 TLC，HPLC 指纹图谱定性鉴别及主要化学成分定量分析，探讨了大黄生、熟饮片质量标准的评价内容。与大黄生片相比，熟片化学成分变化显著，利用石油醚(60~90℃)-乙酸乙酯-甲酸（15：5：1）和三氯甲烷-甲醇-甲酸（6：1：0.2）两个展开系统进行鉴别，可以清晰地反映出两种饮片化学成分组成和含量上的变化，因此建议以上述两种展开系统作为大黄生、熟饮片的定性鉴别方法。此外，HPLC 指纹图谱比较也进一步证实了 TLC 鉴别的结果，炮制为熟片后，苷类成分峰面积显著降低，而其相应的苷元成分峰面积显著增加，两种饮片的 HPLC 指纹图谱差异显著，可以作为生、熟饮片的鉴别方法。

通过定量比较分析，建议将蒽醌苷及其苷元、二苯乙烯苷及鞣质单体的含量作为大黄生、熟饮片的限量指标，其中大黄素-8-O-β-D-葡萄糖苷和儿茶素的含量可作为生大黄饮片的特征指标成分。

【论文来源】

田国芳，李丽，张村，肖永庆*，王云，黄文倩. 大黄生、熟饮片质量评价方法研究［J］. 中国实验方剂学杂志，2011，17（08）：48-51.

白芥子饮片的质量评价研究

白芥子为《中国药典》芥子项下收载的2个药材基原（白芥子、黄芥子）之一，即十字花科植物白芥 *Sinapis alba* L. 的干燥成熟种子，具有温肺豁痰利气、散结通络止痛的作用，用于治疗寒痰咳喘，痰滞经络，关节麻木、疼痛，痰湿流注，阴疽肿毒等症。临床上需炒制入药。由于白芥子的祛痰平喘作用胜于黄芥子，且毒性低于黄芥子，因此白芥子为主要的市场流通品种。化学研究表明白芥子主要含有白芥子苷，可在芥子酶的作用下水解为芥子碱。药理研究表明，芥子碱具有抗辐射及抗氧化、抗雄性激素、缓慢降压等多种药理活性。目前，对于白芥子饮片的质控多采用传统的经验鉴别方法，缺乏现代客观的质量评价指标。因此本试验以HPLC对白芥子及其炒制品中芥子碱的含量进行测定的同时，首次以4-羟基-苄基芥子苷、4-羟基-苯甲酰胆碱、芥子碱复盐等3个成分为对照品，建立了白芥子饮片的TLC鉴别方法，以期为白芥子及其炒制品质量评价标准的制定提供科学依据。

1 仪器与试药

Agilent 1100 series，包括四元泵（Quata Pump）、自动进样器（ALS）、DAD检测器、在线脱气机（Degasser）。水为重蒸馏水，甲醇、乙腈均为色谱纯，使用前均经0.45μm滤膜滤过，其他试剂为分析纯；薄层板为Merck SG60 F254预制板。旋转炒药机（DY-640型），河南省周口制药机械厂出品。

对照品芥子碱复盐、4-羟基-苄基芥子苷、4-羟基-苯甲酰胆碱为本研究室从白芥子中分离、纯化而得，经HPLC面积归一化法测定其纯度均大于98%，可供HPLC含量测定用。

白芥子药材产自安徽、四川等省，经中国中医科学院中药研究所胡世林研究员鉴定为白芥子 *S. alba* L.，由安徽沪谯中药饮片厂按照《中国药典》《全国中药炮制规范》相关项下的炮制方法，分别制备成10批白芥子生品，10批白芥子炒制品，供试验研究用。

2 方法与结果

2.1 饮片制备

生白芥子：取白芥子药材，除去杂质。生白芥子类圆形，表面灰白色或黄白色，气微，味辛辣。炒白芥子：取生白芥子适量，置已加热的炒药机中炒制8~10mm，至表面有深黄色或深棕黄色爆裂，有香辣气，出锅，摊开晾凉。

2.2 TLC鉴别

取白芥子饮片粉末（过40目筛）各0.5g，置具塞试管中，加入5mL甲醇，超声提取20分钟，过滤，作为供试品溶液。另取4-羟基-苄基芥子苷、4-羟基-苯甲酰胆碱、芥子碱复盐各1mg，加甲醇溶解至1mL量瓶中，作为对照品溶液。吸取上述溶液各10μL分别点于同一硅胶 GF_{254} 薄层板上，以丙酮-甲醇-甲酸-水（12：1：0.5：0.5）

为展开剂，展开，取出，晾干，置紫外灯下检视。结果254nm下，白芥子不同饮片在与对照品4-羟基-苄基芥子苷、4-羟基-苯甲酰胆碱、芥子碱复盐相应的位置上均显示相同颜色的暗斑，炒品的斑点强度弱于生品；而在365nm下，样品只有在与芥子碱复盐相应的位置上显示一个相同的蓝色荧光斑点，其余2个对照品在此波长下不显色。

2.3　色谱条件

色谱柱：Agilent TC-C_{18}（2）柱（4.6mm ×150mm，5μm）；流动相乙腈（A）-0.1%磷酸溶液（B）梯度洗脱，0~15分钟，13% A；15~30分钟，13%~80% A；柱温35℃；检测波长326nm；流速1.0mL/min，在此条件下样品中芥子碱复盐与其他组分均能达到基线分离，理论板数按芥子碱复盐峰计算不低于3000（图2-64）。

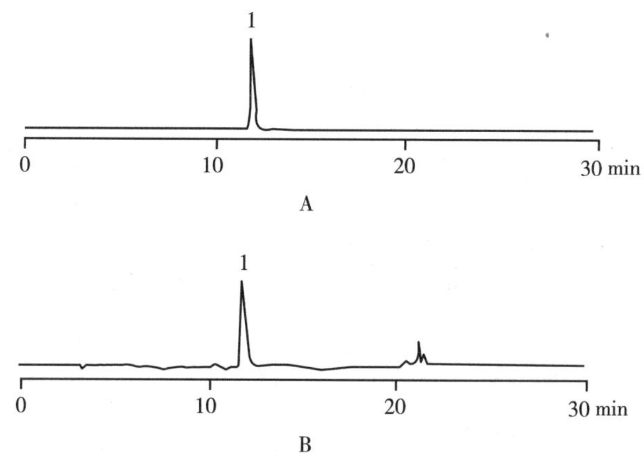

图2-64　白芥子饮片的HPLC色谱

A. 对照品；B. 白芥子饮片；1. 芥子碱复盐

2.4　对照品溶液制备及线性关系考察

精密称取芥子碱复盐对照品适量，加流动相溶解并稀释成0.179g/L的溶液。分别进样1μL、2μL、4μL、8μL、12μL、16μL，以进样量（μg）为横坐标，峰面积积分值为纵坐标绘制标准曲线，并绘制回归方程：$Y=3.18\times10^3X+1.85$，$r=1$。结果表明芥子碱复盐在0.179~2.864μg线性关系良好。

2.5　供试品溶液的制备

取白芥子饮片粉末（过40目筛）各0.5g，精密称定，置具塞锥形瓶中，分别精密加入50%甲醇25mL，密塞，称定质量，超声提取20分钟（功率100W，频率40kHz）后，放冷，再称定质量，以相应溶剂补足减失的质量，摇匀，滤过，取续滤液，以微孔滤膜（0.45μm）滤过，即得。

2.6　精密度试验

精密吸取供试品溶液10μL，连续进样5次，测定峰面积积分值，结果RSD 0.22%。

2.7　稳定性试验

精密吸取供试品溶液10μL，分别在0小时、2小时、4小时、8小时、12小时、24小时依法测定，结果在24小时内RSD为0.30%，可见样品溶液在24小时内保持稳定。

2.8 重复性试验

精密称取同一批号的白芥子生品5份，各约0.5g，精密称定，制备成供试品溶液，依法测定，结果芥子碱复盐5次测定值的相对标准偏差为1.15%。

2.9 加样回收率试验

精密称取已知含量的白芥子粗粉0.25g，分别加入适量的对照品，按供试品溶液的制备方法制备，测定，平均回收率为100.40%，RSD为2.61%，结果见表2-54。

表2-54 芥子碱复盐加样回收率试验

序号	加入量（mg）	样品中量（mg）	测得量（mg）	回收率（%）	平均回收率（%）	RSD（%）
1	1.7895	1.5907	3.4480	103.79		
2	1.7895	1.5881	3.4202	102.38		
3	1.7895	1.5843	3.3646	99.49	100.40	2.61
4	1.7895	1.5850	3.3403	98.09		
5	1.7895	1.5939	3.3517	98.23		

2.10 饮片含量测定

精密吸取白芥子饮片不同样品溶液各10μL，注入液相色谱仪，依法测定，结果见表2-55。

表2-55 白芥子饮片含量测定结果（$n=2$）

样品	生品	炒品
安徽1-1	0.8702	0.6786
安徽1~2	0.8901	0.6371
安徽1-3	0.8739	0.6296
安徽2-1	0.7872	0.6297
安徽2-2	0.7995	0.6831
安徽2-3	0.8558	0.7228
四川-1	0.6636	0.6650
四川-2	0.6696	0.6283
四川-3	0.6420	0.6205
四川-4	0.6615	0.6167
平均含量	0.7713	0.6511

3 讨论

本研究在对白芥子化学成分研究的基础上，首次建立了以4-羟基-苄基芥子苷、4-羟基-苯甲酰胆碱、芥子碱复盐等3种成分为对照品的白芥子饮片的TLC鉴别方法，结果显示白芥子炒制前后的TLC图谱变化不大，只是在254nm下，白芥子炒制后的斑点强度弱于生品。与《中国药典》相比，增加了4-羟基-苄基芥子苷、4-羟基-苯甲酰胆碱等2个对照品，TLC鉴别方法简便易行、重复性好，可用于白芥子饮片的定性鉴别。

芥子碱为季铵类生物碱，在弱酸性溶液中稳定，因此对甲醇-水、甲醇-酸水、乙腈-酸水溶液等流动相进行了考察，结果以乙腈-0.1%磷酸水溶液梯度洗脱，样品分离较佳。样品提取方法首先进行甲醇、50%甲醇、95%乙醇、50%乙醇等不同溶剂提取的比较，同时进行了超声（10分钟、20分钟、30分钟）、回流（1小时、2小时、3小时）及冷浸（8小时、12小时、24小时）等提取方法的平行比较，结果以50%甲醇超声提取20分钟样品中芥子碱复盐含量最高。方法学考察结果表明该法简便、准确，可用于白芥子饮片的含量测定。

样品测定结果表明，不同产地白芥子生品中芥子碱复盐的平均含量约为0.77%，炒品约为0.65%，说明白芥子炒制后芥子碱含量减少，10批测定结果平均减少15.58%。以上研究为探索建立科学、可控的白芥子饮片的质量评价方法奠定了试验依据。

【论文来源】

张村，李丽，肖永庆*，逄镇，李桂柳，于定荣，麻印莲．白芥子饮片的质量评价研究[J]．中国实验方剂学杂志，2010，16（16）：30-32.

川芎药材有效成分鉴别及其含量标准研究

川芎为伞形科植物 *Ligusticum chuanxiong* Hort. 的干燥根茎，具有行气活血、祛风止痛的功效，为活血化瘀常用中药。其化学成分的研究，国内外报道较多，结合川芎主要成分的药理学研究结果，认为藁本内酯和阿魏酸为川芎的主要有效成分，因此将此两种成分的含量作为川芎药材的定量标准。通过对全国不同产地川芎药材中藁本内酯和阿魏酸的含量测定，制定药材质控的含量标准。

1　仪器与试药

高效液相色谱仪：Waters 600 Pump，Waters 600 Controller，Waters 486 紫外检测器。薄层板为 MER-CKSG60 F254 预制板。甲醇为色谱纯，水为纯净水，其他试剂均为分析纯。

对照品：藁本内酯、阿魏酸由本研究室从川芎药材中分离鉴定，纯度均为98%以上。川芎药材购自各地药材市场或药材公司，经中医研究院中药研究所谢宗万教授鉴定为伞形科植物 *Ligusticum chuanxiong* Hort.。

2　方法与结果

2.1　TLC 鉴别

精密称取藁本内酯对照品适量，加甲醇配制成0.5g/L的对照品溶液。称取川芎药材粉末各2.0g，加甲醇10mL，超声提取10分钟，放置，滤过，取续滤液作为供试品溶液。吸取上述对照品溶液2μL，供试品溶液5μL，分别点于同一硅胶GF254薄层板上，以石油醚-乙酸乙酯（4∶1）为展开剂，展开，取出，晾干，置紫外灯（365nm）下检视，供试品色谱与对照品色谱在相应的位置上显相同的亮蓝色荧光斑点。

2.2 HPLC 测定藁本内酯的含量

2.2.1 色谱条件 色谱柱，Kromasil C_{18} 5μm，4.6mm×250mm；流动相，甲醇-水（70∶30）；检测波长，240nm；流速，0.9mL/min。在此条件下川芎药材中藁本内酯与其他组分均能达到基线分离。

2.2.2 线性关系考察 精密称取藁本内酯对照品适量，加甲醇配制成每毫升含 19.792μg 的溶液，分别进样 2μL、4μL、6μL、8μL、10μL、12μL，每个体积重复进样 2 次，以进样量（μg）为横坐标，峰面积为纵坐标绘制标准曲线，并计算回归方程：$Y=-637.77+917634.20X$，$r=0.9998$，表明藁本内酯在 0.0396～0.2376μg 线性关系良好。

2.2.3 精密度试验 精密吸取川芎样品溶液，重复进样 5 次，藁本内酯峰面积积分值的相对标准偏差为 0.4%。

2.2.4 提取方法考察 ①不同提取溶剂比较：取川芎粉末 0.5g，共 8 份，精密称定，分别精密加入甲醇、乙醇、乙酸乙酯、三氯甲烷 25mL，称重，超声提取 10 分钟，放凉，称重，以相应溶剂补足减失的重量，滤过；取续滤液 10mL，减压浓缩，残留物以甲醇洗出，定容至 25mL。结果，4 种溶剂的提取率较接近，以甲醇略高，故选择甲醇为提取溶剂。②不同提取方法比较：取川芎粉末约 0.5g，精密称定，共 7 份，各精密加入甲醇 25mL，称重，分别以冷浸 3 小时、6 小时、9 小时和超声 5 分钟、10 分钟、20 分钟、30 分钟提取后，放冷，称重，以甲醇补足减失的重量，摇匀，滤过，取续滤液过微膜，注入液相色谱仪依法测定，结果以超声 10 分钟提取率最高。

2.2.5 供试品溶液制备 取样品粉末 0.5g，精密称定，置具塞三角瓶中，精密加入甲醇 25mL，称重，超声提取 10 分钟，放冷至室温，补充失去的重量，滤过，精密量取续滤液 2mL，加甲醇稀释至 5mL，过微孔滤膜（0.45μm），作为供试品溶液。

2.2.6 稳定性试验 精密吸取川芎供试品溶液 20μL，分别在 0 分钟、2 分钟、4 分钟、6 分钟、8 分钟、10 分钟、12 分钟、24 小时进样，依法测定。由峰面积积分值统计结果可见，川芎供试品溶液在 24 小时内保持稳定，RSD=1.50%。

2.2.7 重复性试验 取川芎粉末 5 份，各约 0.5g，精密称定，制备成供试品溶液，并进行测定。结果表明，藁本内酯 5 次测定值的相对标准偏差为 0.90%。

2.2.8 加样回收试验 精密称定已知含量的川芎粉末 0.25g，精密加入适量藁本内酯，按供试品溶液制备及测定法操作，进行色谱分析，结果见表 2-56。

表 2-56 藁本内酯加样回收试验结果

样品含量（mg）	加入量（mg）	测得量（mg）	回收率（%）	平均回收率（%）	RSD（%）
3.738	3.760	7.449	98.69		
3.741	3.760	7.576	101.99		
3.764	3.760	7.627	102.74	101.86	1.80
3.754	3.760	7.623	102.89		
3.746	3.760	7.619	103.01		

2.3 HPLC 测定阿魏酸的含量

2.3.1 色谱条件 色谱柱，Kromasil C_{18} 5μm，4.6mm×250mm；流动相，甲醇-1%乙酸（35∶65）；检测波长，321nm；流速，0.9mL/min；柱温，25℃。在此条件下川芎药材中阿魏酸与其他组分能达到基线分离。

2.3.2 线性关系考察 精密称取阿魏酸对照品 5.12mg，加甲醇定容至 50mL，分别吸取 1μL、3μL、5μL、7μL、9μL，注入液相色谱仪，每个体积重复进样 2 次，以进样量（μg）为横坐标、峰面积为纵坐标绘制标准曲线，并计算回归方程：$Y = 48774 + 6132199X$，$r = 0.9999$，表明阿魏酸在 0.10～0.92μg 有较好的线性关系。

2.3.3 精密度试验 精密吸取川芎样品溶液，重复进样 5 次，阿魏酸峰面积积分值的相对标准偏差为 1.50%。

2.3.4 提取方法考察 ①提取溶剂的选择：精密称取川芎粉末 0.5g，10 份，分别精密加入甲醇、乙醇、三氯甲烷、乙酸乙酯，甲醇与 1% 乙酸的混合溶液各 20mL，称重，超声提取 10 分钟，放凉，称重，以相应溶剂补足减失的重量，滤过；精密量取续滤液 10mL 减压浓缩，残留物以甲醇洗出，定容至 10mL。结果以甲醇提取率最高，故选择甲醇为提取溶剂。②提取方法的选择：精密称取川芎粉末 0.5g，共 6 份，分别精密加入甲醇 20mL，称定重量，分别以超声 5 分钟、10 分钟、20 分钟、30 分钟和冷浸 12 小时、24 小时提取后，放冷，称重，以甲醇补足减失的重量，滤过，取续滤液过微孔滤膜（0.45μm），进行液相测定。结果超声提取的阿魏酸含量比冷浸提取的高，超声提取不同时间对阿魏酸的含量影响不明显，因此，选择甲醇超声提取 10 分钟作为供试品的提取方法。

2.3.5 供试品溶液制备 取样品粉末 0.5g，精密称定，置具塞三角瓶中，精密加入甲醇 20mL，称定重量，超声提取 10 分钟，放凉，称重，以甲醇补足减失的重量，滤过，取续滤液过微孔滤膜（0.45μm），作为供试品溶液。

2.3.6 稳定性试验 精密吸取川芎供试品溶液 10μL，分别在 0、2、4、6、8、10、12、24 小时进样，依法测定。由峰面积积分值统计结果可见，川芎供试品溶液在 24 小时内保持稳定，RSD = 1.09%。

2.3.7 重复性试验 取川芎粉末 5 份，各约 0.5g，精密称定，制备成供试品溶液，依法测定，结果阿魏酸 5 次测定值的相对标准偏差为 1.75%。

2.3.8 加样回收试验 精密称取已知含量的川芎粉末 0.25g，精密加入适量阿魏酸对照品，按供试品溶液制备及测定法操作，进行色谱分析，结果见表 2-57。

表 2-57 阿魏酸加样回收试验结果

样品含量（mg）	加入量（mg）	测得量（mg）	回收率（%）	平均回收率（%）	RSD（%）
0.0237	0.0231	0.0468	99.08		
0.0236	0.0231	0.0469	101.01		
0.0239	0.0231	0.0466	98.15	99.68	1.17
0.0241	0.0231	0.0473	100.52		
0.0235	0.0231	0.0463	98.91		

2.4 藁本内酯和阿魏酸样品测定

照上述测定藁本内酯和阿魏酸的方法分别制备成供试品溶液，精密吸取藁本内酯对照品溶液 10μL 及其供试品溶液 20μL，阿魏酸对照品溶液 5μL 及其供试品溶液 10μL，分别按各自的色谱条件注入液相色谱仪进行测定，结果见表 2-58。

表 2-58　样品含量测定结果

样品	藁本内酯（%）	阿魏酸（%）
都江堰（老）1	1.28～1.45	0.046～0.052
都江堰（老）2	1.45～1.64	0.049～0.055
都江堰（老）3	1.43～1.62	0.049～0.055
都江堰（新）1	2.03～2.27	0.054～0.060
都江堰（新）2	2.06～2.29	0.081～0.090
都江堰（新）3	2.14～2.68	0.045～0.056
灌县 1	2.74～3.43	0.062～0.078
灌县 2	2.39～2.99	0.061～0.076
澎州 1	1.71～1.92	0.060～0.069
澎州 2	1.94～2.16	0.062～0.069
湖北 1	1.65～1.85	0.058～0.065
湖北 2	1.76～1.98	0.053～0.060
$\bar{x}$	1.88～2.19	0.057～0.065
s	0.41～0.57	0.009～0.010
$s_{\bar{x}}$	0.12～0.16	0.003～0.003
	2.40～1.36	0.069～0.045
$\bar{x} \pm t0.001 s_{\bar{x}}$	2.86～1.52	0.078～0.052

3　讨论

川芎药材样品的 TLC 斑点与川芎标准药材的 TLC 斑点相同，川芎药材样品中均能清晰地鉴别出藁本内酯，因此可将其作为川芎药材的定性依据。

川芎药材中均能鉴定出藁本内酯，药材中藁本内酯和阿魏酸的含量分别不得低于 1.50% 和 0.05%。

【论文来源】

张村，李丽，耿立冬，刘元艳，肖永庆*. 川芎药材有效成分鉴别及其含量标准研究［J］. 北京中医药大学学报，2005（02）：66-69.

防风药材质量标准研究

中药防风为伞形科植物 *Saposhnicovia divaricate*（Turcz.）Schischk. 的未抽花茎植株的干燥根，主产于我国东北及华北各省，传统认为以东北产“关防风”质量最佳。在为《中国药典》2000 年版制定的防风质量标准中，已制定了防风色原酮Ⅰ葡萄糖苷（Prim－*O*－glucosylcimifugin）、防风色原酮Ⅱ葡萄糖苷（4′－*O*－*β*－D－glucosyl－5－*O*－methylvisamminol）的定性、定量标准研究。本文对不同产地的防风药材中防风色原酮Ⅰ葡萄糖苷、防风色原酮Ⅱ葡萄糖苷、防风色原酮Ⅲ葡萄糖苷、防风色原酮Ⅰ和防风色原酮Ⅱ5 个主要色原酮化合物进行了 TLC 定性分析。另外，对防风中的防风色原酮Ⅰ葡萄糖苷（Prim－*O*－glucosyl cimifugin）、防风色原酮Ⅱ葡萄糖苷（4′－*O*－*β*－D－glucosyl－5－*O*－methylvisamminol）、防风色原酮Ⅰ（cimifugin）、防风色原酮Ⅲ葡萄糖苷（sec－*O*－glucosylhamaudol）4 个成分进行了 HPLC 含量测定，为进一步提高中药防风的质量评价标准提供科学依据。

1 仪器与试药

高效液相色谱仪：Waters 600 Pump，Waters 600 Controller，Waters 486 紫外检测器；水为纯水，甲醇为优级醇，其他试剂均为分析纯。薄层板为 MERCK SG60 F254 预制板。

对照品防风色原酮Ⅰ葡萄糖苷、防风色原酮Ⅰ、防风色原酮Ⅱ葡萄糖苷、防风色原酮Ⅲ葡萄糖苷和防风色原酮Ⅱ（分别以 a、b、c、d、e 表示）由本研究室从防风药材中分离鉴定，纯度均为98%以上。对照药材：购自中国生物制品检定所，批号 947。试验药材样品：购自各地药材公司或产地的防风药材。经中国中医研究院中药研究所谢宗万教授鉴定为 *Saposhnikovia divaricate*（Trucz.）. Schischk.。

2 方法与结果

2.1 TLC 鉴别

取防风样品及防风药材对照品各 1g，加丙酮 20mL，超声处理 20 分钟，滤过。滤液置蒸发皿中蒸干。残渣以乙醇 1mL 使溶解，作为供试品溶液及对照药材溶液。另取 5 种对照品各 2mg，用乙醇配制成 1g/L 的溶液，作为对照品溶液。吸取上述各溶液 10μL，分别点于同一硅胶 GF254 薄层板上，以三氯甲烷－甲醇（4∶1）为展开剂展开，取出，晾干，置紫外光灯（254nm）下检视。供试品色谱中，在与对照药材和对照品色谱相应的位置上显示相同颜色斑点。

2.2 HPLC 含量测定

2.2.1 色谱条件 色谱柱：ODS C_{18} 柱，4.6mm × 250mm，5μm；流动相：甲醇－水（40∶60）（测定 a，b，c）；甲醇－水（50∶50）（测定 d）；检定波长：254nm；柱温：35℃；流速：0.8mL/min。理论塔板数按防风色原酮Ⅰ葡萄糖苷（a）、防风色原酮Ⅰ（b）、防风色原酮Ⅱ葡萄糖苷（c）和防风色原酮Ⅲ葡萄糖苷（d）计算均不低于 4000。在此条件下防风药材中对照品 a、b、c、d 与其他组分均能达到基线分离（见图 2－65 ~ 2－70）。

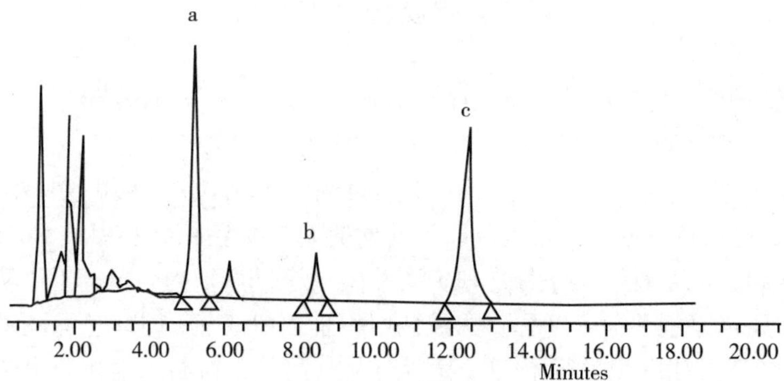

图 2-65　防风药材的 HPLC 色谱

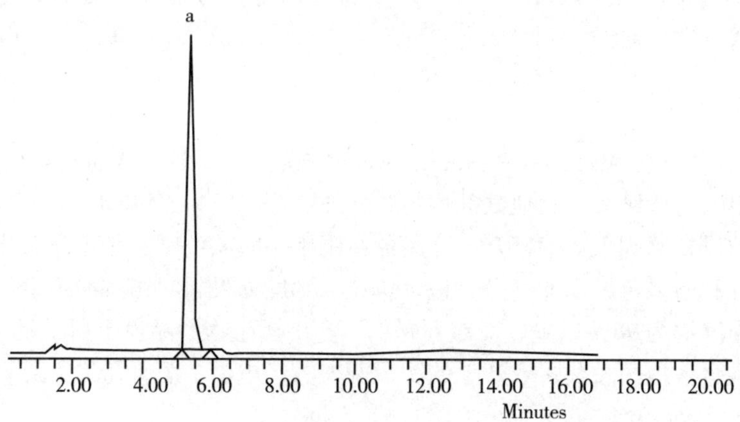

图 2-66　防风色原酮 I 葡萄糖苷（a）HPLC 色谱

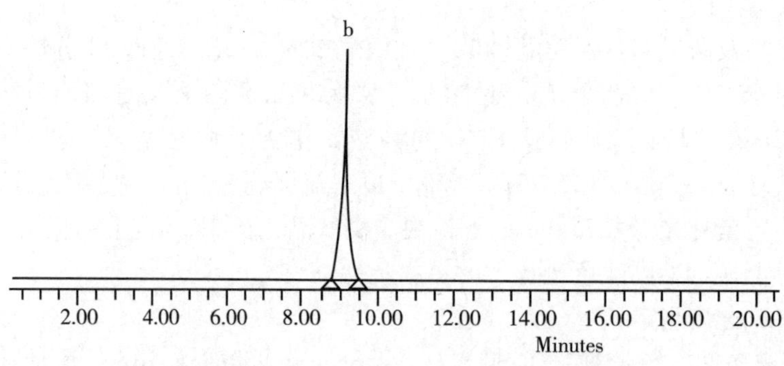

图 2-67　防风色原酮 I （b）HPLC 色谱

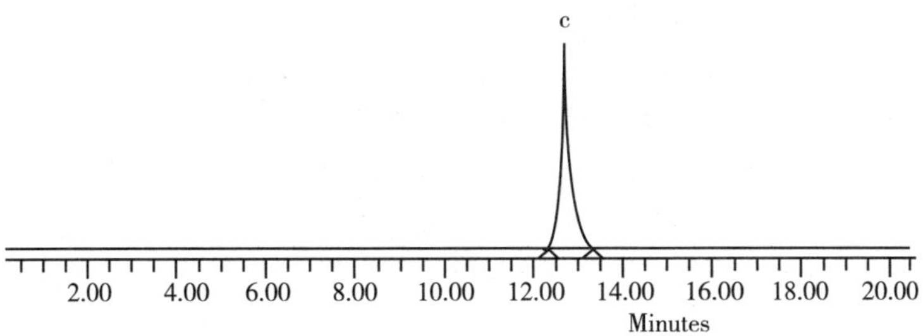

图 2-68　防风色原酮Ⅱ葡萄糖苷（c）HPLC 色谱

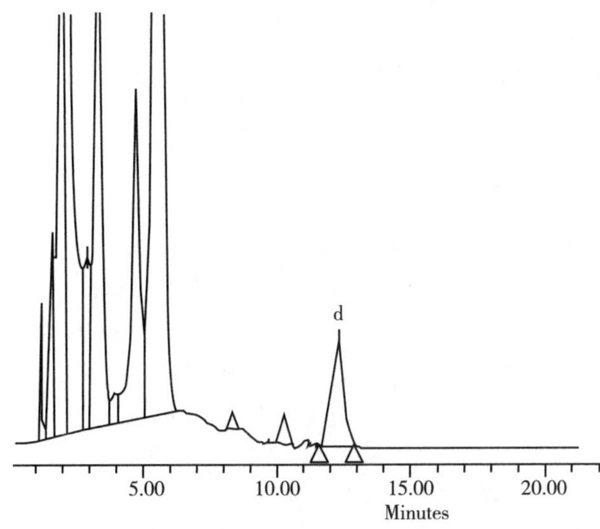

图 2-69　防风药材的 HPLC 色谱

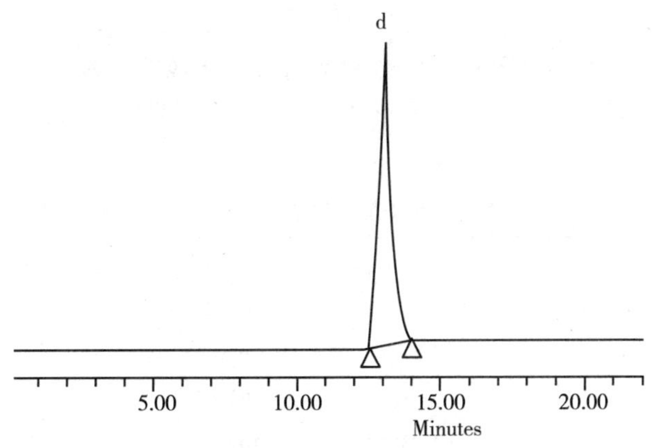

图 2-70　色原酮Ⅲ葡萄糖苷（d）HPLC 色谱

2.2.2 线性关系的考察

2.2.2.1 对照品 a 和 c 的标准曲线：精密称取 a 和 c 对照品各适量，加甲醇配制成 0.057g/L 的溶液，分别进样 1μL、3μL、5μL、7μL、9μL，每个样品进样 3 次，以进样量（μg）为横坐标，峰面积为纵坐标绘制标准曲线，并计算回归方程，对照品 a：$Y=-246+601749X$，$r=0.9996$；对照品 c：$Y=-1463.82+517137.19X$，$r=0.9998$。

2.2.2.2 对照品 b 和 d 的标准曲线：精密称取 b 和 d 对照品各适量，分别加甲醇配制成 0.055g/L 和 0.050g/L 的溶液，分别进样 1μL、5μL、10μL、15μL、20μL、25μL，每个样品进样 3 次，以进样量（μg）为横坐标，峰面积为纵坐标绘制标准曲线，并计算回归方程，对照品 b：$Y=-3844.65+2269603.81X$，$r=0.9999$；对照品 d：$Y=-21038.41+2688843.35X$，$r=0.9999$。结果表明对照品 a 和 c 在 0.057～0.513μg 具有良好的线性关系；对照品 b 在 0.055～1.37μg 具有良好的线性关系，对照品 d 在 0.050～1.25μg 线性关系良好。

2.2.3 精密度试验 精密吸取上述 4 种对照品溶液，重复进样 5 次，结果对照品 a、b、c、d 峰面积积分值的相对标准偏差分别为 0.60%、0.85%、0.80%、0.88%。

2.2.4 提取方法考察

2.2.4.1 不同溶剂提取比较：取杜尔伯特样品约 0.25 g，共 6 份，精密称定。其中 3 份分别精密加入乙醇 10mL，另取 3 份同法加入甲醇 10mL，称定重量，静置 24 小时后，再称定重量，以相应溶剂补足减失的重量，滤过，滤液过微孔滤膜，精密吸取 2μL 注入液相色谱仪，结果表明甲醇和乙醇提取率基本一致，故选择沸点较低的甲醇为提取溶媒。

2.2.4.2 不同提取方法的比较：取上述样品约 0.25g，若干份，精密称定，加入甲醇 10mL，称定重量，分别以冷浸过夜，超声提取，热回流进行提取，称重，补足减失的重量，滤过，取续滤液过微孔滤膜，注入液相色谱仪进行测定，结果以回流提取 2 小时最高。

2.2.5 稳定性试验 精密吸取上述供试液溶液 10μL，间隔一定时间重复进样共 6 次，由峰面积值统计结果可见对照品溶液在 24 小时内保持稳定。

2.2.6 重复性试验 取大庆防风样品粉末 5 份，各约 0.5g，精密称定，制备成供试品溶液，并进行测定，结果以对照品 a、b、c、d 计算，5 次测定值的相对标准偏差分别为 1.5%、1.7%、2.1%、2.0%。

2.2.7 加样回收试验 精密称定已知含量的大庆防风样品粉末适量，精密加入适量对照品 a、b、c、d，按供试品溶液制备及测定法操作，进行色谱分析，结果见表 2-59～表 2-62。

表 2-59 防风色原酮 I 葡萄糖苷（a）加样回收试验结果

样品含量（mg）	加入量（mg）	测得量（mg）	回收率（%）	平均回收率（%）	RSD（%）
0.114	0.101	0.213	99.06		
0.109	0.101	0.211	99.53		
0.108	0.101	0.215	102.87	100.46	1.5
0.133	0.101	0.235	100.86		
0.111	0.101	0.212	100.00		

表 2-60 防风色原酮Ⅰ（b）加样回收试验结果

样品含量（mg）	加入量（mg）	测得量（mg）	回收率（%）	平均回收率（%）	RSD（%）
0.054	0.055	0.108	99.08		
0.056	0.055	0.108	97.30		
0.049	0.055	0.102	98.08	99.62	2.1
0.059	0.055	0.116	101.75		
0.052	0.055	0.109	101.87		

表 2-61 防风色原酮Ⅱ葡萄糖苷（c）加样回收试验结果

样品含量（mg）	加入量（mg）	测得量（mg）	回收率（%）	平均回收率（%）	RSD（%）
0.095	0.106	0.208	103.48		
0.188	0.106	0.219	97.94		
0.089	0.122	0.219	103.79	101.68	2.3
0.111	0.122	0.235	100.85		
0.092	0.122	0.219	102.34		

表 2-62 防风色原酮Ⅲ葡萄糖苷（d）加样回收试验结果

样品含量（mg）	加入量（mg）	测得量（mg）	回收率（%）	平均回收率（%）	RSD（%）
0.055	0.054	0.110	100.92		
0.051	0.054	0.106	100.95		
0.048	0.054	0.101	99.02	100.55	1.1
0.067	0.054	0.121	100.00		
0.053	0.054	0.109	101.87		

2.2.8 样品测定 取各地防风药材各约 0.5g，精密称定，精密加入甲醇 25mL，称定重量，回流提取 2 小时，取出，放至室温，称重，以甲醇补足减失的重量，摇匀，滤过，精密吸取续滤液 2mL，加甲醇稀释至 5mL，摇匀，过微孔滤膜。准确吸取对照品溶液 5μL，供试品溶液 10μL，注入液相色谱仪，按测定法进行测定，结果见表 2-63。

表 2-63 样品含量测定结果（%）

样品	防风色原Ⅰ葡萄糖苷	防风色原酮Ⅰ	防风色原酮Ⅱ葡萄糖苷	防风色原酮Ⅲ葡萄糖苷	总量
吉林抚松	0.232	0.243	0.261	0.070	0.806
牡丹江	0.345	0.070	0.599	0.064	1.078
柳河	0.126	0.068	0.216	0.044	0.454
安达	0.116	0.145	0.144	0.019	0.424
大庆	0.439	0.053	0.366	0.052	0.910
安国	0.329	0.091	0.493	0.033	0.946
围场	0.171	0.068	0.215	0.085	0.539

续表

样品	防风色原Ⅰ葡萄糖苷	防风色原酮Ⅰ	防风色原酮Ⅱ葡萄糖苷	防风色原酮Ⅲ葡萄糖苷	总量
齐齐哈尔（粗）	0.346	0.033	0.189	0.030	0.598
齐齐哈尔（中）	0.368	0.035	0.312	0.028	0.743
齐齐哈尔（细）	0.335	0.059	0.585	0.044	1.023
泰康	0.174	0.043	0.186	0.055	0.458
杜尔伯特	0.243	0.067	0.144	0.061	0.515
昌平	0.451	0.060	0.179	0.049	0.739
张家口	0.273	0.023	0.209	0.146	0.651
$\bar{x}$	0.282	0.076	0.293	0.056	0.706
s	0.108	0.057	0.158	0.032	0.221
$s_{\bar{x}}$	0.029	0.015	0.042	0.008	0.059
$\bar{x} \pm t0.001s_{\bar{x}}$	0.282 ±0.128	0.076 ±0.063	0.293 ±0.177	0.056 ±0.034	0.706 ±0.249

3 讨论

防风药材样品及防风对照药材均能清晰地鉴定出防风色原酮Ⅰ葡萄糖苷、防风色原酮Ⅱ葡萄糖苷、防风色原酮Ⅲ葡萄糖苷、防风色原酮Ⅰ和防风色原酮Ⅱ。因此，上述5个成分的TLC鉴定可作为防风药材的定性依据。

防风药材中含防风色原酮Ⅰ葡萄糖苷不得少于0.11%，防风色原酮Ⅱ葡萄糖苷不得少于0.11%，防风色原酮Ⅰ不得少于0.01%和防风色原酮Ⅲ葡萄糖苷不得少于0.02%，4种成分的总量不得少于0.40%。

防风药材质量标准的定性、定量标准还可以向低极性色原酮类成分扩展，以进一步完善防风质量标准。

【论文来源】

李丽，张村，刘元艳，耿立冬，肖永庆*. 防风药材质量标准研究［J］. 北京中医药大学学报，2005（03）：58-61.

白花前胡质量标准研究

前胡性味苦、辛，微寒，归肺经，具有疏散风热、降气化痰的作用。《中国药典》2000年版一部收载的前胡为伞形科植物白花前胡 *Peucedanum praeruptorum* Dunn 或紫花前胡 *P. decursivum* Maxim. 的干燥根。但2个基原药材主要化学成分差异很大，白花前胡以角型吡喃香豆素类成分为主，紫花前胡中线型呋喃香豆素类成分含量较高，因而较难制定统一的质量标准，本试验主要研究临床上用量较大的白花前胡。据文献报道，白花前胡中主要成分及有效成分白花前胡甲素［(±)-praeruptorin A］对心肌缺血有保护作用，对心血管有钙拮抗作用，可提高LVH大鼠心脏收缩及舒张功能，改善心肌顺应性及降压、解痉等多方面的生理活性，因此，以白花前胡甲素为对照品，采用 TLC 和 HPLC 对白花前胡进行质量控制，以期为《中国药典》（2005 年版）中药白花前胡质量标准的制定提供科学依据。

1　仪器与试药

高效液相色谱仪：Waters 600 Pump，Waters 600Controller，Waters 996 紫外检测器；薄层板为 Merck SG60 F254 预制板；水为纯水，甲醇为色谱纯，其他试剂均为分析纯。

对照品白花前胡甲素由本所肖永庆博士从白花前胡药材中分离鉴定，经 HPLC 面积归一化法测定纯度达到 98% 以上。样品为购自主产地浙江、江西、福建等省的白花前胡药材，由浙江省药品检验所祝明主任药师鉴定。

2　方法与结果

2.1　TLC 鉴别

取白花前胡粉末各 0.5g，分别加三氯甲烷 10mL，超声提取 10 分钟，滤过；滤液蒸干，残渣加甲醇使溶解于 5mL 量瓶中，并加甲醇至刻度，作为供试品溶液。另取白花前胡甲素对照品，加甲醇制成每 1mL 含 0.5mg 的溶液，作为对照品溶液。吸取上述溶液各 5μL 分别点于同一硅胶 GF254 薄层板上，以石油醚（60～90℃）－醋酸乙酯（3∶1）为展开剂展开，取出，晾干，置紫外光灯（365nm 及 254nm）下检视。不同产地的白花前胡药材在与对照品白花前胡甲素相应的位置上均显示相同颜色的蓝紫色荧光斑点（365nm）和暗斑（254nm）。

2.2　含量测定

2.2.1 对照品溶液的制备　精密称取白花前胡甲素对照品适量，加甲醇制成 0.4424mg/mL 的溶液；取此溶液 2mL，加甲醇稀释至 5mL 量瓶中，定容，摇匀，过微孔滤膜（0.45μm），备用。

2.2.2 供试品溶液的制备　取白花前胡药材粉末（过三号筛）各 0.5g，精密称定，置具塞锥形瓶中，精密加入三氯甲烷 25mL，密塞，称定重量，超声提取 10 分钟，放冷，密塞，再称定重量，用三氯甲烷补足减失的重量，摇匀，滤过；精密量取续滤液 5mL，置蒸发皿中，蒸干，残渣加甲醇使溶解于 5mL 量瓶中，并加甲醇至刻度，摇匀，用微孔滤膜（0.45μm）滤过，取续滤液，即得。

2.2.3 色谱条件　Kromasil C_{18} 色谱柱（4.6mm × 250mm，5μm）；流动相甲醇－水（75∶25）；检测波长 321nm；柱温 30℃；流速 0.8mL/min。在此条件下白花前胡药材中白花前胡甲素与其他组分均能达到基线分离，理论塔板数按白花前胡甲素峰计算不低于 3000。

2.2.4 线性关系考察　精密吸取白花前胡甲素对照品溶液（0.4424mg/mL）1mL、2mL、3mL、4mL、5mL，分别加甲醇稀释至 5mL 量瓶中，摇匀，过微孔滤膜（0.45μm），备用；取上述溶液各 2μL，分别进样 2 次，取平均值，以进样量（X）为横坐标，峰面积（Y）为纵坐标绘制标准曲线，回归方程：$Y = -40376 + 3155896.248X$，$r = 0.9999$。表明白花前胡甲素在 0.17696～0.8848μg 线性关系良好。

2.2.5 精密度试验 精密吸取浓度为0.35392mg/mL的对照品溶液2μL，重复进样5次，结果白花前胡甲素峰面积积分值的RSD为0.34%。

2.2.6 稳定性试验 精密吸取供试品溶液2μL，分别在0小时、1小时、2小时、4小时、8小时、12小时、24小时进样，依法测定，由峰面积积分值统计结果可见样品溶液在24小时内保持稳定，RSD为1.40%。

2.2.7 重复性试验 取江西广丰B粉末5份，各约0.5g，精密称定，制备成供试品溶液，依法测定，结果白花前胡甲素5次测定值的RSD为1.5%。

2.2.8 加样回收率试验 精密称定已知含量的江西广丰B粉末适量，共5份，分别精密加入适量白花前胡甲素，按供试品溶液制备及测定法操作，进行色谱分析，结果见表2-64。

表2-64 白花前胡甲素加样回收率试验结果

样品含量（mg）	测得量（mg）	回收率（%）	平均回收率（%）	RSD（%）
2.7968	4.9662	99.2		
2.8061	5.0239	100.1		
2.8080	5.0233	100.1	99.7	0.40
2.8052	5.0020	99.7		
2.7894	4.9795	99.6		

注：加入量均为2.2120mg

2.2.9 样品测定 精密吸取对照品溶液和供试品溶液各2μL，注入液相色谱仪，依法测定，结果见表2-65。经过对12批不同产地白花前胡药材的含量测定，并经统计学处理，规定白花前胡药材中含白花前胡甲素含量不得少于0.90%。

表2-65 样品中白花前胡甲素含量测定结果（$n=2$）

样品	含量（%）
浙江临安A	1.38
浙江临安B	1.48
浙江野生A	0.86
浙江野生B	0.96
浙江衢州A	1.20
浙江衢州B	1.37
浙江桐庐A	1.09
浙江桐庐B	1.08
福建前胡	1.49
江西广丰A	0.97
江西广丰B	0.99
江西广丰C	1.00

3　讨论

3.1 白花前胡甲素为香豆素类化合物，易溶于三氯甲烷、甲醇、乙醇等有机溶剂，常采用回流、超声等提取方法，故对不同溶剂提取，超声 10 分钟、15 分钟、20 分钟、25 分钟，回流提取 1 小时、2 小时、3 小时及索氏提取 3 小时、6 小时、9 小时、12 小时等方法进行了平行对比试验，结果样品提取方法以三氯甲烷超声提取 10 分钟最佳。

3.2 将白花前胡甲素对照品配制成一定浓度的溶液，于紫外分光光度计中进行全波长扫描，结果白花前胡甲素在流动相溶剂中最大吸收波长为 321.2nm，故本方法确定测定波长为 321nm。

3.3 本试验测定方法经各项试验考察，结果表明该方法灵敏可靠、重现性好，可用于控制白花前胡药材中白花前胡甲素的含量。

【论文来源】

张村，李丽，耿立冬，刘元艳，林娜，肖永庆*. 白花前胡质量标准研究［J］. 中国中药杂志，2005（03）：18－20.

白芷质量标准研究

中药白芷为伞形科植物白芷 *Angelica dahurica*（Fisch . ex. Hoffm.）Benth. et Hook. ex Franch et Sva *forma baizhi* Hort 的干燥根。主要有川白芷、白芷、禹白芷、祁白芷等药材品种，化学成分主要为香豆素类成分，国内学者对其进行了较为详细的研究并进行了含量测定。其中以欧前胡素、异欧前胡素含量较高，且各地白芷药材中均含有这两种成分。因此，作者对 8 个产（销）地的 17 个白芷样品中 4 个主要香豆素类化合物进行了 TLC 定性分析；同时对欧前胡素、异欧前胡素进行了 HPLC 含量测定。在此基础上制定出白芷药材的质量标准，为中药白芷等质量评价提供了科学依据。

1　仪器与试药

高效液相色谱仪：Waters 600 泵，Waters 600 控制器，Waters 486 紫外检测器。甲醇为色谱纯，水为纯净水，其他试剂均为 AR 级。薄层板为 Merck SG60 F_{254} 预制板。

对照品欧前胡素，异欧前胡素，水化氧化前胡素及比克白芷素由本所肖永庆博士从白芷药材中分离鉴定，纯度均为 98% 以上。白芷药材由产地采集或购自各地药材公司，经本所黄璐琦博士鉴定为伞形科植物 *A. dahurica* 的干燥根。

2　化学成分的 TLC 鉴定

2.1　供试品及对照品溶液的制备

2.1.1 供试品溶液制备　称取不同产地白芷药材粉末（过 40 目筛）各 2.0g，分别置具塞三角瓶中，加甲醇 20mL，超声提取 20 分钟，放置，滤过，弃去初滤液，续滤液置蒸发皿中，水浴蒸干溶剂，残物以甲醇洗出，定容至 1mL，配成 2.0g/mL 的供试品溶液。

2.1.2 对照品溶液制备 准确称取白芷中主要化合物对照品各 1mg，置具塞刻度度管中，加甲醇配制成 1g/L 的对照品溶液。

2.2 白芷中化学成分的鉴定

2.2.1 将白芷供试液 2μL，对照品溶液 5μL，点于同一 MERCK SG60 F_{254} 预制板上，以三氯甲烷－甲醇（10∶1）展开 2 次，在 365nm 紫外灯下观察其荧光斑点。可清晰地鉴定出欧前胡素、异欧前胡素，而比克白芷醛只在个别样品中能检测到，可能由于其不稳定且含量低，在采收加工过程中已变化成其他成分。

2.2.2 将白芷供试品溶液各 2μL，对照品溶液各 5μL，点于同一 MERCK SG60 F_{254} 预制板上，以石油醚－乙醚（5∶4）展开 2 次，在 365nm 紫外灯下检视。可以清晰地鉴定出比克白芷素和水化氧化前胡素。

2.2.3 结果：欧前胡素、异欧前胡素和水化氧化前胡素是白芷中的主要成分，含量较高，比克白芷素为白芷的特异性成分，以这 4 种成分作为对照品可以鉴定白芷。

3 有效成分的 HPLC 含量测定

3.1 含量测定方法学考察

3.1.1 色谱条件 十八烷基键合相 Kromasil C_{18} 色谱柱（4.6mm × 250mm，5μm）；流动相甲醇－水（70∶30）；检测波长 254nm；流速 0.9mL/min。结果表明，在此条件下白芷中欧前胡素，异欧前胡素与其他组分均能达到基线分离（图 2－71）。

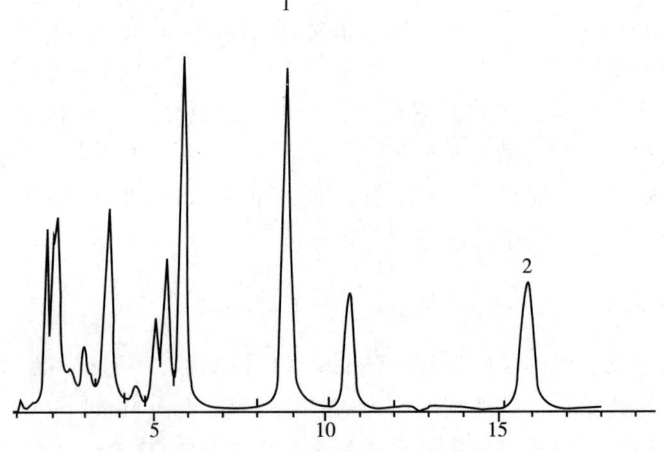

图 2－71 白芷样品 HPLC 色谱

1. 欧前胡素；2. 异欧前胡素

3.1.2 线性关系考察 精密称取欧前胡素 5.04mg，异欧前胡素 5.05mg，加甲醇定容至 50mL，分别取此溶液 0.5mL、1.0mL、1.5mL、2.0mL、2.5mL，加甲醇定容至 25mL，制得 5 个不同浓度的标准品溶液，进样 20μL，按上述条件进行色谱分析。以峰面积为纵坐标，各成分进样量为横坐标作图得 2 条直线，其回归方程为：欧前胡素 $Y = 3354251.42X - 508.27$，$r = 1.0000$；异欧前胡素 $Y = 3755994.09X - 9042.38$，$r = 0.9999$。

3.1.3 精密度试验 精密吸取上述两种对照品溶液，重复进样5次，欧前胡素和异欧前胡素5次测定值的相对标准偏差分别为1.3%、1.5%。

3.2 样品测定

3.2.1 提取方法考察

3.2.1.1 不同溶剂提取比较 取川白芷（大）样品约0.5g共6份，精密称定，分别用甲醇、醋酸乙酯、乙醚回流提取3小时，回收溶剂，残渣以甲醇洗至量瓶，定容至25mL，再各取2mL稀释至5mL，过微孔滤膜，各进样20μL，进行液相色谱分析。结果表明，甲醇提取的样品中欧前胡素和异欧前胡素的峰面积明显高于另外两种溶剂，因此选择甲醇为提取溶剂。

3.2.1.2 不同提取方法比较 取川白芷（大）样品约0.5g若干份，精密称定，准确加入甲醇50mL，分别以冷浸24小时，超声提取及热回流进行处理，补充失去的重量，滤过，取续滤液过微孔滤膜，进行液相色谱分析比较。根据表2-66的结果，选用回流9小时为提取方法。

表2-66 不同提取方法比较（$n=2$）

提取方法	欧前胡素峰面积	异欧前胡素峰面积
冷浸24h	489294	241046
超声10分钟	484754	237924
超声20分钟	501679	254164
超声30分钟	484219	250761
回流1h	566478	272792
回流3h	600227	291291
回流6h	608895	293195
回流9h	630210	308305
回流12h	626682	310166

3.2.2 样品的测定

3.2.2.1 供试品溶液的制备 取白芷样品粉末0.5g，精密称定，置烧瓶中精密加入甲醇50mL，水浴回流9小时，冷却至室温，补充失去的重量，滤过，取续滤液过微孔滤膜，作为供试品溶液。

3.2.2.2 样品测定 精密吸取对照品溶液和供试品溶液各20μL，分别注入液相色谱仪进行测定，取2次测定的平均值作为结果。

3.2.3 重复性试验 精密称取川白芷（大）样品0.5g，共5份，按上述方法制成供试品溶液并进行测定，结果表明，欧前胡素5次测定值的RSD为1.4%，异欧前胡素5次测定值的RSD为0.9%。结果见表2-67。

表 2-67　白芷药材中欧前胡素和异欧前胡素的含量测定结果

编号	采购地	欧前胡素含量（%）	异欧前胡素含量（%）
CBl	河北安国	0.12	0.058
CRm	河北安国	0.10	0.058
CBs	河北安国	0.11	0.047
CBb	北京	0.17	0.044
CBg	北京	0.257	0.060
QBl	河北安国	0.055	0.029
QBm	河北安国	0.096	0.055
QBs	河北安国	0.19	0.066
YBl	河南禹州（采）	0.13	0.061
YBm	河南禹州（采）	0.15	0.069
YBs	河南禹州（采）	0.31	0.075
HBb	杭州	0.29	0.077
HBg	杭州	0.21	0.088
YHBb	余杭	0.16	0.063
YHBg	余杭	0.24	0.074
MYB	四川绵阳	0.16	0.035
NJB	四川内江	0.066	0.033

3.2.4 稳定性试验　精密吸取供试品溶液20μL，间隔一定时间重复进样共6次，由峰面积值统计结果可见对照品在24小时内保持稳定，RSD分别为欧前胡素1.6%，异欧前胡素2.0%。

3.2.5 加样回收试验　精密称取已知含量的川白芷（大）样品约0.25g，精密加入适量的欧前胡素，异欧前胡素对照品溶液，按供试品溶液制备及测定方法操作，进行色谱分析，结果见表2-68。

表 2-68　欧前胡素及异欧前胡素加样回收测定结果

成分	药材中含量（mg）	添加量（mg）	测定量（mg）	回收率（%）	平均值（%）	RSD（%）
欧前胡素	0.3010	0.3024	0.6178	104.8	103.6	1.6
	0.3010	0.3024	0.6101	102.2		
	0.3009	0.3024	0.6171	104.6		
	0.3009	0.3024	0.6074	101.4		
	0.3009	0.3024	0.6178	104.8		
异欧前胡素	0.1297	0.1566	0.2867	100.3	100.3	1.8
	0.1297	0.1566	0.2831	98.0		
	0.1297	0.1566	0.2901	102.4		
	0.1297	0.1566	0.2889	101.7		
	0.1297	0.1566	0.2847	98.9		

4 结果与讨论

经过对所收集白芷样品中欧前胡素和异欧前胡素的含量测定，白芷药材中欧前胡素和异欧前胡素的含量分别不得低于0.1%和0.04%。

【论文来源】

肖永庆*，李丽，游小琳，张村，谷口雅彦，马场きみ江．白芷质量标准研究［J］．中国中药杂志，2004（07）：48-51.

防风质量标准的研究

中药防风为伞形科植物 *Saposhnikovia divaricata*（Turcz.）Schischk. 的未抽花茎植株的干燥根，主产于我国东北及华北各省，传统认为以东北产“关防风”质量最佳。我们对8个产地10个样品的防风药材及10个售地的防风饮片中4个主要色原酮化合物进行了TLC定性分析。药理试验表明，防风主要成分升麻苷及5-*O*-甲基维斯阿米醇苷具有较好的解热、镇痛、抗炎消肿生理活性，这与防风的主治功用是相一致的，可以认为此2种成分为防风的主要有效成分。因此，对上述防风药材及饮片的样品进行了这两种成分的HPLC含量测定。在此基础上制定出防风的质控标准，为中药防风的质量评价提供科学依据。

1 仪器与试药

岛津LC-4A高效液相色谱仪，岛津C-R2AX数据处理机，岛津SPD-2AS紫外可见检测器，岛津ATTO紫外检出器。三氯甲烷为AR级，甲醇为GR级，水为纯净水。薄层板为MERCK SG60 F_{254}预制板。对照品：升麻素、亥茅酚苷、升麻苷5-*O*-甲基维斯阿米醇苷由肖永庆博士从防风药材中分离鉴定，纯度均为98%以上。防风药材对照品购自中国生物制品检定所（批号947）。防风药材由产地采集或购买，防风饮片购自各地药材公司，经黄璐琦博士鉴定为伞形科植物 *Saposhnicovia divaricata*（Turcz.）Schischk。

2 化学成分的TLC鉴定

2.1 对照品洛液的制备

分别称取3种对照品各2mg，用乙醇配制成1mg/mL的对照品溶液。

2.2 供试品溶液的制备

取防风样品及防风药材对照品各1.0g，加丙酮20mL，超声处理20分钟，滤过。滤液置蒸发皿中蒸干。残渣以乙醇1.0mL溶解，为供试品溶液及对照药材溶液。

2.3 薄层条件

吸取上述各种供试液及对照品溶液各10μL分别点于同一硅胶 GF_{254}薄层板上，三氯甲烷-甲醇（6：1）为展开剂展开2次，取出，晾干，置紫外光灯（254nm）下检视。供试品色谱中，在与对照药材和对照品色谱相应的位置上，显示相同颜色的斑点。

3　有效成分的含量测定

3.1　色谱条件

Kromasil 100 C_{18}色谱柱（5μm，4.6mm×250mm），流动相甲醇－水（4∶6），检测波长254mm，柱温50℃，流量0.8mL/min。理论板数按升麻苷计算，应不低于2240；按5－O－甲基维斯阿米醇苷计算，应不低于2681。

3.2　线性关系的考察

精密称取升麻苷及5－O－甲基维斯阿米醇苷对照品适量，加甲醇配制成0.057mg/mL的对照品溶液，分别进样1μL、3μL、5μL、7μL、9μL，各进样3次。以进样量（μg）为横坐标，峰面积为纵坐标绘制标准曲线，并计算回归方程。升麻苷：$Y=-246+601749X$，$r=0.9996$；5－O－甲基维斯阿米醇苷：$Y=-1464+517137X$，$r=0.9998$。结果表明升麻苷与5－O－甲基维斯阿米醇苷在0.057～0.513μg具有良好的线性关系。

3.3　精密度试验

精密吸取上述两种对照品溶液，重复进样5次，升麻苷及5－O－甲基维斯阿米醇苷峰面积积分值的相对标准偏差分别为0.6%和0.8%。

3.4　稳定性试验

精密吸取上述两种对照品溶液各3μL，间隔4小时重复进样，共6次。峰面积值升麻苷为101494，103856，103780，103326，102897，100504；RSD＝1.3%。5－O－甲基维斯阿米醇苷为87036，88788，90143，88541，89095，89075；RSD＝1.1%。对照品在24小时内保持稳定。

3.5　样品的测定

精密称定防风样品粉末0.25g，置烧瓶中加甲醇10mL，水浴回流2小时，冷却至室温，补充失去的重量，滤过，取续滤液过微孔滤膜为供试品溶液。

对照品溶液3μL和供试品溶液2μL，分别进样，测定（$n=2$），结果见表2－69、表2－70。

表2－69　防风药材中升麻苷及5－O－甲基维斯阿米醇苷的含量（%）

编号	采购地	升麻苷	5-O-甲基维斯阿米醇苷	二苷总量
1	杜尔伯特（购）	0.243	0.144	0.387
2	大庆（购）	0.382	0.482	0.864
3	安达（购）	0.297	0.465	0.762
4	吉林柳河（购）	0.126	0.216	0.342
5	黑龙江泰康（采）	0.174	0.186	0.360
6	张家口（购）	0.201	0.280	0.481
7	张家口（采）	0.273	0.209	0.482
8	河北围场（米）	0.171	0.215	0.386
9	黑龙江伊春（采）	0.196	0.165	0.361
10	杜尔伯特（采）	0.350	0.517	0.867

表 2-70　防风饮片中升麻苷及 5-O-甲基维斯阿米醇苷的含量（%）

编号	采购地	升麻苷	5-O-甲基维斯阿米醇苷	二苷总量
1	上海	0.243	0.261	0.504
2	合肥	0.521	0.232	0.753
3	广东惠阳	0.231	0.219	0.450
4	杭州	0.247	0.239	0.486
5	河北安国	0.329	0.493	0.822
6	牡丹江	0.345	0.599	0.944
7	重庆	0.148	0.233	0.381
8	重庆渝中	0.079	0.174	0.253
9	北京	0.202	0.133	0.335
10	北京昌平	0.451	0.179	0.630

3.6　重复性试验

取大庆样品 5 份，每份约 0.25g，制成供试品溶液并进行测定，结果升麻苷 RSD 为 1.5%；5-O-甲基维斯阿米醇苷为 2.1%。

3.7　加样回收试验

取已知含量大庆样品（约 0.12g），加入适量的升麻苷及 5-O-甲基维斯阿米醇苷，按供试品溶液制备及测定，结果见表 2-71、表 2-72。

表 2-71　升麻苷加样回收测定

样品量（mg）	添加量（mg）	测定量（mg）	回收率（%）	$\bar{X}$（%）	RSD（%）
0.114	0.101	0.213	99.06		
0.109	0.101	0.211	99.53		
0.108	0.101	0.215	102.87	100.46	1.5
0.133	0.101	0.235	100.86		
0.111	0.101	0.212	100.00		

表 2-72　5-O-甲基维斯阿米醇苷加样回收测定

样品量（mg）	添加量（mg）	测定量（mg）	回收率（%）	$\bar{X}$（%）	RSD（%）
0.095	0.1056	0.208	103.48		
0.118	0.1056	0.219	97.94		
0.089	0.1222	0.219	103.79	101.68	2.3
0.111	0.1222	0.235	100.85		
0.092	0.1222	0.219	102.34		

4　结果与讨论

4.1 防风 10 个药材样品和 10 个饮片样品与防风药材对照品一样，都能清晰地在薄层板上检定出升麻苷，5-O-甲基维斯阿米醇苷，亥茅酚苷及升麻素。因此，上述 4 成分的 TLC 鉴定可作为防风药材及饮片的定性依据。

4.2 防风饮片中升麻苷，5-O-甲基维斯阿米醇苷以及二苷总含量平均值和低限值与防风药材中相对应的各值无明显差异，因此，可采用统一的含量标准，其升麻苷含量低限值定为1.43%；5-O-甲基维斯阿米醇苷低限值定为0.123%；二苷总含量低限值定为0.308%。按以上标准，购自重庆市渝中区饮片的升麻苷及二苷总含量低于下限值，从其外观来看，颜色较深（深棕色），品质的确较差，应定为不合格样品。购自吉林省柳河防风药材的升麻苷含量亦稍偏低，但二苷总含量在下限以上，可定为下等样品。

【论文来源】

肖永庆*，杨滨，姚三桃，李文，李丽，黄璐琦，薛宝云．防风质量标准的研究［J］．中国中药杂志，2001（03）：41-43.

不同炮制方法对栀子姜炙前后二萜色素类成分的影响

栀子为茜草科植物 *Gardenia jasminoides* Ellis 的干燥成熟果实，为临床常用中药，具有泻火除烦、清热利尿、凉血解毒的功效，但因其味苦性寒而易伤中气，对胃有明显的刺激性。临床多以不同方法炮制来缓和其寒性，降低副作用。其中，姜炙主要是借姜辛温之性来抑制栀子的寒性，同时增强其和胃止呕的作用。目前，根据辅料姜汁的加入方式，可以将栀子的姜炙方法分为先加姜汁拌润再炒和先炒制规定程度再加姜汁两类。《全国中药炮制规范》1998年版中收录的炮制方法属于前者，《北京市中药饮片炮制规范》2008年版中收录的则属于后者，而且与大部分炮制规范不同的是，北京市的炮制规范中无论是炒栀子还是焦栀子均加姜汁进行炮制。因此，本文对目前两种主要姜炙方法进行了比较研究，通过分析不同炮制方法对栀子姜炙后饮片中主要化学成分影响，为进一步揭示栀子姜炙原理、制定栀子不同饮片的专属性质量评价标准提供科学依据和必要的支撑。

1 仪器与试药

Waters 高效液相色谱仪（Waters 2695 pump，Waters 2996 检测器，Empower2 数据处理软件）；KQ-500DB 型超声清洗器（昆山市超声仪器有限公司）；甲醇、乙腈为色谱纯，水为纯净水，使用前均经0.45μm滤膜滤过；其他试剂均为分析纯。

对照品藏红花酸糖苷-1（crocin-1）、藏红花酸糖苷-2（crocin-2）、藏红花酸糖苷-3（crocin-3）、藏红花酸（crocetin），均为本实验室分离鉴定，纯度达到98%以上，可供含量测定用。

栀子饮片由安徽济人药业有限公司按照《全国中药炮制规范》和《北京市中药饮片炮制规范》炮制加工，详见表2-73。

表2-73 栀子饮片炮制方法

饮片名称	姜汁加入方式	炮制方法
生栀子	—	取栀子药材，除去枝梗、萼片等杂质，碾碎
姜栀子-1	先拌姜汁后炒	取栀子碎块，加姜汁拌匀，润透。置锅内，文火加热炒干，取出放凉
姜栀子-2	炒中喷姜汁	取栀子碎块，至热锅内，用文火炒至表面黄褐色，喷淋姜汁适量，炒干，取出晾凉

2　方法与结果

2.1　色谱条件

Zorbax Eclipse XDB－C_{18}柱（4.6mm×250mm，5μm），phenomenex 保护柱，柱芯（C_{18}，3mm×4mm，5μm）；流动相 A 甲醇－乙腈（9∶1）－B 0.13% 甲酸梯度洗脱（0～17 分钟，40%～100% A；17～22 分钟，100% A）；检测波长 440nm，流速 1.0mL/min，柱温 35℃。在此条件下栀子样品中 4 种二萜色素类成分与其他组分均能达到基线分离（图 2－72）。

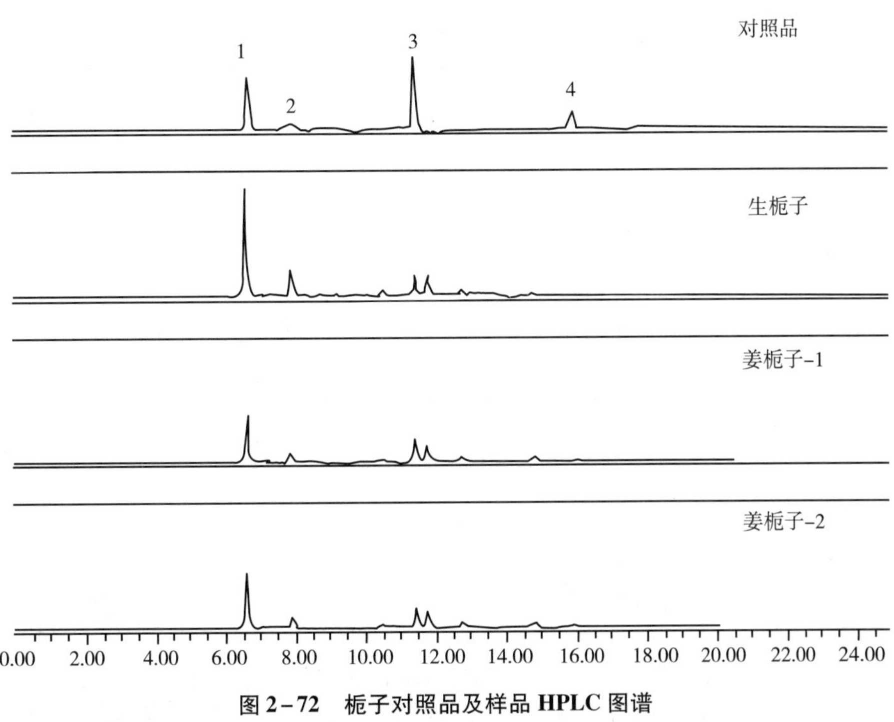

图 2－72　栀子对照品及样品 HPLC 图谱

注：1. crocin－1；2. crocin－2；3. crocin－3；4. crocetin

2.2　栀子饮片炮制

栀子药材共 30kg，分别制备成生栀子和 4 种姜炙栀子饮片，具体方法见表 2－73。姜汁制备方法：以干姜为原料，按 2010 年版《中国药典》附录ⅡD 药材炮制通则项下姜汁炙法，制备姜汁。每 100kg 栀子用干姜 3kg。

2.3　对照品溶液制备

精密称取 crocin－1，crocin－2，crocin－3，crocetin 对照品各适量，分别加甲醇制成 30.00mg/L、5.84mg/L、21.20mg/L、4.36mg/L 的溶液，作为对照品溶液。

2.4　供试品溶液制备

取栀子不同饮片粉末各约 0.5g，精密称定，置具塞锥形瓶中，精密加入甲醇 25mL，密塞，称定质量，超声提取 10 分钟，放冷，再称定质量，以甲醇补足减失的质量，摇匀，滤过，取续滤液过微孔滤膜（0.45μm）即得。

2.5 样品测定

精密吸取对照品溶液5μL，供试品溶液10μL，分别注入液相色谱仪分析，结果见表2-74、图2-73。

表2-74 栀子饮片二萜色素类成分含量测定

饮片种类	crocin-1	crocin-2	crocin-3	crocetin
生栀子	0.3056	0.1041	0.0308	0.0002
姜栀子-1	0.1318	0.0398	0.0377	0.0021
姜栀子-2	0.1566	0.0489	0.0326	0.0024

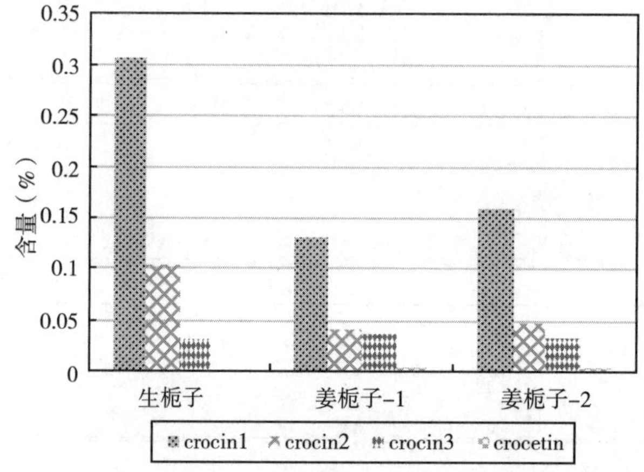

图2-73 栀子饮片二萜色素类含量比较

3 讨论

栀子经姜炙后二萜色素类成分发生了较为显著的变化。生栀子中3个二萜色素苷类成分（crocin-1，crocin-2，crocin-3）含量较高，而其苷元（crocetin）的含量则极低，仅为0.0002%。按照《全国中药炮制规范》栀子项下方法炮制为姜栀子后，crocin-1含量降低了57%，crocin-2含量降低了约62%；按照《北京市炮制规范》炮制的姜栀子与生栀子相比，crocin-1含量降低了49%，crocin-2含量降低了约53%。由此可知，姜炙法对栀子二萜色素苷类成分的影响较大，而且辅料姜汁的加入方式对栀子化学成分的变化也有着不同程度的影响，“先拌姜汁后炒”的姜炙方法（《北京市炮制规范》）对二萜色素苷类成分的影响明显大于“炒中喷姜汁”。分析可能是由于后加姜汁降低了炒制过程中栀子的温度，从而减弱了该类成分的破坏和转化。

此外，从含量测定结果可知，无论是“先拌姜汁后炒”还是“炒中喷姜汁”，对crocin-3的含量均无显著影响，这可能与二萜色素类成分的化学结构及其在炮制过程中的相互转化有关（图2-74）。crocin-1为带有4个葡萄糖的苷类化合物，在不同炮制条件下，失去1~4个葡萄糖而分别转化为crocin-2、crocin-3和苷元crocetin，也就是说crocin-1在炮制过程中只存在着破坏或向其他化合物的转化，而没有生源途径；crocin-2和crocin-3在炮制过程中不仅存在着自身的破坏，同时crocin-2还有来自crocin-1的转化，而crocin-3的生源途径则为crocin-1和crocin-2两个化合物的转化，

crocin-3 的自身破坏和 crocin-1，crocin-2 的转化基本抵消，因此导致其含量在炮制前后没有明显的变化。栀子经姜炙后，crocetin 的含量有明显的增加，约为生栀子的 11 倍，“先拌姜汁后炒”和“炒中喷姜汁”两种不同炮制方法制备的姜栀子没有显著差异。

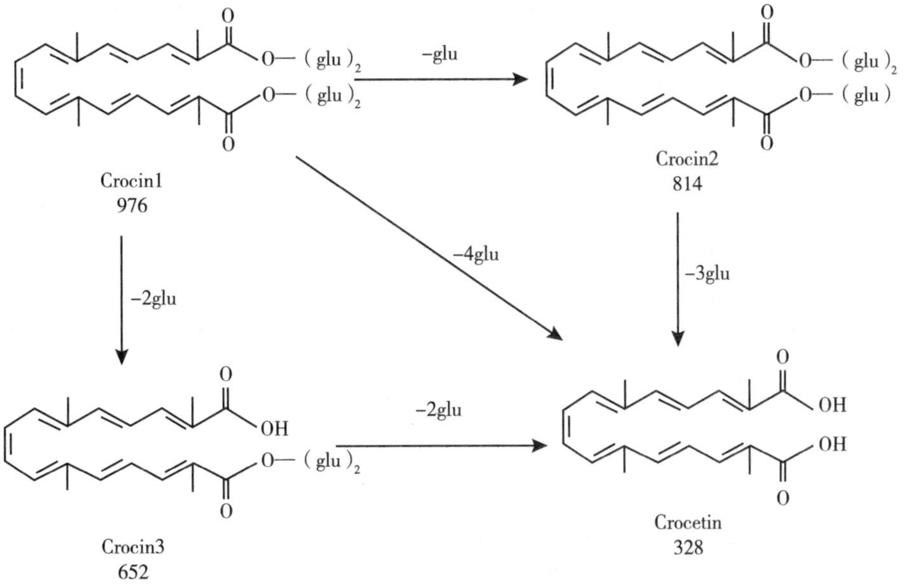

O—(glu)$_2$
O—(glu)$_2$
Crocin1
976
-glu
O—(glu)$_2$
O—(glu)
Crocin2
814
-4glu
-2glu
-3glu
OH
O—(glu)$_2$
Crocin3
652
-2glu
OH
OH
Crocetin
328

图 2-74　二萜色素类成分转化示意

通过对栀子两种姜炙方法的比较可知，姜汁的加入方式主要对藏红花酸糖苷-1（crocin-1）和藏红花糖苷-2（crocin-2）有显著的影响，作为栀子中含量较高的两种二萜色素苷类成分，其含量及与其他成分比例的变化必然导致其药理作用的改变，藏红花酸糖苷具有降压、降血脂、抗动脉粥样硬化、抑制肿瘤细胞增殖、抗炎等多种药理作用，而藏红花酸能够使胆汁分泌增加，表现出较好的利胆作用。藏红花酸糖苷成分的降低，以及两种糖苷比例的改变可能是姜栀子两种炮制方法长期应用的基础，因此有必要进一步深入开展两种姜栀子及两种藏红花酸糖苷不同比例的药理作用比较研究，以全面揭示其临床应用的科学依据。

【论文来源】

李丽，肖永庆*，栾兰，于定荣，朱明贵，李鹏远，姚佳琪．不同炮制方法对栀子姜炙前后二萜色素类成分的影响［J］．中国实验方剂学杂志，2014，20（04）：39-41.

五味子醋制前后指纹图谱的分析比较

五味子为木兰科植物五味子的干燥成熟果实，习称“北五味子”，始载于《神农本草经》，列为上品，具有收敛固涩、益气生津、补肾宁心的功效，五味子炮制品主要有五味子、醋五味子、酒五味子、蜜五味子等，其中临床应用较为广泛的是其生品和醋制品。目前，对于五味子及醋五味子的研究报道较多。为了全面反映五味子醋制前后物质基础的变化情况，本文对生、醋五味子进行了指纹图谱的比较研究。

1 仪器与试药

Waters 高效液相色谱仪（Waters 2695 pump，Waters 2996 检测器，Empower2 数据处理软件），KQ－500DB 型超声清洗器（昆山市超声仪器有限公司），乙腈为色谱纯，水为纯净水，使用前均经 0.45μm 滤膜滤过，其他试剂均为分析纯。

对照品五味子醇甲（100857－200709）、五味子甲素（110764－200609）、五味子乙素（批号 110765－200710）、五味子酯甲（批号 111529－200503）、柠檬酸（批号 111679－200401）、原儿茶酸（批号 110809－200604）购自中国食品药品检定研究院。

五味子醇乙、五味子丙素、奎尼酸为实验室分离鉴定，纯度均 >98%。五味子药材购自辽宁大梨树五味子种植基地，经中国中医科学院中药研究所胡世林研究员鉴定为木兰科植物五味子 *Schisandra chinensis*（Turcz.）Baill. 的干燥成熟果实；五味子饮片购自上海华宇药业、沪谯药业、济人药业等企业。

2 方法与结果

2.1 饮片炮制

2.1.1 五味子饮片炮制 取不同产地五味子药材，除去枝梗、青果、霉变果实及杂质，制备成五味子饮片。

2.1.2 醋五味子饮片炮制 取五味子生品各 300g，迅速淋洗，除去表面尘土，加米醋 60mL 拌匀，闷润 2 小时，置于蒸锅内，隔水蒸 12 小时，饮片表面乌黑色有油润光泽时，取出，晾干，50℃鼓风干燥 2 小时制备成醋五味子饮片。

2.2 色谱条件

Spursil C_{18}色谱柱（4.6mm×250mm，5μm），Phenomenex 保护柱，柱芯规格（3mm×4mm），流动相为乙腈（A）－15mmol/L 磷酸二氢钾溶液（B，pH2.0）梯度洗脱（0～8 分钟，1% A；8～40 分钟，1%～24% A；40～60 分钟，24%～60% A），流速 1.0mL/min，检测波长 210nm、254nm，进样量 10μL，柱温 35℃。在此条件下五味子样品中色谱峰数量及分离状况较好。

2.3 对照品溶液的制备

精密称取对照品柠檬酸、奎尼酸、原儿茶酸、5－羟甲基糠醛、五味子醇甲、五味子醇乙、五味子酯甲、五味子甲素、五味子乙素、五味子丙素适量，加甲醇溶解，分别制备成 0.241g/L、0.160g/L、0.01353g/L、0.00741g/L、0.00916g/L、0.00908g/L、0.01346g/L、0.01028g/L，作为对照品溶液。

2.4 供试品溶液的制备

取五味子饮片粉末（过 40 目筛）约 0.5g，精密称定，置具塞锥形瓶中，分别精密加入 30% 甲醇 25mL，密塞，称定质量，超声提取 10 分钟，放冷，密塞，再称定质量，用 30% 甲醇补足减失的质量，摇匀，滤过，取续滤液 10mL 回收溶剂至干后以水溶解，定容至 5mL，以微孔滤膜（0.45μm）滤过，即得。

2.5 精密度试验

五味子饮片供试品溶液，重复进样 5 次，依法测定，计算各共有峰相对保留时间和相对峰面积的 RSD。在两个检测波长下，相对峰面积的 RSD 均 <3%，相对保留时间的 RSD 均 <0.3%。精密度结果良好。

2.6　稳定性试验

五味子饮片供试品溶液，间隔一定时间进样共 6 次，计算各共有峰相对保留时间和相对峰面积的 RSD。在 210nm、254nm 下，相对峰面积的 RSD 均 <3%，相对保留时间的 RSD 均 <0.3%。可见供试品溶液在 24h 内保持稳定。

2.7　重复性试验

取五味子粉末 5 份，各约 0.5g，精密称定，依法制成供试品溶液，测定，计算各共有峰相对保留时间和相对峰面积的 RSD。在 210nm、254nm 下，相对峰面积的 RSD 均 <3%，相对保留时间的 RSD 均 <0.3%。表明实验重复性良好。

2.8　结果

2.8.1 五味子及醋五味子指纹图谱的建立　五味子及醋五味子饮片各 10 批，精密称定饮片粉末各 0.5g，照 2.4 项下条件制备供试品溶液，测定指纹图谱。见图 2-75、图 2-76。

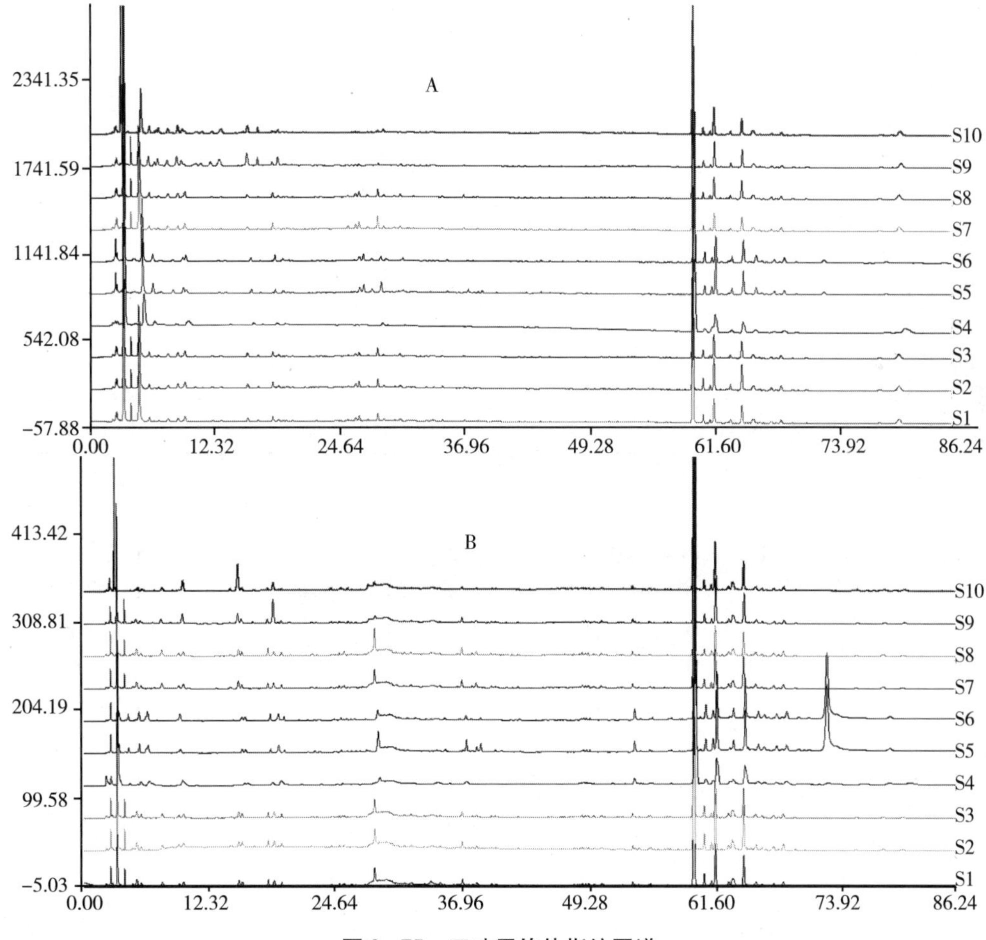

图 2-75　五味子饮片指纹图谱

A. 210nm；B. 254nm；S1. 大梨树-1；S2. 大梨树-2；S1. 大梨树-3；S4. 大梨树-4；S5. 吉林白山；S6. 沈阳农大；S7. 大黑沟；S8. 三七家子；S9. 沪谯药业；S10. 济人药业

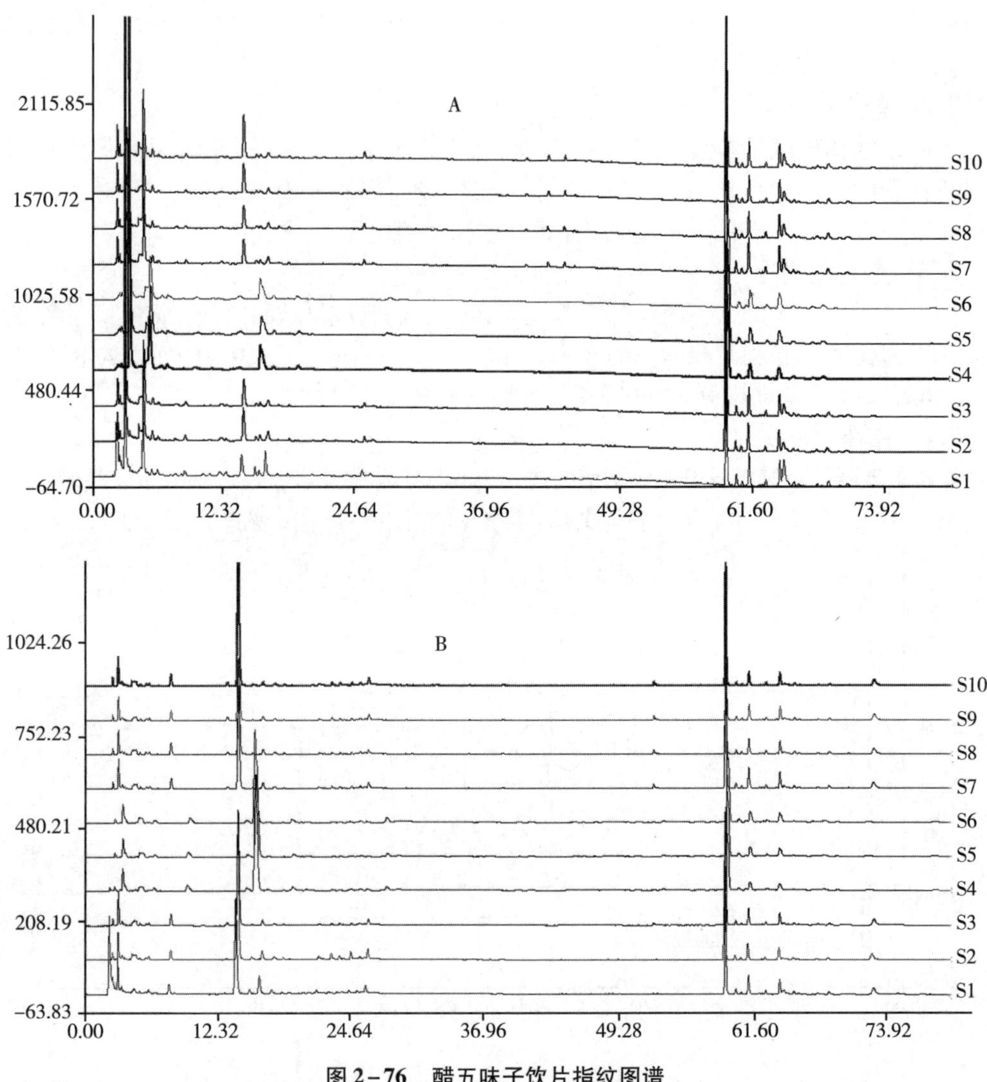

图2-76　醋五味子饮片指纹图谱

A. 210nm；B. 254nm；S1. 沪谯药业-醋；S2. 济人药业-醋；S3. 大梨树醋-1；S4. 大梨树醋-2；S5. 大梨树醋-3；S6. 大梨树醋-4；S7. 吉林白山醋；S8. 沈阳农大醋；S9. 大黑沟醋；S10. 三七家子醋

2.8.2 五味子及醋五味子对照图谱的生成　利用国家药典委员会颁布的“中药色谱指纹图谱相似度评价系统”拟合生、醋五味子饮片对照图谱。生五味子饮片210nm图谱中可指定共有峰19个，254nm波长下共有峰16个；醋五味子饮片210nm图谱中可指定共有峰20个，254nm波长下共有峰23个；五味子及醋五味子210nm对照图谱中以12号峰为参照峰、254nm对照图谱中以8号峰为参照峰（s）（图2-77、图2-78）。

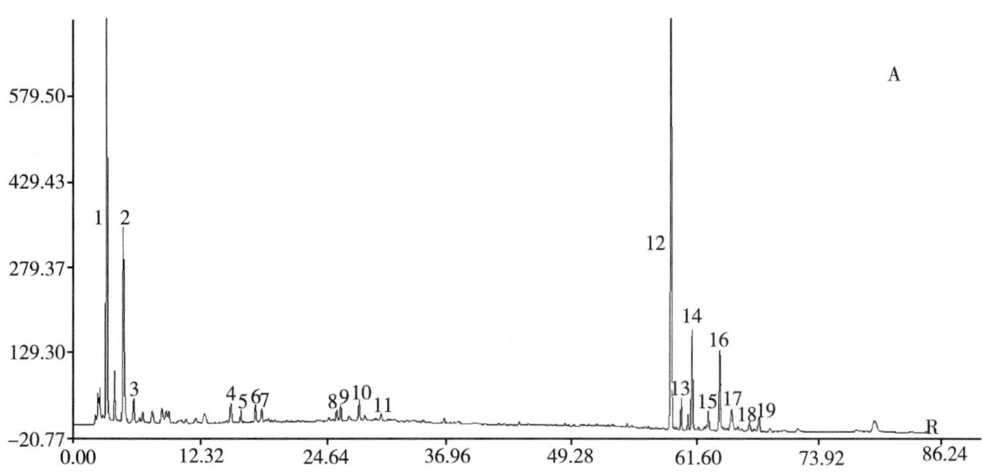

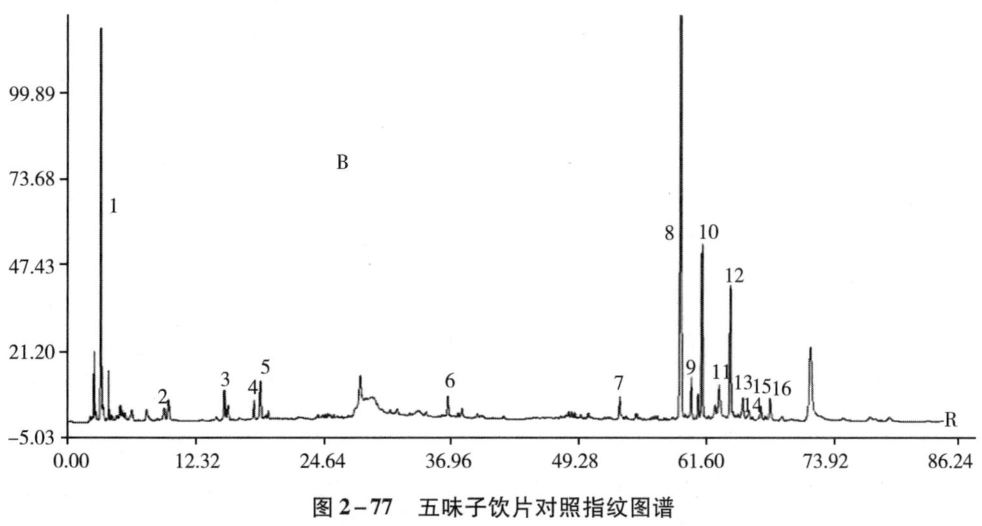

图 2-77　五味子饮片对照指纹图谱

A. 210nm；B. 254nm

2.8.3 生、醋五味子指纹图谱比较　以中药色谱指纹图谱相似度评价系统对生、醋五味子饮片进行分析和比较。两个波长下（210nm、254nm），10 批五味子饮片与对照指纹图谱的相似度均 >95%，与标准指纹图谱对照，应分别出现 19 个、16 个共有峰。10 批醋五味子饮片与对照指纹图谱的相似度均 >98%，与标准指纹图谱对照，应分别出现 20 个、23 个共有峰。结果见表 2-75。

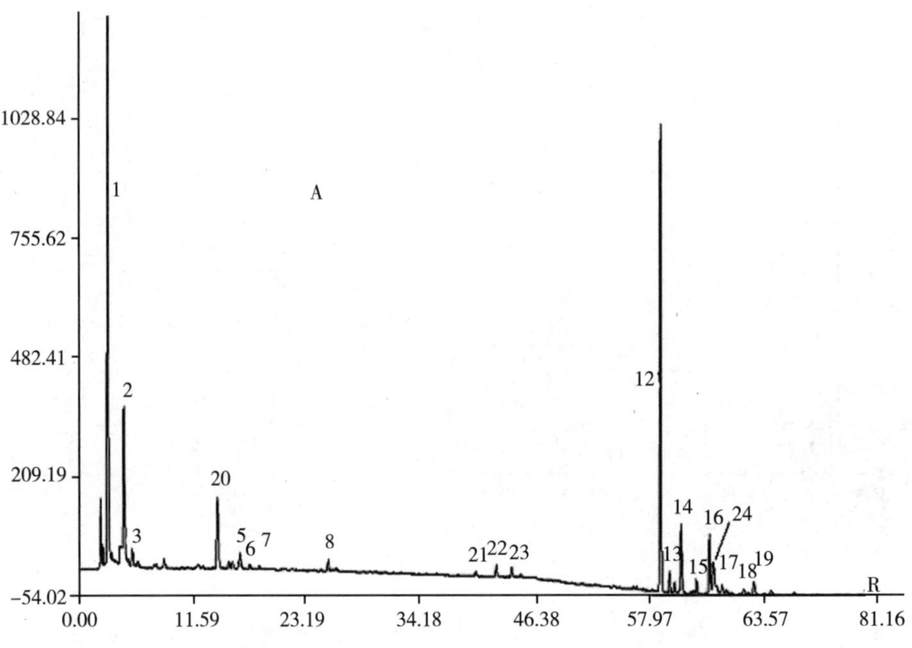

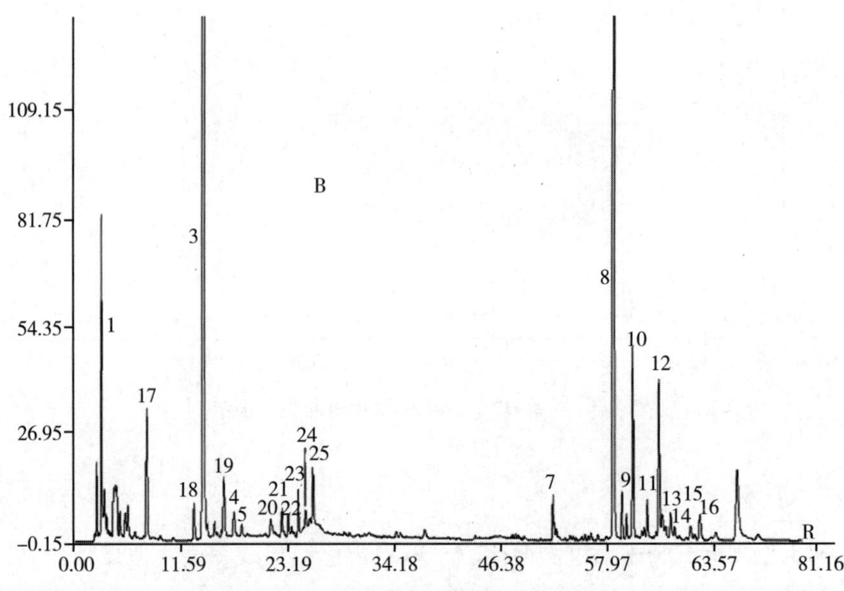

图 2–78　醋五味子饮片对照指纹图谱

A. 210nm；B. 254nm

表 2-75　五味子和醋五味子饮片指纹图谱相似度（210nm、254nm）

五味子			醋五味子		
	R_{210}	R_{254}		R_{210}	R_{254}
S1	0.999	0.993	S1	0.978	0.903
S2	0.998	0.995	S2	0.995	0.997
S3	0.999	0.995	S3	0.998	0.996
S4	0.989	0.992	S4	0.982	0.97
S5	0.995	0.955	S5	0.992	0.991
S6	0.991	0.958	S6	0.992	0.988
S7	0.999	0.994	S7	0.994	0.981
S8	0.995	0.991	S8	0.991	0.978
S9	0.994	0.991	S9	0.996	0.998
S10	0.974	0.985	S10	0.995	0.903

在 210nm 指纹图谱中归属了 6 个色谱峰；在 254nm 下因柠檬酸没有吸收，所以归属了 5 个色谱峰。五味子醋制后，两个波长的指纹图谱与生品相比均有显著变化。210nm 指纹图谱中 4~11，17~19 号色谱峰面积显著降低甚至消失，同时新增了 A~F 等 6 个色谱峰；254nm 图谱中 1~7，15、16 号色谱峰面积显著降低甚至消失，新增 a-n 等 14 个色谱峰，其中又以色谱峰 C（5-羟甲基糠醛）的增加幅度最为显著（图 2-79、图 2-80）。

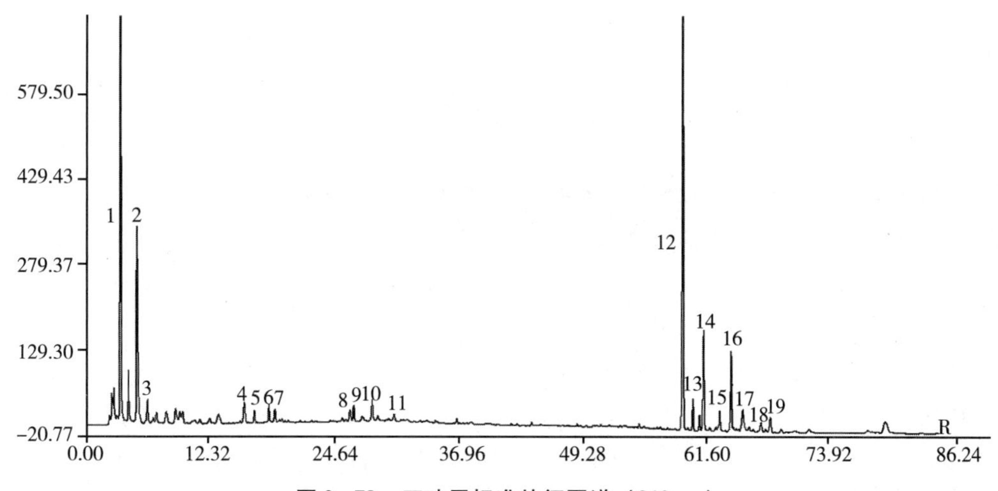

图 2-79　五味子标准特征图谱（210nm）

1. 奎尼酸；2. 柠檬酸；7. 原儿茶酸；12. 五味子醇甲；14. 五味子醇乙；19. 五味子酯甲

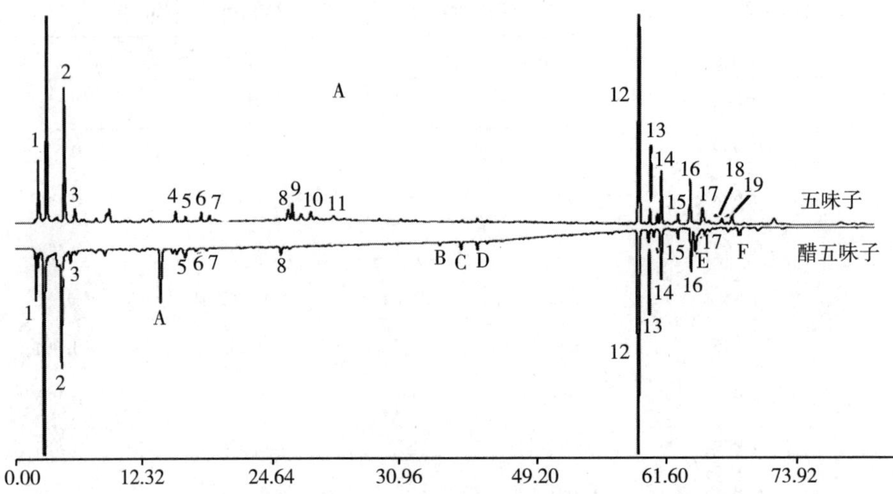

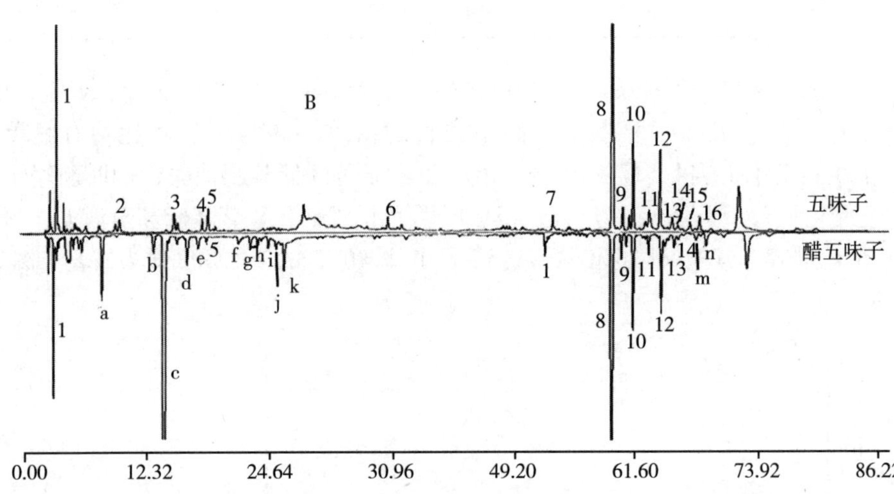

图 2-80　生、醋五味子指纹图谱镜像比较

A. 210nm；B. 254nm

3　讨论

五味子醋制前后 HPLC 指纹图谱的比较结果显示，醋制后五味子饮片化学成分组成及各色谱峰的比例都发生了显著的改变，其中以 5 - 羟甲基糠醛（5 - HMF）的含量变化最为明显。近年来，有大量研究阐述了关于 5 - HMF 的来源机制及影响因素，饮片在炮制或煎煮过程中，糖类成分易发生热降解反应和 Maillard 反应而产生 5 - HMF，5 - HMF 含量的高低可作为中药饮片炮制程度的一个指标成分。然而，关于 5 - HMF 的药理作用一直颇有争议，有研究报道其对人体横纹肌及内脏有损伤，具有神经毒性，能与人体蛋白结合产生积累中毒。但也有研究显示 5 - HMF 具有抗氧化、抗心肌缺血、改变血液流变学以及对 CCl_4 急性肝损伤组织有保护作用。因此，5 - HMF 是否可以作为五味子饮片炮制工艺控制的关键参数还有待进一步研究，但将其作为五味子和醋五味子饮片的鉴别是切实可行的。

本文所建立的 HPLC 指纹图谱测定方法不仅为五味子生、醋饮片的鉴别提供了新的方法，而且也更为全面地反映了醋制前后饮片物质基础的变化规律，丰富了五味子饮片的质量评价内容，为进一步开展醋制与五味子功效改变的相关性研究提供参考。

【论文来源】

朱明贵，李丽，肖永庆*，于定荣，麻印莲，顾雪竹．五味子醋制前后指纹图谱的分析比较[J]．中国实验方剂学杂志，2013，19（20）：60－64.

大黄不同饮片中4′－羟基苯基－2－丁酮－4′－*O*－β－D－（6″－*O*－桂皮基）葡萄糖苷的含量比较

大黄，又名将军、川军，是泻下攻积、清热泻火的经典中药，临床常用于胃肠积滞、热毒疮疡、瘀血诸证等。大黄炮制品较多，其中生品泻下力较强，酒制品强于活血，炭品长于止血。各种饮片功能主治上的差异与其物质基础有着密切关系，蒽醌类成分是公认的大黄泻下主要有效成分，国内外学者对其进行了大量的研究，然而除蒽醌类成分以外，大黄尚含有苯丁酮类等多种成分，而这些成分在大黄不同饮片中的含量也各不相同，是大黄不同饮片药效物质基础的关键。因此，本文在前期对大黄进行化学成分研究的基础上，以分离得到的4′－羟基苯基－2－丁酮4′－*O*－*β*－D－（6″－*O*－桂皮酰基）葡萄糖苷为对照品，进行大黄不同饮片的含量比较，为综合分析苯丁酮类成分在饮片炮制前后的变化规律提供参考依据，也为进一步探讨炮制前后大黄化学成分的变化规律奠定基础。

1　仪器与试药

Waters 高效液相色谱仪（Waters 2695 Separations Module，Waters 2996 PDA 检测器，Empower 数据处理软件）；超声清洗器 KQ－100DE（昆山市超声仪器有限公司）；甲醇为色谱纯，水为纯净水，使用前均经 0.45μm 滤膜滤过；其他试剂均为分析纯。

对照品 4′－羟基苯基－2－丁酮 4′－*O*－*β*－D－（6″－*O*－桂皮酰基）葡萄糖苷为本实验室从大黄中分离鉴定，经 HPLC 面积归一化法测定纯度达 98% 以上，可供含量测定用。

试验用药材采自青海玉树，经中国中医科学院中药研究所胡世林研究员鉴定为掌叶大黄 *Rheum palamatum* L. 的根及根茎；供试饮片以掌叶大黄药材为原料药材，按照《中国药典》2005 版相关项下的炮制方法，由北京人卫饮片厂制备成大黄生片、酒炙片、醋炙片、熟大黄片以及大黄炭片各 10 批供试样品，临用前分别粉碎过 40 目筛后备用。

2　方法与结果

2.1　色谱条件

色谱柱：Agilent Eclipse XDB－C_{18} 柱（4.6mm × 250mm，5μm），phenomnex 保护柱（4.6mm × 250mm，5μm）；流动相：甲醇－1% 冰醋酸溶液（49∶51）；检测波长：

280nm；流速：1.0mL/min；柱温：35℃。在此条件下对照品与其他组分均能达到基线分离，见图2-81。

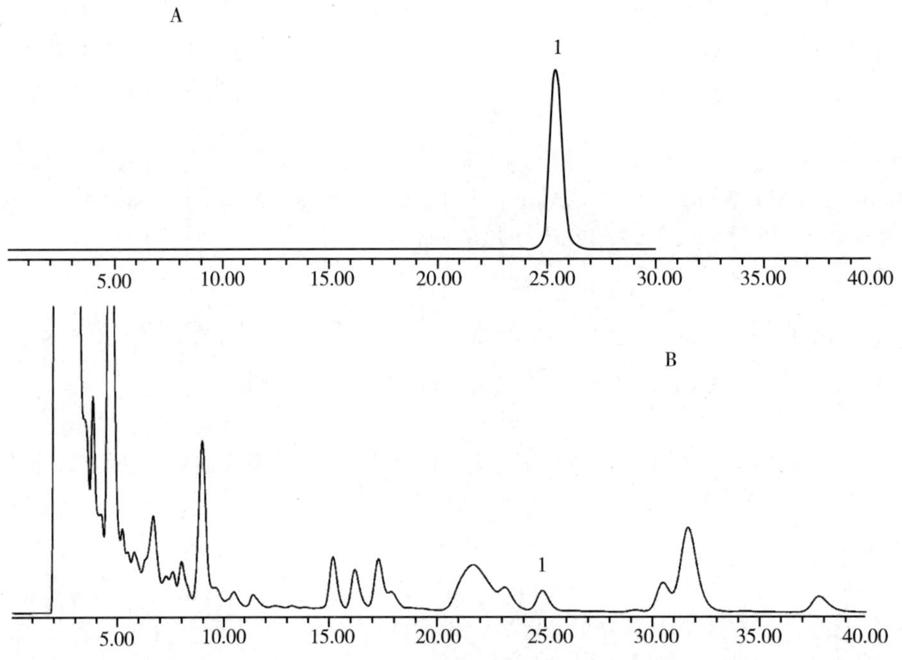

图2-81 对照品与供试品HPLC色谱

A对照品；B供试品；1.4′-羟基苯基-2-丁酮-4′-*O*-*β*-D-(6″-*O*-桂皮酰基）葡萄糖苷

2.2 对照品溶液的制备

精密称取4′-羟基苯基-2-丁酮-4′-*O*-*β*-D-(6″-*O*-桂皮酰基）葡萄糖苷对照品适量，加甲醇制成1.003g/L的溶液，作为对照品溶液。

2.3 供试品溶液的制备

取生大黄粉末0.5g，精密称定，置具塞锥形瓶中，精密加入甲醇25mL，密塞，称定重量，超声提取30分钟，放冷，密塞，再称定重量，用甲醇补足减失的重量，摇匀，滤过，取续滤液，以微孔滤膜（0.45μm）滤过，即得。

2.4 线性关系考察

取上述对照品溶液1mL，加甲醇定容至10mL，分别进样1μL、5μL、10μL、15μL、20μL，依法测定，以进样量（μg）为横坐标，峰面积为纵坐标绘制标准曲线，并计算回归方程，$Y=606.09+274\ 640182.7X$，$r=0.9999$。测定结果表明对照品在0.0001～0.002μg有良好的线性关系。

2.5 精密度试验

取上述供试品溶液，进样10μL，重复进样5次，依法测定，结果对照品峰面积积分值的RSD为1.38%。

2.6 稳定性试验

取上述供试品溶液，自动进样10μL，分别在0小时、2小时、4小时、6小时、8

小时、12 小时、24 小时进样测定，由峰面积值统计结果可见，样品溶液在 24 小时内保持稳定，RSD 为 1.54%。

2.7　重复性试验

取大黄生片粉末 5 份，各约 0.5g，精密称定，制备成供试品溶液，依法测定并计算含量，结果对照品 5 次测定值的 RSD 为 1.71%。

2.8　加样回收率试验

精密称定已知含量的大黄生片粉末适量，共 5 份，分别精密加入对照品适量，按供试品溶液制备，进行色谱分析，结果见表 2-76。

表 2-76　加样回收试验结果

编号	样品含量 (mg)	加入量 (mg)	测得量 (mg)	回收率 (%)	平均回收率 (%)	RSD (%)
1	0.1541	0.175	0.3298	100.38		
2	0.1534	0.175	0.3280	99.75		
3	0.1534	0.175	0.3249	98.01	98.95	1.18
4	0.1538	0.175	0.3239	97.20		
5	0.1534	0.175	0.3274	99.42		

2.9　大黄不同饮片含量测定

取大黄不同饮片，各 0.5g，依法制备成供试品溶液。精密吸取对照品溶液和供试品溶液各 10μL，注入液相色谱仪分析测定，结果见表 2-77。

表 2-77　大黄不同饮片含量测定结果（%；$n=10$）

样品	平均含量
生大黄	0.0650
酒大黄	0.0872
醋大黄	0.0895
熟大黄	0.0515
大黄炭	0.0113

3　讨论

国内外关于大黄化学成分的研究较多，其中也有文献报道分离得到苯丁酮类成分，但均未对其在药材和饮片中的含量进行分析，本文利用分离得到的化合物为对照品，首次建立了大黄 5 种饮片中 4′-羟基苯基-2-丁酮-4′-*O*-β-D-(6″-*O*-桂皮酰基)葡萄糖苷的 HPLC 含量测定方法。试验中对不同提取溶剂、提取方法进行了比较，确定供试品制备以甲醇，超声提取 30 分钟，对照品的含量最高。且该方法简单可行，重现性好，可以用于大黄不同饮片的分析比较。

大黄不同饮片的含量测定结果显示，4′-羟基苯基-2-丁酮-4′-*O*-β-D-(6″-*O*-桂皮酰基)葡萄糖苷在醋大黄中含量最高，约为生大黄的 1.4 倍；大黄炭中含量最低，与生片相比降低了 81%，这与大黄中其他苷类成分的变化趋势相似，因此也进一步验证了炮制使苷类成分不同程度破坏，并转化成相应苷元的变化规律。大黄炮制为酒片、醋片后，缓和了泻下作用而增强了清上焦血分热毒及消积化瘀的功效，而这些增强的作用与上述发生变化的成分之间应该存在着必然的联系。因此，仅以蒽醌苷元类成分为指标来评价不同饮片的质量尚显科学性不足，且不能有效地反映同一中药不同饮片的特性。应逐步建立多指标成分定量的饮片质量评价标准，不断完善中药饮片质量评价体系，提高饮片质量评价的科学性和饮片质量。

【论文来源】

李丽，张村，肖永庆*，于定荣，麻印莲，田国芳，王云，黄文倩．大黄不同饮片中4′-羟基苯基-2-丁酮-4′-*O*-β-D-(6″-*O*-桂皮酰基)葡萄糖苷的含量比较［J］．北京中医药大学学报，2011，34（07）：475-477.

HPLC测定白花前胡蜜炙前后3种香豆素类成分的含量

前胡来源于伞形科植物白花前胡（*Peucedanum praeruptorum* Dunn）的干燥根，具有散风清热、降气化痰的功效。前胡在中医临床上常以不同的炮制品组方入药，文献记载有生前胡、炒前胡、甜竹沥炙前胡、生姜炙前胡、蜜炙前胡等；现今常用的为蜜炙前胡片，其目的是增加前胡的润肺、止咳、祛痰功效。本试验在前期工作的基础上，建立了以HPLC首次同时测定前胡不同蜜炙品中白花前胡甲素、白花前胡乙素、白花前胡E素等3个香豆素类成分的含量，为前胡不同饮片的质量评价提供科学依据，并为揭示前胡蜜炙炮制原理提供试验依据。

1　仪器与试药

Agilent 1100series，包括四元泵（Quata Pump）、自动进样器（ALS）、DAD检测器、在线脱气机（Degasser）和柱温箱。甲醇为色谱纯，水为纯净水，使用前均经0.45μm滤膜滤过；其他试剂均为分析纯。对照品白花前胡甲素、白花前胡乙素、白花前胡E素为本研究组从前胡中提取分离、鉴定，经HPLC面积归一化法测定，纯度达98%以上，可供含量测定用。试验用白花前胡（*Peucedanum praeruptorum* Dunn）样品产自江苏省，供试饮片以江苏产2批白花前胡为样品，按照《中国药典》《全国中药炮制规范》相关项下的炮制方法，分别制备成5批前胡蜜炙饮片，临用前分别粉碎过40目筛后备用，供试验分析用。

2　实验方法与结果

2.1　色谱条件

色谱柱：Agilent TC-C_{18}（2）柱（4.6mm×250mm，5μm），加奥泰（Alltech）保护柱；流动相：甲醇-水（3∶1）；检测波长：320nm；流速：0.8mL/min；柱温35℃。在此条件下样品中白花前胡甲素等3个对照品与其他组分均能达到基线分离。

2.2　对照品溶液的制备

精密称取白花前胡甲素、白花前胡乙素和白花前胡E素对照品各适量，分别加甲醇制成质量浓度为 0.2044g/L、0.0776g/L，0.0772g/L 的溶液，作为对照品溶液。

2.3　供试品溶液的制备

取前胡不同饮片样品粉末（过 40 目筛）各约 0.5g，精密称定，置具塞锥形瓶中，精密加入甲醇 25mL，密塞，称重，超声提取 30 分钟，放冷，密塞，再称重，用甲醇补足减失的量，摇匀，滤过，取续滤液，以微孔滤膜（0.45μm）滤过，即得。

2.4　线性关系考察

精密吸取以上 3 种对照品溶液各 1μL、2μL、4μL、6μL、8μL、10μL，分别注入液相色谱仪中，依法测定，以进样量（μg）为横坐标，峰面积为纵坐标绘制标准曲线，并计算回归方程：白花前胡甲素：$y = 3074.3x - 28.837$（$r = 0.9999$）；白花前胡乙素：$y = 3028.5x - 5.7506$（$r = 0.9996$）；白花前胡 E 素：$y = 3143.3x + 4.475$（$r = 0.9999$）；结果表明，白花前胡甲素、白花前胡乙素和白花前胡 E 素分别在 0.2044 ~ 2.044μg、0.0776 ~ 0.776μg、0.0772 ~ 0.772μg 线性关系较好。

2.5　精密度试验

精密吸取上述供试品溶液 10μL，重复进样 5 次，依法测定，结果各对照品峰面积积分值的相对标准偏差均小于 1.0%。

2.6　稳定性试验

精密吸取“2.3”供试液溶液 10μL，间隔一定时间进样共 6 次（0 小时、1 小时、4 小时、8 小时、12 小时、24 小时），由峰面积值统计结果可见样品溶液在 24 小时内保持稳定，RSD 值均小于 1.50%。

2.7　重复性试验

取前胡样品粉末（过 40 目筛）5 份，各约 0.5g，精密称定，制备成供试品溶液，依法测定并计算含量，结果各对照品 5 次测定值的相对标准偏差分别为 1.01%、0.79%、0.91%。

2.8　加样回收试验

精密称定已知含量的前胡粉末（过 40 目筛）适量，共 5 份，分别精密加入各对照品适量，按供试品溶液制备及测定法操作，进行色谱分析，结果白花前胡甲素、白花前胡乙素和白花前胡 E 素平均回收率分别为 101.66%、97.45%、97.79%，RSD 分别为 1.73%、1.24%、1.34%（$n = 5$）。

2.9　样品测定

取前胡不同饮片样品，依法制备成供试品溶液。精密吸取对照品溶液和供试品溶液各 5 ~ 10μL，注入液相色谱仪分析测定（表 2-78）。结果前胡生片与蜜炙片中 3 个香豆素类成分含量有明显差异。

表 2-78　不同饮片中 3 个香豆素类成分含量测定结果（%）

Sample	No.	(±) - Praeruptorin A	(±) - Praeruptorin B	(+) - Praeruptorin E	Total
Pieces of P. Praeruptorum	1	0.4910	0.1473	0.1458	0.7841
	2	0.4905	0.1461	0.1452	0.7818

续表

Sample	No.	(±)-Praeruptorin A	(±)-Praeruptorin B	(+)-Praeruptorin E	Total
Honey roasted Pieces of P. Praeruptorum	1-1	0.5030	0.1817	0.1674	0.8521
	1-2	0.5086	0.1906	0.1687	0.8679
	1-3	0.5440	0.2038	0.1792	0.9270
	1-4	0.5222	0.1943	0.1585	0.8750
	1-5	0.5185	0.1941	0.1580	0.8706
	2-1	0.4965	0.1675	0.1512	0.8152
	2-2	0.4986	0.1845	0.1651	0.8482
	2-3	0.5197	0.1930	0.1714	0.8841
	2-4	0.5171	0.1793	0.1534	0.8498
	2-5	0.5225	0.1806	0.1539	0.8570

3 讨论

3.1 本试验以HPLC首次同时测定前胡不同饮片中3种香豆素类成分的含量，对检测波长、色谱流动相等进行了考察，样品提取方法分别进行了不同溶剂提取，超声、回流提取及冷浸提取等方法的比较分析，结果样品提取方法以甲醇超声提取30分钟最佳。方法学考察结果表明，该方法灵敏可靠、重现性好，可用于前胡不同饮片的含量比较测定。

3.2 现代研究表明，前胡的主要成分及有效成分为香豆素类成分，且以角型二氢吡喃香豆素类成分为主。该类成分如白花前胡甲素具有显著的钙离子拮抗活性，可松弛支气管平滑肌、抑制过敏性介质的释放等，这些药理活性与前胡在中医临床上治疗支气管炎、风热感冒以及上呼吸道感染的功效基本相符，本试验所采用的检测指标亦属此种结构类型。含量测定结果表明，前胡不同饮片中3个香豆素类成分均以白花前胡甲素最高，白花前胡乙素次之，白花前胡E素最低，后两种成分含量差别不大。经蜜炙后，3个成分的含量及总量较生片均有不同程度的增加，但增加幅度不一。此为探讨前胡蜜炙的炮制原理提供了可靠线索。

3.3《中国药典》2005年版一部前胡项下规定了白花前胡甲素的检测标准，本试验结果表明，3种香豆素类成分的含量及其总量可同时作为前胡不同饮片的质量评价指标；其含量标准尚需结合多产地、多批次的饮片含量测定结果而定。

【论文来源】

张村，肖永庆*，李丽，李文，殷小杰．HPLC测定白花前胡蜜炙前后3种香豆素类成分的含量[J]．中国药学杂志，2010，45（01）：14-16.

大黄5种饮片中2个二苯乙烯苷类成分的含量测定

大黄中含有多种苷类成分，主要有蒽醌苷类、苯丁酮苷类、二苯乙烯苷类等。蒽醌类成分为大黄主要有效成分，因此，国内外的研究者围绕此类成分进行了大量药理、药效及质量标准方面的研究，而对于其他成分的研究则鲜有报道。课题组前期对大黄 5 种饮片指纹图谱的研究中发现，大黄生片中含量最高的成分为本文测定的反－3，5，4′－三羟基二苯乙烯基－4′－*O*－*β*－D－(6″－*O*－没食子酰基）葡萄糖苷（b）且显著高于任一蒽醌类成分，是大黄饮片物质基础的重要组成部分，其药理活性也是不容忽视的。因此，本文以课题研究中提取分离得到的上述两个二苯乙烯苷为对照品，对大黄 5 种饮片进行了含量比较，为尽可能科学、全面地阐释大黄炮制后物质基础变化规律提供科学依据，并为进一步的药效学比较研究奠定基础。

1 材料

Waters 高效液相色谱仪（Waters 1515 pump，Waters 2487 检测器，Empower 数据处理软件)；超声清洗器 KQ－100DE（昆山市超声仪器有限公司)；甲醇为色谱纯，水为纯净水，使用前均经 0.45μm 滤膜滤过；其他试剂均为分析纯。

对照品反－3，5，4′－三羟基苯乙烯基－4′－*O*－*β*－D－葡萄糖苷（a)、反－3,5,4′－三羟基苯乙烯基－4′－*O*－*β*－D－(6″－*O*－没食子酰基）葡萄糖苷（b）均为本实验室从大黄中分离鉴定，经 HPLC 面积归一化法测定纯度达 98% 以上。

试验用药材采自青海玉树，经中国中医科学院中药研究所胡世林教授鉴定为掌叶大黄 *Rheum palamatum* L. 的根及根茎；供试饮片以掌叶大黄药材为样品，按照《中国药典》《全国中药炮制规范》相关项下的炮制方法，分别制备成 10 批大黄生片、酒炙片、醋炙片、熟大黄片以及大黄炭片，供试验分析用。

2 方法与结果

2.1 色谱条件

Agilent Eclipse XDB－C_{18} 柱（4.6mm × 250mm，5μm)，Agilent 保护柱（4.6mm × 12.50mm，5μm)；流速 1.0mL/min；柱温 35℃。

a 流动相甲醇－1% 冰醋酸溶液（20∶80)，检测波长 280nm；b 流动相甲醇－1% 冰醋酸溶液（32∶68)，检测波长 300nm。在此条件下大黄样品中对照品 a、b 与其他组分均能达到基线分离，见图 2－82、图 2－83。

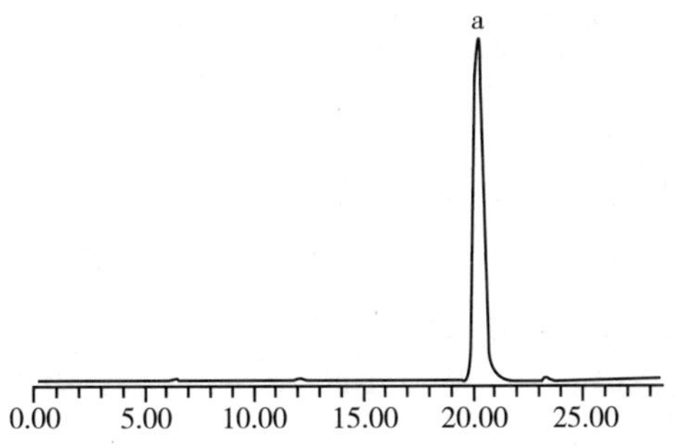

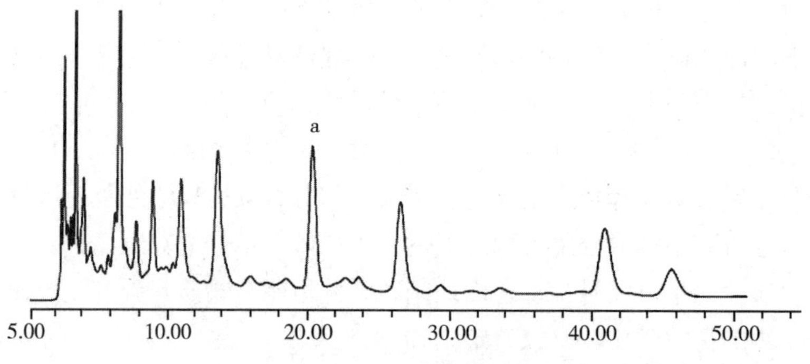

图 2-82　对照品 a 与供试品 HPLC

a. 反-3，5，4′-三羟基苯乙烯基-4′-O-β-D-葡萄糖苷

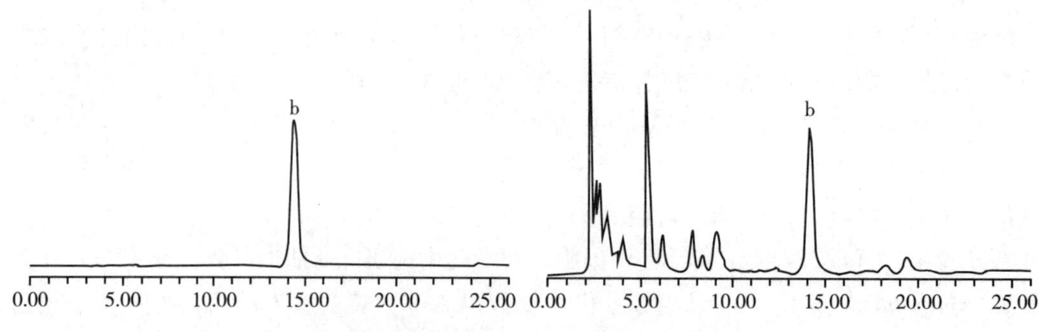

图 2-83　对照品 b 与供试品 HPLC

b. 反-3，5，4′-三羟基苯乙烯基-4′-O-β-D-(6″-O-没食子酰基) 葡萄糖苷

2.2　供试品溶液的制备

分别称取大黄饮片粉末（过 40 目筛）各 0.5g 精密称定，置具塞三角瓶中，精密加入 50% 甲醇 25mL，称重，超声提取 30 分钟，放冷，以甲醇补足失重，摇匀，滤过，取续滤液以微孔滤膜（0.45μm）滤过，作为供试品溶液，测定对照品 a。

分别称取大黄不同饮片粉末（过 40 目筛）各 0.5g 精密称定，置具塞锥形瓶中，精密加入甲醇 25mL，密塞，称重，回流提取 1 小时，放冷，密塞，再称重，用甲醇补足失重，摇匀，滤过，取续滤液，以微孔滤膜（0.45μm）滤过，作为供试品溶液，测定对照品 b。

2.3　对照品溶液的制备

精密称取对照品 a 和 b 各适量，分别加甲醇制成 0.0872g/L 和 0.1080g/L 的溶液，作为对照品溶液。

2.4　线性关系考察

取上述两种对照品溶液，分别进样 1μL、5μL、10μL、15μL、20μL 依法测定，以进样量（μg）为横坐标，峰面积为纵坐标绘制标准曲线，并计算回归方程 a：$Y = 2234831.07712X + 24762$，$r = 0.9992$；b：$Y = 3081203.6876X - 197211$，$r = 0.9999$。结果表明，a 在 0.0872～1.7440μg，b 在 0.108～2.16μg 有良好的线性关系。

2.5　精密度试验

取大黄生片粉末 0.5g 精密称定，制备成两种供试品溶液，精密吸取供试品溶液

5μL，重复进样5次，结果各对照品峰面积积分值的RSD分别为1.6%、1.7%。

2.6 稳定性试验

精密吸取两种供试液溶液各5μL，分别在0小时、2小时、4小时、6小时、8小时、12小时、24小时进样测定，由峰面积值统计结果可见样品溶液在24小时内保持稳定，RSD分别为1.3%和2.5%。

2.7 重复性试验

取大黄生片粉末5份，各约0.5g精密称定，制备成供试品溶液，依法测定并计算含量，结果各对照品5次测定值的RSD分别为1.9%、1.1%。

2.8 加样回收试验

精密称定已知含量的大黄生片粉末适量，共6份，分别精密加入各对照品适量，按供试品溶液制备，进行色谱分析，结果见表2-79。

表2-79 大黄生片加样回收

成分	样品量（mg）	加入量（mg）	测得量（mg）	回收率（%）	平均值（%）	RSD（%）
a	1.2715	1.2753	2.5456	99.93	99.26	2.41
	1.2969	1.2753	2.5135	95.42		
	1.2700	1.2753	2.5417	99.74		
	1.2929	1.2753	2.5934	102.00		
	1.2771	1.2753	2.5418	99.19		
	1.2715	1.2753	2.5456	99.93		
b	3.1054	3.0408	6.2427	103.20	103.36	1.06
	3.1436	3.0408	6.3253	104.66		
	3.1375	3.0408	6.2711	103.08		
	3.1375	3.0408	6.2882	101.50		
	3.1276	3.0408	6.2959	104.22		
	3.1054	3.0408	6.2427	103.20		

2.9 样品测定

取大黄不同饮片粉末（过40目筛）各0.5g，精密称定，依法制备成供试品溶液。精密吸取对照品溶液5μL，供试品溶液10μL，注入液相色谱仪测定，见表2-80。

表2-80 大黄5种饮片含量测定（$\overline{X} \pm s$，$n=10$）%

饮片	a	b
生大黄	0.6207 +0.0461	1.3011 +0.1867
酒大黄	0.6049 +0.1502	1.2882 +0.4534
醋大黄	0.6986 ±0.1261	1.3688 +0.3213
熟大黄	0.1197 +0.0247	0.2334 +0.0533
大黄炭	0.0799 +0.0310	0.2041 +0.1090

3 讨论

本文首次建立了大黄5种饮片中反-3，5，4′-三羟基苯乙烯基-4′-*O*-*β*-D-葡萄糖苷（a）、反-3，5，4′-三羟基苯乙烯基-4′-*O*-*β*-D-（6″-*O*-没食子酰基）葡萄糖苷（b）的HPLC测定方法。试验中对不同提取溶剂、提取方法进行了比较，确定供试品制备以50%甲醇，超声提取30分钟，成分a的含量最高；以甲醇回流提取1小时，成分b的含量最高。丰富了大黄饮片的质量评价指标。

通过对大黄生、酒、醋、熟、炭等5种各10批次饮片中成分a和b的含量测定，结果显示，大黄5种饮片中两种成分的变化趋势相同。两种成分在大黄生、酒、醋片中含量较高且较接近，炮制为熟片和炭片后，两种成分的含量均显著降低，与生片相比均降低80%以上。

大黄饮片中含有多种苷类成分，但无论是蒽醌苷类、苯丁酮类还是二苯乙烯苷类成分，经过高温加热炮制后其含量均有非常显著的下降，苷类成分含量的大幅度降低，既有可能是转化为相应的苷元，也有可能被破坏，因此还必须结合饮片炮制前后相应苷元成分的含量测定，才能准确、客观地分析出各种成分在炮制前后的变化途径。从而确切掌握该类成分的变化规律，为阐释炮制前后大黄物质基础的变化规律提供科学依据。

【论文来源】

李丽，张村，肖永庆*，陈东东，田国芳，王云．大黄5种饮片中2个二苯乙烯苷类成分含量测定［J］．中国中药杂志，2010，35（11）：1415-1417.

大黄5种饮片中两个苯丁酮成分含量比较研究

大黄化学成分种类繁多，其中以蒽醌类成分含量最高，占总量的2%~5%，另外尚含有鞣质类、苯丁酮类、二苯乙烯等类成分。大黄经炮制后主治功能各不相同，因而被广泛应用于临床。大黄不同炮制品所体现的不同疗效与其物质基础密切相关，我们在前期对大黄5种饮片进行指纹图谱比较研究中发现，除蒽醌类成分外，苯丁酮类成分、鞣质类成分及二苯乙烯类成分在炮制前后均发生了显著地变化。然而，目前2005年《中国药典》及大量研究报道仍以总蒽醌或游离蒽醌作为大黄药材及饮片的质量评价指标，对于其他类成分的研究则较少，尤其是有关苯丁酮类成分含量测定的研究尚未见报道。因此，本试验用前期研究中提取分离得到的2个苯丁酮成分即4′-羟基苯基-2-丁酮（简称苯丁酮01）、4′-羟基苯基-2-丁酮-4′-*O*-*β*-D-（6″-没食子酰基）-葡萄糖苷（简称苯丁酮02）为对照品，对大黄生、酒、醋、熟、炭5种饮片进行含量比较，为尽可能科学、全面地阐释大黄炮制后物质基础变化规律提供科学依据。

1 仪器与试药

Waters高效液相色谱仪（Waters 1515 pump，Waters 2487检测器，Empower数据处理软件）；超声清洗器KQ-100DE（昆山市超声仪器有限公司）。乙腈为色谱纯，水为纯净水，使用前均经0.45μm滤膜滤过，其他试剂均为分析纯。

苯丁酮01、苯丁酮02对照品均为本实验室从大黄中分离鉴定，经HPLC面积归一化法测定纯度达98%以上，可供含量测定用。

大黄药材采自青海玉树，经中国中医科学院中药研究所胡世林教授鉴定为掌叶大黄*Rheum. palamatum* L.的根及根茎。供试饮片以掌叶大黄药材为样品，按照《中华人民共和国药典》相关项下的炮制方法，分别制备成10批大黄生片、酒炙片、醋炙片、熟大黄片以及大黄炭片，供试验分析用。

2 方法与结果

2.1 色谱条件

色谱柱：Agilent Eclipse XDB－C_{18}柱（4.6mm×250mm，5μm），Agilent保护柱（4.6mm×12.5mm，5μm）；流动相：甲醇－1%冰醋酸溶液（20∶80）；检测波长：280nm，流速：1mL/min，柱温：35℃。在此条件下大黄样品中对照品苯丁酮01、苯丁酮02与其他组分均能达到基线分离（图2－84）。

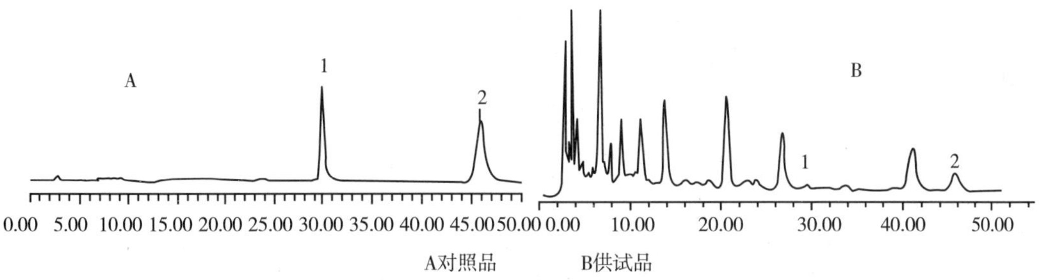

图2－84 对照品与供试品HPLC图谱

1. 4′－羟基苯基－2－丁酮；2. 4′－羟基苯基－2－丁酮－4′－*O*－*β*－D－（6″－没食子酰基）－葡萄糖苷

2.2 供试品溶液的制备

分别称取大黄饮片粉末（过40目筛）各0.5g，精密称定，置具塞三角瓶中，精密加入50%甲醇25mL，称重，超声提取30分钟，放冷，以甲醇补足减失重量，摇匀，滤过，取续滤液过微孔滤膜（0.45μm），作为供试品溶液。

2.3 对照品溶液的制备

精密称取对照品苯丁酮01、苯丁酮02各适量，分别加甲醇制成0.0815g/L、0.2290g/L的溶液，作为对照品溶液。

2.4 线性关系考察

取上述两种对照品溶液，苯丁酮01分别进样2μL、4μL、6μL、8μL、10μL，苯丁酮02分别进样1μL、3μL、5μL、7μL、9μL，依法测定，以进样量（μg）为横坐标，峰面积为纵坐标绘制标准曲线，并计算回归方程苯丁酮01：$Y=563620X-4453.3$，$r=0.9999$，苯丁酮02：$Y=1000000X+5103.1$，$r=0.9997$。结果表明，苯丁酮01在0.1630～0.9778μg，苯丁酮02在0.2290～2.0610μg有良好的线性关系。

2.5 精密度试验

取大黄生片粉末0.5g，精密称定，制备成供试品溶液，精密吸取供试品溶液5μL，重复进样5次，结果各对照品峰面积积分值的分别为1.6%、1.3%。

2.6 稳定性试验

精密吸取上述供试液溶液5μL，分别在0小时、2小时、4小时、6小时、8小时、12小时、24小时样测定，由峰面积值统计结果可见供试品溶液在24小时内保持稳定，RSD分别为2.3%和1.7%。

2.7 重复性试验

取大黄生片粉末5份，各约0.5g，精密称定，制备成供试品溶液，依法测定并计算含量，结果各对照品5次测定值的RSD分别为1.4%和2.2%。

2.8 加样回收率试验

精密称定已知含量的大黄生片粉末适量，共6份，分别配制苯丁酮01对照品溶液2.13g/L和苯丁酮02对照品溶液8.78g/L，分别精密加入对照品溶液适量，按供试品溶液制备，进行色谱分析，结果见表2-81。

表2-81 加样回收率试验结果

对照品	样品含量	加入量（mg）	测得量（mg）	回收率（%）	平均回收率（%）	RSD（%）
苯丁酮01	0.1913	0.213	0.4025	99.16	99.23	0.73
	0.1952	0.213	0.4066	99.27		
	0.1911	0.213	0.4046	100.25		
	0.1945	0.213	0.4060	99.27		
	0.1922	0.213	0.4013	98.19		
	0.1913	0.213	0.4025	99.16		
苯丁酮02	0.8706	0.878	1.7584	101.11	100.07	1.87
	0.8880	0.878	1.7379	96.80		
	0.8696	0.878	1.7513	100.43		
	0.8852	0.878	1.7761	101.47		
	0.8744	0.878	1.7571	100.53		
	0.8706	0.878	1.7584	101.11		

2.9 样品含量测定

取大黄不同饮片粉末（过40目筛）各0.5g，精密称定，依法制备成供试品溶液。精密吸取对照品溶液5μL，供试品溶液10μL注入液相色谱仪测定，结果见表2-82。

表2-82 大黄5种饮片含量测定结果（%；$n=10$）

对照品	生大黄	酒大黄	醋大黄	熟大黄	大黄炭
苯丁酮01	0.1729	0.1617	0.1898	0.1516	0.4128
苯丁酮02	0.3950	0.4412	0.4858	0.3861	0.2096

由表2-82可知，通过对大黄生、酒、醋、熟、炭5种各10批次饮片的含量测定，其平均含量比较结果显示，苯丁酮01在大黄生、酒、醋、熟片中含量接近，炮制为炭片以后该成分含量显著增加，与生片相比增加了138%。苯丁酮02在大黄5种饮片中变化趋势较为缓和，醋片含量最高，与生片相比增加了23%。而炭片与生片相比则含量降低了47%。说明大黄炒炭炮制可导致苯丁酮苷类成分转化为相应的苷元。

3　讨论

本文首次建立了以 HPLC 法同时测定大黄饮片中 4′-羟基苯基-2-丁酮（苯丁酮01）、4′-羟基苯基-2-丁酮-4′-*O*-β-D-(6″-没食子酰基)-葡糖苷（苯丁酮02）的方法，试验中对不同提取溶剂、提取方法进行了比较，确定供试品制备以50%甲醇，超声提取30分钟两种成分的含量最高。该方法简单可行，重现性好，可以用于大黄不同炮制品的含量测定比较研究。

【论文来源】

李丽，张村，肖永庆*，陈东东，田国芳，王云．大黄5种饮片中2个苯丁酮成分含量比较研究［J］．北京中医药大学学报，2010，33（08）：559-561.

大黄5种饮片中没食子酸和儿茶素的含量比较研究

大黄为临床常用中药，主要含有蒽醌类、二苯乙烯苷类、苯丁酮类、鞣质及相关的多酚类成分。现代药理表明蒽醌苷类为大黄泻下作用的主要有效成分，没食子酸等鞣质为大黄收敛止血作用的主要有效成分。目前，文献报道多以没食子酸为对照品，进行大黄鞣质类成分含量测定，然而，在课题组前期的研究中，笔者发现大黄饮片炮制前后没食子酸和儿茶素的含量变化均非常显著。因此，本文对大黄5种饮片进行了上述两种成分的含量测定，探讨该类成分在大黄炮制过程中的变化规律，明确大黄不同饮片物质基础，并为制定具有饮片特色的质量评价标准以及揭示炮制改变大黄药性的科学内涵提供试验依据。

1　材料

Waters 高效液相色谱仪（Waters 1515 pump，Waters 2487 检测器，Empower 数据处理软件）；KQ-500DB 超声清洗器（昆山市超声仪器有限公司）；甲醇为色谱纯，水为纯净水，使用前均经0.45μm 滤膜滤过；其他试剂均为分析纯。

没食子酸、儿茶素对照品（中国药品生物制品检定所，批号110831-200302，877-200001）。

试验用药材采自青海玉树，经中国中医科学院中药研究所胡世林研究员鉴定为掌叶大黄 *Rheum palamatum* L. 的根及根茎；供试饮片以掌叶大黄药材为原料药材，按照《中国药典》《全国中药炮制规范》相关项下的炮制方法，由北京人卫饮片厂制备成大黄生片、酒炙片、醋炙片、熟大黄片以及大黄炭片各10批供试样品，临用前分别粉碎过40目筛后备用。

2　方法与结果

2.1　色谱条件

Zorbax Eclipse XDB-C_{18}柱（4.6mm×250mm，5μm），Phenomenex 保护柱（3mm×4mm，5μm）；流动相乙腈（A）-0.01%磷酸溶液（B）梯度洗脱，0~8分钟，3%~

10% A；8 ~20 分钟，10% A；20 ~25 分钟，10% ~100% A；25 ~30 分钟，100% A；检测波长 277nm，柱温 30℃；流速 0.9mL/min。在此条件下大黄饮片中两种对照品与其他组分均能达到基线分离，见图 2-85。

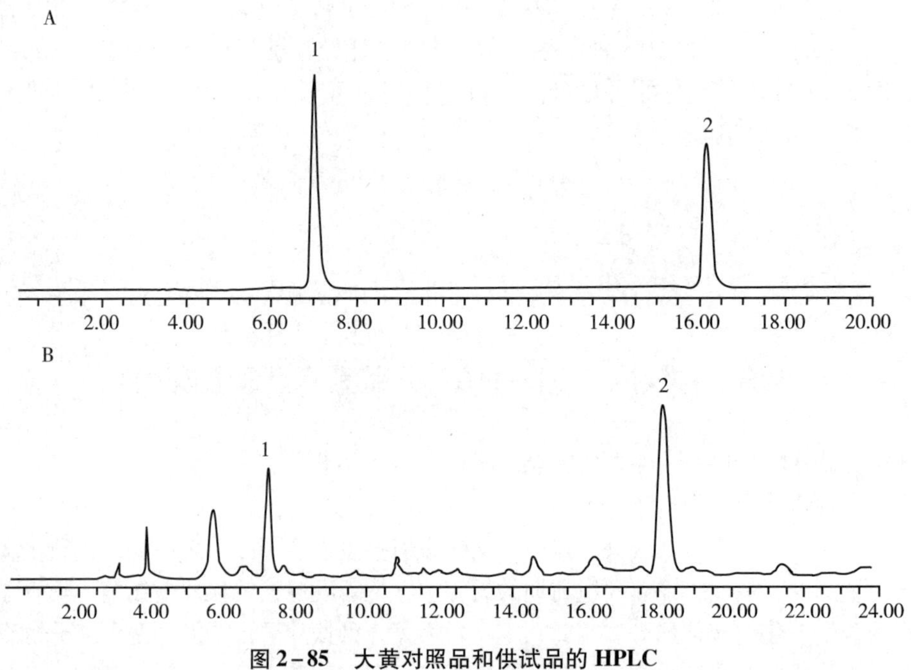

图 2-85　大黄对照品和供试品的 HPLC

A. 对照品；B. 供试品；1. 没食子酸；2. 儿茶素

2.2　对照品溶液的制备

称取各对照品适量，精密称定，分别加甲醇制备成 0.176mg/L 和 0.151mg/L，作为对照品溶液。

2.3　供试品溶液的制备

取大黄 5 种饮片粉末（过 40 目筛）各约 0.5g 精密称定，置具塞锥形瓶中，分别精密加入甲醇 25mL，密塞，称重，超声提取 10 分钟，放冷，密塞，以甲醇补足失重，摇匀，滤过，取续滤液过微孔滤膜（0.45μm）即得。

2.4　线性关系考察

取上述 2 个对照品溶液分别进样 1μL、3μL、5μL、7μL、9μL，按上述色谱条件测定，以进样量（μg）为横坐标，色谱峰面积积分值为纵坐标，绘制标准曲线。没食子酸回归方程为 $Y = 3099782.6705X - 77385.7500$，$r = 0.9998$；儿茶素回归方程为 $Y = 728391.7219X - 12838.1500$，$r = 0.9998$，结果表明 2 个对照品在 0.176 ~ 1.584，0.151 ~ 1.359μg 有较好的线性关系。

2.5　精密度试验

精密吸取上述各对照品溶液 5μL，重复进样 5 次，结果各对照品峰面积积分值别为 1.2% 和 0.4%。

2.6　稳定性试验

精密吸取上述各对照品溶液 5μL，按 0 小时、2 小时、4 小时、6 小时、8 小时、12

小时、24 小时分别进样分析，由峰面积值统计结果可见供试品溶液在 24 小时内保持稳定，RSD 分别为 1.7% 和 0.53%。

2.7　重复性试验

取大黄样品粉末 5 份，各约 0.5g 精密称定，制备成供试品溶液，按上述色谱条件测定并计算含量，结果各对照品 5 次测定的 RSD 为 1.5%。

2.8　加样回收率试验

精密称定已知含量的大黄供试品粉末适量，共 6 份，分别精密加入没食子酸对照品和儿茶素对照品适量，按供试品溶液制备及测定法操作，进行色谱分析，见表 2-83。

表 2-83　各对照品加样回收率（$n=6$）

对照品	样品中量（mg）	加入量（mg）	测得量（mg）	回收率（%）	平均值（%）	RSD（%）
没食子酸	2.8990	2.7540	5.5758	97.20	97.55	1.0
	2.9048	2.5400	5.3606	96.69		
	2.9071	2.6590	5.4789	96.72		
	2.9025	2.8320	5.6591	97.34		
	2.9071	2.8130	5.7077	99.56		
	2.9060	2.8550	5.6979	97.79		
儿茶素	3.5627	3.5250	7.2252	103.90	101.50	2.0
	3.5698	3.5490	7.0945	99.31		
	3.5726	3.5020	7.2083	103.82		
	3.5670	3.5390	7.0993	99.81		
	3.5726	3.5310	7.1952	102.59		
	3.5712	3.5070	7.0621	99.54		

2.9　样品测定

取大黄不同饮片粉末（过 40 目筛）各 0.5g，精密称定，依法制备成供试品溶液。精密吸取对照品溶液 5μL，供试品溶液 10μL，注入液相色谱仪测定，见表 2-84。

表 2-84　大黄不同饮片没食子酸和儿茶素的含量测定（$\bar{X} \pm s$，$n=10$）

样品	没食子酸	儿茶素
生大黄	0.1768 ± 0.0092	1.3573 ± 0.2774
酒大黄	0.1994 ± 0.0328	1.4155 ± 0.4585
醋大黄	0.2376 ± 0.0531	1.3613 ± 0.215 8
熟大黄	0.4231 ± 0.0213	—
大黄炭	0.2271 ± 0.0537	—

3　讨论

在供试品制备方法中对水、30% 甲醇、50% 甲醇、70% 甲醇和甲醇等不同提取溶剂进行了考察，结果以 30% 甲醇提取的供试品中没食子酸的含量最高，但稳定性试验结果显示，以水和含水甲醇提取的供试品溶液稳定性较差，因此，采用甲醇作为提取溶剂。同时，还对回流、冷浸、超声等提取方法进行了比较，结果以超声提取40分钟供试品中所测两种成分的含量较高，综合考虑上述试验结果，将供试品的制备方法确定为甲醇超声提取40分钟，另外还对检测波长、色谱流动相等进行了考察，结果表明该方法灵敏可靠、重复性好，可用于大黄不同饮片的含量比较测定。

大黄中鞣质类成分含量较高，为10%~30%，主要为缩合鞣质和可水解鞣质。本研究首次采用HPLC同时测定大黄不同饮片中没食子酸和儿茶素的含量，结果表明与大黄生片相比，酒大黄、醋大黄、熟大黄和大黄炭中没食子酸的含量均有不同程度的增加，且以熟大黄的增加幅度最为显著，约为139.3%。大黄生、酒、醋饮片中儿茶素的含量较为接近，炮制为熟片和炭片后均未检测到该成分。

儿茶素和没食子酸均为鞣质单体，大黄不同饮片中两种成分含量的变化与饮片的炮制工艺密切相关。儿茶素为黄烷-3-醇类化合物，结构中存在2个手性碳原子，在高温条件极易发生差向立体异构化并逐渐破坏，因此当大黄炮制为熟片和炭片后儿茶素被完全破坏。而没食子酸含量的升高则是由于大黄中含有大量可水解鞣质、复合鞣质及含有没食子酰基的苷类成分，在高温、长时间加热炮制条件下分解，从而导致没食子酸含量大幅度增加。由于没食子酸和儿茶素均为具有较好生理活性的单体成分，因此，其含量的变化规律对于进一步分析探讨大黄不同炮制品的药效物质基础和炮制原理提供了科学依据。

【论文来源】

王云，李丽，张村，肖永庆*，陈东东，田国芳．大黄5种饮片中没食子酸和儿茶素的含量比较研究［J］．中国中药杂志，2010，35（17）：2267-2269.

大黄5种炮制品中芦荟大黄素-3-CH_2-*O*-β-D-葡萄糖苷和大黄素-8-*O*-β-D-葡萄糖苷变化规律

大黄具有泻热攻积、活血祛瘀、清泄湿热的功效，生大黄泻下力强，作用峻猛。以不同方法炮制后，其泻下作用发生了不同程度的改变。番泻苷和蒽醌苷类为大黄泻下的主要成分，该类成分在炮制过程中的变化与大黄不同炮制品的功效密切相关。目前对蒽醌苷类成分含量研究较少，仅日本学者曾经采用HPLC梯度洗脱的方式测定部分蒽醌苷类成分含量。文献报道了大黄酸-8-*O*-β-D-葡萄糖苷等两个苷类成分的比较，本文报道大黄不同炮制品种（生片、酒片、醋片、熟片，炭片）芦荟大黄素-3-CH_2-*O*-β-D-葡萄糖苷（aloe-emodin-3-CH_2-*O*-β-D-glucopyranoside）、大黄素-8-*O*-β-D-葡萄糖苷（emodin-8-*O*-β-D-glucopyranoside）等2个蒽醌苷类成分的变化情况，为探讨该类成分在大黄炮制过程中的变化规律进而为揭示大黄不同炮制品的科学内涵提供试验依据。

1 仪器与试药

Agilent高效液相色谱仪（Agilent Technologies 1200 Series，Degasser G1322A，Quat

Pump G1311A，ALS G1329A，TCC G1316A，DAD G1314A），超声清洗器 KQ－100DE（昆山市超声仪器有限公司），四氢呋喃为色谱纯，水为纯净水，使用前均经 0.45μm 滤膜滤过；其他试剂均为分析纯。对照品芦荟大黄素－3－CH_2－O－β－D－葡萄糖苷（a）、大黄素－8－O－β－D－葡萄糖苷（b），由本研究室经系统提取、分离得到，经 HPLC 面积归一化法测定，含量分别达到98%以上。试验用药材采自青海玉树，经中国中医科学院中药研究所胡世林研究员鉴定为掌叶大黄 *Rheum palamatum* L. 的根及根茎。供试饮片以掌叶大黄药材为原料，按照《中国药典》《全国中药炮制规范》相关项下的炮制方法，由北京人卫饮片厂制备成大黄生片、大黄酒炙片、大黄醋炙片、熟大黄片以及大黄炭片各 10 批供试样品，临用前分别粉碎过 40 目筛后备用。

2 方法与结果

2.1 色谱条件

Agilent TC－C_{18}（2）色谱柱（4.6mm×250mm，5μm），流动相四氢呋喃－1%冰醋酸溶液（25∶75），检测波长 410nm，流速 0.9mL/min，柱温 35℃。在此条件下大黄样品中芦荟大黄素－3－CH_2－O－β－D－葡萄糖苷等 2 个对照品与其他组分均能达到基线分离。

2.2 对照品溶液的制备

取芦荟大黄素－3－CH_2－O－β－D－葡萄糖苷、大黄素－8－O－β－D－葡萄糖苷对照品各适量，精密称定，分别加甲醇制成 9.012mg/L、39.6mg/L 的溶液，作为对照品溶液。

2.3 供试品溶液的制备

取大黄不同样品粉末（过 40 目筛）各 0.5g，精密称定，置具塞锥形瓶中，精密加入甲醇 25mL，密塞，称重，超声提取 20 分钟，放冷，密塞，再称重，用甲醇补足失重，摇匀，滤过，取续滤液，以微孔滤膜（0.45μm）滤过，即得。

2.4 线性关系考察

取上述 2 个对照品溶液分别进样 1μL、5μL、10μL、15μL、20μL、25μL、30μL，按上述色谱条件测定，以进样量（μg）为横坐标，峰面积为纵坐标绘制标准曲线，并计算回归方程。芦荟大黄素－3－CH_2－O－β－D－葡萄糖苷 $Y=1181.1603X+2.4878$，$r=0.9996$。大黄素－8－O－β－D－葡萄糖苷 $Y=916.9694X+17.1012$，$r=0.9996$。结果表明两种对照品分别在 0.0090～0.2704μg，0.0396～1.188μg 线性关系较好。

2.5 精密度试验

精密吸取供试品溶液 10μL，重复进样 6 次，按上述色谱条件测定，结果各对照品峰面积积分值的相对标准偏差均小于 1.0%。

2.6 稳定性试验

精密吸取供试品溶液 10μL，分别在 0 小时、1 小时、2 小时、4 小时、6 小时、8 小时、10 小时、12 小时、24 小时，按上述色谱条件测定，由峰面积值统计结果可见样品溶液在 24 小时内保持稳定，RSD 分别为 1.5% 和 1.3%。

2.7 重复性试验

取大黄样品粉末 6 份，各约 0.5g，精密称定，制备成供试品溶液，按上述色谱条件测定并计算含量结果各对照品 6 次测定值的 RSD 分别为 1.7% 和 0.63%。

2.8 加样回收试验

精密称定已知含量的大黄样品粉末 6 份，分别精密加入各对照品适量，按供试品溶液制备及测定法操作，进行色谱分析，见表 2－85。

表 2－85 两个对照品的加样回收率

对照品	样品中量（mg）	加入量（mg）	测得量（mg）	回收率（%）	平均值（%）	RSD（%）
a	0.1105	0.1063	0.2124	95.96	97.85	1.2
	0.1103	0.1063	0.2147	98.28		
	0.1102	0.1063	0.2128	96.52		
	0.1108	0.1063	0.2158	98.85		
	0.1102	0.1063	0.2135	97.22		
	0.1104	0.1063	0.2154	98.88		
b	0.5208	0.5125	1.0126	95.96	97.19	1.8
	0.5200	0.5125	1.0158	96.76		
	0.5195	0.5125	1.0179	97.24		
	0.5223	0.5125	1.0226	97.63		
	0.5195	0.5125	1.0345	100.5		
	0.5204	0.5125	1.0076	95.06		

2.9 大黄不同饮片含量测定

取大黄不同饮片各 10 批，依法制备成供试品溶液。精密吸取对照品溶液和供试品溶液各 10μL，注入液相色谱仪分析测定，分别计算含量，取平均值分析，见表 2－86。

表 2－86 大黄 5 种炮制品两种成分的质量分数（%，$n=10$）

检测指标	生片	酒片	醋片	熟片	炭片
a	0.0555	0.0547	0.0447	0.0314	0.0104
b	0.1825	0.2167	0.1891	—	—

3 结果与讨论

本研究以分离纯化的芦荟大黄素－3－CH_2－O－β－D－葡萄糖苷（a）、大黄素－8－O－β－D－葡萄糖苷（b）对照品，首次建立了 HPLC 等度洗脱法并比较测定了大黄不同炮制品中 a、b 的含量。试验首先对不同色谱条件进行了考察，同时对提取溶剂以及超声、回流和冷浸等提取方法进行比较分析，结果样品以甲醇超声提取 20 分钟较佳。方法学考察结果表明，该 HPLC 等度洗脱法灵敏可靠、重复性好，可用于大黄不同炮制品的含量比较测定。

含量测定结果表明，生大黄、酒大黄、醋大黄等 3 种炮制品中均含有 a、b 2 个蒽醌苷，但 a、b 比例有所变化；熟大黄和大黄炭仅含有成分 a，且含量较低，说明长时间的加热蒸制和高温制炭对该类成分影响较大。生大黄、酒大黄、醋大黄等 3 种炮制品中两个蒽醌苷类成分总量在0.2%~0.3%，其中酒大黄总量约为生片的1.14倍，醋大黄约为生片的98%。熟大黄总量在0.03%左右，约为生片的13%；大黄炭总量仅为生片的4%。由此推测大黄不同饮片的炮制工艺使2个苷类成分发生了不同程度的分解、破坏或转化为苷元，而使相应的苷元类成分含量增加，其中酒大黄中b的含量增加显著，可能与大黄酒炙后，辅料酒使其易于溶出相关。前文报道的大黄5种饮片中原生（未水解）游离蒽醌苷元的含量测定结果与此一致。以上研究结果提示，大黄饮片炮制前后苷类成分变化明显，且有向苷元类成分转化的趋势，此为揭示大黄不同饮片药性和临床功效的物质基础内涵变化提供了试验依据，深入的分析有待于结合药效学试验研究进行。

【论文来源】

田国芳，张村，李丽，肖永庆*，陈东东，王云．大黄5种炮制品中芦荟大黄素-3-CH_2-*O*-β-D-葡萄糖苷和大黄素-8-*O*-β-D-葡萄糖苷变化规律［J］．中国中药杂志，2010，35（18）：2437-2439.

白芥子炒制前后HPLC指纹图谱的比较分析

白芥子为十字花科植物白芥 *Sinapis alba* L. 的干燥成熟种子，首载于《名医别录》，列为上品，其性味辛热，具有温中散寒、利气豁痰的作用。现代研究表明白芥子富含白芥子苷，能在芥子酶的作用下酶解为异硫氰酸对羟基苄酯（白芥子油）而发挥上述生物活性。但是由于芥子油有刺鼻的辛辣味及刺激作用，能使皮肤和黏膜发生水肿、水泡，大剂量则引起强烈的胃肠道刺激。因此临床上多以其炒制品配伍入方剂，以“杀酶保苷”，发挥药效，同时炒后种皮破裂，有效成分易煎出，充分发挥其利气散结等功效。

本研究通过系统的方法学考察，首次以两种提取溶剂建立白芥子生品、炒制品的HPLC指纹图谱测定方法；通过对白芥子饮片不同提取溶剂的HPLC图谱的比较分析，结合白芥子的化学成分研究，对其主要色谱峰进行归属和指认，为深入诠释白芥子炒制原理的科学内涵提供试验依据。

1　材料

Waters 高效液相色谱仪（Waters 2695 Separations Module，Waters 2996 PAD 检测器，Milennium[32]数据处理软件）；超声清洗器 KQ-500DB（昆山市超声仪器有限公司）；甲醇、乙腈为色谱纯，水为纯净水，使用前均经0.45μm滤膜滤过；其他试剂均为分析纯。色谱峰指认用芥子碱复盐等对照品为本研究组从白芥子中分离鉴定，经HPLC分析，纯度达到98%以上。

试验用白芥子药材产自安徽、四川等省，经中国中医科学院中药研究所胡世林研究员鉴定为白芥子 S. *alba*，由安徽沪谯中药饮片厂按照2005年版《中国药典》《全国中药炮制规范》相关项下的炮制方法，分别制备成10批白芥子生品，10批白芥子炒制品，供试验研究用。

2 方法与结果

2.1 色谱条件

Agilent TC – C_{18}(2) 柱（4.6mm×150mm，5μm）。流动相乙腈（A）–0.1%磷酸溶液（B）梯度洗脱，0～10分钟，2%～15% A；10～15分钟，15%～30% A；15～25分钟，30%～45% A；25～30分钟，45%～100% A；30～35分钟，100% A；柱温35℃检测波长254nm；流速1.0mL/min，在此条件下样品分离较佳，以甲醇和水为溶剂分别能检出14、19个色谱峰。

2.2 对照品溶液的制备

取各对照品适量，分别加适量甲醇溶解，以微孔滤膜（0.45μm）滤过，即得。

2.3 供试品溶液的制备

取白芥子不同饮片粉末（过40目筛）各1g，精密称定，置具塞锥形瓶中，分别精密加入甲醇、水各25mL，密塞，称重，冷浸6小时后超声提取20分钟，放冷，密塞，再称重，以相应溶剂补足失重，摇匀，滤过，取续滤液，以微孔滤膜（0.45μm）滤过，即得两种供试品溶液。

2.4 参照峰的选择

以选择的流动相进行梯度洗脱，采用相对保留时间标定共有指纹峰，即以芥子碱复盐对照品色谱峰（MeOH提取为8号峰，水提取为12号峰）作为参照峰，分别进行各饮片相对保留时间和相对峰面积的计算。

2.5 方法学考察

2.5.1 精密度试验 取白芥子生品两种溶液各10μL，分别连续进样5次检测指纹图谱，结果两种提取溶剂各色谱峰相对保留时间RSD为0.01%～1.1%，相对峰面积RSD为0.48%～1.5%，说明仪器精密度良好。

2.5.2 稳定性试验 取白芥子生品两种溶液各10μL，分别在0小时、3小时、6小时、9小时、12小时、24小时检测指纹图谱，结果各色谱峰相对保留时间的RSD为0.02%～1.5%，相对峰面积的RSD为0.51%～3.4%，样品以水提取时在9小时内稳定，以甲醇提取时在24小时内基本稳定。

2.5.3 重复性试验 取同一批白芥子生品10份，分别依法制备成供试品溶液，结果两种提取溶剂各色谱峰相对保留时间的RSD为0.02%～1.2%，相对峰面积的RSD为1.0%～3.7%，均小于5%，表明样品制备方法重复性良好。

2.6 白芥子生品和炒制品指纹图谱测定

2.6.1 共有峰的指定 根据10批白芥子生品HPLC图谱的相关参数，选择HPLC色谱图中可用于反映其内在质量的共有峰来进行测定，其中以甲醇提取样品指定共有峰14个，以水提取样品指定共有峰19个，所选择的共有峰面积之和占总峰面积的90%以上，可以较为全面地反映样品的内在质量。

白芥子炒制品共有峰的测定以生品为参照进行，结果以甲醇、水提取分别指定共有峰20个，与生品相比，水提取缺少6号、7号、17号色谱峰，两种溶剂提取均出现A～F或A～D等色谱峰或相对峰强度明显增强。结果见图2–86、图2–88。

2.6.2 白芥子生品、炒制品的比较测定 根据建立的指纹图谱方法，依法将各饮片

10批次样品进样分析和测定，以中药色谱指纹图谱相似度评价系统软件进行匹配分析，按照中位数法建立各饮片的对照指纹图谱。结果在两种提取溶剂下白芥子生品、炒制品指纹图谱相对保留时间的RSD均小于2.0%，而相对峰面积的RSD值差异较大，10批白芥子生品、炒制品色谱峰面积RSD平均值（甲醇/水,%）分别为35.44/21.15，36.02/21.79。白芥子炒制前后的HPLC图谱有明显差异，见图2-86~2-88。

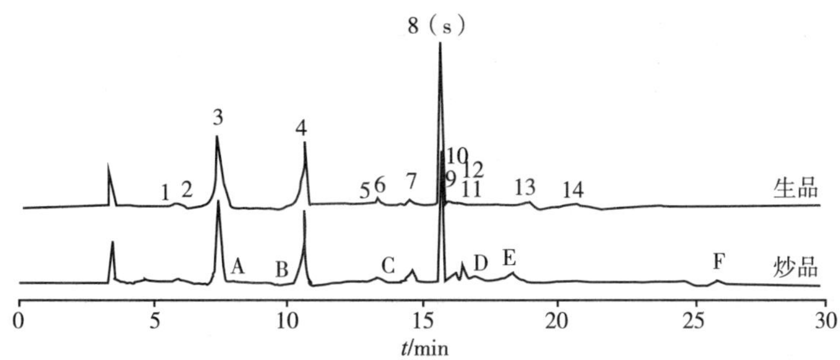

图2-86　白芥子生品、炒制品对照指纹图谱叠加及色谱峰指认图（甲醇提取）

3. 4-羟基-苄基芥子苷；4. 4-羟基-苯甲酰胆碱；8. 芥子碱复盐；
13. 芥子酸；14. 对甲氧基苯甲酸

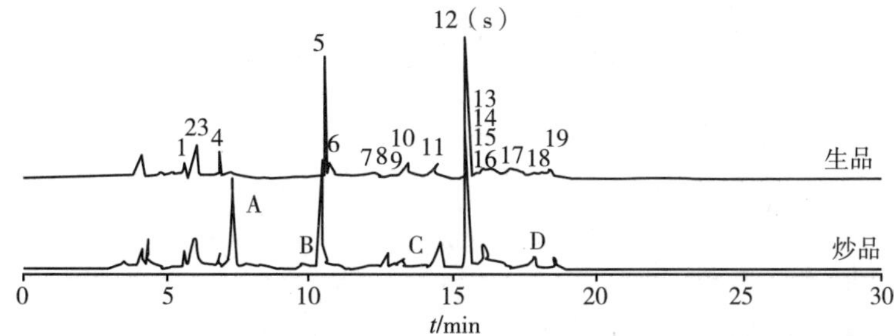

图2-87　白芥子生品、炒制品对照指纹图谱叠加图（水提取）

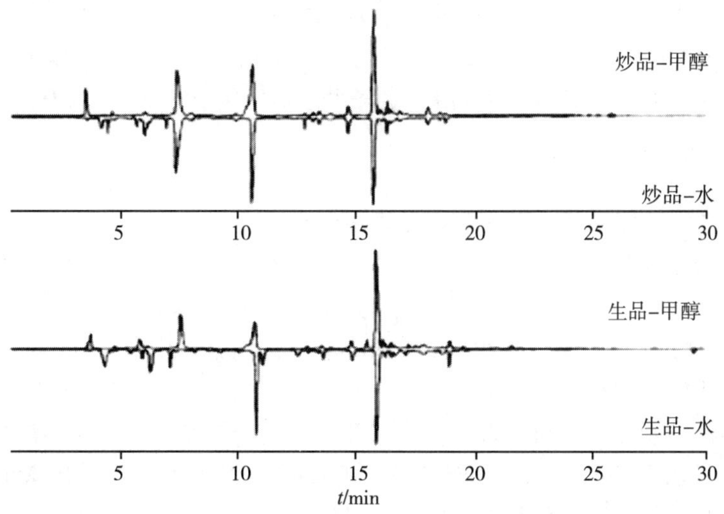

图2-88　白芥子生、炒品HPLC标准指纹图谱镜像比较

2.6.3 相似度分析 采用国家药典《中药色谱指纹图谱相似度评价系统 2004 1.0 版》软件，设定色谱峰自动匹配，按照中位数法生成对照指纹图谱（St），并进行整体相似度评价，见表2－87，结果各饮片的10批次样品与对照指纹图谱相比，相似度平均值在0.96以上，因此所建立的对照指纹图谱具有较好的代表性，可用于饮片的指纹图谱比较测定。

表2－87 白芥子饮片指纹图谱相似度分析

饮片	生品－甲醇	生品－水	炒制品－甲醇	炒制品－水
St	1.000	1.000	1.000	1.000
S1	0.988	0.986	0.991	0.976
S2	0.992	0.98	0.992	0.993
S3	0.991	0.981	0.992	0.993
S4	0.994	0.981	0.992	0.996
S5	0.994	0.981	0.992	0.995
S6	0.994	0.981	0.993	0.995
S7	0.975	0.947	0.973	0.972
S8	0.982	0.952	0.966	0.953
S9	0.981	0.943	0.973	0.967
S10	0.984	0.942	0.962	0.985
平均	0.988	0.967	0.983	0.983

2.7 主要色谱峰指认

取分离所得芥子碱复盐等5个化合物的对照品溶液，依法进样分析，按照同一化合物在相同的色谱条件下，相同的保留时间处具有相同的紫外光谱图原则，归属指认了白芥子饮片对照图谱中3号、4号、8号、13号、14号等5个主要色谱峰，分别为4－羟基－苄基芥子苷、4－羟基－苯甲酰胆碱、芥子碱、芥子酸、对甲氧基苯甲酸，见图2－86。

3 讨论

3.1 HPLC指纹图谱建立及样品制备方法考察

通过系统的比较研究，建立了白芥子饮片的HPLC指纹图谱测定方法，对检测波长、色谱条件等进行了考察，经紫外－可见全波（190～800nm）扫描，白芥子饮片在254nm下的色谱峰较多，峰强度大，图谱基线平稳；同时对甲醇－水、乙腈－水或酸水溶液等不同组成的流动相进行了考察，结果以乙腈－0.1%磷酸溶液梯度洗脱样品分离较佳。在考察样品制备方法时，首次发现白芥子生品、炒制品以不同溶剂提取，其相应的HPLC图谱有显著变化，为了全面、深入地反映白芥子炒制前后化学成分的变化情况，本研究同时进行了以甲醇和水提取的HPLC指纹图谱测定方法研究。结果表明此法稳定、可靠、重复性好，可用于白芥子不同饮片的分析测定。

3.2　白芥子饮片比较分析

各饮片的测定结果表明，不同产地生、炒白芥子饮片指纹图谱中主要色谱峰的整体图貌一致。以甲醇和水提取共有峰的相对保留时间的 RSD 均在 2.0% 以下，由于药材产地之间存在一定的差异，使得白芥子生品、炒品的相对峰面积变化幅度较大，但相似度计算结果表明，生品的相似度在 96% 以上；炒品的相似度在 98% 以上，说明白芥子饮片炮制工艺稳定、可控、重复性较好。为稳定饮片的质量提供了可靠线索。

3.3　炒制过程化学成分变化

比较生、炒白芥子标准指纹图谱可以看出，以甲醇提取，白芥子生、炒品的指纹图谱整体变化不大，炒制后色谱峰面积略有下降，见图 2 - 86。以水为溶剂提取时，白芥子生、炒品的 HPLC 指纹图谱有显著差异，部分主峰发生了较大变化，同生品相比，炒品中出现了色谱峰面积较大的 A 峰（R_t7.5 分钟），而生品中的 6 号峰（R_t10.9 分钟）消失，见图 2 - 87。比较炒品分别以甲醇、水提取所得标准指纹图谱发现，色谱峰整体变化不大，水提取在 R_t7.5 分钟之前色谱峰较甲醇提取多且峰面积大；比较生品分别以甲醇、水为提取溶剂所得标准指纹图谱发现，以甲醇为提取溶剂时，3 号峰即 4 - 羟基 - 苄基芥子苷较明显，而以水提取时相应的 3 号峰消失，明显增加了 4 号和 6 号峰。表明生品以水提取时，色谱峰强度较大的苷类成分分解，可能与生品中存在相应的分解酶有关。深入的研究尚需结合酶与苷的作用以及酶解的条件，如温度、时间、酶的种类等因素进行综合考察而定。以上研究初步揭示了白芥子炒制前后化学成分的变化情况，为深入诠释白芥子炒制原理的科学内涵提供了试验依据。

【论文来源】

张村，李丽，肖永庆*，逄镇，李桂柳．白芥子炒制前后 HPLC 指纹图谱的比较分析［J］．中国中药杂志，2010，35（21）：2842-2845.

大黄不同饮片指纹图谱研究

大黄为中医临床应用最广的中药之一，常以不同的炮制品组方入药。生大黄苦寒沉降，泻下作用峻烈，具有攻积导滞、泻火解毒的功能，大黄酒炙后其苦寒泻下作用稍缓，并借酒升提之性，引药上行，善清上焦血分热毒；醋大黄泻下作用减弱，以消积化瘀为主，用于食积痞满、癥瘕癖积；熟大黄，经酒蒸后，泻下作用缓和，腹痛之副作用减轻，并能增强活血祛瘀之功；大黄炭泻下作用极微，并有凉血化瘀止血作用，用于血热有瘀出血。

大黄主要含有蒽醌苷元及其苷，蒽酮类成分，二苯乙烯苷及其苷元、鞣质类等多种化学成分，大黄不同的炮制品功效各异，根源是其内在化学成分在成分组成和量比关系上发生了变化。为了全面、有效地控制大黄不同饮片的质量，作者以 HPLC 法进行大黄不同饮片的指纹图谱研究，为其不同饮片的质量评价提供科学依据，并为揭示炮制改变大黄药性的科学内涵奠定基础。

1 仪器与试药

Waters 高效液相色谱仪（Waters 2695 Separations Module，Waters 2996 PAD 检测器，Milennium[32] 数据处理软件）；超声清洗器 KQ－500DB（昆山市超声仪器有限公司）；甲醇为色谱纯，水为纯净水，使用前均经 0.45μm 滤膜滤过；其他试剂均为分析纯。

实验用药材采自青海玉树，经鉴定为掌叶大黄 *Rheum. palamatum* L. 的根及根茎；供试饮片以掌叶大黄药材为样品，按照《中国药典》《全国中药炮制规范》相关项下的炮制方法，分别制备成 10 批大黄生片、10 批大黄酒炙片、10 批大黄醋炙片、10 批熟大黄片以及 10 批大黄炭片，供试验分析用。

2 方法与结果

2.1 色谱条件

Kromasil C_{18} 柱（4.6mm × 250mm，5μm）；流动相：甲醇（A）－1% 冰醋酸溶液（B）梯度洗脱，0～10 分钟：A 由 5% 升至 30% A，10～40 分钟：A 由 30% 升至 60%，40～60 分钟：60% A，60～70 分钟：A 由 60% 升至 100%，70～75 分钟：100% A；检测波长：280nm、430nm。柱温：30℃；流速为 1.0mL/min。在此条件下不同大黄饮片分别能检出 38 个、18 个色谱峰。

2.2 供试品溶液的制备

取大黄不同饮片粉末（过 40 目筛）各 0.5g，精密称定，置具塞锥形瓶中，分别精密加入甲醇 25mL，密塞，称定重量，超声提取 10 分钟后，放冷，密塞，再称定重量，以甲醇补足减失的重量，摇匀，滤过，取续滤液，以微孔滤膜（0.45μm）滤过，即得。

2.3 参照峰的选择

以选择的流动相进行梯度洗脱，从色谱图上可以看出，280nm 下 16 号峰保留时间适中，峰面积稳定，且峰形较好；430nm 下以 15 号峰的峰形较好，峰面积稳定，故分别选择 16、15 号峰为参照峰分别进行各饮片相对保留时间和相对峰面积的计算。

2.4 精密度试验

取同一供试品溶液 10μL，连续进样 5 次，以 280nm 和 430nm 检测指纹图谱，测得两种检测波长下各色谱峰相对保留时间的 RSD 在 0.50% 以下，相对峰面积的 RSD 为 1.15%～4.33%，说明仪器精密度良好。

2.5 稳定性试验

取同一供试品溶液 10μL，分别在 0 小时、3 小时、6 小时、9 小时、12 小时、24 小时检测指纹图谱，测得两种检测波长下各色谱峰相对保留时间的 RSD 在 0.50% 以下，相对峰面积的 RSD 为 1.16%～4.51%，均小于 5%，表明样品在 24 小时内基本稳定。

2.6 重复性试验

取同一批样品 5 份，分别依法制备成供试品溶液，依法检测，测得两种检测波长下各色谱峰相对保留时间的 RSD 在 0.50% 以下，相对峰面积的 RSD 为 0.76%～4.57%，重复性良好。

2.7　大黄不同饮片指纹图谱测定

2.7.1 共有峰的指定　根据10批大黄生片的HPLC图谱的相关参数，采用国家药典委推荐的《中药色谱指纹图谱相似度评价系统2004 1.0版》对所用图谱进行比较，选择HPLC色谱图中可用于反映其内在质量的共有峰来进行测定，其中在280nm波长下确定共有峰38个，430nm波长下确定共有峰18个，分别以16号峰、15号峰作为参照峰（s）进行相对保留时间和相对峰面积的计算，所选择的共有峰面积之和占总峰面积的85%以上，可以较为全面地反映样品的内在质量。

大黄酒炙片、醋炙片、熟片以及大黄炭片共有峰的测定均以生片为参照进行，大黄酒炙片、醋炙片在280nm、430nm下共有峰的指定同大黄生片，分别为38个、18个；熟大黄片在280nm下指定共有峰35个，与生片相比，缺少1号、7号、8号、20~23号、25号等8个色谱峰，但同时A、B、C、D、E等5个色谱峰出现或相对峰强度明显增强，熟片在430nm下指定共有峰11个，与生品相比，缺少3~6号、10~11号、14号等7个色谱峰；大黄炭片在280nm下指定共有峰36个，与生品相比，缺少1号、4号、7号、8号、20~22号、25~29号、34号等13个色谱峰，但同时A~K等11个色谱峰出现或相对峰强度明显增强，在430nm下指定共有峰6个，与生品相比，1号、3~12号、14号等13个色谱峰几乎检测不到。

2.7.2 各饮片对照指纹图谱及不同饮片比较测定　根据建立的指纹图谱方法，依法将各饮片10批次样品进样分析，根据各饮片10批次的测定结果，以中药色谱指纹图谱相似度评价系统软件进行匹配分析后，按照中位数法建立各饮片的对照指纹图谱，结果见图2-89~2-92。

结果在两种检测波长下各饮片间指纹图谱相对保留时间的RSD均小于0.5%，而相对峰面积的RSD值差异较大，10批大黄生片、酒炙片、醋炙片、熟片和炭片色谱峰面积RSD平均值（280/430,%）分别为21.34/21.43，22.01/27.48，28.05/39.45，21.55/15.42，40.33/15.14。

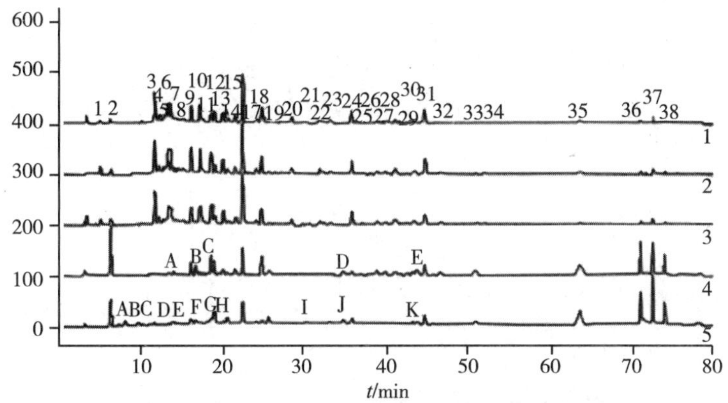

图2-89　5种大黄饮片对照指纹图谱叠加图（280nm）

1. 生片；2. 酒炙片；3. 醋炙片；4. 熟片；5. 炭片

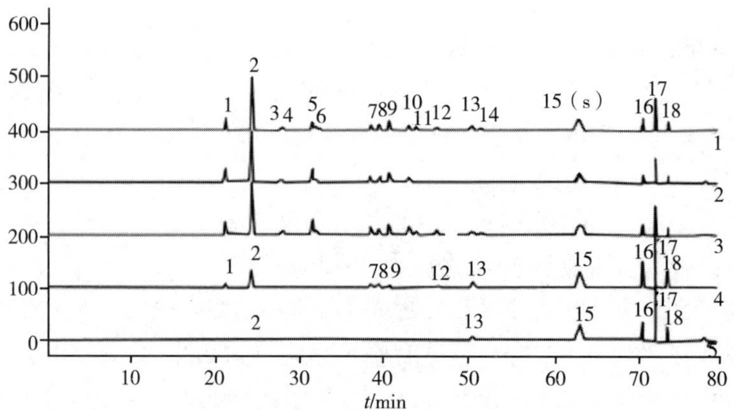

图 2-90　5 种大黄饮片对照指纹图谱叠加（430nm）

1. 生片；2. 酒炙片；3. 醋炙片；4. 熟片；5. 炭片

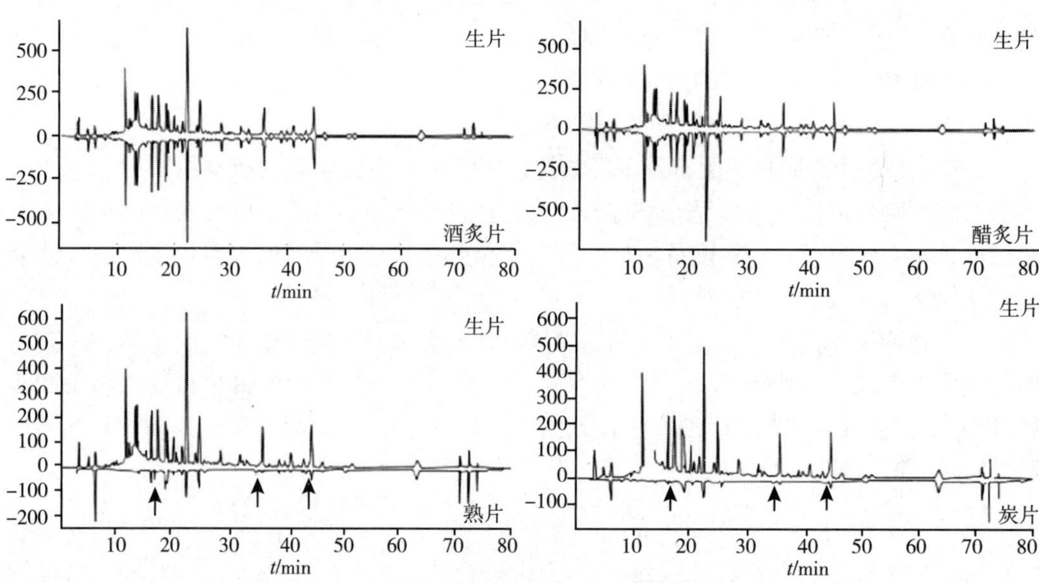

图 2-91　大黄不同饮片指纹图谱镜像比较（280nm）

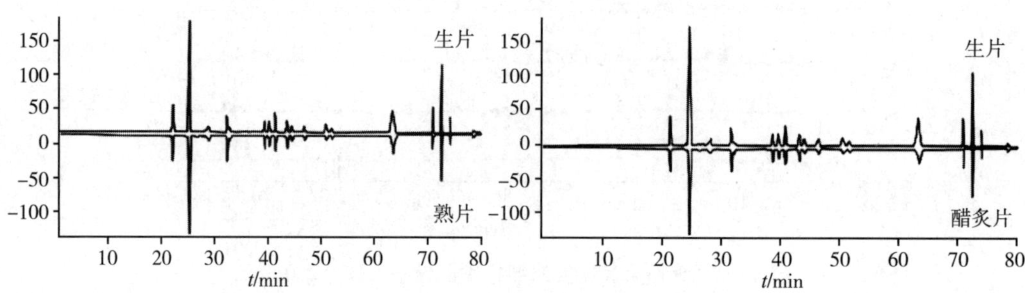

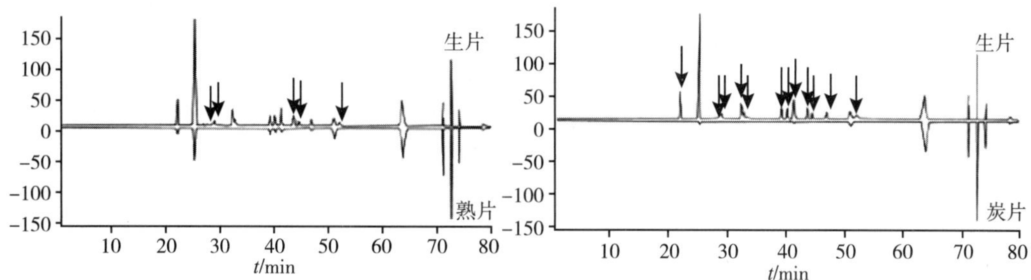

图 2-92　大黄不同饮片指纹图谱镜像比较（430nm）

2.7.3 相似度分析　采用中药指纹图谱处理软件，设定色谱峰自动匹配，按照中位数法生成对照指纹图谱（记作 St）各饮片 10 批次样品分别与各自对照图谱进行整体相似度评价，结果见表 2-88，结果各饮片的 10 批次样品与对照指纹图谱相比，相似度平均值在 0.9 以上，因此所建立的对照指纹图谱具有较好的代表性，可用于饮片的指纹图谱比较测定。

表 2-88　大黄 5 种饮片指纹图谱相似度分析结果

饮片	生片		酒炙片		醋炙片		熟片		炭片	
	280nm	430nm	280nm	430nm	280nm	430nm	280nm	430nm	280nm	430nm
St	1.000	1.000	1.000	1.000	1.000	1.000	1.000	1.000	1.000	1.000
S1	0.996	0.989	0.986	0.978	0.994	0.986	0.984	0.997	0.967	0.995
S2	0.995	0.995	0.986	0.930	0.973	0.933	0.987	0.999	0.937	0.994
S3	0.988	0.987	0.987	0.954	0.981	0.990	0.997	0.999	0.960	0.996
S4	0.995	0.994	0.994	0.955	0.992	0.993	0.990	0.995	0.872	0.962
S5	0.977	0.970	0.981	0.975	0.993	0.972	0.977	0.992	0.927	0.996
S6	0.994	0.998	0.993	0.974	0.995	0.993	0.976	0.997	0.944	0.996
S7	0.986	0.987	0.991	0.810	0.972	0.947	0.991	0.995	0.947	0.988
S8	0.989	0.995	0.995	0.975	0.988	0.953	0.993	0.999	0.900	0.995
S9	0.978	0.992	0.994	0.891	0.984	0.980	0.991	0.999	0.951	0.998
S10	0.996	0.985	0.992	0.922	0.995	0.982	0.995	0.999	0.977	0.999
平均	0.989	0.989	0.990	0.936	0.987	0.973	0.988	0.997	0.938	0.992

以生品为参照谱，进行 5 种饮片的相似度测定分析，结果见表 2-89。结果在两种检测波长下，生片与酒炙片、醋炙片色谱图的相似度较高，约为 0.98 以上，但与熟片、炭片的差异较大。

表 2-89　大黄不同饮片间相似度分析结果

饮片	280nm					430nm				
	生片	酒炙片	醋炙片	熟片	炭片	生片	酒炙片	醋炙片	熟片	炭片
生片	1.000					1.000				
酒炙片	0.990	1.000				0.981	1.000			
醋炙片	0.987	0.986	1.000			0.980	0.994	1.000		
熟片	0.566	0.554	0.557	1.000		0.819	0.712	0.725	1.000	
炭片	0.518	0.493	0.494	0.892	1.000	0.619	0.486	0.503	0.942	1.000

3　讨论

在所建立的色谱条件下，色谱峰分离比较理想。大黄 HPLC 指纹图谱方法的精密度、稳定性和重现性试验结果表明此法稳定、可靠、重现性好，可以满足指纹图谱分析测试的要求。并通过各饮片 10 批次的测定分析，建立了大黄 5 种饮片在 280nm 和 430nm 两个检测波长的标准指纹图谱，并对饮片间相似度进行了比较分析，为大黄不同炮制品的质量控制研究提供了科学依据。

各饮片的测定结果表明，以参比峰计算，各饮片的相对保留时间的 RSD% 值均在 1% 以下，而相对峰面积变化幅度较大，因此以指纹图谱定性较为适宜，同时也说明在揭示大黄不同饮片炮制原理的基础上，建立规范化的饮片生产工艺对于保证各饮片的临床功效至关重要。

从大黄不同饮片 HPLC 指纹图谱（280nm）叠加效果图（图 2-89）以及两种饮片的镜像比较图上（图 2-91）可以看出，生大黄与酒大黄、醋大黄相比，HPLC 色谱图没有明显的变化，但色谱峰面积有差异；以熟大黄、大黄炭变化明显，表现在色谱峰数量和色谱峰面积上，熟大黄与生大黄相比，保留时间 10～20 分钟的色谱峰面积和峰高明显减少，而 60～80 分钟的色谱峰高和峰面积增大，但有 A～E 等色谱峰出现或相对峰高增加；大黄炭的变化与熟大黄类似，只是色谱峰数量和面积进一步减少，A～K 等色谱峰出现或相对峰高增加。430nm 下的测定结果（见图 2-90、图 2-92）与 280nm 基本一致，熟大黄与生大黄相比，保留时间 20～35 分钟的色谱峰面积和峰高明显减少，而 60～80 分钟的色谱峰高和峰面积增大；至大黄炭，色谱峰数量和面积进一步减少，50 分钟以下的色谱峰消失殆尽，60 分钟以上的色谱峰变化稍缓。

经 HPLC 色谱峰指认，280nm（430nm）下 35～38（15～18）号色谱峰分别为游离蒽醌大黄酸、大黄素、大黄酚、大黄素甲醚。由此推测，随着炮制温度的提高和炮制程度的加重，大黄中结合蒽醌苷类成分有向游离蒽醌苷元转化的趋势，以上研究提示，大黄不同饮片的色谱图变化与其成分组成及其量比关系变化密切相关，此为揭示大黄不同饮片的科学内涵奠定了基础。

【论文来源】

张村，肖永庆*，李丽，李文，逄镇，李桂柳．大黄不同饮片指纹图谱研究 [J]．北京中医药大学学报，2009，32（02）：118-121.

决明子炒制前后指纹图谱比较研究

决明子为豆科植物决明 *Cassia obtusifolia* L. 或小决明 *C. tora* L. 的干燥成熟种子。具有清热明目、润肠通便的功能，临床上常以不同的炮制品组方入药。生决明子长于清肝热，润肠燥，用于目赤肿痛、大便秘结。炒后能缓和寒泻之性，有平肝养肾的功效，可用于头痛、头晕、青盲内障。现代研究表明，决明子主要药效成分为蒽醌类化合物、萘并吡喃酮类化合物等。药理学研究也证明决明子有降血压、降血脂、保肝及抑菌等活性。生、炒决明子功效各异，在于炒制后其内在的化学成分在组成和含量上发生了变化。为全面、有效地控制决明子饮片的质量，作者在对决明子进行系统化学成分研究的基础上，以 HPLC 进行了决明子炒制前后的指纹图谱研究，同时指认了主要蒽醌类、萘并吡喃酮类共 12 个化合物，以期为饮片的质量评价提供科学依据。

1 仪器与试药

Waters 高效液相色谱仪（Waters 2695 Separations Module，Waters 2996 PAD 检测器，Milennium^{32}数据处理软件）；超声清洗器 KQ－500DB（昆山市超声仪器有限公司）；乙腈为色谱纯，水为纯净水，使用前均经 0.45μm 滤膜滤过；其他试剂均为分析纯。色谱峰指认用对照品为本研究组从决明子中分离鉴定，经 HPLC 分析，其含量达到 98% 以上。

决明子药材分别购于安徽、河南、广西等地。经中国中医科学院中药研究所胡世林教授鉴定均为 *C. obtusifolia* 的干燥成熟种子；以上样品由安徽沪谯中药饮片厂依法炮制，分别制备成 10 批生决明子饮片、10 批炒决明子饮片。供试品来源详见表 2－90。

表 2－90 样品产地

编号	产地	编号	产地
S1	安徽－1	S6	河南－1
S2	安徽－2	S7	河南－2
S3	安徽－3	S8	河南－3
S4	安徽－4	S9	广西－1
S5	安徽－5	S10	广西－2

2 方法与结果

2.1 色谱条件

Kromasil C_{18}柱（4.6mm×250mm，5μm）；流动相乙腈（A）－0.1%磷酸溶液（B）梯度洗脱，0～25 分钟，19%～20% A；25～35 分钟，20%～32% A；35～45 分钟，32%～41% A；45～60 分钟，41%～70% A；70 分钟后，19% A；检测波长 430nm。柱温 30℃；流速 1.0mL/min。在此条件下不同决明子饮片能检出 23 个峰。分析时间 80 分钟。供试

品溶液和对照品溶液进样量均为10μL。

2.2　供试品溶液、对照品溶液的制备

精密称取决明子粉末（过40目筛）1.0000g，置具塞锥形瓶中，精密加入甲醇25mL，密塞，称定质量，超声提取15分钟后，放冷，密塞，再称定质量，以甲醇补足减失的质量，摇匀，滤过，取续滤液，以微孔滤膜（0.45μm）滤过，即得供试品溶液。取各对照品适量，加甲醇溶解，以微孔滤膜（0.45μm）滤过，即得对照品溶液。

2.3　参照峰的选择

以选择的流动相进行梯度洗脱，从色谱图上可以看出，8号峰保留时间适中，峰面积稳定，峰形较好；且峰面积大于10%，故选择8号峰为参照峰进行各饮片相对保留时间和相对峰面积的计算。

2.4　方法学考察

2.4.1 精密度试验　取同一供试品溶液，连续进样5次，检测指纹图谱，计算各色谱峰的相对保留时间和相对峰面积的相对标准偏差。结果各色谱峰相对保留时间RSD为0%～0.3%，相对峰面积的RSD为0.9%～4.7%，RSD均小于5.0%，说明仪器性能良好，符合有关要求。

2.4.2 重复性试验　取同一批样品5份，依法制备成供试品溶液，检测指纹图谱，计算各色谱峰的相对保留时间和相对峰面积的相对标准偏差，结果各色谱峰的相对保留时间的RSD为0%～0.4%，相对峰面积的RSD为1.1%～4.8%，均小于5.0%，符合有关要求。

2.4.3 稳定性试验　取同一供试品溶液，分别在0小时、2小时、4小时、8小时、12小时、24小时检测指纹图谱，计算各色谱峰的相对保留时间和相对峰面积的相对标准偏差。结果各色谱峰相对保留时间的RSD为0～0.9%，相对峰面积的RSD为1.1%～4.8%，均小于5.0%，表明样品在24小时内基本稳定，符合有关要求。

2.5　指纹图谱分析与评价

2.5.1 共有峰的标定　参考《中药注射剂指纹图谱研究的技术要求（暂行）》，根据决明子不同饮片HPLC色谱峰状况，选择HPLC中可以用于反映决明子不同饮片内在质量的共有峰来进行测定，生决明子确定共有峰23个，所选择的共有峰面积之和占总峰面积的90%以上，可以较为全面地反映样品的内在质量。

炒品共有峰的测定均以生片为参照进行，确定共有峰24个；与生决明子相比，炒决明子缺少1号、10号、13号、16号、17号5个色谱峰，但同时a～f等6个色谱峰出现或相对峰强度明显增强。

2.5.2 各饮片指纹图谱的测定、标准指纹图谱的建立及相似度评价　根据建立的指纹图谱方法，依法将生、炒决明子各10批次样品进样分析，根据测定结果，以中药色谱指纹图谱相似度评价系统软件进行匹配分析后，按照中位数法建立各饮片的标准指纹图谱（图2-93～2-95）。

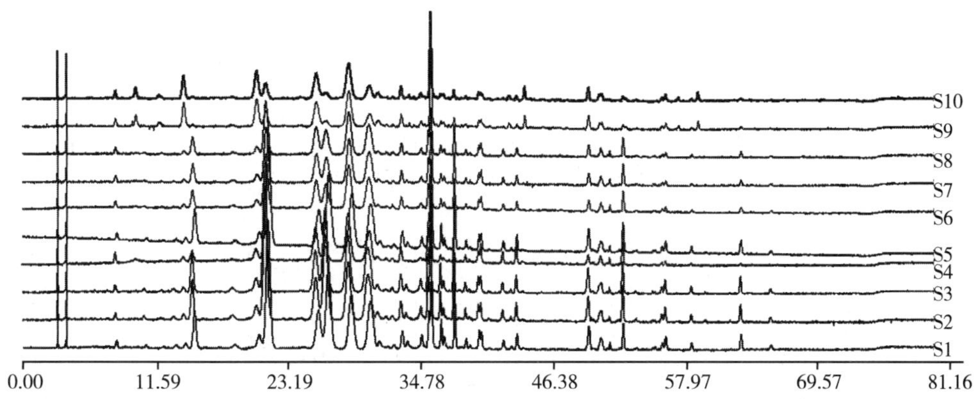

图 2-93　10 批次生决明子的指纹图谱

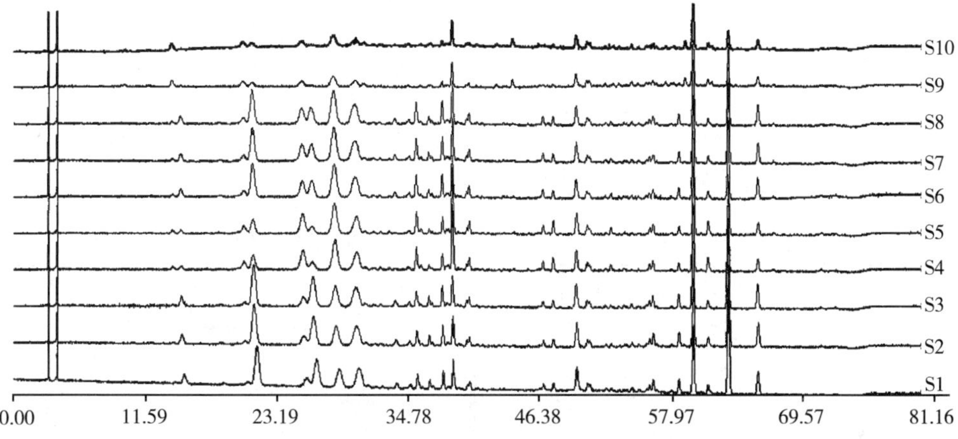

图 2-94　10 批次炒决明子的指纹图谱

以 8 号峰为参照峰，计算各饮片的相对保留时间和相对峰面积，结果共有峰的相对保留时间的 RSD 值均小于 0.5%，相对峰面积 RSD 差别较大，其平均值和 RSD 值见表 2-91、表 2-92。

从 10 个批次生、炒决明子指纹图谱的测定结果来看，各批次的色谱图基本一致，分别指定共有峰 23 个、24 个。各样品的相对峰面积差异较大，RSD 分别为 6.4% ~ 115.8%、17.2% ~122.5%。除了广西产决明子外，生决明子标准指纹图谱与 10 批样品的相似度为 0.931 以上；炒决明子标准指纹图谱与 10 批样品的相似度为 0.818 以上，说明得到的标准指纹图谱具有代表性，可反映生、炒决明子饮片的指纹特征。因此规定生决明子样品指纹图谱与其标准指纹图谱相对照，应出现 1 ~23 号等 23 个共有峰。炒决明子样品指纹图谱与其标准指纹图谱相对照，应出现 2 ~12，13 ~15，18 ~23 以及 a ~f 等 24 个共有峰。

决明子饮片指纹图谱中主要色谱峰的指认，根据建立的指纹图谱方法，依次各对照品进行测定，并根据保留时间对标准指纹图谱的主要色谱峰进行指认。

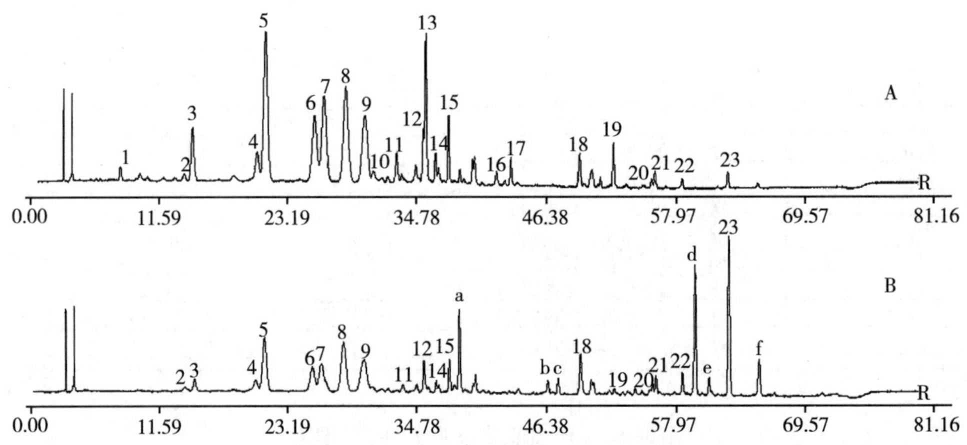

图 2-95　生、炒决明子标注指纹图谱

A. 生决明子；B. 炒决明子；8. 红镰霉素-6-*O*-*β*-龙胆二糖苷；9. 1-去甲基橙钝叶决明素-2-*O*-*β*-D-吡喃葡萄糖苷；10. 橙钝叶决明素 2-*O*-*β*-D 吡喃葡萄糖苷；12. 红镰霉素-6-*O*-*β*-D-芹糖-（1→6）-*O*-*β*-D-葡萄糖苷；a. 去甲基红镰霉素-6-*O*-*β*-D-（6′-*O*-乙酰基）吡喃葡萄糖苷；b. 钝叶素2-*O*-*β*-D-（6′-*O*-乙酰基）吡喃葡萄糖苷；18. 大黄素-1，6-二甲醚；20. 钝叶决明素；21. 8-甲氧基大黄酚；22. 大黄素；23. 大黄酚；f. 大黄素甲醚，其他峰未标注

表 2-91　生、炒决明子指纹图谱测定结果（相对峰面积）

峰号	平均值	RSD（%）	峰号	平均值	RSD（%）
1	0. 067	21	13	0. 579	31. 1
2	0. 139	115. 8	14	0. 101	51. 2
3	0. 336	50. 8	15	0. 222	43. 2
4	0. 274	71. 9	16	0. 065	24. 8
5	1. 197	54. 3	17	0. 097	25. 3
6	0. 679	6. 4	18	0. 154	27. 3
7	0. 78	73. 2	19	0. 163	42. 8
（S）	1	0	20	0. 041	21. 6
9	0. 761	30. 5	21	0. 071	31. 4
10	0. 084	30	22	0. 04	34. 9
11	0. 154	11. 2	23	0. 07	50. 6
12	0. 164	43. 4			

表 2-92　炒决明子指纹图谱测定（相对峰面积）

峰号	平均值	RSD（%）	峰号	平均值	RSD（%）
2	0. 12	122. 5	a	0. 589	25. 2
3	0. 199	64	b	0. 134	17. 2
4	0. 216	57. 4	c	0. 128	25

续表

峰号	平均值	RSD（%）	峰号	平均值	RSD（%）
5	0.902	65.3	18	0.417	338
6	0.445	25.3	19	0.054	29.7
7	0.773	71.2	20	0.1	29.6
(S)	1	0	21	0.162	36
9	0.787	37.4	22	0.168	43.7
11	0.124	41	d	1.124	35.1
12	0.256	35.8	e	0.178	31.1
14	0.122	47.7	23	1.334	66.5
15	0.253	26.4	f	0.366	40.2

3 讨论

通过对样品的制备方法、检测波长考察，对决明子不同饮片的测定结果表明，在430nm下，能够得到决明子不同饮片中大部分化学成分的信息，且基线平稳、分离度较好，故选择430nm为检测波长；甲醇、乙醇提取的色谱峰相似，但以甲醇提取的峰面积大，故选用甲醇作为提取溶剂。

参考文献并进行考察比较，发现乙腈-0.1%磷酸水溶液系统的流动相进行梯度洗脱分离效果较好。对决明子的HPLC指纹图谱方法的精密度、稳定性和重现性进行分析，结果表明此法稳定、可靠、重现性好，符合指纹图谱分析测试的要求。通过生、炒决明子饮片各10批次的测定分析，建立了生、炒决明子标准指纹图谱，并对生、炒饮片进行了比较分析，为决明子饮片的质量控制研究提供了科学依据。

由于产地之间存在一定的差异，使得各饮片间相对峰面积变化幅度较大。但不同产地生、炒决明子饮片指纹图谱中主要色谱峰的整体图貌一致。炒决明子除了产地因素外，可能由于炮制过程不完全一致的影响，使得标准指纹图谱与10批样品的相似度较低。生、炒决明子的HPLC指纹图谱有明显变化。炒制后，色谱图上0~38分钟主要表现为部分色谱峰的缺失或峰面积的明显减小。56分钟以后则表现为新色谱峰的出现或原色谱峰峰面积的增加。经HPLC色谱峰指认，0~38分钟的多为苷类成分，56分钟以后的多为游离类成分。由此推测，炒制使得决明子中苷类成分有向游离苷元转化的趋势。

迄今为止，对决明子炒制的研究主要进行了炮制工艺的研究对比，以不同指标测定不同炮制品的总蒽醌或水解后的蒽醌类成分的含量。本研究较全面地揭示了决明子炒制前后其成分组成及其量比关系的变化，为揭示决明子炒制的科学内涵奠定了基础。

【论文来源】

李桂柳，肖永庆*，张村，李丽，逄镇．决明子炒制前后指纹图谱比较研究［J］．中国中药杂志，2009，34（06）：694-697.

决明子炒制前后2类成分的含量比较研究

决明子为豆科植物决明 *Cassia obtusifolia* L. 或小决明 *C. tora* L. 的干燥成熟种子。生决明子长于清肝热，润肠燥。炒后能缓和寒泻之性。有平肝养肾的功效。可用于头痛、头晕、青盲内障。文献记载决明子主要含有蒽醌类化合物如大黄素、大黄酚、大黄素甲醚等，为泻下作用的主要成分；尚含有萘并吡喃酮类化合物，为其抗肝毒的主要有效成分。决明子含量测定方法目前多为进行水解后游离蒽醌含量测定的报道。

本研究采用高效液相色谱法测定生、炒决明子中的5种化合物的含量，为决明子饮片的质量控制和饮片炮制提供了新的参考。

1 材料

Waters 2695 - 2996 液相色谱仪，乙腈、四氢呋喃、甲醇为色谱纯，水为重蒸馏水，其他试剂均为分析纯。对照品红镰霉素 - 6 - *O* - β - 龙胆二糖苷（rubrofusarin - 6 - *O* - β - gentiobioside，a）、红镰霉素 - 6 - *O* - β - D - 芹糖-（1→6）- *O* - β - D - 葡萄糖苷［rubrofusarin - 6 - *O* - β - D - apiofuranosyl -（1→6）- *O* - β - D - glucopyranside，b］、大黄素（c）、大黄酚（d）和大黄素甲醚（e）为本研究组从决明子中分离鉴定得到，经HPLC 分析，纯度98%以上。药材：分别购自安徽、河南、广西。经中国中医科学院中药研究所胡世林教授鉴定为 *C. obtusifolia* 的干燥成熟种子，并由安徽亳州沪谯中药饮片厂依法炮制为生、炒品各10批。分别粉碎过40目筛，备用。

2 方法与结果

2.1 色谱条件

色谱柱 AlltimaC_{18}（4.6mm × 150mm，5μm），柱温30℃；流速1.0mL/min。色谱条件Ⅰ：流动相乙腈 - 四氢呋喃 - 0.1%磷酸水溶液（17∶3∶80），检测波长278nm；色谱条件Ⅱ：流动相甲醇 - 0.1%磷酸水溶液（79∶21），检测波长254nm。在此两种色谱条件下，决明子样品中各对照品分别与其他组分均能达到较好的分离，见图2 - 96。

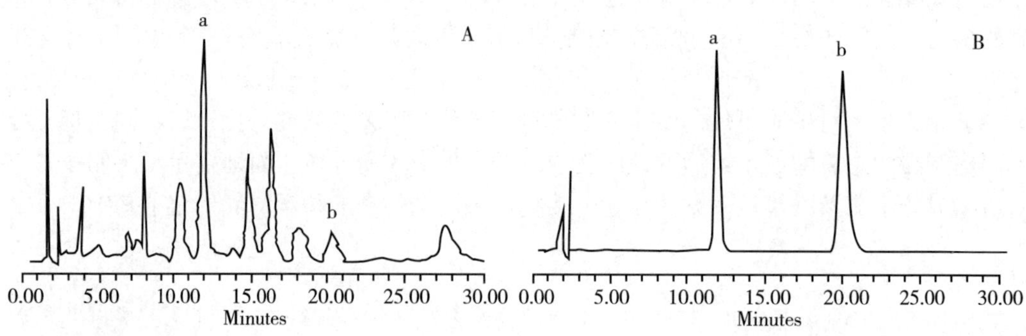

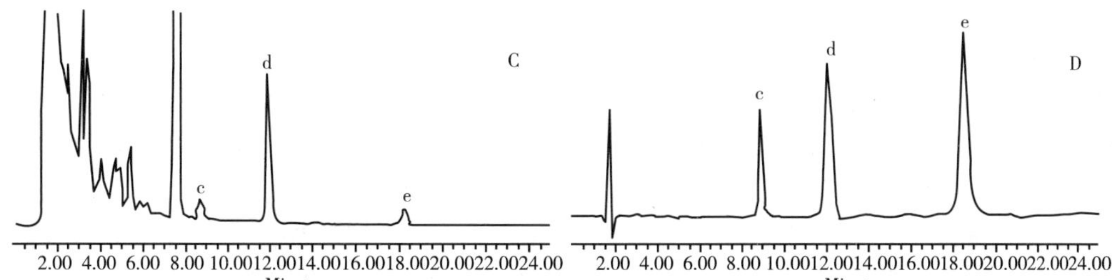

图 2-96 不同色谱条件下对照品及样品色谱

A. 样品溶液（色谱条件Ⅰ）；B. a，b 对照品溶液（色谱条件Ⅰ）；

C. 样品溶液（色谱条件Ⅱ）；D. c～e 对照品溶液（色谱条件Ⅱ）

2.2 供试品溶液的制备

分别称取不同样品粉末各 1g，精密称定，置具塞三角瓶中，精密加入甲醇（测定 a，b），称重，加热回流提取 3 小时；精密加入乙醇（测定 c，d，e）25mL，称重，加热回流提取 2 小时，放冷，以相应溶剂补足减失的质量，摇匀，滤过，取续滤液，用 0.45μm 微孔滤膜滤过，取续滤液，备用，分别记为供试品溶液Ⅰ和Ⅱ。

2.3 对照品溶液的制备

精密称取对照品 a，b 各适量，分别加甲醇制成 0.2201g/L 和 0.0404g/L 的溶液。精密称取对照品 c，d，e 各适量，分别加乙醇制成 0.0102g/L、0.0254g/L、0.0200g/L 的溶液。

2.4 线性关系考察

分别精密吸取对照品 a 和 b 溶液 1μL、3μL、6μL、9μL、12μL、15μL，对照品 c，d，e 溶液 1μL、2μL、4μL、6μL、8μL、10μL；1μL、5μL、10μL、15μL、20μL、25μL；2μL、3μL、4μL、6μL、8μL、10μL，注入液相色谱仪，分别按上述色谱条件测定峰面积。以进样量（μg）为横坐标，峰面积积分值为纵坐标绘制标准曲线，并绘制回归方程如下 a：$Y = 5 \times 10^6 X + 147303$，$r = 0.9997$；b：$Y = 5 \times 10^6 X - 58032$，$r = 0.9998$；c：$Y = 4 \times 10^6 X - 3092.7$，$r = 0.9999$；d：$Y = 5 \times 10^6 X - 10845$，$r = 0.9999$；e：$Y = 3 \times 10^6 X - 21505$，$r = 0.9999$。结果表明 a 在 0.2210～3.3150μg，b 在 0.0404～0.6060μg，c 在 0.0102～0.1020μg，d 在 0.0254～0.6350μg，e 在 0.0400～0.2000μg 线性关系良好。

2.5 精密度试验

分别精密吸取上述供试品溶液Ⅰ：（安徽-1 生决明子）10μL、供试品溶液Ⅱ：（安徽-1 炒决明子）15μL，按相应的色谱条件连续进样 5 次，依法测定，结果 a，b RSD 分别为 0.40%、1.3%。c，d，e 的 RSD 分别为 1.6%、0.63%、1.3%。

2.6 稳定性试验

精密吸取上述供试品溶液Ⅰ：（安徽-1 生决明子）10μL，供试品溶液Ⅱ：（安徽-1 炒决明子）10μL，分别于 0 小时、2 小时、4 小时、8 小时、12 小时、24 小时进样，按相应的色谱条件测定。结果 a，b RSD 分别为 1.0%、0.72%。c，d，e 的 RSD 分别为 1.4%、0.83%、1.6%。可见样品溶液在 24 小时内均保持稳定。

2.7 重复性试验

平行称取5份安徽-1生决明子样品、5份安徽-1炒决明子样品，按2.2项下Ⅰ和Ⅱ制备成供试品溶液，分别按相应的色谱条件进样分析各组分含量，并计算RSD。结果a，b的RSD分别为0.67%、1.4%。c，d，e的RSD分别为1.8%、0.94%、1.5%。

2.8 加样回收率试验

精密称取已知含量的安徽-1生决明子粉末适量，6份，安徽-Ⅱ炒决明子粉末适量，各6份，置具塞三角瓶中，分别加入各对照品适量，按"供试品溶液的制备"方法制备样品。精密吸取上述对照品与样品品各5~10μL，分别依法测定，计算回收率，结果见表2-93。

表2-93　各对照品加样回收率

对照品	样品含量（mg）	加入量（mg）	测得量（mg）	回收率（%）	平均值（%）	RSD（%）
a	1.0894	1.1260	2.1647	95.50	99.64	2.6
	1.0903	1.1260	2.1927	97.90		
	1.0876	1.1260	2.2079	99.49		
	1.0942	1.1050	2.2233	102.2		
	1.0937	1.1050	2.2150	101.5		
	1.0911	1.1050	2.2105	101.3		
b	0.2751	0.2560	0.5320	100.4	99.05	3.7
	0.2753	0.2560	0.5433	104.7		
	0.2746	0.2560	0.5328	100.9		
	0.2763	0.2020	0.4736	97.67		
	0.2762	0.2020	0.4689	95.40		
	0.2755	0.2020	0.4681	95.35		
c	0.0442	0.0408	0.0862	102.9	103.5	1.0
	0.0443	0.0408	0.0871	104.9		
	0.0442	0.0408	0.0860	102.5		
	0.0441	0.0408	0.0868	104.7		
	0.0442	0.0408	0.0862	102.9		
	0.0442	0.0408	0.0862	102.9		
d	0.2886	0.2540	0.5409	99.33	101.1	2.2
	0.2898	0.2540	0.5515	103.0		
	0.2891	0.2540	0.5439	100.3		
	0.2882	0.2540	0.5541	104.7		
	0.2893	0.2540	0.5438	100.2		
	0.2886	0.2540	0.5409	99.33		

续表

对照品	样品含量（mg）	加入量（mg）	测得量（mg）	回收率（%）	平均值（%）	RSD（%）
e	0.0778	0.0400	0.1188	102.5	102.1	0.77
	0.0781	0.0400	0.1192	102.8		
	0.0779	0.0400	0.1184	101.3		
	0.0777	0.0400	0.1188	102.8		
	0.0780	0.0400	0.1184	101.0		
	0.0778	0.0400	0.1188	102.5		

2.9　饮片含量测定

分别称取各样品粉末1g，精密称定，按2.2项下方法制备溶液后分别进样分析，按外标一点法计算样品中各对照成分的含量。结果生品中a，b，c，d，e的平均质量分数分别为0.4223%、0.1014%、0.0043%、0.0046%、0.0026%，炒品则分别为0.2002%、0.0529%、0.0064%、0.0302%、0.0099%，见表2-94。

表2-94　各饮片中5种成分的质量分数（%）

样品名		a	b	a+b	c	d	e	c+d+e
生品	安徽-1	0.4373	0.1107	0.5480	0.0056	0.0062	0.0024	0.0142
	安徽-2	0.4306	0.0894	0.5200	0.0063	0.0067	0.0026	0.0157
	安徽-3	0.4003	0.0848	0.4851	0.0062	0.0067	0.0028	0.0156
	安徽2-1	0.4798	0.1264	0.6062	0.0032	—	—	0.0032
	安徽2-2	0.4484	0.1022	0.5506	0.0032	—	—	0.0032
	河南-1	0.5360	0.1239	0.6599	0.0039	0.0025	—	0.0064
	河南-2	0.4803	0.0901	0.5704	0.0041	0.0026	—	0.0067
	河南3	0.4583	0.0839	0.5422	0.0039	0.0027	—	0.0066
	广西-1	0.2908	—	0.2908	0.0038	—	—	0.0038
	广西-2	0.2609	—	0.2609	0.0030	—	—	0.0030
炒品	安徽-1	0.1882	0.0556	0.2438	0.0085	0.0572	0.0139	0.0796
	安徽-2	0.1724	0.0380	0.2104	0.0086	0.0526	0.0151	0.0763
	安徽-3	0.1713	0.0362	0.2075	0.0085	0.0518	0.0149	0.0753
	安徽2-1	0.2752	0.0759	0.3511	0.0057	0.0188	0.0060	0.0304
	安徽2-2	0.1711	0.0425	0.2136	0.0061	0.0175	0.0072	0.0308
	河南-1	0.3032	0.0737	0.3769	0.0072	0.0320	0.0096	0.0488
	河南-2	0.2620	0.0495	0.3115	0.0063	0.0302	0.0112	0.0477
	河南3	0.2662	0.0520	0.3182	0.0062	0.0303	0.0110	0.0475
	广西-1	0.0959	—	0.0959	0.0042	0.0049	0.0029	0.0094
	广西2	0.0962	—	0.0962	0.0031	0.0070	0.0066	0.0167

3 讨论

Rubrofusarin－6－O－β－gentiobioside（a）、rubrofusa-rin－6－O－β－D－apiofuranosyl－(1→6) O－β－D－glucopyran-side（b）为萘并吡喃酮苷类化合物，经紫外－可见全波长扫描，最大吸收为278nm，故选用278nm为a，b含量测定的检测波长。游离蒽醌大黄素（c），大黄酚（d），大黄素甲醚（e）按药典方法选择254nm作为检测波长。同时对提取溶剂提取方法进行了考察，分别确定了25倍量甲醇、乙醇，回流提取3小时、2小时的提取方法。

对于萘并吡喃酮苷类化合物（a，b）含量测定的流动相亦进行了考察，单用乙腈-0.1%磷酸溶液，对照品a与其他峰很难较好地分离，适当加入四氢呋喃可得到改善，a，b都分离较好，所以本研究采用乙腈－四氢呋喃-0.1%磷酸溶液系统测定。

样品测定结果表明，生品中2个萘并吡喃酮苷类成分的含量均大于炒品的含量，说明苷类成分可能在炒制过程中一定程度上受热的破坏；而炒品中游离蒽醌大黄素、大黄酚、大黄素甲醚的含量均大于生品的含量，说明可能在炒制过程中，其相应的苷类成分受热破坏，转化为游离蒽醌类。其转化的机制有待进一步研究。

文献报道的决明子含量测定方法多为通过酸水解测定决明子中游离蒽醌的含量，本研究首次测定决明子饮片中原态游离蒽醌以及2个萘并吡喃酮苷类化合物的含量，进行比较分析，为决明子饮片的炮制及质控提供较为全面的参考。

【论文来源】

李桂柳，肖永庆*，张村，李丽，逄镇．决明子炒制前后2类成分的含量比较研究［J］．中国中药杂志，2009，34（11）：1364－1367.

大黄不同饮片大孔树脂分离部位的提取物总量及其HPLC比较研究

大黄为中医临床上应用最广的中药之一，常以不同的炮制品组方入药，生大黄以攻积泻导滞、泻火解毒为主，泻下作用峻烈，易伤胃气，炮制后其泻下作用减弱，同时增加活血、止血等作用。大黄化学成分复杂，主要含有蒽醌苷及苷元、蒽酮、苯丁酮及鞣质类成分。大黄不同炮制品所具有的功效特点，与其内在物质基础的变化有着密切的关系。

本文利用乙醇提取、大孔树脂分离的方法，使各饮片中的有效成分群得以富集，通过HPLC分析比较以找出其变化的物质基础，对于明确其物质基础及其变化规律，揭示炮制改变大黄药性的科学内涵具有重要的意义。

1 仪器与试药

Waters高效液相色谱仪（Waters 2695 Separations Module，Waters 2996 PAD检测器，Milennium[32]数据处理软件）；超声清洗器KQ－500DB（昆山市超声仪器有限公司）；EYELA旋转蒸发器；甲醇为色谱纯，水为纯净水；其他试剂均为分析纯。

实验用药材采自青海玉树，经中国中医科学院中药研究所胡世林教授鉴定为掌叶大黄 *Rheum Palamatum* L. 的根及根茎；供试饮片以掌叶大黄药材为样品，按照《中国药典》《全国中药炮制规范》相关项下的炮制方法，分别制备成10批大黄生片、酒炙片、醋炙片、熟大黄片以及大黄炭片，供试验分析用。

2 实验方法与结果

2.1 色谱条件

Zorbax Eclipse XDB - C_{18}柱（4.6mm×250mm，5μm），phenomenex保护柱，柱芯（C_{18}，5μm，3mm×4mm）；流动相：甲醇（A）-1.0%冰醋酸溶液（B）梯度洗脱，0～10分钟：A由5%升至30%，10～40分钟：A由30%升至60%，40～60分钟：60%A，60～70分钟：A由60%升至100%，70～75分钟：100%A；检测波长：280nm，430nm。柱温：30℃；流速为1.0mL/min。在此条件下，不同大黄饮片大孔树脂分离部位均可得到较好分离。

2.2 供试品溶液的制备

称取大黄各饮片粉末（40目）各5g，分别加75%乙醇超声提取3次（150mL、150mL、100mL，30分钟、30分钟、20分钟），滤过，合并滤液，减压浓缩至干，称定重量，计算总提取物重量。取各饮片提取物，加水50mL溶解，上大孔树脂柱D101（φ2.5cm×60cm），依次以水、20%乙醇、50%乙醇、95%乙醇洗脱8倍量柱体积，收集各洗脱部位，减压回收至干，称定重量，计算各洗脱部位重量。再以甲醇-溶解，定容至25mL，作为供试品溶液。

2.3 各饮片大孔树脂分离部位质量比较

各饮片总提取物重量从大到小依次为生、酒>醋>熟>炭。酒片、醋片及炭片均为50%乙醇洗脱物最多，生片和熟片均为水洗脱物最多，但生片20%乙醇和50%乙醇洗脱物的重量基本一致，而熟片则呈依次递减趋势。另外，不同饮片同一部位的比较也显示，各饮片4个洗脱部位中均为95%乙醇洗脱部位的洗脱物最少，见图2-97。

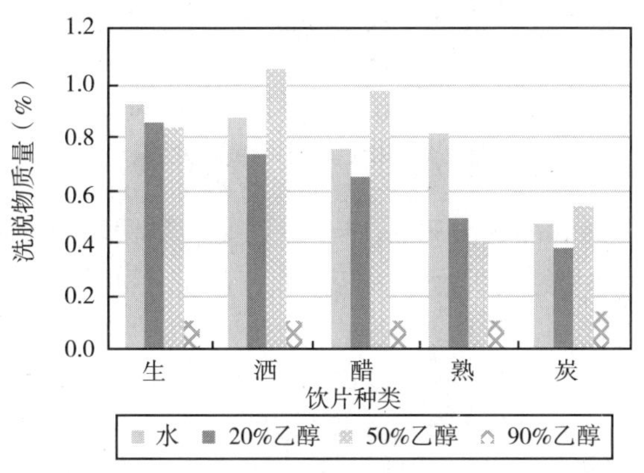

图2-97 不同饮片各洗脱部位洗脱物质量比较

2.4 HPLC图谱比较

2.4.1 不同饮片同一部位比较 各饮片水洗脱部位色谱峰较少，280nm下主要为没食子酸，其峰面积大小依次为：熟>生>酒>醋>炭。430nm下主要为R_t 20～32分钟的两个峰，峰面积生片>酒片>醋片>熟片>炭片，见图2-98、图2-99。

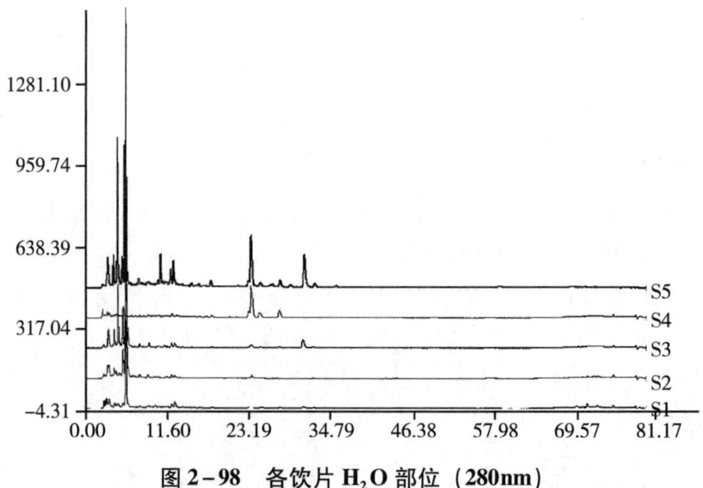

图 2-98　各饮片 H_2O 部位（280nm）

从上至下：生大黄、酒大黄、醋大黄、熟大黄、大黄炭

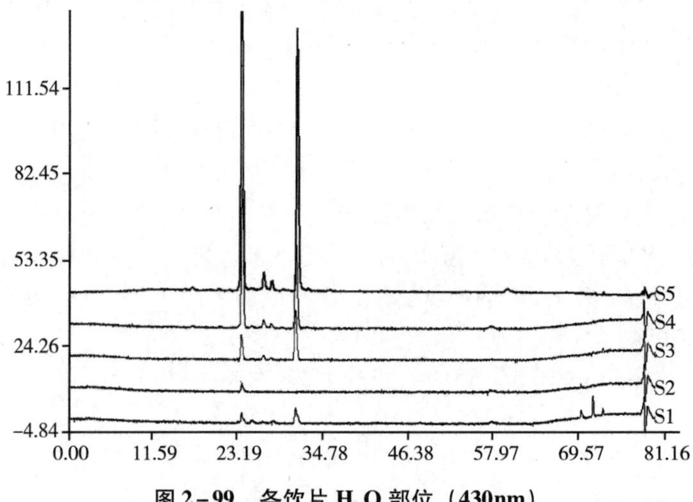

图 2-99　各饮片 H_2O 部位（430nm）

从上至下为生大黄、酒大黄、醋大黄、熟大黄、大黄炭

20% 乙醇洗脱部位 280nm 和 430nm 下，生、酒、醋饮片的图谱较近似，色谱峰主要集中在 R_t 10～24 分钟。熟、炭片的图谱相似，与生、酒、醋饮片相比其峰数及峰面积变化显著，见图 2-100，2-101。

50% 乙醇部位，生、酒饮片的图谱较近似，280nm 下色谱峰主要为两组，即 R_t 10～22 分钟和 R_t 34～44 分钟，430nm 色谱峰数比同一波长下的其他洗脱部位多，醋片图谱与生、酒片相似但峰面积相对减少。熟、炭饮片的色谱图相似，与生、酒、醋饮片相比，280nm 及 430nm 图谱色谱峰数及峰面积均显著降低，见图 2-102～2-103。

95% 乙醇部位在各饮片的 4 个洗脱部位中洗脱物总量均为最少。生、酒、醋饮片 280nm 下图谱较近似，主要为 R_t 45 分钟的色谱峰及 3 个游离蒽醌成分（大黄素、大黄酚、大黄素甲醚）。熟、炭饮片与之相比，3 个游离蒽醌成分峰面积相差不大，但 R_t 45 分钟的色谱峰变化显著。430nm 下，酒、醋、熟及炭片图谱相似，主要为 4 个游离蒽醌

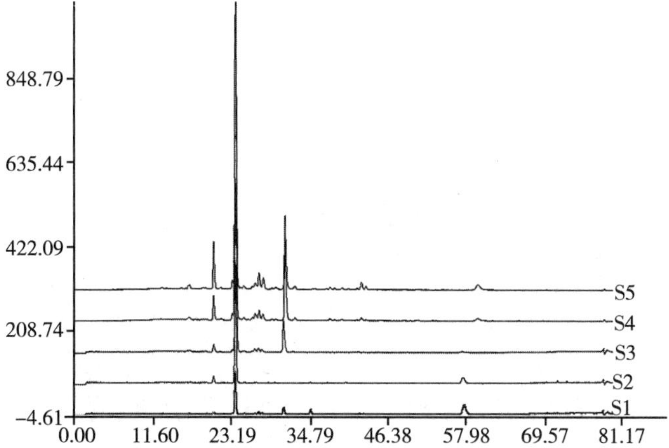

图 2-100　各饮片 20%乙醇洗脱部位（430nm）

从上至下为生大黄、酒大黄、醋大黄、熟大黄、大黄炭

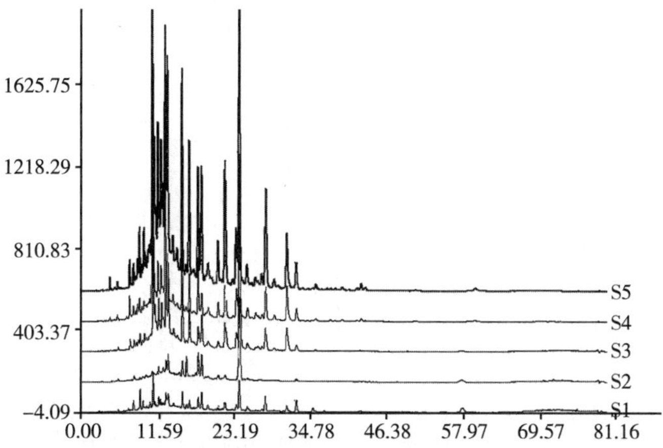

图 2-101　各饮片 20%乙醇洗脱部位（280nm）

从上至下为生大黄、酒大黄、醋大黄、熟大黄、大黄炭

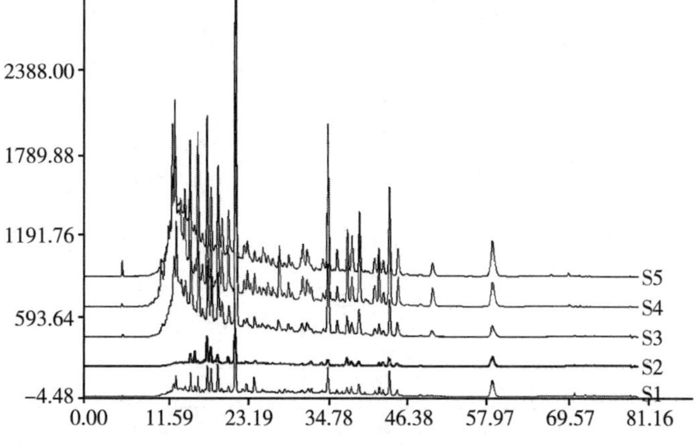

图 2-102　各饮片 50%乙醇洗脱部位（280nm）

从上至下为生大黄、酒大黄、醋大黄、熟大黄、大黄炭

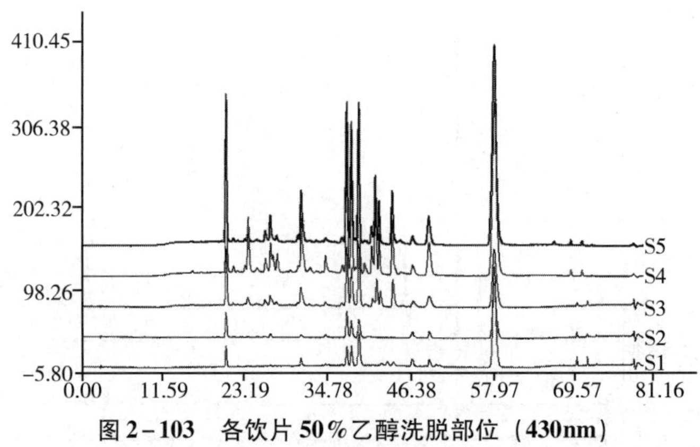

图 2-103 各饮片 50%乙醇洗脱部位（430nm）

从上至下为生大黄、酒大黄、醋大黄、熟大黄、大黄炭

成分及 R_t 48 分钟的色谱峰，而生片中大黄酸峰面积极低。炭品的游离蒽醌峰面积与其他饮片相比增加显著，见图 2-104、图 2-105。

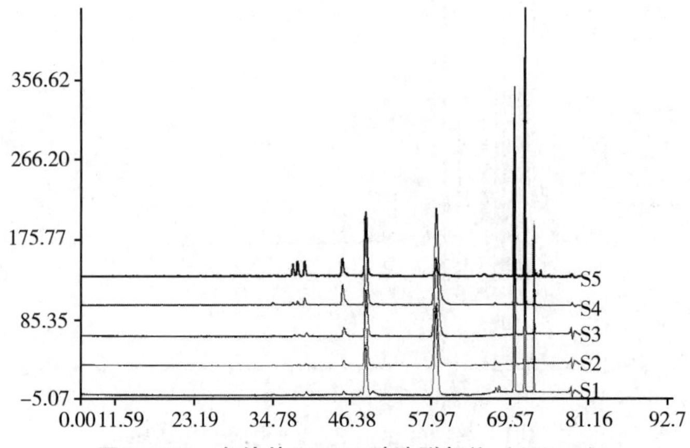

图 2-104 各饮片 95%乙醇洗脱部位（430nm）

从上至下为生大黄、酒大黄、醋大黄、熟大黄、大黄炭

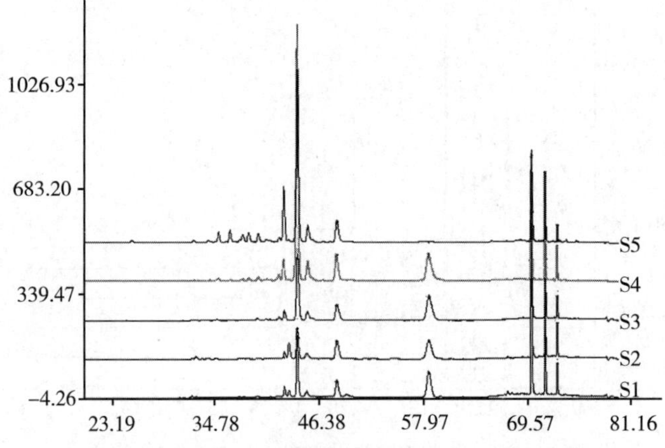

图 2-105 各饮片 95%乙醇洗脱部位（280nm）

从上至下为生大黄、酒大黄、醋大黄、熟大黄、大黄炭

2.4.2 同一饮片不同部位比较　大黄饮片各洗脱部位色谱峰分离较好，均以20%和50%乙醇部位的色谱峰较多（图2-106～2-111）。与之相比，熟大黄及大黄炭饮片只有95%乙醇洗脱部位色谱峰相对较多（图2-112～2-115）。

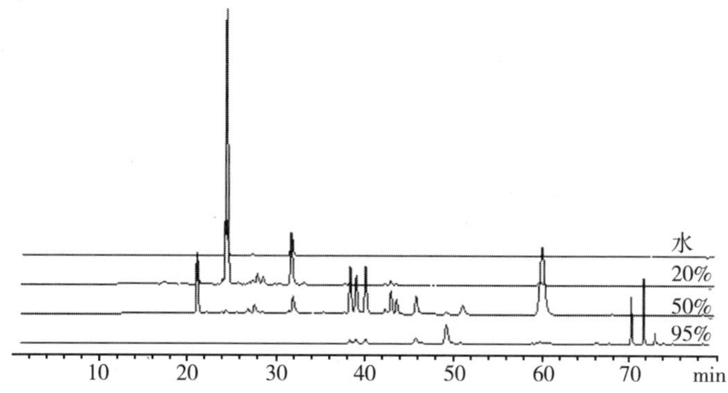

图2-106　生大黄各洗脱部位（430nm）

从上至下为生大黄、酒大黄、醋大黄、熟大黄、大黄炭

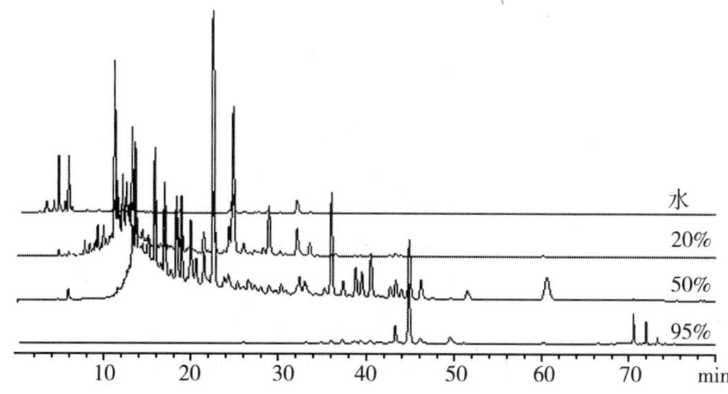

图2-107　生大黄各洗脱部位（280nm）

从上至下为生大黄、酒大黄、醋大黄、熟大黄、大黄炭

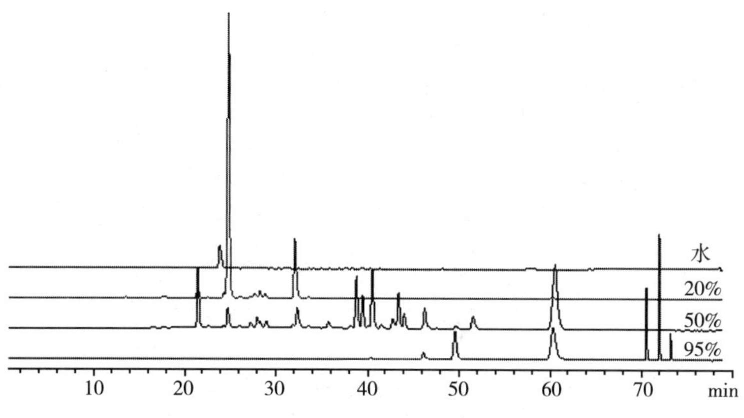

图2-108　酒大黄各洗脱部位（430nm）

从上至下为生大黄、酒大黄、醋大黄、熟大黄、大黄炭

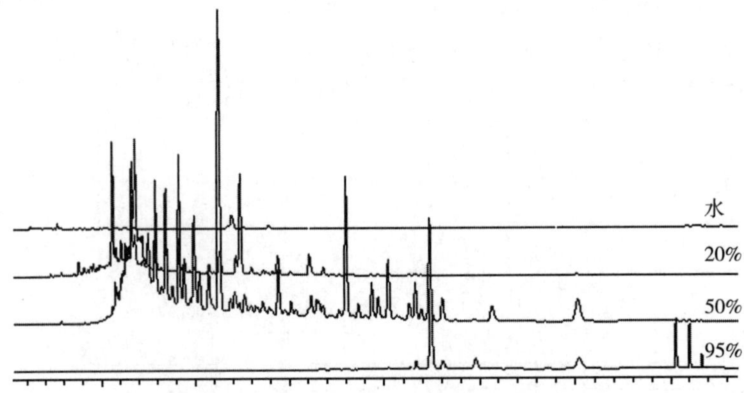

图 2-109　酒大黄各洗脱部位（280nm）

从上至下为生大黄、酒大黄、醋大黄、熟大黄、大黄炭

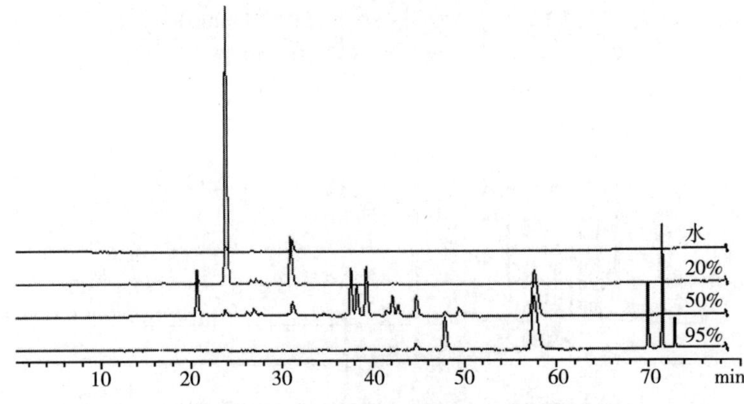

图 2-110　醋大黄各洗脱部位（430nm）

从上至下为生大黄、酒大黄、醋大黄、熟大黄、大黄炭

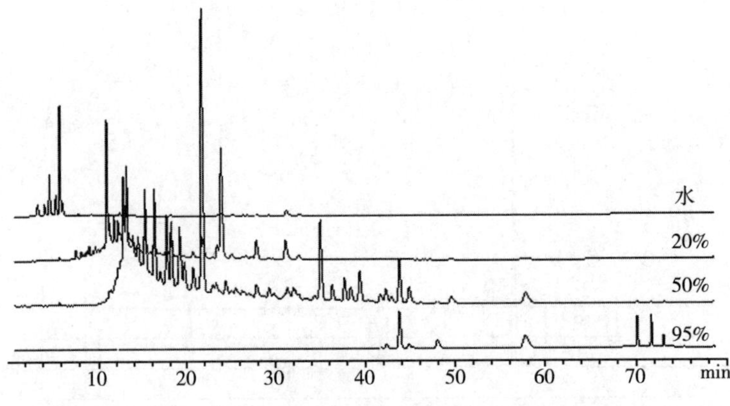

图 2-111　醋大黄各洗脱部位（280nm）

从上至下为生大黄、酒大黄、醋大黄、熟大黄、大黄炭

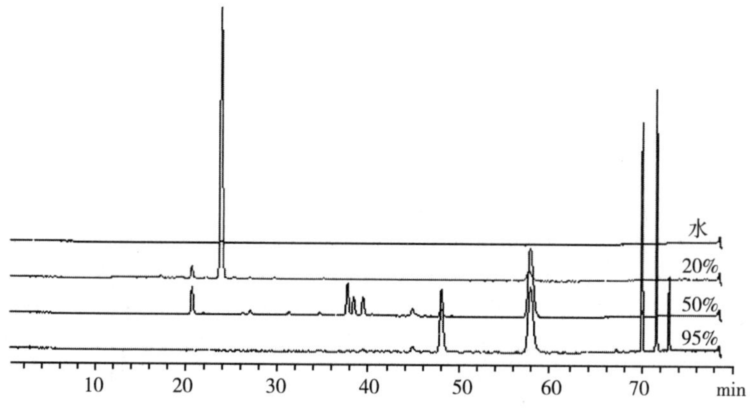

图 2-112 熟大黄各洗脱部位（430nm）

从上至下为生大黄、酒大黄、醋大黄、熟大黄、大黄炭

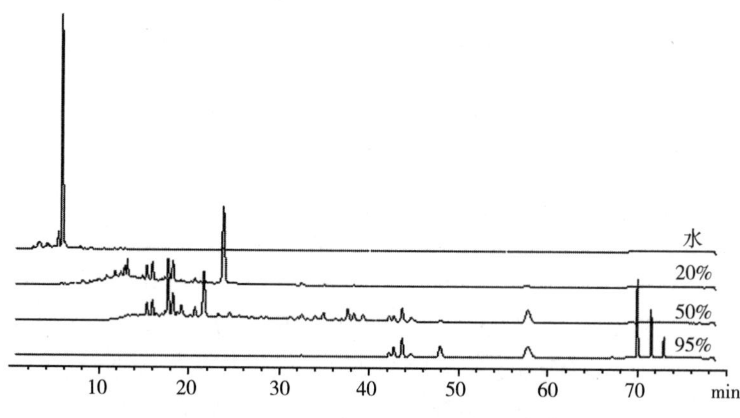

图 2-113 熟大黄各洗脱部位（280nm）

从上至下为生大黄、酒大黄、醋大黄、熟大黄、大黄炭

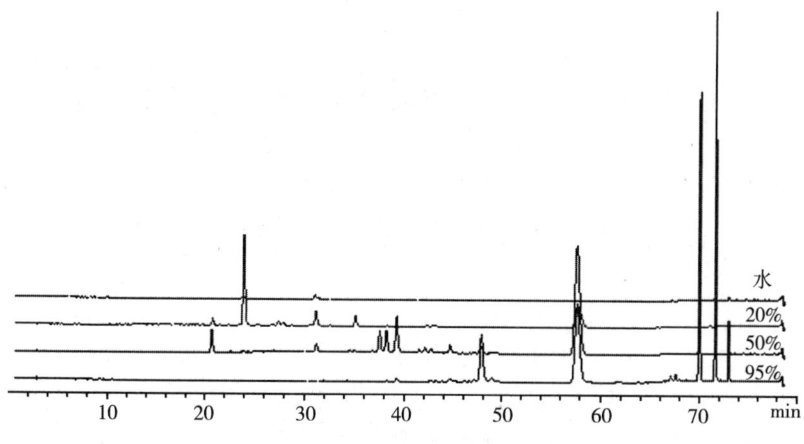

图 2-114 大黄炭各洗脱部位（430nm）

从上至下为生大黄、酒大黄、醋大黄、熟大黄、大黄炭

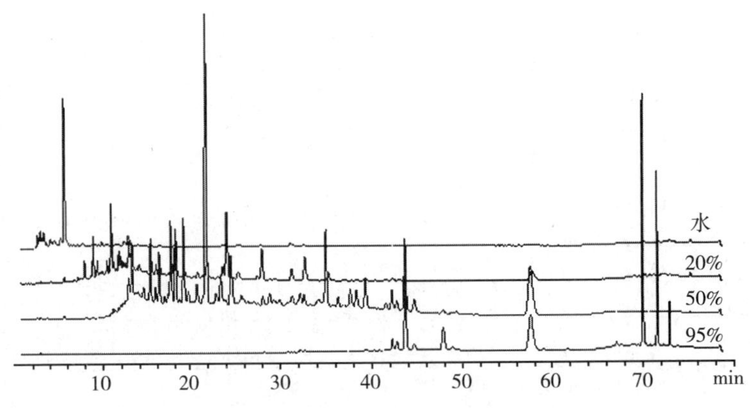

图 2-115　大黄炭各洗脱部位（280nm）

从上至下为生大黄、酒大黄、醋大黄、熟大黄、大黄炭

3　讨论

大黄生片入汤剂一般应后下，或用开水泡服，久煎则泻下力减弱。本课题对水煎、及乙醇提取的生大黄 HPLC 图谱的比较也显示，水煎提取后生大黄成分破坏较多，其 HPLC 图谱与熟大黄相似，而乙醇提取可以较好地避免高温对成分的破坏，且能反映出不同饮片间的差异，故本试验选择乙醇作为提取溶剂。

通过对大黄不同饮片大孔树脂分离部位的提取物总量及其 HPLC 比较，确定了大黄饮片炮制前后成分变化明显的组分。各饮片均以 20% 乙醇、50% 乙醇及 95% 乙醇洗脱部位色谱峰变化显著，说明随着炮制条件的加剧，各饮片化学成分的组成及含量发生了较明显的变化。20% 乙醇、50% 乙醇及 95% 乙醇洗脱部位化学成分的变化可能是导致大黄不同饮片药性变化的物质基础，有待对各部位进行药效学研究，探明其物质基础和生物化学的变化规律及其相互间的内在联系，剖析炮制改变大黄药性的科学内涵。

【论文来源】

李丽，张村，肖永庆*，林娜，刘春芳，逄镇，李桂柳，陈东东，田国芳．大黄不同饮片大孔树脂分离部位的提取物总量及其 HPLC 比较研究［J］．中国实验方剂学杂志，2009，15（6）：7-11.

大黄 5 种饮片指纹图谱色谱峰的归属与比较

大黄为中医临床上应用最为广泛的中药之一，为蓼科植物掌叶大黄 *Rheum palamatum* L.、唐古特大黄 *R. tanguticum* Maxim ex Balf. 或药用大黄 *R. officinaLe* Bail 的干燥根及根茎。常以不同的炮制品组方入药，以发挥其独特的治疗作用。生大黄气味重浊，走而不守，直达下焦，以攻积泻导滞、泻火解毒为主，泻下作用峻烈，易伤胃气；大黄酒炙后泻下作用稍缓，并借酒升提之性，引药上行，可清上焦实热；醋大黄泻下作用减弱，以消积化瘀为主，用于食积痞满、症瘕癖积；熟大黄经酒蒸后，泻下作用缓和，能减轻腹痛等副作用，并增强了活血祛瘀的功效；大黄炭泻下作用极弱，并有止血作用，用于大肠有积滞的大便下血。

大黄化学成分复杂，主要含有蒽醌苷及苷元蒽酮类成分二苯乙烯苷及其苷元以及鞣质类等多种化学成分。各饮片由于炮制工艺的不同，其化学成分也发生了不同程度的变化，其内在物质基础的变化，与其所独特的功效有着密切的关系。利用指纹图谱可以较为全面地反映大黄各饮片化学成分的信息，同时结合化学成分的归属，可以明确其物质基础及其变化规律，对于揭示炮制改变大黄药性的科学内涵具有重要的意义。

1 材料

Waters 高效液相色谱仪（Waters 2695 Separations Module，Waters 2996 PAD 检测器，Empower 数据处理软件）；超声清洗器 KQ－500DB（昆山市超声仪器有限公司）；EYE-LA 旋转蒸发器；甲醇为色谱纯，水为纯净水；其他试剂均为分析纯。

实验用药材采自青海玉树，经中国中医科学院中药研究所胡世林教授鉴定为掌叶大黄 *R. palamatum* 的根及根茎；供试饮片以掌叶大黄药材为样品，按照《中国药典》《全国中药炮制规范》相关项下的炮制方法，分别制备成10批大黄生片、酒炙片、醋炙片、熟大黄片以及大黄炭片。试验所用对照品儿茶素、表儿茶素（中国药品生物制品检定所，批号分别877－200001，110878－200102），其余均为本实验室分离制备并经NMR鉴定。纯度达90%以上。

2 方法与结果

2.1 色谱条件

Zorbax Eclipse XDB－C_{18}柱（4.6mm×250mm，5μm），phenomenex 保护柱，柱芯（3mm×4mm）；流动相甲醇（A）－1.0%冰醋酸溶液（B）梯度洗脱，0～10分钟，5%～30% A；10～40分钟，30%～60% A；40～60分钟，60% A；60～70分钟，60%～100% A；70～75分钟，100% A；检测波长280nm，430nm。柱温30℃；流速1.0mL/min。在此条件下，不同大黄饮片均可得到较好分离（图2－116、图2－117）。

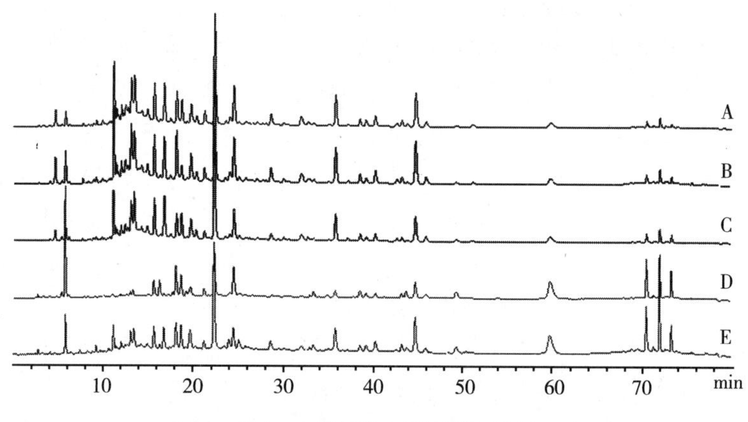

图2－116 大黄饮片指纹图谱（280nm）

A. 生大黄；B. 酒大黄；C. 醋大黄；D. 熟大黄；E. 大黄炭（图2－117至图2－121同）

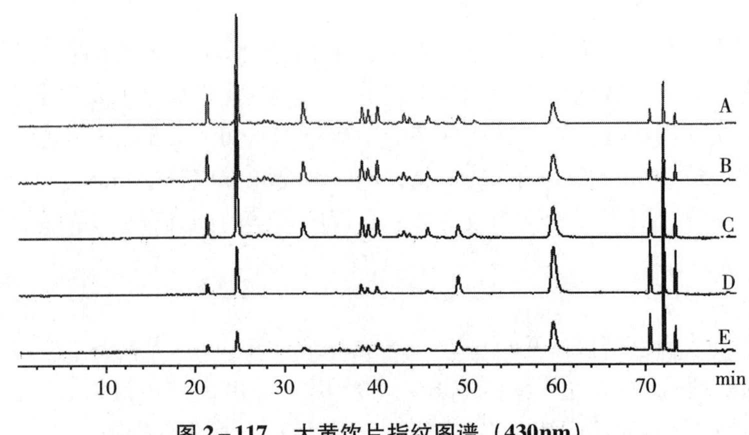

图 2-117 大黄饮片指纹图谱（430nm）

2.2 供试品溶液的制备

取 5 种大黄饮片粉末（过 40 目筛）各 0.5g，精密称定，置具塞锥形瓶中，分别精密加入甲醇 25mL，密塞，称重，超声提取 10 分钟后，放冷，密塞，再称重，以甲醇补足减失的质量，摇匀，滤过，取续滤液，以微孔滤膜（0.45μm）滤过，即得。

2.3 对照品溶液的制备

称取各对照品适量，加甲醇制备成供试品溶液。

2.4 大黄各饮片指纹图谱色谱峰的归属及比较

将各对照品溶液及大黄各饮片供试品溶液，分别进行 HPLC 测定。采用《中药色谱指纹图谱相似度评价系统 2004 1.0 版》对图谱进行处理，依据对照品相对保留时间对大黄各饮片中色谱峰进行归属和比较。在 280nm 下，大黄生、酒、醋片 HPLC 指纹图谱中均可归属 24 个色谱峰，熟大黄饮片归属 19 个色谱峰，大黄炭饮片可归属 22 个色谱峰（图 2-118）。

大黄 5 种炮制品的指纹图谱叠加图及镜像比较图（图 2-118、图 2-119），准确地反映了各饮片化学成分的变化情况。280nm 下，大黄生片与酒片、醋片的指纹图谱相似。大黄熟片与生片相比，指纹图谱中色谱峰 12（没食子酸），13（大黄酸），14（大黄素），15（大黄酚），16（大黄素甲醚）的峰面积明显增加，其他色谱峰峰面积均显著降低，其中色谱峰 2（儿茶素），4（表儿茶素），5（没食子酸乙酯），6，7｛4′-羟基苯基-2-丁酮-4′-*O*-*β*-*D*-［6″-*O*-（4-羟基）-桂皮酰基］-葡萄糖苷｝，8，10［4′-羟基苯基-2-丁酮-4′-*O*-*β*-*D*-（6″-*O*-桂皮酰基）葡萄糖苷］，11 几乎检测不到。大黄炭片与生片指纹图谱相比，除 8（大黄素），9（大黄酚），10（大黄素甲醚）有所增加外，其他色谱峰峰面积均显著降低甚至无法检测。

另外 430nm 下，除熟大黄饮片归属 7 个色谱峰外，其他饮片均可归属出 8 个色谱峰（图 2-120）。大黄各饮片 430nm 指纹图谱的比较也说明（图 2-121），大黄生片与酒片、醋片的指纹图谱相比，色谱峰的数量及峰面积均较相似。大黄熟片与生片指纹图谱相比，色谱峰 8（芦荟大黄素），9（大黄酸），10（大黄素），11（大黄酚），12（大黄素甲醚）的峰面积显著增加，但色谱峰 1、2、3（大黄酸-8-*O*-葡萄糖苷）、4、5、

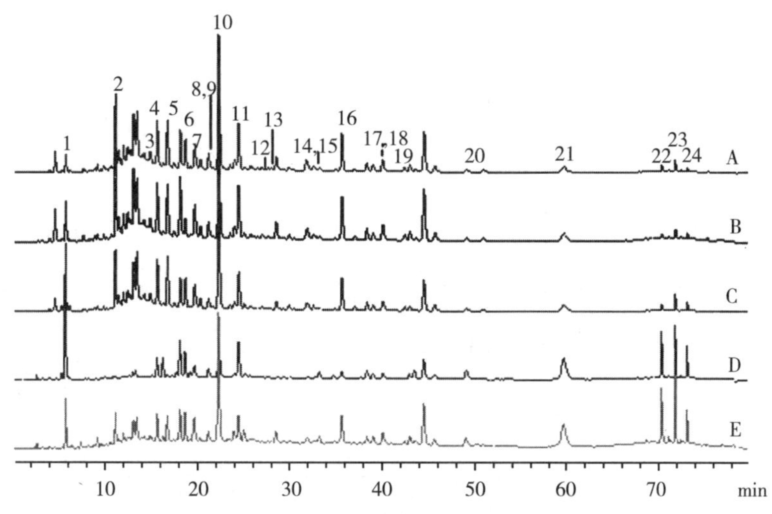

图2-118　大黄饮片指纹图谱色谱峰的归属（280nm）

1. 没食子酸；2. 儿茶素；3. 表儿茶素；4. 反-3，5，4′-三羟基苯乙烯基-4′-*O*-*β*-D-葡萄糖苷；5. 没食子酸乙酯；6. 4′-羟基苯基-2-丁酮-4′-*O*-*β*-D-（6″-没食子酰基）-葡萄糖苷；7. 4′-羟基苯基-2-丁酮；8. 芦荟大黄素-8-*O*-葡萄糖苷；9. 二苯乙烯苷；10. 反-3，5，4′-三羟基苯乙烯基-4′-*O*-*β*-D-（6″-*O*-没食子酰基）-葡萄糖苷；11. 大黄酸-8-*O*-葡萄糖苷；12. 番泻苷A；13. 二苯乙烯；14. 4′-羟基苯基-2-丁酮-4′-*O*-*β*-D-［6″-*O*-（4-羟基）-桂皮酰基］-葡萄糖苷；15. 邻二羟基苯；16. 4′-羟基苯基-2-丁酮-4′-*O*-*β*-D-［2″-*O*-没食子酰基-6″-*O*-（4″-羟基）-桂皮酰基］-葡萄糖苷；17. 大黄素8-*O*-葡萄糖苷；18. 芦荟大黄素-3-CH_2-*O*-*β*-D-葡萄糖苷；19. 4′-羟基苯基-2-丁酮-4′-*O*-*β*-D-（6″-*O*-桂皮酰基）葡萄糖苷；20. 芦荟大黄素；21. 大黄酸；22. 大黄素；23. 大黄酚；24. 大黄素甲醚

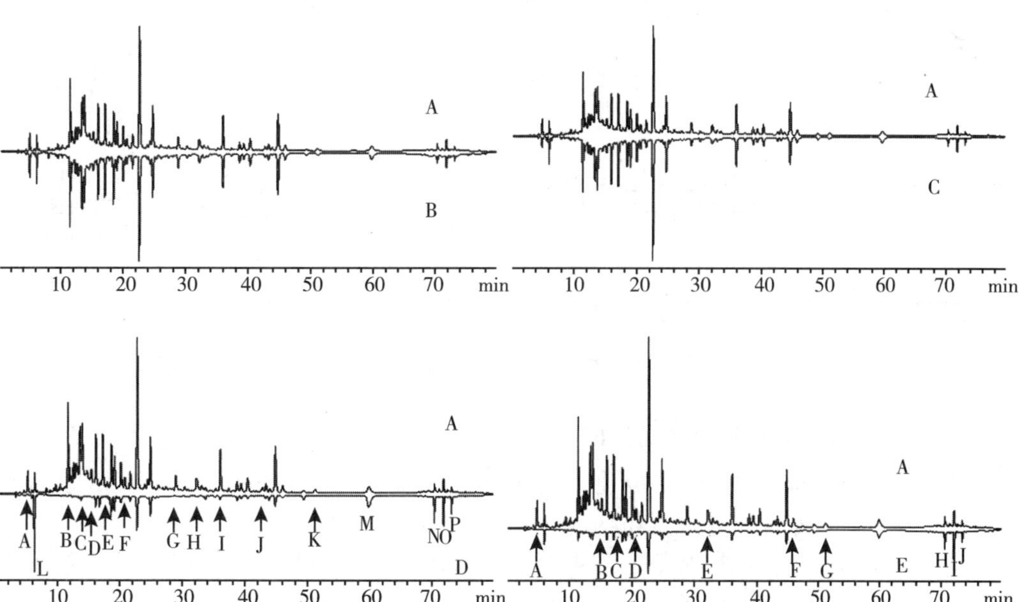

图2-119　大黄各饮片镜像比较（280nm）

6、7 峰面积大幅降低甚至检测不到。大黄炭片与生片相比，除色谱峰 13（大黄素）、14（大黄酚）、15（大黄素甲醚）明显增加外，其他色谱峰峰面积均显著降低甚至消失。

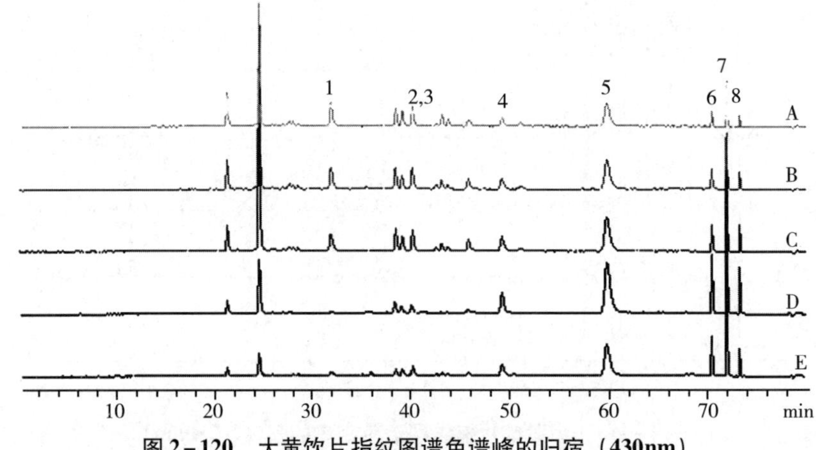

图 2-120　大黄饮片指纹图谱色谱峰的归宿（430nm）

1. 大黄酸-8-*O*-葡萄糖苷；2. 大黄素-8-*O*-葡萄糖苷；3. 芦荟大黄素-3-CH_2-*O*-*β*-D 葡萄糖苷；4. 芦荟大黄素；5. 大黄酸；6. 大黄素；7. 大黄酚；8. 大黄素甲醚

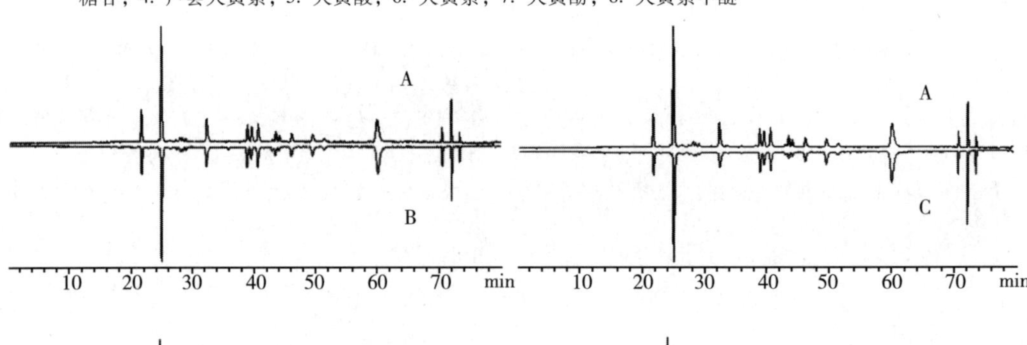

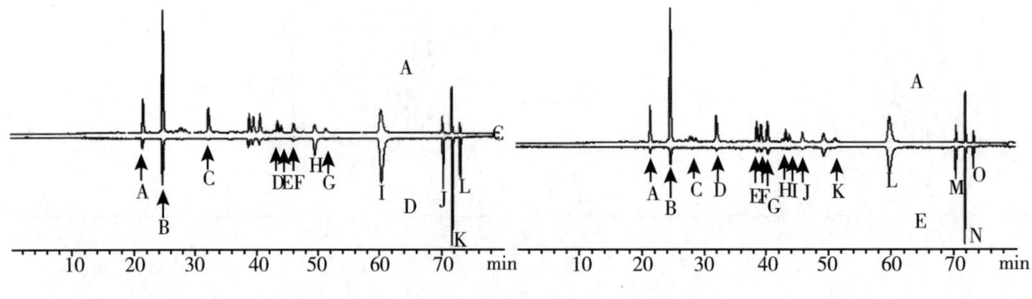

图 2-121　大黄各饮片镜像比较（430nm）

2.5　大黄饮片与药材指纹图谱的比较

鉴于大黄炮制成各种饮片后，化学成分发生了不同程度的变化，本试验还对大黄生片和未经炮制的同来源掌叶大黄药材进行了指纹图谱的比较，以观察药材炮制成生片的过程中，化学成分的变化情况。结果显示，280nm 下主要有 5 个成分变化较显著（图 2-122）。其中，饮片中色谱峰 1（没食子酸）、2（未知）、4（4′-羟基苯基-2-丁酮）、5（大黄酸）的峰面积与药材相比明显增加，其中又以 4 增加的幅度最大。其余色谱峰峰面积均有不同程度降低。

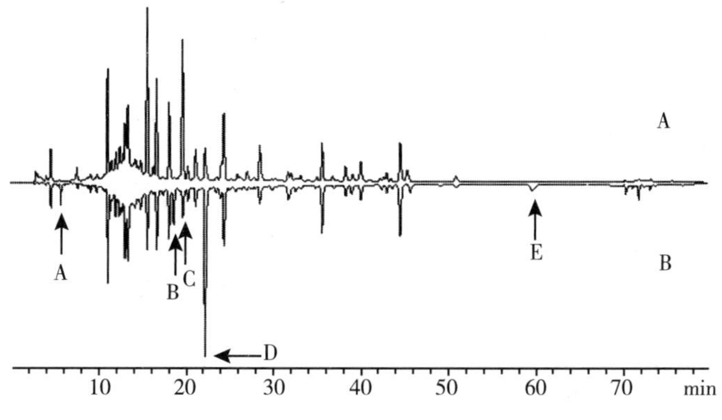

图 2-122　大黄药材与饮片镜像比较（280nm）

A. 药材；B. 饮片

大黄生片与药材 430nm 的指纹图谱相比，有 5 个成分变化较明显（图 2-123）。其中，饮片中色谱峰 1（芦荟大黄素）、2（大黄酸）、3（大黄素）、4（大黄酚）、5（大黄素甲醚）的峰面积明显增加，其他色谱峰变化不明显。

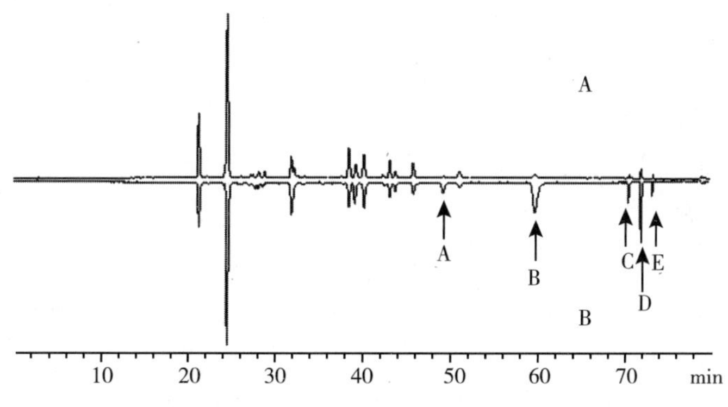

图 2-123　大黄药材与饮片镜像比较（430nm）

A. 药材；B. 饮片

3　讨论

对生大黄、酒大黄、大黄醋片 280nm 指纹图谱中的 24 个色谱峰、430nm 指纹图谱中的 8 个色谱峰进行了指定，熟大黄饮片指纹图谱归属 19 个色谱峰，大黄炭饮片指纹图谱可归属 22 个色谱峰。430nm 下，除熟大黄饮片归属 7 个色谱峰外，其他饮片均可归属出 8 个色谱峰。

通过对大黄 5 种炮制品指纹图谱的比较，初步明确了各种饮片化学成分的变化规律。大黄生片、酒片及醋片的化学成分组成及含量较相近。熟片由于炮制温度及时间最长，其化学成分变化也最为显著，除没食子酸及 5 种游离蒽醌（芦荟大黄素、大黄酸、大黄素、大黄酚、大黄素甲醚）含量显著增加外，其余成分均呈明显的下降趋势。大黄炭饮片的炮制温度最高，为 320℃左右，因此除 5 种游离蒽醌含量与生片相比有所增加外，其他成分均呈下降趋势，增加的游离蒽醌可能是由相应的苷类成分转化而来。

另外，大黄药材及生片指纹图谱的比较结果显示，二者最大的区别在于4′-羟基苯基-2-丁酮、没食子酸及5种游离蒽醌的含量呈明显升高趋势，而蒽醌苷、苯丁酮苷等苷类成分则表现为不同程度的降低。说明在饮片炮制过程中，受加热温度、时间等因素的影响，部分鞣质、蒽醌苷、苯丁酮苷等成分受到破坏，转变为没食子酸或相应的苷元。

不同的饮片具有不同的药理作用及临床疗效，根源在于其特有物质基础。因此，探明不同饮片物质基础的异同，不仅对于阐明饮片的炮制原理，揭示饮片临床组方的依据，同时，对于进一步研究含大黄中药复方的物质基础及其作用机制，均具有重要的科学意义。

【论文来源】

李丽，张村，肖永庆*，林娜，刘春芳，逄镇，李桂柳，陈东东，田国芳．大黄5种饮片指纹图谱色谱峰的归属与比较［J］．中国中药杂志，2009，34（13）：1668-1671.

大黄5种饮片中游离蒽醌类成分比较研究

大黄为蓼科植物掌叶大黄 *Rheum Palamatum* L、唐古特大黄 *R. tanguticum* Maxim ex Balfh 或药用大黄 *R. officinale* Bail 的干燥根及根茎。在临床上常以不同的炮制品组方入药，生大黄苦寒沉降，泻下作用峻烈；经酒炙后其苦寒泻下作用稍缓，并借酒升提之性，引药上行，善清上焦血分热毒；醋大黄泻下作用减弱，以消积化瘀为主；熟大黄经酒蒸后，泻下作用缓和，并能增强活血祛瘀之功；大黄炭泻下作用极微，并具有凉血化瘀止血作用。

游离蒽醌类成分为大黄的主要药效成分之一，该类成分与大黄不同炮制品的功效变化密切相关。文献报道多以酸水解法对大黄药材或单一炮制品进行含量分析，不能真实地反映该类成分在炮制过程中的含量变化情况。因此笔者以 HPLC 直接测定大黄不同炮制品（生片、酒片、醋片、熟片、炭片）中5种游离蒽醌类成分的含量，探讨了该类成分在大黄炮制过程中的变化规律，为大黄不同饮片质量标准的制定及其临床合理应用，并为揭示炮制改变大黄药性的科学内涵提供试验依据。

1 材料

Waters 高效液相色谱仪（Waters 1515 pump Waters 2487 检测器，Empower 数据处理软件）；超声清洗器 KQ-500DB（昆山市超声仪器有限公司）；甲醇为色谱纯，水为纯净水，使用前均经0.45μm 滤膜滤过；其他试剂均为分析纯。

对照品芦荟大黄素、大黄酸、大黄素、大黄酚、大黄素甲醚（为本研究室从大黄中分离鉴定，纯度达98%以上）。

试验用药材采自青海玉树，经中国中医科学院中药研究所胡世林研究员鉴定为掌叶

大黄 *R. palamatum* 的根及根茎；供试饮片以掌叶大黄药材为原料药材，按照《中国药典》《全国中药炮制规范》相关项下的炮制方法，由北京人卫饮片厂制备成大黄生片，大黄酒炙片，大黄醋炙片，熟大黄片以及大黄炭片各 10 批供试样品，临用前分别粉碎过 40 目筛后备用。

2　方法与结果

2.1　色谱条件

Agilent TC－C_{18}（2）柱（4.6mm×250mm，5μm）；流动相甲醇－0.1%磷酸（85：15），检测波长 254nm，流速 1.0mL/min；柱温 35℃。在此条件下大黄样品中 5 种对照品与其他组分均能达到基线分离，见图 2－124。

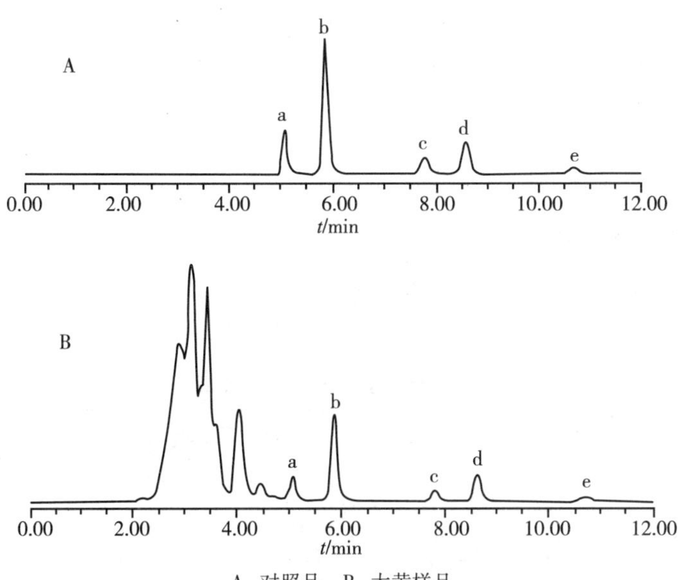

A. 对照品　B. 大黄样品

图 2－124　大黄对照品及样品的 HPLC 图谱

a. 芦荟大黄素；b. 大黄酸；c. 大黄素；d. 大黄酚；e. 大黄素甲醚

2.2　对照品溶液的制备

精密称取芦荟大黄素、大黄酸、大黄素、大黄酚、大黄素甲醚对照品各适量，分别加甲醇制成 15.36mg/L、58.00mg/L、12.40mg/L、14.08mg/L、5.18mg/L 的溶液，作为对照品溶液。

2.3　供试品溶液的制备

取大黄不同饮片样品粉末各约 0.5g 精密称定，置具塞锥形瓶中，精密加入甲醇 25mL，密塞，称重，超声提取 20 分钟，放冷，密塞，再称重，用甲醇补足减失的质量，摇匀，滤过，取续滤液，以微孔滤膜（0.45μm）滤过，即得。

2.4　线性关系考察

上述 5 种对照品溶液分别进样 1μL、5μL、10μL、15μL、20μL、25μL、30μL 依法测定，以进样量（μg）为横坐标，峰面积为纵坐标绘制标准曲线，并计算回归方程：芦

荟大黄素 $Y=7.286\times10^{6}X-4.066\times10^{4}$，$r=1.0000$；大黄酸 $Y=6.207\times10^{6}X-1.114\times10^{5}$，$r=0.9999$，大黄素 $Y=4.285\times10^{6}X-1.813\times10^{4}$，$r=1.0000$；大黄酚 $Y=8.000\times10^{6}X-4.541\times10^{4}$，$r=0.9999$，大黄素甲醚 $Y=4.941\times10^{6}X-1.096\times10^{4}$，$r=0.9999$，结果表明芦荟大黄素在 0.01536 ~ 0.4608μg，大黄酸在 0.058 ~ 1.74μg，大黄素在 0.0124 ~ 0.372μg，大黄酚在 0.01408 ~ 0.4224μg，大黄素甲醚在 0.00518 ~ 0.15552μg 性关系较好。

2.5 精密度试验

精密吸取上述供试品溶液 10μL，重复进样 5 次，依法测定，结果各对照品峰面积积分值的 RSD 小于 2.0%。

2.6 稳定性试验

精密吸取上述供试液溶液 10μL，间隔一定时间进样共 6 次，由峰面积值统计结果可见样品溶液在 24 小时保持稳定。

2.7 重复性试验

取大黄生片粉末 5 份，各约 0.5g，精密称定，制备成供试品溶液，依法测定并计算含量，结果各对照品 5 次测定值的 RSD 分别为 1.9%、1.2%、1.2%、0.93%、1.1%。

2.8 加样回收率试验

精密称定已知含量的大黄生片粉末适量，共 5 份，分别精密加入各对照品适量，按供试品溶液制备及测定法操作，进行色谱分析，结果见表 2-95。

表 2-95 生大黄加样回收率

对照品	样品含量（mg）	加入量（mg）	测得量（mg）	回收率（%）	平均值	RSD（%）
芦荟大黄素	0.1123		0.2248	97.04		
	0.1137		0.2246	95.64		
	0.1125	0.1160	0.2252	97.17	96.44	0.71
	0.1113		0.2221	95.58		
	0.1132		0.2255	96.79		
大黄酸	0.6385		1.0813	99.50		
	0.6467		1.0802	97.43		
	0.6398	0.4450	1.0832	99.65	98.11	1.26
	0.6329		1.0628	96.61		
	0.6441		1.0773	97.35		
大黄素	0.1373		0.2521	100.61		
	0.1390		0.2544	101.00		
	0.1375	0.1142	0.2515	99.79	99.30	1.49
	0.1360		0.2473	97.46		
	0.1385		0.2500	97.64		

续表

对照品	样品含量（mg）	加入量（mg）	测得量（mg）	回收率（%）	平均值	RSD（%）
大黄酚	0.2000		0.3372	100.67		
	0.2026		0.3365	98.28		
	0.2004	0.1358	0.3364	99.79	98.00	2.15
	0.1982		0.3278	95.08		
	0.2018		0.3329	96.19		
大黄素甲醚	0.0650		0.1204	99.89		
	0.0658		0.1204	98.30		
	0.0651	0.0555	0.1199	98.60	97.86	1.48
	0.0644		0.1176	95.75		
	0.0656		0.1193	96.74		

2.9　样品测定

取大黄不同饮片，依法制备成供试品溶液。精密吸取对照品溶液和供试品溶液各10μL，注入液相色谱仪分析测定，结果见表2－96。

表2－96　大黄不同饮片有效成分的质量分数（n＝10）%

饮片	芦荟大黄素	大黄酸	大黄素	大黄酚	大黄素甲醚	总量
生大黄	0.0559	0.2269	0.0529	0.0780	0.0241	0.4377
酒大黄	0.0478	0.1725	0.0378	0.0629	0.0199	0.3410
醋大黄	0.0540	0.1884	0.0477	0.0774	0.0249	0.3925
熟大黄	0.0939	0.3431	0.1214	0.1457	0.0599	0.7640
炭大黄	0.0571	0.2855	0.0923	0.1547	0.0482	0.6378

3　结果与讨论

本研究中以HPLC法同时测定大黄不同饮片中芦荟大黄素等5种蒽醌苷元的含量，经甲醇、乙醇、三氯甲烷等3种提取溶剂以及超声、回流和冷浸等提取方法比较，样品以甲醇直接超声提取后测定各饮片中蒽醌苷元的含量，较之样品酸水解后的含量测定方法，可以较为真实、直观地反映大黄不同饮片中5种蒽醌苷元成分含量的变化情况。同时对检测波长、色谱流动相等进行了考察，结果表明该方法灵敏可靠、重现性好，可用于大黄不同饮片的含量比较测定。

通过对大黄生片、酒片、醋片、熟片以及炭片等5种饮片各10批次的含量测定，并以平均含量进行比较，结果各饮片中5种蒽醌苷元成分的含量呈现一定的变化规律。从各成分含量分析可见，大黄不同饮片中均以大黄酸含量最高，大黄酚次之，大黄素和芦荟大黄素的含量在酒片和醋片中有交替，而大黄素甲醚的含量最低。从不同饮片的成分含量来看，各饮片中均含有该5种成分，且以熟片含量最高，炭片次之，生片、醋片再次，酒片含量最低。

大黄含有的蒽醌类成分有蒽醌苷和蒽醌苷元，从结构上看，有由苷向苷元转化的可能。从5种饮片的蒽醌类成分总量比较分析，结果熟片>炭片>生片>醋片>酒片；以生品的总量为1计算，结果熟片约为1.75，炭片约为1.46，醋片约为0.90，酒片约为0.78，此与不同饮片的炮制工艺过程密切相关，醋片和酒片均为短时间加热炒制，蒽醌苷元含量较之生品有所下降，推测在它们的炮制过程该类成分是以破坏为主。熟片以黄酒闷润后长时间的隔水蒸制和炭片的高温炒制在蒽醌类成分遭到破坏的同时，也促使蒽醌苷向苷元转化，但转化程度不一，且蒽醌苷的转化过程大于苷元的破坏过程。深入的研究尚需结合蒽醌苷的含量分析进行。

【论文来源】

张村，李丽，肖永庆*，林娜，刘春芳，李桂柳，逄镇，陈东东，田国芳．大黄5种饮片中游离蒽醌类成分比较研究［J］．中国中药杂志，2009，34（15）：1914-1916.

炒制对栀子中藏红花素含量的影响

栀子是茜草科植物栀子（*Gardenia jasminoides* Ellis）的干燥成熟果实。为临床常用中药，其性味苦，寒。归心、肺、三焦经。具有泻火除烦、清热利尿、凉血解毒之功效。栀子富含色素类成分，而以藏红花素为主要成分的栀子黄色素近年来已得到广泛应用，药理研究表明藏红花素具有明显降血脂、抗癌作用，能从分子水平抑制原癌基因的启动以及癌细胞DNA和RNA合成，从而有效抑制肿瘤的形成，并能有效抑制氧自由基及黄嘌呤氧化酶的活性，表现出抗氧化生物活性。

栀子临床应用有生栀子和炒栀子之分，为提高饮片质量，确保临床用药的安全性和有效性，用HPLC法测定了栀子3种饮片中藏红花素的含量，为完善栀子饮片质量标准提供科学依据。

1 仪器与试药

Agilent 1100全自动高效液相色谱仪，DAD检测器；北京塞多利斯天平有限公司Sartorius BS 400S-WEI万分之一天平；供试验用的栀子、炒栀子、焦栀子饮片均在广东康美药业股份有限公司炒制。藏红花素对照品由中国中医科学院中药研究所肖永庆研究员提供（纯度大于98.3%）；甲醇、乙腈为色谱纯、水为高纯水。

2 方法与结果

2.1 色谱条件

Kromasil ODS色谱柱200mm×4.6mm，5μm；流动相：甲醇-水（50∶50），检测波长：440nm；流速为1.0mL/min，室温。

2.2 对照品溶液的制备

精密称取藏红花素对照品适量，置容量瓶中，加50%甲醇制成每1mL含9.9μg藏红花素溶液，即得。

2.3　供试品溶液的制备

取本品粉末（过4号筛）每份0.2g，精密称定，置具塞锥形瓶中，精密加入50%甲醇水溶液至25mL，密塞，称重，超声处理20分钟，放冷，再称重，用50%甲醇补足失重，摇匀，精密量取1mL置10mL量瓶中，加50%甲醇稀释至刻度，摇匀，用0.45μm微孔滤膜过滤，即得。

2.4　线性范围考察

精密吸取藏红花素对照品溶液1μL、5μL、10μL、15μL、20μL，注入液相色谱仪中，测定色谱峰面积，以进样量为横坐标，色谱峰面积为纵坐标，绘制标准曲线，得回归方程为 $Y=42.585X-8.372$，$r=0.9999$。

2.5　精密度试验

精密吸取上述各对照品溶液10μL，连续进样5次，按前述色谱条件分析，测定色谱峰面积，计算藏红花素RSD为0.4%，结果表明精密度良好。

2.6　稳定性试验

精密吸取上述各对照品溶液10μL，按0小时、2小时、4小时、6小时、8小时、12小时时间间隔分别进样分析，测定色谱峰面积，计算藏红花素RSD为0.8%，试验结果表明藏红花素在12小时内稳定。

2.7　重复性试验

取本品粉末（过四号筛）每份0.2g，精密称定，按“供试品溶液的制备”项制备，取10μL进样分析，计算藏红花素RSD为1.3%，结果表明该方法重复性良好。

2.8　加样回收率试验

取已知含量本品粉末（过4号筛）6份，各0.2g，精密称定，精密加入藏红花素对照品溶液适量，按“供试品溶液制备”项制备，同法测定含量，计算藏红花素平均回收率为101.2%，RSD=2.2%。回收率结果见表2-97。

表2-97　藏红花素加样回收率（$n=6$）

取样量(g)	样品中含量(mg)	加入量(mg)	测量(mg)	回收率(%)	平均值(%)	RSD(%)
0.1000	0.5902	0.5900	1.1861	101.00	101.2	2.2
0.1001	0.5904	0.5900	1.1740	98.92		
0.1001	0.5900	0.5900	1.2054	104.31		
0.1001	0.5900	0.5900	1.2011	103.57		
0.1000	0.5910	0.5900	1.1798	99.79		
0.9999	0.5908	0.5900	1.1800	99.87		

2.9　含量测定

取样品粉末0.2g（过4号筛），精密称定，按“供试品溶液的制备”制备各供试品，分别取供试品溶液10μL进样，每一分样品进样2次，测定结果计算平均值，其色谱图见图2－125。

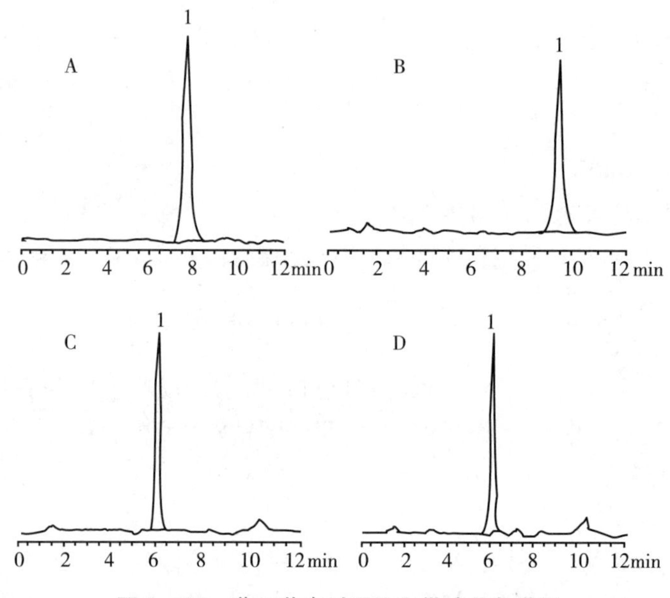

图2－125　藏红花素对照品和供试品色谱图

A 藏红花素对照品；B 栀子；C 炒栀子；D 焦栀子

3　讨论

藏红花素提取方法考察了超声、回流、索氏提取等，其中超声提取的样品图谱杂质干扰少、藏红花素色谱峰基线分离好，因此采用超声提取样品；提取溶剂考察的结果显示50%甲醇提取的样品杂质少，提取完全；提取时间考察的结果是20分钟藏红花素提取完全；经紫外－可见全波长扫描确定藏红花素的最大吸收波长为440nm。由测定结果可知，不同产地藏红花素含量差异明显。这种差异是否与产地采收加工有关，有待进一步考察。

栀子3种不同炮制品中藏红花素含量变化比较显著，尤其是炒焦后与生品相比，其含量明显降低，且含量变化明显大于产地之间的差异，说明藏红花素受热不稳定，所以在栀子炮制原理研究过程中藏红花素的含量变化应该引起重视。

历版药典均只以栀子苷为栀子药材或饮片的含量检测指标，而从本试验所检测的不同产地10批次不同栀子饮片中藏红花素含量来看，栀子中藏红花素含量稳定，都在0.5% 以上，药典是否增加这一检测指标来控制栀子饮片的质量值得考虑。

【论文来源】

陈红，肖永庆．炒制对栀子中藏红花素含量的影响［J］．辽宁中医药大学学报，2009，11（06）：222－223.

炮制前后栀子饮片 HPLC 指纹图谱比较研究

栀子为茜草科植物栀子 *Gardenia jasminoids* Ellis 的成熟果实。具有泻火除烦、清热利尿、凉血解毒的功效。用于热病心烦、黄疸尿赤、血淋涩痛、血热吐衄、目赤肿痛、火毒疮疡；外治扭挫伤痛。栀子来源比较复杂，质量参差不齐，加之市场上不断出现伪劣栀子药材，有必要对栀子建立较全面的质量控制手段。本研究对 10 批主流栀子不同炮制品进行高效液相指纹图谱进行分析，建立了共有特征峰，为栀子不同饮片的鉴定及质量评价提供了一定的科学依据。

1　仪器与试药

Agilent 1100 全自动高效液相色谱仪，DAD 检测器。建立标准指纹图谱所用的江西金溪秀谷、江西泰和沿溪镇、江西吉安永丰县、湖南浏阳、浙江淳安枫树岭、浙江省苍南县、福建福鼎市贯岭镇等 7 个不同产地 10 批样品饮片（表 2－98），均由广东康美药业股份有限公司提供。甲醇为色谱醇，水为去离子水。

表 2－98　栀子饮片批次和药材产地

批次	产地	批次	产地
1	江西泰和沿溪镇	6	江西泰和沿溪镇
2	江西金溪秀谷	7	浙江淳安枫树岭
3	浙江淳安枫树岭	8	江西金溪秀谷
4	湖南浏阳	9	江西吉安永丰县
5	福建福鼎市贯岭镇	10	浙江省苍南县

2　方法与结果

2.1　色谱条件

安捷伦 C_{18} 柱：250mm×4.60mm，5μm；流动相：（甲醇－水）0－35－44－60 分钟，10：90－40：60－47.2：52.8－65：3 梯度洗脱；检测波长：238nm，流速 1.0mL/min。柱温为 35℃。

2.2　对照品溶液的制备

精密称取栀子苷对照品置容量瓶中，加入甲醇制成每 1mL 含 37μg 栀子苷溶液，即得。

2.3　供试品溶液的制备

取栀子粉末 1g，精密称定，加入甲醇 10mL，超声提取 30 分钟，过滤，精密吸取滤液 5mL 至 25mL 容量瓶中，甲醇定容至刻度，摇匀，用 0.45μm 微孔滤膜过滤，备用。

2.4　精密度试验

取栀子粉末 1g，精密称定，按“供试品溶液的制备”方法制备供试品溶液。吸取供试品溶液10μL，连续5次进样检测，结果表明此方法精密度良好，相对保留时间RSD小于0.2%，相对峰面积RSD小于2%。

2.5 稳定性试验

取栀子粉末1g，精密称定，按“供试品溶液的制备”方法制备供试品溶液。吸取供试品溶液10μL，于0小时、4小时、8小时、12小时、16小时分别进样检测，结果表明试验稳定性良好，相对保留时间0.2%，相对峰面积RSD小于2%。

2.6 重复性考察

取同一栀子粉末1g，5份，精密称定，按“供试品溶液的制备”方法制备供试品溶液。分别吸取供试品溶液10μL，进样检测，结果表明该方法重复性良好，相对保留时间RSD小于0.2%，相对峰面积RSD小于3%。

2.7 栀子HPLC指纹图谱的测定

取10批栀子的供试品溶液，进样，记录样品60分钟的色谱图。以6号峰为参照峰S，其他依次标记为1、2…12。各特征峰的相对峰面积及相对保留时间均具有较好的重复性。栀子1~3中炮制品的特征指纹峰的平均相对保留时间依次均为0.545、0.631、0.670、0.715、0.788、1.000、1.169、1.343、1.388、2.144、2.184、2.568，它们的RSD均低于0.5%，均符合《中药注射剂指纹图谱研究的技术要求》（暂行）中关于药材部分的要求。

3 讨论

3.1 样品处理方法的考察。考察了超声、回流、索氏提取等方法，其中超声提取的样品图谱杂质干扰少、色谱峰基线分离好，并且此法操作简单，提取时间较短，省时节能，故选用超声提取法提取。提取溶剂分别用甲醇、乙醇、50%甲醇，50%乙醇和75%甲醇、75%乙醇超声提取30分钟，结果表明甲醇提取杂质少、提取完全，故选择甲醇作为提取溶剂。分别超声提取15分钟、30分钟、45分钟，结果发现随着提取时间的延长，色谱峰的面积有所增大，超声提取30分钟时提取较完全，超声45分钟提取所得的峰面积有所减小，所以提取时间选择超声30分钟。

3.2 色谱条件的选择。样品处理后用DVD检测器在190~700nm波长范围进行扫描，发现样品在330nm、440nm、238nm、258nm和280nm波长下有吸收峰，而238nm波长下色谱峰数量多，面积较大，基线平稳，故选择238mn做为检测波长。流动相的选择，考察了乙腈-水、甲醇-水、乙腈-甲酸水、甲醇-甲酸水等多种流动相的梯度洗脱，结果甲醇-水峰形较好。

3.3 特征指纹峰分析。建立了栀子饮片HPLC指纹图谱，系统地反映了栀子内含成分的全貌，可作为栀子饮片的质量控制方法之一。对栀子的主流产品进行了10批分析，色谱的整体相貌是相同的，但是不同产地的栀子饮片的指纹图谱在非共有峰及特征指纹峰的相对比例大小上还存在一定的差别。这说明栀子的产地不同，其饮片的指纹图谱也有较大的差异，但特征指纹峰的相对保留时间一致，这样可以根据相对保留时间鉴别不同产地的栀子饮片。

3.4 用药典委员会颁布的中药色谱指纹图谱相似度评价系统2004A版，用中位数法对10批样品进行数据处理，各特征峰相似度均在0.98以上，表明选用的特征指纹峰是比较恰当的，但特征指纹峰的相对峰面积差异较大。与栀子比炒栀子的指纹图谱变化不明显，但焦栀子图谱变化显著，尤其是2号、5号、11号峰炒焦后峰面积显著减少。建议临床应用中根据具体适应证选用不同炮制规格的栀子饮片。

本研究仅仅初步研究了栀子不同炮制品HPLC的指纹图谱，要达到对栀子饮片全面的质量控制，还需要进行大量样本分析及与药效学结合研究，这样栀子不同炮制品HPLC指纹图谱才真正达到可控。

【论文来源】

陈红，程再兴，肖永庆．炮制前后栀子饮片HPLC指纹图谱比较研究［J］．光明中医，2009，24（06）：1044－1045.

大黄不同饮片中2个蒽醌苷类成分的比较研究

蒽醌类衍生物为大黄的主要成分，含量为3%～5%，其中蒽醌苷类成分为大黄泻下的主要药效成分之一。大黄以不同方法炮制后，其泻下作用发生了不同程度的变化，该类成分在炮制过程中的变化与大黄不同炮制品的功效密切相关。目前文献报道多以游离蒽醌苷元的含量对大黄炮制前后的化学成分变化进行分析，少有涉及蒽醌苷类成分的研究。作者在对大黄系统的化学成分研究的基础上，分离得到了芦荟大黄素－8－O－β－D葡萄糖苷、大黄酸－8－O－β－D葡萄糖苷等2个蒽醌苷类成分，在对大黄不同饮片中5种游离蒽醌类成分比较研究的同时，以HPLC法首次建立并比较分析了大黄不同炮制品（生片、酒片、醋片、熟片、炭片）中2个成分的含量，为探讨该类成分在大黄炮制过程中的变化规律进而为揭示大黄不同炮制品的科学内涵提供试验依据。

1 材料

Waters高效液相色谱仪（Waters 1515pump，Waters 2487检测器，Empower数据处理软件）；超声清洗器KQ－100DE（昆山市超声仪器有限公司）；乙腈为色谱纯，水为纯净水，使用前均经0.45μm滤膜滤过；其他试剂均为分析纯。

跺刀式切药机（QYJ1－200C型），ZYG型可倾式蒸煮锅，DW带式干燥机（台州春江制药有限公司出品）；旋转炒药机（DY－640型，河南省周口制药机械厂出品）；DZ－500双室真空包装机（上海惠河实业有限公司）。

黄酒（批号5001－060327，天津）；米醋（批号5002－060420，北京）。

对照品芦荟大黄素－8－O－β－D葡萄糖苷、大黄酸－8－O－β－D葡萄糖苷［aleo-emodin－8－O－β－D－glucopyranoside（a），rhein－8－O－β－D－glucopyranoside（b）以下简称a，b］为本研究室从大黄中提取、分离鉴定，纯度达98%以上。

试验用药材采自青海玉树，经中国中医科学院中药研究所胡世林研究员鉴定为掌叶大黄 *Rheum Palamatum* L. 的根及根茎；供试饮片以掌叶大黄药材为原料，按照《中国药典》《全国中药炮制规范》相关项下的炮制方法，由北京人卫饮片厂制备成大黄生片，大黄酒炙片，大黄醋炙片，熟大黄片以及大黄炭片各 10 批供试样品，临用前分别粉碎过 40 目筛后备用。

2 方法与结果

2.1 饮片制备

2.1.1 大黄生片 取大黄药材，大小分档，以清水淋洗后，闷润，切厚片（约 5.5mm）干燥，筛去碎屑，即得。

2.1.2 大黄酒炙片 取大黄生片，加入约 10% 的黄酒拌匀后，闷润 4～5 小时至已加热的炒药机中炒干，快速出锅，摊开，晾凉，筛去碎屑，包装即得。以生片计，得率约为 91.2%。

2.1.3 大黄醋炙片 取大黄生片，加入约 15% 的米醋拌匀后，闷润 4～5 小时至已加热的炒药机中炒干，快速出锅，摊开，晾凉，筛去碎屑，包装即得。以生片计，得率约为 91.4%。

2.1.4 大黄熟片 取大黄生片，加入约 50% 的黄酒拌匀，闷润至酒被吸尽后，放入蒸锅中隔水炖至饮片表面黑褐色，内外颜色一致时，出锅，摊开，晒干，筛去碎屑，包装即得。以生片计，得率约为 87.1%。

2.1.5 大黄炭片 取大黄生片，投入已加热的转筒式炒药机中，炒至冒浓黄烟（淡青烟冒出黄烟浓黄烟）时，喷少许清水灭去火星，快速出锅，摊开，晾凉，筛去碎屑，包装即得。以生片计，得率约为 70.0%。

2.2 色谱条件

Agilent TC－C_{18} 柱（4.6mm×250mm，5μm）；流动相乙腈－1% 冰醋酸溶液（20：80）；检测波长 410nm，流速 1.0mL/min；柱温 35℃。在此条件下大黄样品中，对照品与其他组分均能达到基线分离。

2.3 对照品溶液的制备

取 a 和 b 对照品各适量，精密称定，分别加甲醇制成 17.44mg/L 和 84.00mg/L 的溶液，作为对照品溶液。

2.4 供试品溶液的制备

取大黄不同样品粉末（过 40 目筛）各 0.2g，精密称定，置具塞锥形瓶中，精密加入甲醇 25mL，密塞，称重，回流提取 1 小时，放冷，密塞，再称定质量，用甲醇补足减失的质量，摇匀，滤过，取续滤液，以微孔滤膜（0.45μm）滤过，即得。

2.5 线性关系考察

取上述 2 个对照品溶液分别进样 1μL、5μL、10μL、15μL、20μL，按上述色谱条件测定，以进样量（μg）为横坐标，峰面积为纵坐标绘制标准曲线，并计算回归方程得 a：$Y = 1521791.4255X + 5697.7669$，$r = 0.9998$；b：$Y = 1466409.4867X - 18252.6482$，$r = 0.9999$；结果表明 2 个对照品分别在 0.01744～0.3488，0.084～1.68μg 线性关系较好。

2.6 精密度试验

精密吸取供试品溶液 10μL，重复进样 6 次，按上述色谱条件测定，结果各对照品峰面积积分值的 RSD 均小于 1.0%。

2.7 稳定性试验

精密吸取供试液溶液 10μL 分别在 0 小时、2 小时、4 小时、8 小时、12 小时、24 小时按上述色谱条件测定，由峰面积值统计结果可见样品溶液在 24 小时内保持稳定，RSD 分别为 1.2% 和 2.0%。

2.8 重复性试验

取大黄样品粉末 6 份，各约 0.2g 精密称定，制备成供试品溶液，按上述色谱条件测定并计算含量，结果各对照品 6 次测定的 RSD 分别为 1.8% 和 1.5%。

2.9 加样回收试验

精密称定已知含量的大黄样品粉末适量，共 6 份，分别精密加入各对照品适量，按供试品溶液制备及测定法操作，进行色谱分析，结果见表 2-99。

表 2-99 大黄饮片加样回收率

对照品	序号	样品中量（mg）	加入量（mg）	测得量（mg）	回收率（%）	平均值（%）	RSD（%）
a	1	0.1875	0.1975	0.3757	95.30	97.82	2.2
	2	0.1876	0.1975	0.3794	97.09		
	3	0.1886	0.1975	0.3775	95.67		
	4	0.1890	0.1580	0.3435	97.79		
	5	0.1901	0.1580	0.3492	100.72		
	6	0.1897	0.1580	0.3483	100.38		
b	1	1.0971	1.0750	2.1334	96.40	97.87	1.5
	2	1.0982	1.0750	2.1618	98.94		
	3	1.1037	1.0750	2.1415	96.54		
	4	1.1059	0.8600	1.9348	96.38		
	5	1.1125	0.8600	1.9726	100.01		
	6	1.1103	0.8600	1.9614	98.96		

2.10 大黄不同饮片含量测定

取大黄不同饮片，依法制备成供试品溶液。精密吸取对照品溶液和供试品溶液各 10μL 注入液相色谱仪分析测定，结果见表 2-100。

表 2-100 大黄不同饮片中 2 个成分的质量分数及其比例关系（$n=10$）（%）

检测指标	生片	酒片	醋片	熟片	炭片
a	0.1936	0.1876	0.2020	0.0839	0.0079
b	1.1385	1.1372	1.1470	0.5911	0.0471
总量（a+b）	1.3321	1.3248	1.3490	0.6749	0.0550
相对比例 b/a	5.88	6.06	5.68	7.05	5.96
a/生片	1.00	0.97	1.04	0.43	0.04
b/生片	1.00	1.00	1.01	0.52	0.04
总量/生片	1.00	0.99	1.01	0.51	0.04

3　结果与讨论

本研究中以 HPLC 法首次建立了同时测定大黄不同饮片中 2 个蒽醌苷的含量，经对提取溶剂以及超声、回流和冷浸等提取方法比较分析，样品以甲醇回流提取 1 小时含量最高。同时对检测波长、色谱流动相等进行了考察，结果表明该方法灵敏可靠、重复性好，可用于大黄不同饮片的含量比较测定。

通过对大黄生片、酒片、醋片、熟片以及炭片等 5 种饮片各 10 批次的含量测定，并以平均含量进行比较，结果各饮片中 2 个蒽醌苷类成分的含量及其比例关系呈现一定的变化规律。①两种成分的比例关系：从不同饮片的测定结果分析，各饮片中均检测出该 2 个成分，且均以大黄酸 - 8 - O - β - D 葡萄糖苷（b）含量最高，约为 a 的 6 倍，2 个成分的比例关系（b/a）由生片、酒片、醋片、熟片至炭片，分别为 5.88、6.06、5.68、7.05、5.96。除熟片大于 7 外，其余 4 种饮片中 2 个成分之间的比例（b/a）约为 6，说明不同炮制方法对 2 个成分的影响基本一致。②单一成分 a（b）的含量变化分析：以生片中 a（b）的含量为 1 进行计算，结果酒片、醋片、熟片、炭片分别为 0.97（1.00）、1.04（1.01）、0.43（0.52）、0.04（0.04），由此看出 2 个成分从生片、酒片至熟片含量差别不大，醋片略高，生片、酒片含量相近；而熟片变化较大，2 个成分分别为生品的 43% 和 52%，炭片降低更多，仅为生片的 4%，说明长时间的加热蒸制和高温制炭对该类成分影响较大。③两种成分的总量分析：2 个成分总量的变化趋势与 a，b 单一成分的变化规律一致，大黄醋片、生片、酒片总量含量差别不大，至熟片总量下降近 50%，炭片 2 个成分的下降更为显著，仅为生片的 4%。

中药发挥疗效依赖于所含物质基础——多种化学成分按一定比例在多靶点上的整体协同作用，不同结构类型的蒽醌苷和苷元是大黄的主要药效成分，从化学结构上分析，在加热等条件下，蒽醌苷类成分在被破坏的同时，也有向蒽醌苷元转化的趋势，与炮制工艺条件密切相关。酒片、醋片加热炒制时间短，因此 2 个蒽醌苷类成分含量与生品相比，无论是单一成分还是总量含量变化不大，且成分间比例关系较为接近，只是醋片略有升高，可能与醋酸有助于破坏细胞壁，使有效成分易于溶出有关；熟片加热蒸制时间长，因此 2 个成分含量下降明显，炭片的高温炒制使 2 个成分仅余 4% 作为“存性”药效物质基础的组成部分。前文报道了大黄 5 种饮片中原生（未水解游离蒽醌苷元的含量以熟片最高，炭片次之，酒片、醋片含量较生片略有降低；由此推测大黄不同饮片的炮制工艺使 2 个苷类成分发生了不同程度的分解、转化（苷元）或破坏，此与大黄不同饮片的药性及其临床功效密切相关；后续工作将继续开展大黄不同饮片的药效物质研究，为揭示炮制改变大黄药性的物质基础内涵提供试验依据。

【论文来源】

张村，李丽，肖永庆*，林娜，刘春芳，田国芳，陈东东．大黄不同饮片中 2 个蒽醌苷类成分的比较研究 [J]. 中国中药杂志，2009，34（22）：2872－2875.

大黄5种饮片化学成分的变化规律

大黄为中医临床上应用最广的中药之一，常以不同的炮制品组方入药，生大黄以攻积导滞、泻火解毒为主，泻下作用峻烈，易伤胃气，炮制后其泻下作用减弱，同时增加活血、止血等作用。大黄化学成分复杂，主要含有蒽醌苷及苷元、蒽酮、苯丁酮及鞣质类成分。大黄不同炮制品所具有的功效特点，与其内在物质基础的变化有着密切的关系。本文利用HPLC指纹图谱的方法，通过比较大黄不同饮片色谱峰峰面积的变化情况，探讨炮制过程中饮片化学成分的变化规律，对于明确大黄不同饮片的药效物质基础，揭示炮制改变大黄药性的科学内涵具有重要的意义。

1　仪器与试药

Waters高效液相色谱仪（Waters 2695 Separations Module，Waters 2996 PAD检测器，Empower数据处理软件）；超声清洗器KQ-500DB（昆山市超声仪器有限公司）；EYELA旋转蒸发器；甲醇为色谱纯，水为纯净水；其他试剂均为分析纯。

试验用药材采自青海玉树，经中国中医科学院中药研究所胡世林教授鉴定为掌叶大黄 *Rheum palamatum* L. 的根及根茎；供试饮片以掌叶大黄药材为样品，按照《中华人民共和国药典》《全国中药炮制规范》相关项下的炮制方法，分别制备成10批大黄生片、酒炙片、醋炙片、熟大黄片以及大黄炭片，供试验分析用。

2　方法与结果

2.1　色谱条件

Zorbax Eclipse XDB-C_{18}柱（4.6mm×250mm，5μm），phenomenex保护柱，柱芯（C_{18}，5μm，3mm×4mm）。流动相：甲醇（A）-1.0%冰醋酸溶液（B）梯度洗脱，0~10分钟，A由5%升至30%；10~40分钟，A由30%升至60%；40~60分钟，60% A；60~70分钟，A由60%升至100%；70~75分钟，100% A。检测波长280nm，柱温30℃，流速为1.0mL/min。在此条件下，不同大黄各饮片均可得到较好分离。

2.2　供试品溶液的制备

取大黄不同饮片粉末（过40目筛）各0.5g，精密称定，置具塞锥形瓶中，分别精密加入甲醇25mL，密塞，称定重量，超声提取10分钟后，放冷，密塞，再称定重量，以甲醇补足减失的重量，摇匀，滤过，取续滤液，以微孔滤膜（0.45μm）滤过，即得。

2.3　HPLC指纹图谱的测定

根据建立的指纹图谱方法，进行大黄生、酒、醋、熟、炭饮片各10批次样品的分析，以称样量对各饮片已归属的24个色谱峰峰面积进行校正，比较其变化情况，结果见图2-126、表2-101。

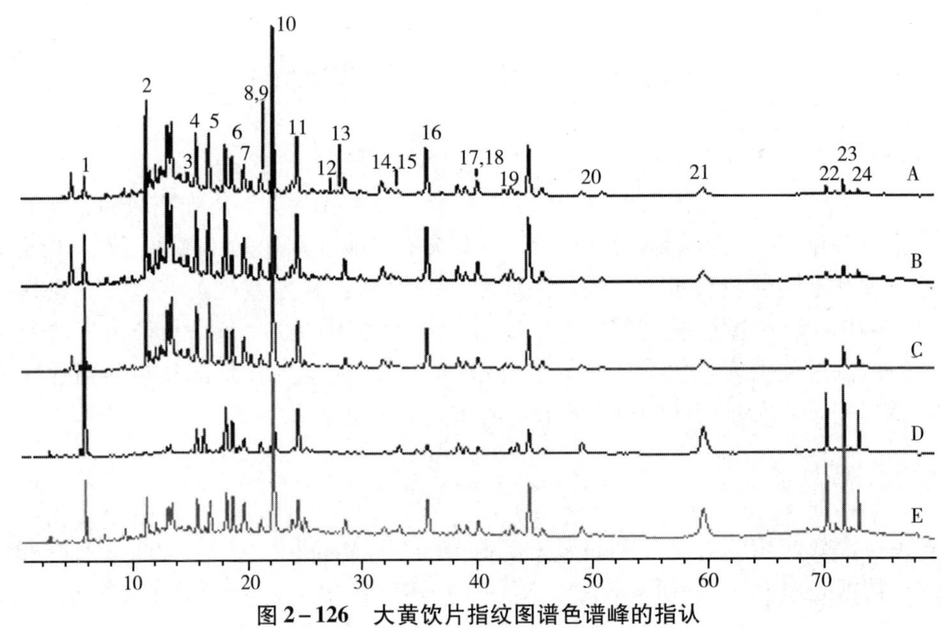

图 2-126　大黄饮片指纹图谱色谱峰的指认

表 2-101　各色谱峰化合物名称

峰号	化合物名称	峰号	化合物名称
1	没食子酸	13	二苯乙烯
2	儿茶素	14	4′-羟基苯基-2-丁酮-4′-*O*-*β*-D-[6″-O-(4‴-羟基)-桂皮酰基]-葡萄糖苷
3	表儿茶素	15	邻二羟基苯
4	反-3,5,4′-三羟基苯乙烯基-4′-*O*-*β*-D-葡萄糖苷	16	4′-羟基苯基-2-丁酮-4′-*O*-*β*-D-[2″-*O*-没食子酰基-6″-*O*-(4‴-羟基)-桂皮酰基]-葡萄糖苷
5	没食子酸乙酯	17	大黄素 8-*O*-葡萄糖苷
6	4′-羟基苯基-2-丁酮-4′-*O*-*β*-D-(6″-没食子酰基)-葡萄糖苷	18	芦荟大黄素-3-CH_2-*O*-*β*-D-葡萄糖苷
7	4′-羟基苯基-2-丁酮	19	4′-羟基苯基-2-丁酮-4′-*O*-*β*-D-(6″-*O*-桂皮酰基)葡萄糖苷
8	芦荟大黄素-8-*O*-葡萄糖苷	20	芦荟大黄素
9	二苯乙烯苷	21	大黄酸
10	反-3,5,4′-三羟基苯乙烯基 4′-*O*-*β*-D-(6″-*O*-没食子酰基)-葡萄糖苷	22	大黄素
11	大黄酸-8-*O*-葡萄糖苷	23	大黄酚
12	番泻苷 A	24	大黄素甲醚

2.4　各色谱峰峰面积比较

以生大黄各色谱峰面积为对照，对不同饮片同一色谱峰峰面积的变化幅度进行的统计结果见图 2-127。

2.4.1 酒大黄峰面积变化情况　酒大黄与生大黄相比，游离蒽醌类成分的含量降低较明显，下降幅度在 20% 以上；蒽醌苷类成分如 8 号、11 号、17 号、18 号峰面积变化不明显，而除此之外的其他苷类成分的峰面积均有所增加，其中反-3，5，4′-三羟基

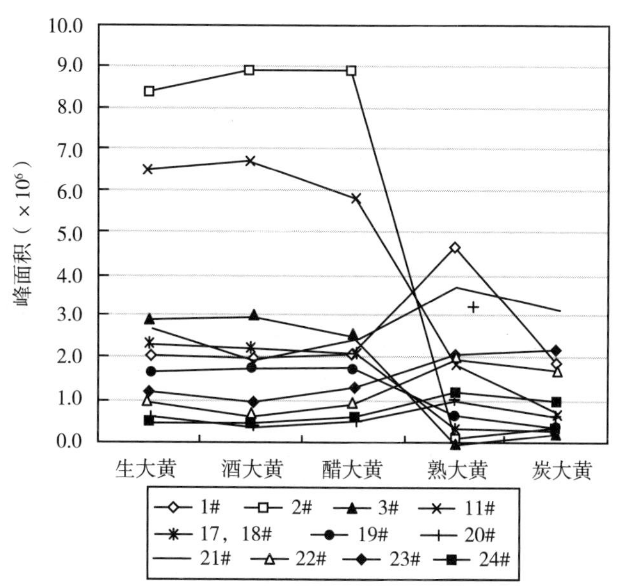

图 2-127　大黄不同饮片部分色谱峰峰面积变化情况

1. 没食子酸；2. 儿茶素；3. 表儿茶素；11. 大黄酸-8-*O*-葡萄糖苷；17. 大黄素-8-*O*-葡萄糖苷；18. 芦荟大黄素-3-CH_2-*O*-*β*-D-葡萄糖苷；19. 4′-羟基苯基-2-丁酮-4′-*O*-*β*-D-（6″-*O*-桂皮酰基）葡萄糖苷；20. 芦荟大黄素；21. 大黄酸；22. 大黄素；23. 大黄酚；24. 大黄素甲醚

苯乙烯基-4′-*O*-*β*-D-葡萄糖苷（4），与生大黄相比增加了 22%。

2.4.2 醋大黄峰面积变化情况　醋大黄与生大黄相比，各色谱峰面积变化不大，升降幅度大部分在 10% 以内，如表儿茶素（3）、4′-羟基苯基-2-丁酮-4′-*O*-*β*-D-(6″-没食子酰基)-葡萄糖苷（6）、大黄酸-8-*O*-葡萄糖苷（11）、二苯乙烯（13）、大黄素-8-*O*-葡萄糖苷（17）、芦荟大黄素-3-CH_2-*O*-*β*-D-葡萄糖苷（18）和大黄酸（21）等，降低了约 10%。大黄素甲醚（24）和反-3，5，4′-三羟基苯乙烯基-4′-*O*-*β*-D-葡萄糖苷（4）则分别增加了 17% 和 11%。

2.4.3 熟大黄与大黄炭峰面积变化情况　熟大黄和大黄炭在 5 种饮片中变化最为显著。如芦荟大黄素-8-*O*-葡萄糖苷（8）、大黄酸-8-*O*-葡萄糖苷（11）、大黄素-8-*O*-葡萄糖苷（17）和芦荟大黄素-3-CH_2-*O*-*β*-D-葡萄糖苷（18）等蒽醌苷类峰面积大幅度降低，分别达到了 80%、71%、85%、85%。而没食子酸（1）和 5 个游离蒽醌类成分的峰面积显著增加，与生大黄相比大黄素甲醚（24）增幅达 131%，没食子酸（1）增加了 124%，大黄素（22）增加了 103%。同时儿茶素（2）、表儿茶素（3）、没食子酸乙酯（5）、二苯乙烯（13）、4′-羟基苯基-2-丁酮-4′-*O*-*β*-D-[6″-*O*-（4‴-羟基)-桂皮酰基]-葡萄糖苷（14）、邻二羟基苯（15）等 6 个成分与生大黄相比基本消失。其余成分的降低程度也都在 65% 以上。

大黄炭与熟大黄化学成分变化较为相似，但不同的是没食子酸（1）的峰面积并未增加，与生大黄相比降低了 8%。5 种游离蒽醌中只有芦荟大黄素（20）的峰面积没有显著性变化，其余 4 个成分均有明显的增加，但增加幅度不及熟大黄。

3 讨论

近年来的研究均认为大黄中泻下的主要成分为蒽醌苷类，游离蒽醌类成分泻下作用较弱。本研究结果显示，大黄经不同工艺炮制后，蒽醌苷类成分的含量均有不同程度的变化，酒大黄中蒽醌苷类成分升降幅度不大；醋大黄总体呈小幅降低趋势，大多不超过10%；熟大黄和大黄炭的降低幅度为70%～93%。从该类成分分析，这与传统认识“炮制减弱生大黄的攻泻作用”相一致。

游离蒽醌相关色谱峰的比较结果显示，大黄经酒炙和醋炙后，该类成分总体呈下降趋势，酒大黄下降幅度在20%以上；醋大黄升降不一，且幅度不大；熟大黄增加幅度明显；大黄炭亦增加明显，但不及熟大黄。6号、7号、14号、16号、19号峰等苯丁酮类及其苷类成分，在大黄炮制过程中呈现一定的变化规律。酒大黄和醋大黄中，除6号峰略有降低外，其余4个峰面积均呈小幅上升趋势；而熟大黄和大黄炭均呈大幅下降态势，降低了65%～99%。4号、9号、10号峰等二苯乙烯类成分，在酒大黄和醋大黄中均有所增加，且以4号峰增加明显，分别达到22%和11%。而熟大黄和大黄炭中该类成分下降明显，达到80%以上。

鞣质类成分是大黄重要成分之一，现代研究认为有止泻、止血之功。1号、2号、3号峰为鞣质类成分，经酒炙和醋炙后，升降幅度不大；经炮制成熟大黄后，1号峰没食子酸增加了124%，而2号峰和3号峰均降低了99%以上；大黄炭中1号峰降低约8%，而其余2峰降低了91%以上。

以上各类成分的比较显示，大黄炮制过程中苷类成分在酒大黄和醋大黄中的变化幅度不大，游离蒽醌类成分有所下降；而在炮制条件剧烈的熟大黄和大黄炭中苷类成分均呈大幅下降趋势，相应游离蒽醌类成分含量显著增加。此与大黄不同饮片的炮制工艺及其功效密切相关，尚需结合各类成分的定量分析比较大黄不同饮片的成分分布情况，进而揭示大黄不同饮片的物质基础内涵变化规律。本试验结果初步揭示了大黄5种饮片中化学成分的基本变化情况，对不同饮片间变化明显的组分、成分进行相关的生物活性研究，将有助于揭示不同饮片物质基础的异同所致生物活性的差异，对于进一步阐明饮片的炮制原理具有重要的科学意义。

【论文来源】

李丽，张村，肖永庆*，林娜，刘春芳，李桂柳，逄镇，陈东东，田国芳．大黄5种饮片化学成分的变化规律［J］．北京中医药大学学报，2009，32（12）：839-841，845.

栀子不同饮片环烯醚萜苷类成分比较研究

栀子为茜草科植物栀子 *Gardenia jasminoides* Ellis 的干燥成熟果实，具有泻火除烦、清热利尿、凉血解毒的功效。现代研究表明栀子的主要成分及有效成分为以京尼平苷（geniposide）为代表的环烯醚萜类成分，该类成分具有解热、抗炎、保肝、利胆、镇痛、镇静、抗菌等与栀子功能主治相关的生理活性。

栀子临床上常以不同炮制品入药，栀子生品苦寒之性甚强，易伤中气；炒后可除此弊，炒焦后苦寒之性得以缓和，且增加止血作用，栀子炭善于凉血止血。栀子不同炮制品的功效差异，根源是其内在化学成分发生了变化，因此作者在对栀子进行系统的化学成分研究的基础上，对栀子常用的炮制品（生品、炒黄品、炒焦品、炒炭品）中主要的环烯醚萜类成分京尼平苷（geniposide，G）及京尼平龙胆二糖苷（genipin gentiobioside，GG）以HPLC同时测定，并进行含量比较研究。

1 仪器与试药

Agilent 1100 series，包括四元泵、自动进样器、DAD检测器、在线脱气机和柱温箱。水为重蒸馏水，甲醇、乙腈为色谱纯，其他试剂均为分析纯。对照品G，GG为本研究室从栀子中分离鉴定，经HPLC面积归一化法测定纯度达98%以上，可供含量测定用。

栀子药材购自主产地江西金溪等地，经本所胡世林研究员鉴定。不同炮制品包括生品、炒黄品、炒焦品、炒炭品、碾碎炒黄品（简称碾黄品）、碾碎炒焦品（简称碾焦品）等均由广东康美药业股份有限公司提供，临用前分别粉碎过40目筛后备用。

2 方法与结果

2.1 色谱条件

Kromasil C_{18}色谱柱（4.6mm×250mm，5μm）；流动相乙腈-0.3%甲酸水（12∶88）；检测波长238nm，流速1.0mL/min；柱温35℃。在此条件下栀子样品中G，GG对照品与其他组分均能达到基线分离。

2.2 对照品溶液的制备

精密称取G，GG对照品各适量，分别加甲醇制成0.164mg/mL、0.518mg/mL的溶液，作为供试品溶液。

2.3 供试品溶液的制备

取栀子不同饮片样品粉末各约0.5g，精密称定，置具塞锥形瓶中，精密加入甲醇25mL，密塞，称定质量，超声提10分钟放冷，密塞，再称定质量，用甲醇补足减失的质量，摇匀，滤过，取续滤液，以0.45μm微孔滤膜滤过，即得。

2.4 线性关系考察

精密吸取GG对照品溶液（0.164mg/mL）1μL、3μL、5μL、7μL，9μL，G对照品溶液（0.518mg/mL）1μL、3μL、6μL、9μL、12μL、15μL分别注入液相色谱仪中，依法测定，以进样量为横坐标，峰面积为纵坐标绘制标准曲线，并计算回归方程。GG方程为 $Y=-17.4634+566.5841X$，$r=0.9999$；G为 $Y=179.1442+1316.6210X$，$r=0.9994$ 表明GG在0.164~1.476μg，G在0.518~7.770μg线性关系较好。

2.5 精密度试验

精密吸取上述供试品溶液5μL，重复进样5次，依法测定，结果各对照品峰面积积分值的RSD均小于2.0%。

2.6 稳定性试验

精密吸取上述供试液溶液5μL，间隔一定时间进样共6次，结果峰面积值RSD均小于5%，可见样品溶液在24小时保持稳定。

2.7 重复性试验

取泰和焦栀子粉末5份，各约0.5g，精密称定，制备成供试品溶液，依法测定并计算含量，结果各对照品5次测定值的RSD分别为1.52%和1.27%。

2.8 加样回收试验

精密称定已知含量的泰和焦栀子粉末适量，共5份，分别精密加入各对照品适量，按供试品溶液制备及测定法操作，进行色谱分析，结果见表2-102。

表2-102 京尼平龙胆二糖苷和京尼平苷的加样回收率

对照品	样品中含量（mg）	测得量（mg）	回收率（mg）	平均值	RSD（%）
京尼平龙胆二糖苷[1)]	1.448	2.760	100.0		
	1.431	2.686	103.4		
	1.471	2.827	103.4	101.8	1.74
	1.458	2.798	102.1		
	1.444	2.753	99.8		
京尼平苷[2)]	8.876	14.465	98.5		
	8.769	14.467	100.4		
	9.015	14.603	98.5	99.1	1.42
	8.935	14.465	97.4		
	8.849	14.567	100.8		

注：[1)] 加入量均为1.312mg；[2)] 加入量均为5.676mg。

以上方法学考察结果表明，本法简便、准确，重复性好，可用于控制栀子不同炮制品的含量。

2.9 样品测定

取栀子不同产地的不同饮片，依法制备成供试品溶液。精密吸取对照品溶液和供试品溶液各5~10μL，注入液相色谱仪分析测定，结果见表2-103。

表2-103 栀子不同饮片含量测定结果（$n=2$）%

产地	检测指标	生品	炒黄品	碾黄品	炒焦品	碾焦品	炒炭品
江西金溪	京尼平龙胆二糖苷	1.5346	1.7161	1.3211	1.4230	1.1087	0.6362
	京尼平苷	3.2661	3.7100	3.4429	3.4129	3.0477	1.2486
江西泰和	京尼平龙胆二糖苷	1.0166	0.8253	0.7527	0.6567	0.6819	0.4082
	京尼平苷	2.8157	3.5149	2.9641	2.6243	2.7818	1.1318
福建福鼎	京尼平龙胆二糖苷	1.4937	1.5548	1.3353	1.2366	0.9285	0.7049
	京尼平苷	4.5071	4.5176	4.2006	3.5047	3.6757	1.3147
江西水栀子	京尼平龙胆二糖苷	0.6578	0.8926	0.6667	0.5555	0.6644	0.3487
	京尼平苷	3.5181	3.8971	3.8902	3.2088	3.5652	1.7703

3 结果与讨论

本研究以HPLC同时测定栀子不同饮片中两种环烯醚萜苷类成分的含量，对检测波长、色谱流动相等进行了考察，样品提取方法分别进行了不同溶剂提取，超声、回流提取及索氏提取等方法的比较分析，结果样品提取方法以甲醇超声提取10分钟最佳。方法学考察结果表明该方法灵敏可靠、重复性好，可用于栀子不同饮片的含量比较测定。

从表2-103中4个产地栀子炮制品的测定结果来看，不同产地栀子以及不同炮制品均含有GG和G，且含量有较大差别。从产地来看，以福建福鼎栀子中G含量最高，而GG的含量以江西金溪栀子最高。炮制品以炒黄品、碾碎炒黄品中GG和G含量较高，炒焦品、碾碎炒焦品与生品相比，含量有所降低，但降低程度不一；炒炭品中，两种成分含量均大幅下降。

从4个产地栀子不同炮制品环烯醚萜类成分折线图2-246上可以看出，随着炒制程度的加重，整体上看GG，G含量呈现下降趋势，各产地不同饮片生品、炒黄品、炒焦品变化幅度不大，变化程度不一；但炒炭品含量下降最为明显，约为60%，个别产地碾碎炒焦品的含量高于炒焦品，同时，碾碎炒黄品、碾碎炒焦品与相应炒黄品、炒焦品相比，不同产地2个成分的含量变化不相一致，此与炒制时间和炒制程度有关。

以上成分的变化规律尚需结合药效学研究。因此亟需在基本弄清栀子炮制原理基础上，建立规范化、可控化炮制工艺来控制栀子不同饮片的质量。本研究为阐明栀子炮制原理提供了试验依据。

【论文来源】

张村，肖永庆*，李丽，逄镇，李桂柳．栀子不同饮片环烯醚萜苷类成分比较研究［J］．中国中药杂志，2008，33（10）：1138-1140.

不同栀子饮片二萜色素类成分比较研究

栀子为茜草科植物栀子 *Gardenia jasminoides* Ellis的干燥成熟果实，具有泻火除烦、清热利尿、凉血解毒的功效。栀子的主要活性成分除环烯醚萜类成分外，还富含以藏红花素（crocin 1）为代表的二萜色素类成分，该类成分具有降血脂、抗氧化作用，可使胆汁分泌量增加，并对血液流变学具有明显的作用。

栀子临床上常以不同炮制品入药，文献报道多以栀子苷含量高低对栀子不同炮制品进行比较研究，鲜有藏红花素等二萜色素类成分在栀子炮制过程中的变化研究报道。因此作者在对栀子进行系统的化学成分研究的基础上，对栀子常用炮制品性（生品、炒黄品、炒焦品、炒炭品）中4种主要的二萜色素类成分（藏红花素 crocin 1，crocin 2，crocin 3，藏红花酸 crocetin），以HPLC同时测定，探讨了该类成分在栀子炮制过程中的变化规律。

1 仪器与试药

Agilent 1100 series，包括四元泵，自动进样器（ALS），DAD 检测器，在线脱气机（Degasser）和柱温箱。水为重蒸馈水，甲醇、乙腈为色谱纯，其他试剂均为分析纯。

炮制设备：DY－640 型旋转炒药机，QY120－4 型转盘式切药机，SF－500 型封口机，河南省周口制药机械厂出品。

对照品 crocin 1，crocin 2，crocin 3，crocetin 为本研究室从栀子中分离鉴定，经 HPLC 面积归一化法测定纯度达 98% 以上，可供含量测定用。

栀子药材购自主产地江西金溪等地，经本所胡世林研究员鉴定为茜草科植物栀子 *G. Jasminoids* 的干燥成熟果实；生品、炒黄品、炒焦品、炒炭品、碾碎炒黄品（简称碾黄品）、碾碎炒焦品（简称碾焦品）等均由广东康美药业股份有限公司提供，临用前分别粉碎过 40 目筛后备用。

2 方法与结果

2.1 饮片炮制

2.1.1 饮片制备 取各产地栀子，按以下炮制工艺分别进行各饮片的制备。①生栀子：取栀子药材，净选，除去杂质后，备用。②炒黄栀子：取生栀子，置旋转炒药机（设定温度 420℃，转速 32r/min）炒制 2.5～3 分钟至表面深黄色或黄褐色，挂火色，出锅，平摊放凉，筛去碎屑，包装即得。③焦栀子：取生栀子，置旋转炒药机（设定温度 420℃，转速 32r/min）炒制 4.5～5 分钟，至表面焦褐色，有焦香气，出锅，平摊放凉，筛去碎屑，包装即得。④栀子炭：取生栀子饮片，置旋转炒药机（设定温度 450℃，转速 32r/min）炒制 6～7 分钟，至表面焦黑色或黑褐色，出锅，平摊放凉，筛去碎屑，包装即得。⑤碾碎炒黄栀子：取生栀子，于转盘式切药机上切成直径 1.5～2mn 的栀子碎颗粒。取 2.5～3kg，置旋转炒药机（设定温度 380℃，转速 32r/min）炒制 1.5～2 分钟，至果皮表面黄红色，种子团黄褐色或红 黄色，挂火色，出锅，平摊放凉，筛去碎屑，包装即得。⑥碾碎炒焦栀子：取生栀子，于转盘式切药机上切成直径 1.5～2mm 的栀子碎颗粒。取 2.5～3kg，置旋转炒药机（设定温度 380℃，转速 32r/min）炒制 3～3.5 分钟至果皮黄褐色，种子团棕黄色或黄褐色，有焦香气溢出，出锅，平摊放凉，筛去碎屑，包装即得。

2.1.2 饮片得率 以生栀子计算，各产地不同栀子饮片平均得率分别为：炒黄栀子 92.5%，炒焦栀子 88.3%，栀子炭 81.8%，碾碎炒黄栀子 93.8%，碾碎炒焦栀子 89.8%。

2.2 色谱条件

Kromasil C_{18} 色谱柱（4.6mm×250mm，5μm）；流动相甲醇－乙腈（9∶1，A 相）－0.3% 甲酸水（B 相）不同梯度洗脱，0～17 分钟：A 由 40% 升至 100%，17～22 分钟：100% A：检测波长 440nm，流速 1.0mL/min；柱温 35℃。在此条件下栀子样品中 crocin 1 等对照品与其他组分均能达到基线分离（图 2－128）。

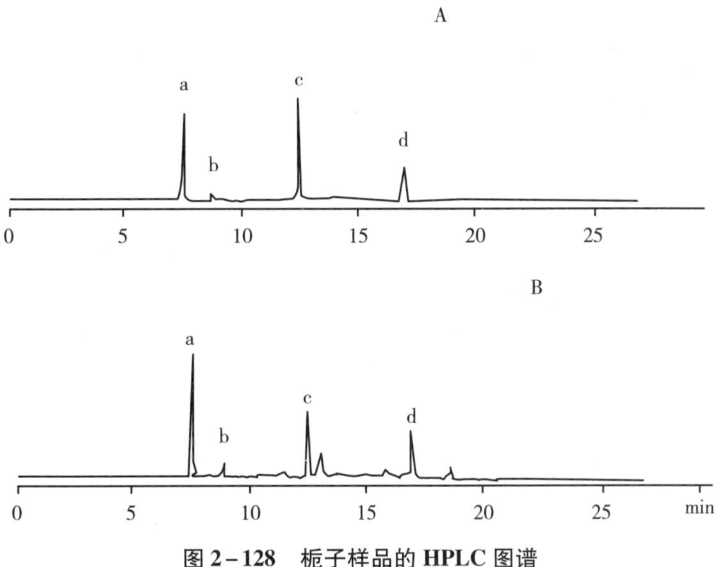

图 2-128 栀子样品的 HPLC 图谱

A. 对照品；B. 栀子样品；a. crocin 1；b. crocin 2；c. crocin 3；d. crocetin

2.3 对照品溶液的制备

精密称取 crocin 1，crocin 2，crocin 3，crocetin 对照品各适量，分别加甲醇制成 78.8mg/L、29.2mg/L、8.96mg/L、8.72mg/L 的溶液，作为供试品溶液。

2.4 供试品溶液的制备

取栀子不同饮片样品粉末各约 0.5g，精密称定，置具塞锥形瓶中，精密加入甲醇 25mL，密塞，称定质量，超声提取 10 分钟，放冷，密塞，再称定质量，用甲醇补足减失的质量，摇匀，滤过，取续滤液，以微孔滤膜（0.45μm）过，即得。

2.5 线性关系考察

精密称取 crocin 1，crocin 2，crocin 3，crocetin 对照品各适量，分别加甲醇制成 78.8mg/L、29.2mg/L、8.96mg/L、8.72mg/L 对照品溶液；crocin 1，crocin 2 分别进样 1μL、2μL、4μL、6μL、8μL、10μL，crocin 3，crocetin 分别进样 1μL、5μL、10μL、15μL、20μL、25μL，以进样量（μg）为横坐标，峰面积为纵坐标绘制标准曲线，得 crocin 1~3 及 crocetin 回归方程 $Y=3.7821+7540.2399X$，$r=0.9999$，$Y=-1.3315+4836.3587X$，$r=0.9999$，$Y=2.7726+10756.5366X$，$r=0.9999$；$Y=4.4881+16295.6372X$，$r=0.9999$；crocin 1~3 及 crocetin 在 0.0788~0.788μg，0.0292~0.2920μg，0.00896~0.22400mg，0.00872~0.21800μg 线性关系较好。

2.6 精密度试验

精密吸取上述供试品溶液 5μL，重复进样 5 次，依法测定，结果各对照品峰面积积分值的相对标准偏差均小于 2.0%。

2.7 稳定性试验

精密吸取上述供试液溶液 5μL，间隔一定时间进样共 6 次，由峰面积值统计结果可见样品溶液在 24 小时保持稳定。

2.8 重复性试验

取泰和碨焦栀子粉末5份，各约0.5g，精密称定，制备成供试品溶液，依法测定并计算含量，结果各对照品5次测定值的相对标准偏差分别为1.33%、2.08%、1.07%、1.66%。

2.9 加样回收试验

精密称定已知含量的泰和碨焦栀子粉末适量，共5份，分别精密加入各对照品适量，按供试品溶液制备及测定法操作，进行色谱分析，结果见表2-104。

表2-104 4种成分加样回收率

成分	样品中含量(mg)	加入量(mg)	测得量(mg)	回收率(%)	平均值(%)	RSD(%)
crocin 1	0.5345		0.9717	95.88		
	0.5230		0.9732	98.73		
	0.5228	0.4560	0.9716	98.42	97.77	1.24
	0.5296		0.9729	97.21		
	0.5362		0.9858	98.60		
crocin 2	0.1434		0.3075	99.09		
	0.1403		0.3054	99.70		
	0.1402	0.1656	0.3088	101.81	100.05	1.04
	0.1421		0.3071	99.64		
	0.1438		0.3094	100.00		
crocin 3	0.1759		0.3479	95.98		
	0.1721		0.3503	99.44		
	0.1721	0.1792	0.3522	100.50	98.40	1.82
	0.1743		0.3514	98.83		
	0.1765		0.3508	97.27		
crocetin	0.0832		0.1747	99.45		
	0.0814		0.1759	102.72		
	0.0833	0.0920	0.1749	99.57	101.02	1.44
	0.0824		0.1762	101.96		
	0.0834		0.1767	101.41		

以上方法学考察结果表明，本法简便、准确，重复性好，可用于控制栀子不同炮制品的含量。

2.10 样品测定

取栀子不同产地的不同饮片，依法制备成供试品溶液。精密吸取对照品溶液和供试品溶液各5~10μL，注入液相色谱仪分析测定（表2-105）。

表 2-105　栀子不同饮片质量分数测定（$n=2$）

产地	检测指标	生品	炒黄品	碾黄品	碾焦品	炒焦品	炒炭品
江西金溪	crocin 1	0.4008	0.2793	0.1123	—	0.0246	—
	crocin 2	0.0766	0.0534	0.0189	—	—	—
	crocin 3	0.0337	0.0567	0.0995	0.0530	0.0555	—
	crocetin	—	0.0050	0.0386	0.1036	0.1071	0.0139
	总量	0.5111	0.3944	0.2693	0.1566	0.1872	0.0139
江西泰和	crocin 1	0.5487	0.4692	0.2219	0.0972	0.0365	—
	crocin 2	0.1385	0.1190	0.0493	0.0226	—	—
	crocin 3	0.0325	0.0522	0.1080	0.1187	0.0571	—
	crocetin	—	—	0.0238	0.0653	0.1184	0.0255
	总量	0.7197	0.6404	0.4030	0.3038	0.2120	0.0255
福建福鼎	crocin 1	0.2569	0.1728	0.0921	—	—	—
	crocin 2	0.1098	0.0558	0.0285	—	—	—
	crocin 3	0.0304	0.0382	0.0650	—	0.0081	—
	crocetin	—	—	0.0158	0.0866	0.0962	0.0139
	总量	0.3971	0.2668	0.2014	0.0866	0.1043	0.0139
江西水栀子	crocin 1	0.5879	0.3807	0.3007	0.0308	—	—
	crocin 2	0.0871	0.0422	0.0505	—	—	—
	crocin 3	0.0414	0.0907	0.1230	0.0860	0.0226	—
	crocetin	—	0.0090	0.0214	0.1587	0.1280	0.0037
	总量	0.7164	0.5226	0.4956	0.2755	0.1506	0.0037

3　结果与讨论

3.1　栀子不同产地含量分析

从4个产地栀子不同饮片测定结果来看（表2-105）不同栀子生品在此测定条件下，均含有 crocin 1，crocin 2，crocin 3 等3种色素类成分，由此推测此3类成分可能为栀子中的原生物。从产地来看，以江西产栀子色素类成分质量分数高，且以水栀子中 crocin 1，crocin 3 质量分数最高，而 crocetin 2 质量分数以泰和栀子最高。

3.2　不同饮片色素种类和总量分析

生品与炒黄品相比，二萜色素类成分的总量有所下降，但色素类成分的组成没有明显的变化；炒焦品与生品相比，色素类成分的总量下降更为明显，且在组成比例上发生了较大变化，生品中以 crocin 1，crocin 2 为主，焦栀子以 crocetin 为主，而炒炭品仅含有少量的 crocetin，其余3种色素类成分均检测不到。

3.3　色素类成分含量变化规律分析

各色素类成分含量由生品、炒黄品、碾碎炒黄品、炒焦品、碾碎炒焦品至炒炭品呈现明显的变化规律：①crocin 1，生品中含量最高，呈现明显的下降趋势，至炒焦品或碾碎炒焦品时呈快速下降态势。②crocin 2，生品中含量较 crocin 1 低，呈缓慢的下降趋势。③crocin 3，呈现低→高→低的抛物线形态，以碾碎炒黄品中含量最高。④crocetin，呈现低→高→低的抛物线形态，以炒焦品或碾碎炒焦品最高。

3.4 色素类成分总量分析

总体上看，4 个产地栀子不同炮制品的色素类成分总量呈现一定的变化规律，由生品、炒黄品、碾碎炒黄品、炒焦品、碾碎炒焦品至炒炭品，色素类成分的总量随炮制过程的变化、炮制温度的升高，呈明显下降趋势，再次证明色素类成分含量与炮制过程密切相关。同时，各产地栀子色素类成分总量以江西泰和和水栀子最高，江西金溪栀子次之，福建福鼎栀子总量最低。

以上研究结果说明，栀子二萜色素类成分在炮制过程中无论是成分组成还是量比关系上均发生了明显的变化，基于 4 种色素类成分的化学结构，该类成分有由 crocin 1 逐步转化为 crocin 2，crocin 3 和 crocetin，炒焦和炒炭后变化尤为显著。此与栀子不同炮制品的药性改变密切相关。

【论文来源】

张村，肖永庆*，李丽，李桂柳，逄镇．不同栀子饮片二萜色素类成分比较研究［J］．中国中药杂志，2008，33（21）：2470－2473.

白芥子及其炮制品的 HPLC 鉴别

芥子为十字花科植物白芥 *Sinapis alba* L. 或芥 *Brassica juncea*（L.）Czern. et Coss. 的干燥成熟种子，前者习称“白芥子”，后者习称“黄芥子”。芥子味辛性温，具有温肺豁痰利气、散结通络止痛的功能。生芥子辛散力强，善于通络止痛，故临床上常炮制入药。芥子炒后可缓和辛散走窜之性，避免耗气伤阴，并善于顺气豁痰，多用于痰多咳嗽。多数研究认为芥子的炒制目的是利于粉碎和成分的提取，同时起到杀酶保苷的作用。

白芥子的主要成分有白芥子苷（Sinalbin）、芥子酶（Myrosin）、芥子碱（Sinapine）以及挥发油、脂肪油、蛋白质、黏液质等。白芥子苷本身无刺激作用，但遇水后经芥子酶的作用生成硫代异氰酸对羟苄酯，硫代异氰酸对羟苄酯为黄色油状物，挥发性较小，具有辣味，为强力的皮肤发红剂、催吐剂及调味剂，并有起泡作用。

本文在对白芥子系统的化学成分研究的基础上，通过溶剂提取和 HPLC 分析，建立白芥子与黄芥子药材以及白芥子与炒白芥子的 HPLC 鉴别方法，为芥子不同品种和白芥子不同饮片的质量评价提供科学依据，并为进一步诠释白芥子炒制的科学内涵奠定基础。

1 仪器与试药

Waters 高效液相色谱仪（Waters 2695 Separations Module，Waters 2996 PAD 检测器，Millennium 32 数据处理软件）；超声清洗器 KQ－100E（昆山市超声仪器有限公司）；EYELA 旋转蒸发器；乙腈为色谱纯，水为纯净水，经 0.45μm 滤膜滤过；其他试剂均为分析纯。

黄芥子、白芥子药材均购自安徽亳州药材市场，经中国中医科学院中药研究所肖永庆研究员鉴定分别为白芥 *Sinapis alba* L.，芥 *Brassica juncea*（L.）Czern. et Coss. 的种子，白芥子由安徽沪谯中药饮片厂加工炮制为炒白芥子。

2　方法与结果

2.1　色谱条件

Kromasil C_{18}柱（4.6mm×250mm，5μm）。流动相：乙腈（A）-0.1%磷酸（B）梯度洗脱；0～10分钟：A由2%升至15%；10～15分钟：A由15%升至30%；15～25分钟：A由30%升至45%；25～30分钟：A由45%升至100%；柱温35℃；色谱峰光谱采集范围：190～800nm；流速为1.0mL/min。在此条件下样品色谱峰分离较佳。

2.2　黄芥子、白芥子的HPLC鉴别

2.2.1 供试品的制备　精密称取白芥子、黄芥子药材粉末（过40目筛）各1g，置具塞三角瓶中，精密加入25mL MeOH，超声提取20分钟，滤纸过滤，取续滤液过0.45μm滤膜，即得。

2.2.2 测定　精密吸取上述供试品溶液各10μL，依法测定，见图2-129。

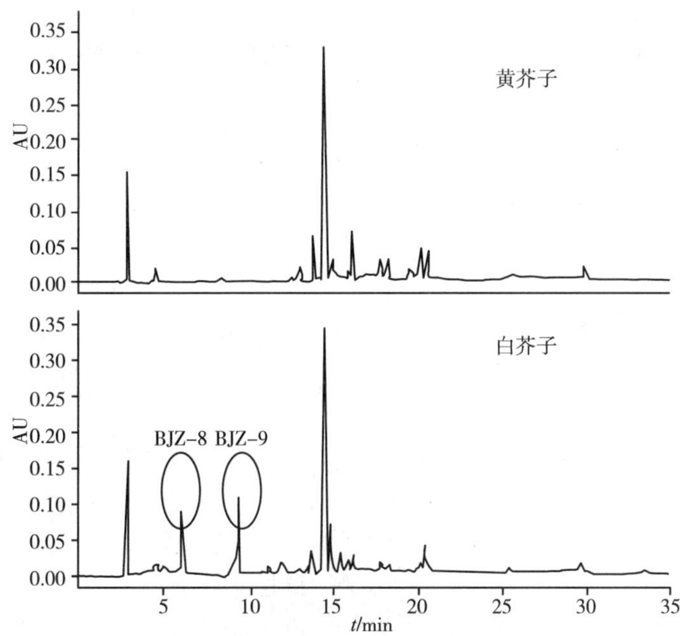

图2-129　黄芥子、白芥子的HPLC图谱比较（254nm）

2.2.3 试验结果　由图2-129可以看出，黄芥子与白芥子的HPLC色谱图有明显差异，白芥子在保留时间6分钟和9.3分钟左右，有2个比较大的色谱峰，而黄芥子没有，二者在保留时间大于10分钟以后色谱峰没有明显差异。

2.3　白芥子生、炒品的HPLC鉴别

2.3.1 供试品溶液的制备　精密称取生、炒白芥子粉末（过40目筛）各1g，共4份，分别置具塞三角瓶中，生品一份精密加入25mL MeOH，另一份精密加入25mL蒸馏

水，超声提取20分钟，过滤，取续滤液过0.45μm滤膜，即得。炒白芥子同法制备成供试品溶液。

2.3.2 测定 精密吸取上述供试品溶液各10μL，依法测定，见图2-130。

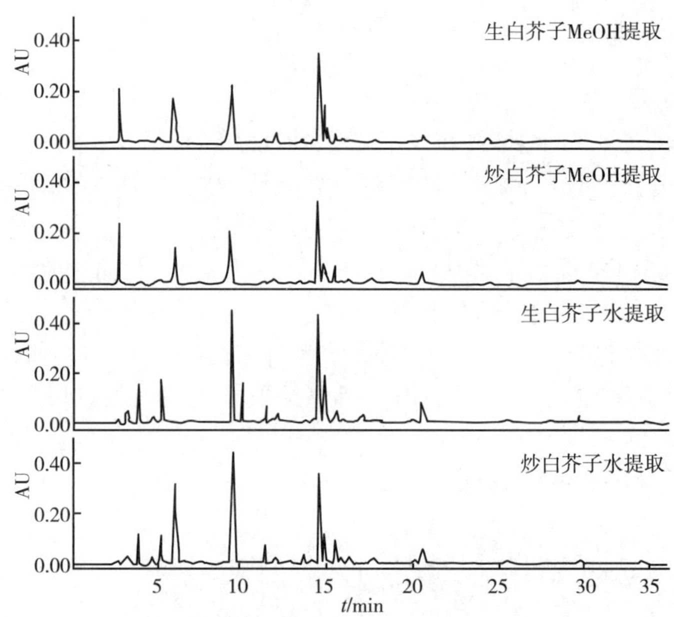

图2-130 生、炒白芥子HPLC图谱比较（254nm）

2.3.3 结果 白芥子炒制前后以不同溶剂提取的HPLC色谱图有明显差异，以MeOH提取时，白芥子生品、炒品的色谱图基本一致；以水作为提取溶剂时，白芥子生品、炒品的HPLC色谱图明显不同，即生品保留时间为6分钟的色谱峰消失，同时在10分钟左右出现一个较明显的色谱峰，该峰在炒品中未检出。

3 讨论

HPLC图谱鉴别及样品制备方法的选择。曾对流动相等进行了考察，如甲醇-水（酸水）、乙腈-水（酸水）等不同梯度洗脱，建立了芥子不同饮片的HPLC图谱鉴别方法，能够得到芥子不同饮片中大部分化学成分的信息，尤其是主要成分的信息能直观地、比较全面地反映芥子不同饮片的内在质量。在所建立的色谱条件下，色谱峰分离比较理想。

在254nm波长下，从黄芥子、白芥子药材的HPLC图谱上可以明显看出，在保留时间6分钟和9.3分钟左右，白芥子有两个比较大的色谱峰，而黄芥子在相应保留时间则没有，从而可以很明显的区别出黄芥子与白芥子。并以此对白芥子中6分钟和9.3分钟两个峰进行了化合物的分离和结构鉴定：白芥子药材以75% EtOH渗漉提取后，浓缩浸膏以大孔树脂粗分，经反复硅胶柱层析，结合ODS柱层析以及制备薄层层析等方法，分离鉴定了BJZ-8（R_t 6分钟），BJZ-9（R_t 9.3分钟），结构式见图2-131，该两种成分可以纳入白芥子的质量控制指标。以上研究结果为芥子不同品种的鉴别及其质量评价提供了科学依据。

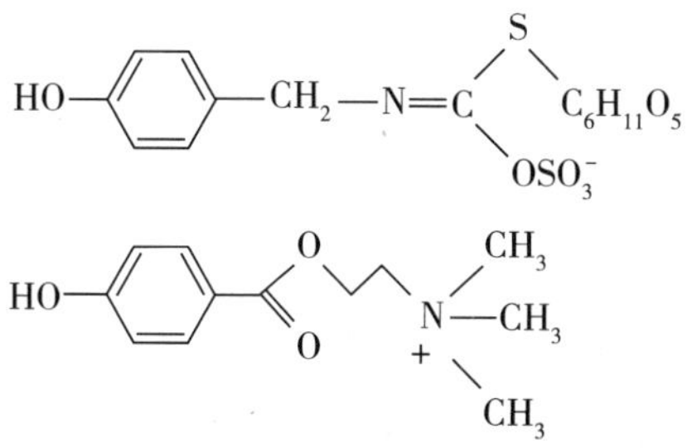

图 2-131　BJZ-8、BJZ-9 结构式

从白芥子不同饮片的 HPLC 图谱中可以看出，生白芥子分别以甲醇、水提取有较大差别，水提取 R_t 6 分钟处色谱峰消失，而在 10 分钟左右出现较明显的色谱峰，炒白芥子分别以甲醇、水提取主要色谱峰差别不大。根据以上初步的化学成分鉴定，R_t 6 分钟即 BJZ-8 为苷类成分，生品以水提取，在酶的作用下易分解，经过炒制后，分解酶被破坏，因此相应的苷类成分得以保留，与传统杀酶保苷的炮制目的相符合，此为揭示白芥子炒制原理提供了可靠线索。

【论文来源】

逄镇，张村，李丽，李桂柳，肖永庆*．白芥子及其炮制品的 HPLC 鉴别 [J]．北京中医药大学学报，2008，31（10）：699-701.

栀子炒制过程中栀子苷和藏红花素含量变化

栀子是茜草科植物栀子 *Gardenia jasminoides* Ellis 的干燥成熟果实。为临床常用中药，其性味苦，寒。归心、肺、三焦经。具有泻火除烦、清热利尿、凉血解毒之功效。栀子苷是栀子的主要活性成分，具有抗炎、解热、利胆等作用，栀子富含色素类成分，而以藏红花素为主要成分的栀子黄色素近年来已得到广泛应用，药理研究表明藏红花素具有明显降血脂、抗癌作用，能从分子水平抑制原癌基因的启动以及癌细胞 DNA 和 RNA 合成从而有效抑制肿瘤的形成，并能有效抑制氧自由基及黄嘌呤氧化酶的活性，表现出抗氧化生物活性。栀子临床应用有生栀子和制栀子之分，为提高饮片质量，确保临床用药的安全性和有效性，用 HPLC 测定了栀子 3 种饮片中栀子苷和藏红花素的含量，为制定栀子饮片质量标准提供科学依据。

1　仪器与试药

Agilent 1100 高效液相色谱仪，DAD 检测器；北京塞多利斯天平有限公司 Sartorius BS 400S-WEI 万分之一天平；供试验用的栀子、炒栀子、焦栀子饮片均由广东康美药业股份有限公司提供。栀子苷对照品（110749-200309，供含量测定用）购自中国药品生物制品检定所；藏红花素对照品由本研究室提取分离（纯度大于 98.3%）；甲醇、乙腈为色谱纯，水为高纯水。

2 方法与结果

2.1 色谱条件

栀子苷：大连依利特 ODS 色谱柱（4.6mm×200mm，5μm），流动相乙腈-水（15∶85），检测波长238nm；藏红花素：Kromasil 色谱柱（4.6mm×200mm，5μm），流动相甲醇-水（50∶50），波长440nm；流速均为1.0mL/min，柱温均为室温。

2.2 对照品溶液的制备

精密称取栀子苷和藏红花素对照品分别置量瓶中，分别加甲醇和50%甲醇制成每37μg/mL含栀子苷溶液和每9.9μg/mL含藏红花素溶液，即得。

2.3 供试品溶液的制备

取本品粉末（过四号筛）每份0.2g，精密称定，提取栀子苷样品设为M，提取藏红花素样品设为N，分别置具塞锥形瓶中，M精密加入甲醇50mL，N精密加入50%甲醇水溶液25mL，密塞，称重，超声处理20分钟，放冷，再称重，用甲醇和50%甲醇分别补足失重，摇匀，精密量取N溶液1mL置10mL量瓶中，加50%甲醇至刻度，摇匀，即得各供试品溶液，用0.45μm微孔滤膜过滤即可进样。

2.4 线性范围考察

精密吸取栀子苷对照品溶液2μL、4μL、6μL、8μL、10μL，藏红花素对照品溶液1μL、5μL、10μL、15μL、20μL，注入液相色谱仪中，测定色谱峰面积，以进样量为横坐标，色谱峰面积积分值为纵坐标，绘制标准曲线，得栀子苷回归方程为 $Y=1153X+17.045$，$r=0.9996$，藏红花素回归方程为 $Y=42.585X-8.372$，$r=0.9999$。

2.5 精密度试验

精密吸取上述各对照品溶液10μL，连续进样5次，按前述色谱条件分析，测定色谱峰面积，计算栀子苷RSD为0.09%，藏红花素RSD为0.40%，结果表明精密度良好。

2.6 稳定性试验

精密吸取上述各对照品溶液10μL，按0小时、2小时、4小时、6小时、8小时、12小时分别进样分析，测定色谱峰面积，结果栀子苷RSD为0.18%，藏红花素RSD为0.80%，表明栀子苷和藏红花素在12小时内均稳定。

2.7 重复性试验

取本品粉末（过四号筛）每份0.2g，精密称定，照供试品溶液制备方法制备，分别取10μL进样分析，测定栀子苷和藏红花素含量，栀子苷RSD为0.78%，藏红花素RSD为1.31%，表明该方法重复性良好。

2.8 加样回收率试验

取已知含量本品粉末（过二号筛），12份，各0.2g，精密称定，其中6份精密加入栀子苷对照品溶液适量，另外6份精密加入藏红花素对照品溶液适量，按供试品溶液制备方法处理，同法测定含量，计算栀子苷平均回收率为100.88%，RSD为1.75%；藏红花素平均回收率为101.24%，RSD为2.18%（表2-106）。

表 2-106　栀子苷和藏红花素加样回收率（$n=6$）

对照品	取样量（g）	样品中含量（mg）	测得量（mg）	回收率料（%）	平均值（%）	RSD（%）
栀子苷	0.1002	4.3655	8.7139	99.62	100.88	1.75
	0.1002	4.3655	8.7135	99.61		
	0.1004	4.3699	8.8766	103.17		
	0.1004	4.3699	8.8541	102.73		
	0.1005	4.3786	8.7951	101.18		
	0.1005	4.3786	8.6995	98.99		
藏红花素	0.1000	0.5902	1.1861	101.00	101.24	2.18
	0.1001	0.5904	1.1740	98.92		
	0.1001	0.5900	1.2054	104.31		
	0.1001	0.5900	1.2011	103.57		
	0.1000	0.5910	1.1798	99.79		
	0.9999	0.5908	1.1800	99.87		

注：栀子苷加入量均为 4.3650mg；藏红花素均为 0.5900mg。

2.9　含量测定

取样品粉末 0.2g（过四号筛），精密称定，按“供试品溶液的制备”项下方法制备各供试品，分别精密吸取各供试品溶液 10μL 进样，每一份样品进样 2 次，测定结果计算平均值。

3　讨论

3.1 藏红花素提取方法考察了超声、回流、索氏提取等，其中超声提取的样品图谱杂质干扰少、藏红花素色谱峰基线分离好，因此采用超声提取样品；提取溶剂考察的结果显示 50% 甲醇提取的样品的杂质少，提取完全；提取时间考察的结果是 20 分钟藏红花素提取完全；经紫外-可见全波长扫描确定藏红花素的最大吸收波长为 440nm。

3.2 由测定结果可知，不同产地栀子苷的含量差异显著，高低差异近 3 倍之多，江西永丰所产栀子炮制的饮片栀子苷含量最低；不同产地藏红花素含量差异相对不明显。这种差异是否与产地采收加工有关，有待进一步考察。

3.3 栀子 3 种不同炮制品中栀子苷的含量随着炒制时间延长和炒制温度的升高有所降低，但变化不显著，说明栀子苷受炒制温度的影响较小。藏红花素含量变化比较显著，尤其是炒焦后与生品相比其含量明显降低，且含量变化明显大于产地之间的差异，说明藏红花素受热不稳定。所以在栀子炮制原理研究过程中藏红花素的含量变化应该引起重视。

3.4 历版药典均只以栀子苷为栀子药材或饮片的含量检测指标，而从本试验所检测的不同产地 10 批次不同栀子饮片中藏红花素含量来看，栀子中藏红花素含量稳定，且均超过 0.5%，药典是否增加这一检测指标来控制栀子饮片的质量值得考虑。

【论文来源】

陈红，肖永庆*，张村，李丽．栀子炒制过程中栀子苷和藏红花素的含量变化．中国中药杂志，2007（10）：990-992.

Rapid identification of quality decoction pieces by Partial Least Squares-based pattern recognition: Grade classification of decoction pieces of Saposhnikovia divaricata

1 Introduction

As an indispensable part of the medical system in many countries, herbal medicines have been used worldwide for preventive and therapeutic purposes (Keith*et al.*, 2005; Li *et al.*, 2008). Herbal medicines are commonly used in many countries after undergoing unique processing to increase their potency, reduce their toxicity, alter their effectiveness and/or make them more suitable for clinical applications (Yang *et al.*, 2013; Shan *et al.*, 2014). The safety and efficacy of the decoction pieces have been of concern for both health authorities and the public (Liang *et al.*, 2004; Williamson *et al.*, 2015). Herbal medicines differ from chemical drugs, and the clinical dosage of herbal medicines is dependent on the actual quality of the decoction pieces, as the quality may vary greatly among the pieces. Quality decoction pieces are a guarantee of the safety and efficacy of the herbal medical products. An essential part of the quality control system is the grade classification of the decoction pieces, which has been the subject of increasing attention (Zhao *et al.*, 2010; Xiao *et al.*, 2011; Yang *et al.*, 2014). Therefore, it is of crucial significance to be able to rapidly identify the decoction pieces' quality. This will help to build a better market place for herbal medicines of higher quality, as well as to ensure their use in clinical applications and meet the criteria needed for supporting their use worldwide.

To our knowledge, few analytical methods have been devoted to the grade classification of the decoction pieces to date. Most of what has been reported has only focused on the raw materials (Yi*et al.*, 2007). Several methods have been developed to determine the authenticity or to classify the species sources of fresh or dried herbal medicines, such as by macroscopic identification (Zhao *et al.*, 2006, 2011), chemical analysis (Duan *et al.*, 2014; Hakimzadeh *et al.*, 2014; Alaerts *et al.*, 2014) and activity evaluation (Chang *et al.*, 2009). Nevertheless, processing can affect the appearance, chemical profile and concentrations of the active compounds in herbal medicines, leading to changes in their bioactivities. Determination of the authenticity of the fresh or dried herbal medicines cannot be used to control the quality of samples in clinical trials. Therefore, studies on the grade classification of the decoction pieces will allow us to obtain a better understanding of the origins of the clinical samples and to ensure the safe and effective use of herbal medicines. Usually, the identification and grade assessment of the decoction pieces are performed using the appearance. However, today, the wild resources have not been able to keep up with the increasing demand. Cultivated herbs have started to enter the market, some of which are of good size and appearance but low grade. Therefore, the ancient methods of assessment with regard to quality need to be validated by modern analytical methods.

Recently, chemometric methods have been widely used for determining the similarities and differences between herbal medicines by comparing the metabolites in different samples (Zhong*et al.*, 2014; Guo *et al.*, 2014; Wang *et al.*, 2015). Owing to its excellent performance on learning generalization, partial least squares (PLS), as an unsupervised pattern recognition method, has become one of the most commonly used methods in chemometrics (You *et al.*, 2014; Schenone *et al.*, 2015). In this study, a new strategy based on chemical analysis combined with chemometric techniques was initially proposed for the classification and prediction of the different grades of the decoction pieces (Fig. 2 – 132). Considering the necessity for a shared and simple method of grade classification for the public, in this paper, the characterization of the chemical constituents was developed using high-performance liquid chromatography (HPLC) /diode array detection (DAD). HPLC was first established for the characterization of the chemical constituents in the different grade decoction pieces. Next, the simultaneous quantification of several of the marker compounds in these decoction pieces was obtained. Finally, the PLS based pattern recognition method was utilized to obtain a predictive model for the grade classification of the decoction pieces.

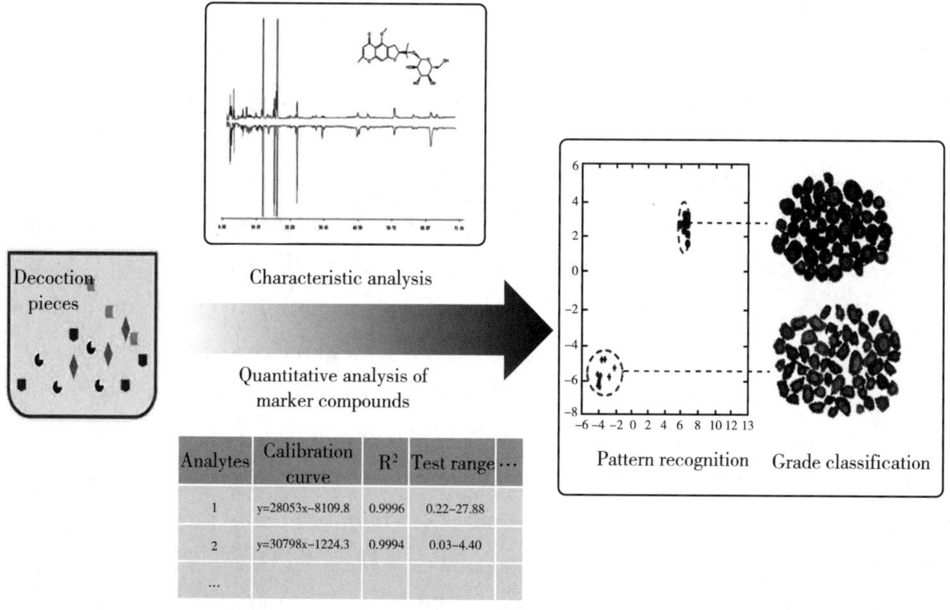

Fig. 2 – 132　Schematic of the grade classification strategy based on the chemical analysis and chemometrics for the decoction pieces

Saposhnikovia divaricata (Turcz.) Schischk was used as a case study to validate the method. *S. divaricata* has been widely used in many Chinese medicine preparations owing to its variety of medical properties, such as it being an anti-inflammatory, an analgesic, an antipyretic and an antibiotic (Li *et al.*, 2012; Kong *et al.*, 2013; Park *et al.*, 2014). The dried roots of *S. divaricata*, called ' Fang-Feng ' in Chinese, are mainly distributed in the northeast of China. Because of an increasing demand for *S. divaricata*, its wild resources have been depleted and large amounts of the cultivated herb have started to enter the market. Therefore, to effectively utilize the available resources, it is necessary to conduct grade classification.

2 Experimental

2.1 Chemicals and reagents

Ten reference standards that consisted of adenosine, prim - *O* - glucosylcimifugin, cimifugin, 4′ - *O* - β - D - glucopyranosyl - 5 - *O* - methylvisamminol, 5 - *O* - methylvisamminol, sec - *O* - glucosylhamaudol, xanthotoxin, hamaudol, bergapten and 3′ - *O* - angeloylhamaudol were isolated from the dried roots of *S. divaricata* in our laboratory. Their structures were determined in the authors' laboratory by ^{13}C NMR and MS (shown in Fig. S1 in the Supporting Information; Sasaki *et al.*, 1982; Baba *et al.*, 1991). The purity of each standard compound was determined to be >95% through the normalization of the peak areas detected by the HPLC - DAD - quadruple/Mass spectrometry (MS).

HPLC - grade acetonitrile, methanol and MS - grade acetic acid were obtained from Dikma (California, USA). Deionized water (18 MΩ/cm) was prepared by passing distilled water through an Arium 61316/611VF system (Gottingen, Germany). All of the chemicals utilized in this study were from commercial sources and were of analytical grade or better.

2.2 Sample preparation

Dried samples of *S. divaricata* (37 total batches) were collected from various sources in China and are described in Table 2 - 107. All of the voucher samples were authenticated by Professor Shi-Lin Hu and deposited at Institute of Chinese Materia Medica at the China Academy of Chinese Medical Sciences (Beijing, China). They were manufactured according to the procedures described in the *Chinese Pharmacopeia* (The State Pharmacopoeia Committee, 2010). Another 30 batches of the samples were purchased from traditional Chinese medical or pharmaceutical 'companies (as shown in Table 2 - 108). The colors and sizes (both the upper and lower portion of the root) of each batch were recorded five times. Their average values were further calculated as their appearance characteristic (as shown in Table S1 in the Supporting Information).

Various decoction pieces of *S. divaricata* (DPSD) samples were powdered to a homogeneous size and sieved through a no. 40 mesh. An aliquot of 0.6g of powder from each batch of the samples was sonicated in 20mL of methanol (*V/V*) for 20min at room temperature, followed by filtering and then centrifuging at 12000rpm for 5min. The final supernatant was transferred to an autosampler vial for the characteristic spectrum analysis. Another aliquot of 0.5g of powder from each batch of the samples was heat reflux extracted in 25mL of methanol (V/V) for 2h, followed by filtering and then centrifuging at 12000rpm for 5min. The final supernatant was transferred to an autosampler vial for quantity analysis.

Table 2-107 Sample information and the contents of the five analytes in the standard dataset of the 37 batches

Sample no.	Source	Sample code	Cultivating pattern[a]	Harvesting years	Analyte contents (mg/g)						Grade[b]	
					2	3	4	5	6	Sum	F	S
1	Anguo, Hebei	AG-1	S-W	1	0.4370	0.0091	0.3509	0.0138	0.0071	0.8178		√
2	Anguo, Hebei	AG-2	S-W	1	0.3360	0.0162	0.3786	0.0212	0.0018	0.7538		√
3	Anguo, Hebei	AG-3	S-W	1	0.4633	0.0082	0.3688	0.0178	0.0043	0.8623	√	
4	Anguo, Hebei	AG-4	C	2	0.1988	0.0268	0.1108	0.0030	0.0280	0.3675		√
5	Anguo, Hebei	AG-5	C	1	0.2771	0.0469	0.3095	0.0045	0.0323	0.6702		√
6	Anguo, Hebei	AG-6	C	2	0.2160	0.0318	0.1101	0.0041	0.0272	0.3893		√
7	Anguo, Hebei	AG-7	C	1	0.2904	0.0210	0.2804	0.0050	0.0250	0.6218		√
8	Anguo, Hebei	AG-8	C	2	0.2342	0.0166	0.1218	0.0030	0.0237	0.3993		√
9	Anguo, Hebei	AG-9	C	1	0.2834	0.0277	0.3386	0.0052	0.0298	0.6846		√
10	Anguo, Hebei	AG-10	C	2	0.1325	0.0083	0.0939	0.0032	0.0212	0.2591		√
11	Anguo, Hebei	AG-11	C	1	0.1986	0.0166	0.2033	0.0048	0.0239	0.4473		√
12	Bozhou, Anhui	BZ	C	2	0.1047	0.0050	0.1322	0.0007	0.0111	0.2537		√
13	Zhalantun, Neimeng	ZLT-1	C	1	0.2629	0.01	0.1484	0.0213	0.0041	0.4468		√
14	Zhalantun, Neimeng	ZLT-2	C	3	0.4411	0.0021	0.2181	0.0246	0.0167	0.7026		√
15	Zhalantun, Neimeng	ZLT-3	C	1	0.6089	0.0524	0.5345	0.0127	0.0619	1.2705	√	
16	Zhalantun, Neimeng	ZLT-4	C	2	0.3586	0.0617	0.3592	0.0093	0.0450	0.8338		√
17	Hailaer, Neimeng	HLE-1	W	4~5	0.9164	0.0098	0.2085	0.0518	0.0444	1.2309	√	
18	Hailaer, Neimeng	HLE-2	C	1	0.1674	0.0269	0.3977	0.0072	0.0434	0.6426		√
19	Hailaer, Neimeng	HLE-3	C	1	0.2446	0.0155	0.4353	0.0136	0.0439	0.7529		√
20	Hailaer, Neimeng	HLE-4	S-W	2	0.2989	0.0140	0.7671	0.0142	0.0549	1.1491	√	
21	Chifeng, Neimeng	CF-1	C	1	0.2840	0.0015	0.3404	0.031	0.0094	0.6662		√
22	Chifeng, Neimeng	CF-2	C	3	0.2509	0.0008	0.2145	0.0081	0.0056	0.4797		√
23	Chifeng, Neimeng	CF-3	S-W	2~3	0.2077	0.0184	0.1409	0.0024	0.0601	0.4296		√
24	Chifeng, Neimeng	CF-4	S-W	2~3	0.5824	0.0516	0.2759	0.0043	0.1694	1.0836	√	

续表

Sample no.	Source	Sample code	Cultivating pattern[a]	Harvesting years	Analyte contents (mg/g)					Grade[b]		
					2	3	4	5	6	Sum	F	S
25	Chifeng, Neimeng	CF-5	C	1	—	—	—	—	—	—	—	—
26	Chifeng, Neimeng	CF-6	S-W	>3	0.3205	0.0569	0.1444	0.0032	0.0969	0.6219		√
27	Yichun, Heilongjiang	YC	C	3	0.4031	0.031	0.392	0.0259	0.022	0.874		√
28	Daqing, Heilongjiang	DQ-1	W	3	0.5481	0.1398	0.8475	0.2108	0.0641	1.8103	√	
29	Daqing, Heilongjiang	DQ-2	W	5	1.1706	0.0805	0.7275	0.0688	0.1002	2.1476	√	
30	Daqing, Heilongjiang	DQ-3	C	2	0.3239	0.0461	0.3547	0.0135	0.0691	0.8073		√
31	Anda, Heilongjiang	AD	W	3	0.9404	0.0803	0.5998	0.0683	0.1027	1.7914	√	
32	Duerbote, Heilongjiang	DEBT-1	W	6	0.3153	0.0028	0.2213	0.008	0.0176	0.565		√
33	Duerbote, Heilongjiang	DEBT-2	W	4	0.9848	0.0911	0.6557	0.0737	0.098	1.9033	√	
34	Qiqihaer, Heilongjiang	QQHE-1	S-W	2	0.5535	0.0478	0.2418	0.0050	0.0891	0.9373	√	
35	Qiqihaer, Heilongjiang	QQHE-2	S-W	2	0.6101	0.0566	0.2418	0.0052	0.1068	1.0205	√	
36	Qiqihaer, Heilongjiang	QQHE-3	S-W	2	0.8175	0.0702	0.2789	0.0091	0.1486	1.3243	√	
37	Qiqihaer, Heilongjiang	QQHE-4	S-W	2	0.3196	0.0864	0.3820	0.0114	0.0669	0.8662		√

[a] C is cultivated; S-W is semi-wild; W is wild; '—' is undetected; [b] F is the first class; S is the second class. The data represents the true sample grade and it is predicted grade label using the partial least squares (PLS) model

Table 2-108 Sample information and the contents of the five analytes in the 30 batch pending test dataset

Sample no.	Source	Sample code	Cultivating pattern[a]	Harvesting years	Analyte contents (mg/g)					Grades classification by PLS[b]		
					2	3	4	5	6	SUM	F	S
1	Neimeng	NM-1	—	—	0.6350	0.0859	0.3358	0.0084	0.1047	1.1698	√	
2	Neimeng	NM-2	—	—	0.6769	0.0720	0.3326	0.0067	0.1166	1.2048	√	
3	Neimeng	NM-3	—	—	0.2713	0.0685	0.3039	0.0093	0.0641	0.7170		√
4	Neimeng	NM-4	—	—	0.6331	0.0541	0.2688	0.0052	0.1075	1.0687	√	
5	Neimeng	NM-5	—	—	0.7093	0.0563	0.3038	0.0060	0.1192	1.1945	√	
6	Neimeng	NM-6	—	—	0.6843	0.0591	0.2992	0.0059	0.1137	1.1620	√	
7	Neimeng	NM-7	—	—	0.4998	0.0669	0.2598	0.0083	0.0902	0.9251		√
8	Neimeng	NM-8	—	—	0.7079	0.0628	0.3335	0.0059	0.1248	1.2349	√	
9	Neimeng	NM-9	—	—	0.6924	0.0604	0.2645	0.0053	0.1075	1.1300		√
10	Neimeng	NM-10	—	—	0.6280	0.0533	0.2341	0.0047	0.1051	1.0252		√
11	Neimeng	NM-11	—	—	0.7620	0.0747	0.3058	0.0062	0.1169	1.2657		√
12	Neimeng	NM-12	—	—	0.7571	0.0660	0.3498	0.0060	0.1002	1.2791		√

续表

Sample no.	Source	Sample code	Cultivating pattern[a]	Harvesting years	Analyte contents (mg/g)					Grades classification by PLS[b]		
					2	3	4	5	6	SUM	F	S
13	Heilongjiang	HLJ-1	—	—	0.6957	0.0641	0.2548	0.0052	0.1112	1.1309		√
14	Heilongjiang	HLJ-2	—	—	0.6743	0.0520	0.2518	0.0050	0.1191	1.1022		√
15	Heilongjiang	HLJ-3	—	—	0.6607	0.0533	0.2271	0.0047	0.1006	1.0465		√
16	Heilongjiang	HLJ-4	—	—	0.6795	0.0556	0.2800	0.0054	0.1192	1.1397		√
17	Heilongjiang	HLJ-5	—	—	0.6813	0.0576	0.3096	0.0062	0.1185	1.1732		√
18	Heilongjiang	HLJ-6	—		0.5249	0.0642	0.2709	0.0064	0.0942	0.9605		√
19	Heilongjiang	HLJ-7	—	—	0.5909	0.0562	0.2457	0.0053	0.1115	1.0095		√
20	Heilongjiang	HLJ-8	—	—	0.7058	0.0624	0.2843	0.0056	0.1270	1.1852		√
21	Heilongjiang	HLJ-9	—	—	0.6618	0.0465	0.2589	0.0047	0.0964	1.0683		√
22	Heilongjiang	HLJ-10	—	—	0.7193	0.0669	0.3177	0.0065	0.1258	1.2363		√
23	Huqiao, Anhui	HQ	—	—	0.5010	0.1267	0.2957	0.0513	0.0506	1.0252	√	
24	Jiren, Anhui	JR	—	—	0.6599	0.1114	0.2439	0.054	0.0495	1.1186	√	
25	Zhongzheng, Anhui	ZZ	—	—	0.6722	0.1241	0.2882	0.0518	0.0637	1.2000	√	
26	Haixin, Anhui	HX	—	—	0.2127	0.0597	0.241	0.0465	0.0372	0.5971		√
27	Xiehecheng, Anhui	XHC	—	—	0.4417	0.2282	0.1805	0.1305	0.1277	1.1087	√	
28	Huayu, Shanghai	HY-1	—	—	0.2026	0.0715	0.1901	0.0767	0.0590	0.5999		√
29	Huayu, Shanghai	HY-2	—	—	0.4514	0.0664	0.1772	0.0377	0.0400	0.7728	√	
30	Zhongyiyuan, Wuhan	ZYY	—	—	0.4701	0.1093	0.1958	0.057	0.0967	0.9288	√	

[a] '—' is not clear; [b]F is the first class; S is the second class.

2.3 Chromatographic analysis

Chromatographic analysis was performed on a Waters 2695 (Waters, USA) LC system equipped with a binary pump, a microdegasser, an autoplate sampler and a thermostatically controlled column compartment. Chromatographic separation for characteristic spectrum analysis was conducted at 30 ± 0.1℃ on an Agilent XDB - C_{18} column (4.6 × 150mm, 5μm). The mobile phase consisted of (A) water and (B) acetonitrile using a gradient elution of 4%-15% B at 0-5min, 15%-25% B at 5-15min, 25%-50% B at 15-30min, 50%-62% B at 30-60min and 62%-80% B at 60-70min. The injection volume was 10μL, and the flow rate was 1.0mL/min. The detection wave length was set at 254nm. The gradient elution for the quantity analysis was 35% B at 0-15min, 35%-55% B at 15-25min, 55% B at 25-35min and 55%-100% B at 35-40min.

2.4 Standard solutions and calibration curves

A mixed standard stock solution containing five accurately weighed reference compounds was directly prepared in methanol (v/v). Working standard solutions were prepared by diluting the mixed standard stock solution with methanol to a series of appropriate concentrations.

The final concentrations of the reference compounds for the working standard solutions were as follows: prim - *O* - glucosylcimifugin (0.1984mg/mL), cimifugin (0.0278mg/mL), 4′ - *O* - *β* - D - glucopyranosyl - 5 - *O* - methylvisamminol (0.2972mg/mL), 5 - *O* - methylvisamminol (0.0044mg/mL) and sec - *O* - glucosylhamaudol (0.0430mg/mL). The standard stock and working solutions were all stored at 4℃ until use. A working standard solution of 10μL was injected into the HPLC for the construction of the calibration curves. At least three runs of six different concentrations of the analyte were analyzed, and the calibration curves were obtained through a linear regression of the plots of the ratio of the peak areas vs. the concentrations of the analyte.

2.5 Data analysis

Thirty-six batches of DPSD with detailed sample information, including the sources, cultivating pattern, harvesting years and processing methods, were used in this study. These samples were randomly separated 100 times into the training and test datasets.

PLS, which can extract effective information from a large number of variables, was utilized to obtain a predictive model for the grade classification of the decoction pieces. To describe this method, some notations are required. Let x be an $n \times$ p matrix of n samples and p maker components. Let y denote the $n \times 1$ vector of the response values, such as the indicator of the grade (either first or second). The objective criterion for constructing the components in PLS is to sequentially maximize the covariance between the response variable and a linear combination of the predictors. The components are constructed to maximize the objective criteria based upon the sample covariance between y and x. Therefore, we determined the weight vector w that satisfied the following objective criterion to be:

$$w = argmaxcov^2 (x_w, y) \tag{1}$$

Next, a training dataset was used to calculate the weight coefficients of different marker components in the PLS model. The marker components in PLS model were denoted as:

$$p = \{p_i\}, i = 1, 2, 3, 4, 5 \tag{2}$$

The score of the PLS model for each sample was defined as:

$$\text{Score} = \sum L_{p_i} \times W_{p_i}, i = 1, 2, 3, 4, 5 \tag{3}$$

where L_{pi} refers to the peak area of marker components ρ*i* in each sample.

Then the training dataset was used to input the PLS model to calculate the threshold value$T$ score by selecting the cutoff value on which the area under the receiver operating characteristic (ROC) curve (AUC) was the largest. Finally, the PLS classifier was determined: if Score > T, the sample was predicted to be of the first grade.

The overall performance of the DPSD classifier was evaluated by a 5 - fold cross-validation test. The predictive accuracy (ACC) and AUC were used to measure the prediction performance of the model. The ROC curve can show the efficacy of one test by presenting both the sensitivity and the specificity for different cutoff points (Baldi*et al.*, 2000). The sensitivity and specificity were well suited to represent the ability of a test to identify the true and false positives and in a dataset.

$$\text{Sensitivity} = \frac{\text{TP}}{\text{TP} + \text{FN}} \tag{4}$$

$$\text{Specificity} = \frac{\text{TN}}{\text{TN} + \text{FP}} \tag{5}$$

$$\text{ACC} = \frac{\sum \text{TP} + \text{TN}}{\text{N}} \tag{6}$$

where TP, TN, FP and FN, respectively, refer to the number of true positive, true negative, false positive and false negative result components in a test, while N refers to the total number of predicted samples.

The ROC curves were plotted and smoothed by SPSS software with the sensitivity on the y - axis and specificity on the x - axis. The 5 - fold cross-validation test procedure was as follows: classes in the input data were randomly divided into five equal parts, whereas four parts were used for model training and the remaining samples (pending test dataset) were classified with the use of the constructed model. The whole process was repeated (n = 5) before the sensitivity and specificity data against the different parameters across the five test datasets were calculated for the ROC curve.

3 Results and discussion

3.1 Characteristic chromatographic spectrum of the decoction pieces

To make a comparison of the chemical constituents in the different DPSD samples, the extraction procedure was first optimized. Heat reflux extraction, Soxhlet extraction and ultrasonic extraction were compared. Heat reflux extraction for 2h possessed the best extraction efficiency for the five major compounds compared with the other extraction procedures. Therefore, heat reflux extraction for 2h was chosen for the quantitative analysis. However, for time-saving and good repeatability measures, the ultrasonic extraction was chosen to process large sample batches for the characteristic chromatographic analysis. The extraction solvent method was optimized. Methanol and ethanol were used as the extraction solvent for the extraction of multiple constituents in DPSD. The chemical profiles of the herbal samples extracted by the different solvents were compared, and the contents of the five typical compounds were also chosen for the evaluation of the extraction efficiencies. The results from the comparison of the chemical profiles demonstrated that the use of methanol as a solvent resulted in the complete extraction of the different compounds in DPSD. It was also determined that methanol possessed a better extraction efficiency for the five major compounds compared with other the extraction solutions. Therefore, methanol was chosen as the extraction solvent. The chromatographic conditions (the compositions of mobile phase, the column temperature, etc.) also invariably possessed a significant effect on the separation of the chemical constituents. The composition and the gradient elution program of the mobile phase were primarily investigated. Different ratios of acetonitrile-water and methanol-water were tested. Column temperatures of 25, 30 and 35℃ were compared. As a result, the chromatographic spectra of the decoction pieces were clearly observed to possess a steady baseline, more peaks and better peak shape and signal response (see Fig. 2 – 133) when we used the mobile phases and the gradient elution program described in the 'Chromatographic analysis' section.

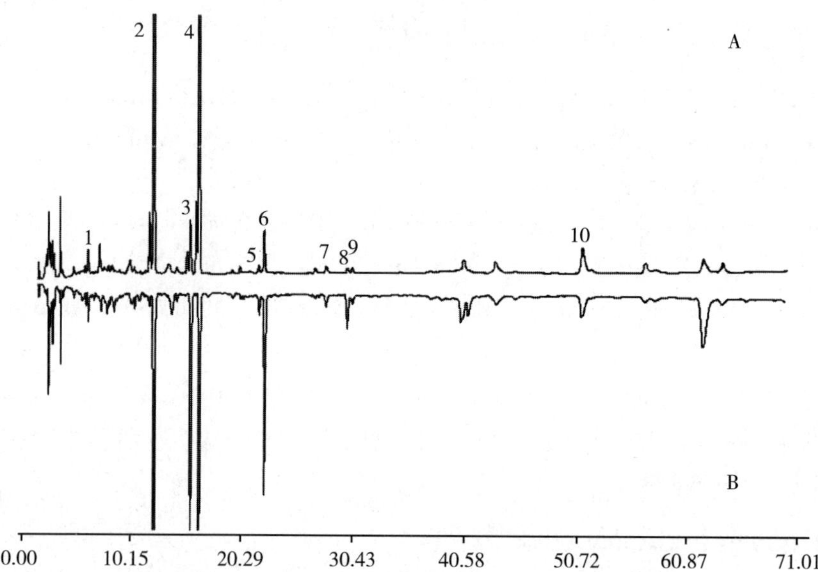

Fig. 2–133 Characteristic chromatographic spectra of two grades of DPSD. A is the second grade, and B is the first grade

1, adenosine; 2, prim–O–glucosylcimifugin; 3, cimifugin; 4, 4′–O–β–D–glucopyranosyl–5–O–methylvisamminol; 5, 5–O–methylyisamminol; 6, sec–O–glucosylhamaudol; 7, xanthotoxin; 8, hamaudol; 9, bergapten; 10, 3′–O–angeloylhamaudol.

The reproducibility and repeatability of the method were evaluated by the analysis of six injections of the sample solution and six replicates of the solid sample, respectively. The precision of the retention times and the peak areas of compounds 1 – 10 for the replicated injections were in the range of 0. 04 – 1. 10 and 1. 10% – 2. 20% RSD ($n = 6$), respectively. The RSD of the retention times and peak areas of compounds 1 – 10 in the sample replicates were estimated to be 0. 44 – 1. 30 and 1. 00% – 2. 30% ($n = 6$), respectively. All of the results indicated that the conditions for the characteristic chromatographic analysis were satisfactory. Altogether, 67 DPSD samples were analyzed. The results indicated that their chromatographic patterns were generally consistent, although the absorption intensities of some of the peaks were different, such as the peaks 2 – 6. Ten common components were identified by comparing the UV data with data from the reference compounds.

3. 2 Quantitative analysis of five marker compounds in different DPSD

Considering the necessity for a shared and simple method of grade classification for the public, the characterization of the chemical constituents was developed using HPLC - DAD. Trace components may not be easy to quantify accurately by HPLC - DAD. Therefore, peaks belonging to prim - *O* - glucosylcimifugin (2), cimifugin (3), 4′ - *O* - *β* - D - glucopyranosyl - 5 - *O* - methylvisamminol (4), 5 - *O* - methylvisamminol (5) and sec - *O* - glucosylhamaudol (6) were assigned as the characteristic marker peaks because their peak areas possessed relatively large variances and high intensities and because they belonged to the chromone chemical group. Recent research suggested that the major bioactive constituents of *S. divaricata* are chromones (Okuyama *et al.*, 2001; Kong *et al.*, 2013). Therefore, they were selected as representative markers to distinguish the different grades of the decoction pieces. The marker components were further quantitatively studied.

3.3 Method validation of the quantitative analysis

Method validation of the quantitative analysis was performed using the LC analytical conditions that were described above. The linearity, limit of detection (LOD), limit of quantification (LOQ), precision, accuracy and stability for the investigated components were validated. Each calibration curve was performed in triplicate with six different concentrations. All of the calibration curves were of good linearity with large correlation coefficients ($R^2 \geqslant 0.9994$) over the tested range. The five analytes proved to be stable in the sample solutions over 24h at room temperature with RSD values <2.27%. The analyses of the intra-and inter-day precisions were conducted by six repetitive injections on the same day and on three consecutive days. Both the RSD values of the intra-and inter-day precisions did not exceed 1.32%. Recovery tests were performed by spiking the authentic standards into the samples. The overall recoveries of the 10 compounds were in the range of 99.62% - 102.87%, with RSD values of not more than 3.24%. The above data (Tables S2 and S3 in the Supporting Information) were considered to be satisfactory for the subsequent analysis of all of the samples.

3.4 Qualitative analysis

The LC quantitative method described above was applied to determine the five marker components in DPSD. A total of 67 batches of samples were collected and analyzed. The quantitative results are shown in Tables 2 - 107 and 2 - 108 Among the different batches of these samples, the amounts of the five analytes varied significantly. Differences in the growing regions, as well as in the growing methodology (wild or cultivation), resulted in different analyte concentrations in the decoction pieces. The results indicated that chromones were the predominant compounds distributed in*S. divaricata*. DQ - 2 (Daqing) had the highest concentration of total chromones (2.15mg/g), followed by DRBT - 2 (1.90mg/g) and DQ - 1 (1.81mg/g). All five of the chromones analyzed were present in each decoction piece. The content of prim - *O* - glucosylcimifugin, cimifugin, 4′ - *O* - *β* - D - glucopyranosyl - 5 - *O* - methylvisamminol, 5 - *O* - methylvisamminol and sec - *O* - glucosylhamaudol varied in the ranges 0.10 - 1.17, 0.0008 - 0.23, 0.09 - 0.85, 0.0007 - 0.21 and 0.0018 - 0.17mg/g, respectively.

3.5 Grade classification of DPSD

PLS was used as the classification method to discriminate between the different grades of the decoction pieces. Five key characteristic variables were used to construct the PLS – based model for the grade classification of the decoction pieces. The peak areas of the five maker components were then chosen as the inputs to build a five-dimensional dataset, which represented five vectors. Different grades of the decoction pieces were applied as the out-put vectors. In order to avoid the influence of the different processing method, in the modeling, the 36 batches of samples in the standard dataset were all collected by ourselves from various sources in China and manufactured according to the procedures described in the*Chinese Pharmacopeia*. The 36 batches of samples (except for the batch of CF – 5) were randomly separated into the training and test datasets over 100 times. To improve the classification accuracy and avoid data over-fitting, 5 – fold cross-validation was performed. The weights of the five peak areas and the score threshold in the decoction pieces classifier were trained by the training dataset. The predictive ACC and AUC values were evaluated by the test datasets (shown in Fig. 2 – 134). The recognition results of the 36 samples were consistent with the actual results, and all of the selected samples were successfully classified into two grades. The ACC value of the five classifiers reached 100% and the AUC values were 0.95 – 1.00. We found that the DPSD classifier had an area of ~1.00, suggesting that it possessed a high efficiency to identify the grade of the decoction pieces from amongst the different test datasets. These findings suggest that the proposed PLS – based pattern recognition method may be a potential tool for the grade classification of DPSD.

Usually, the identity and grade of the decoction pieces are evaluated by appearance. However, appearance identification relies heavily on personal experience, and is not an effective way to distinguish the differences in grade between large decoction pieces from cultivated herbs with good appearance and those grown in the wild. Moreover, the chemical analysis of some of the decoction pieces showed that not all of the statements on the identity and quality that were based on appearance were correct. Of even greater concern, to make a profit, some merchants make counterfeit or inferior*S. divaricata*. For example, in batch CF – 5 (Chifeng), a decoction piece with a large size and primrose yellow color was thought to be of the proper quality. However, chemical analysis indicated that the chromone concentration in CF – 5 could not be detected based on our quantitative analysis method (as shown in Table 2 – 107). Therefore, the ancient assessment with regard to quality needs to be validated by modern analytical methods. The relationship between the appearance identification and the chemical analysis in the grade classification was assessed. The sum of the score threshold in the two models showed significant differences ($P = 0.032$). Comparing these values with the ROC against the whole standard datasets in the quantization classifier 1 (AUC = 0.96), the AUC value of the qualitative classifier 2 was only 0.74. The AUC value is an indicator of the efficacy of the assessment system. The closer to 1.00 the AUC of a test is, the higher the overall efficacy of the test. Therefore, chemical analysis-based grade classification of DPSD might be more effective and accurate than appearance identification. Appearance identification needs to be connected with modern chemical analysis methodologies to identify the quality of the decoction pieces.

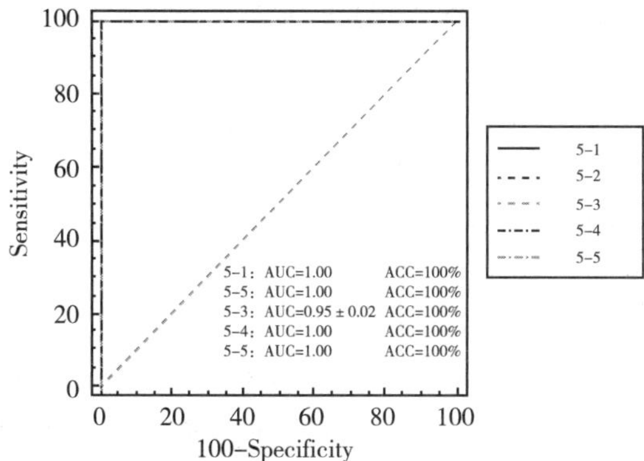

Fig. 2 – 134 Receiver operating characteristics (ROCs) for the 5 – fold cross-validation against the standard datasets. Each point on the ROC curve denotes the sensitivity and specificity against a set of weights and the score threshold. Different colors have been used to distinguish the curves of the classifier in the cross-validations for each of the five times. No significant differences in the AUC values were found among the five rounds of validation ($P > 0.05$)

3.6 Application of the PLS – based pattern recognition method on the grade classification of 30 batches of DPSD

The proposed methods based on PLS were successfully applied to the grade classification of 30 batches of DPSD from different sources in China. The results are summarized in Table 2 – 108. The grade of the decoction pieces is inextricably interwoven with the different growing environments and/or processing methods. These samples were collected from a variety of sources and conditions, including from different cultivation areas, various cultivating environments and patterns, different processing methods and/or different harvesting years. It should be noted that the cultivating pattern possessed great significance in the grade classification. In ancient times, *S. divaricata* was derived from wild sources. Today, the wild resources have not been able to keep up with the increasing demand. Most of cultivated *S. divaricata* had good size and appearance and high content of chromone but was of low grade. Apart from the contents of chromone in the samples, which possessed a great significance, the proportion of the different chromones also had a great impact on the result of grade classification. Wild or semi-wild variants of *S. divaricata* are normally perennial and are of good quality (but still exhibit lignification or bolting) as they possess the proper concentration of chromone. Moreover, different processing methods possess an influence on the grade classification of the decoction pieces. Therefore, the utilization of the PLS – based pattern recognition method may efficiently speed up the identification process of the entire quality of the decoction pieces.

4 Conclusions

Identifying quality decoction pieces has been a long-standing problem that the herbal medical field has faced. Modern phytochemical and analytical methods have provided and will continue to provide more scientific data and a theoretical basis to determine the quality of the decoction pieces. However, as an essential part of the quality control system, the grade classification of the decoction pieces is obviously important to the global herbal medicine market. Therefore, a PLS – based pattern recognition method was developed for the rapid identification of the quality of the decoction pieces. Five characteristic components were selected as marker variables for the grade classification of DPSD. Considering the necessity of a shared and simple analytical method of grade classification for the public, HPLC – DAD was used to characterize the chemical constituents. A PLS – based pattern recognition method for the grade classification of DPSD showed good sensitivity, specificity and prediction performance, implying that it may efficiently validate the identification results of appearance assessment. This strategy was applied to the grade classification of 30 batches of DPSD from different sources in China. The results demonstrated that the PLS – based pattern recognition method was a powerful tool for the grade classification of diverse processed herbal medicines. Effectively establishing the correlation between the activity and characteristic component concentrations in the grade classification of the decoction pieces is an important aspect of our future studies.

5 Acknowledgments

This work was financially supported by Special Science Foundation of the State Administration of Traditional Chinese Medicine of the People's Republic of China (no. 201007012) and National Scientific Project in the Ninth Five-year Plan (no. 96 – 903 – 02 – 02).

【论文来源】

Liu Ying, Li Li, Xiao Yongqing*, Yao Jiaqi, Li Pengyuan, Chen Liang, Yu Dingrong, Ma Yinlian. Rapid identification of the quality decoction pieces by partial least squares-based pattern recognition: grade classification of the decoction pieces of Saposhnikovia divaricata. Biomedical chromatography : BMC, 2016, 30 (8).

Global metabolite profiling and diagnostic ion filtering strategy by LC – QTOF MS for rapid identification of raw and processed pieces of *Rheum palmatum* L.

1 Introduction

Rhubarb, including *Rheum palmatum* L., *Rheum tanguticum* Maxim. ex Balf and *Rheum* officinale Baill, has been used for thousands of years in many countries due to its variety of functions (Huang, Lu, Shen, Chung, & Ong, 2007), such as purgative, anti-inflammatory, anticancer, antioxidant, and antitumor (Jelassi et al., 2013; Qin et al., 2011; Suboj et al., 2012). Chemical and pharmacological investigations revealed that phenolic compounds, including anthraquinones, sennosides, stilbenes, and tannins are responsible for its overall therapeutic effects (Chen et al., 2009; Cheng, Wu, Ho, & Yen, 2013; Li, Pan, & Sweet, 2013). Because of its popularity, rhubarb has been officially listed in Chinese Pharmacopoeia, United State Pharmacopoeia and Japanese Pharmacopoeia, etc., named as Radix et Rhizoma Rhei (Pharmaceutical & Food Safety Bureau, 2006; The State Pharmacopoeia Committee of People's Republic of China, 2010; The United States Pharmacopeial Convention, 2010).

Processing can affect the chemical profile and the contents of active compounds in herbals, leading to changes of bioactivities (Cheng, Liu, Peng, Qi, & Li, 2011). For instance, ginseng root, extensive conversion of original polar ginsenosides in unprocessed ginseng to new, less polar, degradation compounds in steaming processed ginseng was observed (Chan et al., 2007). This steaming treatment increases the cancer chemoprevention of ginseng (Qi, Wang, & Yuan, 2010). Therefore, authentication and quality control of processed herbal materials is a challenging task for analysts.

Rhubarb is commonly used after processing. The decoction pieces ("Zhipian" in Chinese) are applied with distinguishing processing ways in different countries regarding varied purpose. A variety of analytical methods have been developed for characterizing the chemical composition of rhubarb in different forms, e. g., fresh or dried, or from varied species sources (Wang et al., 2011; Ye, Han, Chen, Zheng, & Guo, 2007). Most of researchers paid little attention to processed materials, especially to the differences between raw materials and processed ones which may have different chemical patterns. Consequently, it is of great interest to develop a method to classify different type of rhubarb samples, and to identify precise difference of diverse processed rhubarb as well.

The major methods employed in authentication different type of rhubarb samples are chromatographic fingerprint method and chemical profile analysis. These methods are useful for identifying raw and processed rhubarb. However, such strategies consist of several consecutive steps that identify metabolites and then generate qualitative information of phytochemical compositions using liquid chromatography (LC) or mass spectrometry (MS) (Ni, Song, &Kokot, 2012; Wang et al., 2014). The comprehensiveness of this method depends on the number of metabolites identified or available reference compounds compared in the samples. The entire analysis is limited to a metabolite subset and many meaningful differences may be overlooked.

A trend of authentication is the application of metabolomic profiling methods by MS, giving comprehensive and unbiased information analysis and having the sensitivity, specificity, and versatility (Dunn & Ellis, 2005). Metabolomic profiling is powerful in describing the similarities and differences of biological system by exhaustive profiling of metabolites in an organism, which has been used for investigating metabolic differences between plant tissue specific (Chen et al., 2014), food safety (Chen et al., 2012; Liu et al., 2014) and disease diagnostics (Wagner, Scholz, Sieber, Kellert, & Voelkel, 2007) recently. This strategy adopts an automated compound extraction algorithm to profile samples at the level of individual molecular fragments without sophisticated peak assignment. It is a comprehensive analysis of all metabolite subset and possible metabolic differences.

In this study, metabolite profiling and diagnostic ion filtering strategy with LC – quadrupole time-of-flight mass spectrometry (LC – QTOF – MS) is proposed (Fig. 2 – 135) for rapid classification of raw and processed rhubarb samples. To validate practicability of the proposed method, *R. palmatum* L., the most popular officinal specie of Radix et Rhizoma Rhei was used as an illustrative case study. Firstly, the full metabolic profiles of both raw and processed materials were obtained through LC – QTOF – MS, followed by a multivariate statistical analysis. A multivariate statistical analysis is utilized to obtain a predictive model for classification of raw materials and processed ones. After that, major diagnostic ions and fragmentation pathways of different classes of compounds in QTOF – MS are summarized with available reference compounds. Using diagnostic ion filtering, rapid identification of the marker compounds is achieved.

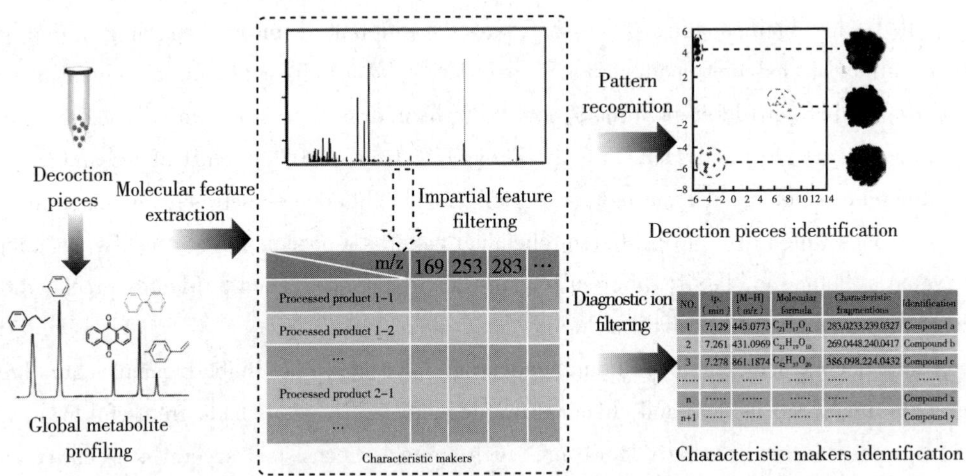

Fig. 2 – 135 Schematic diagram of the metabolite profiling and diagnostic ion filtering strategy.

2 Experimental

2.1 Chemicals and reagents

Standards of reference consist of 12 anthraquinones, 3 stilbenes, 5 phenylbutanones, 1 phenolic acid and 2 tannins. Physcion – 8 – *O* – *β* – D – glucopyranoside, chrysophanol – 8 – *O* – *β* – D – glucopy-ranoside, aloe-emodin – 8 – *O* – *β* – D – glucopyranoside, rhein – 8 – *O* – *β* –

D – glucopyranoside, emodin – 8 – O – β – D – glucophyranoside, aloe-emodin – 3 – CH_2 – O – β – D – glucophyranoside, emodin – 1 – O – β – D – glucophyranoside, rhein, emodin, aloe emodin, trans – 3, 3′, 5′ – trihydroxy – 4 – methoxy-stilbene – 3′ – O – β – D – glucopyranoside, trans – 3, 5, 4′ – trihydroxystilbene – 4′ – O – β – D – glucopyranoside, trans – 3, 5, 4′ – trihydroxystil-bene – 4′ – O – β – D – (6″ – O – galloyl) – glucopyranoside, 4 – (4′ – hydroxyphenyl) – 2 – butanone – 4 – (4′ – hydr oxyphenyl) – 2 – butanone – 4′ – O – β – D – (6″ – O – cinnamoyl) – glucopyranoside, 4 – (4′ – hydroxyphenyl) – 2 – butanone – 4′ – O – β – D – (6″ – O – p – coumaroyl) – glucopyranoside, 4 – (4′ – hydroxyphenyl) – 2 – butanone – 4 – O – β – D – (2″ – O – galloyl – 6″ – O – p – coumaroyl) – glucopyranoside, 4 – (4′ – hydroxyphenyl) – 2 – butanone – 4′ – O – β – D – (6″ – O – galloyl) – glucopyranoside; gallic acid, catechin, epicatechin were isolated previously from the dried roots of *R. palmatum* L. in our laboratory. Sennoside A and sennoside B were purchased from National Institutes for Food and Drug Control (Beijing, China). Their structures were further elucidated in the authors' laboratory by ^{13}C NMR and MS data (shown in Fig. S1) (Kashiwada, Nonaka, & Nishioka, 1984, 1986; Nonaka, Minami, & Nishioka, 1977; Nonaka, Nishioka, Nagasawa, & Oura, 1981; Okabe, Matsuo, & Nishioka, 1973). The purity of each standard compound was determined to be more than 95% by normalization of the peak areas detected by HPLC – diode array detector (DAD) – quadruple/MS.

HPLC grade ACN, methanol and MS grade acetic acid was obtained was from Dikma (California, USA). Deionized water (18 MΩ cm^{-1}) was prepared by distilled water through Arium 61316/611VF system (Gottingen, Germany). All the chemicals used from commercial sources were of analytical grade or higher.

2.2 Sample preparation

Dried samples of *R. palmatum* L. (totally 30 batches) were collected from Yushu in Qinghai Province, China. All voucher samples were authenticated by Pro. Shi-Lin Hu and deposited at Institute of Chinese Materia Medica at the China Academy of Chinese Medical Sciences (Beijing, China). Among them, 20 batches were processed into decoction pieces, including steamed pieces ("Shupian" in Chinese, 10 batches) and charring pieces ("Tanpian" in Chinese, 10 batches). They were manufactured by Renwei Chinese medicine material processing plant (Beijing, China) according to China Pharmacopeia (2010 edition) (The State Pharmacopoeia Committee of People's Republic of China, 2010). The remaining bathes were used as raw materials ("Shengpian" in Chinese).

Different rhubarb samples were powdered to a homogeneous size and sieved through a No. 40 mesh. An aliquot of 0.5g powder from each batch of samples was sonicated in 25mL of 70% methanol (v/v) for 10min at room temperature, followed by filtering and then centrifuging at 12000 rpm for 5min. The final supernatant was transferred to an auto sampler vial for analysis.

2.3 RRLC-QTOF-MS analysis

Chromatographic analysis was performed on an Agilent 1200 Series (Agilent, Germany) LC system equipped with a binary pump, micro degasser, an auto plate-sampler, and a thermostatically controlled column apartment. Chromatographic separation was carried out at 30 ± 0.1℃ on an Agilent XDB-C_{18} column (4.6mm × 50mm, 1.8μm). The mobile phase was consisted of (A) water (0.2% acetic acid, v/v) and (B) acetonitrile (0.2% acetic acid, v/v) using a gradient elution of 13%-13% B at 0-1.4min, 13%-15% B at 1.4-1.5min, 15%-16% B at 1.5-3.5min, 16%-20% B at 3.5-6min, 20%-24% B at 6-7min, 24%-30% B at 7-8.7min, 30%-31% B at 8.7-11.4min, 31%-41% B at 11.4-12.9min, 41%-54% B at 12.9-13min, 54%-60% B at 13-14min, 60%-100% B at 14-16min, 100%-100% B at 16-18min. The injection volume was 2μL and the flow rate was 0.5mL/min. Twenty-three available reference compounds were mixtured as the "quality control" (QC) sample to maintain the stable instrumental conditions during the whole analytical process. The QC sample was analyzed before, inter and after the sample analysis every day. Blank 70% methanol (2μL) was injected between samples to validate inter-sample cross-talking effect.

Qualitative detections were performed by 6520 QTOF mass spectrometer (Agilent Technologies, Germany) equipped with an electrospray ionization (ESI) interface. The operating parameters were as follows: drying gas (N_2) flow rate and temperature at 10.0L/min and 350℃; nebulizer, 45 psig; sheath gas flow rate and temperature at 12L/min and 400℃; capillary, 3500V; skimmer, 65V; OCT RFV, 750V and fragmentor voltage, 120V. For MS/MS experiments, the collision energy was adjusted from 15 to 35V to optimize signals and obtain maximal structural information from the ions of interest. Each sample was analyzed in negative mode and in triplicate. The mass range was set at m/z 100-1000. Accurate mass measurements (error < 5 ppm for analytes) were obtained by means of an automated calibrant delivery system using a dual-nebulizer ESI source. The ESI source introduces a low flow rate (100μL/min) of a calibrating solution (calibrant solution A, Agilent Technologies), which contains the internal reference masses at m/z 112.9856, 980.0164 in negative ion mode.

2.4 Data analysis

The RRLC-ESI/QTOF MS data were initially analyzed using the molecular feature extraction (MFE) algorithm of the MassHunter Workstation software (version B 05.00 Qualitative Analysis, Agilent Technologies, Santa Clara, CA, USA). Ions, account exceeding 500 counts with a charge state equal to one, were extracted as molecular features (MFs) from handling of representative samples to statistical and chemometric evaluation of the data sets obtained. They were characterized by retention time (RT), abundance, and accurate mass. Compound ion count threshold was set as two or more ions. Isotope model was based on the common organic molecules. All features extracted in blank runs (70% methanol) were subtracted from sample features to reduce the chemical noise. The resulting files in compound exchange format (.cef files) were created for each sample and exported into the Mass Profiler

Professional (MPP) software package (version B. 12.05, Agilent Technologies, Santa Clara, CA, USA) for further processing.

Multivariate statistical analysis was performed using MPP software. Alignment of RT was carried out across the sample set using a tolerance window of 0.2min. MFs from different samples were aligned using percentile shift normalization algorithm and baseline to median of all samples option. Stepwise reduction of MFs number was performed based on frequency of occurrence, fold change and results of one-way analysis of variance (ANOVA). Finally, the data were exported and analyzed by partial least squares (PLS) and support vector machine (SVM).

PLS is an unsupervised pattern recognition method without priori information of the data set and retained maximum variance of multi-dimensional data while reducing its dimensionality (Boulesteix & Strimmer, 2007). Hence, PLS was used to select the important features prior to classifier training, in order to specify the classification model without reducing its performance. The PLS classifier decides: the median of weighted values (MWV) was used to measure the importance of the features. The cutoff point was set as 0.40. If MWV ≥0.40, the corresponding features were identified as key variables which could influence the performance of classification model.

SVM, originally introduced by Cortes and Vapnik (1995), has been indicated as a powerful classification tool which can address the general case of nonlinear and non-separable classification efficiently. The goal of an SVM is to find a hyperplane that maximizes the width of the margin between the classes and at the same time minimizes the empirical errors (Chen, Xuan, Riggins, Clarke, & Wang, 2011). Here, we selected the radial basis function (RBF) as described in our previous study (Jiang et al., 2013).

The overall performance of rhubarb classifier was evaluated by 5 – fold cross-validation test. The overall predictive accuracy (ACC), receiver operating characteristic (ROC) and the area under curve (AUC) were used to measure the prediction performance of the model. ROC curve can show the efficacy of one test by presenting both sensitivity and specificity for different cutoff points (Baldi, Brunak, Chauvin, Andersen, & Nielsen, 2000). Sensitivity and specificity are well suited to represent the ability of a test to identify true positives and false ones in a dataset. The ROC curves are plotted and smoothed by SPSS software with the sensitivity on the y axis and specificity on the x axis. The 5 – fold cross-validation test procedure: classes in input data were randomly divided into five equal parts, four parts were used for model training, and the remaining samples (test set) are classified with the use of the constructed model. The whole process was repeated ($n = 5$) before sensitivity and specificity against different parameters across five test datasets are calculated for the ROC curve.

3 Results and discussion

3.1 Economic RRLC system with a small particle-size column

High-speed analyses were achieved as totally less than 20min for separation of raw and processed rhubarb extract through RRLC system packed with 1.8 – μm porous particles in short column (shown in Figs. 2 – 136). It is approximately 2 – 4 times faster than that using a conventional column packed with 5.0 – μm particles (Li et al., 2009; Ye et al., 2007). Meanwhile, the time needed for method development and column equilibration were much shorter. Moreover, short analysis time contributed to significant reduction of solvent consumption and less cost. In the experiments, the solvent consumption decreases 75% – 85%. Under a low flow rate of 0.5mL/min, the sampling rate needed for MS met the requirements. Replacement of short connection pipelines improved resolution. RRLC system with a small particle-size column was a highly useful and economic method for analysis of different rhubarb samples.

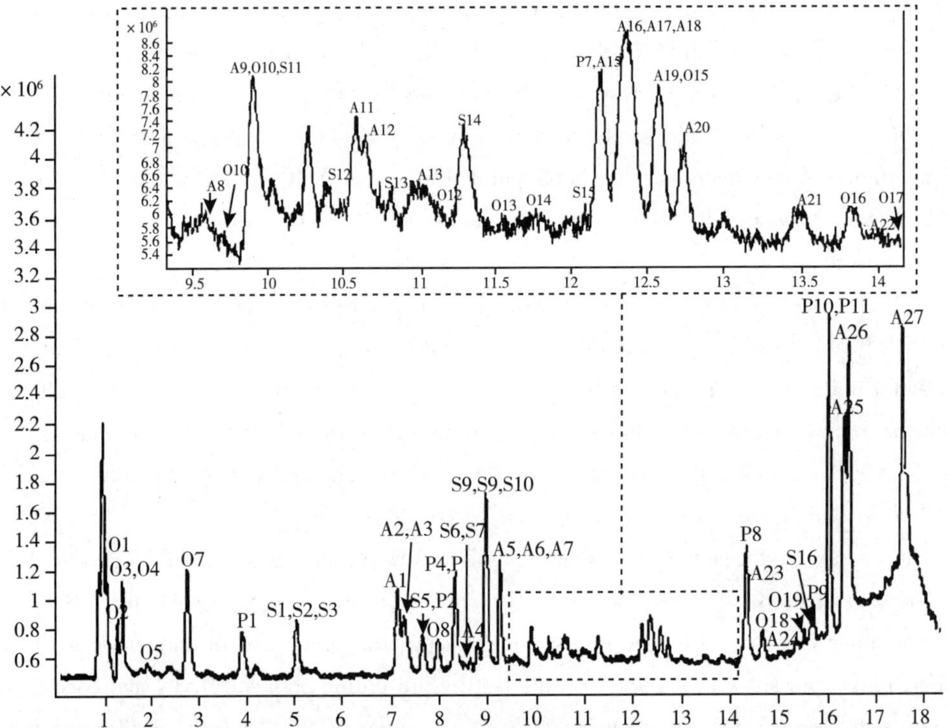

Fig. 2 – 136 The typical total ion chromatograms of raw materials of *Rheum palmatum* L. by LC – QTOF – MS in negative ion mode. The peak numbers are in accordance with the compound numbers in Table 2 – 109

3.2 Global metabolite profiling by QTOF – MS

The entire analysis of metabolite subset and many possible metabolic differences depend on unbiased metabolite profiling. Given the complexity of plant metabolites (primary and secondary) which comprise varied types and different contents of chemicals, comprehensive analysis of metabolites in herbals is difficult. Nevertheless, QTOF MS offers high selectivity under full-scan mode, high resolution, great mass accuracies and multiple fragmentations for structural information, making it possible to analysis of non-targeted metabolites. In this work, non-targeted analysis of metabolites in 30 batches of rhubarbs samples covering raw and two processed ones were performed directly. The cross-talk between samples was found to be negligible by validating the blank solution after analysis of rhubarb extract. Negative ion mode was chosen for the analysis due to relatively higher intensities of most metabolites compared with those in positive mode.

3.3 Impartial feature filtering and data pretreatment

It is rather challenging to locate characterization features from visible peaks or extracted target compounds by manual work. It is time demanding, and many low-level compounds might be missed. The MFE algorithm is a useful compound-finding method which could merge isotopes and possible chemical relationships, such as adducts and dimmers, into a single compound. All compounds would be characterized by accurate mass combined with their abundance and retention time. The entire procedure was completed in minutes much faster than manual analysis that would spend weeks. Then, to minimize complex data, further filtering procedures based on one-way ANOVA ($p = 0.05$) and fold change (FC, FC value≥2.0) analysis. The total number of the MFs was 1482 from all injections, and significantly reduced to 73 after the filtering step. A total of 73 characteristic markers were finally used to perform multivariate statistical analysis which is more comprehensive and unbiased, compared with selected several components (18 or 8) as characteristic markers in previously reported method (Ni et al., 2012; Wang et al., 2014). Their identification information was summarized in Table 2 - 109. The characteristics of the proposed method and literature reported methods were summarized in Table S1.

Table 2-109 LC-QTOF-MS accurate mass measurements and distribution of the 73 chemical markers.

Compound no.	t_R (min)	$[M-H]^-$ (m/z) Experimental	Theoretical	Error (ppm)	Molecular formula	Characteristic fragment ions	Identification	RP	SP	CP
A1 *	7.129	445.0773	445.0776	-0.75	$C_{21}H_{17}O_{11}$	283.0233, 239.0327	Rhein-8-O-β-D-glucopyranoside	+	+	+
A2 *	7.261	431.0969	431.0984	-3.40	$C_{21}H_{19}O_{10}$	269.0448, 240.0417	Aloe-emodin-8-O-β-D-glucopyranoside	+	+	-
A3 *	7.278	861.1874	861.1884	-1.12	$C_{42}H_{37}O_{20}$	386.098, 224.0432	SennosideB	+	+	-
A4	8.648	861.1834	861.1884	-1.76	$C_{42}H_{37}O_{20}$	386.0995, 224.0468	Sennoside C or D	+	-	-
A5	9.251	699.1319	699.1355	-1.20	$C_{36}H_{27}O_{15}$	386.1017, 224.0470	Anthranone	+	-	-
A6 *	9.264	861.1876	861.1884	0.89	$C_{42}H_{37}O_{20}$	386.1003, 224.0468	Sennoside A	+	+	-
A7	9.272	431.0940	431.0984	3.11	$C_{21}H_{19}O_{10}$	386.1004, 224.0477	Anthranone	+	-	-
A8	9.548	597.1851	597.0886	1.84	$C_{28}H_{21}O_{15}$	283.0241, 239.0357	Rhein-8-O-β-D-(60-galloyl)glucoside	+	+	-
A9	9.866	431.0977	431.0984	1.55	$C_{21}H_{19}O_{10}$	269.043, 240.041, 225.0557	Emodin-3-O-glucoside	+	-	-

续表

Compound no.	t_R (min)	[M-H]⁻ (m/z) Experimental	Theoretical	Error (ppm)	Molecular formula	Characteristic fragment ions	Identification	RP	SP	CP
A10	9.899	433.1108	433.1140	2.42	$C_{21}H_{21}O_{10}$	386.0963, 224.0452	Anthranone	-	-	+
A11 *	10.576	831.2126	831.2142	1.91	$C_{42}H_{39}O_{18}$	386.0996, 224.0461	Anthranone	+	-	-
A12	10.601	431.0977	431.0984	1.55	$C_{21}H_{19}O_{10}$	269.0449, 240.0421, 225.0547	Emodin-1-*O*-β-D-glucophyranoside	+	+	-
A13	11.034	831.2159	831.2142	2.06	$C_{42}H_{39}O_{18}$	386.0997, 224.0507	Anthranone	+	-	-
A14	11.113	487.0845	487.0882	2.58	$C_{23}H_{19}O_{12}$	283.0223, 239.0344	Rhein derivative	-	+	-
A15 *	12.24	417.1155	417.1191	2.62	$C_{21}H_{21}O_9$	253.0505, 225.0552	Chrysophanol derivative	+	-	-
A16 *	12.364	415.1027	415.1035	1.82	$C_{21}H_{19}O_9$	253.0505, 225.0545	Chrysophanol-8-*O*-β-D-glucopyranoside	+	+	-
A17	12.421	431.0975	431.0984	2.01	$C_{21}H_{19}O_{10}$	269.0443, 268.0363	Aloe-emodin-3-CH_2-*O*-β-D-glucophyranoside	+	+	+
A18	12.496	473.1107	473.1089	3.72	$C_{23}H_{21}O_{11}$	269.0462, 225.0524	Emodin-8-*O*-(6′-*O*-acetyl)-glucopyranoside	+	-	-
A19 *	12.582	431.0974	431.0984	-2.25	$C_{21}H_{19}O_{10}$	269.0456, 240.0425, 225.0552	Emodin-8-*O*-β-D-glucophyranoside	+	+	-
A20	12.747	415.1027	415.1035	-1.82	$C_{21}H_{19}O_9$	253.0499, 225.0547	Chrysophanol-*O*-glucopyranoside	+	+	-
A21	13.499	517.1974	517.0988	-2.63	$C_{24}H_{21}O_{13}$	269.0435, 225.0508	Emodin-8-*O*-(6-*O*-malonyl)-glucopyranoside	+	+	-
A22	13.994	567.1165	567.1144	3.67	$C_{28}H_{23}O_{13}$	253.0502	Chrysophanol-8-*O*-(6′-*O*-galloyl)-glucoside	+	+	-
A23 *	14.609	431.0977	431.0984	-1.55	$C_{21}H_{19}O_{10}$	283.0612, 240.0433	Physcion-*O*-glucoside	+	+	-
A24 *	14.683	445.1099	445.1140	-3.24	$C_{22}H_{21}O_{10}$	283.0605, 240.0423	Physcion-8-*O*-β-D-glucopyranoside	+	-	-
A25 *	16.372	269.0454	269.0455	-0.54	$C_{15}H_9O_5$	225.0556	Emodin			
A26 *	16.442	283.0242	283.0248	-2.15	$C_{15}H_7O_6$	239.0355	Rhein	+	+	+
A27 *	17.556	269.0460	269.0455	1.68	$C_{15}H_9O_5$	239.0347	Aloe-emodin	+	+	+
S1	5.065	389.1233	389.1242	-2.28	$C_{20}H_{21}O_8$	227.0695, 185.0594, 143.0483	Piceid (Resveratrol-3-*O*-β-D-glucopyranoside)	+	+	-
S2	5.072	425.1047	425.1025	-1.14	$C_{26}H_{17}O_6$	227.0734, 185.0451	Stilbene	+	+	-
S3	5.074	449.1428	449.1453	-1.60	$C_{22}H_{25}O_{10}$	227.07, 185.0599, 143.0497	Stilbene	+	+	-

续表

Compound no.	t_R (min)	[M-H]⁻ (m/z) Experimental	Theoretical	Error (ppm)	Molecular formula	Characteristic fragment ions	Identification	RP	SP	CP
S4	7.571	417.1169	417.1191	-1.28	$C_{21}H_{21}O_9$	255.0638, 227.0677	Stilbene	+	+	-
S5	7.685	541.1406	541.1405	0.23	$C_{20}H_29O_{17}$	227.0742, 185.0532, 143.0491	Stilbene	+	-	-
S6	8.533	417.1179	417.1191	-2.88	$C_{21}H_{21}O_9$	255.0642, 227.0686	Stilbene	+	-	-
S7 *	8.541	419.1335	419.1348	-2.99	$C_{21}H_{23}O_9$	255.0651, 227.0731, 185.0597, 145.0662	Rhaponticin (3,5′,3′-trihydroxy-4-methoxystilbene-3′-*O*-β-D-glucoside)	+	+	-
S8	8.87	541.1334	541.1351	2.22	$C_{27}H_{25}O_{12}$	227.0870, 185.0594	Stillbene	+	+	+
S9 *	8.97	541.1343	541.1351	-1.57	$C_{27}H_{25}O_{12}$	227.0703, 185.0602, 143.0455	Resveratrol-4′-*O*-β-D-(6″-*O*-galloyl)-glucopyranoside	+	+	+
S10 *	9.08	389.1233	389.1242	-2.88	$C_{20}H_{21}O_8$	227.0713, 185.0608, 143.0496	Resveratrol-4′-*O*-β-D-glucopyranoside	+	-	-
S11	9.912	487.0883	487.0882	0.21	$C_{23}H_{19}O_{12}$	255.064, 227.0705	Stilbene	+	-	-
S12	10.432	555.1470	555.1508	-2.83	$C_{28}H_{27}O_{12}$	255.0632, 227.0731	Desoxyrhaponticin - 6″-*O*-gallate	+	-	-
S13	10.801	541.1343	541.1351	-1.57	$C_{27}H_{25}O_{12}$	227.0715, 185.0616, 143.053	Resveratrol-4′-*O*-β-D-(2″-*O*-galloyl)-glucopyranoside	+	-	-
S14	11.286	227.0712	227.0714	-0.74	$C_{14}H_{11}O_3$	185.0557, 159.0834, 143.0483	Resveratrol	+	+	-
S15	12.099	535.1625	535.1610	2.85	$C_{29}H_{27}O_{10}$	227.0713, 143.0499	Stilbene	+	-	-
S16	15.662	671.1796	671.177	3.85	$C_{36}H_{31}O_{13}$	227.0705, 185.0597, 143.0477	Stilbene	+	-	-
P1	3.922	325.1268	325.1293	-2.59	$C_{16}H_{21}O_7$	161.0582(325-164)	4-(4′-hydroxyphenyl)-2-butanone-4′-*O*-β-D-glucoside	+	-	+
P2 *	7.658	477.1413	477.1402	2.23	$C_{23}H_{25}O_{11}$	163.0763, 313.0561 (477-164), 169.0139, 125.0240	4-(4′-hydroxyphenyl)-2-butanone-4′-*O*-β-D-(6″-*O*-galloyl)-glucopyranoside	+	+	+
P3	7.678	479.1475	479.1559	-1.46	$C_{23}H_{27}O_{11}$	163.0754, 315.0653 (479-164), 169.0134, 125.0233	(S)-4-(4′-hydroxyphenyl)-2-butanol 2-*O*-(6-*O*-galloyl)-β-D-glucopyranoside	-	+	+
P4	8.347	477.1378	477.1402	-1.09	$C_{23}H_{25}O_{11}$	313.058(477-164)	Isolindleyin	+	+	+
P5	8.347	479.1448	479.1559	-3.09	$C_{23}H_{27}O_{11}$	163.0708, 315.0616 (479-164), 169.0139, 125.0237	(S)-4-(4′-hydroxyphenyl)-2-butanol 2-*O*-(*O*-galloyl)-β-D-glucopyranoside	+	-	-
P6 *	9.548	163.0755	163.0765	-1.81	$C_{10}H_{11}O_2$	163.0755	4-(4′-Hydroxyphenyl)-2-butanone	-	+	+

Table 2-109 (continued)

Compound no.	t_R (min)	$[M-H]^-$ (m/z) Experimental	Theoretical	Error (ppm)	Molecular formula	Characteristic fragment ions	Identification	RP	SP	CP
P7*	12.19	471.1640	471.1661	-4.35	$C_{25}H_{27}O_9$	307.0823 (471-163), 163.0389, 119.0497	4-(4'-Hydroxyphenyl)-2-butanone-4'-*O*-β-D-(6''-*O*-*p*-coumaroyl)-glucopyranoside	+	-	+
P8*	14.349	623.1746	623.1770	-3.87	$C_{32}H_{31}O_{13}$	459.0923 (623-164), 163.0394, 119.0499, 169.0134, 125.0236	4-(4'-hydroxyphenyl)-2-butanone-4'-*O*-β-D-(2''-*O*-galloyl-6''-*O*-*p*-coumaroyl)-glucopyranoside	+	+	+
P9*	15.715	455.1675	455.1711	-2.98	$C_{25}H_{27}O_8$	163.076, 103.0546	4-(4'-hydroxyphenyl)-2-butanone-4'-*O*-β-D-6''-*O*-cinnamoyl)-glucopyranoside	+	-	-
P10	16.025	607.1811	607.1821	-1.64	$C_{32}H_{31}O_{12}$	443.0981 (607-164), 163.0747, 147.0453, 103.0554, 169.0134, 125.0248	4-(4'-hydroxyphenyl)-2-butanone-4'-*O*-β-D-(2''-*O*-galloyl-6''-*O*-*p*-coumaroyl)-glucopyranoside	+	+	+
P11	16.045	609.1949	609.1972	-3.78	$C_{32}H_{31}O_{12}$	443.1045 (607-164), 163.0770	phenylbutanone	+	+	+
O1	1.061	331.0663	331.0671	-2.32	$C_{13}H_{15}O_{10}$	331.0663	Galloylglucose	+	+	+
O2	1.291	331.0666	331.0671	-1.42	$C_{13}H_{15}O_{11}$	331.0666	Galloylglucose	+	-	+
O3	1.35	331.0651	331.0671	-1.93	$C_{13}H_{15}O_{12}$	331.0651	Galloylglucose	+	+	+
O4*	1.387	169.0135	169.0142	-4.39	$C_7H_5O_5$	169.0135	Gallic acid	+	+	+
O5	1.942	483.0769	483.0780	-2.33	$C_{20}H_{19}O_{14}$	483.0769	Gallic acid derivative	+	-	-
O6	2.481	483.0776	483.0780	-0.89	$C_{20}H_{19}O_{14}$	483.0776	Gallic acid derivative	-	+	+
O7	2.787	289.0704	289.0712	-2.81	$C_{15}H_{13}O_6$	289.0704	Catechin	+	+	-
O8	7.976	441.0825	441.0822	0.74	$C_{22}H_{17}O_{10}$	441.0822	Epicatechin-3-*O*-gallate	+	+	-
O9	9.433	479.1565	479.1559	-1.82	$C_{23}H_{27}O_{11}$	479.1565	Gallic acid derivative	-	+	-
O10	9.887	473.1070	473.1089	-4.08	$C_{23}H_{21}O_{11}$	473.1070	Catechin derivative	+	+	-
O11	10.843	473.1042	473.1089	-3.99	$C_{23}H_{21}O_{21}$	473.1042	Catechin derivative	-	+	-
O12	11.1	431.0957	431.0984	-2.18	$C_{21}H_{19}O_{10}$	431.0957	Catechin derivative	+	+	-
O13	11.472	431.0978	431.0984	-1.32	$C_{21}H_{19}O_{10}$	431.0978	Catechin derivative	+	+	-
O14	11.761	473.1062	473.1089	-5.77	$C_{23}H_{21}O_{11}$	473.1062	Catechin derivative	+	+	-
O15	12.584	473.1102	473.1089	2.67	$C_{23}H_{21}O_{11}$	473.1102	Catechin derivative	+	+	-
O16	13.888	473.1077	473.1089	-2.61	$C_{23}H_{21}O_{11}$	473.1077	Catechin derivative	+	-	-
O17	14.25	457.1132	457.1140	-1.79	$C_{23}H_{21}O_{10}$	457.1132	Catechin derivative	+	+	-
O18	14.659	457.1122	457.1140	-3.97	$C_{23}H_{21}O_{10}$	457.1122	Catechin derivative	+	+	-
O19	15.546	487.1237	487.1246	-1.81	$C_{24}H_{23}O_{11}$	487.1237	Catechin derivative	+	+	-

RP stands for raw materials; SP stands for steamed pieces; CP stands for charring pieces. +Detected; -Not detected.

* Identified with reference compounds.

3.4 Multivariate statistical analysis

In machine learning system, the most time consuming step was retraining of the classifier. An alternative approach is to select important features prior to classifier training. Hence, PLS was used to choose key characteristic variables. The MWV of 73 variables were shown in Table S2. As a result, ten features, MWV of which were greater than 0.40, were selected as key characteristic variables for the classifier training.

SVM was used as the classification method for modeling the discrimination in different rhubarb samples. Here, ten key characteristic variables screened by PLS were used to construct SVM - based model for classification of raw materials and processed ones. The peak areas of the ten maker components were then chosen as the inputs to build a 10 - dimensional dataset, which represents 10 vectors. Three kinds of rhubarb samples were applied as the output vectors. A 5 - fold cross-validation was performed to improve the classification accuracy and avoid data over fitting. In modeling, 30 batches of samples were randomly separated into the training and test datasets for 100 times. The rhubarb classifier was trained by the training dataset, and its predictive ACC and AUC value were evaluated by the test datasets (shown in Fig. 2 - 137). The ACC and AUC values for different tests were summed to calculate the average and standard error as shown in Table S3. The recognition results of most of the 24 samples were consistent with the actual results, and these selected samples representing corresponding samples were

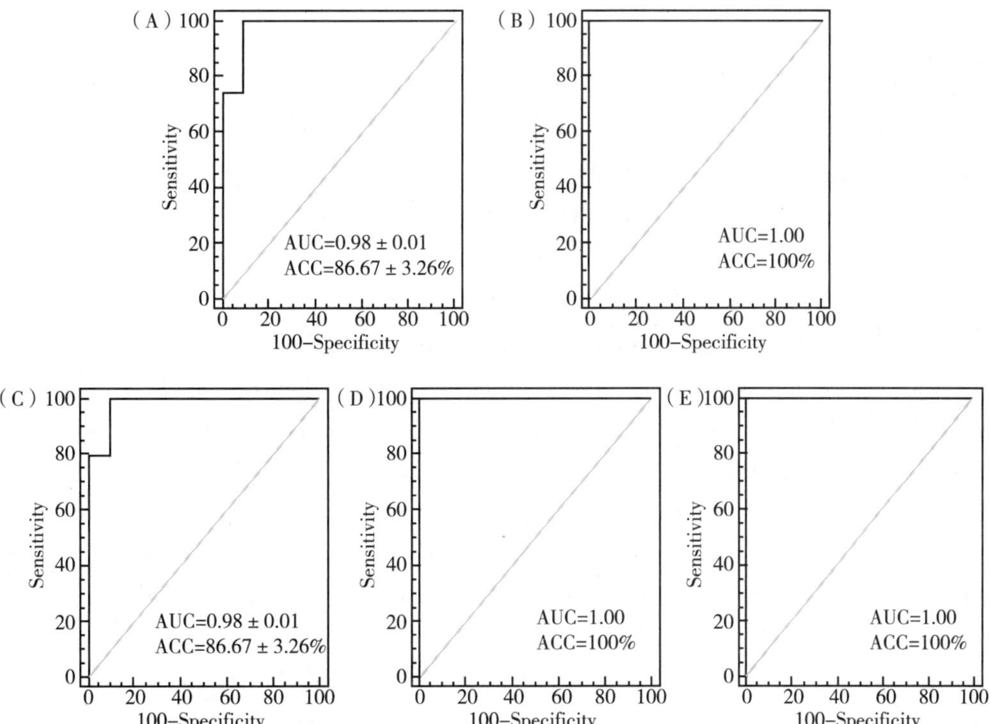

Fig. 2 - 137　ROCs for 5 - fold cross validation. No statistical differences in AUC values were found among five rounds validations ($P > 0.05$)

successfully classified into three groups. Subsequently, the 6 batches of uncontained samples were used as a prediction set to test the method validation. The results showed that the overall prediction accuracy reached 94.67 ±7.71%, and the AUC values were 0.98 ±0.01 – 1.00 (Konieczk, & Namiesnik, 2010; Szterk, Roszko, & Cybulski, 2012; Szterk, Roszko, Małek, Czerwonka, & Waszkiewicz-Robak, 2012; Szterk et al., 2012). The AUC value is an indicator of the efficacy of the assessment system. The closer to 1.00 the AUC of a test is, the higher the overall efficacy of the test will be. We found that the rhubarb classifier had an area approximately 1.00, suggesting that it had high efficiency to identify the raw materials and two kinds of pieces against the different independent test datasets. All these results suggest that the proposed SVM – based pattern recognition method may be a potential tool for the classification of diverse processed herbal materials.

3.5 Rapid identification of chemical markers

Although a number of reports have characterized mass spectra of diverse compounds of rhubarb, few of them have identified diagnostic ion to rapid classify and differentiate compounds. In this study, a diagnostic ion filtering strategy was established for rapid characterization of different types of constituents in *R. palmatum* L., as shown in Fig. 2 – 261. Generally, major constituents of rhubarb can be divided into several groups, including anthraquinones (anthranones), stilbenes, and phenylbutanones.

So far, anthraquinones reported from rhubarbs mainly include emodin, aloe-emodin, rhein, physcion, chrysophanol and their derivatives. These anthraquinones shared a common parent nucleus 1, 8 – dihydroxy – 9, 10 – anthraquinone. Chrysophanol derivatives could be readily differentiated by the $[M-H]^-$ ion at m/z 253.05, and ion at m/z 225.05 with further loss of a molecule of CO. Rhein derivatives could be distinguished by the $[M-H]^-$ ion at m/z 283.02 and ion at m/z 239.03 which was generated from loss of a neutral molecule CO_2. Physcion could be differentiated by the ions at m/z 283.06 and m/z 240.04, referring $[M-H]^-$ and $[M-H-C_2H_3O]^-$. Emodin and aloe-emodin were isomers, both owning the $[M-H]^-$ ions at m/z 269.04. Their derivatives could be differentiated by the MS^2 spectra, as m/z 225.05 for emodin only due to continuous loss of CO and a hydroxyl group. It is worth noting that the fragmentation pattern of aloe-emodin derivatives was different from others when there was a substituent attached to C – 3. Ion at m/z 268.04 was observed as the base peak, as shown in Fig. 2 – 261. Except for anthraquinones, several anthranones were contained in rhubarb. Anthranone could be further divided into two types, anthranone and dianthrone, according to molecular size. The molecular weight of anthranone was less than 610 Da, while dianthrone was more than that. Ions at m/z 386.10 and 224.04 were two diagnostic ions of anthranone. Sennoside A gave the $[M-H]^-$ ion at m/z 861.19, which first produced ions at m/z 699.13 and 537.08 by successive losses of terminal glucose unit. Ion at m/z 699.13 further generated ion at m/z 655.15 due to the elimination of a carboxyl group, followed by the cleavage of C – 10 and C – 10′ and loss of a terminal glucose unit forming ions at m/z 386.10

and 224.05.

Five aglycones of stilbenes had been reported from rhubarb so far, including resveratrol, piceatannol, rhapontigenin, isorhapontigenin and deoxyrhapontigenin. Due to the limitation of reference substance, only diagnostic ion of resveratrol and rhapontigenin were identified to rapidly classify. Resveratrol and rhapontigenin could be classified into two groups based on fragment ion at m/z 227.07, the $[M-H]^-$ ion of 3, 5, 4′-trihydroxy-stilbene. If ion at m/z 255.06, two hydrogen atoms lost from rhapontigenin in the MS^2 spectra, the compounds could be termed as rhapontigenin. If not, the compounds could be identified as resveratrol with ions at m/z 185.06 and/or 143.05. In the (−) MS scan of resveratrol-4′-*O*-*β*-D-glucopyranoside, the $[M-H]^-$ ion was observed at m/z 389.12, which was selected as the precursor ion in the subsequent MS^2 experiment to give fragmentation information. As presented in Fig. 2-137, MS^2 produced fragment ion at m/z 227.07 by typical loss of the terminal glucose unit, which was observed as the base peak. The successive losses of C_2H_2O from m/z 227.07 generated ions at m/z 185.06 and 143.05.

Phenyl butanone could be identified based on $[M-H]^-$ ion of 4-(4′-hydroxyphenyl)-2-butanone at m/z 163.07 and/or $[M-H]^-$ −164. If ion at m/z 169.01 was observed, the compounds could be termed as containing a galloyl group. The presence of coumaroyl group was characterized by the abundant ions at m/z 163.04 and/or 119.05. Similarly, ions at m/z 147.04 and/or 103.05 could be easily observed when there was a cinnamoyl group. Since 4-(4′-hydroxyphenyl)-2-butanone, the mother nucleus of phenylbutanone, was structurally unstable, sometimes the $[M-H]^-$ ion of 4-(4′-hydroxyphenyl)-2-butanone at m/z 163.07 could not be found in MS^2 spectrum. However, the $[M-H]^-$ −164 ion of phenyl butanone was easily observed. These compounds usually obtained a variety of substituents including galloyl group, coumaroyl group and cinnamoyl group, which owned information-rich fragmentation and were easily recognized. As shown in Fig. 2-138, 4-(4′-hydroxyphenyl)-2-butanone-4′-*O*-*β*-D-(2″-*O*-galloyl-6″-*O*-*β*-coumaroyl)-glucopyranoside presented the $[M-H]^-$ ion at m/z 623.18. The loss of 4-(4′-hydroxyphenyl)-2-butanone molecule from the $[M-H]^-$ ion formed ion at m/z 459.09, which showed two fragmentation pathways. Loss of coumaroyl group from m/z 459.09 generated ion at m/z 295.05, which further produced ions at m/z 169.01 and 125.02 by losing a glucose unit and a molecule of CO_2. Similarly, ions at m/z 289.07, 163.04 and 119.05 were observed owing to continued losses of molecules of coumaroyl group, glucose unit and CO_2.

By searching characteristic fragment ions and comparing accurate retention times, molecular ions, with those of the reference compounds, target compounds of rhubarb extracts could be unambiguously identified. For the untargeted compounds, the accurate molecular ions of chromatographic peaks were collected in negative ion mode. The molecular formula of each peak was calculated and applied to match various chemical data base. After that, the diagnostic ions were used to filter and differentiate the untargeted compounds.

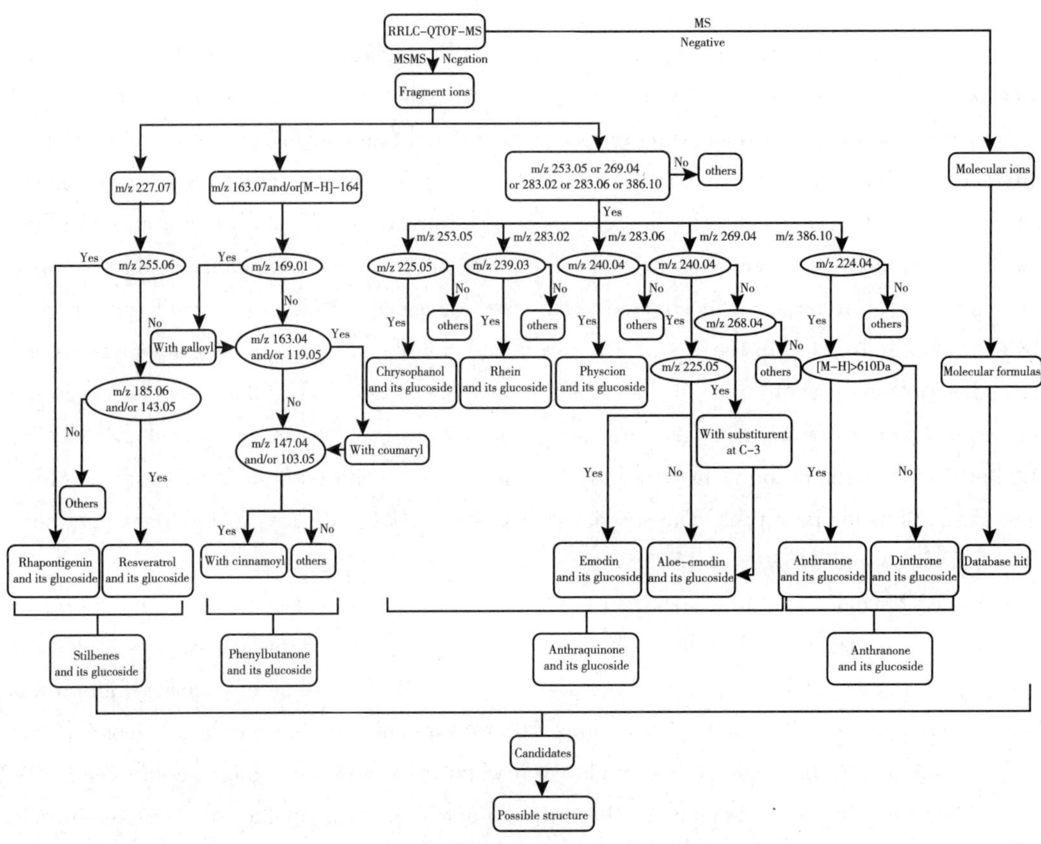

Fig. 2-138 A diagram for rapid classification and identification of different constituents in *R. palmatum* L. by LC-QTOF-MS

For example, peak A8 (t_R =9.548min) gave a fragment ion at m/z 283.03, which was in accordance with anthraquinone. Ion at m/z 239.04 was also observed indicating that the compound was a rhein derivative. The presence of product ions at m/z 169.01 and 125.02 suggested that there was a galloyl group. Another production at m/z 313.06 was also observed corresponding to a galloyl glucose residue. With the addition of reference, peak A8 was tentatively identified as rhein-8-*O*-β-D-(6′-*O*-galloyl)-glucoside. Peak S13 (t_R =10.801min) obtained the [M-H]$^-$ ion at m/z 541.13. Product ion at m/z 227.07 indicated the compound belonged to stilbene. Fragments at *m/z* 185.06 and 143.05 were found instead of *m/z* 255.05, suggesting it was a resveratrol. In addition, ions at *m/z* 169.01, 125.02 indicated the presence of galloyl group. Therefore, peak S13 was assigned as resveratrol-4′-*O*-β-D-(2″-*O*-galloyl)-glucopyranoside. Peak P10 (t_R = 16.025min) gave the [M-H]$^-$ ion at *m/z* 607.18. Fragments at *m/z* 433.10 ([M-H]$^-$-164) and 163.07 indicated the compound belonged to phenyl butanone. Furthermore, ions at *m/z* 313.06, 169.01, 125.02 indicated the presence of galloyl group and ions at *m/z* 295.05, 147.05, 103.06 showed the presence of cinnamoyl group. With the addition of reference, peak P10 was tentatively identified as 4-

(4′-hydroxyphenyl)-2-butanone-4′-O-β-D-(2″-O-galloyl-6″-O-p-cinnamoyl)-glucopyranoside.

3.6 Difference of raw and processed rhubarb

By comparing the diagnostic ions with available standards, 73 marker compounds filtered from raw materials and two processed ones were quickly classified into anthraquinones (27), stilbenes (16), phenylbutanones (11) and other compounds (19) (as shown in Table 1). Ten key characteristic compounds accounted primarily for the difference between the raw and processed rhubarbs screened by PLS were identified as rhein-8-O-β-D-glucopyranoside (A1), resveratrol-3-O-β-D-glucopyranoside (S1), resveratrol-4′-O-β-D-(6″-O-galloyl)-glucopyranoside (S9), isolindleyin (P4), 4-(4′-hydroxyphenyl)-2-butanone-4′-O-β-D-(6″-O-p-coumaroyl)-glucopyranoside (P7), four stilbene (S2, S3, S5 and S8) and one phenylbutanone (P11).

Two processed materials, including steamed pieces and charring pieces were tested and compared with raw materials. Processing by steaming and charring can affect the chemical profile of rhubarb compound and change its bioactivities. As shown in Fig. 2-139, the chemical composition of steamed and charring pieces is considerably different from its untreated counterparts. 66 marker compounds were identified in 10 batches of raw materials at most, 47 in steamed pieces and 22 in charring pieces. After processing, components in decoction pieces had decreased a lot, especially in charring pieces. For anthraquinone, there were 24 in 10 batches of raw materials averagely, 15 in steamed pieces and 5 in charring pieces. During the process of heating, anthraquinone glycosides would decompose into aglycones and glucoses. The higher the temperature, the more anthraquinone glycosides decomposed. Considering charring of

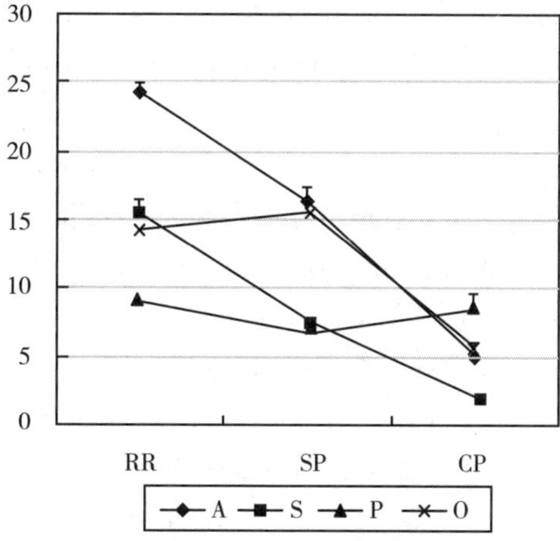

Fig. 2-139 Line graph of the different constituents of the marker compounds from raw materials and two processed pieces of *Rheum palmatum* L. RP stands for raw materials; SP stands for steamed pieces; CP stands for charring pieces. A stands for anthraquinone; S stands for stilbene; P stands for phenylbutanone; O stands for others

rhubarb, part of compounds would break down resulting in fewer compounds observed in charring pieces. For stilbenes, there were 15 in 10 batches of raw materials averagely, 7 in steamed pieces and 2 in charring pieces. The situation was similar to anthraquinone. Phenylbutanone was different. Glycosides usually present in the form of terminal glucose units in the anthraquinone glycosides and stilbene glycosides while glucose molecule showed multiple substituents in the phenylbutanone glycosides. There were 9 phenylbutanones in 10 batches of raw materials averagely, 7 in steamed pieces and 9 in charring pieces suggesting that inside part of charring pieces may not be charred completely in accordance with the demand for carbonizing process.

4 Conclusions

Processing to suit their different pharmacological effects and clinical applications is the characteristic of herbal materials. Hence, authentication of decoction pieces is important to ensure their safety and efficacy. In this study, metabolite profiling and diagnostic ion filtering strategy with LC – QTOF – MS followed by MFE, PLS – SVM analysis was developed for rapid identification of raw and processed pieces. The comprehensive and unbiased information of 30 batches of *R. palmatum* L. were given by metabolomic profiles. Using MFE algorithm, automated compound extraction, data mining and processing, the characteristic markers in complex mixtures were extracted in minutes, much faster than manual analysis that would spend weeks. A total of 73 statistically different components were obtained by the strategy without time consuming. PLS – SVM – based pattern recognition for classification of raw materials and processed ones showed good sensitivity, specificity and prediction performance. Using diagnostic ion filtering, marker compounds were identified rapidly, of which 66, 47 and 22 were identified in raw materials, steamed pieces and charring pieces at most, respectively. Among these compounds, rhein – 8 – *O* – β – D – glucopyranoside (A1), resveratrol – 3 – *O* – β – D – glucopyranoside (S1), resveratrol – 4′ – *O* – β – D – (6″ – *O* – galloyl) – glucopyranoside (S9), Isolindleyin (P4), 4 – (4′ – hydroxyphenyl) – 2 – butanone – 4′ – *O* – β – D – (6″ – *O* – *p* – coumaroyl) – glucopyranoside (P7), and other four stilbenes (S2, S3, S5 and S8) and one phenylbutanone (P11) accounted primarily for the difference between raw and processed materials, which is important for quality control of decoction pieces. This strategy was proved to be a powerful tool for the classification of diverse processed herbal materials. Further studies will be conducted to compare the pharmacological activities of these processed rhubarb pieces in our laboratory.

5 Acknowledgement

This work was financially supported by the National Natural Science Foundation of China (Nos. 30730111, 81274087 and 81403107).

6 Appendix A. Supplementary data

Chemical structures of the 23 standards of reference; The typical total ion chromatograms of steamed pieces and charring pieces; (–) ESI – MS/MS mass spectra of three compounds and their proposed fragmentation pathways; Tables listing the characteristics of proposed method and literature reported method, median of weighted values of 73 variables and the performance of raw and processed pieces of *R. palmatum* L. classifiers for 5 – fold crossvalidations on different independent test datasets.

Supplementary data associated with this article can be found, in the online version, at http://dx.doi.org/10.1016/j.foodchem.2015.07.013.

【论文来源】

Ying Liu, Li Li, Yong-Qing Xiao*, Jia-Qi Yao, Peng-Yuan Li, Ding-Rong Yu, Yin-Lian Ma. Global metabolite profiling and diagnostic ion filtering strategy by LC – QTOF MS for rapid identification of raw and processed pieces of Rheum palmatum L. Food Chemistry 192 (2016) 531 – 540.

Characterization of the Traditional Chinese Medicine Yuhuanglian by HPLC – ESI – MS.

1 Introduction

As herbal therapies with a complex, multicomponent nature, traditional Chinese medicines are increasingly being used throughout the world. Chinese Material Medica processing is a pharmaceutical technique that fulfills the different requirements of therapy, dispensing, and making preparations according to traditional Chinese medicine theory. The Chinese Material Medica-processed products are referred to as "decoction pieces" and may be used in the clinic (Zhao et al. 2010). Characterization of these decoction pieces has become increasingly critical to ensure the safe and effective use of traditional Chinese medicines throughout the world. However, most of these decoction pieces recorded in the Chinese pharmacopoeia are lacking their specific characterization method. Therefore, studies on the characterization of the decoction pieces need to be strengthened.

The chromatographic fingerprint technique plays an important role in monitoring the quality of traditional Chinese medicines, to characterize the sample composition and in identifying and assessing the stability of the components (Yang et al. 2011; Xie et al. 2008; Tistaert et al. 2012; US Food and Drug Administration 2000; European Medicines Agency 2001; Drug Administration Bureau of China 2002). In contrast to other methods, chromatographic fingerprinting emphasizes the total characterization of a traditional Chinese medicine. Current developments in fingerprint analysis have sought to produce more information about active compounds from complex traditional Chinese medicine samples. Principal Component Analysis (PCA) is a statistical approach used to facilitate understanding of the causes and effects behind the relationships of a multivariate dataset. To achieve pattern recognition using PCA, increasing attention has been paid to data analytical methods that consider the entire chromatogram, as such approaches can be used to interpret the chemometric-derived model more directly (Xie et al. 2008).

Yuhuanglian (or Yuhuanglian processing pieces) is a classic prescription traditional Chinese medicine for cold-heat compatibility that is used to soothe the liver, harmonize the stomach, and treat vomiting and acid regurgitation. Its effectiveness has been well-documented through long-term clinical use (Jia et al. 2009). The processing method for Yuhuanglian is as follows: decoct Evodiae Fructus with a quantity of water, mix the decoction with Coptidis Rhizoma until the decoction is exhausted, and stir-bake to dryness. To each 100kg of Coptidis Rhizoma, add 10kg of Evodiae Fructus. The shape should be similar to the slices, with an external brownish-yellow color and the pungent odor of Evodiae Fructus (State Pharmacopoeia Commission of PR China 2010). The quality control of Yuhuanglian has attracted increasing attention. In the Chinese pharmacopoeia, berberin, epiberberin, coptisine, and palmatine have been used as chemical markers for the quality control of Yuhuanglian. However, these compounds cannot be responsible for the overall pharmacology of the traditional Chinese medicine. Moreover, reported fingerprints for Yuhuanglian have provided little information about its active compounds (F. Liu et al. 2010).

Some researchers (Jiang et al. 2009; Tan and Peng 2007) categorized the active components of Yuhuanglian as alkaloids. Thus, the characterization of commercial Yuhuanglian products should focus on alkaloid compounds. However, in the Chinese pharmacopoeia, Yuhuanglian is lacking its specific characterization method. All previous reports for its characterization have focused on related decoction pieces, including Evodiae Fructus, Coptis Rhizoma, and the Coptis-Evodia herb couple. None of these reports was developed with a view toward characterizing active components in Yuhuanglian.

Considering the aforementioned problems, in this paper, we report, for the first time, the development of an HPLC method for the fingerprint analysis of Yuhuanglian. With the aid of electrospray ionization tandem mass spectrometry (ESI - MS/MS), some fingerprint peaks were identified. Samples were classified by similarity analysis and PCA based on the fingerprints, and the fragmentation behaviors of 7 alkaloids were investigated using HPLC combined with diode array detection (DAD) and ESI/MS/MS. Studies of the chemical changes in the constituents of Evodiae Fructus, Coptis Rhizoma, Yuhuanglian, and commercial Yuhuanglian analogues indicated that this characterization method for Yuhuanglian should be applicable for quality control purposes.

2 Experimental

2.1 Materials

Evodiae Fructus (batch no. 11121503) and Coptis Rhizoma (batch nos. 11111501,

11050206, 10060607, 10050204, and 11010607) were collected in autumn from Hunan, Sichuan, and Chongqing by 5 manufacturers. Batch numbers are ordered according the actual processing date of the pieces by the manufacturers and the actual batch production numbers. Ten batches of Yuhuanglian were processed according to the method described in the Chinese Pharmacopoeia. Samples were deposited at the China Academy of Chinese Medical Sciences, China Academy of Traditional Chinese Medicine.

2.2 Instrumentation

The Evodiae Fructus, Coptis Rhizoma, and Yuhuanglian were analyzed by liquid chromatography-mass spectrometry (LC–MS) in full-scan mode on an Agilent 1100 LC–MS system. The main components were separated on an Agilent Luna C_{18} system (250 × 4.6mm, 5μm) that was maintained at 20℃. Gradient elution was applied with acetonitrile (A) and ammonium formic buffer (B) as solvents. The gradient conditions were as follows: 0–15min: 5%–20% (A); 15–40min: 20%–40% (A); 40–50min: 40%–50% (A). The flow rate was 1.0mL/min, and the injection volume was 20μL. By solvent splitting, 50% eluent was allowed to flow into the MS. The conditions of the LC–MS–MS analysis were as follows: nebulizer pressure of 3500V, drying gas flow rate of 9mL/min, capillary temperature of 350℃, and scan range of 50–800 amu at a collision energy of 50 eV, depending on the structure.

2.3 Preparation of Sample Solution

Dried Evodiae Fructus, Coptis Rhizoma, and Yuhuanglian were milled to powder and sieved through a no. 40 mesh. Powdered samples (0.5g) were accurately weighed and extracted by refluxing with 50mL of a 100 : 1 solution of methanol: hydrochloric acid for 1h. The solution was cooled and filtered. After extraction, weight lost from the sample solutions was made up with a 100 : 1 solution of methanol: hydrochloric acid. Samples were passed through 0.45μm nylon filters into amber sample vials for HPLC analysis.

2.4 Method Validation

The injection precision was evaluated by replicated injection of the same sample solution 6 times per day. The repeatability was assessed by analyzing 6 independently prepared samples. The stability during 48h at room temperature was tested at an interval of 8h.

2.5 Similarities of Fingerprints

The Similarity Evaluation System for Chromatographic Fingerprint (SESCF) of Traditional Chinese Medicines software package (version 2004A, Chinese Pharmacopoeia Commission) was used for the similarity analysis of chromatographic and spectral patterns. The SESCF Traditional Chinese Medicines software was used to synchronize and compare different samples and to obtain the mean chromatographic fingerprint (MCF).

2.6 Peak Alignment and Data Pretreatment for PCA

Without assuming any previous knowledge of sample class, PCA reduces the dimensionality of a dataset without losing substantial information. This process is accomplished by analyzing the correlation among a large number of variables in terms of a smaller number of underlying factors, or principal components (PCs). PCA generates score plots that provide a visual output of the similarities and dissimilarities among samples with respect to their biochemical composition (R. Liu et al. 2012). In this study, PCA loading plots were employed to identify the chemical components responsible for different batches of Yuhuanglian.

3 Results

3.1 Optimization of HPLC Conditions

To obtain better resolution of adjacent peaks, the chromatographic conditions were optimized. The Agilent Luna C_{18} column could achieve better separation than the Zorbax Eclipse XDB - C_{18}. A detection wavelength of 300nm was selected because all of the analytes showed a maximum UV absorption around this wave-length. A series of mobile phases were examined, which included acetonitrile-water in combination with ammonium formic buffer, phosphoric acid, or ammonium acetate. The acetonitrile-ammonium formic buffer performed better than the other systems. Addition of this mobile phase resulted in an unsteady baseline, and the improvement in the resolution was insignificant. Different linear gradient profiles were applied to improve the separation of Yuhuanglian by varying the solvent strength during the elution process. The optimum gradient was chosen after numerous empirical trials.

3.2 Method Validation

The HPLC method was validated for precision, repeatability, and stability by measuring the relative peak heights and retention times for Yuhuanglian. Method precision was determined by analyzing the sample solution 5 times. The relative standard deviations (RSDs) of the heights and retention times of 16 common peaks (Fig. 2 - 140) were <5. 1% and <0. 5%, respectively. Repeatability was assessed by analyzing 5 independently prepared Yuhuanglian samples. The RSDs of the heights and retention times of 16 common peaks were <4. 7% and <0. 5%, respectively. The stability was tested with a sample solution over 24h at room temperature. The solutions were stored at 4 C before analysis. The corresponding RSDs of the heights and retention times of 16 common peaks were <4. 5% and <0. 3%, respectively. Table 2 - 110 reports the data for these results. The results indicated that the developed method was valid and applicable for sample analysis.

Table 2-110 Stability of retention time and height (n = 5)

No.	Time (min)					RSD (%)	H_T/Hs					RSD (%)
X_1	18. 17	18. 16	18. 15	18. 17	18. 14	0. 10	0. 12	0. 12	0. 11	0. 11	0. 12	4. 72
X_2	19. 46	19. 42	19. 41	19. 42	19. 37	0. 02	0. 31	0. 31	0. 32	0. 32	0. 31	1. 74
X_3	20. 88	20. 88	20. 87	20. 89	20. 85	0. 17	0. 15	0. 16	0. 16	0. 16	0. 15	3. 51
X_4	21. 85	21. 83	21. 82	21. 83	21. 82	0. 06	0. 46	0. 46	0. 46	0. 45	0. 42	3. 85
X_5	22. 26	22. 26	22. 25	22. 26	22. 24	0. 05	0. 15	0. 16	0. 16	0. 16	0. 16	2. 83
X_6	24. 57	24. 56	24. 54	24. 55	24. 53	0. 05	0. 52	0. 52	0. 52	0. 51	0. 51	1. 06

续表

No.	Time (min)					RSD (%)	H_T/Hs					RSD (%)
X_7	25.60	25.58	25.55	25.55	25.47	0.07	0.15	0.15	0.15	0.16	0.15	2.94
X_8	26.95	26.94	26.91	26.92	26.90	0.19	0.47	0.47	0.47	0.47	0.46	0.96
X_9	28.78	28.74	28.70	28.70	28.62	0.08	0.41	0.41	0.41	0.41	0.40	1.10
X_{10}	29.07	29.05	29.01	29.01	28.93	0.20	0.65	0.63	0.64	0.63	0.63	1.41
X_{11}	29.42	29.39	29.35	29.35	29.27	0.19	0.37	0.37	0.37	0.37	0.36	0.98
X_{12}	29.81	29.81	29.78	29.78	29.67	0.20	0.86	0.86	0.86	0.86	0.85	0.52
X_{13}	31.23	31.30	31.30	31.32	31.24	0.13	0.09	0.10	0.10	0.10	0.10	4.54
S	32.89	32.84	32.79	32.78	32.69	0.30	1	1	1	1	1	
X_{15}	33.70	33.65	33.62	33.62	33.50	0.22	2.33	2.35	2.33	2.35	2.35	0.47
X_{16}	39.74	39.81	39.80	39.81	39.74	0.09	0.14	0.14	0.15	0.15	0.15	3.75

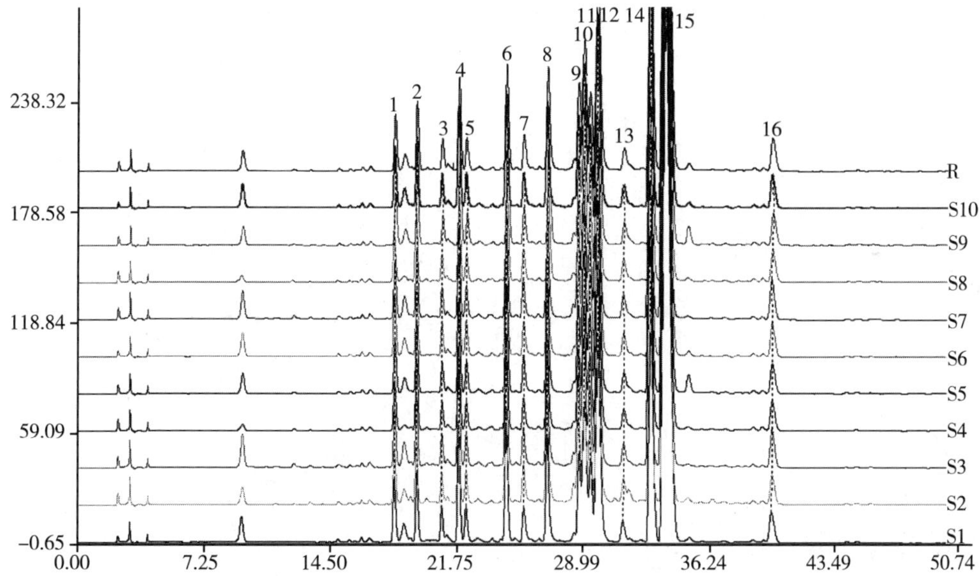

Fig. 2-140 HPLC-UV (300nm) fingerprints of 10 batches of Yuhuanglian after peak alignment (1) 12α-hydroxylimonin; (3) 12α-hydroxyevodol; (4) magnoflorine; (12) coptisine; (13) dehydroevodiamine; (14) epiberberin; and (15) berberin

3.3 Similarities Among Fingerprints and Data Pretreatment for PCA

The relationship within a set of chromatographic fingerprints can be analyzed by comparing the objects with a reference. The correlation coefficients of the fingerprints to their MCF values provided by the SESCF Traditional Chinese Medicines software program ranged from 0.97 to 1.0, indicating that there was good similarity among the main components of Yuhuanglian.

Fig. 2－141 shows the results of the PCA－based chromatographic fingerprints of all samples. In the score plot, samples were mapped in the space spanned by the first two PCs; namely PC1 versus PC2, which explained 92% of the variability. The plots showed that the samples could be classified into 3 classes. Samples processed by Ji-Ren, Hu-Qiao, and SiChuan Neautus Pharmaceuticals were almost in the same region, indicating that samples resembled each other in chemical characteristics. However, these samples exhibited a distinct separation from samples processed by Xiehe-Cheng and ShangHai Pharmaceuticals that, in contrast, were in two different groups. These results were inconsistent with the results by similarity analysis, because it indicated that there were differences in the chemical characteristics of samples within a class. Furthermore, the PCA loading plot (Fig. 2－142) indicated that peak numbers 5 and 13 might have the greatest influence on the variation among the samples. By regulating the contents of these compounds, it may be possible to control the internal quality of Yuhuanglian. This finding may also be used for identifying the possible reasons for the variations among samples and for determining appropriate measures for analysis.

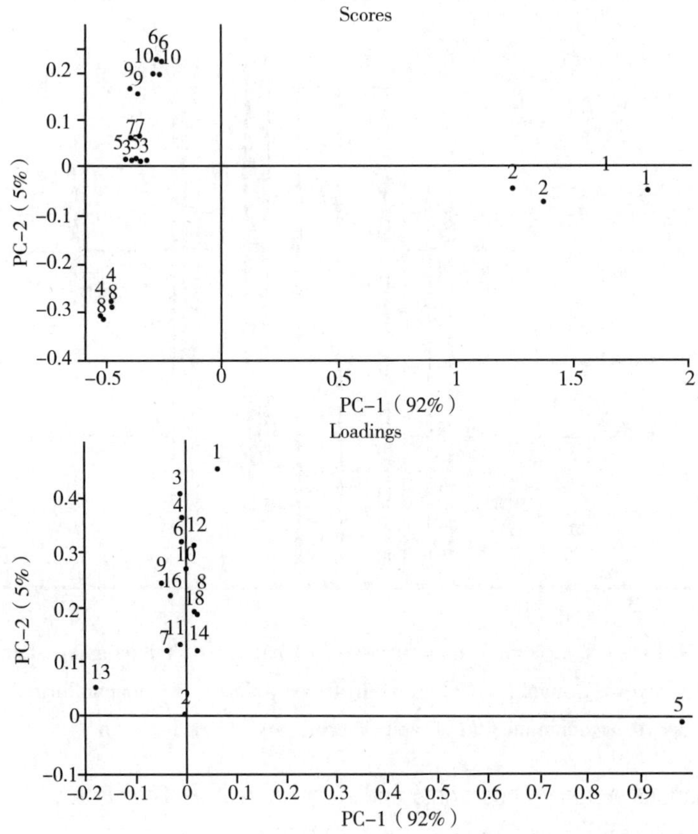

Fig. 2－141 Score plot of PC－1 versus PC－2 for PCA based on the chromatographic fingerprints of 10 samples from (A) 5 manufacturers and (B) corresponding loading plot of the 16 analytes

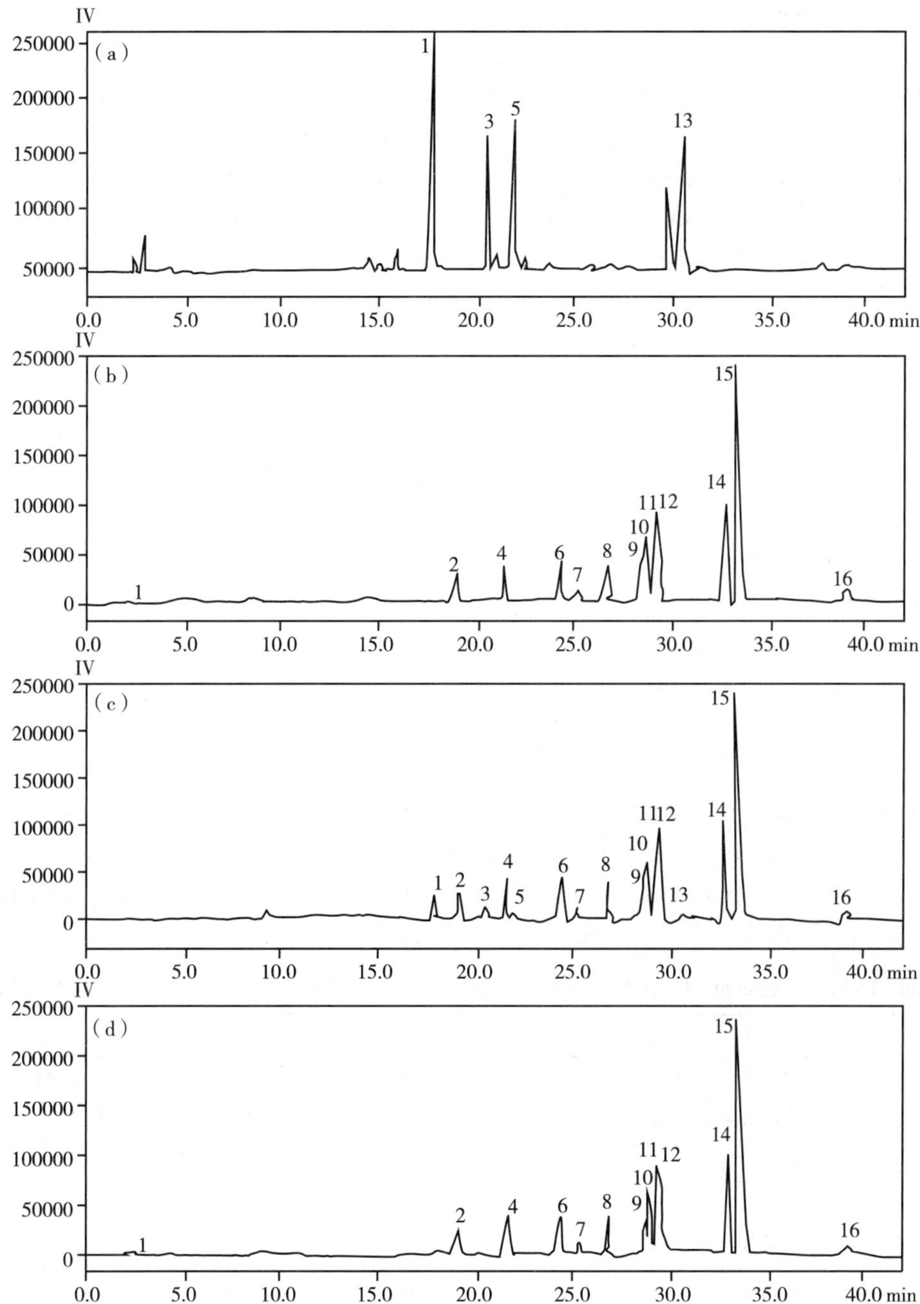

Fig. 2-142　HPLC separations monitored at 300nm of (a) Evodiae Fructus, (b) Coptis Rhizoma, (c) Yuhuanglian, and (d) analogs of Yuhuanglian

PCA clearly indicated that the quality consistencies of Yuhuanglian produced by the 5 manufacturers were low among samples from two manufacturers compared to those from other suppliers. It also provided a more visual and refined comparison of the chromatograms than did similarity analysis.

3.4 Comparison of Evodiae Fructus, Coptis Rhizoma, Yuhuanglian, and Analogs of Yuhuanglian

Figure 2-142 shows the HPLC separations of Evodiae Fructus, Coptis Rhizoma, Yuhuanglian, and analogs of Yuhuanglian. The chromatogram of Yuhuanglian showed 16 main peaks. By comparing this chromatogram with those of Evodiae Fructus and Coptis Rhizoma, it was apparent that 4 peaks (nos. 1, 3, 5, and 13) were from Evodiae Fructus and 12 peaks (nos. 2, 4, 6-12, and 14-16) were from Coptis Rhizoma. The chromatogram of commercial Yuhuanglian analogues showed 12 main peaks, which were from Coptis Rhizoma. No component of Evodiae Fructus was present in the extract of these analogues. Representative HPLC chromatograms are shown in Fig. 2-142.

3.5 Characterization of the Fingerprint Peaks

HPLC-MS identified 7 fingerprint peaks, including magnolforine, coptisine, berberin, epiberberin, dehydroevodiamine, 12α-hydroxylimonin, and 12α-hydroxyevodol. Table 2-111 reports the MS data for these results. An ESI-MS experiment was performed to identify the molecular weights (MWs) of common peaks and some fragments. ESI was used in both the positive and negative modes. Most of the m/z data were $[M+H]^+$ in the positive mode and $[M-H]^-$ in the negative mode. When scanning was performed in the positiveion mode, 4 peaks (peak nos. 4, 12, 14, and 15) were identified as alkaloids in Coptidis Rhizoma, and 1 peak (no. 13) was identified as an alkaloid in Evodiae Fructus. Among them, peak number 4 showed a molecular ion at 342.1, with main fragment ions at m/z 297.0. Fragmentation of the molecular ion at 320.0 (peak no. 12) led to product ions at m/z 291.9. These fragmentation pathways are shown in Fig. 2-143. Peak nos. 4 and 12 were identified as magnoflorine and coptisine, respectively (Wang, Liu, and Guo 2004; Wu et al. 1996).

Table 2-111 Summary of peaks and mass spectrometric information by HPLC-UV-MS/MS

Peak No.	Assignment	Molecular Formula	MS^1	MS^2
1	12α-hydroxylimonin	$C_{26}H_{30}O_9$	485.2	371.1, 339.3
3	12α-hydroxyevodol	$C_{26}H_{28}O_{10}$	481.2	367.1
4	Magnoflorine	$C_{20}H_{24}NO_4$	342.1	297.0
12	Coptisine	$C_{19}H_{15}NO_5$	320.0	291.9
13	Dehydroevodiamine	$C_{19}H_{16}N_3O$	302.2	161.2, 287.2
14	Epiberberin	$C_{20}H_{18}NO_4$	336.2	320.0
15	Berberin	$C_{20}H_{18}NO_4$	336.1	292.0, 320.9

Peaks numbers 14 and 15, which showed the same molecular ion (336.1 and 336.2) and MS/MS fragmentation pattern, were elucidated as berberin and epiberberin, respectively. The structure and mass data of berberin and epiberberin were compared. For berberin, it was easiest for the methyl to leave from the molecule, followed by the loss of the carbonyl, which yielded product ions at m/z 292.0 (Tohru, Toshio, et al. 1988).

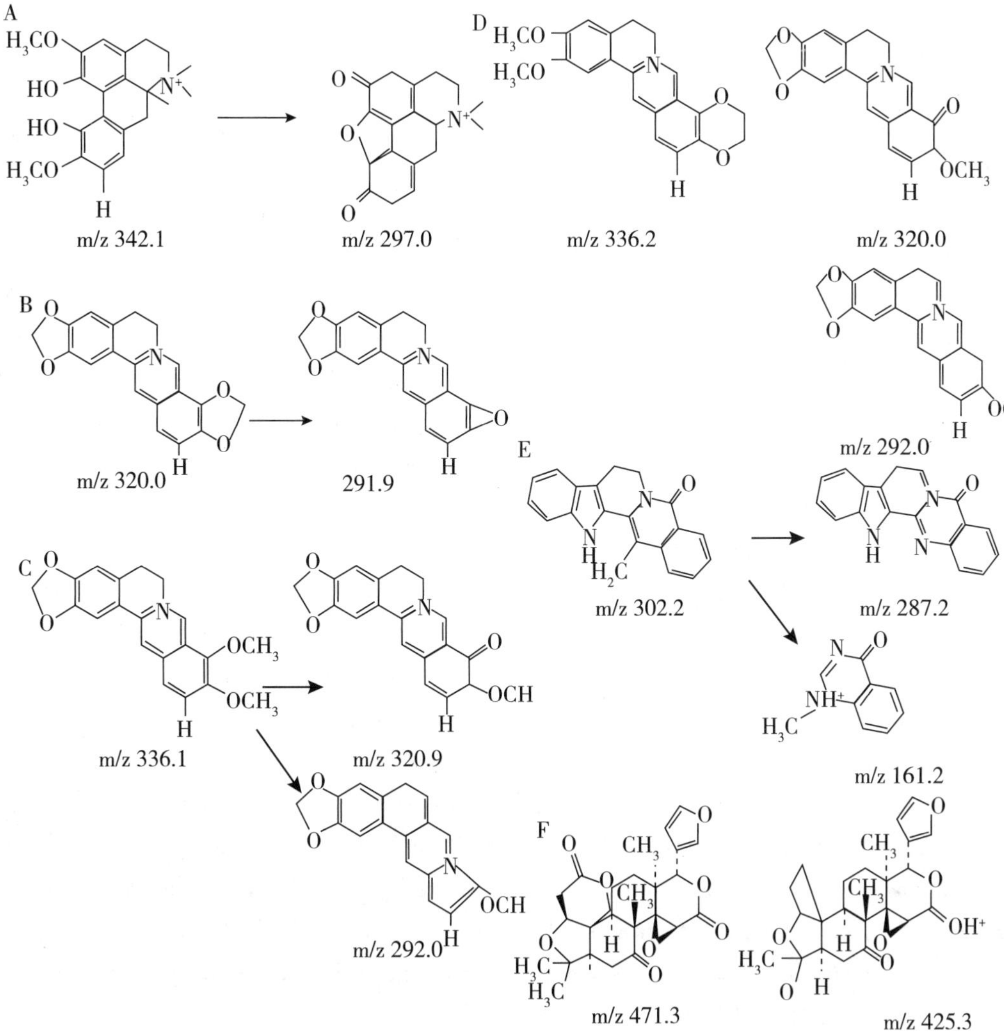

Fig. 2 – 143 Fragmentation pathways of the investigated compounds.

Fragmentation of the molecular ion at 302. 2 $[M]^+$ (peak no. 13) led to product ions at m/z 287. 2 and 161. 2. This fragmentation pathway is shown in Fig. 4, and peak number 13 was identified as dehydroevodiamine. According to the ESI – MS results, limonine was detected in the extract of Evodiae Fructus. Fragmentation of the molecular ion at 471. 3 $[M+H]^+$ led to product ions at m/z 425. 3. This fragmentation pathway is shown in Fig. 2 – 143.

When product ion scanning was performed in the negativeion mode, two peaks (numbers 1 and 3) were identified as alkaloids. Peak number 1 showed fragmentation of the molecular ion at 485. 2 $[M-H]^-$, with the main fragment ions at m/z 371. 1 $[M-C_5H_7O_3]^-$. The m/z values of molecular ion coincided with the data of 12α – hydroxylimonin (Tohru, Akira, et al. 1988; Wang et al. 2011). Peak number showed fragmentation of the molecular ion at 481. 2 $[M-H_2O-H]^-$, with the main fragment ions at m/z 371. 1 $[M-C_5H_9O_4]^-$. Peak nos. 1 and 3 were elucidated as 12α – hydroxylimonin and 12α – hydroxyevodol, respectively.

4 Discussion

Coptis Rhizoma is the dry rhizome of *Coptis chinensis* Franch., *Coptis deltoidea* C. Y. Cheng et Hsiao, or *Coptis teeta* Wall., which are called "wei lian," "ya lian," and "yun lian," respectively. It is bitter in taste, cold in nature, and affects the heart, spleen, stomach, liver, gallbladder, and large intestinal tract. Evodiae Fructus is the fruit of *Evodia rutaecarpa* (Juss) Benth, *Evodia rutaecarpa* (Juss) Benth. var. *officinalis* (Dode) Huang. It is acrid and bitter in taste, hot in nature, and affects the liver, spleen, stomach, and kidney channels (State Pharmacopoeia Commission of PR China 2010). Yuhuanglian is a classic prescription traditional Chinese medicine for cold-heat deficiency/excess. The application of cold and heat is an important principle in clinical traditional Chinese medicine prescription. The processing method for Yuhuanglian is described in the Introduction section. After processing, no new components were created. However, the chemical components of Coptis Rhizoma and Yuhuanglian differed; bioactive compounds of Evodiae Fructus appeared after processing, as shown in Fig. 2 – 265. These changes could affect the pharmacological and pharmacodynamic character of Yuhuanglian.

The compatibility approach encompasses the basic characteristics of traditional Chinese medicine differentiation and the basic principles of eliminating pathogens to support vital "qi," considering three types of pathogenic factors, and "yin-yang" regulation. The main purposes of applying both cold and heat include eliminating the pathogenic factors of cold and heat, reducing the cold-heat nature of the herb, avoiding excessive cold and heat, and the "xiangxu" and "xiangshi" of cold-heat (Zhou 2010). Therefore, a study of the chemical constituents of Yuhuanglian is important for its clinical application.

The results showed that a great variation existed among Yuhuanglian and its commercially available analogs (Fig. 2 – 142c and Fig. 2 – 142d). These results suggest that the established method could be used to perform the analysis rapidly and efficiently. By controlling the constituent components of Evodiae Fructus, Coptis Rhizoma, and Yuhuanglian, it is possible to better characterize and control the quality of Yuhuanglian, and simplify the process of quality control.

Although researchers have previously used HPLC to determine alkaloids in Yuhuanglian, including chlorogenic acid, jatrorrhizine, coptisine, palmatine, berberine, evodin, evodiamine, and irutaecarpne (Xu et al. 2012), previous work focused at determining the bioactive compounds in Yuhuanglian. Other papers have reported the characterization of the main components for related decoction pieces, including Evodiae Fructus, Coptis Rhizoma, and the Coptis-Evodia herb couple (Wang et al. 2011; Chen et al. 2009; Deng et al. 2008). However, because processing changes the composition of the material, it was necessary to develop a reliable method specifically for Yuhuanglian. This study is the first to use the ESI – MS/MS method to analyze 7 bioactive compounds, combined with similarity analysis and PCA based on the HPLC fingerprint, to characterize the Yuhuanglian.

HPLC separation with ultraviolet absorbance monitoring is an excellent method to monitor alkaloids in Yuhuanglian (State Pharmacopoeia Commission of PR China 2010). However, characterization by tandem mass spectrometry may be preferred to photometric detection, especially when structural elucidation of the alkaloids is intended. The main alkaloids in Coptis Rhizoma have been separated and identified using HPLC with both UV - vis and MS/MS detection methods. Liao et al. (2008) indicated that many of the detected compounds of Evodiae Fructus are alkaloids. The results and precise information given by Deng et al. (2008), supported by the other references (Wang et al. 2004; Chen et al. 2009; Tohru, Toshio, et al. 1988; Tohru, Akira, et al. 1988; Liao et al. 2008), enabled the reliable identification of alkaloids, without the requirement of standard chemical compounds. The major conditions for identifying the alkaloids were appropriate for the use of HPLC and HPLC - MS/MS.

5 Funding

This research was supported by the Support Program of the Institute of Chinese Materia Medica, China Academy of Chinese Medical Sciences (2011ZDXK - 02).

【论文来源】

Lan Luan, Yong-Qing Xiao*, Li Li, Cun Zhang, Ding-Rong Yu, Yin-Lian Ma. Characterization of the Traditional Chinese Medicine Yuhuanglian by HPLC - ESI - MS. Taylor & Francis Group, 2014, 47 (6).

Evaluation of an HPLC method for quality of fructus of Ligustrumlucidum Ait pieces.

1 Introduction

Chinese medicines (CMs) are being used more and more widely throughout the word, are comprised of a complex multicomponent nature, processing of Chinese Material Medica (CMM) is a pharmaceutical technique to fulfill the different requirements of therapy, dispensing and making preparations according to traditional Chinese medicine theory. Those processed products are named as decoction pieces, which are used in clinics. There is a close relationship between processing, safety and efficacy of Chinese medicines. Therefore, quality evaluation for decoction pieces is important to maintain their quality and ensure their safe use. After processing, the material's composition will change and the quality evaluation standard should be change too. However, little efforts have been paid in interpreting or understanding of the differences in Chinese Material Medica and the produce products. Thus, the quality evaluation method is required for quality control of decoction pieces.

Fructus ligustri lucidi (Nü Zhen-zi in chinese), derived from the fructus of *Ligustrum lucid-*

um Ait, is one of the traditional Chinese medicine which has long been used to treat hepatitis, endocrine and metabolic diseases, recurrent respiratory tract infections and other diseases. Triterpenoids, iridoids, phenylethanoidal glycosides in fructus of *Ligustrum lucidum* Ait has been reported to contribute to the biological activities of these pieces, which have demonstrated significant pharmacological activities such as antitumor, hepato protection, regulating immune function, antisenile effect, antiinfammation, reducing hypercholesterolemia, *etc.* The wine stew products is be widely used in clinical. In terms of quantitative evaluation analysis of fructus of *Ligustrum lucidum* Ait and the processed products, several analytical methods have been reported for quality evaluation, including MECC, X－ray diffraction Fourier typical chromatograms spectra. However, the preparation of samples solutions was laborious and time-consuming. The HPLC method, which has good sensitivity, less interference and lower limits of detection, is very convenient and sensitive for quality evaluation of fructus of *Ligustrum lucidum* Ait pieces.

The aims of this study is to establish a facile and reproducible HPLC method for quality evaluation of fructus of *Ligustrum lucidum* Ait pieces. Optimization of the extraction conditions and HPLC method were followed.

2 Experimental

HPLC was performed on a LC－20A series HPLC system (Shimadzu Corporation, Japan) consisting of a 2－liquid gradient system, high speed auto-sampler, column oven and UV－visible detector. An Agilent Luna C_{18} (250 ×4.6mm, 5μm) was maintained at 35℃. Detection wavelength was set at 224nm. The mobile phase for typical chromatograms analysis consisted of methanol (A) and 0.05% phosphoric acid (B) at a flow-rate of 1mL /min, A gradient program was as follows: 0－10min, 5B%; 10－40min, 5－25 B%; 40－50min, 25 B%; 50－90min, 25－35B%; 90－120min, 35B%; injection volume: 10μL. The 6 mobile phase for determination analysis consisted of aceto-nitrile (A) and 0.1% phosphoric acid (B) at a flow-rate of 1mL/min, A gradient program was as follows: 0－15min, 15－35B%; 15－25min, 35－50 B%; injection volume: 5μL.

A versatile plant pulveriser (Tianjin, China) was used to power the medicines into powder. An KH3200SPV ultrasonic generator (50Hz, 1200W) from KunShan, HeChuang Ultrasonics Co, Ltd. (Jiangsu, China) and An DZKW－D electricheated thermostatic water bath from HuangYe aerospace instrument factory (Hebei, China) were used to extract components from samples.

Methanol and acetonitrile (HPLC grade) were purchased from Fisher Scientific (New Jersey, USA), All other chemicals were of analytical grade and used without further purification and the water used as pure water (Wahaha Group Co., Ltd., China) for sample preparation and preparation of mobile phases for HPLC analysis. The herb were purchased from Ji-Ren Pharmaceutical and Pieces of Chinese medicine in Anhui Hu-Qiao plant. Standards of salidroside, *p*－tyrosol and specnuezhenide were purchased from National Institutes for Food and

Drug Control (Beijing, China), the structures were shown in Fig. 2-143.

Preparation of standard and samples solutions: Methanol containing standard compounds were prepared and diluted to appropriate concentrations for the construction of calibration curves for the quantitative analysis.

The dried fructus of *Ligustrum lucidu*m Ait pieces were milled to powder, sieved through a No. 60 mesh, 0.5g powder samples were accurately weighed and extracted ultrasonically by 50mL 50% (v/v) methanol-water solution for 45min for the quantitative analysis; and 0.5g powder samples were accurately weighed and extracted, with 50mL 50% (v/v) methanol-water solution for 1h, cool and filter, use the filter as the test solution of fingerprint analysis, all above the sample solutions were then made up the loss weight with 50% (v/v) methanol-water solution after extraction and filtered through 0.45μm nylon filters into amber sample vials for HPLC analysis.

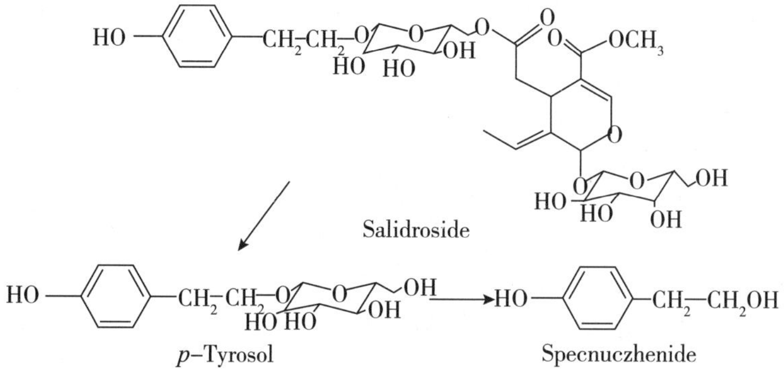

Fig. 2-143 Molecular structures of compounds in this study

3 Results and discussion

Typical chromatograms analysis for fructus of *Ligustrum lucidum* Ait pieces: The analytical method for typical chromatograms analysis was validated for precision, repeatability and stability by measurement of relative peak height and retention time for the wine stew product.

Method precision was based on analysis of sample solution for five times. The relative standard deviation (RSD) values of 18 common peaks (Fig. 2-144) height and retention time were lower than 5 and 1, respectively.

The repeatability was assessed by analyzing five independently samples. The RSD values of 18 common peaks height and retention time were lower than 4.6 and 1%, respectively.

The stability test was performed with a sample solution over 24h in room temperature. The corresponding RSD values of 18 common peaks height and retention time were less than 4.8 and 1%, respectively.

The results indicated that the developed method was validated and applicable for sample analsis. Typical chromatograms of fructus of *Ligustrum lucidum* Ait and the produced product were shown in Fig. 2 – 144.

It is obvious that the major chemical constituents of fructus of *Ligustrum lucidum* Ait had qualitative and quantitative changes after processing, the height of peaks 1, 5, 6, 7, 8 and 9 were found significantly higher in the wine stew fructus of *Ligustrum lucidum* Ait and the height of peaks 14 and c was lower after processing, The peaks a and b disappear after processing and three new peaks 12, 17 and 18 appear at wine stew products, It is successful to distinguish raw herb from the processed products by typical chromatograms analysis.

Optimization of chromatographic conditions: The instrument and separation condition for preparation of peaks in quantitative analysis were described, scanning from 190 to 400 and 224nm was selected as detection wavelength for acquiring chromatograms. the gradient program described above was chosen as it allowed the three major peaks to be clearly separated. Typical chromatograms of standards and samples were shown in Fig. 2 – 145.

Optimization of sample preparation: In order to achieve the optimal extraction conditions, variables involved in the extraction procedure such as reflux and ultrasonic extraction, extraction solvents, extraction time, solvent volume were investigated.

In this experiment, reflux and ultrasonic extraction methods were employed to extract samples, the reflux extraction was higher efficiency for the samples, four solvents were investigated to optimize the optimal solvent for extraction of samples. The solvents used were 50% (v/v) ethanol-water, 30% (v/v) methanol-water, 50% (v/v) methanol-water, 70% (v/v) methanol-water, whilst total peak areas of the analytes of interest reached the highest values when 50% (v/v) methanol-water was employed as extraction solvent. Thus, 50% (v/v) methanol-water was the most efficient solvent for the extraction of the samples. In the assay, extraction efficiency in samples was compared by reflux extraction with 50mL 50% (v/v) methanol-water for 15, 30, 45 and 60min, respectively. The results indicated that the highest extraction efficiency was obtained by reflux extraction for 60min in 50% (v/v) methanol-water. the results were shown in Table 2 – 112.

Table 2 – 112 Effects of reflux and ultrasonic extraction, extraction solvents, extraction time, solvent volume on the extraction yield of components

No	Extraction method (mg/g)		Extraction solvent				Extraction time (min)				Solvent volume (mL)		
	Ultrasonic extraction	Reflux extraction	50% Ethanol-water	30% Methanol-water	50% Methanol-water	70% Methanol-water	15	30	45	60	15	25	50
1	1.46	1.61	1.61	1.6	1.61	1.61	1.56	1.47	1.63	1.54	1.57	1.55	1.61
2	0.60	0.62	0.61	0.6	0.62	0.60	0.62	0.62	0.66	0.65	0.69	0.66	0.65
3	35.04	47.65	38.07	36.6	47.76	37.74	36.06	37.76	39.81	39.43	38.61	37.65	47.76

1. Salidroside; 2. *p*-Tyrosol; 3. Specnuezhenide

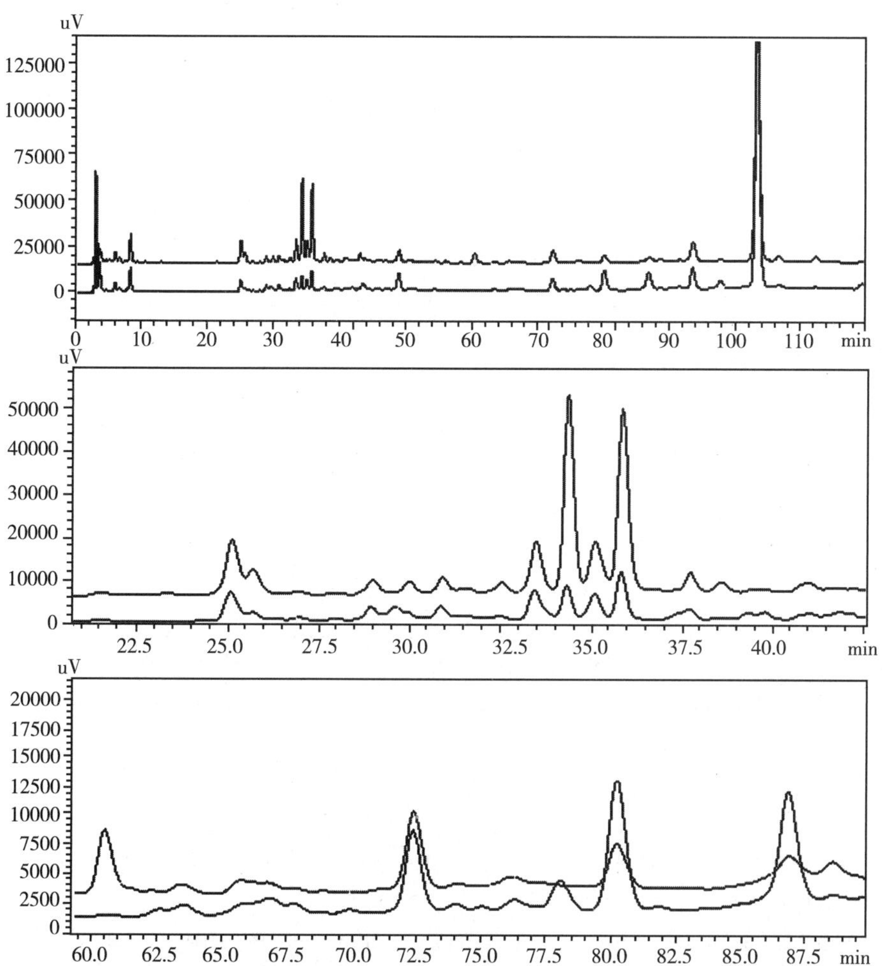

Fig. 2 – 144 Chromatograms of fructus of *Ligustrum lucidum* Ait (b) and the wine stew product (a) 6 salidroside; 7 *p* – tyrosol; 16 specnuezhenide

Method validation: The calibration curves of the individual standards was constructed using seven concentrations, by plotting peak areas against the concentration of analytes. Good linearity ($r = 1$) was observed in calibration curves over the concentration ranges investigated. The limit of detection and limit of quantification were determined at a signal-to-noise ratio (S/N) of 3 and 10, respectively. the results were shown in Table 2 – 113.

Table 2 – 113 Regression equations, limit of detection and limit of quantification for three standards

No	Linear regression	Linear range (μg/mL)	r	LOD (μg/mL)	LOQ (μg/mL)
1	$y = 3 \times 10^6 - 806.23$	1.37 – 27.38	1	0.04	0.135
2	$y = 3 \times 10^6 - 803.47$	1.65 – 32.90	1	0.06	0.07
3	$y = 1 \times 10^6 + 4871.5$	20.60 – 412.00	1	0.021	0.10

1. Salidroside; 2. p-Tyrosol; 3. Specnuezhenide

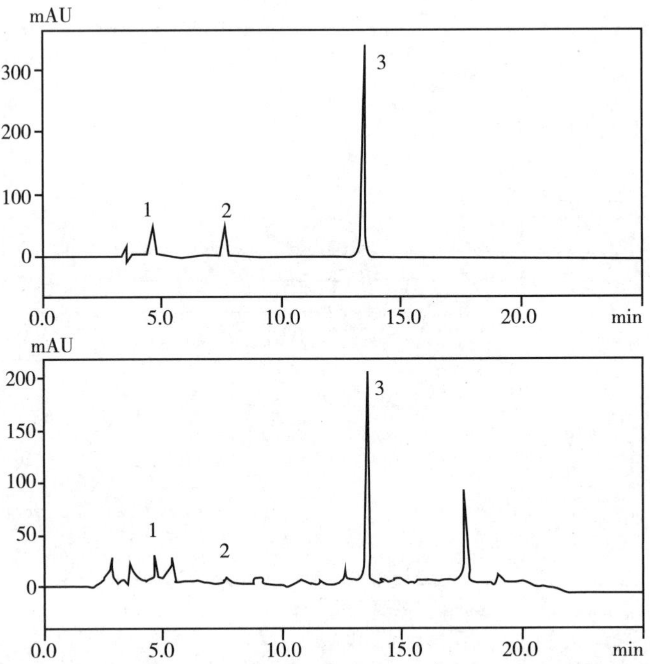

Fig. 2-145 Chromatograms of standards solutions (a) and sample solutions (b)

1 salidroside; 2 *p*-tyrosol; 3 specnuezhenide

The precision of the method was assessed by measurement of repeatability of peak area in five analyses of the same stew fructus of *Ligustrum lucidum* Ait. The RSD were all less 3% for three components.

In order to test the repeatability, six sample solutions of wine stew fructus of *Ligustrum lucidum* Ait in Anhui Province were prepared. The contents of three components were 1.43, 0.63 and 35.36mg/g and the RSDs were 0.66, 0.93 and 1.05%, respectively. Thus repeatability was very good.

For stability test, the same sample solution was analyzed for 0, 4, 8, 12 and 24h at the room temperature. The RSDs of contents of the three components in the same sample were 2.18, 1.62 and 1.44%, respectively, which indicated that the sample was stable over 24h under the experimental conditions.

In order to evaluate the accuracy of this method, the recovery was performed by adding standard solutions with known content of three components (that same as repeatability). The samples were then extracted according to the procedure described above and analyzed. The recovery of each component was calculated as the percentage of the net amount of each compound obtained after extraction from that had been added prior to the extraction. The recoveries were 97%-101%, 100%-103% and 102%-105% and the RSDs were 1.70, 1.30% and 1.20%, respectively. It was indicated that the extraction method was efficient enough for determination of the three components in fructus of *Ligustrum lucidum* Ait and the processed products.

Sample analysis: The established HPLC method was applied to determination in fructus of *Ligustrum lucidum* Ait and the processed products. The contents of the three components in different samples are listed in Fig. 2 – 146.

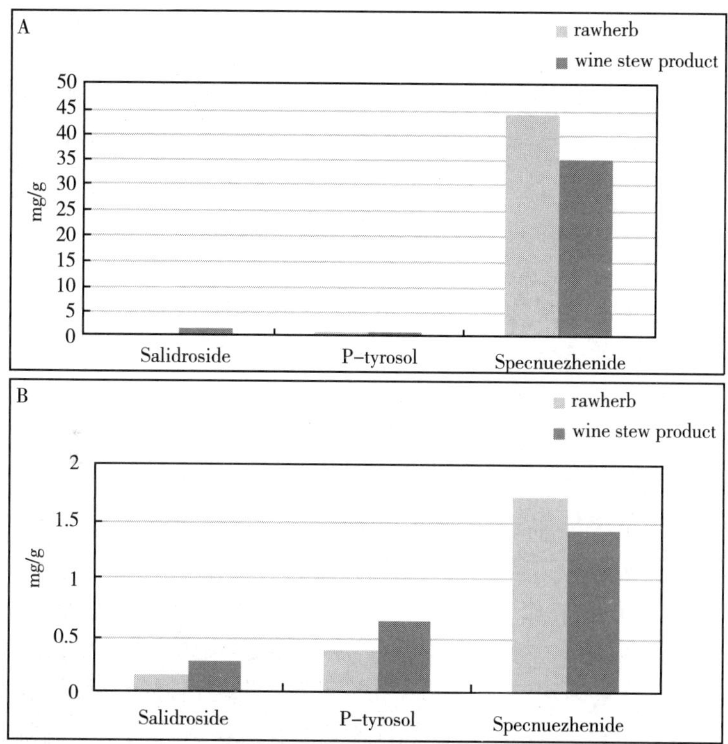

Fig. 2 – 146 Measurement results of components in fructus of *Ligustrum lucidum* Ait pieces (a) Ji-Ren pharmaceutical; (b) Pieces of Chinese medicine in An, hui Hu-Qiao plan

The results of quantitative analysis clearly indicated that the change of before and after roasted from contents of salidroside, *p* – tyrosol and specnuezhenide (Fig. 2 – 146). After processing, specnuezhenide in fructus of *Ligustrum lucidum* Ait was degraded, then the degradation products-secondary glycoside (salidroside) was further degraded to the *p* – tyrosol (Fig. 2 – 143). Thus, it appears that the expected decrease in contents of specnuezhenide and contents of salidroside and *p* – tyrosol increased compared to the sample of raw herb.

4 Conclusion

Quality evaluation for decoction pieces is important to maintain their quality and ensure their safe use. Our study in the paper demonstrated on the typical chromatograms analysis and determination analysis method combine with in quality evaluation of *Ligustrum lucidum* Ait pieces, it is successful to distinguish decoction from the raw herb. And has been applied successfully to evaluate quality of fructus of *Ligustrum lucidum* Ait pieces.

5 Acknowledgements

This research was supported by the Support Program of the Institute of Chinese Materia Madica, China Academy of Chinese Medical Sciences (2011ZDXK－02).

【论文来源】

LanLuan, Yong Qing Xiao*, Li Li and Cun Zhang. Evaluation of an HPLC method for quality of fructus of *Ligustrumlucidum* Ait pieces. Asian Journal of Chemistry; 2014, 26 (21): 7105－7108.

萸黄连指纹图谱的研究

萸黄连是取吴茱萸汁炮制黄连，去萸不用，去药存性。其炮制方法为：取吴茱萸加适量水煎煮，煎液与净黄连拌匀，待液吸尽，炒干，每100kg黄连用吴茱萸10kg，萸黄连形如黄连，表面棕黄色，有吴茱萸的辛辣香气，具有舒肝和胃、止呕作用，用于肝胃不和、呕吐吞酸。炮制目的是用药性辛热的吴茱萸来抑制黄连的苦寒之性，使黄连寒而不滞的同时又增强黄连清气分湿热、散肝胆郁火的功效。萸黄连是“以热治寒”的反制经典，属于配伍炮制（加辅料炮制）的范畴。

饮片炮制后其内在物质基础发生了变化，因此，对于同一中药的不同炮制品而言，其质量评价方法和评价内容也应有所不同。萸黄连的质量标准收载于《中国药典》（2010版一部），由“检查”“浸出物”及“含量测定”项组成，与黄连片相同，且目前关于萸黄连质量标准的研究报道较少，有些研究成果是通过吴茱萸和黄连配伍研究间接反映萸黄连的质量。基于存在上述问题，本研究比较萸黄连炮制前后化学成分变化情况，为其质量标准的提高提供参考依据。

1 材料

1.1 仪器

LC－20A高效液相色谱仪（岛津），1100LC－MS液质联用系统（Agilent）

1.2 试药

乙腈（色谱用，Fisher公司），娃哈哈纯净水。吴茱萸、黄连饮片来源见表2－114，萸黄连样品按照《中国药典》（2010版）一部项下规定的方法炮制10批。

表2－114 样品来源

样品名称	来源	批号	产地
吴茱萸	安徽济人药业有限公司	11121503	湖南
黄连	安徽协和城药业饮片有限公司	11111501	四川
	上海市药材有限公司	1105026	湖南
	安徽济人药业有限公司	1006067	重庆
	安徽济人药业有限公司	1005024	四川
	安徽济人药业有限公司	1101067	四川
	四川新荷花中药饮片股份有限公司	1106067	四川

2 方法与结果

2.1 色谱条件

Phenomenex Luna 5μ C_{18} （2） 100A （250 × 4.6mm，5μm） 色谱柱，乙腈 - 水（0.5%磷酸，0.2%氨水）为流动相，梯度洗脱程序见表 2 - 115，检测波长 300nm；柱温 20℃；流速 1mL/min。

表 2 - 115 HPLC 流动相条件

时间（分钟）	A（乙睛）	B（水：含 0.5%甲酸，0.2%氨水）
0	5	95
15	20	80
40	40	60
50	50	50

2.2 供试品溶液制备

取吴茱萸、黄连及萸黄连饮片 0.5g，精密称定，置具塞锥形瓶中，精密加入甲醇 - 盐酸（100∶1）混合溶液 50mL，精密称定重量，回流提取 1 小时，放冷，再称定重量，用甲醇 - 盐酸（100∶1）混合溶液补足减失的重量，摇匀，滤过，取续滤液，即得。

2.3 方法学验证

在上述已确定的提取方法以及 HPLC 分析方法的基础上，通过对 16 个共有峰的相对保留时间和相对峰高来计算结果，考察了方法的精密度、重现性和稳定性。

2.3.1 精密度 按照上述供试品溶液的制备方法，制备供试品溶液 1 份，连续进样 6 次，记录色谱图。结果表明该法精密度良好，16 个共有峰的相对保留时间和相对峰高 *RSD* 值分别小于 5.0% 和 0.5%。

2.3.2 重复性 精密称取样品 6 份，按照上述供试品溶液的制备方法制备供试品溶液，记录色谱图。结果表明该法有很好的重现性，16 个共有峰的相对保留时间和相对峰高 *RSD* 值分别小于 4.7% 和 0.5%。

2.3.3 稳定性 按照上述供试品溶液的制备方法，制备供试品溶液 1 份，分别于 0 小时、2 小时、4 小时、6 小时、8 小时、12 小时、24 小时进行分析，记录色谱图。结果表明样品在 24 小时内稳定，16 个共有峰的相对保留时间和相对峰高 *RSD* 值分别小于 4.5% 和 0.3%。

2.4 数据分析

2.4.1 参照峰的选择 去氢吴茱萸碱为吴茱萸的主要成分，黄连碱和小檗碱是黄连的主要成分，是所有样品所共有的成分，3 个成分的保留时间均匀分布于萸黄连饮片整个色谱图，对于不同实验室，不同仪器和不同实验环境等造成的保留时间差异可以得到有效校正，故选择 3 个成分作为萸黄连饮片指纹图谱的内参照峰。

2.4.2 标准对照指纹图谱的生成 按照上述供试品溶液的制备方法及确定的色谱条件，共检测了 10 批萸黄连饮片的指纹图谱，根据《中药注射剂指纹图谱研究的技术要求》规定要求，进行指纹图谱相似度的比较，取 10 批药材制成标准对照指纹图谱，见图 2 - 147。

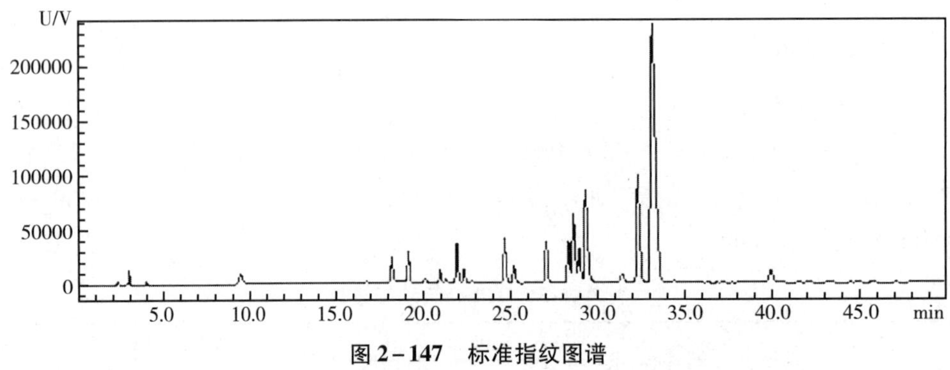

图 2-147　标准指纹图谱

2.4.3 茵黄连样品指纹图谱的测定　运用上述生成的茵黄连饮片标准对照指纹图谱作对照，按国家药典委员会提供的中药色谱指纹图谱相似度评价系统评价，对 10 批饮片进行指纹图谱 相似度的测定，结果见图 2-148，根据相似度测定结果可见，所有样品的相似度均 >0.97，说明茵黄连饮片成分有良好的相似性，可将相似度限定为 0.95。

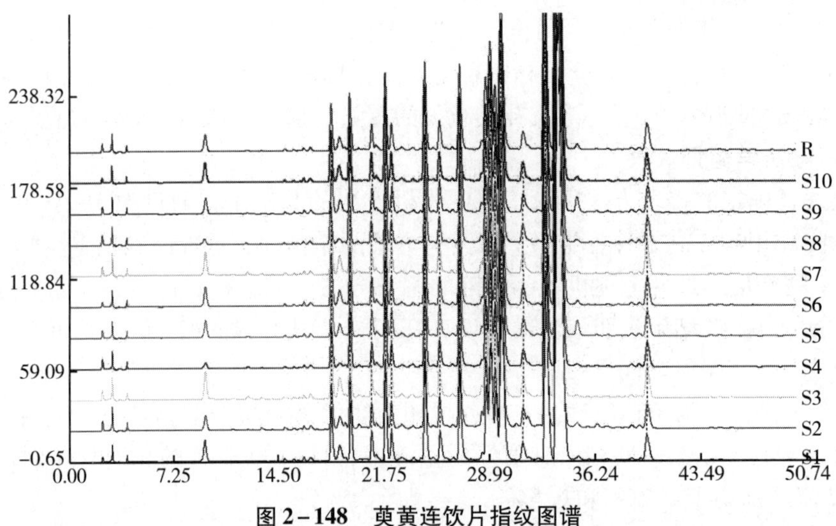

图 2-148　茵黄连饮片指纹图谱

2.4.4 指纹图谱共有峰的建立　根据茵黄连饮片指纹图谱，按国家药典委员会提供的中药色谱指纹图谱相似度评价系统导出共有 16 个，具体数据见表 2-116，图 2-149。

表 2-116　茵黄连饮片共有峰峰面积

峰号	保留时间	S1	S2	S3	S4	S5	S6	S7	S8	S9	S10	对照指纹图谱	保留时间 RSD (%)	峰面积 RSD (%)
1	18.163	372243	318327	340062	289531	314220	364448	331005	286571	305013	364381	328580	0.10	9.50
2	19.413	403483	354149	406244	400219	399533	403524	407105	401605	397761	403580	397721	0.10	3.92
3	20.879	203500	181813	190365	168635	184979	203985	191930	165348	180188	202420	187316	0.06	7.37
4	21.834	605657	484486	548261	502740	551008	599668	541875	495389	536986	597105	546317	0.08	8.05
5	22.261	221728	198177	209627	184368	207193	224922	214397	181635	204454	222497	206900	0.06	7.35

续表

峰号	保留时间	S1	S2	S3	S4	S5	S6	S7	S8	S9	S10	对照指纹图谱	保留时间 RSD（%）	峰面积 RSD（%）
6	24.561	750335	615508	686521	629454	700638	746590	686182	625584	687364	741896	787007	0.08	7.35
7	25.556	264039	270204	296259	270510	308565	277539	317277	230091	266841	265600	276693	0.07	9.08
8	26.934	796280	745415	773757	714855	831317	784740	889819	710769	816122	757059	782013	0.09	7.01
9	28.716	600717	453430	510952	557747	608095	622540	616031	545718	579821	618057	571311	0.08	9.67
10	29.028	261810	675039	983003	78494	223896	2663315	96184	103289	220155	264890	117307	0.08	16.41
11	29.366	610938	389263	507652	579787	596909	621447	584934	546960	584717	615383	563799	0.07	12.45
12	29.788	998248	537859	778416	723918	997752	2023175	904980	727105	995415	9945351	868140	0.09	9.91
13	31.298	173196	115961	234767	253979	258056	240176	274105	262173	266412	231961	231078	0.06	21.40
14	32.185	2092148	1679782	2013650	1836837	1978444	2103599	2007325	1841747	1960894	2105277	1961965	0.09	7.05
15	33.642	7671348	6667580	7628697	6663721	7343269	7699439	7567374	6707468	7354833	7204667	302419	0.09	6.15
16	39.810	321524	298117	387030	297096	306526	342620	398608	313201	319728	348866	333331	0.05	10.71

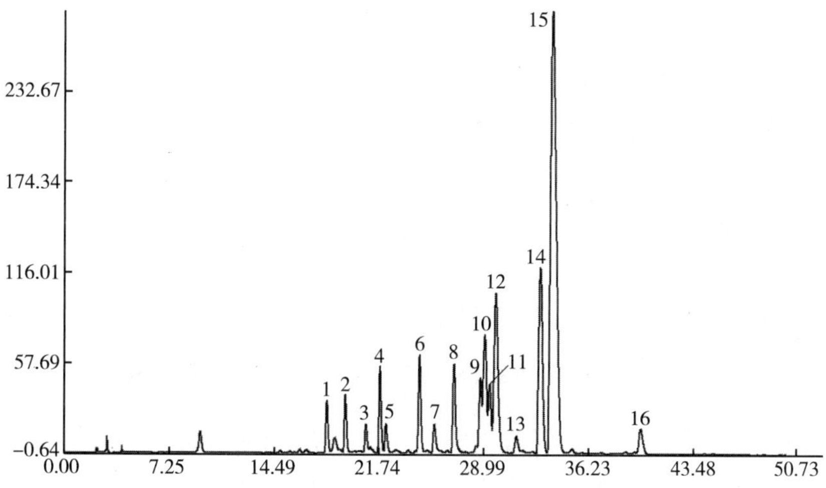

图 2-149　萸黄连饮片指纹图谱共有峰

2.4.5 主成分分析（PCA）对指纹图谱分别分析　通过 PCA 分析各批次按照厂家来源呈现出不同的特征，明显地分为两个区间，这说明 S1-S2 与 S3-S10 可以得到很好的区分。在图 2-150 中，S3、S5、S6、S7、S9、S10 比较紧凑，表明其质量稳定性好，S4 和 S8 分布稍远可能由于炮制环节的差异造成质量差异。进一步分析可知（图 2-151），在 10 批样品中，共有峰 6 和 14 波动最大，在其质量评价中应更好地控制其含量。

2.4.6 吴茱萸、黄连和萸黄连指纹图谱比较　在上述色谱条件下，萸黄连提取液中共检测到 14 个主要色谱峰，对比吴茱萸和黄连单味药材提取液，对萸黄连中的 14 个主要色谱峰进行了归属分析，如图 2-152 所示，第 1 号、3 号、5 号和 11 号峰来自吴茱萸，第 2 号、4 号、6 号、7 号、8 号、9 号、10 号、12 号、13 号和 14 号峰均来自黄连。

2.4.7 萸黄连饮片指纹图谱中成分的指认　见表 2-117。参照参考文献，综合分析

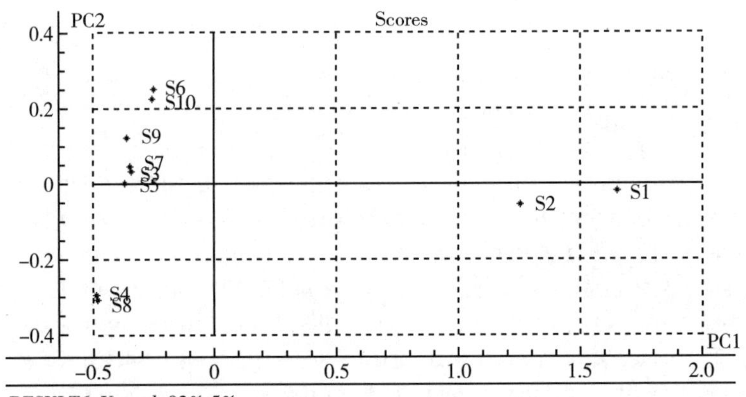

图 2-150　10 批萸黄连饮片的 Scores 图谱

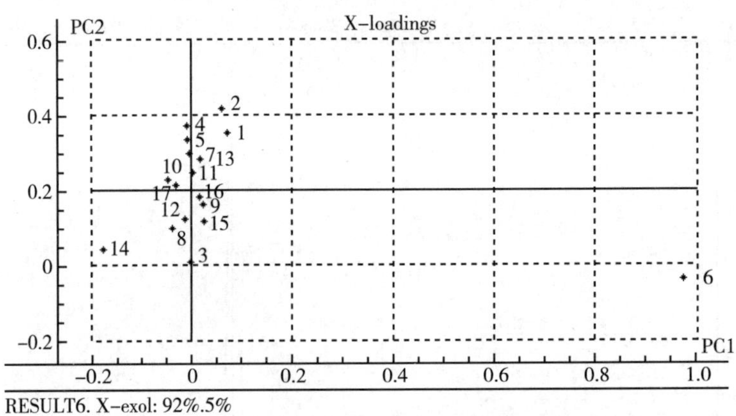

图 2-151　10 批萸黄连饮片的 X-loading 图谱

不同样品的色谱峰保留时间、紫外光谱，一级和二级全扫描质谱图，结果显示共有峰 4 为木兰碱、共有峰 12 为黄连碱、共有峰 13 为去氢吴茱萸碱、共有峰 14 为表小檗碱、共有峰 15 为小檗碱。

DAD 采集的各色谱峰紫外光谱和正离子方式检测所得的质谱信息，在 m/z 比 302、320、336、336、471 和 342 分别观测到了较强的质谱峰，正好与去氢吴茱萸碱、黄连碱、表小檗碱和小檗碱、木兰碱的分子离子相对应，为了进一步确定所获得的这些质谱峰，分别考察了这些离子的二级串联质谱，一级及二级质谱信息汇总结果见表 2-117。

表 2-117　吴茱萸和黄连中生物碱类成分质谱数据

峰	化含物	分子式	MS1	MS2
4	木兰碱	$C_{20}H_{24}N0_4$	342.1	297.0
12	黄连碱	$C_{19}H_{15}N0_5$	320.0	291.9
13	去氢吴茱萸碱	$C_{19}H_{16}N_30$	302.2	161.2，287.2
14	表小檗碱	$C_{20}H_{18}N0_4$	336.2	320.0，292.1
15	小檗碱	$C_{20}H_{18}N0_4$	336.1	292.0，320.9

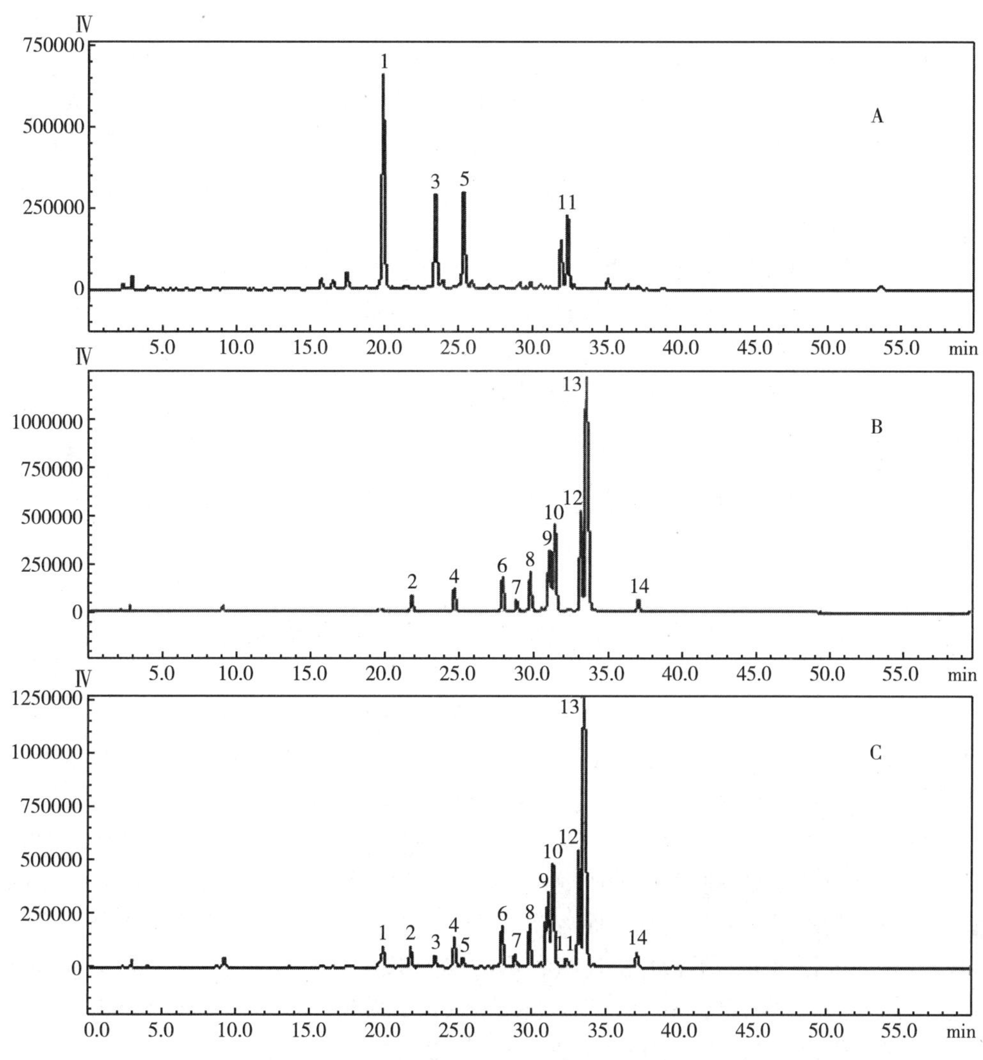

图 2-152 吴茱萸、黄连和萸黄连典型色谱图

注：A. 吴茱萸；B. 黄连；C. 萸黄连

3 讨论

3.1 色谱条件的选择

本研究比较了不同流动相对分离效果的影响，结果表明乙腈-水系统更适合各成分分析；黄连的生物碱类成分在 345nm 波长处有最大吸收，吴茱萸中的柠檬苦素及喹诺酮类生物碱类成分在 242nm、300nm 和 325nm 处有最大吸收，经综合分析，本研究采用 300nm 波长进行检测；比较了不同温度对萸黄连饮片成分分离效果的影响，结果表明 20℃最合适；考察了几种提取溶剂对成分提取效果的影响，结果显示甲醇-盐酸系统提取样品经 HPLC 检测，样品信息多，且提取率低，故选择其作为提取溶剂。

3.2 饮片炮制前后化学成分变化情况

萸黄连提取液中共检测到14个色谱峰，4个来自吴茱萸，其他10个均来自黄连，炮制后黄连中的化学成分没有显著变化，增加了炮制辅料中吴茱萸汁中的化学成分。萸黄连的质量标准收载于《中国药典》（2010版一部），除了“鉴别”项外，其他检查项目同黄连片，本研究采用HPLC方法比较了萸黄连炮制前后化学成分的变化情况，为质量标准的提高提供研究基础。

3.3 指纹图谱特征峰定性分析

比较了萸黄连炮制前后HPLC图谱的变化情况，利用ESI-MS对图谱中特征成分进行定性分析，确定了萸黄连炮制后增加了吴茱萸中的成分。文章建立的炮制前后成分分析方法，可以在生产过程中控制萸黄连的质量，简化质量评价的内容。

【论文来源】

栾兰，肖永庆*，李丽．萸黄连指纹图谱的研究．中华中医药杂志，2014，29（12）：4022-4025.

醋五味子饮片中有机酸类成分的含量测定

五味子为木兰科植物北五味子 *Schisandra chinensis*（Turcz.）Baill. 的干燥成熟果实。五味子炮制方法有醋蒸、酒蒸、蜜蒸、蜜炒等多种，其中以生品和醋制品在临床中应用最为广泛。生品具有收敛固涩、益气生津、补肾宁心的功能；醋制后酸涩收敛之性增强，主要用于肾虚遗精，故有“入补药熟用，入嗽药生用”之说。饮片炮制前后其功能主治的变化与其内在物质基础的改变密不可分，然而目前对于五味子不同炮制品的质量评价均以木脂素类成分为指标，而忽略了五味子中大量存在的有机酸类成分。为了更为科学、全面的评价五味子饮片的质量，本文采用HPLC对市售醋五味子饮片进行了3种主要有机酸的含量测定，不仅丰富了五味子饮片的质量评价方法，同时也为五味子饮片炮制原理、炮制工艺等相关研究提供了科学依据。

1 仪器与试药

Waters高效液相色谱仪（Waters 2695 pump，Waters 2996检测器，Empower 2数据处理软件），超声清洗器KQ-500DB型（昆山市超声仪器有限公司），甲醇、乙腈为色谱纯，水为纯净水，使用前均经0.22μm滤膜滤过；其他试剂均为分析纯。

对照品柠檬酸（批号111679-200401），原儿茶酸（批号110809-200604）购自中国食品药品检定研究院；奎尼酸为实验室分离鉴定，纯度达到98%以上，可供含量测定用。

醋五味子饮片购自北京市9家不同药店（表2-118），粉碎，过40目筛备用。

表2-118 不同市售醋五味子饮片中有机酸含量测定结果（$n=2$）%

药店	奎尼酸	柠檬酸	原儿茶酸	总量
同仁堂药店	1.3504	12.0099	0.0236	13.3839
京隆堂药房	1.4711	16.6302	0.0235	18.1248

续表

药店	奎尼酸	柠檬酸	原儿茶酸	总量
利君堂大药房	1.5975	17.0369	0.0217	18.6561
永安堂（安定门）	2.1034	18.2992	0.0269	20.4295
永安堂（北新桥）	1.9240	16.6682	0.0287	18.6209
医保全新大药房	1.5106	15.3436	0.0186	16.8729
百姓大药房	1.6478	18.1093	0.0236	19.7807
汇安康药房	0.5215	6.8407	0.0462	7.4084
白塔寺药店	1.6105	19.5415	0.0231	21.1750
平均值	1.5263	15.6088	0.0262	17.1613

2 方法与结果

2.1 色谱条件

Spursil C_{18} 色谱柱（4.6mm×250mm，5μm），流动相1：乙腈－15mmol/L 磷酸二氢钾溶液（1∶99），检测波长210nm，流速1.0mL/min，柱温30℃，此条件下样品中奎尼酸和柠檬酸与其他成分可达到基线分离。流动相2：甲醇-0.5%冰醋酸（25∶75），检测波长260nm，流速1.0mL/min，柱温35℃。在此条件下原儿茶酸与其他成分分离良好（图2－153）。

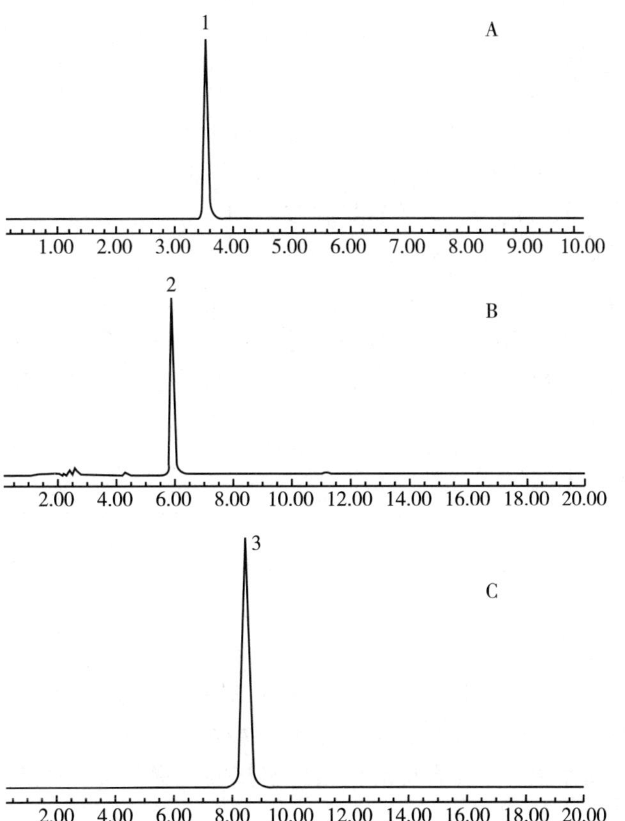

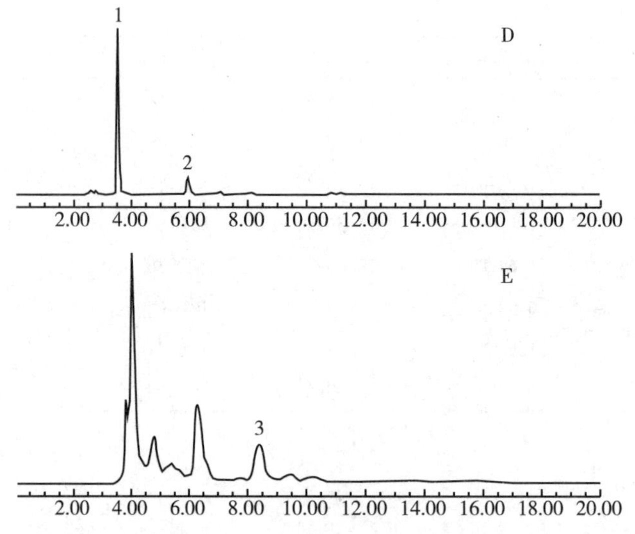

图 2-153　醋五味子饮片 HPLC

注：A，B，C. 对照品；D，E. 样品；1. 奎尼酸；2. 柠檬酸；3. 原儿茶酸

2.2　对照品溶液的制备

精密称取奎尼酸、柠檬酸对照品适量，加水溶解，定容至 5mL 量瓶，分别配制成 0.509g/L、2.378g/L 的对照品溶液。精密称取原儿茶酸对照品适量，加甲醇溶解，定容至 5mL 量瓶中，并定容至刻度，摇匀，配制成 0.342g/L 的原儿茶酸对照品溶液。

2.3　供试品溶液的制备

取醋五味子粉末 0.5g，精密称定，置具塞锥形瓶中，精密加入 30% 甲醇 25mL，密塞，称定质量，超声提取 40 分钟，放冷，密塞，再称定质量，用 30% 甲醇补足减失的质量，摇匀，滤过，取续滤液，取 10mL 回收溶剂至干，再以 10mL 水溶解，以微孔滤膜（0.45μm）滤过，用于测定奎尼酸和柠檬酸。

取醋五味子粉末 0.5g，精密称定，置具塞锥形瓶中，精密加入 50% 乙醇 - 冰醋酸（100∶1）25mL，密塞，称定质量，放置 1 小时后超声提取 20 分钟，放冷，密塞，再称定质量，用溶剂补足减失的质量，摇匀，滤过，取续滤液微孔滤膜（0.45μm）滤过，用于测定原儿茶酸。

2.4　样品测定

取不同市售醋五味子饮片粉末 0.5g，按照 2.3 项下方法制备供试品溶液，分别测定奎尼酸、柠檬酸和原儿茶酸的含量。结果见表 2-118。

3　讨论

测定结果显示，不同市售醋五味子饮片中均含有所测定的 3 种有机酸类成分，除汇安康药房所售醋五味子外，其余饮片有机酸总量均 >13%，其中以白塔寺药店所售醋五味子饮片有机酸总量最高。3 种有机酸中以柠檬酸的含量最高，约为奎尼酸和原儿茶酸总量的 15 倍。

研究表明，有机酸类成分具有抑制血小板聚集，延长心肌耐缺氧时间、祛痰平喘、抗氧化及神经保护等多种药理活性，是五味子收敛止泻作用的主要药效物质基础。醋制后，有机酸类成分的增加恰与其酸涩收敛作用的增强相对应。因此，加强对五味子有机酸类成分的研究，特别是醋制后有机酸类成分变化与其功效改变的相关性研究，对于揭示五味子醋制原理，科学评价五味子饮片质量都具有重要意义。而且，进一步的研究还可能为拓宽醋五味子的临床应用提供科学依据。

【论文来源】

李丽，肖永庆*，于定荣，麻印莲，黄文倩，朱明贵．醋五味子饮片中有机酸类成分的含量测定．中国实验方剂学杂志，2013，19（5）：105－107.

仿野生与人工栽培防风饮片的色彩色差分析

防风为伞形科植物防风 *Saposhnikovia divaricata*（Turcz）Schischk。未抽花茎植株的干燥根，主产于东北三省、内蒙古、河北等地，其中以黑龙江松嫩平原一带所产防风质量最优，习称“关防风”或“小蒿子防风”。该地区一般采取仿野生的种植方式，即药材种植过程中不施肥、不喷洒农药，生长期为 3～4 年。近年来，随着药材和临床饮片需求的增长，防风人工栽培面积逐渐增加，内蒙古赤峰和河北安国已成为市场上防风药材的主要来源地。与道地产区种植方式不同，赤峰和安国种植的防风多为一年生，种植密度较大，且种植过程中要施肥、喷洒农药，市场上称之为“水防风”。课题组通过对防风产地的调研发现，两类防风虽基原相同，但由于种植方式不同，导致二者外观上有着显著的差异。然而炮制加工为防风饮片后可用于鉴别的特征消失，唯一显著的区别在于二者外皮颜色的差异，仿野生防风外皮为灰棕色或灰黄色，而栽培防风外皮则为黄白色。一直以来无论是中药材还是中药饮片，其颜色一直以语言描述为主，无准确和客观的量化指标表述，因而极易受到主观因素的影响，如何科学、客观地对中药饮片的色彩进行量化成为众多科研工作者研究的热点和难点。

色彩色差计又称色差计、色差仪，是常用的色彩色差测定仪器。该仪器利用内部的标准光源照明样本，样本选择性吸收、反射或散射光线，光电探侧器检测反射光并与标准光源做出比较、计算所测样品的色差值。色彩测量技术在出版、化工、食品等方面应用广泛，随着测量技术与仪器的不断完善成熟，其应用范围也不断扩大，并逐渐应用到医药方面，如利用色差计对患者皮肤、牙齿、舌质与舌苔颜色等进行测量和分析，获得快速、无损伤的定量诊断结果，协助医生做出快速、正确的诊断。近年来，部分学者将色彩色差技术引入到中药材及其饮片颜色的客观量化，特别是在饮片炮制程度的控制、生品与炮制品色彩差异的客观表述等方面取得了较好的研究结果。本文针对不同种植方式导致的防风饮片色彩差异，以色差计对其进行色彩色差分析，为防风药材种植方式与其饮片质量的相关性分析提供科学依据，同时也对防风饮片分级方法的建立进行有益的探索。

1 仪器与试药

HP－C220 型色差测定仪（汉普电子技术开发有限公司）。

防风药材采集于黑龙江、内蒙古等地，经中药研究所胡世林研究员鉴定为 *Saposhnikovia divaricata*（Turcz）Schischk 未抽花茎植株的干燥根。按照《中国药典》（2010 年版）规定的炮制方法分别加工成防风饮片 9 批；防风饮片 9 批，采购于安徽济人药业等饮片生产企业（表 2－119）。

表 2－119 防风饮片样品信息

No.	产地/生产企业	种植方式	表皮颜色
1	黑龙江大庆市大同区	仿野生	灰黄色
2	黑龙江大庆市杜尔伯特	仿野生	灰黄色
3	黑龙江安达	仿野生	灰黄色
4	内蒙古海拉尔区	仿野生	灰黄色
5	内蒙古扎兰屯	栽培	黄白色
6	内蒙古扎兰屯	栽培	黄白色
7	内蒙古赤峰	栽培	黄白色
8	河北安国	栽培	黄白色
9	河北安国	栽培	黄白色
10	河北安国	栽培	黄白色
11	黑龙江伊春	栽培	黄白色
12	安徽济人药业	仿野生	灰棕色
13	上海华宇药业	栽培	黄白色
14	安徽沪谯药业	仿野生	灰棕色
15	武汉中医医院	仿野生	灰棕色
16	安徽中正药业	仿野生	灰棕色
17	安徽海鑫药业	栽培	黄白色
18	安徽协和成药业	仿野生	灰棕色

2 方法与结果

2.1 测定参数

仪器测量口径 8mm；测量光源为 D65 卤素灯；重复性 $\triangle E^{*}ab \leqslant 0.08$，Colorimeter2011 V2.28 数据采集分析软件。

2.2 样品色彩色差测定

取各防风饮片，以色差仪测定饮片表皮颜色，测定 10 次，取平均值，得表皮颜色数据，颜色数据统一用 $L^*a^*b^*$ 色空间表示，并通过公式 $E^*_{ab}=\sqrt{L^*2+a^*2+b^*2}$（根号），其中 E^*_{ab} 为总色值，L^* 为亮度，a^* 和 b^* 为色度坐标，计算出各样品的总色值，见表 2－120。

表 2－120 防风饮片色彩测定（$n=10$）

No.	*L*	*a*	*b*	*E* ab*
1	34.21	9.15	15.57	38.68
2	34.71	9.78	16.38	39.61
3	33.92	7.36	16.24	38.32
4	33.91	7.47	17.01	38.67
5	43.94	10.46	19.67	49.27
6	46.48	10.64	22.27	52.63
7	47.29	13.81	25.83	55.63
8	52.17	12.20	24.36	58.86
9	53.40	12.07	23.81	59.70
10	44.27	12.22	24.27	51.94
11	40.39	8.47	15.78	44.18
12	30.64	6.90	14.51	34.60
13	43.39	11.44	20.23	49.22
14	30.59	7.04	14.01	34.37
15	34.00	7.53	14.65	37.78
16	35.05	8.47	17.60	40.12
17	41.98	10.09	19.81	47.50
18	29.92	7.49	13.95	33.85

将上述测定结果以 SPSS 19.0 软件进行聚类分析。结果显示，所测定的 18 批防风饮片色差值存在较大差异。其中，1～4 号、12 号、14 号、15 号、16 号、18 号等 9 个样品色差值接近，可聚为一类；其余 9 个样品色差值聚为一类（图 2－154）。色彩聚类分析结果与防风饮片原料药材的种植方式相一致。仿野生防风饮片的 E^*_{ab} 值范围为 35.49～39.18，人工栽培防风饮片的 E^*_{ab} 值范围为 48.11～56.10，二者平均色差值 $\triangle E^*_{ab}$ 为 14.7，显著差异。

3 讨论

无论是中药材还是中药饮片，其外观性状均以形、色、气、味等为鉴别特征，但这 4 个鉴别特征一直是以文字描述和人为判别的方式应用于中药材或中药饮片的真伪优劣评价。现代分析技术的不断发展和完善，为中药颜色、气味等数据的测量和分析提供了

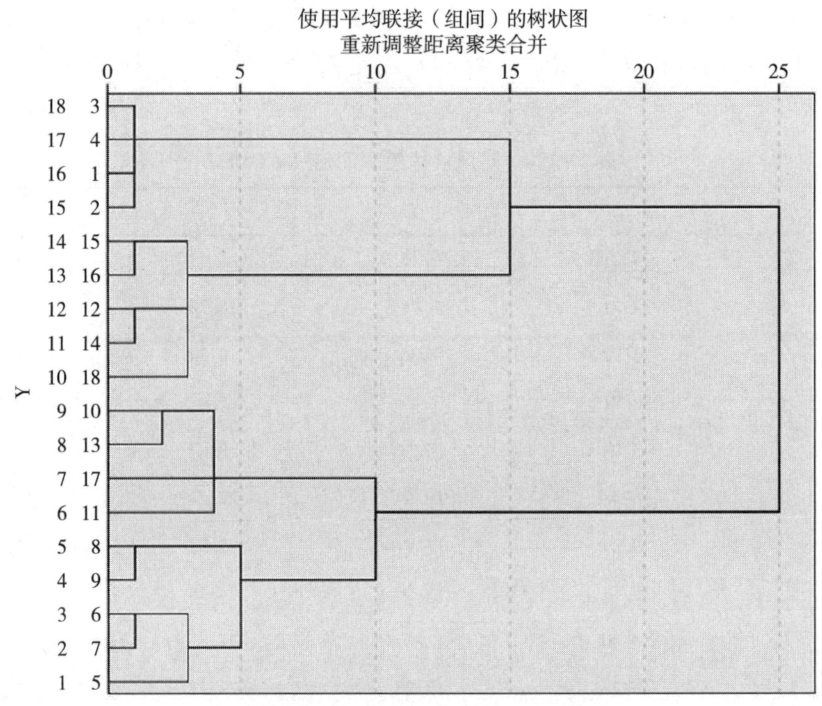

图 2-154　防风饮片色彩聚类分析树状示意

科学、可行的仪器和方法，使中药饮片，特别是同一中药的生、制饮片鉴别特征的客观量化成为可能。

色差仪在测量时必须保证被测物体能够稳定暴露在测量口径下，且被测物体的直径要大于等于测量口径。试验中课题组采用 8mm 的小测量口径，将防风饮片并排压紧、压扁，使外皮尽可能平整，并变换不同位置测量，以 10 次测定的平均值作为其外皮颜色的总色值。通过对仿野生和人工栽培各 9 批次防风饮片的色彩色差分析，结果显示防风饮片色彩分析结果与其种植方式相一致。由此可见，色彩色差技术可用于防风饮片颜色的客观量化，该技术的应用也为进一步分析防风饮片原料药材的道地性、种植方式与其质量的相关性研究奠定了基础，为防风饮片分级方法的建立提供了参考依据。

【论文来源】

陈梁，李丽，肖永庆*，于定荣，麻印莲，朱明贵．仿野生与人工栽培防风饮片的色彩色差分析．中国实验方剂学杂志，2013，19（12）：92-94.

去皮与不去皮桔梗饮片的色谱鉴别

桔梗为桔梗科植物桔梗的干燥根，是传统的祛痰镇咳中药。目前，对于桔梗饮片炮制方法的规定是可以去皮也可不去皮，然而研究显示，桔梗药材各部位中均含有皂苷类成分，如桔梗皂苷 D（Platycodin D）、桔梗皂苷 A（Platycodin A）、桔梗皂苷 B 等，而且桔梗外皮中皂苷类成分的含量亦较高，然而对于市场上流通的这两种加工方式制备的桔梗饮片，尚无简单快捷的鉴别方法，本文在进行桔梗饮片炮制是否有必要刮去外皮的探索中，专门对去皮与未去皮桔梗饮片进行了 TLC 和 HPLC 色谱鉴别方法的考察，为建立合理、有效的桔梗饮片质量评价方法提供了科学依据。

1　仪器与试药

Waters 高效液相色谱仪（Waters 2695 pump，Waters 2996 检测器，Empower 2 数据处理软件）；KQ－100DE 型超声清洗器（昆山市超声仪器有限公司）；甲醇、乙腈为色谱纯，水为纯净水，使用前均经 0.45μm 滤膜滤过；其他试剂均为分析纯。

实验用桔梗药材采自山东沂源，经中国中医科学院中药研究所胡世林教授鉴定为桔梗 *Platycodon grandiflorum*（Jacq.）A. DC. 的干燥根。

2　方法与结果

2.1　TLC 鉴别

取不同方法制备的桔梗饮片粉末各 2.0g，分别加 70% 甲醇 50mL 超声提取 2 次，每次 15 分钟，滤过，滤液蒸干，残留物以 2～3mL 水溶解，上 D101 大孔树脂柱，分别以水、20% 乙醇、50% 乙醇各洗脱 50mL，收集 50% 乙醇洗脱液，蒸干，残物加甲醇 2.0mL 使溶解，作为供试品溶液。照薄层色谱法（附录Ⅵ B）试验，吸取上述两种供试品溶液各 10μL，分别点于同一硅胶 GF_{254} 薄层板上，以三氯甲烷－甲醇－水（7∶3∶0.5）为展开剂，展开，取出，晾干，喷以 10% 硫酸乙醇溶液，在 105℃加热至斑点显色清晰。

2.2.1 色谱条件　Spursil C_{18} 色谱柱（4.6mm×150mm，5μm），phenomenex 保护柱（柱芯 3mm×4mm）。流动相 A 为甲醇－乙腈（1∶10），B 为 0.1% 磷酸溶液，梯度洗脱（0～20 分钟，16%～22% A，流速 0.8mL/min；20～40 分钟，22%～31% A，流速 0.8mL/min；40～60 分钟，31%～33% A，流速 0.6mL/min）。检测波长 206nm，柱温 35℃。此条件下去皮核未去皮桔梗中可检定 13 个共有峰。

2.2.2 供试品溶液的制备　精密称取去皮和未去皮桔梗饮片粉末（40 目）各 2.0g，加 50% 甲醇 50mL，超声提取 15 分钟，滤过，滤液蒸干，残留物以 1～2mL 水溶解，上 HP－20 型大孔吸附树脂柱（内径 1.0cm，长 15cm），先后以水、20% 乙醇、50% 乙醇各 50mL 洗脱，收集 50% 乙醇洗脱液，蒸干，以甲醇溶解并转移至 10mL 量瓶中，加甲醇至刻度，摇匀，过微孔滤膜（0.45μm），即得。

2.2.3 流动相的选择　将供试品溶液注入液相色谱仪，分别以甲醇－水、乙腈－1% 磷酸、甲醇－1% 磷酸、乙腈－水和甲醇－乙腈－1% 磷酸等流动相进行测定，分析比较不同流动相测定图谱，结果以甲醇－乙腈－1% 磷酸为流动相测定所得图谱色谱峰较多，峰面积较大，各色谱峰分离度较好，因此将其确定为饮片测定的流动相（图2－155）。

2.2.4 检测波长的选择　桔梗主要含有皂苷类成分，以 DAD 检测器对所有色谱峰进行 190～400nm 波长扫描，比较了 206nm、210nm、254nm 3 个波长的色谱峰，结果 206nm 下色谱图基线平稳，色谱峰吸收度较高，因此确定 206nm 为检测波长（图 2－156）。

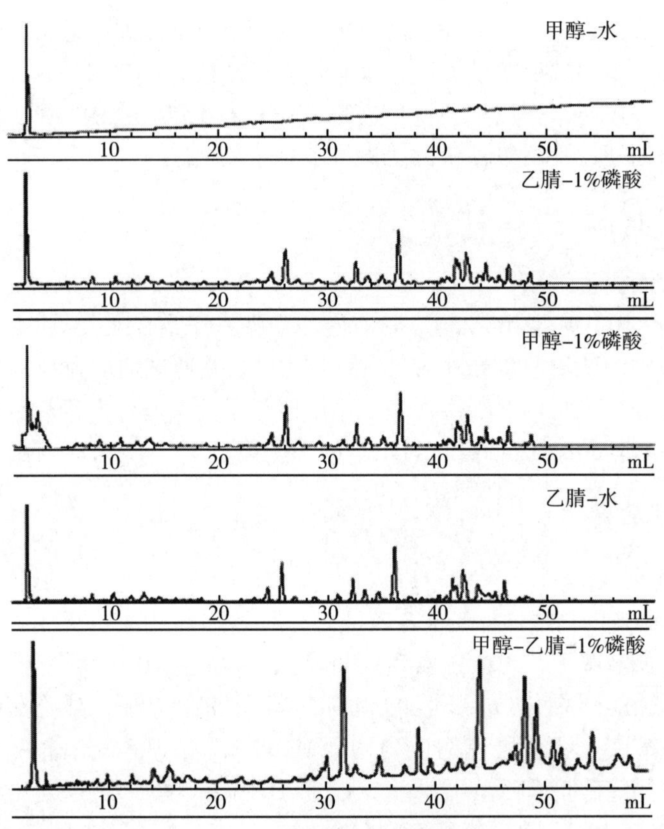

图 2-155　不同流动相桔梗的图谱比较

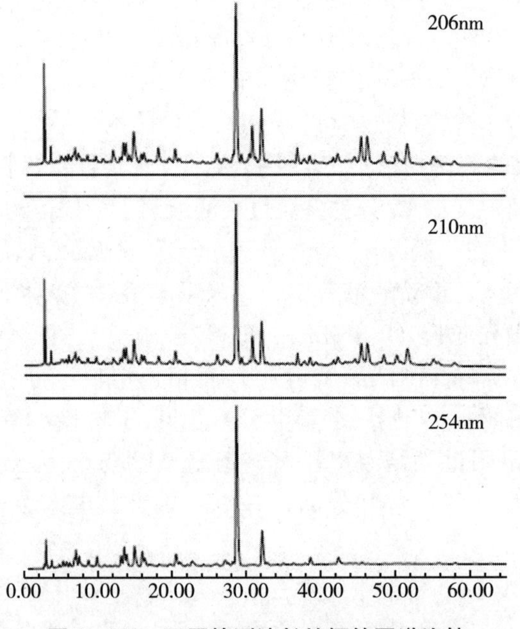

图 2-156　不同检测波长桔梗的图谱比较

2.2.5 样品测定　吸取上述供试品溶液各 10μL，注入液相色谱仪，以方法学考察确定的流动相和检测波长进行去皮桔梗和未去皮桔梗饮片的分析比较（图 2-157）。

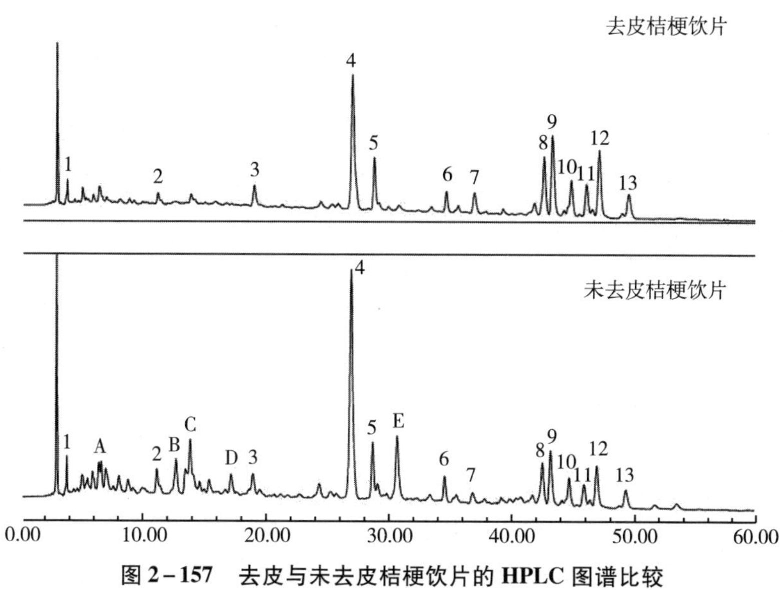

图 2-157　去皮与未去皮桔梗饮片的 HPLC 图谱比较

结果显示，去皮与未去皮桔梗 HPLC 图谱有显著差异，其中 1~13 号为两种饮片的共有峰，但未去皮桔梗饮片的各色谱峰面积均高于去皮桔梗饮片。另外，与去皮桔梗饮片相比，未去皮桔梗饮片中还多出 5 个色谱峰（A~E），可以作为两种饮片的 HPLC 图谱鉴别特征。

3　讨论

TLC 鉴别实验中，比较了三氯甲烷-甲醇、三氯甲烷-甲醇-水、正丁醇-醋酸-水等多种展开剂，最终以三氯甲烷-甲醇-水（7：3：0.5）展开后，图谱中各斑点分离度较好，并能清晰地区别去皮与未去皮桔梗饮片。

在 TLC 鉴别的基础上，本文又对两种桔梗饮片的 HPLC 鉴别方法进行了考察。比较了甲醇-水，甲醇-磷酸水，乙腈-磷酸水，甲醇-乙腈-磷酸水等不同溶剂系统和不同流动相梯度，结果表明以甲醇-乙腈-0.1%磷酸水溶液为流动相进行分析时，桔梗饮片各色谱峰分离较好。同时以 DAD 检测器进行了检测波长考察，比较 206nm、210nm、254nm 的色谱图，发现波长为 206nm 时基线较平稳，色谱峰数量较多且分离度较好，因此选择 206nm 作为检测波长。

建立了去皮与未去皮桔梗饮片的 TLC 和 HPLC 色谱鉴别方法，该方法简便易行，并能够清晰地反映出两种不同方法炮制的桔梗饮片的异同点，不仅为规范桔梗饮片炮制方法提供了参考，也为不同桔梗饮片的质量评价提供了科学依据。

【论文来源】

李丽，肖永庆*，于定荣，麻印莲，黄文倩，陈梁．去皮与不去皮桔梗饮片的色谱鉴别．中国实验方剂学杂志，2012，18（20）：66-68.

天麻饮片的 HPLC 指纹图谱鉴别

天麻为兰科植物天麻 *Gastrodia elata* BI. 的干燥块茎。具有平肝息风止痉的作用，临床上用于头痛眩晕，肢体麻木，小儿惊风，癫痫抽搐，破伤风等症。天麻药用历史悠久，主要分布于我国东北、西南及陕西、河南、湖北、湖南等地。文献报道天麻主要含有酚类及其苷、甾醇、多糖等多种化学成分；药理研究表明天麻生药及天麻苷具有镇静、镇痛、抗惊厥等作用，同时对心血管系统、免疫系统等亦有作用，另有文献报道了天麻药材的质量评价以及指纹图谱等方面的研究。本课题组前期对天麻饮片有效部位的药理作用研究表明，该部位有与天麻功能主治相似的生理活性。为更加有效地控制饮片的内在质量，保证临床用药安全，本文通过天麻 6 个产地共 10 批次饮片的指纹图谱研究，并结合聚类分析，建立天麻饮片的 HPLC 指纹图谱定性鉴别方法。

1 仪器与试药

Waters 高效液相色谱仪（Waters 2695 Separations Module，Waters 2996 PAD 检测器，Milennium32 数据处理软件），KQ－500DB 超声清洗器（昆山市超声仪器有限公司）；EYELA 型旋转蒸发器；中药色谱指纹图谱相似度评价系统软件（2004，国家药典委员会）。乙腈为色谱纯，水为纯净水，使用前均经 0.45μm 滤膜滤过；其他试剂均为分析纯。

天麻药材分别购于四川、安徽、吉林、陕西、河南、湖北等地，经中国中医科学院中药研究所胡世林教授鉴定均为 *G. elata* 的干燥块茎；以上样品由安徽沪谯中药饮片厂依法炮制，分别制备成 10 批生天麻饮片，粉碎过 40 目筛，置干燥器中备用。

2 方法与结果

2.1 色谱条件

色谱柱 Kromasil C_{18}（4.6mm×250mm，5μm）；流动相乙腈（A）－0.5% 冰醋酸溶液（B）线形梯度洗脱（0～20 分钟，1%～20% A；20～25 分钟，20%～25% A；25～60 分钟，25%～85% A），检测波长 270nm，流速 1.0mL/min。在此条件下不同产地的天麻饮片共能检出 15 个峰，样品在 60 分钟左右出峰完毕，且色谱图基线平稳，各色谱峰分离较佳，故将分析时间定为 60 分钟。

2.2 供试品溶液的制备

称取天麻饮片粉末 2g 精密称定，加入 50% 甲醇 50mL，超声提取 15 分钟后，过滤，将滤液蒸干，残留物以 2～3mL 水溶解，上 D101 大孔吸附树脂柱（0.5cm×5cm），分别以水，50% EtOH 和 95% EtOH 各 50mL 洗脱，收集 50% EtOH 洗脱液，减压蒸干后，残渣以甲醇溶解至 10mL 量瓶中，以 0.45μm 微孔滤膜过滤后备用。

2.3 方法学考察

2.3.1 精密度试验 取同一供试品溶液 10μL，连续进样 5 次，检测指纹图谱，计算各色谱峰的相对保留时间和相对峰面积的 RSD。结果测得各色谱峰的相对保留时间的和相对峰面积的 RSD <5%，说明仪器性能良好。

2.3.2 稳定性试验　取同一供试品溶液 10μL，分别在 0 小时、2 小时、4 小时、8 小时、12 小时、24 小时检测指纹图谱，计算各色谱峰的相对保留时间和相对峰面积的 RSD。结果样品在 24 小时内基本稳定（RSD <5%）。

2.3.3 重复性试验　取同一批样品 5 份，分别制备成供试品溶液，依法检测指纹图谱，计算各色谱峰的相对保留时间和相对峰面积的 RSD，结果表明样品制备方法重复性较好（RSD <5%）。

2.4　指纹图谱测定与评价

2.4.1 共有峰的指定　参考《中药注射剂指纹图谱研究的技术要求（暂行）》，并结合天麻不同批次饮片的 HPLC 峰状况，选择 HPLC 图中可以用于反映天麻内在质量的共有峰进行测定。天麻饮片指定共有峰 15 个，以 7 号峰为参照峰（秒）进行相对保留时间和相对峰面积的计算，所选择的共有峰面积之和占总峰面积的 95% 以上，可以较为全面的反映样品的内在质量。

2.4.2 天麻饮片指纹图谱的测定及相似度评价　根据建立的指纹图谱方法，分别取中试生产的 10 批次天麻饮片样品，依法制备成供试品溶液。吸取供试品溶液 10μL，进样于高效液相色谱仪进行检测。以 7 号峰为参照峰（秒）的相对保留时间和相对峰面积为 1，计算其余各峰的相对保留时间和相对峰面积，结果各峰相对保留时间的 RSD 均 <0.5%，10 批天麻饮片色谱峰面积 RSD 差异较大（18% ~ 113%），RSD 平均值为 31.28%，见表 2-121、表 2-122 和图 2-158。

表 2-121　天麻饮片指纹图谱测定（相对保留时间）

No.	样品	1	2	3	4	5	6	7（秒）
1	四川天麻 A	0.389	0.419	0.524	0.601	0.736	0.802	1
2	四川天麻 B	0.391	0.420	0.527	0.605	0.739	0.807	1
3	安徽天麻 A	0.390	0.420	0.526	0.616	0.737	0.803	1
4	安徽天麻 B	0.395	0.423	0.531	0.615	0.741	0.811	1
5	安徽天麻 C	0.394	0.423	0.531	0.620	0.741	0.810	1
6	吉林天麻 A	0.388	0.418	0.524	0.613	0.741	0.939	1
7	吉林天麻 B	0.393	0.422	0.529	0.618	0.744	0.810	1
8	陕西天麻	0.389	0.419	0.525	0.615	0.736	0.812	1
9	河南天麻	0.390	0.420	0.525	0.604	0.739	0.804	1
10	湖北天麻	0.390	0.420	0.527	0.606	0.738	0.814	1
	均值	0.391	0.420	0.527	0.611	0.739	0.821	1
	RSD（%）	0.57	0.39	0.48	1.03	0.33	4.80	0

续表

No.	样品	8	9	10	11	12	13	14	15
1	四川天麻 A	1.055	1.218	1.505	1.744	1.796	1.906	2.751	2.984
2	四川天麻 B	1.057	1.216	1.499	1.743	1.789	1.902	2.743	2.976
3	安徽天麻 A	1.055	1.217	1.502	1.745	1.795	1.905	2.750	2.983
4	安徽天麻 B	1.066	1.213	1.468	1.736	1.777	1.893	2.725	2.955
5	安徽天麻 C	1.065	1.214	1.492	1.737	1.778	1.894	2.729	2.959
6	吉林天麻 A	1.054	1.231	1.505		1.796	1.906	2.751	2.984
7	吉林天麻 B	1.061	1.229	1.494	1.740	1.782	1.897	2.732	2.963
8	陕西天麻	1.055	1.234	1.505	1.747	1.798	1.908	2.756	2.990
9	河南天麻	1.055	1.228	1.502	1.743	1.793	1.904	2.746	2.979
10	湖北天麻	1.056	1.227	1.499	1.743	1.792	1.903	2.745	2.977
	均值	1.058	1.223	1.497	1.742	1.790	1.902	2.743	2.975
	RSD（%）	0.40	0.61	0.71	0.20	0.41	0.26	0.38	0.40

表 2-122　天麻饮片指纹图谱测定（相对峰面积）

No.	样品	1	2	3	4	5	6	7（秒）
1	四川天麻 A	0.289	0.163	0.157	0.419	0.267	0.133	1
2	四川天麻 B	0.299	0.165	0.164	0.436	0.285	0.133	1
3	安徽天麻 A	0.199	0.123	0.235	0.357	0.354	0.101	1
4	安徽天麻 B	0.210	0.119	0.241	0.322	0.382	0.100	1
5	安徽天麻 C	0.220	0.128	0.238	0.324	0.390	0.101	1
6	吉林天麻 A	0.313	0.121	0.176	0.452	0.162	0.106	1
7	吉林天麻 B	0.328	0.138	0.176	0.454	0.176	0.105	1
8	陕西天麻	0.087	0.164	0.985	0.327	0.281	0.066	1
9	河南天麻	0.294	0.151	0.042	0.363	0.227	0.010	1
10	湖北天麻	0.203	0.279	1.498	0.239	0.210	0.155	1
	均值	0.244	0.155	0.391	0.369	0.273	0.101	1.000
	RSD（%）	28.80	28.93	113.43	18.00	28.38	37.72	0.001

No.	样品	8	9	10	11	12	13	14	15
1	四川天麻 A	0.737	2.776	0.077	0.056	0.075	0.094	0.044	0.080
2	四川天麻 B	0.737	2.756	0.090	0.099	0.082	0.095	0.048	0.053
3	安徽天麻 A	0.532	2.455	0.071	0.042	0.037	0.074	0.038	0.058
4	安徽天麻 B	0.487	2.536	0.032	0.068	0.044	0.066	0.050	0.068
5	安徽天麻 C	0.500	2.540	0.065	0.068	0.044	0.065	0.058	0.068
6	吉林天麻 A	0.693	1.806	0.094		0.043	0.097	0.041	0.069
7	吉林天麻 B	0.689	1.816	0.072	0.046	0.050	0.093	0.047	0.052

续表

No.	样品	8	9	10	11	12	13	14	15
8	陕西天麻	0.614	2.446	0.129	0.176	0.092	0.159	0.033	0.040
9	河南天麻	0.743	2.446	0.078	0.083	0.044	0.143	0.034	0.048
10	湖北天麻	0.879	1.697	0.108	0.151	0.050	0.120	0.053	0.058
	均值	0.661	2.327	0.082	0.088	0.056	0.101	0.045	0.059
	RSD（%）	18.07	16.35	30.37	50.39	32.71	29.66	17.37	18.98

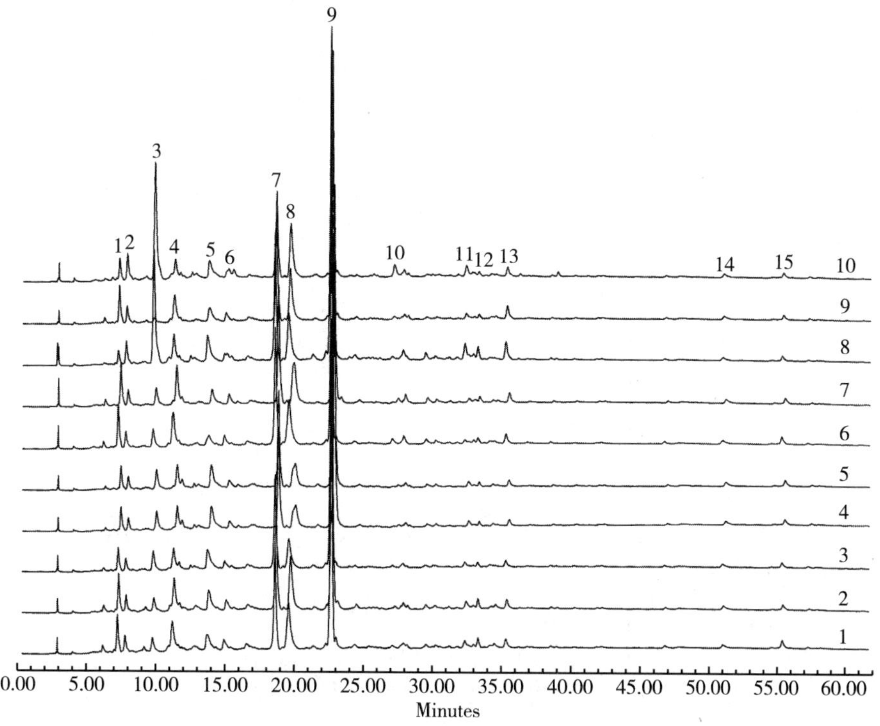

图 2-158　10 批次天麻饮片的 HPLC 叠加

注：1. 四川天麻 A；2. 四川天麻 B；3. 安徽天麻 A；4. 安徽天麻 B；5. 安徽天麻 C；6. 吉林天麻 A；7. 吉林天麻 B；8. 陕西天麻；9. 河南天麻；10. 湖北天麻

以中药指纹图谱相似度处理软件，采用中位数计算法，确定了天麻饮片标准指纹图谱（图 2-159），该图谱与 10 个样品的相似度分别为 0.991，0.991，0.995，0.994，0.994，0.990，0.992，0.967，0.908，0.986，平均相似度为 98% 以上。因此所建立的对照指纹图谱具有较好的代表性，可用于饮片的指纹图谱比较测定。

2.4.3 聚类分析　在相似度分析的基础上，又进行了 10 批次天麻饮片指纹图谱的系统聚类分析。选用欧氏距离作为样品间的相似性测度，采用可变类平均法聚类分析，结果（图 2-160）可分为 5 类：其中 1 号、2 号、9 号样本（分别为四川天麻 2 批样品和河南天麻样品）为一类，3 号、4 号、5 号样本（均来源于安徽天麻）为一类，6 号、7 号样本（来源于吉林天麻）为一类，8 号样本（陕西天麻）为一类，10 号样本（湖北天麻）为一类，由此说明天麻饮片与药材产地密切相关。

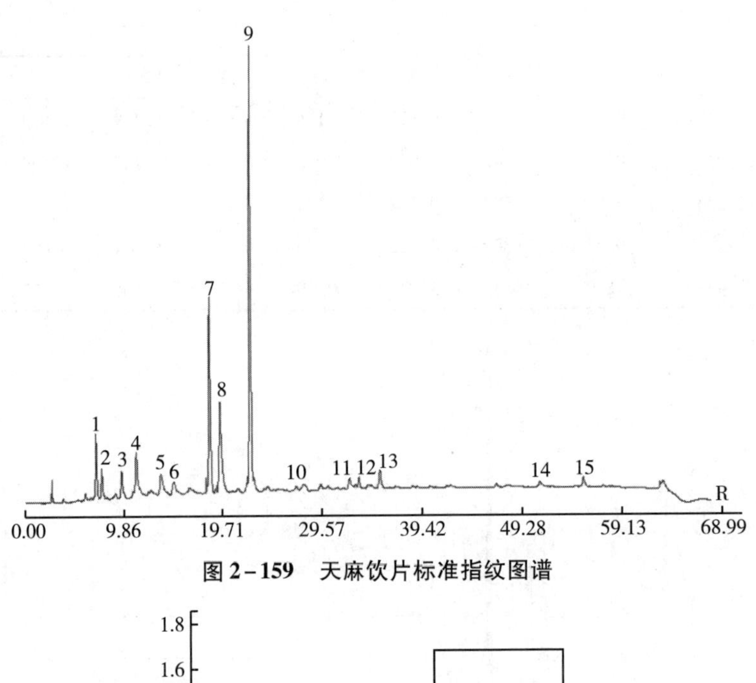

图 2-159　天麻饮片标准指纹图谱

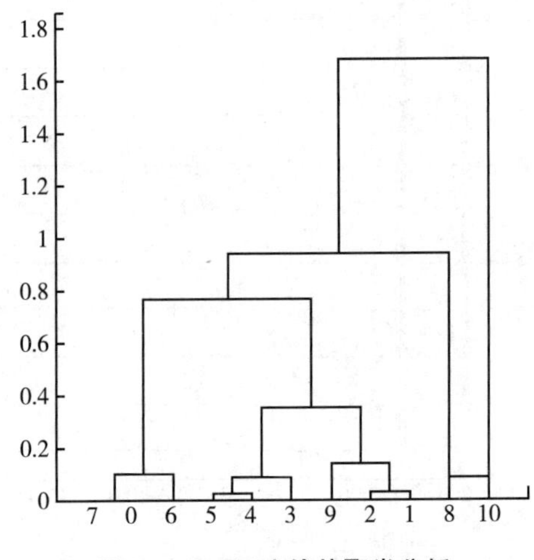

图 2-160　天麻饮片聚类分析

3　讨论

通过 DAD 对所有色谱峰在 190～400nm 进行扫描，比较各个波长下的色谱峰的情况，结果在 270nm 波长下色谱峰数量多，面积较大，与 220nm 波长相比基线更加平稳，所以选择 270nm 作为检测波长；同时比较了多种流动相的分离条件，如乙腈－水，甲醇－水，甲醇－冰醋酸水，乙腈－冰醋酸水等采用不同梯度进行检测，结果以乙腈－0.5% 冰醋酸水溶液甲醇－水，甲醇－冰醋酸水，乙腈－冰醋酸水等采用不同梯度进行检测，结果以乙腈－0.5% 冰醋酸水溶液为流动相进行梯度洗脱，各色谱峰基线平稳，分离较佳。

本实验还对样品的提取溶剂（甲醇，50% 甲醇，乙醇），提取方法（超声，回流，冷浸）以及纯化方法（正丁醇萃取，D101 树脂纯化）等进行了比较研究，最终确定了供试品溶液的制备方法。

从 10 个批次不同产地的天麻饮片指纹图谱的测定结果来看，指定共有峰 15 个，各批次饮片的色谱峰基本一致，个别产地的饮片指纹图谱中有缺峰的情况存在。以 7 号峰作为参照，计算共有峰的相对保留时间和相对峰面积，结果相对保留时间的 RSD < 5%，而各饮片的相对峰面积差异较大，且以陕西天麻和湖北天麻 3 号峰强度最大，说明不同产地天麻饮片的质量差异较大。同时高效液相色谱指纹图谱法结合聚类分析对天麻饮片能有效分类，因此以 HPLC 指纹图谱对天麻饮片定性较为适宜，此为天麻饮片质量控制模式的建立奠定了基础。

【论文来源】

麻印莲，肖永庆*，耿立冬，张村，李丽，于定荣，顾雪竹. 天麻饮片的 HPLC 指纹图谱鉴别[J]. 中国实验方剂学杂志，2011，17（19）：104-107.

HPLC 法同时测定大黄不同来源药材中 2 个蒽醌苷类成分的含量

大黄为临床常用的泻下药，具有攻积导滞、泻火凉血、活血化瘀及利胆退黄等功效。《中国药典》2005 年版一部收载的大黄药材为来源于蓼科植物掌叶大黄 *Rheum palmatum* L.、唐古特大黄 *R. tanguticum* Maxim. ex Balf. 或药用大黄 *R. officinale* Baill. 的干燥根及根茎。

大黄富含蒽醌类衍生物，含量为 3% ~5%，包括蒽醌苷及蒽醌苷元等，蒽醌苷类成分为大黄泻下的主要药效成分之一，与大黄的功能主治密切相关，游离蒽醌类成分具有抗菌消炎等作用；同时大黄还含有二苯乙烯类、苯丁酮、鞣质等多种化学成分。目前对于大黄药材的质控多以酸水解法制备供试品溶液，以 HPLC 法测定芦荟大黄素、大黄酸、大黄酚等游离蒽醌苷元的含量。蒽醌苷类成分极性大，难以分离纯化对照品，鲜有以 HPLC 法测定，因此该类成分的含量多以分光光度法测定，但此法干扰因素多，实验结果误差大。Komatsu 等曾以 HPLC 梯度洗脱法同时测定了大黄药材中 20 余种成分的含量，但蒽醌苷类成分色谱峰分离度不佳，未达到基线分离。作者在对大黄系统的化学成分研究的基础上，分离得到了芦荟大黄素-8-*O*-β-D-葡萄糖苷（aleo-emodin-8-*O*-β-D-glucopyranoside）、大黄酸-8-*O*-β-D-葡萄糖苷（rhein-8-*O*-β-D-glucopyranoside），本文以 HPLC 等度洗脱法研究测定了大黄不同来源药材中 2 个蒽醌苷类成分的含量，该法色谱峰分离度较好，为大黄制定科学、可控的质量评价标准提供了科学依据。

1　仪器与试药

Waters 高效液相色谱仪（Waters 1515 pump，Waters 2487 检测器，Empower 数据处理软件）；超声清洗器 KQ-100DE（昆山市超声仪器有限公司）。

对照品芦荟大黄素-8-*O*-β-D-葡萄糖苷、大黄酸-8-*O*-β-D-葡萄糖苷为本研究室从大黄中提取、分离并经波谱鉴定，HPLC 峰面积归一化法测定纯度达 98% 以上，可供含量测定用。

实验用大黄不同来源药材采自青海玉树等地，由中国中医科学院中药研究所胡世林研究员鉴定。乙腈为色谱纯，水为纯净水，使用前均经0.45μm滤膜滤过；其他试剂均为分析纯。

2 溶液制备

2.1 对照品溶液

精密称取对照品芦荟大黄素-8-*O*-β-D-葡萄糖苷、大黄酸-8-*O*-β-D-葡萄糖苷各适量，加甲醇制成浓度为17.44μg/mL和84.00μg/mL的混合溶液，作为对照品溶液。

2.2 供试品溶液

取大黄药材粉末（过40目筛）各0.2g，精密称定，置具塞锥形瓶中，精密加入甲醇25mL，密塞，称定重量，回流提取1小时，放冷，密塞，再称定重量，用甲醇补足减失的重量，摇匀，滤过，取续滤液，以微孔滤膜（0.45μm）滤过，即得。

3 色谱条件

色谱柱：Agilent TC-C_{18}（2）柱（4.6mm×250mm，5μm）；流动相：乙腈-1%醋酸溶液（20∶80）；流速：1.0mL/min；检测波长：410nm；柱温：35℃。在此条件下大黄样品中芦荟大黄素-8-*O*-β-D-葡萄糖苷、大黄酸-8-*O*-β-D-葡萄糖苷与其他组分均能达到基线分离（图2-161）。

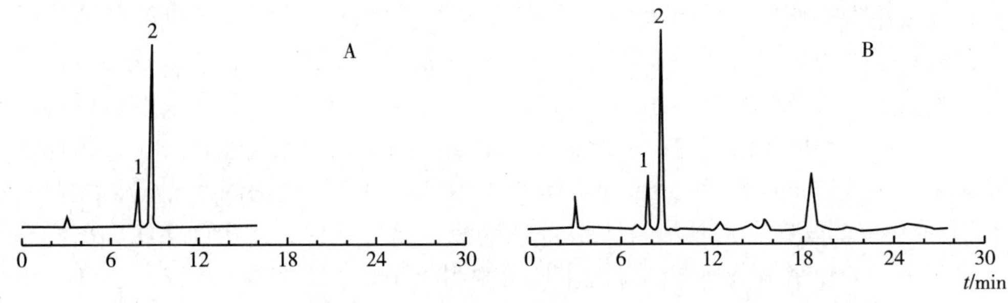

图2-161 对照品（A）及1号样品（B）HPLC色谱图

注：1. 芦荟大黄素-8-*O*-β-D-葡萄糖苷；2. 大黄酸-8-*O*-β-D-葡萄糖苷

4 线性关系考察

取“2.1”项下的对照品溶液分别进样1μL、5μL、10μL、15μL、20μL，依法测定，以进样量（μg）为横坐标，峰面积为纵坐标绘制标准曲线，并计算芦荟大黄素-8-*O*-β-D-葡萄糖苷、大黄酸-8-*O*-β-D-葡萄糖苷回归方程分别为：$Y=1.522\times10^6X+5.698\times10^3$，r=0.9998；$Y=1.466\times10^6X-1.825\times10^4$，r=0.9999。结果表明2个成分进样量分别在0.02~0.35μg，0.08~1.68μg范围内线性关系较好。

5 精密度试验

精密吸取供试品溶液10μL，连续进样6次，结果芦荟大黄素－8－O－β－D－葡萄糖苷、大黄酸－8－O－β－D－葡萄糖苷峰面积的RSD均小于1.0%。

6 稳定性试验

精密吸取供试品溶液10μL，分别在0小时、2小时、4小时、8小时、12小时、24小时依法测定，由峰面积值统计结果可见供试品溶液在24小时内保持稳定，RSD分别为1.3%和1.8%。

7 重复性试验

取1号样品粉末6份，各约0.2g，精密称定，按2.2项下方法制备成供试品溶液，依法进样测定并计算芦荟大黄素－8－O－β－D－葡萄糖苷、大黄酸－8－O－β－D－葡萄糖苷的含量平均值分别为0.36%和1.33%，RSD分别为1.8%和1.6%。

8 加样回收试验

称取已知含量的1号样品粉末约0.1g，共6份，精密称定，分别精密加入对照品混合溶液（芦荟大黄素－8－O－β－D－葡萄糖苷、大黄酸－8－O－β－D－葡萄糖苷浓度分别为0.067mg/mL、0.215mg/mL）5mL，按2.2项下方法操作，依法进样测定，计算回收率。结果芦荟大黄素－8－O－β－D－葡萄糖苷、大黄酸－8－O－β－D－葡萄糖苷2个成分的平均回收率（$n=6$）分别为97.2%和98.9%，RSD分别为1.4%和1.3%。

9 大黄不同来源药材含量测定

精密吸取对照品溶液和供试品溶液各10μL，注入液相色谱仪分析测定，结果见表2－123。

表2－123 大黄药材含量测定结果（%，$n=2$）

品种	编号	产地	芦荟大黄素－8－O－β－D－葡萄糖苷	大黄酸－8－O－β－D－葡萄糖苷	总量
掌叶大黄	1	青海玉树	0.36	1.33	1.69
	2	甘肃玛曲	0.30	1.35	1.65
	3	青海班玛	0.42	1.19	1.61
	4	甘肃碌曲	0.34	1.20	1.54
唐古特大黄	5	青海同仁	0.24	1.46	1.70
	6	四川甘孜	0.31	1.12	1.43
	7	甘肃玛曲	0.59	0.63	1.22

10 结果与讨论

本研究以分离纯化得到的对照品，采用HPLC等度洗脱的方法同时测定了大黄不同药材中2个蒽醌苷的含量。对检测波长、色谱流动相等进行了考察，经紫外-可见全波长（190～800nm）扫描，2个对照品的最大吸收为259.9nm、410nm，由于2个成分在410nm下基线平稳，且分离较佳，故选择检测波长为410nm；曾对甲醇-水、甲醇-酸水、乙腈-酸水溶液等流动相进行了考察，结果以乙腈-1%醋酸水溶液为流动相样品分离较佳；样品提取方法考察分别进行了不同浓度甲醇（甲醇、70%甲醇、50%甲醇）提取，超声（10分钟、20分钟、30分钟）、回流（0.5小时、1.0小时、1.5小时）及冷浸（8小时、12小时、24小时）提取等方法的比较分析，结果样品以甲醇回流提取1小时最佳。方法学考察结果表明该法简便、准确，可用于大黄不同药材的含量测定。

对2个品种大黄共7个样品的含量分析，结果表明不同品种大黄中2个成分的含量有明显差异。掌叶大黄1～4号样品中2个成分含量差异明显，均以大黄酸-8-*O*-*β*-D-葡萄糖苷含量最高，为芦荟大黄素-8-*O*-*β*-D-葡萄糖苷的3～4倍；唐古特大黄5号及6号样品2个成分的分布与掌叶大黄类似，但7号样品中2个成分的含量差异不大。总体上看大黄不同来源药材中2个成分的总量以掌叶大黄最高，唐古特大黄次之。

蒽醌苷类成分与大黄的功效密切相关，本研究结果表明大黄药材中2个蒽醌苷类成分远远大于原生蒽醌苷元的总量，其含量及其总量可同时作为大黄药材的质量评价指标；其含量标准尚需结合多产地、多批次的药材含量测定结果而定，本研究为探索建立科学、可控的大黄药材质量评价方法奠定了实验依据。

【论文来源】

张村，李丽，肖永庆*，林娜，刘春芳，田国芳，陈东东.HPLC法同时测定大黄不同来源药材中2个蒽醌苷类成分的含量[J].药物分析杂志，2010，30（01）：53-55.

大黄药材中苯丁酮及二苯乙烯类成分的含量测定

大黄化学成分种类繁多，其中以蒽醌类成分含量最高，占总量的2%～5%，另外尚含有鞣质类、苯丁酮类、二苯乙烯等类成分。然而，目前2005版《中国药典》及大量研究报道仍以蒽醌类成分作为大黄药材的质量评价指标，对于其他类成分的研究则较少，尤其是有关苯丁酮类成分含量测定的研究尚未见报道。本课题组对大黄进行了系统的化学成分研究，分离得到了反-3，5，4′-三羟基苯乙烯基-4′-*O*-*β*-D-葡萄糖苷（a）、4′-羟基苯基-2-丁酮（b）、4′-羟基苯基-2-丁酮-4′-*O*-*β*-D-（6″-没食子酰基）-葡萄糖苷（c）等3种成分，并对不同产地、不同基原的大黄药材进行了上述3种成分的含量测定，为尽可能科学评价大黄药材质量提供科学依据，为不同品种的鉴定提供更多的参考依据。

1 仪器与试药

Waters高效液相色谱仪（Waters 1515 pump，Waters 2487检测器，Empower数据处

理软件）；超声清洗器 KQ－100DE（昆山市超声仪器有限公司）；乙腈为色谱纯，水为纯净水，使用前均经 0.45μm 滤膜滤过；其他试剂均为分析纯。对照品反－3，5，4′－三羟基苯乙烯基－4′－*O*－β－D－葡萄糖苷（a）、4′－羟基苯基－2－丁酮（b）、4′－羟基苯基－2－丁酮－4′－*O*－β－D－（6″－没食子酰基）－葡萄糖苷（c），均为本实验室从大黄中分离鉴定，经 HPLC 面积归一化法测定纯度达 98% 以上，可供含量测定用。实验用药材采自青海、甘肃等地，在与标准药材的 HPLC 比较的基础上，经中国中医科学院中药研究所胡世林教授分别鉴定为掌叶大黄 *Rheum palmatum* L.，唐古特大黄 *Rheum tanguticum* Maxim. ex Balf.，药用大黄 *Rheum officinale* Baill 和土大黄 *Rumex madaio* Makino 的干燥根茎。

2　方法与结果

2.1　色谱条件

色谱柱：Agilent Eclipse XDB－C_{18} 柱（4.6mm × 250mm，5μm），Agilent 保护柱（4.6mm × 12.5mm，5μm）；流动相：甲醇－1% 冰醋酸溶液（20∶80）；检测波长：280nm；流速：1.0mL/min；柱温：35℃。在此条件下大黄样品中对照品 a、b、c 与其他组分均能达到基线分离，见图 2－162、图 2－163。

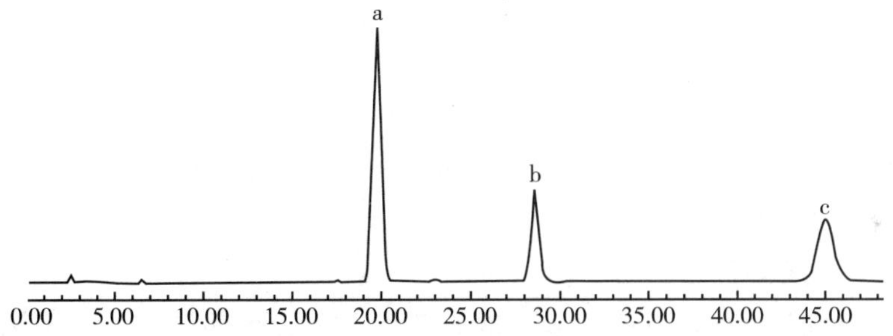

图 2－162　对照品色谱图

注：a 反－3，5，4′－三羟基苯乙烯基－4′－*O*－β－D－葡萄糖苷；b 4′－羟基苯基－2－丁酮；c 4′－羟基苯基－2－丁酮－4′－*O*－β－D－（6″－没食子酰基）－葡萄糖苷

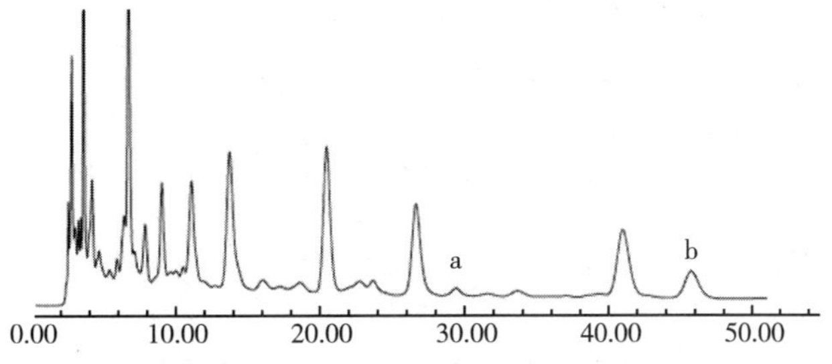

图 2－163　供试品色谱图

注：a 反－3，5，4′－三羟基苯乙烯基－4′－*O*－β－D－葡萄糖苷；b 4′－羟基苯基－2－丁酮；c 4′－羟基苯基－2－丁酮－4′－*O*－β－D－（6″－没食子酰基）－葡萄糖苷

2.2 供试品溶液的制备

分别称取大黄药材粉末（过40目筛）各0.5g，精密称定，置具塞三角瓶中，精密加入甲醇25mL，称重，超声提取30分钟，放冷，以甲醇补足减失重量，摇匀，滤过，取续滤液过微孔滤膜（0.45μm），作为供试品溶液。

2.3 对照品溶液的制备

精密称取对照品 a、b、c 各适量，分别加甲醇制成 0.0872g/L、0.085g/L、0.2290g/L 的溶液，作为对照品溶液。

2.4 线性关系考察

取上述3种对照品溶液，a 分别进样 1μL、5μL、10μL、15μL、20μL，b 分别进样 2μL、4μL、6μL、8μL、10μL，c 分别进样 1μL、3μL、5μL、7μL、9μL，依法测定，以进样量（μg）为横坐标，峰面积为纵坐标绘制标准曲线，并计算回归方程 a：$Y = 2000000X + 24762$，$r = 0.9992$；b：$Y = 563620X - 4453.3$，$r = 0.9999$；c：$Y = 1000000X + 5103.1$，$r = 0.9997$。结果表明，a 在 0.0872～1.7440μg，b 在 0.1630～0.9778μg，c 在 0.2290～2.0610μg 有良好的线性关系。

2.5 精密度试验

取大黄药材粉末 0.5g，精密称定，制备成供试品溶液，精密吸取供试品溶液5μL，重复进样5次，结果各对照品峰面积积分值的相对标准偏差分别为 1.6%、1.6%、1.3%。

2.6 稳定性试验

精密吸取上述供试液溶液5μL，分别在0小时、2小时、4小时、6小时、8小时、12小时、24小时进样测定，由峰面积值统计结果可见样品溶液在24小时内保持稳定，RSD 分别为 1.3%、2.3%、1.7%。

2.7 重复性试验

取大黄药材粉末5份，各约0.5g，精密称定，制备成供试品溶液，依法测定并计算含量，结果样品中各对照品5次测定值的相对标准偏差分别为1.9%、1.4%、2.2%。

2.8 加样回收试验

精密称定已知含量的大黄药材粉末适量，共6份，分别精密加入各对照品适量，按供试品溶液制备，进行色谱分析，结果见表2－124。

表2－124　加样回收试验结果

	序号	样品含量（mg）	加入量（mg）	测得量（mg）	回收率（%）	平均（%）	RSD（%）
a	1	1.2715	1.275	2.5456	99.93	99.26	2.41
	2	1.2969	1.275	2.5135	95.42		
	3	1.2700	1.275	2.5417	99.74		
	4	1.2929	1.275	2.5934	102.00		
	5	1.2771	1.275	2.5418	99.19		
	6	1.2715	1.275	2.5456	99.93		

续表

序号		样品含量（mg）	加入量（mg）	测得量（mg）	回收率（%）	平均（%）	RSD（%）
b	1	0.1913	0.213	0.4025	99.16	99.23	0.73
	2	0.1952	0.213	0.4066	99.27		
	3	0.1911	0.213	0.4046	100.25		
	4	0.1945	0.213	0.4060	99.27		
	5	0.1922	0.213	0.4013	98.19		
	6	0.1913	0.213	0.4025	99.16		
c	1	0.8706	0.878	1.7584	101.11	100.07	1.87
	2	0.8880	0.878	1.7379	96.80		
	3	0.8696	0.878	1.7513	100.43		
	4	0.8852	0.878	1.7761	101.47		
	5	0.8744	0.878	1.7571	100.53		
	6	0.8706	0.878	1.7584	101.11		

2.9　样品测定

取大黄不同药材粉末（过40目筛）各0.5g，精密称定，依法制备成供试品溶液。精密吸取对照品溶液5μL，供试品溶液10μL，注入液相色谱仪测定，结果见表2-125。

表2-125　大黄药材中3种成分的含量测定结果（%）

编号	品种	产地	a	b	c
1.	掌叶大黄	青海玉树	1.5451	0.0681	0.0549
2.	掌叶大黄	甘肃玛曲	1.2691	0.2522	0.3465
3.	掌叶大黄	甘肃	0.8077	0.1631	0.0666
4.	唐古特大黄	青海同仁与甘肃夏河	0.5527	0.0517	0.4839
5.	唐古特大黄	甘肃玛曲	0.3971	0.0716	0.1769
6.	唐古特大黄	四川甘孜	0.9782	0.3337	0.2345
7.	药用大黄	甘肃	0.2880	0.0049	0.0243
8.	土大黄	青海	0.0730	0.0709	0.0000

3　讨论

本文首次以HPLC法同时测定不同品种及不同产地大黄药材中，反-3，5，4′-三羟基苯乙烯基-4′-O-β-D-葡萄糖苷（a）、4′-羟基苯基-2-丁酮（b）、4′-羟基苯基-2-丁酮-4′-O-β-D-（6″-没食子酰基）-葡萄糖苷（c）的含量，试验中对不同提取溶剂、提取方法进行了比较，确定供试品制备以50%甲醇，超声提取30分钟，对照品a、b、c的含量最高。该方法简单可行，重现性好，可以用于不同品种大黄的含量测定。

本实验中收集到不同品种、产地大黄药材中均含有反-3，5，4′-三羟基苯乙烯基-4′-*O*-*β*-D-葡萄糖苷（a），且含量明显高于另外两种成分。但其含量差异较大，掌叶大黄的含量普遍高于唐古特大黄和药用大黄，伪品土大黄中含量最低，仅为掌叶大黄的4%左右。另外，掌叶大黄和唐古特大黄中4′-羟基苯基-2-丁酮（b）和4′-羟基苯基-2-丁酮-4′-*O*-*β*-D-（6″-没食子酰基）-葡萄糖苷（c）的含量较为接近，而药用大黄的含量较低。伪品土大黄中不含4′-羟基苯基-2-丁酮-4′-*O*-*β*-D-（6″没食子酰基）-葡萄糖苷（c）。

大黄具有多种药理作用，临床应用广泛，这与其物质基础密切相关，仅以泻下的主要成分（蒽醌类）作为药材质量评价指标不足以客观、全面地反映药材的质量。因此，在化学成分研究的基础上，逐渐增加多种成分定量，不仅可以丰富大黄药材的质量标准，而且对于科学诠释不同基源大黄药理作用的异同具有重要的意义。

【论文来源】

李丽，张村，肖永庆*，陈东东，田国芳，王云．大黄药材中苯丁酮及二苯乙烯类成分的含量测定［J］．北京中医药大学学报，2010，33（10）：670-672+675.

芥子不同品种的色谱对应鉴别

芥子为常用中药，首载于《名医别录》，列为上品，其性味辛热，具有温中散寒、利气豁痰的作用，临床上常用来消肿毒及祛痰等。现代研究证实芥子除具有镇咳、祛痰、平喘等与其传统相符的功效外，芥子中的芥子碱和芥子酸具有辐射保护作用，可开发成防晒护肤化妆品或抗衰老的保健品。芥子中的抗雄激素物质，可望用于治疗由雄激素代谢异常引起的前列腺增生，痤疮，脱发等疾病，同时芥子中含量较多的维生素，可用于治疗夜盲症（Vit. A缺乏）、癞皮病（Vit. B_2缺乏）、坏血病（Vit. C缺乏）等。

《中国药典》（2010年版）在芥子项下同时收载了2个药材基原，即十字花科植物白芥 *Sinapis alba* L. 或芥 *Brassica juncea*（L.）Czern. et Coss. 的干燥成熟种子，前者习称“白芥子”，后者习称“黄芥子”。两种芥子的临床功效基本一致，但白芥子的祛痰平喘作用强于黄芥子，黄芥子的毒性大于白芥子，因此白芥子的市场需求量大。但由于黄芥子、白芥子的外观性状相似，有不法商家把黄芥子用硫黄熏烤，使其颜色由黄色转变成淡黄色，冒充白芥子销售，严重影响了临床用药的准确性。因此，本试验以分离得到的3种对照品，建立了芥子2个品种的TLC和HPLC图谱的对应鉴别方法，以期为芥子不同品种的质量评价提供试验依据。

1 仪器与试药

Waters高效液相色谱仪（Waters 2695 Separations Module，Waters 2996 PAD检测器，Milennium32数据处理软件）；超声清洗器KQ-500DB（昆山市超声仪器有限公司）；甲醇、乙腈为色谱纯，水为纯净水，使用前均经0.45μm滤膜滤过，其他试剂均为分析纯。薄层板为Merck SG60 F254预制板。芥子碱复盐等对照品为本研究组从白芥子中分离鉴定，经 HPLC 分析，其含量达到98%以上。白芥子4批药材产自四川、安徽，黄芥子3批药材产自河南、内蒙古、辽宁，经中国中医科学院中药研究所胡世林研究员鉴定分别为白芥 *S. alba* L. 和芥 *B. juncea*（L.）Czern. et Coss. 的种子。

2　方法和结果

2.1　黄芥子、白芥子的 TLC 鉴别

2.1.1 供试品溶液的制备　取白芥子、黄芥子不同药材粉末（过40目筛）各0.5g，置具塞试管中，加入5mLMeOH，超声提取20分钟，过滤，即得。

2.1.2 对照品溶液的制备　取4-羟基-苄基芥子苷、4-羟基-苯甲酰胆碱、芥子碱复盐适量，加适量甲醇溶解至1mL量瓶中，即得各含1g/L的对照品溶液。

2.1.3 薄层鉴别　照薄层色谱法试验，吸取上述对照品和供试品溶液各5~10μL，分别点于同一硅胶 GF_{254} 薄层板上，以丙酮-甲醇-甲酸-水（12：1：0.5：0.5）为展开剂，展开，取出，晾干，置紫外灯下（254nm）检视。由紫外灯下（254nm）检视可以明显看出，白芥子药材与黄芥子药材的 TLC 图谱有明显差异，4个白芥子药材样品在与芥子碱复盐等3个对照品相应的位置上，均显示相同颜色的斑点，而3个黄芥子药材样品在与对照品相应的位置上，仅检出芥子碱复盐。因此，通过 TLC 方法能明显区分黄芥子和白芥子。

2.2　HPLC 图谱鉴别

2.2.1 色谱条件　Agilent TC-C_{18}（2）柱（4.6mm×250mm，5μm）。流动相乙腈（A）-0.1%磷酸溶液（B）梯度洗脱，0~10分钟，2%~15%A；10~15分钟，15%~30%A；15~25分钟，30%~45%A；25~30分钟，45%~100%A；30~36分钟，100%A；柱温35℃；检测波长254nm；流速1.0mL/min，在此条件下样品分离较佳。

2.2.2 供试品溶液的制备　精密称取白芥子、黄芥子药材粉末（过40目筛）各1g，置具塞三角瓶中，精密加入甲醇25mL，超声提取20分钟后，过滤，取续滤液过0.45μm滤膜，即得。

2.2.3 测定　精密吸取上述供试品溶液以及2.1.2项下的对照品溶液各10μL，依法测定，见图2-164至图2-166。

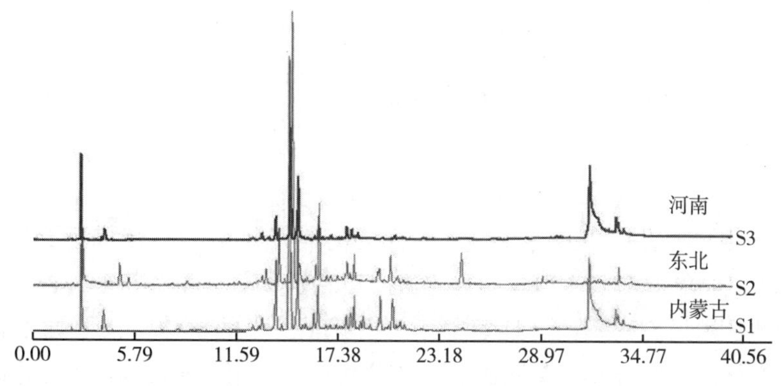

图2-164　黄芥子不同产地药材的 HPLC 图谱

2.2.4 结果 由图 2-164～2-166 可以看出，在此色谱条件下黄芥子与白芥子药材的 HPLC 色谱图有明显差异。黄芥子 HPLC 图谱同白芥子相比，均以 C 峰（芥子碱复盐）的色谱峰最强，但在 R_t 6～11 分钟缺少 A 峰（4-羟基-苄基芥子苷）、B 峰（4-羟基苯甲酰胆碱）2 个比较大的色谱峰。

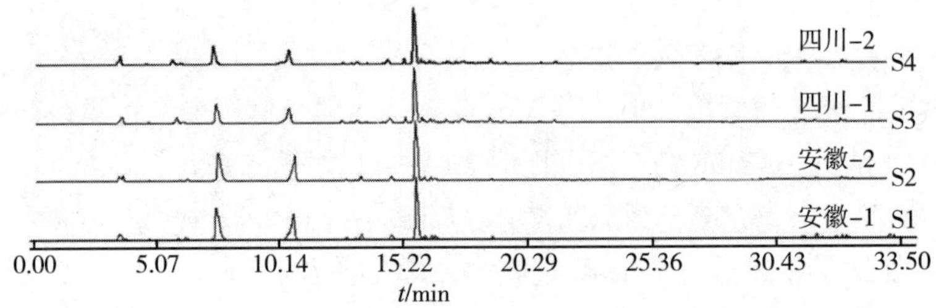

图 2-165 白芥子不同产地药材的 HPLC 图谱

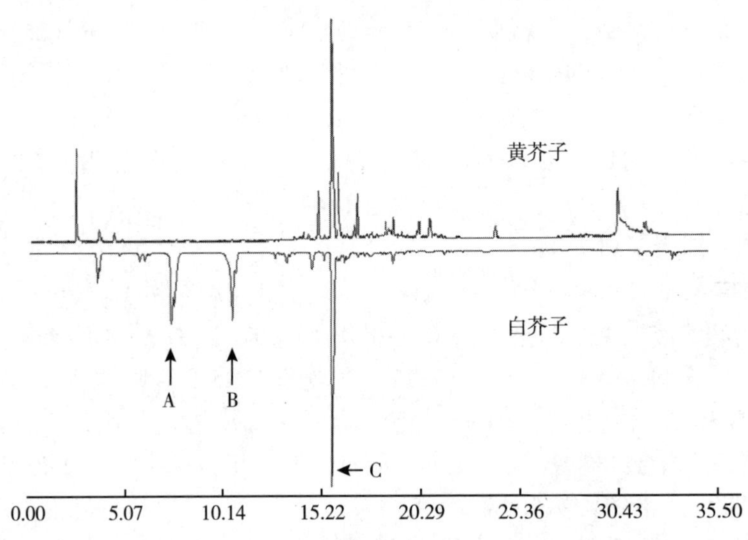

图 2-166 黄芥子、白芥子药材 HPLC 图谱镜像比较图

注：A. 4-羟基-苄基芥子苷；B. 4-羟基苯甲酰胆碱；C. 芥子碱复盐

3 讨论

分别考察了三氯甲烷-甲醇-甲酸、丙酮-甲醇-水、乙酸乙酯-丙酮-甲醇-冰醋酸、丙酮-甲醇-甲酸-水等不同的展开剂，结果以丙酮-甲醇-甲酸-水（12：1：0.5：0.5）为展开系统时，主要斑点清晰可见，R_f值适中展开效果较好。

本研究首次同时以 4-羟基-苄基芥子苷、4-羟基苯甲酰胆碱和芥子碱复盐等 3 个成分为对照品，采用 TLC 和 HPLC 两种方法对应鉴别黄芥子和白芥子药材，两种方法均以 254nm 检测。结果表明不同产地黄芥子、白芥子药材的整体图谱差异不大，但黄芥子、白芥子 2 个品种的图谱有较明显差异，同黄芥子相比，HPLC 图谱清楚地显示白芥子多了两个主要色谱峰 A（4-羟基-苄基芥子苷）、B（4-羟基苯甲酰胆碱），相应地

TLC 色谱也显示了这一区别；该两种方法下，白芥子药材均能检出芥子碱复盐等 3 个主要的斑点（色谱峰），而黄芥子仅能检出芥子碱复盐 1 个主要的斑点（色谱峰），同一品种两种方法的检测结果基本一致，两种方法的对应关系较好。

《中国药典》（2010 年版）收载了以芥子碱为对照品的 TLC 鉴别方法，不能有效地区分黄芥子和白芥子；本研究所建立的两种方法可以明显、快速地区分黄芥子和白芥子，且两种方法重现性好。基于以上比较研究结果，建议将白芥子和黄芥子 2 个品种单列，并在白芥子项下，除芥子碱外，建议将 4 - 羟基 - 苄基芥子苷和 4 - 羟基苯甲酰胆碱同时纳入白芥子药材的质量鉴别标准。以上研究为芥子不同品种质量评价指标的制定提供了可靠线索。

【论文来源】

张村，李丽，肖永庆*，逄镇，李桂柳，麻印莲．芥子不同品种的色谱对应鉴别［J］．中国实验方剂学杂志，2010，16（14）：38 - 40.

HPLC 测定栀子果实不同部位二萜色素类成分含量

栀子为茜草科植物栀子 *Gardenia jasminoides* Ellis 的干燥成熟果实，具有泻火除烦，清热利尿，凉血解毒的功效。

栀子果实很早以前就有分开使用的记载，《本经》中有“栀子仁功善清心除烦，栀子皮则兼清表热”的记载，明清以后均认为栀子“内热用仁，表热用皮”。而现代某些省市如北京、湖南、云南、河南等地炮制规范中都收录了栀仁、栀皮分别炮制的方法。作者在对栀子果实、果仁、果皮中环烯醚萜苷类成分研究的基础上，以 crocin 1，crocin 2，crocin 3 等 3 种二萜色素类成分的含量对栀子果实不同部位进行了比较研究，以期为栀子皮、栀子仁临床合理应用提供实验依据。

1 仪器与试药

Agilent 1100 series，包括四元泵（quata pump），自动进样器（ALS），DAD 检测器，在线脱气机（degasser）和柱温箱。水为重蒸馏水，甲醇、乙腈为色谱纯，其他试剂均为分析纯。对照品 crocin 1，crocin 2，crocin 3 为本研究室从栀子中分离鉴定，经 HPLC 面积归一化法测定纯度达 98% 以上，可供含量测定用。栀子药材购自主产地江西金溪等地，经本所胡世林研究员鉴定为茜草科植物栀子 *Gardenia jasminoids* 的干燥成熟果实；分别取不同产地栀子数十枚，将栀子果实及分离后的果仁、果皮分别粉碎过 40 目筛，备用。

2 方法与结果

2.1 色谱条件

Kromasil C_{18} 色谱柱（4.6mm × 250mm，5μm）；流动相甲醇 - 乙腈（9：1，A）- 0.3% 甲酸水溶液（B）梯度洗脱，0 ~ 17 分钟，40% ~ 100% A，17 ~ 22 分钟，100% A，

检测波长440nm；流速1.0mL/min；柱温35℃。在此色谱条件下栀子样品中crocin 1等对照品与其他组分均能达到基线分离（图2-167）。

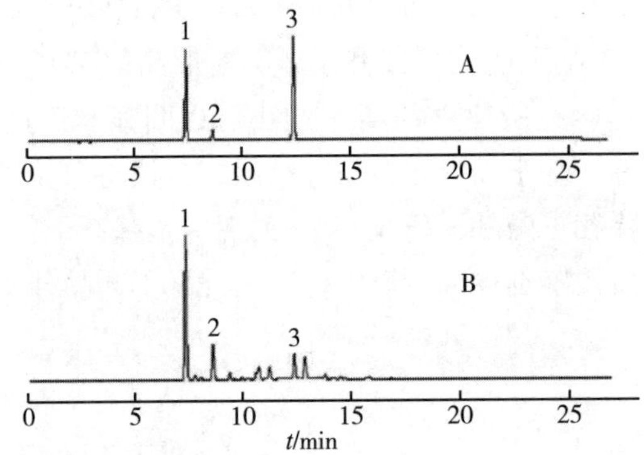

图2-167　对照品（A）及样品（B）的HPLC图谱

注：1. crocin 1；2. crocin 2；3. crocin 3

2.2　供试品溶液的制备

取栀子及分离后果仁、果皮各样品粉末各约0.5g，精密称定，置具塞锥形瓶中，精密加入甲醇25mL，密塞，称定质量，超声提取10分钟，放冷，密塞，再称重，用甲醇补足失重，摇匀，滤过，取续滤液，以微孔滤膜（0.45μm）滤过，即得。

2.3　对照品溶液的制备

精密称取crocin 1，crocin 2，crocin 3对照品各适量，分别加甲醇制成78.8mg/L、29.2mg/L、8.96mg/L的溶液，作为对照品溶液。

2.4　线性关系考察

取2.2项下对照品溶液，crocin 1，crocin 2分别进样1μL、2μL、4μL、6μL、8μL、10μL，crocin 3进样1μL、5μL、10μL、15μL、20μL、25μL，以进样量（μg）为横坐标，峰面积为纵坐标绘制标准曲线，并计算回归方程。crocin 1，$Y=3.7821+7540.2399X$，$r=0.9999$；crocin 2，$Y=-1.3315+4836.3587X$，$r=0.9999$；crocin 3，$Y=2.7726+10756.5366X$，$r=0.9999$。crocin 1在0.0788～0.7880μg，crocin 2在0.0292～0.2920μg，crocin 3在0.00896～0.22400μg线性关系较好。

2.5　精密度试验

精密吸取上述供试品溶液5μL，重复进样5次，依法测定，结果各对照品峰面积积分值的相对标准偏差均小于2.0%。

2.6　稳定性试验

精密吸取上述供试液溶液5μL，间隔一定时间进样共6次，峰面积值统计结果显示，样品溶液在24小时内保持稳定。

2.7　重复性试验

取栀子粉末5份，各约0.5g，精密称定，制备成供试品溶液，依法测定并计算含量，结果各对照品5次测定值的RSD分别为1.3%、2.0%、1.3%。

2.8 加样回收试验

精密称定已知含量的栀子粉末适量，共5份，分别精密加入各对照品适量，按供试品溶液制备及测定法操作，分别进行色谱分析，结果见表2-126。

表2-126 Crocin 1、Crocin 2、Crocin 3加样回收率

对照品	样品中量（mg）	加入量（mg）	测得量（mg）	回收率（%）	平均值（%）	RSD（%）
crocin 1	1.3723	1.3710	2.7004	96.87	97.50	0.97
	1.3783		2.7136	97.40		
	1.3690		2.6950	96.72		
	1.3844		2.7431	99.10		
	1.3767		2.7119	97.39		
crocin 2	0.3452	0.3520	0.6889	97.64	98.76	1.1
	0.3467		0.6981	99.83		
	0.3443		0.6908	98.44		
	0.3482		0.7001	99.97		
	0.3462		0.6908	97.90		
crocin 3	0.0813	0.0808	0.1603	97.77	97.67	1.7
	0.0816		0.1591	95.92		
	0.0811		0.1614	99.38		
	0.0820		0.1622	99.26		
	0.0815		0.1591	96.04		

2.9 样品测定

取栀子不同样品，依法制备成供试品溶液。精密吸取对照品溶液和供试品溶液各5~10μL，依法分析测定，结果见表2-127。

表2-127 栀子果实不同部位二萜色素类成分质量分数（$n=2$）

产地	检测指标	果实	果仁	果皮
江西金溪	crocin 1	0.4008	0.5689	0.1931
	crocin 2	0.0766	0.1060	0.0519
	crocin 3	0.0337	0.0410	0.0203
江西泰和	crocin 1	0.5487	0.8110	0.1823
	crocin 2	0.1385	0.1910	0.0797
	crocin 3	0.0325	0.0501	0.0172
福建福鼎	crocin 1	0.2569	0.2759	0.1756
	crocin 2	0.1098	0.1002	0.0956
	crocin 3	0.0304	0.0283	0.0295
江西水栀子	crocin 1	0.5879	0.7822	0.1935
	crocin 2	0.0871	0.1272	0.0525
	crocin 3	0.0414	0.0565	0.0191

3 结果与讨论

从4个产地栀子果实不同部位的含量测定结果可以看出，各产地栀子果实不同部位中均含有crocin 1、crocin 2、crocin 3等3种成分，且以果仁中3个二萜色素类成分含量最高，果实次之，果皮最低，而福建福鼎果实与果仁中crocin 2，crocin 3的含量较为接近。这与果仁在栀子果实中所占的比重较大基本一致，果仁约为栀子果实重量的70%，果皮约占30%。各产地栀子果实中均以crocin 1含量最高，crocin 2次之，crocin 3最低，且以江西泰和栀子中crocin 1、crocin 2含量最高，而crocin 3的含量以江西水栀子和泰和果实中最高，2个产地较为接近。由4个产地栀子不同部位二萜色素类成分总量可以看出，3个部位总量以果仁最高、果实次之，果皮最低，从产地来看，江西泰和最高，江西水栀子次之，福建福鼎最低。

栀子果实、果仁、果皮的HPLC图相差不大，说明栀子果实3个部位在此检测波长下的成分分布基本类似，差别在于各成分的量比关系不同。

以crocin 1为代表的二萜色素类成分为栀子黄色素的主要成分，该类成分具有降血脂，抗氧化作用，可使胆汁分泌量增加，并对血液流变学具有明显的作用。含量测定结果说明该类成分在栀子果实不同部位的含量差别较大，以上研究结果为进一步揭示栀子果仁、果皮的不同临床功效提供了实验依据。

【论文来源】

张村，肖永庆*，李丽，李文，殷小杰. HPLC测定栀子果实不同部位二萜色素类成分含量. 中国中药杂志，2009，34（11）

栀子果实不同部位中环烯醚萜苷类成分的比较研究

栀子为临床常用中药，来源于茜草科植物栀子 *Gardenia jasminoides* Ellis 的干燥成熟果实，具有泻火除烦，清热利尿，凉血解毒的功效。栀子果实较大，果皮、果仁容易分离，且在质地、外观上差异较大。栀子很早就有栀子皮、栀子仁分别使用的记载，《本经》中有“栀子仁功善清心除烦，栀子皮则兼清表热”的记载，以后还有“中焦连壳用，下焦去壳、沉去黄浆炒用，治血病炒黑用”；《汤液本草》中提到“用仁去心胃中热，去皮去肌表热”；明清以后均认为栀子“内热用仁，表热用皮”。而现某些省市如北京、湖南、云南、河南等地方炮制规范中都收录了栀仁、栀皮分别炮制的方法。目前，有关栀子果仁与果皮成分鲜有报道，作者在栀子不同炮制品的化学成分变化规律研究过程中，以两种环烯醚萜苷类成分的含量对栀子果实不同部位进行了比较研究，以期为栀子皮、栀子仁分开使用的科学性及其临床合理应用提供实验依据。

1 仪器与试药

Agilent 1100 series，包括四元泵（quata pump），自动进样器（ALS），DAD检测器，在线脱气机（degasser）和柱温箱。水为重蒸馏水，甲醇、乙腈为色谱纯，其他试剂均为分析纯。对照品京尼平苷（geniposide）、京尼平龙胆二糖苷（genipin gentiobioside）为本研究室从栀子中分离鉴定，经 HPLC 面积归一化法测定纯度达98%以上，可供含量测定用。

栀子购自主产地江西金溪、泰和等，经本所胡世林研究员鉴定为茜草科植物栀子 G. jasminoids 的干燥成熟果实；分别取不同产地栀子数10枚，将栀子果实的果仁、果皮分离，分别粉碎过40目筛，备用。

2 方法与结果

2.1 色谱条件

kromasil C_{18}色谱柱（4.6mm×250mm，5μm），流动相乙腈-0.3%甲酸水溶液（12：88），检测波长238nm，流速1.0mL/min，柱温35℃。在此色谱条件下栀子样品中 geniposide 等对照品与其他组分均能达到基线分离。

2.2 对照品溶液的制备

精密称取 genipin gentiobioside，geniposide 对照品各适量，分别加甲醇制成0.164，0.518g/L 的对照品溶液。

2.3 供试品溶液的制备

取栀子及分离后果仁、果皮样品粉末各约0.5g，精密称定，置具塞锥形瓶中，精密加入甲醇25mL，密塞，称定质量，超声提取10分钟，放冷，密塞，再称定质量，用甲醇补足减失重，摇匀，滤过，取续滤液，以微孔滤膜（0.45μm）滤过，即得。

2.4 线性关系考察

取0.164g/L 对照品 genipin gentiobioside 溶液，进样1mL、3mL、5mL、7mL、9mL；0.518g/Lgeniposide 溶液，进样1μL、3μL、6μL、9μL、12μL、15μL，以进样量（μg）为横坐标，峰面积为纵坐标绘制标准曲线，并计算回归方程。genipin gentiobioside $Y=-17.4634+566.5841X$，线性范围0.164～1.476μg，$r=0.9999$；Geniposide $Y=179.1442+1316.6210X$，$r=0.9994$；线性范围0.518～7.770μg。

2.5 精密度试验

精密吸取上述供试品溶液5μL，重复进样5次，依法测定，对照品 genipin gentiobioside 和 geniposide 峰面积平均值分别221.785和4007.937，RSD 分别为1.3%、0.14%。

2.6 稳定性试验

精密吸取上述供试液溶液5μL，间隔一定时间进样共6次，对照品 genipin gentiobioside，geniposide 峰面积平均值分别为220.168、4015.509，RSD 分别为1.2%、0.49%，说明样品溶液在24小时内保持稳定。

2.7 重复性试验

取泰和栀子果实粉末5份，各约0.5g，精密称定，制备成供试品溶液，依法测定并计算含量，结果对照品 genipin gentiobioside，geniposide 5次测定值的RSD 分别为1.5%，1.3%。

2.8 加样回收试验

精密称定已知含量的泰和栀子果实粉末适量，共5份，分别精密加入各对照品适量，按供试品溶液制备及测定法操作，结果对照品 genipin gentiobioside 的平均回收率为 99.11%，RSD1.4%，对照品 geniposide 的平均回收率为 98.47%，RSD 1.5%。

2.9 样品测定

取栀子不同样品，依法制备成供试品溶液。精密吸取对照品溶液和供试品溶液各 5~10μL，依法分析测定，结果见表 2-128、图 2-168。

表 2-128 栀子果实不同部位环烯醚萜苷类成分质量分数（$n=2$）

产地	检测指标	果实	果仁	果皮
江西金溪	genipin gentiobioside	1.535	1.896	0.364
	geniposide	3.266	4.873	1.819
江西泰和	genipin gentiobioside	1.017	1.294	—
	geniposide	2.816	4.448	1.162
江西水栀子	genipin gentiobioside	0.658	1.056	—
	geniposide	3.518	4.663	1.172
福建福鼎	genipin gentiobioside	1.494	1.987	0.300
	geniposide	4.507	6.299	4.271

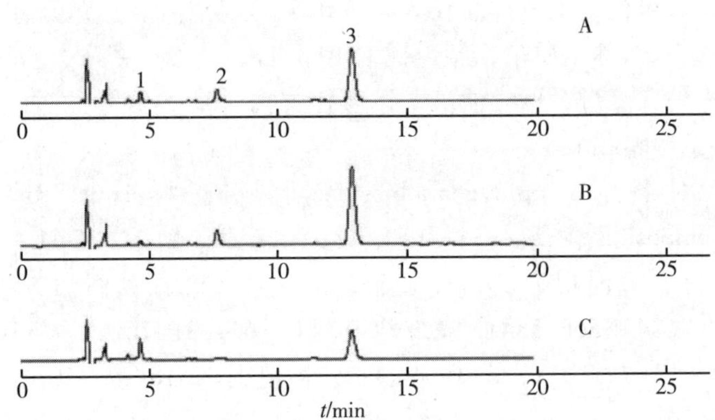

图 2-168 江西金溪栀子果实不同部位中环烯醚萜苷类成分 HPLC 图谱

注：A. 果实；B. 果仁；C. 果皮；1. genipin gentiobioside；2. geniposide

3 结果与讨论

从 4 个产地栀子果实不同部位的含量测定结果可以明显看出，各产地栀子均以果仁中 2 个成分含量最高，果实次之，果皮最低，其中江西泰和和水栀子果皮中已基本测不到 genipin gentiobioside。这与果仁在栀子果实中所占的比重较大相一致，果仁约为栀子果实质量的 70%，果皮约占 30%。各产地栀子果实中均以 geniposide 含量最高，且以福建福鼎栀子中 geniposide 含量最高，而 genipin gentiobioside 的含量以江西金溪栀子最高。同时果仁、果皮与果实的两种环烯醚萜苷主成分含量与果实相比基本一致，3 个部位含量以福建福鼎最高，江西金溪栀子次之，江西泰和与水栀子最低。

由图 2 - 168 可以看出，栀子果实、果仁、果皮的 HPLC 图相差不大，说明栀子果实 3 个部位在此检测波长下的成分分布基本类似，差别在于成分的量比关系不同；与果实、果仁相比，除 genipin gentiobioside 和 geniposide 在果皮中的含量降低外，图中虚线箭头所指的色谱峰在果皮中含量最高。

环烯醚萜苷类成分为栀子中的主要成分和有效成分，以 Geniposide 含量最高，该类成分具有解热、抗炎、镇痛、镇静、抗菌等药理作用。栀子果实不同部位在成分组成和量比关系的变化与栀子“内热用仁，表热用皮”的临床应用密切相关，尚需对栀子进行深入的药效物质基础研究。以上研究结果为进一步揭示栀子果仁、果皮的不同临床功效提供了可靠线索。

【论文来源】

张村，肖永庆*，李丽，李文，殷小杰. 栀子果实不同部位中环烯醚萜苷类成分的比较研究. 中国中药杂志，2009，34（15）：1949 - 1951.

提取温度和时间对大黄片主要蒽醌苷类成分的影响

大黄为临床常用的泻下药，生品气味重浊，走而不守，直达下焦。以攻积泻导滞、泻火解毒为主，泻下作用峻烈，易伤胃气，其泻下主要成分为蒽醌苷类成分。大黄入汤剂一般应后下，或用温水泡服，久煎则泻下力减弱。由此推测。长时间高温煎煮可能会破坏其泻下的主要有效成分（蒽醌苷类成分）。因此，结合大黄的临床应用特点，本课题对不同提取温度和时间大黄饮片提取物的 HPLC 图谱进行了分析比较，以期探索大黄传统服用方法的合理性。

1　仪器与试药

Waters 高效液相色谱仪（Waters 2695 Separations Module，Waters 2996 PAD 检测器，Empower 数据处理软件）；超声清洗器 KQ - 500DB（昆山市超声仪器有限公司）；EYE-LA 旋转蒸发器；甲醇为色谱纯，水为纯净水；其他试剂均为分析纯。

实验用药材采自青海玉树。经中国中医科学院中药研究所胡世林教授鉴定为蓼科植物掌叶大黄 *Rheum palamatum* L 的根及根茎；供试饮片以掌叶大黄药材为样品，按照全国中药炮制规范相关项下的炮制方法，制备成大黄生片供实验分析用。

2　实验方法与结果

2.1　色谱条件

Zorbax Eclipse XDB2C_{18} 5μ 柱（416mm × 250mm，5μm），phenomenex 保护柱，柱芯（3mm × 4mm）；流动相：甲醇（A）- 1.0% 冰醋酸溶液（B）梯度洗脱，0 ~ 10 分钟：A 由 5% 升至 30%，10 ~ 40 分钟：A 由 30% 升至 60%，40 ~ 60 分钟：60% A，60 ~ 70 分钟：A 由 60% 升至 100%，70 ~ 75 分钟：100% A；检测波长：280nm：柱温：30 C；流速为 1.0mL /min。在此条件下，不同大黄饮片均可得到较好分离。

2.2 供试品溶液的制备

取大黄生片粉末（过40目筛）0.5g，精密称定14份，置具塞锥形瓶中，分别精密加入蒸馏水25mL，密塞，称定重量，分别于60℃和100℃水浴浸泡提取10分钟、20分钟、30分钟、40分钟、50分钟、60分钟、120分钟，放冷，再称定重量，以蒸馏水补足减失的重量，摇匀，滤过。滤液分别减压回收至干，精密称取各提取物总的10%，加甲醇溶解，定容10mL，过微孔滤膜（0.45μm）即得。

2.3 不同提取温度和时间大黄生片HILC图谱比较

60℃提取不同时间比较结果显示，其主要苷类成分色谱峰在提取50分钟时峰面积最高。100℃提取时其主要苷类成分色谱峰在10分钟时峰面积最大。结果见图2-169、图2-170。

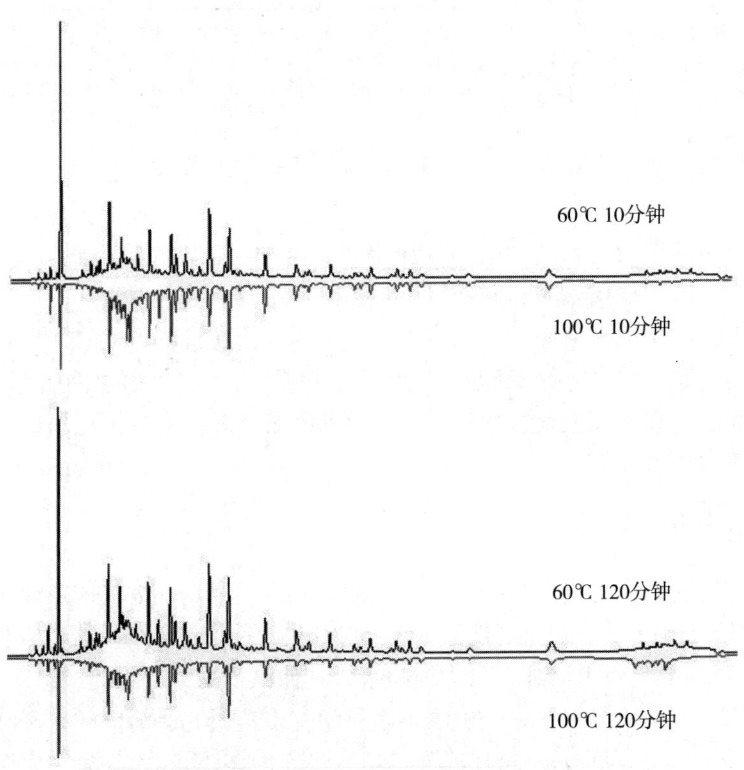

图2-169　同一时间不同提取温度大黄生片HPLC色谱

由于100℃提取10~120分钟时其主要苷类成分色谱峰面积在10分钟时最高，因此本实验又增加了100℃提取2分钟、4分钟、6分钟、8分钟、10分钟各色谱峰面积的比较。结果，其主要苷类成分色谱峰面积在8分钟时达到最高，见图2-171。

3 讨论

大黄生片具有较强的泻下作用，其泻下的主要成分为蒽醌苷类。当以60℃水浴温浸提取时，苷类成分色谱峰的峰面积变化较缓和，且以50分钟时提取率最高，尤其是

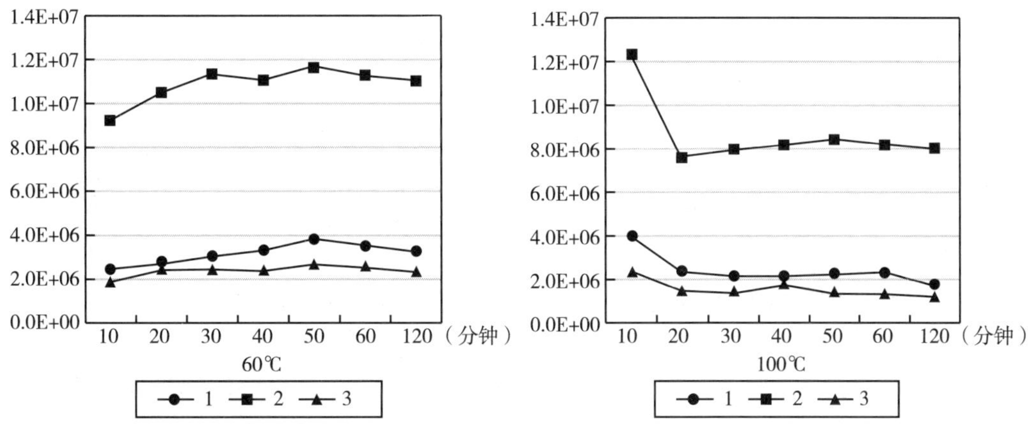

图 2-170　不同提取温度蒽醌苷类成分峰面积变化情况

注：1. 芦荟大黄素-8-O 葡萄糖苷；2. 大黄酸-8-O 葡萄糖苷；3. 大黄素-8-O 葡萄糖苷

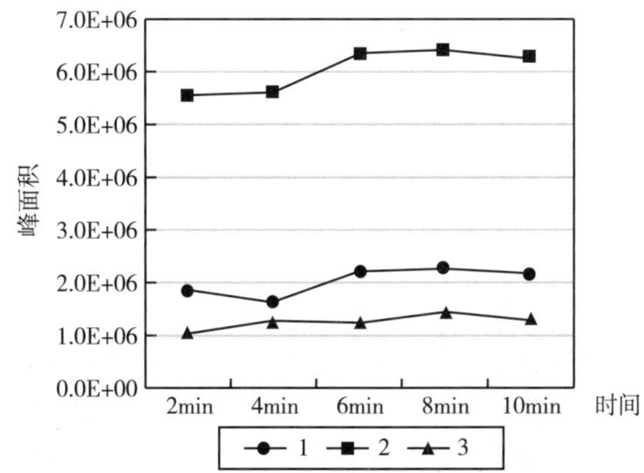

图 2-171　100℃提取 2～10 分钟蒽醌苷类成分峰面积变化情况

注：1. 芦荟大黄素-8-O 葡萄糖苷；2. 大黄酸-8-O 葡萄糖苷；3. 大黄素-8-O 葡萄糖苷

芦荟大黄素-8-O-葡萄糖苷、大黄酸-8-O-葡萄糖苷、大黄素-8-O-葡萄糖苷等蒽醌苷类成分。提取温度升高至100℃时，各色谱峰的峰面积与低温（60℃）提取时相比发生了显著的变化。10 分钟之内，大部分色谱峰的峰面积随提取时间的增加而增加，并以 8 分钟时提取率最高。但提取时间超过 10 分钟后（20～120 分钟），蒽醌苷类成分色谱峰面积呈显著的下降趋势。以上结果对生大黄的临床应用特点给予了合理地解释，生大黄泻下成分蒽醌苷类在高温短时（8 分钟）即可达到较高的溶出，但高温提取超过 10 分钟其蒽醌苷类成分的含量会显著降低，从而影响其泻下作用；而 60℃浸服用时，温浸时间以 50 分钟最佳。因此，临床上生大黄入煎剂后下或温水冲泡服用。

【论文来源】

陈东东，李丽，张村，田国芳，肖永庆*. 提取温度和时间对大黄片主要蒽醌苷类成分的影响. 中国实验方剂学杂志，2009，15（10）：50-51.

防风色原酮成分群的分离制备及其含量分析

防风为治风之通用药、治疗痹证之常用药，来源于伞形科植物防风 *Saposhn ikovia divaricata*（*Turcz.*）Schischk. 的干燥根，始载于《神农本草经》，列为品，具有解表祛风，胜湿止痉的作用。以防风组方的“大防风汤”、“独活寄生汤”等治疗风湿痹证效果良好，在临床上应用广泛。

现代研究表明以升麻苷为代表的防风色原酮及其苷类成分为防风的主要活性成分，防风提取物某些成分具有很好的抗炎、镇痛、解热及抗凝等作用；特别是以升麻苷和5-O-甲基维斯阿米醇苷为主的色原酮类成分群具有较强的抗炎消肿及解热镇痛生理活性；Okuyama 等通过研究亦认为防风中止痛作用最强的是色原酮类。因此，作者进行了防风色原酮有效部位的提取分离以及纯化方法研究，并对不同部位中 6 种色原酮成分的含量进行了测定分析，为阐明防风的药效物质基础、并为色原酮成分群的研制开发及其配伍提供实验依据。

1 仪器与试药

Waters 高效液相色谱仪（Waters 2695 Separations Module，Waters 2996 PAD 检测器，Milennium32 数据处理软件）；超声清洗器 KQ-500DB（昆山市超声仪器有限公司）；EYELA 旋转蒸发器；D-101 为天津市海光化工有限公司出品，乙腈为色谱纯，水为纯净水，使用前均经 0.45μm 滤膜滤过；其他试剂均为分析纯。

对照品防风色原酮Ⅰ葡萄糖苷及其苷元、防风色原酮Ⅱ葡萄糖苷及其苷元、防风色原酮Ⅲ葡萄糖苷及其苷元（分别记作 a，b，c，d，e，f）为本研究室自防风中分离、鉴定，经 HPLC 面积归一化法测定，纯度达 98% 以上，可供含量测定用。

防风采自黑龙江省杜尔伯特蒙古族自治县，经本所黄璐琦研究员鉴定。

2 方法与结果

2.1 防风色原酮有效部位的提取、分离和纯化

①防风饮片的含量测定：取防风饮片 0.5g，精密称定，置具塞锥形瓶中，精密加入甲醇 25mL，密塞，称定质量，超声提取 20 分钟，放冷，密塞，再称定质量，用甲醇补足减失的质量，摇匀，滤过，取续滤液，以微孔滤膜（0.45μm）滤过，即得，作为样品 A。②水煎法：取防风饮片 510kg，加水煎煮 3 次（10 倍 ×1 小时 ×2 次，8 倍 ×0.5 小时 ×1 次），滤过，合并 3 次滤液，浓缩至适量，作为样品 B。③醇提 2 树脂纯化法：取防风饮片 510kg，以 95% 乙醇渗漉提取，提取液浓缩后，以适量水稀释，上 D101 大孔吸附树脂柱（10cm ×120cm），先以水洗脱至无色后，继以 50% 乙醇、95% 乙醇洗脱，收集 50% 乙醇洗脱部分，减压浓缩至适量，作为样品 C。④水煎 2 树脂纯化法：按②法浓缩水煎液以适量水稀释，上 D101 大孔吸附树脂柱（10cm ×120cm），先以水洗脱至无色后，继以 50% 乙醇、95% 乙醇洗脱，收集 50% 乙醇洗脱部分，减压浓缩至适量，作为样品 D。⑤水煎 2 醇沉 2 树脂纯化法：按②法水煎液浓缩至适量后，加乙醇使成 75%

乙醇溶液，放置过夜，上清液减压浓缩至适量后以水溶解，上 D101 大孔吸附树脂柱（10cm×120cm），先以水洗脱至无色后，继以 50% 乙醇、95% 乙醇洗脱，收集 50% 乙醇洗脱部分，减压浓缩，作为样品 E。⑥水煎 2 醇沉 2 树脂分离 2 硅胶纯化法：按⑤法收集 50% 乙醇洗脱部分，减压浓缩至浸膏，以适量硅胶拌匀后，进行硅胶柱色谱，以三氯甲烷 2 甲醇（6∶1）洗脱，收集 Fr. 5～50 流份，挥去溶剂，减压抽干，作为样品 F。

2.2　供试品溶液的制备

精密称取以上各样品适量，分别以 50% 甲醇溶解配制成不同浓度的溶液，以微孔滤膜（0.45μm）滤过，供测定分析用。

2.3　对照品溶液的制备

精密称取防风色原酮Ⅰ葡萄糖苷及其苷元、防风色原酮Ⅱ葡萄糖苷及其苷元、防风色原酮Ⅲ葡萄糖苷及其苷元等 6 种对照品各适量，分别加甲醇制成 0.0410，0.0292，0.0438，0.0018，0.0202，0.0036g/L 的溶液，作为对照品溶液。

2.4　色谱条件

Kromasil C_{18} 色谱柱（4.6mm×250mm，5μm）；流动相甲醇（A）－0.1% 磷酸水（B）梯度洗脱，0～10 分钟，35% A，10～20 分钟，35%～55% A，20～30 分钟，55% A，30～32 分钟，55%～80% A，32～45 分钟，80%～100% A，46～55 分钟，35% A；检测波长 254nm，柱温 35℃；流速 1.0mL/min。在此条件下防风样品中防风色原酮Ⅰ等 6 种对照品与其他组分均能达到基线分离。

2.5　线性关系考察

精密吸取上述 6 种对照品溶液 1μL、5μL、10μL、15μL、20μL、25μL，注入液相色谱仪中，依法测定，以进样量（μg）为横坐标，峰面积为纵坐标绘制标准曲线，并计算回归方程，结果见表 2－129。

表 2－129　6 种对照品标准曲线

对照品	线性范围（μg）	回归方程	r
防风色原酮Ⅰ葡萄糖苷	0.0410～1.025	Y＝1863349.31X－16330.48	0.9999
防风色原酮Ⅰ	0.0292～0.730	Y＝3408828.27X－9314.62	0.9999
防风色原酮Ⅱ葡萄糖苷	0.0438～1.095	Y＝2201532.17X－10797.38	0.9999
防风色原酮Ⅱ	0.0018～0.045	Y＝5981185.04X＋432.31	0.9996
防风色原酮Ⅲ葡萄糖苷	0.0202～0.505	Y＝2916190.39X－4126.08	0.9997
防风色原酮Ⅲ	0.0036～0.090	Y＝5284364.13X＋3014.94	0.9996

2.6　精密度试验

精密吸取供试品溶液 5μL，重复进样 5 次，依法测定，结果各对照品峰面积积分值的 RSD 均小于 2.1%。

2.7　稳定性试验

精密吸取上述供试液溶液 5μL，间隔一定时间进样共 6 次，由峰面积值统计结果可见样品溶液在 24 小时内保持稳定。

2.8 重复性试验

取样品 A 5 份，各约 0.5g，精密称定，制备成供试品溶液，依法测定并计算含量。结果：各对照品 5 次测定值的 RSD 均小于 2.0%。

2.9 加样回收试验

精密称定已知含量的样品 A 适量，共 5 份，分别精密加入各对照品适量，按供试品溶液制备及测定法操作，进行色谱分析，见表 2-130。

表 2-130 6 种成分加样回收试验

对照品	样品中含量（mg）	加入量（mg）	测得量（mg）	回收率（%）	平均值（%）	RSD（%）
防风色原酮Ⅰ葡萄糖苷	1.7094	1.6976	3.3489	99.6	97.1	1.6
	1.7189	1.6976	3.3549	96.4		
	1.7183	1.6976	3.3723	97.4		
	1.6999	1.6976	3.3910	99.6		
	1.7047	1.6976	3.3276	95.6		
防风色原酮Ⅰ	0.1562	0.1520	0.3070	99.2	97.5	17
	0.1572	0.1520	0.3207	95.7		
	0.1571	0.1520	0.3048	97.2		
	0.1554	0.1520	0.3065	99.4		
	0.1558	0.1520	0.3020	96.2		
防风色原酮Ⅱ葡萄糖苷	0.6521	0.6380	1.2891	99.8	98.5	1.3
	0.6557	0.6380	1.2895	99.3		
	0.6555	0.6380	1.2731	96.8		
	0.6485	0.6380	1.2710	97.6		
	0.6503	0.6380	1.2810	99.0		
防风色原酮Ⅱ	0.0158	0.0146	0.0297	95.2	97.5	2.1
	0.0159	0.0146	0.0301	97.3		
	0.0159	0.0146	0.0302	98.0		
	0.0157	0.0146	0.0299	96.6		
	0.0158	0.0146	0.0305	100.7		
防风色原酮Ⅲ葡萄糖苷	0.2399	0.2410	0.4760	98.0	99.1	0.73
	0.2412	0.2410	0.4791	98.7		
	0.2411	0.2410	0.4805	99.3		
	0.2386	0.2410	0.4792	99.8		
	0.2392	0.2410	0.4787	99.4		
防风色原酮Ⅲ	0.0128	0.0130	0.0253	96.2	97.8	2.04
	0.0129	0.0130	0.0258	99.2		
	0.0129	0.0130	0.0259	100.0		
	0.0127	0.0130	0.0259	98.5		
	0.0128	0.0130	0.0252	95.4		

以上方法学考察结果表明，本法简便、准确，重复性好，可用于样品的含量测定。

2.10 不同样品含量分析

精密吸取6种对照品溶液和防风不同样品溶液各5~10μL，注入液相色谱仪依法分析测定，结果见表2-131。

表2-131 防风不同部位样品含量测定（$n=2$）

样品	浸膏量(g)	生药/浸膏[1)]	含水量(%)	防风色原酮（%）						总量(%)	折算后总量（%）
				a	b	c	d	e	f		
A	—	—	8.13	0.6977	0.0634	0.2589	0.0065	0.0942	0.0054	1.1261	1.2258
B	2702.7	1.85	46.87	0.6543	0.0959	0.3423	0.0064	0.0962	0.0027	1.1978	2.2544
C	763.36	6.55	11.85	0.5199	1.0216	0.5485	0.1012	0.2917	0.2256	2.7085	3.1594
D	823.72	6.07	25.69	0.0180	1.4962	0.9244	0.1290	0.0152	0.1362	2.7190	3.659
E	294.99	16.95	68.75	3.7109	1.7866	3.5570	0.0984	0.7216	—	9.8745	31.5984
F	79.15	63.17	8.55	23.3659	8.1437	16.7558	0.1717	4.1892	—	52.6293	57.5500

注：1）每克浸膏相当于原生药量（g），均以5.0kg计算。

结果防风不同的纯化方法所得样品A~F中色原酮成分的含量差异较大，经树脂柱分离后所得样品C、样品D的含量稍有提高，经醇沉后，色原酮成分总含量大幅上升，进一步以硅胶柱纯化，所得样品F中色原酮成分总含量提高了近50倍。

3 讨论

本研究以HPLC首次同时测定防风不同提取分离工艺中6种色原酮类成分的含量，对检测波长、色谱流动相等进行了考察，方法学考察结果表明该方法灵敏可靠、重现性好，可用于防风色原酮类成分有效部位不同样品的含量比较测定。

防风色原酮及其苷类成分为防风的主要活性成分，该类成分群以防风色原酮Ⅰ及其葡萄糖苷、防风色原酮Ⅱ葡萄糖苷、防风色原酮Ⅲ葡萄糖苷含量较高，多为水溶性成分。因此，本研究首先采用水煎煮法提取，结合大孔树脂纯化与醇提法进行比较，从测定结果来看（表2-131），以水煎煮法较高。同时对树脂纯化的不同浓度乙醇（50%，75%，95%）进行了考察，结果以50%乙醇洗脱部位防风色原酮成分群含量最高，故确定了大孔树脂的3个洗脱部位。

由于水煎法多糖类、蛋白等成分的溶出较多，为了进一步纯化有效部位，水煎煮液以75%乙醇沉淀后再进行大孔树脂分离，结果该方法6个色原酮类成分总含量有大幅度提高，较未醇沉前提高了近10倍；再以硅胶柱纯化，该部位6个色原酮类成分总含量大于57%。

防风的止痛作用是其多种化合物共同作用的结果，其各种成分含量的改变，尤其是在方剂中与其他药物的不同配伍，会使其止痛作用发生质变和量变。本研究结果为阐明防风色原酮类成分群的药效物质基础提供了实验依据。

【论文来源】

张村，肖永庆*，李丽，逄镇，李桂柳．防风色原酮成分群的分离制备及其含量分析．中国中药杂志，2008，33（23）：2761-2764.

桔梗药材中桔梗皂苷 D 的定性定量方法研究

桔梗为桔梗科植物桔梗（*Platycodon grandiflorus*（Jacq.）A. DC.）的干燥根，其性平，味甘苦辛，具有宣肺、利咽、祛痰、排脓之功效，临床上用于治疗咳嗽痰多、胸闷不畅、咽痛、音哑等症。桔梗在我国南北各省区均有分布，并有栽培，主产于安徽、河南、湖北、辽宁、吉林等省。研究表明以桔梗皂苷 D 为代表的三萜皂苷类成分为桔梗的主要及有效成分，并具有镇咳、祛痰、解热镇痛等与桔梗功能主治有关的药理作用。

关于桔梗的质量控制研究，文献报道以薄层扫描、重量法等测定总皂苷的含量。《中国药典》（2005 年版一部）采用重量法，以桔梗总皂苷作为桔梗的定量指标，此法操作繁琐，专属性不强，重现性不好，实验结果误差较大，难以控制药材的真伪和优劣。鉴于此，作者以桔梗皂苷 D 为对照品，采用 TLC 和 HPLC 法对桔梗进行质量控制，以期为桔梗药材质量标准的制定提供科学依据。

1　仪器与试药

高效液相色谱仪：Agilent1100 series，包括四元泵，自动进样器，DAD 检测器，在线脱气机和柱温箱。水为重蒸馏水，甲醇、乙腈为色谱纯，其他试剂均为分析纯。

对照品桔梗皂苷 D 为本实验室自制，经 HPLC 面积归一化法测定纯度达到 98% 以上，可供含量测定用。样品为购自主产地安徽、河南、辽宁省的桔梗药材，经本所肖永庆博士鉴定，均为桔梗 *Platycodon grandiflorus*（Jacq.）A. DC. 的根。

2　方法与结果

2.1　TLC 鉴别

取不同产地桔梗药材粉末各 2g，分别加 70% 甲醇 50mL 超声提取 2 次，每次 15 分钟，滤过，滤液蒸干，残留物以 2～3mL 水溶解，上 D101 大孔树脂柱（长 150mm，内径 10mm），分别以水 50mL、20% 乙醇 50mL、50% 乙醇 50mL 洗脱，收集 50% 乙醇洗脱液，蒸干，残渣加甲醇 2mL 使溶解，作为供试品溶液。另取桔梗皂苷 D 对照品，加甲醇制成每毫升含 1mg 的溶液。照《中国药典》（2005 年版一部附录ⅥB）薄层色谱法试验，吸取上述两种溶液各 10μL，分别点于同一硅胶 G 薄层板上，以三氯甲烷-甲醇-水（7∶3∶0.5）为展开剂，直立上行展开 2 次，取出，晾干，喷以 10% 硫酸乙醇溶液，在 105℃加热至斑点显色清晰。结果，供试品色谱中在与对照品色谱相应位置上，显同样颜色的斑点。

2.2　含量测定

2.2.1 对照品溶液的制备　精密称取桔梗皂苷 D 对照品适量，加甲醇制成 0.226g/L 的溶液，过微孔滤膜（0.45μm），备用。

2.2.2 样品提取方法考察

2.2.2.1 不同提取溶剂比较　桔梗主含皂苷类成分，易溶于不同浓度的甲醇、乙醇、水饱和的正丁醇等溶剂，加之本方法检测波长为末端吸收，为消除溶剂的影响，故选择流动相为提取溶剂与上述几种溶剂平行进行考察，具体方法如下：

取桔梗饮片粉末（过3号筛）0.5g，共12份，精密称定，置具塞锥形瓶中，分别精密加入甲醇、50%甲醇、70%甲醇、乙醇、水饱和的正丁醇及流动相各25mL，密塞，称定重量，超声提取20分钟，放冷，密塞，再称定重量，以相应溶剂补足减失的重量，摇匀，滤过，精密量取续滤液10mL，置蒸发皿中，蒸干，残渣分别加流动相使溶解于5mL量瓶中，并加流动相至刻度，摇匀。用微孔滤膜（0.45μm）滤过，取续滤液，即得。精密吸取上述样品溶液与桔梗皂苷D对照品溶液各10μL，依法测定（表2-132）。结果以流动相提取桔梗皂苷D含量较高，故选择流动相为提取溶媒。

表2-132　不同提取溶剂比较（$n=2$）

提取溶剂	桔梗皂苷D含量（%）
甲醇	0.48
50%甲醇	0.56
70%甲醇	0.55
乙醇	0.36
水饱和正丁醇	0.52
流动相	0.58

2.2.2.2 不同提取方法的比较　根据皂苷类成分的性质，常常采用超声提取、回流提取及冷浸等方法，故选择上述3种方法进行考察。

超声法：取桔梗饮片粉末（过3号筛）0.5g，6份，精密称定，置具塞锥形瓶中，精密加入流动相25mL，密塞，称定重量，分别超声提取10分钟、20分钟、30分钟，放冷，密塞，再称定重量，用流动相补足减失的重量，摇匀，滤过，取续滤液用微孔滤膜（0.45μm）滤过，即得。

回流提取法：取桔梗饮片粉末（过3号筛）0.5g，6份，精密称定，置圆底烧瓶中，精密加入流动相25mL，称定重量，分别回流提取1小时、2小时、3小时，放冷，再称定重量，用流动相补足减失的重量，摇匀，滤过，取续滤液用微孔滤膜（0.45μm）滤过，即得。

冷浸法：取桔梗饮片粉末（过3号筛）约0.5g，8份，精密称定，置具塞锥形瓶中，精密加入流动相25mL，密塞，称定重量，分别冷浸4小时、8小时、12小时、24小时后，再称定重量，用流动相补足减失的重量，摇匀，滤过，取续滤液用微孔滤膜（0.45μm）滤过，即得。

2.2.2.3 测定　精密吸取上述样品溶液各20μL、对照品溶液10μL，注入液相色谱仪，依法测定，结果见表2-133、图2-172。由表2-133可知超声提取和回流提取无显著性差异，为简化操作，减少误差，故选择提取方法为流动相超声提取20分钟。

表 2-133　不同提取方法的比较（$n=2$）

提取方法	桔梗皂苷 D 含量（%）
超声提取 10 分钟	0.45
超声提取 20 分钟	0.46
超声提取 30 分钟	0.46
回流提取 1 小时	0.48
回流提取 2 小时	0.48
回流提取 3 小时	0.48
冷浸 4 小时	0.45
冷浸 8 小时	0.45
冷浸 12 小时	0.47
冷浸 24 小时	0.46

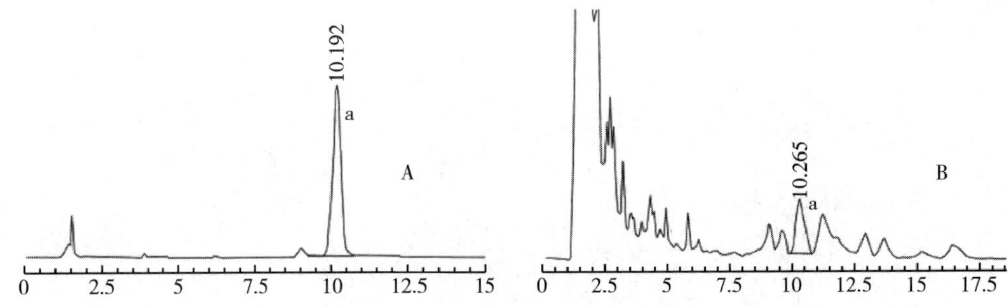

图 2-172　桔梗药材 HPLC 图谱

注：A 对照品；B 桔梗药材；a 桔梗皂苷 D

2.2.3 供试品溶液的制备　取桔梗粉末（过 40 目筛）0.5g，精密称定，置具塞锥形瓶中，精密加入流动相 25mL，密塞，称定重量，超声提取 2 次，每次 20 分钟，放冷，密塞，再称定重量，用流动相补足减失的重量，摇匀，滤过，取续滤液过 0.45μm 微孔滤膜，作为供试品溶液。

2.2.4 色谱条件　色谱柱：Zorbax C_{18} 柱（4.6mm × 150mm，5μm），流动相：甲醇-乙腈-0.2% 磷酸水溶液（3∶25∶72），检测波长：204nm，柱温：40℃，流速：1mL/min。在此条件下桔梗药材中桔梗皂苷 D 与其他组分均能达到基线分离（图 2-172），理论板数按桔梗皂苷 D 峰计算不低于 3000。

2.2.5 线性关系考察　精密称取桔梗皂苷 D 对照品适量，加流动相配制成 0.226g/L 的溶液，分别进样 1μL、3μL、5μL、7μL、9μL、11μL，每个体积进样 3 次，取平均值。以进样量（X）为横坐标，峰面积（Y）为纵坐标绘制标准曲线，回归方程：$Y=-2.140+197.190X$，$r=1.0000$。表明桔梗皂苷 D 在 0.226 ~ 2.486μg 有较好的线性关系。

2.2.6 精密度试验　精密吸取供试品溶液 10μL，重复进样 5 次，依法测定，结果桔梗皂苷 D 峰面积积分值的相对标准偏差为 1.30%。

2.2.7 稳定性试验　精密吸取供试液溶液 10μL，分别在 0 小时、2 小时、4 小时、8 小时、12 小时、24 小时进样，依法测定，结果峰面积积分值的相对标准偏差为 1.40%，可见供试品溶液在 24 小时内保持稳定。

2.2.8 重复性试验　精密称取安徽桔梗 A 粉末 5 份，各约 0.5g，精密称定，制备成供试品溶液，依法测定，结果 5 次测定值的 RSD 为 1.50%。

2.2.9 加样回收实验　精密称定已知含量的安徽桔梗 A 粉末适量，共 5 份，分别精密加入适量桔梗皂苷 D 对照品，按供试品溶液制备及测定法操作，结果见表 2－134。

表 2－134　加样回收率试验结果

样品含量（mg）	测得量（mg）	回收率（%）	平均回收率（%）	RSD（%）
0.5003	0.9751	103.48		
0.5023	0.9661	101.14		
0.5022	0.9597	99.68	101.81	1.70
0.4994	0.9627	100.95		
0.5025	0.9789	103.82		

注：加入量均为 0.4550mg

2.2.10 样品测定　精密吸取对照品溶液 5μL，供试品溶液 10μL，注入液相色谱仪，依法测定，结果见表 2－135。

表 2－135　样品中桔梗皂苷 D 含量测定结果

样品	桔梗皂苷 D 含量（%）
安徽桔梗 A	0.41
安徽桔梗 B	0.36
安徽桔梗 C	0.39
安徽桔梗 D	0.37
河南桔梗 A	0.39
河南桔梗 B	0.49
山西桔梗 A	0.19
山西桔梗 B	0.20
山西桔梗 C	0.27
辽宁桔梗	0.40

经过对 10 批次不同产地桔梗药材的含量测定，并经统计学处理，规定桔梗药材中含桔梗皂苷 D 不得少于 0.25%。

3　讨论

药材的 TLC 鉴定方法曾采用了氯仿－甲醇－水（65：35：10 下层），三氯甲烷－甲醇－水（70：30：5），正丁醇－冰醋酸－水（4：1：5 上层）等多个展开系统，结果以三氯甲烷－甲醇－水（70：30：5）较佳。

桔梗主含皂苷类成分，易溶于不同浓度的甲醇、乙醇、水饱和的正丁醇等溶剂，加之本方法检测波长为末端吸收，为消除溶剂的影响，故选择流动相为提取溶剂与上述几种溶剂平行进行考察。经对不同溶剂，不同提取方法（超声、回流、冷浸等）的平行对比实验，结果样品提取方法以流动相超声提取2次，每次20分钟最好。

本实验测定方法经各项试验考察，结果表明该方法灵敏可靠、重现性好，可用于控制桔梗药材中桔梗皂苷D的含量。

【论文来源】

郭丽，肖永庆*，张村，李丽．桔梗药材中桔梗皂苷D的定性定量方法研究．北京中医药大学学报，2007（03）：200－202＋209.

HPLC梯度洗脱法测定防风中4种主要成分含量

防风为伞形科植物防风 *Saposhnikovia divaricata*（Turcz.）Schischk 未抽花茎的干燥根。作者曾用两种流动相系统分别测定防风中的4种主要成分，即甲醇－水（40∶60）（测定防风色原酮Ⅰ葡萄糖苷，防风色原酮Ⅱ葡萄糖苷，防风色原酮Ⅰ）；甲醇－水（50∶50）（测定防风色原酮Ⅲ葡萄糖苷）。原方法虽能较好的测定上述4种成分，但须分别进行，操作烦琐、费时。因此，拟改进色谱洗脱条件，可同时测定4种成分，使操作简便快捷且测定结果与原方法所测结果无显著性差异。

1　仪器与试药

Agilent 1100泵高效液相色谱仪，包括四元溶剂泵，脱气机，柱温箱，光电二级管阵列检测器，自动进样器及软件（美国），KQ－100型超声波清洗器（昆山市超声仪器有限公司）。液相色谱流动相用甲醇（天津市四友生物医学技术有限公司），水为纯水，其他试剂均为分析纯。

对照品防风色原酮Ⅰ葡萄糖苷、防风色原酮Ⅱ葡萄糖苷、防风色原酮Ⅰ、防风色原酮Ⅲ葡萄糖苷（分别以a，b，c，d表示）由本研究室从防风药材中分离鉴定，纯度均为98%以上。实验药材及饮片样品购自各地药材公司或产地，经中国中医科学院中药研究所谢宗万教授鉴定为 *S. divaricata*。

2　含量测定方法学考察

2.1　色谱条件

Alltima C_{18}色谱柱（4.6mm×150mm，5μm），phenomenex保护住，甲醇－水梯度洗脱（表2－136），检测波长254nm，流速1.0mL/min，柱温35℃。在此条件下防风中对照品a，b，c，d与其他组分均能达到基线分离。

表 2-136　流动相比例

时间（分钟）	水（%）	甲醇（%）
0	65	35
15	65	35
25	45	55
35	45	55
40	0	100

2.2　线性关系的考察

精密称取 a，b，c，d 对照品各适量，加甲醇分别配成 0. 0388mg/mL，0. 0396mg/mL，0. 0292mg/mL，0. 0270mg/mL 的对照品溶液。b，c，d 分别进样 1μL、3μL、5μL、7μL、9μL，a 分别进样 2μL、4μL、6μL、8μL、10μL，每个样品进样 2 次，以进样量（μg）为横坐标，峰面积为纵坐标绘制标准曲线，并计算回归方程，见表 2-137。结果表明，防风色原酮Ⅰ葡萄糖苷在 0. 077 ~ 0. 698μg，防风色原酮Ⅱ葡萄糖苷在 0. 0396 ~ 0. 356μg，防风色原酮Ⅲ葡萄糖苷在 0. 018 ~ 0. 162μg，防风色原酮Ⅰ在 0. 0292 ~ 0. 263μg 有较好的线性关系。

表 2-137　防风中 4 种主要成分回归方程

对照品名称	回归方程	r
防风色原酮Ⅰ葡萄糖苷	$Y=-7.482+1604.90X$	0. 9999
防风色原酮Ⅱ葡萄糖苷	$Y=-4.23+1771.31X$	0. 9999
防风色原酮Ⅰ	$Y=-6.975+3238.12X$	0. 9999
防风色原酮Ⅱ葡萄糖苷	$Y=-19.425+2808.167X$	0. 9998

2.3　精密度试验

精密吸取上述 4 种对照品溶液，重复进样 5 次，结果对照品 a，b，c，d 峰面积积分值的 RSD 分别为 0. 95%、1. 5%、1. 1%、2. 2%。

2.4　稳定性试验

精密吸取供试品溶液 4μL，分别于 0 小时、2 小时、4 小时、6 小时、12 小时重复进样共 6 次，由峰面积值 RSD 结果均小于 2. 0%，供试品溶液在 12 小时内保持稳定。

2.5　重复性试验

取齐齐哈尔防风样品粉末 5 份，各约 0. 5g，精密称定，制备成供试品溶液，并进行测定，结果以对照品 a，b，c，d 计算，5 次测定值的 RSD 分别为 2. 2%、1. 4%、2. 4%、2. 2%。

2.6　加样回收试验

精密称定已知含量的大庆防风样品粉末 0. 25g，精密加入适量防风色原酮Ⅰ葡萄糖苷，防风色原酮Ⅰ，防风色原酮Ⅱ葡萄糖苷，防风色原酮Ⅲ葡萄糖苷，按供试品溶液制备及测定法操作，进行色谱分析，结果见表 2-138。

表 2－138　防风中 4 种成分的加样回收率

对照品	药材含量 (mg)	加入量 (mg)	测得量 (mg)	回收率 (%)	平均值 (%)	RSD (%)
防风色原酮Ⅰ葡萄糖苷	0.744	0.752	1.485	98.5	99.9	1.6
	0.736		1.481	99.1		
	0.735		1.490	100.4		
	0.749		1.520	102.5		
	0.750		1.494	98.9		
防风色原酮Ⅱ葡萄糖苷	0.732	0.726	1.462	100.6	101.2	1.5
	0.724		1.448	99.7		
	0.723		1.472	103.2		
	0.736		1.462	100.0		
	0.737		1.480	102.3		
防风色原酮Ⅰ	0.190	0.185	0.372	98.4	100.1	1.5
	0.188		0.374	100.5		
	0.188		0.371	98.9		
	0.192		0.381	102.2		
	0.192		0.378	100.5		
防风色原酮Ⅱ葡萄糖苷	0.110	0.118	0.230	101.7	100.2	1.9
	0.109		0.225	98.3		
	0.109		0.225	98.3		
	0.111		0.229	100.0		
	0.111		0.232	102.5		

2.7　样品测定

取防风药材、饮片各约 0.5g，精密称定，精密加入甲醇 25mL，称定重量，回流提取 2 小时，取出，放至室温，称重，以甲醇补足减失的重量，摇匀，滤过，过微孔滤膜。准确吸取对照品溶液各 5μL，供试品溶液 4μL，注入液相色谱仪，按测定法进行测定。结果见表 2－139。

表 2－139　样品中 4 种主要成分的含量（%）

来源	防风色原酮Ⅰ葡萄糖苷	防风色原酮Ⅱ葡萄糖苷	防风色原酮Ⅰ	防风色原酮Ⅲ葡萄糖苷
齐齐哈尔	0.562	0.283	0.059	0.050
内蒙古	0.543	0.254	0.062	0.047
大庆	0.297	0.292	0.076	0.044
黑龙江	0.390	0.166	0.024	0.022
亳州	0.387	0.357	0.069	0.031
杜尔伯特	0.194	0.159	0.034	0.020

3　与原含量测定方法比较

结果见表 2-140。

表 2-140　两种方法测定结果比较

来源	防风色原酮Ⅰ葡萄糖苷		防风色原酮Ⅱ葡萄糖苷		防风色原酮Ⅰ		防风色原酮Ⅲ葡萄糖苷	
	新方法	原方法	新方法	原方法	新方法	原方法	新方法	原方法
齐齐哈尔	0.562	0.556	0.283	0.290	0.059	0.064	0.050	0.058
内蒙古	0.543	0.551	0.254	0.253	0.062	0.067	0.047	0.043
大庆	0.297	0.294	0.292	0.303	0.076	0.075	0.044	0.048

4　结论

运用甲醇-水梯度洗脱，可在 35 分钟内对防风中的 4 种主要成分进行含量测定，且测定结果与原方法（等度洗脱，2 个溶剂系统）基本相同，表明 HPLC 梯度洗脱法测定防风中 4 种主要成分含量比原方法简便、易于操作。

【论文来源】

李丽，刘元艳，耿立冬，肖永庆*. HPLC 梯度洗脱法测定防风中 4 种主要成分含量. 中国中药杂志，2006（03）：194-196.

防风饮片的 HPLC 指纹图谱

防风为伞形科植物防风 *Saposhnikonvia divaricata*（Turcz.）Schischk 未抽花茎的干燥根。目前国内外学者对防风的化学成分研究较详细，鉴别方法较多运用薄层色谱法、高效液相色谱法。但高效液相色谱法多为针对防风单一成分或几个成分的定性或定量检测。但中药成分复杂，单纯测定少数几种有效成分或指标成分难以控制其内在质量。因此，逐步建立尽可能全面反映整体成分特征的 HPLC 指纹图谱，体现整体性和综合作用，可更好地评价药材及饮片的质量。

1　仪器与试剂

Agilent 1100 高效液相色谱仪，包括四元溶剂泵，脱气机，柱温箱，光电二级管阵列检测器，自动进样器及软件（美国）。乙腈为色谱纯，水为纯水，其他试剂均为分析纯。

防风饮片经本所黄璐琦研究员鉴定为伞形科植物防风 *S. divaricata*。产地为大庆、内蒙古、齐齐哈尔，药材按大小分档，加水闷润切片，干燥而成。

2　方法与结果

2.1　色谱条件

Alltima C_{18} 色谱柱（4.6mm × 150mm，5μm），phenomenex C_{18} 保护柱（4mm × 3mm），乙腈-水梯度洗脱（表 2-141），检测波长 254nm，流速 1.0mL/min，柱温 30℃。在此条件下不同产地防风饮片中可检定出 9 个共有峰。

表 2-141　梯度洗脱比例

时间（min）	乙腈（%）	水（%）
0	4	96
5	15	85
15	25	75
30	50	50
60	62	38
70	80	20

2.2　供试品溶液的制备

精密称取防风饮片粉末（过 60 目筛）0.6g，加甲醇 20mL，超声提取 20 分钟，滤过，取滤液过微孔滤膜（0.45μm），作为供试品溶液。

2.3　方法学考察

2.3.1 精密度试验　称取齐齐哈尔防风饮片粉末 0.6g，制备供试品溶液，连续进样 5 次，测定 HPLC 图谱，计算相对保留时间及相对峰面积，各共有峰相对保留时间的 RSD 在 0.04% ~1.1%，各共有峰相对峰面积的 RSD 在 1.1% ~2.2%。

2.3.2 重复性试验　称取齐齐哈尔防风饮片粉末 0.6g，制备供试品溶液，平行操作 5 份，测定 HPLC 图谱，计算相对保留时间及相对峰面积，各共有峰相对保留时间的 RSD 在 0.04% ~1.3%，各共有峰相对峰面积的 RSD 在 1.0% ~2.3%。

2.3.3 稳定性试验　称取齐齐哈尔防风饮片粉末 0.6g，制备供试品溶液，分别在 0 小时、2 小时、4 小时、8 小时、12 小时、24 小时共进样 6 次，测定 HPLC 图谱，计算相对保留时间及相对峰面积，各共有峰相对保留时间的 RSD 在 0.07% ~1.1%，各共有峰相对峰面积的 RSD 在 1.0% ~2.2%。结果表明，供试品溶液在 24 小时内保持稳定。

2.4　HPLC 图谱及技术参数

2.4.1 不同产地防风饮片 HPLC 图谱　对不同产地的 10 批饮片进行测定，防风各成分的色谱峰在 70 分钟内洗脱完全（图 2-173），分析比较不同产地防风样品的色谱图，并生成标准图谱。

2.4.2 防风饮片共有峰指定　根据《中药注射剂指纹图谱研究的技术要求（暂行）》，指定 9 个共有峰，分别为 3 ~6 号、8 号、12 号、13 号、15 号、16 号峰，并以 8 号峰作为参照峰，其保留时间作为 1，计算各共有峰相对保留时间的 RSD 在 0.04% ~1.9%（图 2-174）。

2.4.3 防风饮片中各成分的指定　将现有分离自防风中的各对照品，称取适量，加甲醇溶解配制成对照品溶液，在上述条件下分别进样，与样品中各峰保留时间对照，以确定样品图谱中各共有峰的化学成分。

3　结论

本实验所采用的色谱条件能将防风中各成分有效分离，全程分析时间 70 分钟，同时进行了 10 批防风饮片的 HPLC 指纹图谱的鉴别。经与对照品图谱比较，在防风饮片 HPLC 图谱中共检定出 11 个化合物，为防风饮片鉴别提供了新的方法。

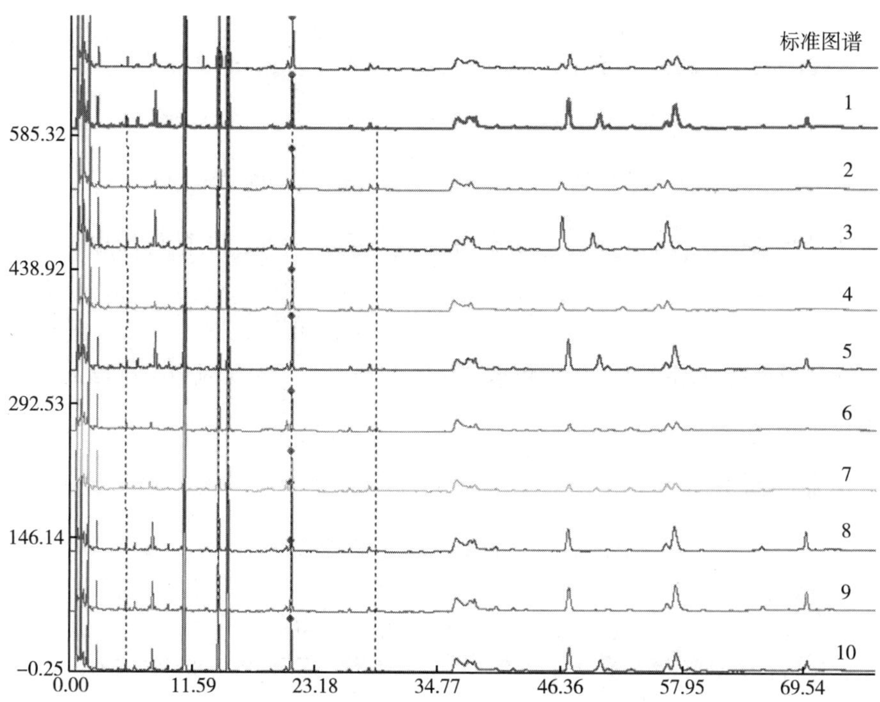

图 2-173　不同批次防风饮片 HPLC 图谱

注：1. 大庆-C；2. 齐齐哈尔-D；3. 大庆-B；4. 齐齐哈尔-C；5. 大庆-A；6. 齐齐哈尔-B；7. 齐齐哈尔-A；8. 内蒙古-C；9. 内蒙古-B；10. 内蒙古-A

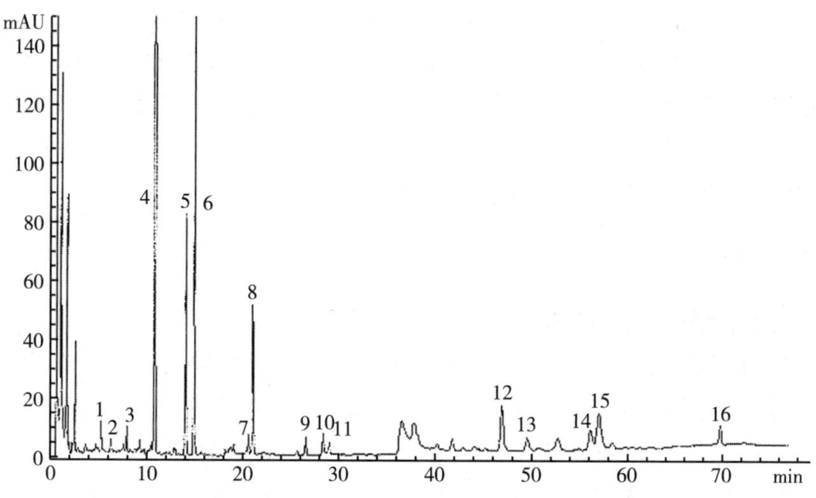

图 2-174　防风饮片共有峰指定

注：1. 腺苷；4. 防风色原酮Ⅰ葡萄糖苷；5. 防风色原酮Ⅰ；6. 防风色原酮Ⅱ葡萄糖苷；7. 防风色原酮Ⅱ；S（8）. 防风色原酮Ⅲ葡萄糖苷；9. 花椒毒素；10. 防风色原酮Ⅲ；11. 香柑内酯；14. 珊瑚菜内酯；15. 3′-*O*-当归酰亥茅酚

【论文来源】
李丽，肖永庆*，刘元艳．防风饮片的 HPLC 指纹图谱．中国中药杂志，2006（15）：1284-1285.

防风及其主要化学成分的 TLC 鉴定

防风为伞形科植物 *Saposhnikovia divaricata*（Turcz.）Schischk. 的干燥根。全国大部分地区使用此种防风，但有些地区同时还在使用地方习用品种，有的习用品种作为商品防风，其销售地区还相当广泛，这样就造成商品防风的品种混乱状态。因此，我们采用 TLC 鉴别正品防风及地方常用品种，作为防风真伪的鉴别方法，为防风质量标准的制定提供了可靠的科学依据。

1 仪器、试样和样品

紫外灯（日本岛津）：试剂均为分析纯；防风对照药材（中国药品生物制品检定所，批号 947），标准品升麻苷（prim-o-glucosylcimifugin），5-*O*-甲基维斯阿米醇苷（4′-*O*-*β*-D-glucosyl-5-*O*-methylvisamminol），升麻素（cimifugin），5-*O*-甲基维斯阿米醇（5-*O*-methylvisamminol），亥茅酣苷（sec-O-glucosylhamaudol），deltoin，anomalin，3′-*O*-angeloyhhamaudol（以上标准品均从防风中分离精制，纯度为 95% 以上）；薄层板：Merck SG60 F_{254} 预制板 20cm×10cm。正品防风供试样品 1997 年 8～9 月份采购自产地或当地药材公司，经鉴定均为 *Saposhnikovia divaricata*（Trucz.）Schischk；水防风 1997 年 8 月购自河南省荥阳县医药公司，鉴定为 *Libanotis laticalycina* Shan et Shch；竹节防风由北京医科大学王建华教授提供，鉴定为 *Peucedanum medicum* Dunn；川防风于 1997 年 8 月购自重庆市药材公司，鉴定为 *Peucedanumdielsianum* Fedde ex Wolff；竹叶防风 1997 年 8 月采自云南省昆明市郊，鉴定为 *Seselimarirei* Wolff；松叶防风 1997 年 8 月采自云南省大理市郊，鉴定为 *Seseli Yunnanense* Franch；西北防风于 1997 年 9 月采自青海省西宁市郊，鉴定为 *Carum carvil* 所有防风生药均由本所黄璐琦博士鉴定。

2 薄层分析

2.1 供试品及标准品溶液的制备

2.1.1 正品防风饮片，生药和习用品防风及防风对照药材供试液的制备 称取不同地区市售防风饮片，不同产地防风生药及习用品防风和防风对照药材粉末各 2.0g，分别置于 25mL 具塞磨口三角瓶中，加甲醇 20mL，室温浸泡 24 小时。滤过，滤液减压浓缩，残物以 10mL 甲醇转溶于分液漏斗中，用石油醚萃取脱脂 3 次，第 1，2 次各用石油醚 10mL，第 3 次用 5mL，充分振摇，放置分层后，合并石油醚层。用 10mL 甲醇萃取石油醚层 1 次，将此甲醇液与上述脱脂后的甲醇液合并。减压回收甲醇至干，加丙酮溶解残物，定容 1mL。配制成 2.0g/mL 的供试品溶液。

2.1.2 标准品溶液制备 准确称取防风中主要化合物标准品各 2mg，置 2mL 具塞刻度试管中，加甲醇配制成 1mg/mL 的标准品溶液。

2.2　正品防风与习用品防风的 TLC 鉴别

2.2.1 将正品防风供试液，可用品防风供试液及对照药材供试液各 5μL，点于同一 20cm × 10cm Merck SG 60 F_{254} 预制板上。以三氯甲烷 - 甲醇（6∶1）展开两次后，于 254nm 紫外灯下观察其荧光斑点，见图 2 - 175。

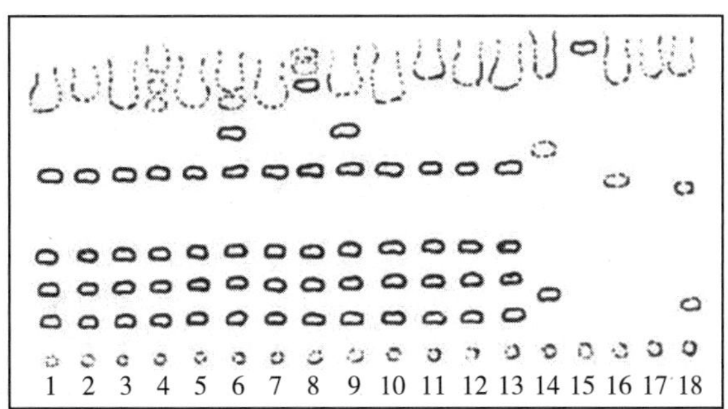

图 2 - 175　正品防风与习用品防风 TLC 鉴别（Ⅰ）

注：正品防风：1 - 南京市饮片；2 - 广东省惠阳市饮片；3 - 重庆市饮片；4 - 河北省安国饮片；5 - 牡丹江市饮片；6 - 北京市同仁堂饮片；7 - 黑龙江省杜尔伯特药材；8 - 吉林省柳河药材；9 - 张家口药材；10 - 齐齐哈尔市药材；11 - 大庆市药材；12 - 防风对照药材；习用品防风：13 - 水防风；14 - 竹节防风；15 - 川防风；16 - 竹叶防风；17 - 松叶防风；18 - 西北防风

从图 2 - 175 可见，除水防风外的 5 种习用品防风均与正品防风有明显的区别，若要将水防风与正品防风相区别，还需进一步作 TLC 鉴别。

2.2.2 将正品防风供试液，习用品防风供试液及对照药材供试液各 5μL，点于同一 20cm × 10cm Merck SG 60 F_{254} 预制板上。以环己烷 - 乙酸乙酯（2∶1）展开两次后，于 365nm 紫外灯下观察其荧光斑点，见图 2 - 176。

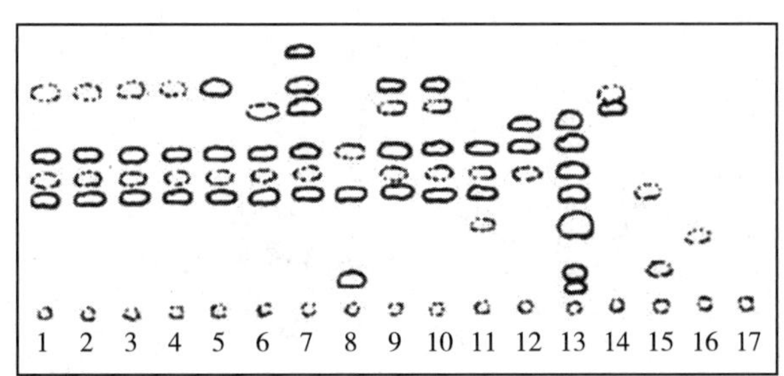

图 2 - 176　正品防风与习用品防风 TLC 鉴别（Ⅱ）

注：正品防风：1 - 南京市饮片；2 - 广东省惠阳市饮片；3 - 重庆市饮片；4 - 河北省安国饮片；5 - 牡丹江市饮片；6 - 北京市同仁堂饮片；7 - 黑龙江省杜尔伯特药材；8 - 吉林省柳河药材；9 - 齐齐哈尔市药材；10 - 大庆市药材；11 - 防风对照药材；习用品防风：12 - 水防风；13 - 竹节防风；14 - 川防风；15 - 竹叶防风；16 - 松叶防风；17 - 西北防风

从图 2 - 176 可见，包括水防风在内的 6 种习用品防风全部与正品防风的 TLC 有明显区别。

2.3　正品防风中主要化学成分的 TLC 鉴别

2.3.1 升麻苷，5 - *O* - 甲基维斯阿米醇苷，亥茅酚苷，升麻素及 5 - *O* - 甲基维斯阿米醇的鉴定将正品防风供试液各 10μL，与标准品溶液各 5μL，点于同一 20cm × 10cm

Merck SG 60 F_{254}预制板上。以三氯甲烷－甲醇（6∶1）展开两次后，于254nm紫外灯下观察其荧光斑点，见图2－177。

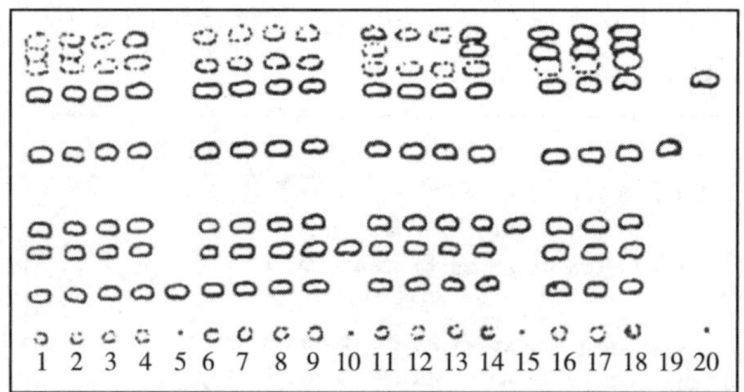

图2－177　防风中主要化学成分的TLC鉴别（Ⅰ）

注：1－吉林省柳河药材；2－牡丹江饮片；3－齐齐哈尔药材；4－河北省围场药材；5－升麻苷；6－重庆市渝中区饮片；7－北京市饮片；8－上海市饮片；9－合肥市饮片；10－5－*O*－甲基维斯阿米醇苷；11－杭州市饮片；12－黑龙江省大庆市药材；13－黑龙江省杜尔伯特药材；14－河北省安国饮片；15－亥茅酚苷；16－黑龙江省安达市药材；17－张家口市药材；18－辽宁省抚松市药材；19－升麻素；20－5－*O*－甲基维斯阿米醇

从图2－177能较清晰地鉴定出升麻苷，5－*O*－甲基维斯阿米醇苷，亥茅酚苷，升麻素及5－O－甲基维斯阿米醇。

2.3.2 anomalin，deltoin，3′－*O*－angeloylhamaudol的鉴定　将正品防风供试液及对照供试液各5μL，标准品溶液各4μL，点于同一20cm×10cm Merck SG 60 F_{254}预制板上。以环已烷－乙酸乙酯（2∶1）展开两次后，分别置254nm和365nm紫外灯下观察其荧光斑点，见图2－178、图2－179。

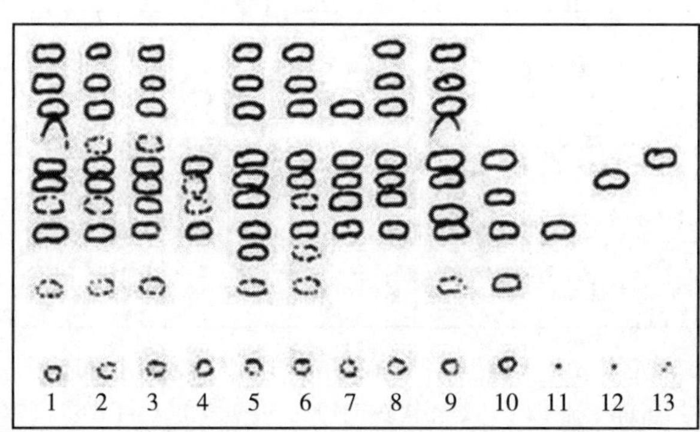

图2－178　防风中主要化学成分的TLC鉴别（Ⅱ）

注：1－黑龙江省杜尔伯特药材；2－大庆市药材；3－黑龙江省安达市药材；4－吉林省柳河药材；5－齐齐哈尔药材；6－黑龙江省泰康药材；7－黑龙江满族蒙古族自治县药材；8－黑龙江省伊春市药材；9－沈阳药大药材；10－对照药材；11－deltoin；12－anomalin；13－3′－*O*－angeloylhamaudol

3　结论

3.1 从图2－175中可以明显地将正品防风与习用品防风区别开来，正品防风中均含有升麻苷，5－*O*－甲基维斯阿米醇苷，亥茅酚苷和升麻素，而习用品防风中除河南荥阳

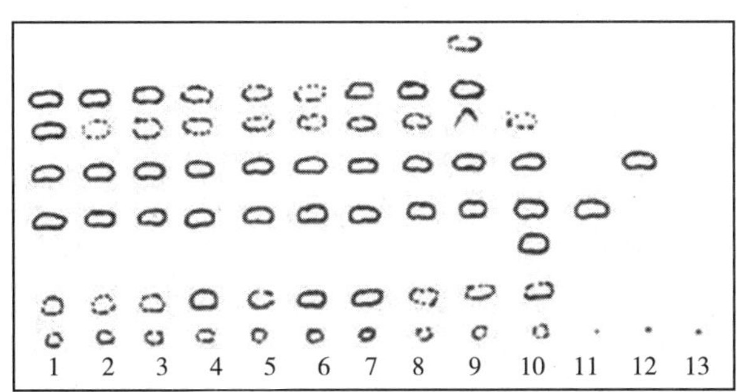

图 2-179　防风中主要化学成分的 TLC 鉴别（Ⅱ）（在 365nm）

县水防风含有这 4 种成分外，其他 5 个习用品均无此成分。

3.2 从 TLC 图来看，水防风虽与正品防风相似，但在图 2-176 中则可发现其与正品的不同，水防风的荧光斑点与正品防风荧光斑点的 Rf 值不一致，可借此将水防风与正品防风相区别。

3.3 通过对正品防风的 TLC 鉴定，已鉴定出 8 个化学成分：升麻苷，5-*O*-甲基维斯阿米醇苷，升麻素，5-*O*-甲基维斯阿米醇，3′-*O*-angeloylhamaudol，deltoin，anomalin，亥茅酚苷。

【论文来源】

李丽，肖永庆*. 防风及其主要化学成分的 TLC 鉴定. 中国药学杂志，2000（10）：10-12.

第三节　中药饮片炮制工艺研究

制何首乌的炮制方法探索

何首乌为蓼科植物何首乌的干燥块根。《开宝本草》曰："蔓紫，花黄白，叶如薯蓣而不光，生必相对，根大如拳，有赤白二种；赤者雄，白者雌"。赤者即为今用的何首乌。因何首乌生用气寒，故常以制品入药。现代研究认为，生何首乌苦泄性平兼发散，长于解毒、消痈、截疟、润肠通便，经黑豆汁制后味甘而厚则入阴，增强补肝肾、益精血、乌须发、强筋骨的作用。但长期以来，针对黑豆汁制何首乌的炮制工艺描述不尽相同，《中国药典》（2015 年版）对制何首乌炮制终点的记载为"……表面黑褐色或棕褐色，凹凸不平。质坚硬，断面角质样，棕褐色或黑色"，这一描述较为宽泛；同时，目前关于黑豆汁制何首乌的研究较少，且炮制时间各不相同，由此造成黑豆汁制何首乌的质量参差不齐，临床应用时有中毒事件发生，严重影响了该药物的临床疗效。因此，本实验选择符合《中国药典》（2015 年版）传统经验判断标准的不同工艺过程点作为炮制终点，对黑豆汁炖制 8~96 小时制何首乌饮片外观性状、各类有效成分的含量变化规律进行探索性研究，为制定科学、合理、规范的制何首乌炮制方法提供科学依据。

1　材料

LC-20 AT 型高效液相色谱仪（日本岛津公司），XS 105 型电子天平（瑞士梅特勒－托利多仪器有限公司），FA 2204B 型电子天平（上海精密科学仪器有限公司），ZN－02L小型高速粉碎机［中科耐驰技术（北京）有限公司］。

何首乌药材购自贵州省遵义市湄潭县西河镇万兴村（3 年生，批号 Y－20160508），黑豆购自河北百草康神药业有限公司（批号 1607011），经中国中医科学院中药研究所胡世林研究员鉴定，分别为蓼科植物何首乌 *Polygonum multiflorum* 的干燥块根和豆科植物大豆 *Glycinemax* 的干燥成熟种子。何首乌饮片、黑豆汁炖何首乌饮片［自制，用上述何首乌药材参照《中国药典》（2015 年版）（一部）“（制）何首乌”项下方法制备］，大黄素甲醚、大黄素和 2，3，5，4′－四羟基二苯乙烯-2－*O*－β－D－葡萄糖苷（二苯乙烯苷）对照品（中国食品药品检定研究院，批号分别为 110758－200611，110756－200110，0844－200003，纯度均 >98%），大黄素－8－*O*－β－D－葡萄糖苷、大黄素甲醚－8－*O*－葡萄糖苷对照品（四川省维克奇生物科技有限公司，批号分别为 wkq150810，wkq17110202，纯度均≥98%），水为娃哈哈纯净水，甲醇为色谱纯，其余试剂均为分析纯。

2　方法与结果

2.1　制何首乌样品的制备

2.1.1 何首乌饮片的制备　取何首乌药材 10kg，按《中国药典》（2015 年版）（一部）“何首乌”项下方法制备，除去杂质，洗净，稍浸，润透，切厚片，50℃烘箱鼓风干燥至含水量 <10%。

2.1.2 黑豆汁的制备　取黑豆 1.0kg，按《中国药典》（2015 年版）（一部）“制何首乌”项下黑豆汁制备方法制备，加 10 倍量水煎煮 4 小时，得黑豆汁约 1.5kg，黑豆再加水煎煮 3 小时，得黑豆汁约 1.0kg，合并 2 次黑豆汁共 2.5kg 备用。

2.1.3 制何首乌的制备　取一定量何首乌饮片，按净何首乌每 10kg 加入黑豆汁 2.5kg 的比例加入黑豆汁，拌匀，中间上下翻动几次，待汁吸尽，平均分至 24 个非铁质密闭容器内隔水炖 8～96 小时，分别于炖制 8 小时后取出 2 份样品，晾干，50℃烘箱鼓风干燥至含水量 <12%。

2.2　不同炖制时间的制何首乌饮片性状比较

考察不同炖制时间制何首乌饮片的外观性状。由图 2－180 可知，不同炖制时间制何首乌的外观性状均呈现为不规则皱缩状块片，表面为黑褐色，凹凸不平，且随着炖制时间的延长，皱缩的程度加深；由图 2－181 可知，制何首乌饮片断面质地坚硬，呈角质样，棕褐色或黑色，40～88 小时制何首乌断面颜色为棕褐色带有部分黑色，由外至内逐渐角质化，至 96 小时时，断面黑色程度加深，棕褐色减少，完全角质化。

2.3　溶液的制备

2.3.1 供试品溶液　精密称取样品粉末（过四号筛）约 0.2g，加入 75% 甲醇 25mL，加热回流提取 30 分钟，放冷，用 75% 甲醇补足减失的质量，摇匀，滤过，取续滤液，过 0.45μm 微孔滤膜，即得。

2.3.2 对照品溶液　精密称取二苯乙烯苷、大黄素－8－*O*－β－D－葡萄糖苷、大黄素甲醚－8－*O*－葡萄糖苷、大黄素、大黄素甲醚对照品适量，分别加 75% 甲醇制成质量浓度分别为 128.00mg/L、8.24mg/L、8.24mg/L、65.00mg/L、40.80mg/L 的对照品溶液，即得。

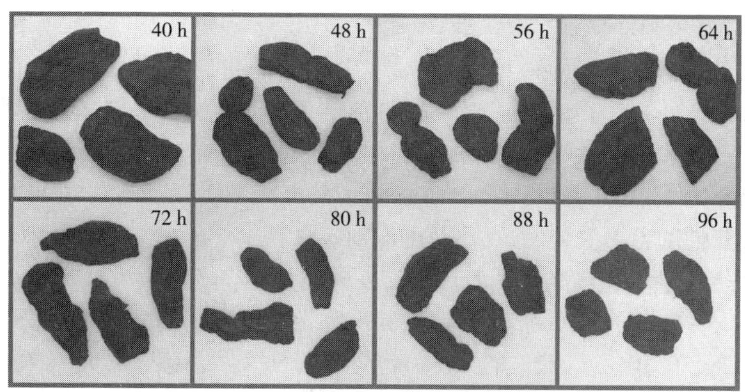

图 2-180　不同炖制时间制何首乌饮片的外观性状

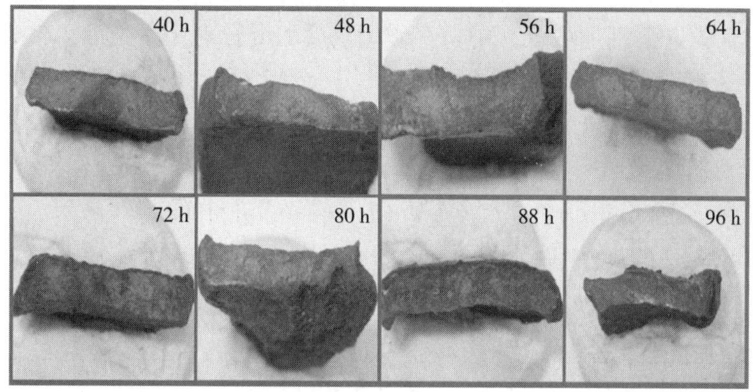

图 2-181　不同炖制时间制何首乌饮片的断面性状

2.4　色谱条件

Agilent ZORBAX Extend-C18 色谱柱（4.6mm×250mm，5μm），流动相甲醇(A)-水（B）梯度洗脱（0~30 分钟，5%~100% A；30~40 分钟，100% A），流速 1.0mL/min，柱温 35℃，检测波长 280nm，进样量 10μL。

2.5　方法学考察

2.5.1 线性关系考察　取 2.3.2 项下各对照品溶液适量，分别加甲醇稀释 2 倍、4 倍、8 倍、16 倍、32 倍，按 2.4 项下色谱条件测定。以对照品质量浓度为横坐标，峰面积为纵坐标，进行回归处理，计算线性回归方程、线性范围和相关系数（r）。得二苯乙烯苷、大黄素-8-*O*-β-D-葡萄糖苷、大黄素甲醚-8-*O*-葡萄糖苷、大黄素和大黄素甲醚的线性回归方程分别为 $Y=1.824\times107X+9868.85$（$r=0.9998$），$Y=2.637\times107X-2053.53$（$r=0.9999$），$Y=2.739\times107X-237.40$（$r=1.0000$），$Y=3.246\times107X-32044.97$（$r=0.9994$），$Y=1.312\times107X+3064.76$（$r=0.9996$），线性范围分别为 4.00~128.00mg/L，0.26~8.24mg/L，0.26~8.24mg/L，2.03~65.00mg/L，1.28~40.80mg/L。

2.5.2 精密度试验　取同一供试品溶液，按 2.4 项下色谱条件连续进样 6 次，测定峰面积，计算二苯乙烯苷、大黄素-8-*O*-β-D-葡萄糖苷、大黄素甲醚-8-*O*-葡萄糖苷、大黄素、大黄素甲醚峰面积的 RSD 分别为 0.5%、2.0%、2.4%、0.6%、

1.5%，表明仪器精密度良好。

2.5.3 稳定性试验 取同一供试品溶液，分别于制备后0小时、2小时、4小时、6小时、8小时、12小时，24小时按2.4项下色谱条件测定，计算二苯乙烯苷、大黄素－8－O－*β*－*D*－葡萄糖苷、大黄素甲醚－8－*O*－葡萄糖苷、大黄素、大黄素甲醚峰面积的RSD分别为1.5%、2.1%、2.6%、2.8%、1.2%，表明供试品溶液在24小时内稳定。

2.5.4 重复性试验 取炖制56小时的制何首乌粉末6份，按2.3.1项下方法制备供试品溶液，按2.4项下色谱条件测定，计算二苯乙烯苷、大黄素－8－*O*－*β*－D－葡萄糖苷、大黄素甲醚－8－*O*－葡萄糖苷、大黄素、大黄素甲醚平均质量分数分别为0.51%、0.01%、0.01%、0.10%、0.28%，RSD分别为3.1%、2.8%、4.9%、0.7%、0.8%，表明该方法重复性良好。

2.5.5 加样回收试验 取同一批次已知指标成分含量的制何首乌样品9份，随机分为3组，每组3份，分别加入低、中、高质量浓度的混合对照品溶液，使5种对照品加入量分别为样品中指标成分含量的0.8倍、1.0倍，1.2倍，按2.3.1项下方法制备供试品溶液，按2.4项下色谱条件测定，记录峰面积，计算加样回收率，见表2－142。结果5种成分的平均加样回收率在99.27%～102.39%，RSD1.3%～2.4%，表明该方法准确性良好。

表2－142 制何首乌中各指标成分含量测定的加样回收试验

成分	称样量（g）	样品中量（μg）	加入量（μg）	测得量（μg）	回收率（%）	平均值（%）	RSD（%）
二苯乙烯苷	0.1004	514.99	407.66	938.15	103.80		
	0.1002	513.97	407.66	930.09	102.08		
	0.1002	513.97	407.66	929.61	101.96		
	0.1002	513.97	509.58	1028.49	100.97		
	0.1005	515.50	509.58	1029.87	100.94	102.39	1.3
	0.1009	517.56	509.58	1030.44	100.65		
	0.1005	515.50	611.50	1147.94	103.42		
	0.1004	514.99	611.50	1150.95	104.00		
	0.1002	513.97	611.50	1148.08	103.70		
大黄素－8－*O*－*β*－D－葡萄糖苷	0.1004	11.40	9.08	20.74	102.86		
	0.1002	11.37	9.08	20.34	98.79		
	0.1002	11.37	9.08	20.77	103.52		
	0.1002	11.37	11.35	22.49	97.97		
	0.1005	11.41	11.35	22.74	99.82	99.53	2.2
	0.1009	11.45	11.35	22.52	97.53		
	0.1005	11.41	13.63	24.77	98.02		
	0.1004	11.40	13.63	24.95	99.41		
	0.1002	11.37	13.63	24.70	97.80		

续表

成分	称样量(g)	样品中量(μg)	加入量(μg)	测得量(μg)	回收率(%)	平均值(%)	RSD(%)
大黄素甲醚-8-*O*-葡萄糖苷	0.1004	6.51	5.18	11.60	98.26		
	0.1002	6.49	5.18	11.55	97.68		
	0.1002	6.49	5.18	11.51	96.91		
	0.1002	6.49	6.48	13.12	102.31		
	0.1005	6.51	6.48	13.04	100.77	99.27	2.0
	0.1009	6.54	6.48	13.10	101.23		
	0.1005	6.51	7.77	14.14	98.20		
	0.1004	6.51	7.77	14.06	97.17		
	0.1002	6.49	7.77	14.33	100.90		
大黄素	0.1004	102.36	81.60	184.18	100.27		
	0.1002	102.15	81.60	182.81	98.85		
	0.1002	102.15	81.60	184.24	100.60		
	0.1002	102.15	102.00	208.39	104.16		
	0.1005	102.46	102.00	208.03	103.50	100.65	2.4
	0.1009	102.87	102.00	207.94	103.01		
	0.1005	102.46	122.41	222.56	98.11		
	0.1004	102.36	122.41	221.70	97.49		
	0.1002	102.15	122.41	224.43	99.89		
大黄素甲醚	0.1004	283.13	225.60	506.68	99.09		
	0.1002	282.56	225.60	507.60	99.75		
	0.1002	282.56	225.60	505.84	98.97		
	0.1002	282.56	282.20	571.19	102.28		
	0.1005	283.41	282.20	571.42	102.06	101.60	1.9
	0.1009	284.54	282.20	571.78	101.79		
	0.1005	283.41	338.40	632.03	103.02		
	0.1004	283.13	338.40	634.63	103.87		
	0.1002	282.56	338.40	633.01	103.56		

2.6　主成分的含量变化

取制何首乌样品适量，按2.3.1项下方法制备供试品溶液，按2.4项下色谱条件测定，计算各指标成分的含量。结果表明64小时后各主成分变化趋于稳定，含量变化不明显。因此对主要成分的分析主要集中在8～64小时。其中，二苯乙烯苷是何首乌中的主要成分，随着炖制时间的增加而逐渐降低，至40小时时，其质量分数相当于8小时时的40%，40小时后降幅变缓，64小时时含量较8小时时降低了76%。大黄素-8-*O*-β-D-葡萄糖苷、大黄素甲醚-8-*O*-葡萄糖苷两种蒽醌苷含量的变化趋势较为相似，炖制8～24小时含量显著增加，至24小时达到最高值，约为炖制8小时时质量分数的3倍，之后随炖制时间增加显著降低，炖制40小时降至与8小时相近的水平，之后略有波动。大黄素、大黄素甲醚两种蒽醌苷元的含量变化较为相似，炖制8~32小时含量逐渐增加至最高值；炖制32小时大黄素含量为炖制8小时的2.4倍，此时大黄素甲醚含量则为炖制8小时的1.9倍；炖制40~64小时，大黄素、大黄素甲醚含量缓慢降低并趋于稳定。见图2-182。

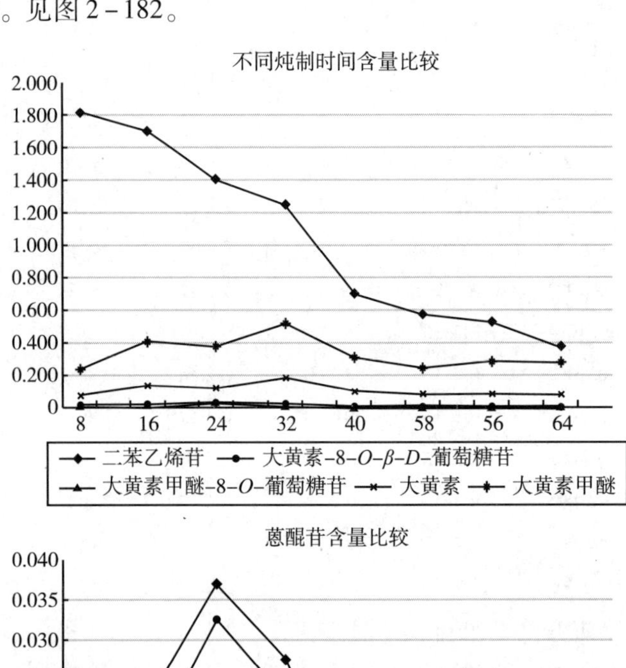

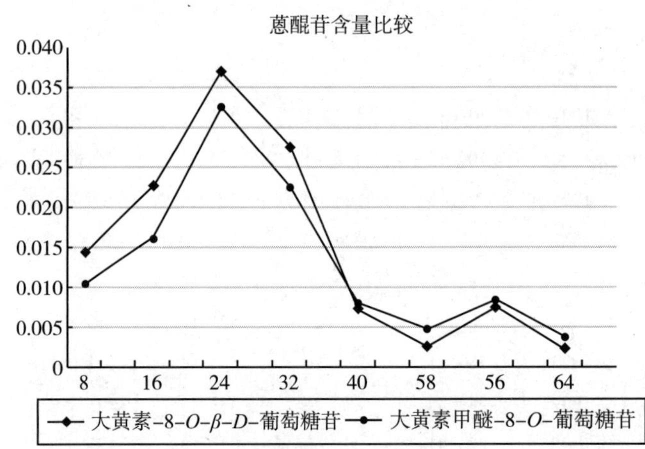

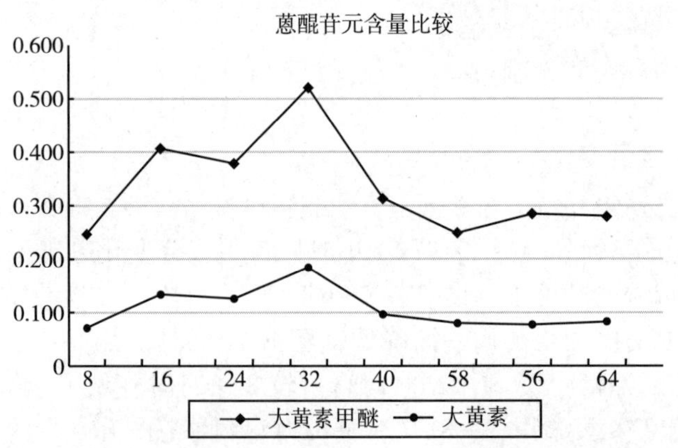

图2-182　不同炖制时间制何首乌中主要成分的质量分数比较

2.7　数据分析

为了直观看出制何首乌不同炮制时间点与指标成分含量之间的相关性，采用 MetaboAnalyst 4.0 软件对不同炖制时间制何首乌（每个时间点制备 3 份平行样品）进行热图分析，见图 2－183，颜色深浅代表相关性高低。结果表明不同时间点制何首乌样品按相关性聚为两类，即 16～32 小时和 8 小时，40～64 小时两大类，其中 16～32 小时这一类中时间点 16 小时和 32 小时样品中成分含量相对于 24 小时更接近；8 小时和 40～64 小时这一类中时间点 40 小时与 56 小时，48 小时与 64 小时样品中成分含量较接近，说明炮制时间长短对制何首乌样品质量影响显著。在图 2－183 中，二苯乙烯苷的条带颜色由红色条带逐渐变为蓝色条带，提示随炮制时间的增加，其含量逐渐降低；大黄素－8－O－β－D－葡萄糖苷、大黄素甲醚－8－O－葡萄糖苷的条带颜色先逐渐变为红色条带，又逐渐变为蓝色条带，随后保持蓝色条带，提示随炮制时间的增加，这两种成分含量呈现先增加后降低的趋势，在炮制 40 小时后成分含量变化趋于平稳；大黄素、大黄素甲醚的条带颜色由蓝色逐渐变为红色后又变为蓝色，提示随炮制时间的增加，其含量总体呈现先升高后降低的趋势。

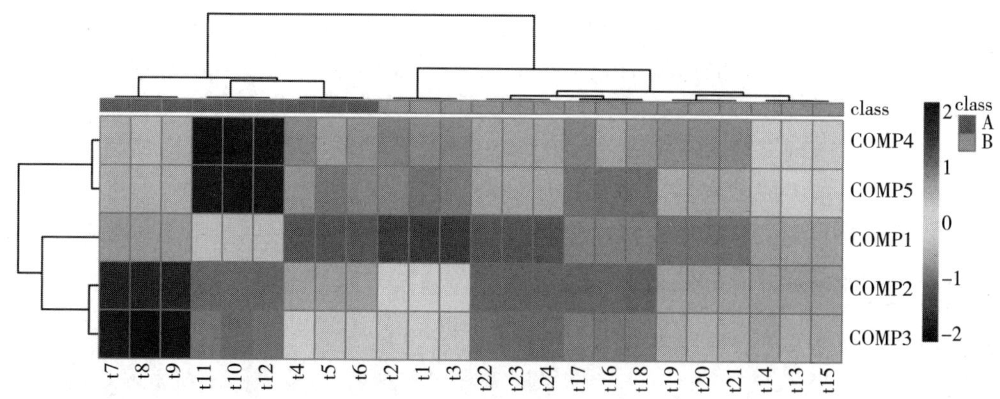

图 2－183　不同炖制时间制何首乌中主要成分含量的热分析

注：COMP1. 二苯乙烯苷；COMP2. 大黄素－8－O－β－D－葡萄糖苷；COMP3. 大黄素甲醚－8－O－葡萄糖苷；COMP4. 大黄素；COMP5. 大黄素甲醚；t1～t3. 8 小时；t4～t6. 16 小时；t7～t9. 24 小时；t10～t12. 32 小时；t13～t15. 40 小时；t16～t18. 48 小时；t19～t21. 56 小时；t22～t24. 64 小时

3　讨论

何首乌所含化学成分众多，主要包括二苯乙烯苷类、蒽醌类、多糖类、鞣质类等，具有抗衰老、抗老年痴呆、降血脂、保肝、增强免疫等药理作用。这些化学成分是其有效性和安全性的物质基础，其中，关于何首乌及其提取物中蒽醌类和二苯乙烯苷类的研究相对较多。因此，在前期探索研究中，本文选择二苯乙烯苷和蒽醌这两类主要有效成分，分析其在制何首乌炮制过程中的含量变化规律，旨在为制定科学、合理、规范的制何首乌炮制方法提供科学依据。

本文研究结果中二苯乙烯苷以及大黄素、大黄素甲醚两种游离蒽醌苷元的含量变化规律与文献报道一致。二苯乙烯苷的含量随炖制时间延长而降低，推测原因可能是因为何首乌生品中的反式－二苯乙烯苷对光、热不稳定，在炮制过程中见光后会转换为顺式－二苯乙烯苷，或因热不稳定性脱去葡萄糖基水解成苷元，甚至进一步水解为酚类。蒽醌苷、游离蒽醌苷元分别在24小时和32小时达到最大值，推测蒽醌苷类成分在炮制过程中可转变为游离蒽醌苷元，但随时间延长，游离蒽醌苷元可能因为热不稳定性等因素含量降低。

制何首乌炮制工艺及其炮制终点判断方面，《中国药典》（2015年版）以饮片外观作为依据，以二苯乙烯苷不得少于0.70%和游离蒽醌含量不得少于0.10%作为质量控制指标，但存在如下问题：何首乌生品中的二苯乙烯苷质量分数一般在1.0%～3.5%，制何首乌规定其含量不得少于0.70%，这就意味着生品不经过炮制加工，其含量同样符合制何首乌的标准；从饮片外观而言，炖制24～40小时的饮片中间品的外观非常相似，难以凭感官判断，同时，其含量标准也满足限度要求，即在此段炮制过程中的饮片中间品均符合《中国药典》（2015年版）所定标准。但从其含量分析可知，饮片中间品中各类活性成分的含量变化显著，各类成分量比关系差别极大，说明主要药效成分发生变化是造成其综合生物活性差异显著的主要原因。由此可知，《中国药典》（2015年版）收载的制何首乌炮制终点判断标准过于宽泛，部分企业为节省生产成本及时间，炮制时间不足，可能是造成制何首乌饮片质量不稳定、临床应用时有何首乌及其制剂中毒事件发生的主要原因。同时，制何首乌中发挥补肝肾、益精血、乌须发、强筋骨、化浊降脂药理作用的药效成分除了二苯乙烯苷类和蒽醌类外，多糖等成分也具有重要作用。研究表明一定时间范围内多糖含量随炮制时间增加而增加，提示豆制品可以增加制何首乌中补益成分，进一步佐证了古籍文献中多用豆类炮制何首乌方法的科学性和合理性，说明仅以二苯乙烯苷和游离蒽醌作为何首乌饮片的质量控制指标存在明显不足，故在后续研究中可考虑增加多糖等质量控制指标。

【论文来源】

谢婧，余意，张晶，扶垭东，刘颖，胡明华，李丽，王光忠，肖永庆*．制何首乌的炮制方法探索［J］．中国实验方剂学杂志，2020，26（08）：163－169.

白芷饮片产地加工方法探索

白芷为常用中药，具有解表散寒，祛风止痛，宣通鼻窍，消肿排脓的功效。《中国药典》2010版规定其药材来源为伞形科植物白芷 *Angelica dahurica*（Fisch，ex Hoffm.）Benth. et Hook. f. 或杭白芷 *Angelica dahurica*（Fisch，ex Hoffm.）Benth. et Hook. f. var. *formosana*（Boiss.）Shan et Yuan 的干燥根厂白芷药材质地坚实，粉性大，饮片炮制过程中需加水软化，而软化工艺条件是否得当直接影响饮片的切制及其质量。加水量及浸润时间不当会造成药材外软内硬，或内部软硬适中但表面过软，切制饮片时片型不完整。本课题组在“十五”攻关期间曾对白芷的炮制工艺进行过规范化研究，在饮片实际生产过程中，对不同直径的药材分别进行加水量及浸润时间的考察，结果较细的药材常温下也需要24小时才能完全润透生产周期比较长。若能在原料药用部位干燥到适宜程度时直接切制饮片，不仅可以省略软化工艺环节，同时也可避免由此而产生的饮片质量不稳定的问题。本文通过对白芷药用部位不同干燥状态下饮片切制的难易程度，以及不同方法制备的饮片浸出物和主要有效成分的含量进行比较，探讨建立一种新型的饮片加工炮制方法。

1　仪器与试药

Waters 高效液相色谱仪（Waters 2695 pump，Waters 2996 检测器，Empower 2 数据处理软件）；超声清洗器 KQ－100DE（昆山市超声仪器有限公司）；甲醇为色谱纯，水为纯净水，使用前均经 0.45μm 滤膜滤过；其他试剂均为分析纯。

对照品欧前胡素（Imperatorin）、异欧前胡素（Isoimperatorin）为本实验室自白芷中分离鉴定，纯度达到98%以上，可供含量测定用。

实验药材禹白芷药用部位采自河南省禹州市右城镇，经中国中医科学院中药研究所胡世林教授鉴定为白芷 *Angelica dahurica*（Fisch，ex Hoffm.）Benth. et Hook. f. 的干燥根。

2　方法与结果

2.1　饮片制备

2.1.1 鲜切饮片　白芷新鲜药用部位，快速淋洗去掉泥沙和非药用部位，切厚片，55℃鼓风干燥 4.5 小时，筛去碎屑，即得。

2.1.2 产地加工饮片　新鲜白芷药用部位放于干燥通风处，间隔一定时间切制饮片，55℃鼓风干燥 3～4.5 小时，筛去碎屑，即得。共制备三批产地加工饮片。

2.1.3 传统饮片　白芷干燥药材，快速淋洗除去泥沙及杂质，大小分开，加 20% 水闷润 24～36 小时，切厚片，55℃鼓风干燥 2 小时，筛去碎屑，即得。

2.2　有效成分含量测定

2.2.1 色谱条件　LunaC_{18}（2）色谱柱（4.6mm×250mm，5μm）；保护柱 phenomenex（柱芯 3mm×4mm），流动相：甲醇－水（70∶30）；检测波长：254nm；流速：0.9mL/min；柱温：35℃。在此条件下白芷样品中欧前胡素、异欧前胡素两种对照品与其他组分均能达到基线分离，结果见图 2－184。

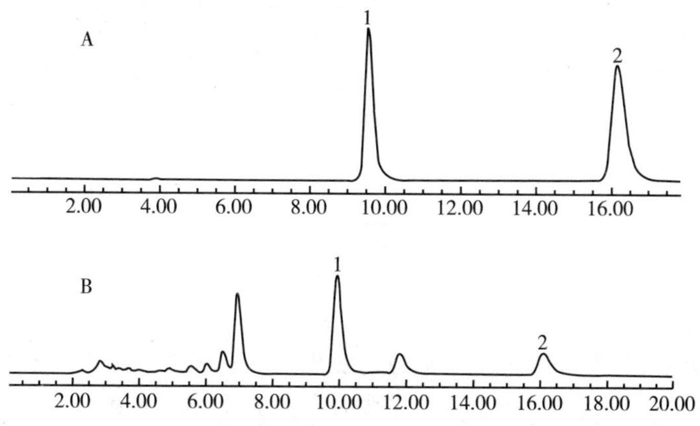

图 2－184　对照品与样品 HPLC 图谱

注：A. 对照品；B. 样品；1. 欧前胡素；2. 异欧前胡素

2.2.2 对照品溶液的制备 精密称取欧前胡素、异欧前胡素对照品各适量，分别加甲醇制成11.76μg/mL，10.72μg/mL的溶液。

2.2.3 供试品溶液的制备 取各批次白芷饮片粉末（过40目筛）各0.5g，精密称定，置烧瓶中精密加入甲醇50mL，密塞，称定重量，索氏提取9小时，密塞，冷却至室温，补充减失的重量，滤过，取续滤液过微孔滤膜（0.45μm），作为供试品溶液。

2.2.4 白芷不同饮片含量测定 取各白芷饮片粉末，依法制备成供试品溶液。精密吸取对照品溶液和供试品溶液各10μL，注入液相色谱仪分析测定，结果见表2-143。

表2-143 不同方法制备白芷饮片中欧前胡素和异欧前胡素含量测定结果（$n=2$）

炮制方法	药材含水量/%	欧前胡素/%	异欧前胡素/%	总量/%
鲜切饮片	59.10	0.3099	0.0790	0.3889
产地加工-1	47.61	0.3213	0.0747	0.3960
产地加工-2	28.77	0.2624	0.0550	0.3174
产地加工-3	21.44	0.2523	0.0614	0.3137
传统饮片	10.30	0.2917	0.0605	0.3522

2.3 浸出物测定

参照《中国药典》2010版附录XA项下醇溶性浸出物测定法（热浸法），选用50%乙醇作溶剂，对不同方法炮制的白芷饮片，进行浸出物含量测定。取供试品3g，精密称定，置100mL锥形瓶中，精密加入50%乙醇50mL，密塞，称定重量，静置1小时后，连接回流冷凝管，加热至沸腾，并保持微沸1小时。放冷后，取下锥形瓶，密塞，再称定重量，用50%乙醇补足减失重量，摇匀，用干燥滤器滤过，精密量取滤液25mL，置已干燥至恒重的蒸发皿中，在水浴上蒸干后，于105℃干燥3小时，置干燥器中冷却30分钟，迅速精密称定重量。扣除饮片中水份，计算供试品中醇溶性浸出物含量（%），结果见表2-144。

表2-144 饮片浸出物含量测定结果（%）

炮制方法	浸出物含量
鲜切饮片	18.65
产地加工-1	13.83
产地加工-2	22.16
产地加工-3	23.36
传统饮片	26.49

3 讨论

白芷药材根茎较粗壮，产地加工多以硫黄熏、拌石灰等方法加快干燥速度并防止腐烂，但已有多篇研究报道硫黄熏会使白芷中香豆素类成分含量显著降低。药材的干燥如此的费事，而当要进行饮片炮制加工时，只需要加水将药材软化，这样干燥-软化的过程不仅费工费时，影响饮片质量的稳定性，而且增加了不必要的工艺环节。如果在药材干燥到适宜直接切制饮片的程度时直接切制片，不仅可以简化炮制工艺流程，而且能避免有效成分的破坏，是一种适合于规模化生产的新型炮制工艺。

实验过程中，作者对鲜切，产地加工和传统方法切制饮片的难易程度及饮片的外观性状进行了比较。结果显示，药材含水量过高（47% ~59%）时，切制时会有大量组织液渗出，干燥以后饮片颜色较深，表面皱缩不美观，且无粉性。含水量在 21% ~29% 时，不仅适宜直接切制饮片，而且切制过程中无组织液渗出，干燥后饮片色泽洁白，表面平整，具粉性。此外，试验中还比较了不同方法炮制加工的白芷饮片浸出物和主要有效成分含量，药用部位含水量过高（47% ~59%）时，炮制加工的白芷饮片中欧前胡素和异欧前胡素的含量较高，比传统饮片中两个成分总量高约 9%，但浸出物的含量偏低，约为传统饮片含量的 70%；当含水量在 21% ~29% 时，饮片中有效成分及浸出物的含量与传统饮片较接近。因此，可以将药材含水量 21% ~29% 作为饮片产地加工的工艺参数。

【论文来源】

李丽，张村，肖永庆*，于定荣，麻印莲，田国芳，王云，黄文倩．白芷饮片产地加工方法探索［J］．中国实验方剂学杂志，2011，17（05）：60-62.

黄芩饮片的产地加工方法研究

黄芩为唇形科植物 *Scutellaria baicalensis* Georgi 的干燥根。根据药材生长年限及性状的不同，又分为子芩（条芩）和枯芩（片芩）。子芩为 2 ~3 年生的子根，体实而坚，质重主降，善泻大肠湿热，主治湿热泻痢腹痛。而枯芩则为生长 4 年以上的宿根，中空而枯，体轻主浮，善清上焦肺火，主治肺热咳嗽痰黄。《中国药典》（2010 年版）规定，黄芩饮片的炮制方法为沸水煮 10 分钟，取出，闷透或蒸 0.5 小时，切薄片。其目的主要是抑制酶对主要有效成分黄芩苷的酶解作用，避免炮制过程中黄芩苷转化为黄芩素而导致饮片变绿，但无论是蒸制还是沸水煮都属于高温处理，在抑制酶活性的同时，也不可避免地使有效成分流失和破坏。本文从保证饮片质量、简化炮制生产工序及节能减耗的角度出发，以 2 个规格的黄芩为研究对象，以切制前药材的含水量为指标，进行饮片产地加工炮制方法的研究，通过比较黄芩饮片浸出物及主要有效成分的含量，探索建立一种黄芩饮片的产地加工方法。

1　材料

Waters 高效液相色谱仪（Waters 2695 pump，Waters 2996 检测器，Empower 2 数据处理软件）；甲醇为色谱纯，水为纯净水，使用前均经 0.45μm 滤膜滤过；其他试剂均为分析纯。

黄芩苷对照品（中国药品生物制品检定所批号 110715-201016），黄芩素（中国药品生物制品检定所，批号 111595-200908）。

子芩（2 年生）和枯芩（4 年生）采自沈阳农业大学实验药材种植场，经该种植场负责人颜廷林高级农艺师鉴定为黄芩 *S. baicalensis* 的新鲜根。

2 方法与结果

2.1 饮片制备

2.1.1 趁鲜切制 黄芩（子芩与枯芩）新鲜药材，快速淋洗去除泥沙及杂物，晾干表面水分，切薄片，80℃鼓风干燥1.5小时，筛去碎屑。见表2-145。

2.1.2 产地加工炮制 黄芩（子芩与枯芩）新鲜药材，放置自然干燥，间隔不同时间测定水分并切制饮片，80℃鼓风干燥1.0~1.5小时，筛去碎屑，共制备3批产地加工饮片。

2.1.3 传统炮制 黄芩（子芩与枯芩）新鲜药材，放置自然干燥，快速淋洗去除泥沙及杂物，蒸30分钟，取出，切薄片，80℃鼓风干燥1小时，筛去碎屑（表2-145）。

表2-145 黄芩饮片制备条件

炮制方法	规格	放置时间（d）	切制前含水量（%）	加工炮制饮片前药材性状
趁鲜切制	子芩	1	69.7	根部紧实，水分足，易折断
	枯芩	1	70.9	根部紧实，水分足，根部中央有棕黑色空洞，易折断
产地加工-1	子芩	3	57.7	外皮略皱缩，根部柔软易弯曲
	枯芩	4	60.8	外皮略皱缩，根部柔软易弯曲
产地加工-2	子芩	6	42.4	外皮皱缩，根部稍变硬，可弯曲
	枯芩	8	42.8	外皮皱缩，根部可弯曲
产地加工-3	子芩	9	25.1	根部变硬，稍弯曲
	枯芩	12	28.7	根部稍硬，稍弯曲
传统炮制	子芩	60	11.9	根部完全变硬，不能弯曲，易折断
	枯芩	60	9.9	根部完全变硬，不能弯曲，易折断

2.2 含量测定

2.2.1 色谱条件 Alltima C_{18}色谱柱（4.6mm×150mm，5μm），Phenomenex 保护柱（柱芯3mm×4mm），流动相甲醇-水-磷酸（45∶55∶0.2），检测波长280nm，流速1mL/min，柱温35℃。在此条件下供试品中两种对照品与其他组分均能达到基线分离。见图2-185。

2.2.2 对照品溶液的制备 精密称取黄芩苷、黄芩素对照品各适量，分别加甲醇制成63mg/L、30mg/L的对照品溶液。

2.2.3 供试品溶液的制备 取不同方法炮制的黄芩饮片粉末（过40目筛）各0.3g，精密称定，置锥形瓶中精密加入70%乙醇50mL，密塞，称定质量，加热回流3小时，密塞，冷却至室温，滤过，滤液置100mL量瓶中，用70%乙醇分次洗涤容器和残渣，洗液滤入同一量瓶中，加70%乙醇至刻度，摇匀。过微孔滤膜（0.45μm），作为供试品溶液。

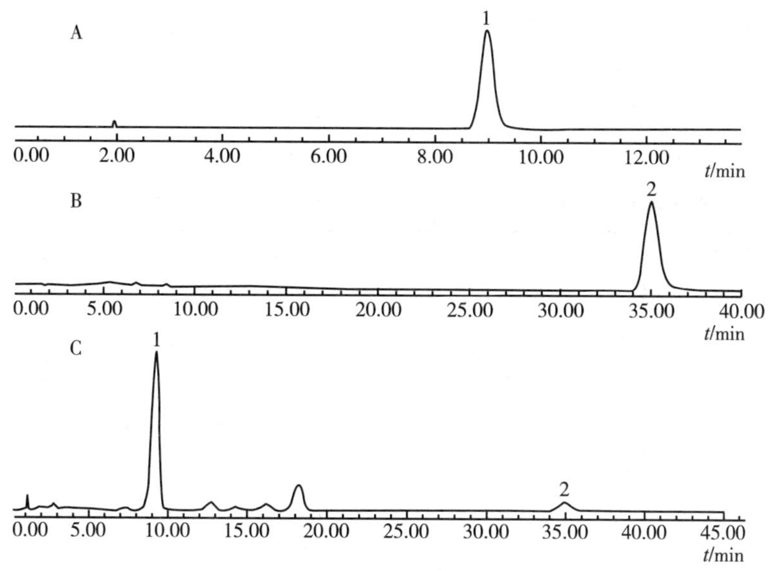

图 2-185　黄芩 HPLC

注：A，B. 对照品；C. 黄芩饮片；1. 黄芩苷；2. 黄芩素

2.2.4 样品含量测定　精密吸取对照品溶液和供试品溶液各 10μL，注入液相色谱仪分析测定，结果见表 2-146。

表 2-146　黄芩饮片中黄芩苷、黄芩素含量测定

炮制方法	规格	黄芩苷（%）	黄芩素（%）	总量（%）
趁鲜切制	子芩	26.2496	1.7345	27.9841
	枯芩	51.4228	3.3013	54.7240
产地加工-1	子芩	20.6449	1.4182	22.0631
	枯芩	49.0055	2.4396	51.4451
产地加工-2	子芩	20.5129	2.1577	22.6706
	枯芩	15.8558	1.4083	17.2641
产地加工-3	子芩	19.7845	2.4511	22.2356
	枯芩	15.3512	0.9721	16.3233
传统炮制	子芩	10.9541	1.3595	12.3136
	枯芩	10.3258	0.6573	10.9831

2.3　浸出物测定

参照《中国药典》（2010 年版）附录 X A 项下醇溶性浸出物测定法（热浸法），选用 50% 乙醇作溶剂，对不同方法炮制的黄芩饮片进行浸出物含量测定。取供试品各 2g，精密称定，置 100mL 锥形瓶中，精密加入 50% 乙醇 50mL，密塞，称定质量，静置 1 小时后，连接回流冷凝管，加热至沸腾，并保持微沸 1 小时。放冷后，取下锥形瓶，密塞，再称定质量，用50%乙醇补足减失质量，摇匀，用干燥滤器滤过，精密量取滤液25mL，置已干燥至恒重的蒸发皿中，水浴蒸干后，于105℃干燥3小时，置干燥器中冷却30分钟，迅速精密称定质量。计算供试品中醇溶性浸出物含量（%），结果见表2-147。

表2-147　不同方法炮制的黄芩饮片浸出物含量测定结果（%）

炮制方法	规格	浸出物
趁鲜切制	子芩	47.49
	枯芩	50.23
产地加工-1	子芩	48.54
	枯芩	47.74
产地加工-2	子芩	54.72
	枯芩	49.96
产地加工-3	子芩	48.36
	枯芩	48.83
传统炮制	子芩	48.42
	枯芩	45.29

3　讨论

黄芩在软化过程中，用冷水处理易变绿色，从而影响其饮片外观与有效成分黄芩苷的含量。本文以药材含水量为指标，通过比较不同干燥状态切制的子芩与枯芩饮片外观，饮片浸出物含量以及主要有效成分黄芩苷、黄芩素的含量，认为子芩与枯芩含水量较高（45%～70%）时切制，易出现饮片变绿的现象，而当药材含水量在28%～42%时，不仅易于直接切制饮片，且饮片无变绿现象，浸出物及黄芩苷、黄芩素含量与传统方法炮制的黄芩饮片相近，可以作为黄芩饮片产地加工炮制的工艺条件。

试验过程中还发现，无论是子芩还是枯芩，均以鲜切饮片的有效成分含量最高，约为传统饮片总量的2.3倍、4.8倍，而枯芩与子芩相比，又以枯芩饮片中黄芩苷和黄芩素的含量较高，约为子芩的2倍。随着药材干燥时间的增加，枯芩饮片中两种有效成分的含量均急剧下降，与鲜切饮片相比，第3批产地加工饮片中两种成分的含量均降低了70%。而子芩中黄芩苷的含量随着干燥时间的增加也呈下降趋势，但降低幅度不大；相反黄芩素的含量则呈上升趋势，与鲜切饮片相比，第2批产地加工饮片中黄芩素的含量增加了41%。传统方法炮制的黄芩饮片中两种有效成分的含量均低于其他方法炮制的饮片，分析其原因，一方面可能是由于枯芩药材中央的枯朽部位在长时间的干燥过程中，缺少皮层的保护作用，暴露于空气中，易造成黄芩苷的水解而导致的该成分含量显著下降；另一方面与其切制前的高温蒸制有关。

综上所述，产地加工炮制方法不仅能达到传统评价方法对饮片外观的要求，而且其主要有效成分黄芩苷和黄芩素的含量比传统方法加工的饮片高出50%以上，若从有效成分含量的角度考虑，黄芩饮片产地加工工艺优于传统炮制方法。

【论文来源】

李丽，张村，肖永庆*，于定荣，麻印莲，田国芳，王云，黄文倩．黄芩饮片的产地加工方法研究［J］．中国实验方剂学杂志，2011，17（08）：1-3.

苦参饮片产地加工方法探讨

苦参为豆科植物 *Sophora flavescens* Ait. 的干燥根。具有清热燥湿、杀虫、利尿的功效，临床主要用于热痢，便血，湿疹，疥癣麻风等症的治疗。苦参药用部位质地坚硬，不易折断，断面纤维性较强，炮制加工饮片时需先浸泡至六成透后，再润透，切片。该方法软化时间较长，易导致有效成分的流失和药材的霉烂，工艺可控性差。有文献报道苦参趁鲜切制饮片规格不一，质量不稳定，应将药材泡洗 0.5 小时后润透切制厚片（3～5cm）晒干，对饮片中总生物碱的含量影响最小。而有的研究结果则认为苦参趁鲜切制不仅工艺简便，而且可以减少有效成分总生物碱的流失。针对苦参饮片炮制研究结果不一致的问题，本文对不同干燥状态的苦参药用部位进行饮片切制工艺的考察，同时与鲜切及传统方法炮制加工的饮片进行比较，探索建立苦参饮片的产地加工方法，在保证饮片质量稳定的前提下，简化炮制工艺。

1　仪器与试药

Waters 高效液相色谱仪（Waters 2695 pump，Waters 2996 检测器，Empower 2 数据处理软件）；KQ-100DE 型超声清洗器（昆山市超声仪器有限公司）；乙腈、无水乙醇为色谱纯，水为纯净水，使用前均经 0.45μm 滤膜滤过；其他试剂均为分析纯。

对照品苦参碱购自中国药品生物制品检定所（批号 110805-200508），氧化苦参碱购自上海同田生物技术有限公司，使用前减压干燥 6 小时。

苦参药用部位采自沈阳农业大学实验药材种植场，经种植场负责人颜廷林高级农艺师鉴定为苦参 *S. flavescens* 的干燥根。

2　方法与结果

2.1　饮片制备

2.1.1 鲜切饮片　取苦参新鲜药用部位，快速淋洗去除泥沙及须根，晾干表面水分，切厚片，55℃鼓风干燥 3 小时，筛去碎屑，即得。

2.1.2 产地加工饮片　新鲜苦参药用部位放于通风处，自然干燥，间隔一定时间进行饮片切制，切制后的饮片 55℃鼓风干燥 2.5～3 小时，筛去碎屑，共制备 3 批产地加工饮片。

2.1.3 传统饮片　苦参干燥药用部位，快速淋洗，除去泥沙及残留根头，大小分开，洗净浸泡至约六成透时，再润透，切厚片，55℃鼓风干燥 2 小时，筛去碎屑，即得，详见表 2-148。

表 2-148 饮片制备条件

炮制方法	放置时间	切制前含水量（%）	加工炮制饮片前药材性状
趁鲜切制	1天	61.7	根部质重，外皮较光滑，易弯曲
产地加工-1	3天	54.6	外皮略皱缩，根部柔软易弯曲
产地加工-2	6天	44.8	外皮皱缩，根部稍变硬，可弯曲
产地加工-3	9天	40.4	根部变硬，稍弯曲
传统炮制	2个月	7.9	根部质轻坚硬，不能弯曲，不易折断

2.2 色谱条件

Lichrosorb-NH_2 柱（4.6mm×250mm，5μm），流动相乙睛-无水乙醇-3%，磷酸溶液（80∶10∶10），检测波长 220nm，流速 0.8mL/min，柱温 25℃。在此条件下苦参饮片中苦参碱、氧化苦参碱两种对照品与其他组分均能达到基线分离。见图 2-186。

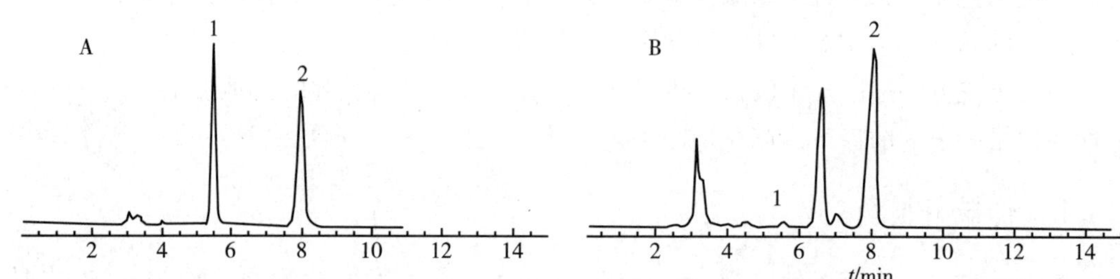

图 2-186 苦参对照品与样品的 HPLC

注：A. 对照品；B. 样品；1. 苦参碱；2. 氧化苦参碱

2.3 对照品溶液的制备

精密称取苦参碱、氧化苦参碱对照品各适量，分别加甲醇制成 40mg/L、114mg/L 的溶液。

2.4 供试品溶液的制备

取不同方法炮制加工的苦参饮片粉末（过 40 目筛）各 0.3g，精密称定，置具塞锥形瓶中，加浓氨试液 0.5mL，精密加入三氯甲烷 20mL，密塞，称定质量，超声 30 分钟，密塞，冷却至室温，再称定质量，用三氯甲烷补足减失的质量，摇匀，滤过，精密量取续滤液 5mL，加在中性氧化铝柱（100~200 目，5g，内径 1cm）上，依次以三氯甲烷，三氯甲烷-甲醇（7∶3）溶液各 20mL 洗脱，合并收集洗脱液，回收溶剂至干，残渣加无水乙醇适量使其溶解，转移至 10mL 量瓶中，加无水乙醇至刻度，摇匀，即得。

2.5 苦参不同饮片含量测定

取各苦参饮片粉末，按照 2.4 项下方法制备成供试品溶液。精密吸取对照品溶液和供试品溶液各 5μL，注入液相色谱仪分析测定，结果见表 2-149。

表 2-149 不同方法炮制的苦参饮片中苦参碱和氧化苦参碱含量测定 %

炮制方法	苦参碱（a）	氧化苦参碱（b）	总量（a+b）	比值（a/b）
趁鲜切制	0.0524	3.3091	3.3615	0.016
产地加工-1	0.0551	4.0956	4.1507	0.013
产地加工-2	0.0598	3.3816	3.4414	0.018
产地加工-3	0.0570	3.8055	3.8625	0.015
传统方法	0.0669	4.5790	4.6459	0.015

2.6 浸出物含量测定

参照《中国药典》（2010 年版）附录 X A 项下水溶性浸出物测定法（冷浸法），对苦参各饮片进行浸出物含量测定。取供试品各精密称定，置 150mL 锥形瓶中，精密加入水 100mL，密塞，冷浸，前 6 小时内时时振摇，再静置 18 小时，用干燥滤器迅速滤过，精密量取滤液 25mL，置已干燥至恒重的蒸发皿中，在水浴上蒸干后，于 105℃干燥 3 小时，置干燥器中冷却 30 分钟，迅速精密称定质量，计算苦参饮片水溶性浸出物含量。结果见表 2-150。

表 2-150 不同方法炮制的苦参饮片浸出物含量测定 %

炮制方法	浸出物含量
趁鲜切制	18.49
产地加工-1	25.81
产地加工-2	27.51
产地加工-3	29.78
传统方法	33.06

3 讨论

苦参药用部位完全干燥以后，质地非常坚硬，切制饮片前需要长时间的水浸软化，而且软化程度不易控制，不仅影响饮片的外观，也使有效成分的含量受到不同程度的损失。试验中作者发现，新鲜药用部位直接切制的饮片，干燥后饮片易卷曲，皮部与木质部裂隙较大，饮片易破碎，浸出物含量仅为传统饮片含量的 53%，苦参碱和氧化苦参碱的含量为传统方法炮制加工饮片的 72%。而当药用部位含水量在 45%～40%时，不仅适宜直接切制饮片，饮片干燥后表面平整，皮部与木质部裂隙不明显，而且浸出物及有效成分含量与传统饮片接近。因此，建议对此类质地坚硬、药用部位干燥后难以进行饮片切制的中药，逐步建立在适宜含水量时进行饮片切制的产地加工方法。在保证饮片外观及内在质量的同时，提高饮片炮制工艺的科学性和实用性。

【论文来源】

麻印莲，李丽*，张村，于定荣，黄文倩，肖永庆．苦参饮片产地加工方法探讨［J］．中国实验方剂学杂志，2011，17（16）：57-59.

川芎饮片产地加工可行性探索

川芎为伞形科植物川芎 *Ligusticum chuanxiong* Hort 的干燥根茎，为活血化瘀的常用中药。在以往的研究中我们发现，由于川芎根茎为不规则的团块状，饮片切制前的软化时间较长，而且必须将药材按大小等分，分别进行润制，才能保证将药材完全润透而不伤水。目前多数饮片厂对此类不易软化的中药仍采取长时间浸泡的方法，操作极不规范，不仅影响饮片外观，而且更重要的是造成饮片有效成分的流失。如果在产地将药材适当干燥即进行饮片的切制，不仅可以避免软化工艺对饮片有效成分的影响，保证饮片质量的稳定，而且与传统工艺相比可以大大缩短饮片的生产周期。因此，本课题将川芎作为范例进行产地加工方法的探索，以药材含水量为指标优选饮片的最佳切制条件，并与传统方法炮制的饮片进行比较研究，通过有效成分的含量进行饮片质量评价，探讨饮片产地加工的可行性。

1　仪器与试药

Waters 高效液相色谱仪（Waters 1515 Pump Waters 2487 检测器，Empower 数据处理软件）；超声清洗器 KQ－500DB（昆山市超声仪器有限公司）；甲醇为色谱纯，水为纯净水，其他试剂均为分析纯。

川芎药材（鲜品）由四川砚山中药饮片 GAP 种植基地提供，经成都中医药大学吴纯杰教授鉴定为川芎 *Ligusticum chuanxiong* Hort 的干燥根茎。按产地加工方法和传统方法分别制备成川芎饮片。

对照品藁本内酯为本实验室分离制备，纯度达到 98% 以上。阿魏酸购自中国药品生物制品检定所，批号 07739910。

2　实验方法与结果

2.1　川芎饮片的制备

2.1.1 川芎饮片产地加工　川芎新鲜药材快速淋洗，除去附着的泥沙及大量须根，晾至表面水分干燥，取川芎药材趁鲜切制饮片。其余川芎药材放置通风干燥处，自然晾干，间隔 5 天测定水分（药典第二法），并切制饮片，鼓风干燥 2 小时，筛去碎屑，作为产地加工饮片（共四批），见图 2－187。

2.1.2 川芎饮片传统加工　川芎干燥药材（含水量 7%）400g 快速淋洗，晾干表面水分，放置于密闭容器中，分次加入 80mL 水（药材重量的 20%），时常翻动药材至水完全吸尽，闷润 24 小时取出药材，切片，50℃鼓风干燥 2 小时筛去碎屑，作为传统炮制饮片，见图 2－187。

2.2　川芎饮片的含量测定

2.2.2 色谱条件　Luna C_{18}（2）100A（5μm，4.6mm×250mm）色谱柱。藁本内酯流动相为甲醇－水（70∶30）；检测波长 240nm，柱温 30℃；流速 0.9mL/min。阿魏酸流动相为甲醇－1% 乙酸（35∶65）；检测波长 321nm，柱温 30℃；流速

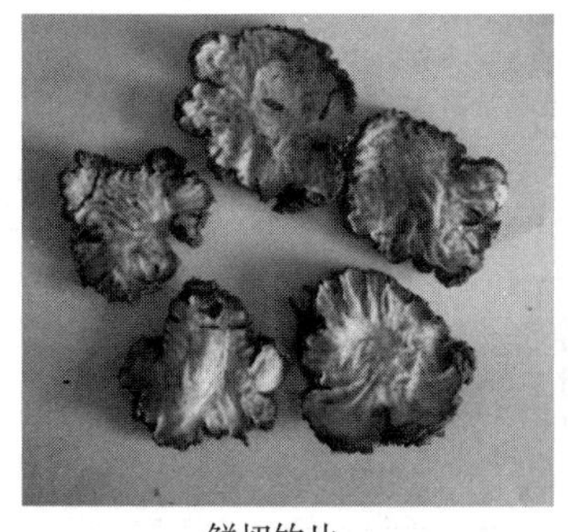

鲜切饮片

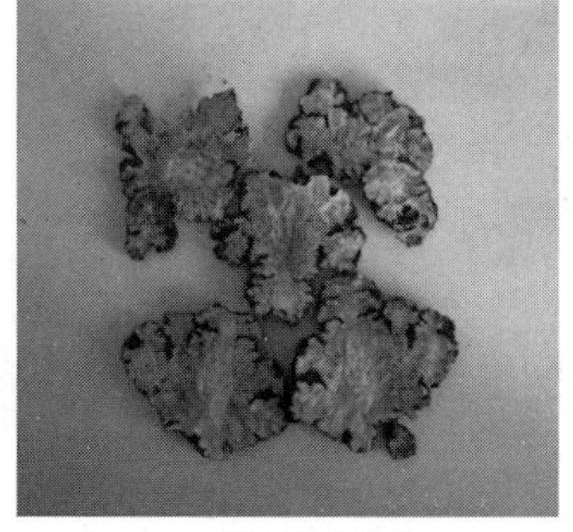

产地加工饮片

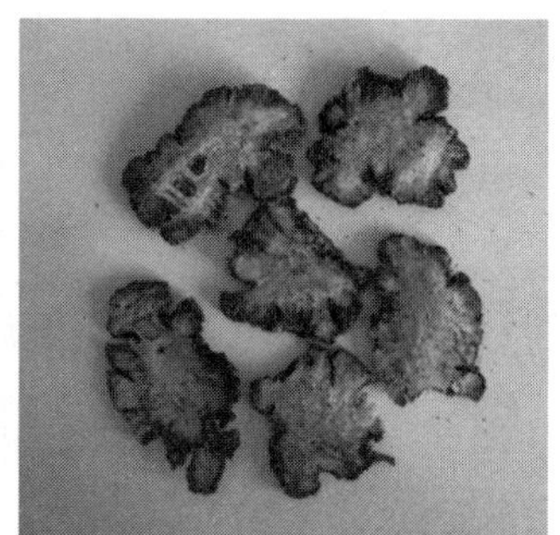

传统炮制饮片

图 2－187　不同加工炮制方法制备的川芎饮片照片

0. 9mL/min。在此条件下川芎饮片中两种对照品与其他组分均能达到基线分离（图 2－188、图 2－189）。

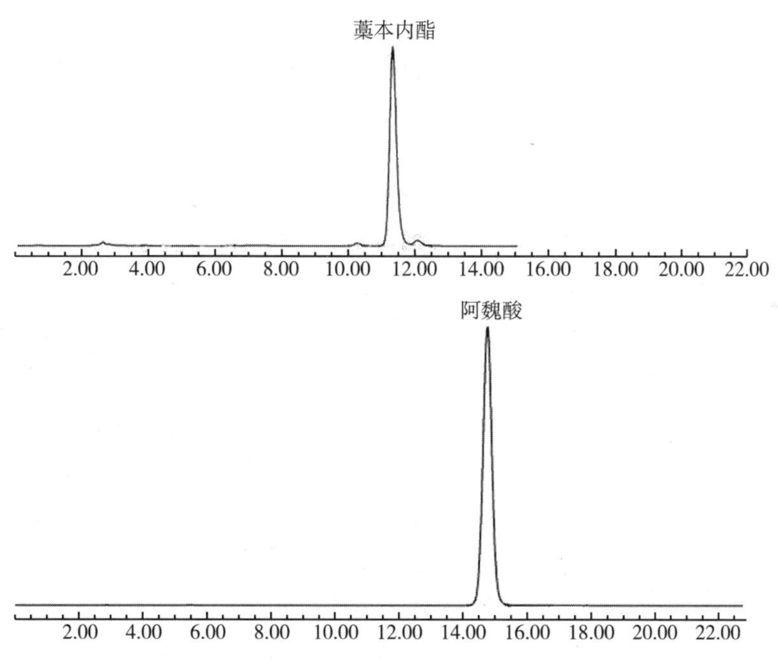

图 2－188　川芎对照品 HPLC 图谱

2. 2. 2 对照品溶液制备　精密称取藁本内酯、阿魏酸对照品适量，加甲醇溶解分别配制成 0. 3152mg/mL、0. 1370mg/mL 的对照品溶液。

2. 2. 3 供试品溶液制备　精密称取川芎供试品粉末（40 目）各 0. 5g 加甲醇 25mL 超声（100W，40kHz）提取 10 分钟，放冷，补重，滤过，取续滤液过微孔滤膜（0. 45μm）。

2. 2. 4 测定法　分别精密吸取对照品溶液和供试品溶液各 5μL，注入液相色谱仪，测定，即得。结果见表 2－151。

结果显示，川芎药材趁鲜（含水量 55%）切制饮片，其有效成分藁本内酯的含量

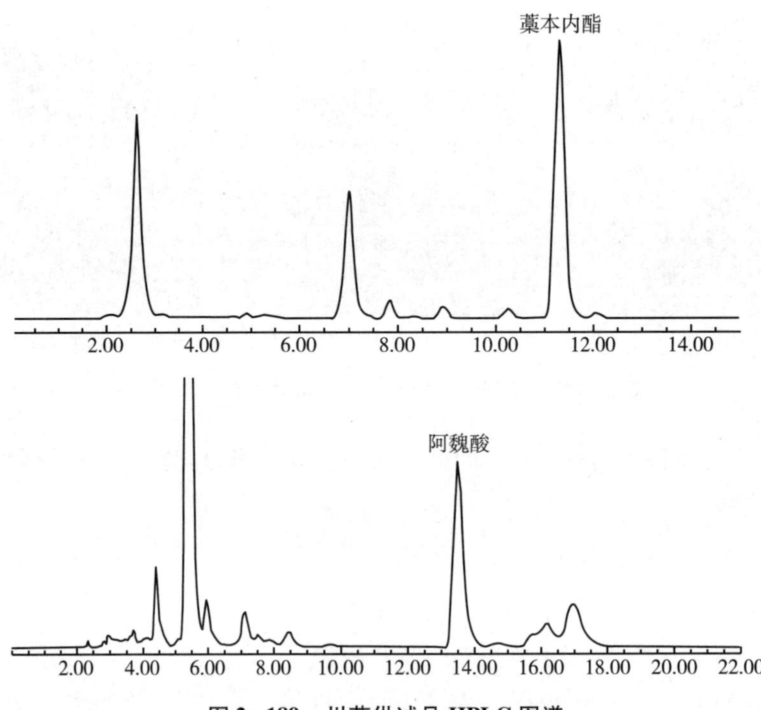

图 2-189　川芎供试品 HPLC 图谱

最高，但阿魏酸的含量较低；药材适当干燥（含水量为 12%）后，藁本内酯的含量最低，降幅达 66%，而此时阿魏酸的含量最高，与鲜切饮片相比增加了 143%。

表 2-151　产地加工与传统加工川芎饮片质量分析（%）

炮制方法		药材含水量	藁本内酯含量	阿魏酸含量
产地加工	Ⅰ	55	3.288	0.044
	Ⅱ	38	1.842	0.095
	Ⅲ	22	1.432	0.072
	Ⅳ	12	1.094	0.107
传统炮制		7	1.685	0.025

3　讨论

川芎新鲜药材自然晾干，含水量由 55% 降到 12% 的范围内，可直接进行饮片的切制，当含水量低于 12% 后，药材质地较坚硬，需按传统炮制工艺进行软化处理方可进行饮片的切制。药材含水量较高时，饮片切制、干燥后，易发生皱缩及翘片等现象，影响片形美观，如鲜切片。

对不同含水量川芎药材切制的饮片进行有效成分的含量测定，结果显示，两种有效成分的含量随干燥时间呈现一定的变化趋势。鲜切饮片的藁本内酯含量最高，之后随放置时间的增加而显著降低，而阿魏酸则与之相反，随干燥时间的增加而增加。当川芎药材含水量为 22% ~38% 时，有效成分藁本内酯、阿魏酸的含量与传统方法炮制的饮片含量相近。因此，可将含水量作为川芎饮片产地加工的主要控制参数。

本实验以含水量为指标优选产地加工饮片适宜的切制条件，并将其与传统方法炮制的饮片进行比较研究，建立了以药材含水量和有效成分含量为质控指标的产地加工模式，弥补了鲜切与传统炮制方法的不足。

【论文来源】

李丽，张村，肖永庆*，陈东东，田国芳，王云．川芎饮片产地加工可行性探索［J］．中国实验方剂学杂志，2010，16（03）：24-26.

桔梗的产地加工方法研究

中药桔梗为桔梗科植物 *Platycodon grandiflorum* A. DC. 的干燥根。现代研究表明桔梗中含有多种皂苷类成分，主要为三萜皂苷，桔梗皂苷 D，A，C 等。研究表明桔梗皂苷 D 为主要的镇咳活性成分。《中国药典》和《全国中药炮制规范》中桔梗的炮制方法均为取原药材，除去杂质，洗净，润透，切厚片，干燥。但在炮制前，药材多已经过产地加工，2005 年版《中国药典》在药材的来源项中规定，桔梗于春、秋二季采挖，洗净，除去须根，趁鲜刮去外皮或不去外皮，干燥。而《全国中药炮制规范》在来源项中则明确规定应除去须根，趁鲜刮去外皮。《中国药典》和《全国中药炮制规范》对于桔梗在产地加工时是否需刮去外皮要求不同，另外，各地炮制规范对是否刮皮的要求也各不相同，明确刮皮与不刮皮桔梗间是否存在差异成为解决这一问题的关键。因此，作者对桔梗 GAP 种植基地的桔梗进行了须根、主根及外皮中有效成分桔梗皂苷 D 的含量和各部位总皂苷成分的 HPLC 图谱比较研究。

1　仪器与试药

Agilent 1100 series 包括四元泵（QuataPump），自动进样器（ALS），DAD 检测器，在线脱气机（Degasser）。水为重蒸馏水，甲醇、乙腈为色谱纯，其他试剂均为分析纯。

对照品桔梗皂苷 D 由本实验室分离制备，纯度达到 95% 以上，可供含量测定用。

鼎立公司沂源桔梗种植基地不同地块生长的桔梗，包括主根即桔梗入药部位（去芦头、去须根、去外皮），须根（主根除去的须根），根皮（主根刮去的外皮）。须根和根皮的总重量占桔梗生药的 9%～13%。

2　方法与结果

2.1　色谱条件

Zorbax C_{18}色谱柱（4.6mm×150mm，5μm），流动相为甲醇-乙腈-水-磷酸（3∶25∶72∶0.1），检测波长 204nm，柱温 40℃，流速 1.0mL/min。在此条件下样品中桔梗皂苷 D 与其他组分均能达到基线分离（图 2-190），理论板数按桔梗皂苷 D 峰计算不低于 3000。

2.2　标准曲线

精密称取桔梗皂苷 D 对照品 2.26mg 加流动相配制成 0.226mg/mL 的溶液，分别进

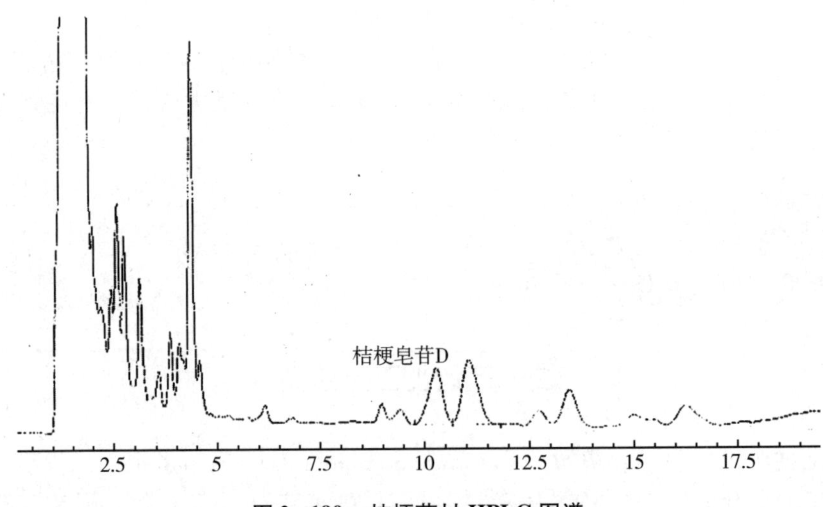

图 2-190　桔梗药材 HPLC 图谱

样 1μL、3μL、5μL、7μL、9μL、11μL，每个体积进样 3 次，以进样量（μg）为横坐标，峰面积为纵坐标绘制标准曲线，并计算回归方程 $Y=-2.140+197.190X$；$r=1.0000$。结果表明，桔梗皂苷 D 在 0.226～2.486μg 有较好的线性关系。

2.3　方法考察

2.3.1 不同提取溶剂比较　取桔梗药材（基地-1）粉末（过 3 号筛）0.5g 共 12 份，精密称定，分别精密加入甲醇、50%甲醇、70%甲醇、95%乙醇、水饱和的正丁醇及流动相各 25mL 密塞，称定重量，超声提取 20 分钟放冷，密塞，再称定重量，以相应溶剂补足减失的重量，摇匀，滤过，过微孔滤膜（0.45μm）作为供试品溶液。吸取供试品溶液各 10μL，对照品溶液 5μL 注入液相色谱仪进行测定。结果以流动相提取桔梗皂苷 D 含量较高，因此选择流动相为提取溶剂，见表 2-152。

表 2-152　不同提取溶剂比较（*n*=2）

提取溶剂	桔梗皂苷 D%
甲醇	0.218
50%甲醇	0.228
70%甲醇	0.228
95%乙醇	0.117
水饱和正丁醇	0.029
流动相	0.240

2.3.2 不同提取方法比较　取桔梗药材（基地-1）粉末（过三号筛）0.5g 共 9 份，精密称定，精密加入流动相 25mL 分别以冷浸法、超声法、索氏提取，称重，补足减失的重量，滤过，取续滤液过微孔滤膜，注入液相色谱仪进行测定，结果见表 2-153。结果表明，索氏提取的样品中桔梗皂苷 D 的含量均较低，加热提取对皂苷成分有破坏。根据液相测定结果，确定提取方法为超声提取 20 分钟共 2 次。

表 2-153　不同提取方法（$n=2$）

提取方法	桔梗皂苷 D（%）
冷浸 12 小时	0.213
冷浸 24 小时	0.207
超声 20 分钟共 2 次	0.226
超声 30 分钟共 2 次	0.220
索氏提取 3 小时	0.051
索氏提取 6 小时	0.115

2.4　精密度

精密称取桔梗药材（基地-1）供试品溶液 10μL，重复进样 5 次，依法测定，结果桔梗皂苷 D 峰面积 RSD 1.3%。

2.5　稳定性

精密称取桔梗药材（基地-1）供试液溶液 10μL，分别在 0 小时、2 小时、4 小时、8 小时、12 小时、24 小时进样共 6 次，峰面积 RSD 均小于 1.4%，供试品溶液在 24 小时内保持稳定。

2.6　重复性

精密称取桔梗药材（基地-1）粉末 5 份，各约 0.5g 制备成供试品溶液，依法测定，结果以桔梗皂苷 D 计算，5 次测定值的 RSD 1.5%。

2.7　加样回收实验

精密称定已知含量的桔梗（基地-1）药材粉末适量，共 5 份，分别精密加入适量桔梗皂苷对照品，按供试品溶液制备及测定法操作，进行色谱分析，结果见表 2-154。

表 2-154　桔梗皂苷加样回收率

样品中含量（mg）	测得量（mg）	回收率（%）	平均值（%）	RSD（%）
0.500	0.975	103.5	101.8	1.7
0.502	0.966	101.1		
0.502	0.960	99.7		
0.499	0.963	100.9		
0.502	0.979	103.8		

注：加入量均为 0.455mg。

2.8　桔梗皂苷 D 的含量测定

精密称取桔梗主根、须根、根皮（过三号筛）各 0.5g 置具塞锥形瓶中，精密加入流动相 25mL，密塞，称定重量，超声提取 20 分钟放冷，密塞，再称定重量，用流动相补足减失的重量，摇匀，滤过，取续滤液过微孔滤膜（0.45μm）作为供试品溶液，进行色谱分析，结果见表 2-155。

表 2-155 桔梗主根、须根及根皮中桔梗皂苷 D 质量分数

部位	来源	桔梗皂苷 D（%）
主根	基地-1	0.232
	基地-2	0.266
	基地-3	0.229
	基地-4	0.205
	基地-5	0.224
根皮	基地-1	0.359
	基地-2	0.436
	基地-3	0.465
	基地-4	0.259
	基地-5	0.440
须根	基地-1	0.564
	基地-2	0.413
	基地-3	0.578
	基地-4	0.312
	基地-5	0.402

2.9 桔梗须根、主根及外皮 HPLC 图谱比较

样品测定方法及 HPLC 色谱条件与桔梗皂苷 D 的含量测定方法相同。

桔梗主根、外皮及须根的 HPLC 图谱在保留时间 8～18 分钟内具有相似的色谱峰，而且桔梗皂苷 D 以及其他皂苷类成分的色谱峰就在此保留时间段内，说明桔梗的主根、须根、外皮具有相似的皂苷类成分。

3 讨论

有研究报道桔梗根皮中不含桔梗皂苷 D 成分，炮制加工过程中可将其去掉，但根据实验结果，桔梗须根及外皮中桔梗皂苷 D 的含量较高，皂苷类成分为桔梗的主要有效成分，因此，桔梗炮制加工以不去须根，不刮外皮为好。目前市场上流通的桔梗药材多数已去掉须根及外皮，这样虽然可使药材及饮片色泽洁白、美观，但却损失了大量有效成分，不仅耗费人力还增加了生产成本。

【论文来源】

郭丽，张村，李丽，肖永庆*. 桔梗的产地加工方法研究［J］. 中国中药杂志，2007（10）：995-997.

第三章　中药化学成分研究

中药化学是中药研究的基础，它为中药复方研究提供了丰富的研究内容，为阐明中药炮制原理，制定中药材、中药饮片及中药制剂的质量评价标准，改善中药制剂的工艺和剂型提供了丰富的指标和科学的依据，也为中药复方的研究与现代开发提供了必要的物质基础。肖永庆首席研究员带领团队先后开展了防风、川芎、天麻、栀子、大黄等20余种中药的化学成分研究，分离鉴定了300余个化合物，其中新化合物40余个，丰富了中药化学的研究基础，也为中药炮制、中药复方配伍等相关研究奠定了良好的基础。本章收录了肖永庆首席研究员公开发表的有关化学成分研究的论文40篇。

白花前胡化学成分研究（V）

伞形科前胡属 *Peucedanum* L. 植物全世界约有100余种，我国约有30种。白花前胡为常用中药前胡的原植物，为伞形科前胡属多年生草本植物，以根入药，具有散风清热，止咳化痰的功效，全国各地均产，但目前市场上混乱品种较多。河南产前胡为前胡属植物白花前胡 *P. praeruptorum* Dunn，分布于河南西部伏牛山脉。在前期研究的基础上，本文继续报道对河南产白花前胡的化学成分研究。通过硅胶及反相硅胶柱色谱分离，从其60%乙醇洗脱部位分离鉴定了6个化合物，分别为Pd－Ⅰb（1），marmesinsin（2），rutarin（3），isorutarin（4），4H－1－benzopyran－4－one，5－hydroxy－6－methoxy－2－phenyl－7－*O*－α－D－glucuronyl methyl ester（5），4H－1－benzopyran－4－one，5－hydroxy－6－methoxy－2－phenyl－7－*O*－α－D－glucuronyl acid（6）。其中化合物5为新化合物，化合物5，6为首次从前胡属植物中分离得到。

化合物5为浅黄色粉末，盐酸镁粉反应阳性，mp 161～162℃。SI－MS *m/z* 475 $[M+1]^+$。^1H-NMR 中δ12.82为5－OH取代，δ7.06（1H，s），δ7.13（1H，s）分别为2个单质子氢信号，δ3.66（3H，s）和δ3.77（3H，s）为2个甲氧基信号；δ8.10（2H，dd，*J*＝2.0，8.0Hz）和δ7.63（3H，m）说明B环无取代；δ5.34（1H，d，*J*＝5.0Hz）为糖上1位氢信号，根据耦合常数判断为α－构型。$^{13}C-NMR$ 中δ182.4为典型的黄酮4位羰基碳信号，δ99.2，72.7，75.5，71.2，75.2说明糖上6位碳被取代，δ169.1可能为酯基取代。综合以上结构信息，推测化合物5可能为一黄酮苷类化合物。

通过文献比对，发现化合物5的^1H-NMR数据中除了多一个δ3.66（H，s，$-OCH_3$）信号外，其他核磁数据与化合物6相近，见表3－1。HMBC远程相关显示，$-OCH_3$质子与葡萄糖醛酸上的羰基（169.1，CO）相关，因此该化合物可能为化合物6的葡萄糖醛酸甲酯化产物。通过 HMBC，NOESY，$^{1}H-^{1}H$COSY 等综合分析，该化合物为 5-OH，6-OCH_3，7-*O*-α-D-葡萄糖醛酸黄酮苷甲酯（4H-1-benzopyran-4-one，5-hydroxy-6-methoxy-2-phenyl-7-*O*-α-D-glucuronylmethyl ester），通过与试验用前胡药材共薄层色谱进行比对，确定化合物 5 为一新化合物，结构见图 3-1。

1 材料

XT4-100X 显微熔点仪（温度计未校正），Hitachi M-80 和 Hitachi M-4100H 质谱仪；^{1}H，^{13}C-NMR 用 Varian UNITY INOVA 500 和 Bruker AM300 核磁共振仪测定（TMS 内标）；色谱用硅胶（100~200 目，200~300 目），薄层硅胶 GF_{254}均为青岛海洋化工厂生产；D101 大孔树脂为天津南开大学化工厂生产；ODS 为日本 YMC 公司出品；其他试剂均为分析纯。

药材采自河南洛阳栾川县，经中国中医科学院中药研究所谢宗万教授鉴定为白花前胡 *P. praeruptorum* 的根。

表 3-1 化合物 5 和 6 的 NMR 数据（DMSO-d_6，500，125MHz）

No.	5		6	
	δ_H	δ_C	δ_H	δ_C
2		163.7		163.4
3	7.06（1H，s）	105.2	7.01（1H，s）	105.1
4		182.4		182.3
5		152.3		156.5
6		132.8		129.2
7		152.2		149.0
8	7.13（1H，s）	93.9	6.69（1H，s）	98.9
9		156.1		156.5
10		106.1		105.1
1′		130.6		130.7
2′，6′	8.10（2H，dd，2.0，8.0）	126.4	8.10（2H，dd，2.0，8.0）	126.3
3′，5′	7.63（3H，m）	129.1	7.63（3H，m）	129.2
4′		132.1		132.1
1″	5.34（1H，d，5.0）	99.2	5.10（1H，d，5.0）	100.0
2″		72.7		73.0
3″		75.5		76.5
4″		71.2		71.8
5″	4.21（1H，d，9.6）	75.2	3.64（1H，d，9.6）	73.9
6″（CO）		169.1		172.4
-$COOCH_3$	3.66（3H，s）	51.9		
5-OH	12.82（1H，s）		12.53（1H，s）	
6-OCH_3	3.77（3H，s）	60.2	3.90（3H，s）	61.2

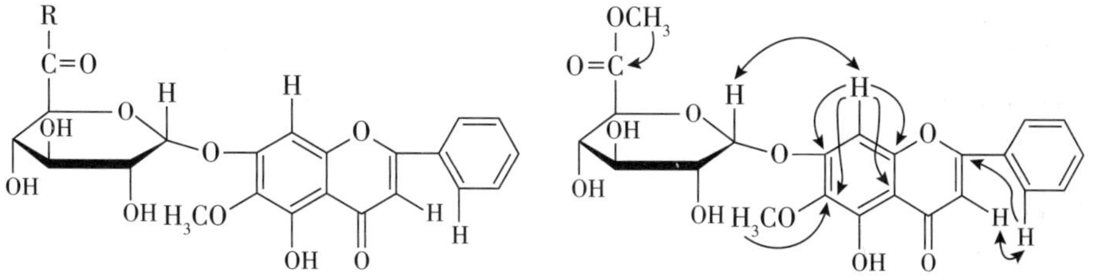

图3-1 化合物5，6结构式化合物5的主要HMBC（↷）and NOESY（↔）相关

2 提取分离

白花前胡根粗粉10kg，以95%乙醇渗漉提取，提取液浓缩至浸膏后以水混悬，上D101大孔吸附树脂柱，分别以水、40%、60%、95%乙醇及丙酮洗脱，薄层检识后，弃去水液，合并40%乙醇和60%乙醇洗脱部分，减压浓缩至浸膏（330g）后进行硅胶柱色谱分离，经三氯甲烷-甲醇（10∶1~0∶1）梯度洗脱得到Fr. A~F等6个流分，Fr. A经硅胶柱色谱，以三氯甲烷∶甲醇（20∶1）洗脱分离纯化得到化合物1（850mg），Fr. C经硅胶柱色谱，以三氯甲烷-甲醇（10∶1~1∶1）梯度洗脱得到9个流分，Fr. C-4和Fr. C-5流分经重结晶分别得到化合物2（120mg），3（150mg），4（25mg），Fr. C-2经硅胶干柱色谱，以三氯甲烷-甲醇（10∶1）洗脱后，再经ODS柱分离（80%甲醇洗脱）得到化合物5（12mg）；Fr. D经硅胶柱色谱，以三氯甲烷-甲醇（8∶1~0∶1）梯度洗脱，得到化合物6（21mg）。

3 结构鉴定

3.1 化合物1

无色针晶（石油醚-乙酸乙酯），mp 210~212℃。EI-MS m/z 342（$M^{+\cdot}$）。^{1}H-NMR（$CDCl_3$，500MHz）δ：6.30（1H，d，J=9.3Hz，H-3），7.61（1H，d，J=9.3Hz，H-4），7.56（1H，d，J=8.7Hz，H-5），6.87（1H，d，J=8.7Hz，H-6），5.65（1H，s，H-3′），1.41，1.59［各3H，s，2′-gem-$(CH_3)_2$］，1.96（3H，s，4″-CH_3），6.20（1H，q，J=7.5Hz，H-3″），2.03（3H，d，J=7.5Hz，5″-CH_3）；^{13}C-NMR（$CDCl_3$，125MHz）δ：159.5（C-2），114.1（C-3），142.9（C-4），134.6（C-5），114.8（C-6），161.9（C-7），108.2（C-8），153.7（C-9），112.8（C-10），82.4（C-2′），76.3（C-3′），184.4（C-4′），20.5，26.3［2′-gem-$(CH_3)_2$］，166.1（C-1″），126.8（C-2″），140.1（C-3″），16.0（4″-CH_3），19.6（5″-CH_3）。以上数据与文献报道Pd-Ⅰb基本一致。

3.2 化合物2

白色粉末（三氯甲烷-甲醇），mp 255~256℃。EI-MS m/z 408（$M^{+\cdot}$）。^{1}H-NMR（DMSO-d_6，500MHz）δ：6.22（1H，d，J=9.5Hz，H-3），7.95（1H，d，J=9.5Hz，H-4），7.48（1H，s，H-5），6.8（1H，s，H-8），4.86（1H，m，H-2′），3.2~3.3（2H，m，H-3′），1.27，1.23［各3H，s，gem-$(CH_3)_2$］，4.41

(1H, d, J=7.8Hz, H-1″), 2.84~3.44 (6H, m, H-2″~6″); ^{13}C-NMR (DMSO-d_6, 125MHz) δ: 160.3 (C-2), 111.2 (C-3), 144.6 (C-4), 123.8 (C-5), 125.5 (C-6), 162.9 (C-7), 96.7 (C-8), 154.9 (C-9), 112.5 (C-10), 90.0 (C-2′), 28.7 (C-3′), 76.8 (C-4′), 97.1 (C-1″), 73.4 (C-2″), 76.4 (C-3″), 70.0 (C-4″), 76.8 (C-5″), 60.8 (C-6″)。以上数据与文献报道异紫花前胡苷（marmesinsin）基本一致。

3.3 化合物3

白色粉末（三氯甲烷-甲醇），mp 136~137℃。EI-MS m/z 424 ($M^{+\cdot}$)。^{1}H-NMR (DMSO-d_6, 500MHz) δ: 6.23 (1H, d, J=9.5Hz, H-3), 7.92 (1H, d, J=9.5Hz, H-4), 7.19 (1H, s, H-5), 4.70 (1H, m, H-2′), 3.2~3.3 (2H, m, H-3′), 1.14, 1.20 [各3H, s, gem-$(CH_3)_2$], 4.98 (1H, d, J=5.0Hz, H-1″), 3.12~3.60 (6H, m, H-2″~6″); ^{13}C-NMR (DMSO-d_6, 500MHz) δ: 160.1 (C-2), 111.3 (C-3), 144.8 (C-4), 117.2 (C-5), 126.6 (C-6), 152.6 (C-7), 127.0 (C-8), 145.8 (C-9), 112.8 (C-10), 91.3 (C-2′), 28.8 (C-3′), 69.8 (C-4′), 101.2 (C-1″), 73.7 (C-2″), 76.7 (C-3″), 69.6 (C-4″), 77.3 (C-5″), 60.5 (C-6″)。以上数据与文献报道芸香扔（rutarin）基本一致。

3.4 化合物4

白色粉末（三氯甲烷-甲醇），mp 262~263℃。EI-MS m/z 424 ($M^{+\cdot}$)。^{1}H-NMR (DMSO-d_6, 300MHz) δ: 6.18 (1H, d, J=9.6Hz, H-3), 7.89 (1H, d, J=9.6Hz, H-4), 6.99 (1H, s, H-5), 9.64 (1H, s, 8-OH), 4.79 (1H, t, J=9.0Hz, H-2′), 1.26, 1.23 [各3H, s, 4′-gem-$(CH_3)_2$], 4.39 (1H, d, J=7.5Hz, glucosyl anomeric H), 2.82~3.34 (Glu-H 及 3′-CH_2); ^{13}C-NMR (DMSO-d_6, 75MHz) δ: 160.5 (C-2), 111.1 (C-3), 143.8 (C-4), 114.3 (C-5), 125.7 (C-6), 151.2 (C-7), 128.1 (C-8), 145.3 (C-9), 113.1 (C-10), 89.9 (C-2′), 29.8 (C-3′), 77.0 (C-4′), 21.9, 23.3 [4′-gem-$(CH_3)_2$], 97.4 (C-1″), 73.5 (C-2″), 76.5 (C-3″), 69.9 (C-4″), 76.7 (C-5″), 60.7 (C-6″)。以上数据与文献报道异芸香扔（isorutarin）一致。

3.5 化合物5

淡黄色结晶（三氯甲烷-甲醇），mp 161~162℃。EI-MS m/z 474 ($M^{+\cdot}$)。^{1}H-NMR (DMSO-d_6, 500MHz) δ: 7.06 (1H, s, H-3), 7.13 (1H, s, H-8), 8.10 (2H, dd, J=2.0, 8.0Hz, H-2′, 6′), 7.63 (3H, m, H-3′~5′), 12.82 (1H, s, 5-OH), 3.77 (3H, s, 6-OCH_3), 5.62, 5.50, 5.38 (Glu-OH), 5.34 (1H, d, J=5.0Hz, H-1″), 4.21 (1H, d, J=9.6Hz, H-5″), 3.35~3.46 (Glu-H), 3.66 (3H, s, -$COOCH_3$); ^{13}C-NMR (DMSO-d_6, 125MHz) δ: 163.7 (C-2), 105.2 (C-3), 182.4 (C-4), 152.3 (C-5), 132.8 (C-6), 152.2 (C-7), 93.9 (C-8), 156.1 (C-9), 106.1 (C-10), 60.2 (6-OCH_3), 130.6 (C-1′), 126.4 (C-2′, 6′), 129.1 (C-3′, 5′), 132.1 (C-4′), 99.2 (C-1″), 72.7 (C-2″), 75.5 (C-3″), 71.2 (C-4″), 75.2 (C-5″), 169.1 (C-6″), 51.9 (-$COOCH_3$)。

3.6 化合物6

淡黄色结晶（三氯甲烷-甲醇），mp 221~222℃。EI-MS m/z 460 ($M^{+\cdot}$)。^{1}H-NMR（DMSO-$d6$，500MHz）δ：7.01（1H，s，H-3），6.69（1H，s，H-8），8.10（2H，dd，J=2.0，8.0Hz，H-2′，6′），7.63（3H，m，H-3′~5′），12.53（1H，s，5-OH），3.90（3H，s，6-OCH_3），5.40，5.13（Glu-OH），5.10（1H，d，J=5.0Hz，H-1″），3.64（1H，d，J=9.6Hz，H-5″），3.22~3.33（Glu-H）；^{13}C-NMR（DMSO-d_6，500MHz）δ：163.4（C-2），105.1（C-3），182.3（C-4），156.5（C-5），129.2（C-6），149.0（C-7），98.9（C-8），156.5（C-9），105.1（C-10），61.2（6-OCH_3），130.7（C-1′），126.3（C-2′，6′），129.2（C-3′，5′），132.1（C-4′），100.0（C-1″），73.0（C-2″），76.5（C-3″），71.8（C-4″），73.9（C-5″），172.4（C-6″）。以上数据与文献报道 4H-1-benzopyran-4-one，5-hydroxy-6-methoxy-2-phenyl-7-*O*-α-*D*-glucuronyl acid 基本一致。

【论文来源】
张村，肖永庆*，李丽，谷口雅彦，马场きみ江．白花前胡化学成分研究（V）[J]．中国中药杂志，2012，37（23）：3573-3576.

Two New Compounds from the Roots of *Rheum palmatum*

1 Introduction

Rheum palmatum L. , as one of the original plants of rhubarb in Chinese Pharmacopoeia is widely used as a traditional Chinese medicine for cleaning heat, moistening aridity, purging fire and detoxifying toxicosis. Now, more than eighty kinds of compounds such as anthraquinones, stibenes, phenylbutanones and tannins were isolated from the root of rhubarb which had the effect of removing free radicals, lowering blood lipids, anti-senile and so on. In our study, two new compounds named as 2, 5-dimethyl-6, 8-dihydroxychromone (1), 1-methyl-2, 8-dihydroxy-3-carboxy-9, 10-anthraquinone (2) were isolated and identified along with citreorosein (3), 4-(4-hydroxyphenyl)-2-butanone (4), 4-(4-hydroxyphenyl)-2-butanone-4′-*O*-*β*-D-(2″-galloyl-6″-*O*-*p*-coumaroyl)-glucopyranoside (5), *trans*-3, 5, 4′-trihydroxystilbene-4′-*O*-*β*-D-(6″-galloyl)-glucopyranoside (6), 4-(4-hydroxyphenyl)-2-butanone-4′-*O*-*β*-D-(6″-*O*-cinnamoyl)-glucopyranoside (7), 4-(4-hydroxyphenyl)-2-butanone-4′-*O*-*β*-D-(6″-*O*-*p*-coumaroyl)-glucopyranoside (8), *trans*-3, 5, 4′-trihydroxystilbene-4′-*O*-*β*-D-glucopyranoside (9). In this paper, we report the isolation and structural elucidation of the two new compounds.

2 Apparatus and Reagents

Melting points were determined on an X-4 apparatus which was uncorrected. The UV spectra were recorded on Shimadzu UV - 1650PC spectrophotometer. The ^{1}H and ^{13}C NMR spectrum along with the 2D NMR spectrum were recorded by Mercury -400 spectrometer in DMSO - d_6 with TMS as internal standard. ESI - MS data were determined on a Q - Trap LC/MS/MS with turbo ion spray source. HR - MS data were recorded on a Bruker APEX IV FT - MS (7.0 T) spectrum. Separation and purification were performed by column chromatography on silica gel (100 - 200, 200 - 300 mesh, Qingdao Marine Chemical, Inc., Qingdao, China), Sephadex LH - 20 (Fuji Silysia Chemical Ltd., Aichi, Japan), and polyamide (100 - 200 mesh, Taizhou Luqiao Sijia Biological and Chemical Plastics Factory, Taizhou, China). TLC was carried out with precoated silica gel 60 F_{254} plates (Merck, Darmstadt, Germany) and polyamides thin-layer chromatography membrane (Taizhou Luqiao Sijia Biological and Chemical Plastics Factory). Detection of spots was done by UV light (254 and 365nm).

The rhizomes of *R. palmatum* were collected in Yushu County, Qinghai Province, China, in November 2007, and the voucher specimens were identified by Prof. HU Shi-Lin (Institute of Chinese Materia Medica, China Academy of Chinese Medical Sciences, Beijing, China).

3 Extractions and Isolations

The dried roots (10.0kg) of *R. palmatum* were percolated with 70% EtOH. The extract was concentrated under vacuum to yield the residue (1480g), which was chromatographed over a silica gel (100 - 200 mesh) column eluted with $CHCl_3$ - MeOH (1 : 0, 20 : 1, 10 : 1, 6 : 1, 3 : 1) to afford five fractions (A - E). Fraction A (110g) was subjected to silica gel (100 - 200 mesh) column eluted with $CHCl_3$ - MeOH (20 : 1 - 6 : 1) and 95% ethanol to yield six combined subfractions (A1 - A6). Subfractions A1 (12g) was repeatedly separated with silica gel (100 - 200 mesh) column chromatography, eluted with CHCl3 - MeOH (20 : 1 - 6 : 1) to afford compounds 1 (40mg) and 2 (35mg) and the mother liquor were purified by polyamide column by EtOH - H_2O (0 : 1 - 1 : 0) to yield compound 3 (20mg). The subfraction A4 (76g) was isolated on silica gel (100 - 200 mesh) column, eluting with the $CHCl_3$ - MeOH (10 : 1 - 4 : 1) to afford compound 4 (3g). Subfraction A6 (35g) was isolated on silica gel (100 - 200 mesh) column chromatography $CHCl_3$ - MeOH (20 : 1 - 4 : 1) and 95% EtOH. Fr. (74 - 105) was separated by polyamide column to yield compound 5 (15mg). Fraction B (350g) was separated with silica gel (100 - 200 mesh) column eluted with $CHCl_3$ - MeOH (20 : 1 - 3 : 1) and 95% EtOH, five subfractions (B1 - B5) were obtained. Subfraction B1 (120g) was chromatographed by silica gel (100 - 200 mesh) column with $CHCl_3$ - MeOH (15 : 1 - 10 : 1 - 6 : 1 - 3 : 1) to afford compound 6 (50mg). Subfraction B2 (55g) was isolated on silica gel (200 - 300 mesh) column, eluting with the $CHCl_3$ - MeOH (10 : 1 - 6 : 1 - 3 : 1) to yield compound 7 (26mg). Subfraction B4 (150g) was repeatedly separated by silica gel (200 - 300 mesh) column with $CHCl_3$ - MeOH (10 : 1 - 6 : 1 - 3 : 1) and 95% EtOH, compounds 8 (15mg) and 9 (18mg) were obtained respectively.

4 Structural Identification

Compound 1 was obtained as yellow powders ($CHCl_3$ – MeOH), mp 298 – 300℃. The UV spectrum showed the maximal absorptions at 238, 274, 360nm, suggesting that the structure has a benzochromone. The IR spectrum indicated the presence of hydroxyl (3537, 3080cm^{-1}), a carboxyl (1667cm^{-1}) and an aromatic (1591, 1575cm^{-1}) group. Its molecular formula was deduced to be $C_{15}H_{12}O_4$ on the basis of HR – ESI – MS at m/z 255.0656 [M – H]$^-$ (calcd. 255.0654) and negative ESI – MS at m/z 255.2 [M – H]$^-$. ^{1}H NMR spectrum showed two methyl groups at δ_H 2.37 (3H, s), δ_H 2.70 (3H, s), two hydroxyl group at δ_H 10.01 (1H, s), δ_H 10.11 (1H, s), a pair of *meta*-coupled protons at δ_H 6.54 (1H, d, J = 2.0Hz), δ_H 6.57 (1H, d, J = 2.0Hz) in addition to two singlet aromatic protons at δ_H 7.19 (1H, s) and δ_H 6.17 (1H, s). The ^{13}C NMR and DEPT spectrum of 1 indicated the presence of fifteen carbon singles, including a carbonyl signal at δ_c 178.4, four aromatic carbon atoms which connected with oxygen at δ_c 163.6, δ_c 159.1, δ_c 156.7, δ_c 156.8, four aromatic tertiary carbon atoms at δ_c 101.1, δ_c 102.8, δ_c 111.9, δ_c 124.7 and four quaternary carbon atoms at δ_c 107.0, δ_c 116.1, δ_c 134.2, δ_c 138.5, further confirmed that compound 1 was characteristic of a benzochromone skeleton.

^{1}H and ^{13}C NMR signals were assigned by HSQC and HMBC experiments. According to the biogenesis, the signal at δ_H 2.37 (3H, s) was supposed to be connected with C – 2 and the singlet protons δ_H 6.17 (1H, s) was linked on C – 3. It can also be confirmed by the long – range correlations between δ_H 2.37 to δ_c 163.3 (C – 2), δ_c 111.9 (C – 3) and δ_H 6.17 (1H, s, 3 – H) to δ_c 163.3 (C – 2), δ_c 116.1 (C – 13). Thus, the methyl group at δ_H 2.70 (3H, s) should be in another ring. In HMBC spectrum, the long-range correlations between δ_H 2.70 (3H, s), δ_H 7.19 (1H, s) and δ_c 116.1 (C – 13) determined that the methyl group was attached on C – 5 and the isolated proton at δ_H 7.19 (1H, s) was located at C – 10. Besides, the correlations of δ_H 6.57 to δ_c 102.8 (C – 7), δ_c 124.7 (C – 10) revealed that it was connected with C – 9. So the other meta-coupled proton at δ_H 6.54 (1H, d, J = 2.0Hz) must be attached at C – 7. Several HBMC correlations between δ_H 10.01 and δ_C 159.1 (C – 8), δ_C 102.8 (C – 7) confirmed the hydroxyl group was at C – 8, and another hydroxyl signal was at C – 6. Therefore, the structure of compound 1 was established to be 2, 5 – dimethyl – 6, 8 – dihydroxyl-chromone. NMR spectral data of compound 1 are listed in Table 3 – 2.

Table 3 – 2 NMR spectral data of compound 1 (400MHz, DMSO – d_6, J in Hz)

No.	δ_H	δ_C	HMBC
2		163.3	
3	6.17 (1H, s)	111.9	δ_H6.17 [δ_C163.3 (C–2), δ_C116.1 (C–13)]
4		178.4	

续表

No.	δ_H	δ_C	HMBC
5		138.5	
6		156.7	
7	6.54 (1H, dJ=2.0)	102.8	δ_H6.54 [δ_C101.1 (C-9), δ_C107.0 (C-12)]
8		159.1	
9	6.57 (1H, d, J =2.0)	101.1	δ_H6.57 [δ_C102.8 (C-7), δ_C124.7 (C-10), δ_C107.0 (C-12)]
10	7.19 (1H, s)	124.7	δ_H7.19 [δ_C101.1 (C-9), δ_C107.0 (C-12), δ_C116.1 (C-13)]
11		134.2	
12		107.0	
13		116.1	
14		156.8	
CH_3	2.37 (3H, s)	19.4	δ_H2.37 [δ_C163.3 (C-2), δ_C111.9 (C-3)
	2.70 (3H, s)	22.8	δ_H2.70 [δ_C138.5 (C-5), δ_C116.1 (C-13)]
OH	10.11 (1H, s)		δ_H10.11 [δ_C156.7 (C-6), δ_C102.8 (C-7), δ_C107.0 (C-12)]
	10.01 (1H, s)		δ_H10.01 [δ_C102.8 (C-7), δ_C159.1 (C-8), δ_C101.1 (C-9)]

Compound 2 was obtained as orange needle crystal ($CHCl_3$ – MeOH), mp 235 – 237℃. The UV spectrum exhibited maximal absorptions at 280, 412nm. The IR spectrum of compound 2 showed the presence of two hydroxyl (3317, 3006cm^{-1}), two carboxyl (1675, 1634cm^{-1}) and aromatic (1585, 1561cm^{-1}) group. It was positive to the Borntrager reaction and the ^{13}C NMR spectrum also showed two typical carbonyl signals at δc181.9 and δ_C189.3, suggesting that compound 2 was a hydroxyl anthraquinone. Its molecular formula was established as $C_{16}H_{10}O_6$ by HR – ESI – MS at m/z 297.0410 [M – H]$^-$ (calcd. 297.0399) and negative ESI – MS at m/z 297.2 [M – H]$^-$. ^{1}H NMR spectrum revealed two hydroxyl groups at δ_H12.84 (1H, s, α – OH), δ_H 11.90 (1H, s, *β* – OH), one carboxyl proton at δ_H 11.40 (–COOH), one aromatic methyl group at δ_H2.66 (3H, s), three *ortho*-coupled protons at 7.63 (1H, d, J=8.0Hz), 7.72 (1H, t, J=8.0Hz), 7.33 (1H, d, J=8.0Hz) and one isolated aromatic hydrogen signal at 7.60 (1H, s). The ^{1}H and ^{13}C NMR signals of compound 2 were assigned by HSQC and HMBC (Table 3 – 3)..

In the HMBC spectrum, correlations between δ_H7.60, 7.63 and δ_C181.9 indicated that they were attached to C – 4 and C – 5, respectively. So another two *ortho*-coupled protons at δ_H 7.72, 7.33 were assigned to H – 6 and H – 7, respectively. The hydroxyl group at δ_H12.84 were assigned at C – 8 for its correlations with δ_C161.4, 124.4 (C – 7) and δ_C116.8 (C – 8a). Furthermore, some other correlations in this ring also confirmed the position of the protons above (Fig. 3 – 2).

Table 3-3 NMR spectral data of compound 2 (400MHz, DMSO-d_6, J in Hz)

No.	δ_H	δ_C	HMBC
1		140.3	
2		168.0	
3		122.5	
4	7.60 (1H, s)	111.9	δ_H7.60 [δ_C168.0 (C-2), δ_C131.4 (C-9a), δ_C181.9 (C-10), δ_C158.5 (3-COOH)]
4a		136.2	
5	7.63 (1H, d, J=8.0)	118.3	δ_H7.63 [δ_C124.4 (C-7), δ_C116.8 (C-8a), δ_C181.9 (C-10)]
6	7.72 (1H, t, J=8.0)	136.1	δ_H7.72 [δ_C161.4 (C-8), δ_C132.4 (C-10a)]
7	7.33 (1H, d, J =8.0)	124.4	δ_H7.33 [δ_C118.3 (C-5), δ_C161.4 (C-8), δ_C116.8 (C-8a)]
8		161.4	
8a		116.8	
9		189.3	
9a		131.4	
10		181.9	
10a		132.4	
CH_3	2.66 (3H, s)	19.8	δ_H2.66 [δ_C140.3 (C-1), δ_C168.0 (C-2)]
OH	11.90 (1H, s)		
	12.84 (1H, s)		δ_H12.84 [δ_C124.4 (C-7), δ_C161.4 (C-8), δ_C116.8 (C-8a)]
COOH	11.40 (1H, s)	158.5	

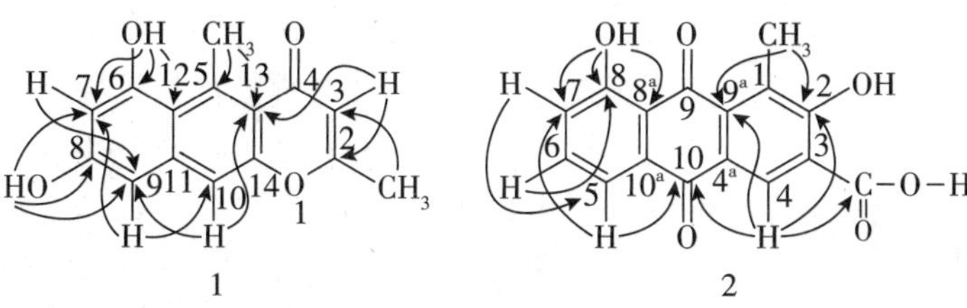

Fig. 3-2 The structures and key HMBC correlations of compounds 1 and 2

In another aromatic ring, the correlation between δ_H7.60 (1H, s, H-4) and 158.5 (-COOH) confirmed that the carboxyl was at C-3. The key HMBC correlations between δ_H 2.66 (-CH_3), δ_H7.60 (H-4) and δ_c168.0 indicated that the methyl group should be linked at C-1 and the hydroxyl group is connected with C-2. So, the structure of compound 2 was established as 1-methyl-2, 8-dihydroxy-3-carboxy-9, 10-anthraquinone. The NMR spectral data of compound 2 are listed in Table 2.

Compound 3 to 9 were identified by comparisons of their spectral data with the literature as citreorosein (3), 4-(4-hydroxyphenyl)-2-butanone (4), 4-(4-hydroxyphenyl)-2-butanone-4′-O-β-D-(2″-galloyl-6″-O-p-coumaroyl)-glucopyranoside (5), *trans* - 3, 5, 4′ - trihydroxystilbene - 4′ - *O* - *β* - D - (6″ - galloyl) - glucopyranoside (6), 4 - (4 - hydroxyphenyl) - 2 - butanone - 4′ - *O* - *β* - D - (6″ - *O* - cinnamoyl) - glucopyranoside (7), 4 - (4 - hydroxyphenyl) - 2 - butanone - 4′ - *O* - *β* - D - (6″ - *O* - *p* - Referencecoumaroyl) - glucopyranoside (8) and *trans* - 3, 5, 4′ - trihydroxystilbene - 4′ - *O* - *β* - D - glucopyranoside (9), respectively.

【论文来源】

Li LI, Cun ZHANG, Yong-Qing XIAO*, Dong-Dong CHEN, Guo-Fang TIAN, Yun WANG. Two New Compounds from the Roots of Rheum palmatum [J]. Chinese Journal of Natural Medicines, 2011, 9 (6).

炒决明子化学成分的研究

决明子为豆科植物决明 *Cassia obtusifolia* L. 或小决明 *Cassia tora* L. 的干燥成熟种子。具有清肝明目，通便之效。用于目赤涩痛，羞明多泪，头痛眩晕，目暗不明，大便秘结。现代研究证明决明子具有降血压，调血脂，保肝及抑菌等活性，同时又可作为食品，是保健饮料的良好原料。决明子在我国资源丰富，不仅具有广泛的药用价值，而且还是一味较好的保健药品，对许多疾病均有较好的治疗作用。中医传统理论认为，决明子生品长于清肝热，润肠燥，用于目赤肿痛，大便秘结。决明子炒黄后，其寒泻之性减弱，并能提高煎出效果，有平肝养肾之功，可用于头痛、头晕、青盲内障。对于炒决明子的研究，国内主要进行了炮制工艺的对比，以不同指标测定比较不同炮制品的含量，以及简单的抗菌保肝药理试验研究。而相对于化学方面的研究很少，因此，深入研究其有效成分在炒制前后的变化情况，从深层次揭示决明子的炮制机理，对进一步开发利用决明子具有重要的意义。本研究通过溶剂提取、色谱分离首次从炒决明子中得到了 7 个化合物，均为首次从炒决明子中分离得到，其中化合物 7 为新化合物。

1 仪器与试药

X - 4 显微熔点测定仪，温度未校正；美国热电公司（Thermo）Nicolet 5700 型傅立叶变换红外光谱仪，傅立叶变换红外显微镜（FT - IR microscope）；LC - TOF 液质联用仪；MP - 400 型核磁共振波谱仪；柱色谱硅胶（100 ~ 200 目、200 ~ 300 目），青岛海洋化工厂；石油醚（60 ~ 90℃），醋酸乙酯，三氯甲烷，甲醇均为分析纯，北京化学试剂公司。决明子药材购于亳州市药材市场，产地为安徽。经中国中医科学院中药研究所胡世林教授鉴定为 *C. obtusifolia* 的干燥成熟种子；由安徽沪谯中药饮片厂炮制。

2 提取与分离

炒决明子 50kg，用 6 倍量 95% 乙醇渗漉提取，药渣再用 50% 乙醇渗漉提取，分别收集渗漉液，减压回收乙醇至浸膏状。95% 乙醇渗漉浸膏水混悬液用三氯甲烷萃取，三氯甲烷萃取物（1. 1kg）上硅胶（100 ~ 200 目）色谱柱，石油醚（60 ~ 90℃）- 醋酸乙酯系统（20∶1～10∶1～6∶1～3∶1）梯度洗脱，收集各部分洗脱液，每份1000mL，流分1～8经硅胶（200～300目）柱色谱进一步分离，得到化合物1，2；流分101～108析出黄色絮状物，过滤得到化合物3，母液放置，析出白色针晶，为化合物4；流分109～141经硅胶（200～300目）柱色谱进一步分离，得到化合物5。50%与95%乙醇渗漉浸膏水混悬液三氯甲烷萃取后的水层合并，经D101大孔树脂吸附，先用水冲洗至近无色，再用95%乙醇冲洗至近无色，减压回收乙醇，浓缩，得浸膏（1.9kg），上硅胶（100～200目）柱色谱，三氯甲烷－甲醇系统（10∶1～6∶1～3∶1）梯度洗脱，收集各部分洗脱液，每份1000mL。10∶1洗脱流分1～9经硅胶（200～300目）柱色谱进一步分离，得到化合6，流分23～38结晶经三氯甲烷－甲醇重结晶得到化合物7。

3 结构鉴定

3.1 化合物1

红色针状结晶（醋酸乙酯），Borntrager's反应阳性，mp 209～210℃。$^{1}H-NMR$（$CDCl_3$，400MHz）数据与文献对照一致，确定其为大黄酚。

3.2 化合物2

黄色针状结晶（醋酸乙酯），mp 197～198℃，Borntrager's反应阳性，醋酸镁薄层显橙红色。$^{1}H-NMR$（$CDCl_3$，400MHz）数据与文献对照一致，确定其为大黄素甲醚。

3.3 化合物3

黄色絮状结晶（醋酸乙酯），Borntrager's反应阳性。$^{1}H-NMR$（$CDCl_3$，400MHz）数据与文献对照基本一致，确定其为8－甲氧基大黄酚。

3.4 化合物4

白色针晶（石油醚－醋酸乙酯）；TLC与标准品β－sitosterol对照，其Rf一致。故确定其为β－sitosterol。

3.5 化合物5

橙黄色针状结晶（醋酸乙酯），mp 255～256℃，Borntrager's反应阳性。$^{1}H-NMR$（DMSO－d_6，400MHz）数据与文献对照基本一致，确定其为大黄素。

3.6 化合物6

黄色针晶（醋酸乙酯），Borntrager's反应阳性。1H－NMR（DMSO－d_6，400MHz）数据与文献对照基本一致，确定其为钝叶决明素。

3.7 化合物7

黄色絮状结晶（三氯甲烷－甲醇），mp 194～195℃.FT－IR cm^{-1}：3881，3244，2919，1739，1670，1638，1587。Borntrager's反应阳性。盐酸镁粉反应阳性，示为蒽醌类化合物。ESI－MS m/z 510.9538 $[M+Na]^+$。从$^{1}H-NMR$谱可见，有1个乙酰基上的甲基特征峰δ1.86（3H，s）；1个β糖端基氢δ4.99（1H，d，J=7.2Hz）。蒽醌环上有1个甲氧基δ3.87（3H，s），1个甲基δ2.38（3H，s），1个α位上的OH δ12.75（1H，brs）取代，δ7.34（1H，d，J=8.4Hz），7.65（1H，t，J=7.2Hz），7.74（1H，d，J=8.0Hz），7.86（1H，s）显示4个苯环上的氢信号，其中δ7.34，7.65，7.74为3连氢。综上分析，蒽醌环上还有1个可取代的位置，因此判断乙酰基只可能连在糖

上。而6′-H向低场位移至δ4.08（1H，dd）和4.16（1H，dd）可判断乙酰基与6′位的氧相连。

从^{13}C-NMR谱可见，有14个芳香碳信号（其中有2个羰基，2个氧取代基），1个葡萄糖信号。由糖上端基氢的偶合常数$J=7.2Hz$可确定为β-D-吡喃葡萄糖。参考文献，除了多1个乙酰基外，其^{1}H-NMR，^{13}C-NMR数据与钝叶素苷数据相近。从HMBC可见，6′-H（δ4.08，4.16）与$COCH_3$（δ170.1）有远程相关，进一步确证了乙酰基连在6′位上。化合物7与钝叶素的^{1}H-NMR，^{13}C-NMR数据及HMBC相关见表3-4，结构及HMBC相关见图3-3。综上所述，确定该化合物为钝叶素-2-O-β-D-（6′-O-乙酰基）吡喃葡萄糖苷。

表3-4　化合物7和钝叶素苷的NMR数据

NO.	7			钝叶素苷	
	HMBC（H→C）	δ_c	δ_H	δ_c	δ_H
1		153.2		153.6	
2		154.5		154.7	
3		141.5		142.2	
4	C_2，C_{10}，C_{9a}，CH_3	125.0	7.86（s）	125.4	7.89（s）
4a		129.8		130.3	
5	C_7，C_{10}	118.3	7.65（d，$J=7.2Hz$）	118.3	7.75（dd，$J=3.0$，7.6Hz）
6	C_8，C_{10a}	136.4	7.74（t，$J=8.0Hz$）	135.9	7.70（t，$J=7.6Hz$）
7	C_5，C_8，C_{8a}	124.1	7.34（d，$J=8.4Hz$）	123.9	7.38（dd，$J=3.0$，7.6Hz）
8		161.4		162.1	
8a		116.9		116.8	
9		187.9		188.3	
9a		124.5		124.6	
10		181.5		181.8	
10a		132.5		132.8	
1′	C_2	103.7	4.99（d，$J=7.2Hz$）	103.6	5.10（br d，$J=6.4Hz$）
2′		73.8	3.17-3.35（m）	74.2	2.80-5.25（m）
3′		76.1		76.9	
4′		69.9		70.1	
5′		73.9		76.6	
6′	$COCH_3$	63.0	4.08（1H，dd，$J=6.0$，11.6Hz）	61.1	
			4.16（1H，dd，$J=1.6$，11.6Hz）		
CH_3	C_2，C_3，C_4，C_{4a}	17.3	2.38（s）	16.7	2.45（s）
OCH_3	C_1	61.4	3.87（s）	61.0	3.90（s）
$COCH_3$		170.1			
	$COCH_3$	20.5	1.86（s）		

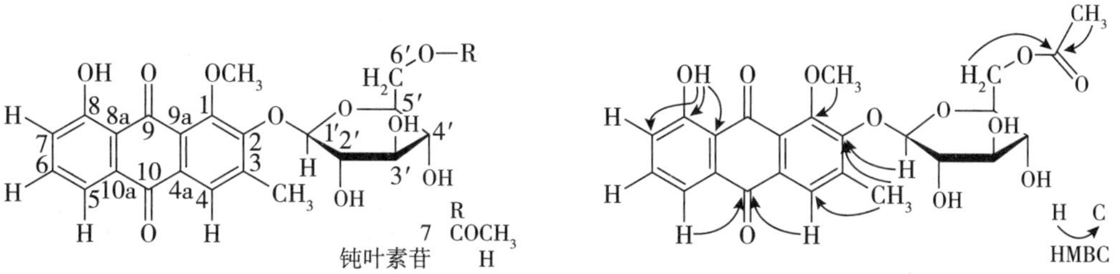

图 3-3 钝叶素苷化合物 7 和的结构式及 7 的 HMBC 相关

【论文来源】

李桂柳，肖永庆*，李丽，张村，逄镇．炒决明子化学成分的研究［J］．中国中药杂志，2009，34（01）：54-56.

Two new anthraquinone glycosides from the roots of *Rheum palmatum*

1 Introduction

Radix et Rhizoma Rhei（Dahuang in Chinese）, the dried rhizomes and roots of *Rheum palmatum* L., *R. tanguticum* Maxim. ex Balf., and *R. officinale* Baill. in Pharmacopoeia of the People's Republic of China, is one of the most important and frequently used herbal drugs in traditional Chinese medicine for purging fire, dispelling heat, detoxification, removing blood stasis, and so on. For their various pharmacological effects such as antibacterial, antitumor, improving renal disorders, and promoting blood circulation, a lot of bioactive components including anthraquinones, phenylbutanones, stilbenes, tannins, and chromones have been isolated and identified from this plant. As a continual investigation of the chemical constituents of R. palmatum, two new compounds named 1 - methyl - 8 - hydroxyl - 9, 10 - anthraquinone - 3 - O - β - D -（6′ - O - cinnamoyl）glucopyranoside（1）and rhein - 8 - O - β - D - [6′ - O -（3″ - methoxyl malonyl）] glucopyranoside（2）, along with the seven known anthraquinone glycosides: rhein - 8 - O - β - D - glucopyranoside（3）, physcion - 8 - O - β - D - glucopyranoside（4）, chrysophanol - 8 - O - β - D - glucopyranoside（5）, aleo-emodin - 8 - O - β - D - glucopyranoside（6）, emodin - 8 - O - β - D - glucopyranoside（7）, aleo-emodin - ω - O - β - D - glucopyranoside（8）, and emodin - 1 - O - β - D - glucopyranoside（9）were isolated. Among them, the isolation and structural elucidation of compounds 1 and 2 are briefly described in this paper.

2 Results and discussion

Compound 1 was obtained as a pale yellow powder (MeOH). It was positive to the Borntrager reaction, revealing that it was a hydroxyl anthraquinone compound. The UV spectrum gave the absorption maxima at 218, 269, and 411nm. Its molecular formula was established as $C_{31}H_{26}O_{12}$ by positive HR-ESI-MS at m/z 608.1760 $[M+NH_4]^+$ and negative ESI-MS at m/z 589 $[M—H]^-$ experiments.

The ^1H NMR spectrum of 1 showed the presence of one hydroxyl proton at δ_H12.65 (1H, s), a three-proton singlet at δ_H2.68 (3H, s), nine aromatic protons ascribed to one singlet aromatic proton at δ_H7.88 (1H, s), three *ortho*-coupled protons at δ_H7.36 (1H, d, $J=8.0Hz$), 7.73 (1H, t, $J=8.0Hz$), 7.58 (1H, m), and five correlated protons at δ_H7.58 (2H, m), 7.28 (2H, t, $J=7.6Hz$), and 7.35 (1H, m), two *trans* olefinic protons at δ_H 7.57 (1H, d, $J=16.0Hz$) and 6.70 (1H, d, $J=16.0Hz$), as well as one sugar moiety at δ_H3.18-5.41 including one anomeric proton signal at δ_H5.26 (1H, d, $J=4.8Hz$). Thesefunctional groups were also identified by ^{13}C NMR and HSQC spectra which revealed the presence of 31 carbon signals, including two typical carbonyl signals of anthraquinone (δ_C 189.5, 181.6), one methyl (δ_C19.7), one carboxyl carbon (δ_C167.4), a cinnamoyl moiety containing two olefinic carbons (δ_C144.5, 117.9), six aromatic carbons (δ_C134.0, 128.2, 128.8, 130.4, 128.8, 128.2), and one carbonyl carbon (δ_C166.2). Besides this, the other 12 aromatic carbons and one β-D-glucose moiety at δ_C 100.3, 73.1, 76.4, 70.0, 74.4, 63.9 were also observed. According to the above spectroscopic and chemical information, compound 1 was deduced to be an anthraquinone glucoside with a cinnamoyl group.

The ^1H and ^{13}C NMR signals of 1 were assigned by HSQC, HMBC, and NOESY experiments. From the HMBC spectrum, the signals at δ_H7.88, 7.58 simultaneously had correlations with the carbon at δ_C181.6 indicating that they were located at H-4 and H-5, respectively. So, the other two *ortho*-coupled protons at δ_H7.73, 7.36 were assigned to H-6 and H-7, respectively. The hydroxyl group at δ_H12.65 (1H, s) was attributed to C-8 due to its HMBC correlations with C-8 and C-7. Several other long-distance correlations also confirmed their linkage positions (Fig. 3-4).

In another aromatic ring, the key HMBC correlations from H-4 at δ_H7.88 and 1-CH_3 at δ_H2.68 to C-2 at δ_C125.4 confirmed that the methyl group was attached to C-1. Meanwhile, the NOESY correlation between H-4 and H-1′ at δ_H5.26 was observed, proving the linkage of sugar unit at C-3. In addition, the signals at δ_H4.54 (1H, brd, $J=11.2Hz$, H-6′), 4.13 (1H, dd, $J=11.2$, 8.8Hz, H-6′) showed cross-peaks with C-1″ at δ_C166.2, confirming that the cinnamoyl group was connected to C-6′. The HMBC correlations between H-3″ (δ_H7.57) and C-1″, H-2″ (δ_H6.70), H-3‴, 5‴ (δ_H7.58) and C-1‴ (δ_C 134.0), H-4‴ (δ_H7.35) and C-2‴, C-6‴ (δ_C128.2) further confirmed the cinnamoyl existence.

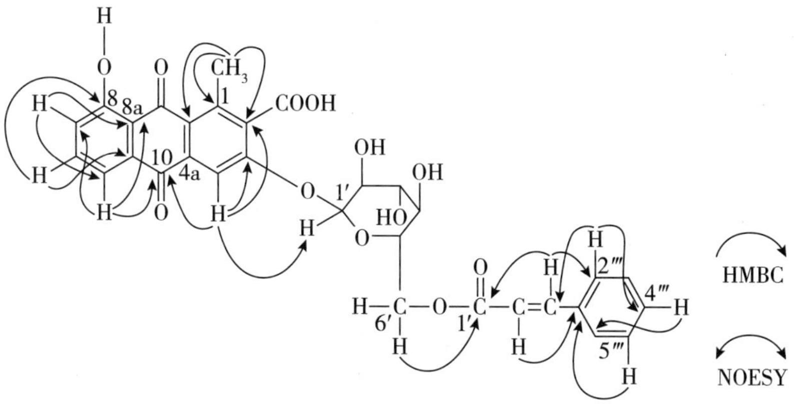

Fig. 3－4　Key HMBC and NOESY correlations of compound 1.

Apart from the above description, only one carboxyl carbon signal (δ_C167.4) remained and it was linked to C－2 by carefully analyzing the ^{1}H, ^{13}C NMR, HMQC, HMBC, ESI－MS spectra, and all the NMR signals were assigned as shown in Table 3－5.

Table 3－5　The NMR spectroscopic data of compounds 1－3 (400MHz, DMSO－d_6).

1			
No.	δ_H (J in Hz)	HMBC	δ_C
1			139.4
2			125.4
3			156.5
4	7.88 (1H, s)	C－2, C－3, C－10	111.1
5	7.58 (1H, m)	C－7, C－10, C－8a	118.5
6	7.73 (1H, t, J=8.0)	C－8, C－10a	136.3
7	7.36 (1H, d, J=8.0)	C－5, C－8a	124.5
8			161.4
9			189.5
10			181.6
4a			136.0
8a			116.9
9a			134.0
10a			132.4
1－CH_3	2.68 (3H, s)	C－2, C－9a	19.7
2－COOH			167.4
8－OH	12.65 (1H, s)	C－8	
1′	5.26 (1H, d, J=4.8)		100.3

续表

	1		
No.	δ_H (*J* in Hz)	HMBC	δ_C
2′			73.1
3′			76.4
4′			70.0
5′			74.4
6′	4.54 (1H, brd, *J* = 11.2), 4.13 (1H, dd, *J* = 11.2, 8.8)	C-1″	63.9
1″-CO-			166.2
2″-CH=	6.70 (1H, d, *J*=16.0)	C-1‴	117.9
3″-CH=	7.57 (1H, d, *J*=16.0)	C-2‴, 1″-CO-	144.5
1‴			134.0
2‴, 6‴	7.58 (2H, m)	C-3″, C-4‴	128.2
3‴, 5‴	7.28 (2H, t, *J*=7.60)	C-1‴	128.8
4‴	7.35 (1H, m)		130.4

Table 3-5 (continued)

	2			3	
No.	δ_H (*J* in Hz)	HMBC	δ_C	δ_H (*J* in Hz)	δ_C
1			161.1		161.1
2	7.75 (1H, d, *J*=2.0)	C-4, 3-COOH	123.9	7.75 (1H, brs)	123.9
3			137.3		137.3
4	8.11 (1H, d, *J*=2.0)	C-2, 3-COOH, C-9a, C-10	118.1	8.11 (1H, brs)	118.0
5	7.90 (1H, d, *J*=7.6)	C-7, C-10, C-8a	120.8	7.88 (1H, dd, *J* = 7.2, 2.8)	120.6
6	7.88 (1H, t, *J*=7.6)	C-8, C-10a	136.3	7.88 (1H, d, *J*=7.2)	136.3
7	7.68 (1H, dd, *J*=2.5, 7.6)	C-5, C-8a	122.4	7.72 (1H, dd, *J* = 7.2, 2.8)	122.5
8			158.0		158.3
9			187.4		187.4
10			181.6		181.6
4a			133.0		133.0
8a			120.8		120.7
9a			119.6		119.5
10a			134.8		134.7
1-OH	12.72 (1H, s)	C-1, C-2, C-9a		12.73 (1H, s)	

续表

	2			3	
No.	δ_H (J in Hz)	HMBC	δ_C	δ_H (J in Hz)	δ_C
3-COOH	13.76 (1H, s)		165.6	13.76 (1H, s)	165.5
1′	5.22 (1H, d, J=7.6)	C-8	100.1	5.18 (1H, d, J=7.6)	100.4
2′			73.2		73.3
3′			76.2		77.3
4′			69.5		69.5
5′			73.8		76.5
6′	4.40 (1H, brd, J = 10.0), 4.14 (1H, dd, J=10.0, 6.4)	C-1″	64.2		60.6
1″-CO-			166.4		
2″-CH_2-	3.51 (2H, d, J=4.0)	C-1″, C-3″	40.9		
3″-CO-			166.9		
3″-OCH_3	3.61 (3H, s)	C-3″	52.1		

On the basis of these data, the structure of 1 was unambiguously elucidated as 1-methyl-8-hydroxyl-9, 10-anthraquinone-3-*O*-*β*-D-(6′-*O*-cinnamoyl) glucopyranoside.

Compound 2 was isolated as a pale yellow powder (MeOH), which also gave the characteristic hydroxyl anthraquinone color reaction and turned red with 5% NaOH solution (Borntrager reaction). The UV spectrum exhibited the absorption maxima at 410, 260, and 230nm. Its molecular formula was deduced to be $C_{25}H_{22}O_{14}$ by positive HR-ESI-MS at m/z 1110.2325 $[2M+NH_4]^+$ and negative ESI-MS at m/z 545 $[M-H]^-$ and 1091 $[2M-H]^-$.

The ^1H NMR spectrum of 2 showed the presence of one carboxyl proton peak at δ_H13.76 (1H, s), one hydroxyl group at δ_H12.72 (1H, s), five aromatic protons ascribed to a pair of meta-coupled protons at δ_H8.11 (1H, d, J=2.0Hz), 7.75 (1H, d, J=2.0Hz), and three *ortho*-coupled protons at δ_H7.90 (1H, d, J=7.6Hz), 7.88 (1H, t, J=7.6Hz), 7.68 (1H, dd, J=7.6, 2.5Hz), one methoxyl at δ_H3.61 (3H, s), one methylene at δ_H 3.51 (2H, d, J=4.0Hz), and one sugar moiety at δ_H3.20-5.36 including one anomeric proton at δ_H5.22 (1H, d, J =7.6Hz). The ^{13}C NMR spectrum of 2 displayed the presence of 25 carbon signals, including two typical carbonyl signals of anthraquinone at δ_C 187.4, 181.6, and three other carbonyl carbons at δ_C166.9, 166.4, 165.6, one methylene (δ_C40.9), one methoxyl (δ_C52.1), and 12 aromatic carbons except for one monosaccharide unit. All the above data indicated that compound 2 was an anthraquinone glucoside.

A detailed comparison of ^1H and ^{13}C NMR spectral data of 2 with those of 3 implied that they had the similar signals except that 2 had four additional carbon signals at δ_C 166.4,

166.9, 52.1, and 40.9. They were assigned as methoxyl malonyl group ($ROOC-CH_2-COOCH_3$) according to the HMBC correlations between 3″-OCH_3, H-2″ and C-3″ at δ_C 166.9, H-2″and C-1″. The HMBC correlations from H-6′ to C-1″ confirmed that the methoxyl malonyl group was connected to C-6′ (Figure 2). All the NMR signals were assigned by carefully analyzing the ^1H, ^{13}C NMR, HMQC, and HMBC spectra as shown in Table 1. Therefore, the structure of 2 was determined as rhein-8-*O*-β-D-[6′-*O*-(3″-methoxyl malonyl)] glucopyranoside (Fig. 3-5).

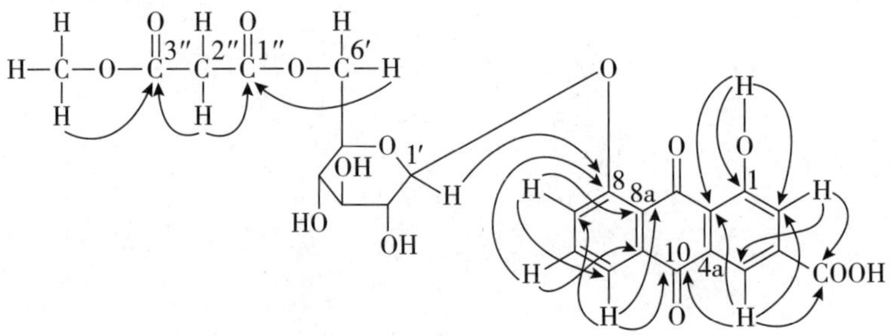

Fig. 3-5 Key HMBC correlations of compound 2.

The other seven known compounds (3-9) were identified as rhein-8-*O*-β-D-glucopyranoside (3), physcion-8-*O*-β-D-glucopyranoside (4), chrysophanol-8-*O*-β-D-glucopyranoside (5), aleo-emodin-8-*O*-β-D-glucopyranoside (6), emodin-8-*O*-β-D-glucopyranoside (7), aleo-emodin-ω-*O*-β-D-glucopyranoside (8), and emodin-1-*O*-β-D-glucopyranoside (9), respectively, by comparison of their physical and spectroscopic data with those reported in the literature.

3 Experimental

3.1 General experimental procedures

Melting points were determined on an X-4 apparatus and are uncorrected. Optical rotations were measured on a PE Model 343. The IR spectra were recorded on a Nicolet 5700 spectrophotometer with Centaurus FT-IR Microscope. The UV spectra were recorded on a Shimadzu UV-1650PC spectrophotometer. The ^1H and ^{13}C NMR, along with the 2D NMR spectra were obtained on a Mercury-400 spectrometer in DMSO-*d6* with TMS as internal standard. ESI-MS data were recorded on a Q-Trap LC/MS/MS with turbo ion spray source. HR-MS data were recorded on a Bruker APEX IV FT-MS (7.0T) spectrum. Separation and purification were performed by column chromatography on silica gel (100-200, 200-300 mesh, Qingdao Marine Chemical, Inc., Qingdao, China), Sephadex LH-20 (Fuji Silysia Chemical Ltd, Aichi, Japan), and polyamide (100-200 mesh, Taizhou Luqiao Sijia Biological and Chemical Plastics Factory, Taizhou, China). TLC was carried out with precoated silica gel 60 F254 plates (0.25mm, Merck, Darmstadt, Germany) and polyamides thin-layer chromatography membrane (Taizhou Luqiao Sijia Biological and Chemical Plastics Factory). Detection of spots was done by UV light (254 and 365nm).

3.2 Plant material

The roots of *R. palmatum* were collected from Yushu County, Qinghai Province, China, in November 2007, and were identified by Prof. Shilin Hu (Institute of Chinese Materia Medica, Chinese Academy of Chinese Medical Sciences, Beijing, China). The voucher specimens (No. DH-200711) have been deposited in our laboratory.

3.3 Extraction and isolation

The dried, powdered roots (10kg) of *R. palmatum* were percolated with 70% EtOH. The extract was concentrated under reduced pressure to yield 1480g of residue, which was chromatographed over a silica gel (100-200 mesh) column eluted with $CHCl_3$-MeOH (20∶1, 10∶1, 6∶1, 3∶1) to afford five fractions (A-E), respectively. Each fraction was combined on the basis of TLC.

The fraction A (110g) was subjected to silica gel column eluted with petroleumether-EtOAc (10∶1-3∶1) and 95% ethanol to yield six combined fractions (A1-A6). Fraction A2 (32g) was repeatedly separated through silica gel column chromatography ($CHCl_3$-MeOH (20∶1-1∶1)) and then purified by polyamide column with EtOH-H_2O (0∶1-1∶0) to give compound 1 (10mg). The fraction of 95% EtOH (A6, 35g) was repeatedly isolated on silica gel chromatographic columns, eluting with $CHCl_3$-MeOH (20∶1-1∶1) to afford compound 7 (50mg).

The fraction B (350g) was chromatographed over a silica gel column eluted with $CHCl_3$-MeOH (20∶1-3∶1) to afford fractions B1-B5. Fraction B3 (135g) was further subjected to silica gel columns eluted with $CHCl_3$-MeOH (10∶1-3∶1) and purified by Sephadex LH-20 to give 4 (200mg) and 5 (160mg). The separation of fraction B5 (95g) was carried out on the silica gel columns eluted with $CHCl_3$-MeOH (10∶1-3∶1) to give compound 9 (30mg).

The fraction C (240g) was subjected to silica gel column eluted with $CHCl_3$-MeOH (10∶1-1∶1) to yield five combined fractions (C1-C5). Fraction C2 (26g) was separated by silica gel column chromatography eluted with $CHCl_3$-MeOH (10∶1) to afford compounds 2 (8mg) and 8 (60mg). Fraction C3 (85g) was charged on the silica gel column eluted with $CHCl_3$-MeOH (10∶1-1∶1) and then purified by silica gel column with EtOAc-MeOH-H_2O (20∶3∶2) to give compound 3 (650mg) and compound 6 (360mg).

3.3.1 1-Methyl-8-hydroxyl-9, 10-anthraquinone-3-*O*-*β*-D-(6′-*O*-cinnamoyl) glucopyranoside (1)

Pale yellow powder, mp 282-284℃, $[\alpha]^{20}_D$ +2.5 (*c* = 0.084, MeOH), UV λ_{max} (MeOH) (nm): 218, 269, 411. IR ν_{max} (cm^{-1}): 3350, 2961, 1702, 1633, 1582, 1351, 1313, 1260, 1078, 801. ^1H and ^{13}C NMR spectral data are listed in Table 3-5. ESI-MS (negative): m/z 589 $[M-H]^-$. HR-ESI-MS (positive): *m/z* 608.1760 $[M+NH_4]^+$ (calcd for $C_{31}H_{30}NO_{12}$, 608.1763).

3.3.2 Rhein－8－*O*－*β*－D－[6′－*O*－(3″－methoxyl malonyl)] glucopyranoside (2)

Pale yellow powder, mp 247－249℃, $[a]^{2}0_{D}$ +12.5 (c =0.0112, MeOH), UV λ_{max} (MeOH) (nm): 230, 260, 410. IR ν_{max} (cm^{-1}): 3432, 3295, 1761, 1731, 1631, 1443, 1270, 1070, 1053, 750. ^{1}H and ^{13}C NMR spectral data are listed in Table 1. ESI－MS (negative): m/z 545 $[M-H]^{-}$, 1091 $[2M-H]^{-}$. HR－ESI－MS (positive): m/z 1110.2325 $[2M+NH_4]^{+}$ (calcd for $C_{50}H_{48}NO_{28}$, 1110.2357) (Figure 3－5).

Acknowledgement

This study was financially supported by the National Natural Science Foundation of China (No. 30730111).

【论文来源】

Cun Zhang, Li Li, Yong-Qing Xiao*, Guo-Fang Tian, Dong-Dong Chen, Yun Wang, Yu-Tian Li, Wen-Qian Huang. Two new anthraquinone glycosides from the roots of Rheum palmatum [J]. Journal of Asian Natural Products Research, 2010, 12 (12).

A new phenanthraquinone from the roots of *Peucedanum praeruptorum*

Peucedanum praeruptorum Dunn, with the Chinese name "Bai-hua Qian-hu", has been used in traditional Chinese medicine as a herbal remedy for cough-relieving and asthma from ancient days. A lot of coumarins have been isolated from the plant. A phenanthraquinone compound named 9, 10－dihydrophenanthrinic acid, 9, 10－dione－3, 4－methylenedioxy－8－methoxy (1) was isolated from the ethyl acetate extract of the roots of *P. praeruptorum* Dunn. In present paper, we report the isolation and structural elucidation of the new compound.

Compound1 was obtained as a light-yellow powder (EtOAc), mp 135－136℃. The UV spectrum exhibited the maximal absorptions at 300, 262, 245, and 205nm, indicating that 1 had a phenanthraquinone skeleton. And the IR spectra showed a band at 1660cm^{-1} (quinone carbonyl) and 1592, 1485cm^{-1} (aromatic ring). The SIMS spectrum gave the peak of molecular ion at m/z 327 (100, M＋H) as well as the ions at m/z 309 (M－OH), 280 (309－CO－H), 252 (280－CO), 224 (252－CO), 209 (224－CH_3), 182 (M－OH－CO－H－CO－CO－CH3－CO－H), which suggest 1 was a phenanthraquinone. Its molecular formula was determined to be $C_{17}H_{10}O_7$ on the basis of HR－SIMS of [M＋H] at m/z 327.0498 (Calcd. 327.0505).

The ^{1}H NMR spectrum of 1 showed a carboxyl proton peak at δ13.12 (s, 1H), four aromatic protons ascribed to an isolated proton at 7.15 (s, 1H) and three ortho-coupled correlated protons at δ 8.10 (d, 1H, J =8.5Hz), 7.79 (t, 1H, J =8.5Hz), 7.28 (d, 1H, J =8.5Hz), a methylenedioxyl group at 6.39 (s, 2H), and an aromatic methoxy at δ 3.92

(s, 3H). These functional groups were also identified by ^{13}C NMR and HMQC spectrum which revealed the presence of three carboxyl carbons (δ 180.2, δ179.8, 169.1), one methylenedioxyl group (δ103.2), one methoxy (δ 56.1), and the other 12 aromatic carbons.

In the HMBC spectrum, no any proton correlated with the two carboxyl carbon signals at δ 180.2 and δ 179.8, indicating that they were assigned to C-9, C-10. Signal at d 7.15 (s, 1H) had the obvious correlations with δ_c 169.1 (-COOH) and δ_c 145.2, δ_c 153.6, meanwhile signal at δ 6.39 (s, 2H, $-OCH_2O$) also showed the long-rang correlations with δ_c 145.2, δ_c 153.6, suggesting that they were located at one aromatic ring. ROESY correlation between δ 7.15 (s, 1H) and 6.39 (s, 2H) was observed. So the signal at δ_c 169.1 was assigned to C-1, signal at δ 7.15 (s, 1H) could be attached to H-2 and the methylenedioxyl group was only connected to C-3 and C-4 (Fig. 3-6).

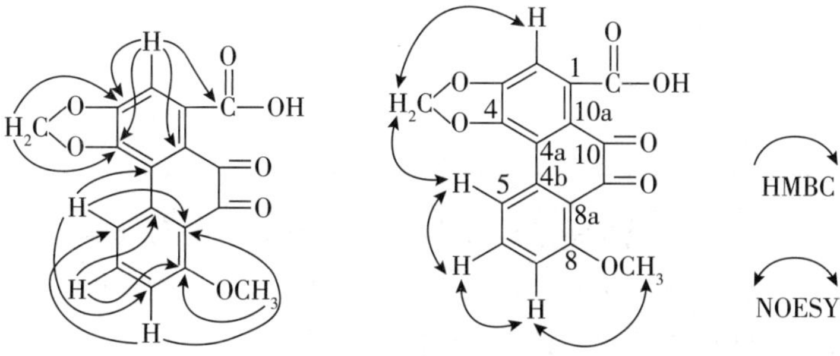

Fig. 3-6 The key HMBC and NOESY correlation of compound 1.

Apart from this, signals at δ3.92 (s, 3H) and δ7.79 (t, 1H, J = 8.5Hz) had correlation with δ_C 161.5 from the HMBC spectrum, implying that the methoxy group and three ortho-coupled protons were in the other benzyl ring. The ROESY spectrum revealed the correlations between δ 6.39 and δ 8.10, δ 8.10 and δ 7.79, δ 7.79 and δ 7.28, δ 7.28 and δ 3.92, which confirmed δ 8.10, δ 7.79 and δ 7.28 were attached to H-5, H-6, H-7, and the methoxy group must be located at C-8. The NMR data of 1 were listed in Table 3-6.

Table 3-6 The NMR (500MHz) spectral data of compound 1 (DMSO-d6, δ, J_{Hz}).

Position	HMBC (H→C)	δ_H (Hz)	δ_C
1			135.2
2		7.15 (s, 1H)	107.9
3	2-H, $-OCH_2O-$		145.2
4	2-H, $-OCH_2O-$		153.6
5	7-H	8.10 (d, 1H, 8.5)	120.0
6		7.79 (t, 1H, 8.5)	137.0

续表

Position	HMBC (H→C)	δ_H (Hz)	δ_C
7	5-H	7.28 (d, 1H, 8.5)	113.8
8	6-H, 8-OCH_3		161.5
9			180.2
10			179.8
4a	5-H		117.9
4b	6-H		134.6
8a	5-H, 7-H		118.6
10a	2-H		121.5
-OCH_3		3.92 (s, 3H)	56.1
-COOH	2-H	13.12 (s, 1H)	169.1
-OCH_2O-		6.39 (s, 2H)	103.2

From the above evidences, the structure of compound1 was established as 9, 10 - dihydrophenanthrinic acid, 9, 10 - dione - 3, 4 - methylenedioxy - 8 - methoxy. This structure was further supported by analysis of the HR mass spectrometry.

【论文来源】

Cun Zhang, Li Li, Yong Qing Xiao*, Wen Li, Xiao Jie Yin, Guo Fang Tian, Dong Dong Chen, Yun Wang. A new phenanthraquinone from the roots of Peucedanum praeruptorum [J]. Chinese Chemical Letters, 2010, 21 (7).

炒决明子的苷类成分研究

决明子为豆科植物决明 *Cassia obtusifolia* L. 或小决明 *C. tora* L. 的干燥成熟种子，为临床常用中药。始载于《神农本草经》，列上中品，称之“能治诸眼疾，久服益精光，轻身”。《群方谱》亦载：“决明子可做茶食，治目中诸疾，助肝益精。”其味甘、苦、咸，性微寒，归肝、大肠经。具有清热明目、润肠通便的功效。中医临床常以决明子不同炮制品组方入药，其中以炒制在文献中记载最多，且沿用至今。关于决明子的炮制目的，无论是从最早有关炮制的记载“打碎”还是后来的炒制，其主要目的是煎出药力。现代研究认为炒制有利于有效物质的煎出，易于捣碎及防止种子萌发，另外还可缓和药性（减弱泻下作用）等。决明子炒制后其药性的改变必然与其化学成分的变化密切相关。本研究在炒决明子化学成分研究的基础上，对其苷类成分进行了进一步研究，从中分离鉴定了 3 个化合物，其中化合物 1，2 为首次从炒决明子中分离鉴定，化合物 1 为新化合物。

1　仪器与分离

X－4 显微熔点测定仪，温度未校正；美国热电公司（Thermo）Nicolet 5700 型傅立叶变换红外光谱仪，傅立叶变换红外显微镜（FT－IR microscope）；LC－TOF 液质联用仪；MP－400 型核磁共振波谱仪；柱色谱硅胶（100～200，200～300 目），青岛海洋化工厂；大孔树脂 D101（精品级），天津市海光化工有限公司；石油醚（60～90℃）、乙酸乙酯、三氯甲烷、甲醇均为分析纯，北京化学试剂公司。

决明子药材购于亳州市药材市场，产地为安徽。经中国中医科学院中药研究所胡世林教授鉴定为 *C. obtusifolia* 的干燥成熟种子；由安徽沪谯中药饮片厂依法炮制。

2　提取与分离

炒决明子 50kg，用 6 倍量 95% 乙醇渗漉提取，药渣再用 50% 乙醇渗漉提取，分别收集渗漉液，减压回收乙醇至无醇味，以水混悬液并用三氯甲烷萃取，合并水层，上 D101 大孔树脂柱，分别以水和 50% 乙醇洗脱，50% 乙醇洗脱部分减压回收乙醇，得浸膏（0.9kg），行硅胶（100～200目）柱色谱，以三氯甲烷－甲醇系统梯度洗脱，收集各部分洗脱液，每份 1000mL。先后得到化合物 1（20mg），2（13mg），3（10mg）。

3　结构鉴定

3.1　化合物 1

浅黄色粉末（三氯甲烷－甲醇），mp 197～198℃。UV（MeOH）nm：225，254，278，327，403。FT－IR（KBr）cm^{-1}：3409，3231，1733，1709，1625，1582，1453。HR－ESI－MS m/z 485.0946 $[M+Na]^+$，Cal. 485.1060（$C_{22}H_{22}O_{11}$）。除 1 个乙酰基上的甲基特征峰 δ2.01（3H，s）外，从 ^1H-NMR 谱可见 1 个苯环上的甲基峰 δ2.36（3H，s）；1 个 β－糖端基氢 δ5.00（1H，d，$J=7.6Hz$）；4 个芳氢信号，其中 δ6.62（1H，d，$J=2.4Hz$），6.71（1H，d，$J=2.4Hz$）为 1 对间位芳香氢；2 个－OH 信号 δ10.31（brs），14.89（brs）。以上 ^1H-NMR 数据表明，除了多 1 个乙酰基外，该化合物的 ^1H-NMR 数据与 cassiaside 相近。

从 HMBC 谱可见，δ10.31，6.71，6.62 均与 δ159.6 远程相关，推测一对间位芳香氢连在 C－6，8 或 C－7，9 上，而糖基连在 C－9 或 C－6 上。HMQC 谱上 δ6.71 与 δ102.5 相关，且 HMBC 谱上 δ7.05（10－H）与 δ102.5 有远程相关，因此可推测 H（δ6.71）连在 C－9 上，进一步可推出糖基连在 C－6 上，δ6.62（7－H），5.00（1′－H）与 δ157.9 相关也证实了这一连接。另外 δ4.30，4.11（6－H）与 δ170.3（$COCH_3$）远程相关，表明乙酰基连在 C－6′上，C－6′和 6′－H 分别向低场位移至 δ63.3，δ4.30，4.11 进一步确证了该连接。

综上所述，确定该化合物为去甲基红镰霉素－6－*O*－β－D－(6′－O－乙酰基）吡喃葡萄糖苷。其化学结构及主要的 HMBC 相关见图 3－7，NMR 数据见表 3－7。

表 3-7　化合物 1，cassiaside 的 NMR 数据及化合物 1 的 HMBC 相关

No.	化合物 1			cassiaside	
	HMBC（H→C）	δ_C	δ_H	δ_C	δ_H
2	2-CH_3，3-H	168.6		168.6	
3	CH_3	106.5	6.15（s）	106.5	6.14（s）
4	10-H	183.7		183.7	
5	2-OH	162.1		162.1	
6	1′，7-H	157.9		158.3	
7	8-OH，9-H	101.6	6.62（d，J=2.4）	101.3	6.68（d，J=2.0）
8	7，9-H，8-OH	159.6		159.7	
9	7，10-H	102.5	6.71（d，J=2.4）	102.5	6.72（d，J=2.0）
10		99.9	7.05（s）	100.0	7.04（s）
11	9-H	140.4		140.5	
12	7，9，10-H，5-OH	106.8		106.9	
13	3-H，5-OH	103.0		103.0	
14	10-H	152.3		152.3	
1′		100.8	5.00（d，J=7.6）	101.2	5.07（d，J=7.8）
2′		76.2	3.34（m）	73.5	3.22~3.79（m）
3′		73.4	3.43（m）	76.4	
4′		69.8	3.23（m）	69.6	
5′		73.8	3.63（m）	77.3	
6′		63.3	4.11（dd，J=2.8，12.0） 4.30（dd，J=0.8，12.0）	60.7	
CH_3	4-H	20.1	2.36（s）	20.2	2.36（s）
$COCH_3$	6′-H，$CO\underline{CH_3}$	170.3			
		20.6	2.01（s）		

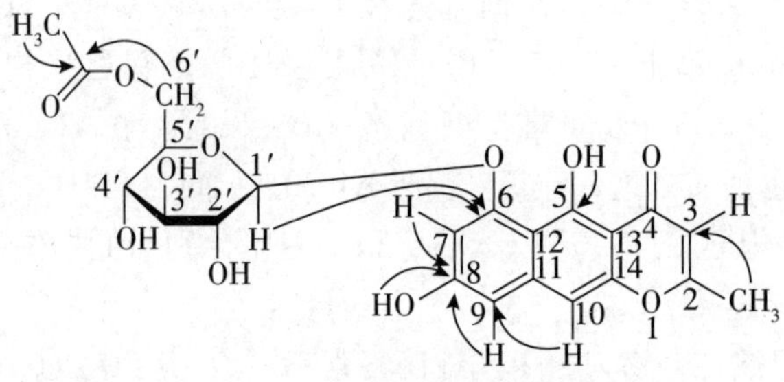

图 3-7　化合物 1 的结构及主要的 HMBC 相关

3.2 化合物2

浅黄色粉末（三氯甲烷-甲醇），mp 292~293℃。FT-IR cm^{-1}：3431（OH），1669，1618（C=O），1575，1451（苯环）。Borntrager's 反应阳性。^1H-NMR（DMSO-d_6，400MHz）δ：2.38（3H，s，CH_3），3.84（3H，s，OCH_3），5.07（1H，d，J=7.2Hz，1′-H），7.23（1H，s，5-H），7.53（1H，s，4-H），12.20（2H，s，OH×2），11.19（1H，s，OH）。$^{13}C-NMR$（DMSO-d_6，100MHz）δ：153.9（C-1），148.0（C-2），140.9（C-3），121.6（C-4），127.8（C-4a），109.2（C-5），157.6（C-6），139.5（C-7），156.7（C-8），110.2（C-8a），190.4（C-9），115.2（C-9a），180.3（C-10），129.1（C-10a），102.8（C-1′），74.2（C-2′），76.4（C-3′），69.8（C-4′），77.3（C-5′），60.8（C-6′），17.6（CH_3），60.1（OCH_3）。以上数据与文献报道的一致，确定为1-去甲基橙钝叶决明素-2-O-β-D-吡喃葡萄糖苷一致。

3.3 化合物3

黄色针晶（乙酸乙酯），Borntrager's 反应阳性。^1H-NMR（DMSO-d_6，400MHz）δ：13.01（1H，s，1-OH），10.29（1H，s，7-OH），7.77（1H，s，5-H），7.28（1H，s，4-H），3.97（3H，s，3-OCH_3），3.82（3H，s，8-OCH_3），3.80（3H，s，2-OCH_3），2.28（3H，s，6-CH_3）。数据与文献对照基本一致，确定为钝叶决明素。

【论文来源】

李丽，张村，肖永庆*，李文，殷小杰，陈东东，田国芳，王云．炒决明子的苷类成分研究．中国中药杂志，2010，35（12）：1566-1568.

白花前胡化学成分研究Ⅲ

河南产前胡为前胡属植物白花前胡 *Peucedanum Praeruptorum* Dunn，分布于河南西部伏牛山脉。文献从其根中分得15个化合物，在进行“中药炮制技术和相关设备研究—前胡蜜炙”课题研究中，该研究组继续对河南产白花前胡的水溶性部位进行了化学成分研究。通过硅胶及反相硅胶柱色谱分离，从其40%乙醇和60%乙醇洗脱部位分离鉴定了7个化合物，其中化合物1~5为首次从白花前胡中分离鉴定，化合物1，2为首次从伞形科植物中分离得到。

1 仪器与试药

XT4-100_X显微熔点仪（温度计未校正）；HitachiM-80 和 HitachiM-4100H 质谱仪；^1H，$^{13}C-NMR$ 用 Varian UNITY INOVA 500 和 Bruker AM-300 核磁共振仪测定（TMS 内标）；色谱用硅胶 G（100~200 目、200~300 目），薄层硅胶 GF254 均为青岛海洋化工厂生产，D101 大孔树脂为天津南开大学化工厂生产；ODS 为日本 YMC 公司出品；其

他试剂均为分析纯。

药材采自河南洛阳栾川县，经中国中医科学院中药研究所谢宗万研究员鉴定为白花前胡 *P. praeruptorum* 的根。

2 提取分离

白花前胡根粗粉10kg，以95%乙醇渗漉提取，浓缩至浸膏，以水溶解，上D101大孔树脂柱，分别以水，40%，60%，95%乙醇及丙酮洗脱，弃去水液收集40%乙醇和60%乙醇洗脱部分，浓缩至浸膏后反复进行硅胶柱色谱和ODS柱色谱，先后得到化合1（13mg），2（16mg），3（11mg），4（32mg），5（12mg），6（610mg），7（11mg）。

3 结构鉴定

3.1 化合物1

白色片晶（三氯甲烷-甲醇），mp 76～77℃。^{1}H-NMR（DMSO-d_6，500MHz）δ：2.27（2H，ddd，J=2.0，7.0Hz，2-CH_2），1.51（2H，m，3-CH_2），1.24（24H，brs，4-15-CH_2），0.85（3H，t，J=7.0Hz，16-CH_3），4.89（1H，d，J=3.5Hz，H-1′）。^{13}C-NMR（DMSO-d_6，500MHz）δ：172.7（C-1），33.3（C-2），24.3（C-3），28.3-28.8（C-4-13），31.1（C-14），21.9（C-15），13.8（C-16），92.1（Glu-C-1′），70.4（Glu-C-2′），72.7（Glu-C-3′），69.0（Glu-C-4′），72.1（Glu-C-5′），63.7（Glu-C-6′）。以上数据与文献报道α-*D*-glucopyranose-1-hexadecanoate基本一致。

3.2 化合物2

白色粒晶（三氯甲烷-甲醇），mp 1102～102℃。^{1}H-NMR（DMSO-d_6，500MHz）δ：2.29（2H，t，J=7.5Hz，2-CH_2），1.52（2H，m，3-CH_2），1.24（24H，brs，4-15-CH_2），0.85（3H，t，16-CH_3），3.94，4.27（each ^{1}H，m，1′-CH_2），3.67（1H，m，2′-CH），3.55（1H，m，3′-CH），3.55（1H，m，4′-CH-），3.46（1H，m，5′-CH），3.39，3.62（each 1H，m，6′-CH_2），4.75，4.27，4.14，4.42（each1H，d，2′，3′，4′，5-OH），4.34（1H，t，6′-OH）。^{13}C-NMR（DMSO-d_6，500MHz）δ：172.8（C-1），33.3（C-2），24.2（C-3），28.2-28.7（C-4-13），31.0（C-14），21.8（C-15），13.6（C-16）；66.6（C-1′），68.0（C-2′），69.2（C-3′），69.0（C-4′），70.9（C-5′），63.5（C-6′）。以上数据与文献报道的*D*-mannitolmonohexadecanoate基本一致。

3.3 化合物3、化合物4

与文献对照分别鉴定为腺苷，丁酸。

3.4 化合物5

白色粉末（三氯甲烷-甲醇），mp 204～205℃。^{1}H-NMR（DMSO-d_6，500MHz）δ：6.41（1H，d，J=9.6Hz，H-3），7.96（1H，d，J=9.6Hz，H-4），7.31（1H，s，H-5），3.91（3H，s，6-OCH_3），3.82（3H，s，8-OCH_3），4.96（1H，d，J=5.0Hz，H-1′），5.28（1H，d，-OH），5.16（1H，d，-OH），5.0（1H，d，-OH），4.4

（1H，t，6′－OH），3.07～3.62（6H，m，糖上的H）。[13]C－NMR（DMSO－d_6，500MHz）δ：159.6（C－2），114.6（C－3），144.3（C－4），105.4（C－5），149.3（C－6），141.5（C－7），140.1（C－8），142.3（C－9），114.4（C－10），56.5（6－OCH_3），61.1（8－OCH_3）。Glu：102.0（C－1′），74.0（C－2′），76.4（C－3′），69.7（C－4′），77.4（C－5′），60.7（C－6′）。以上数据与文献报道的eleutheroside B_1 基本一致。

3.5　化合物6

白色粉末（三氯甲烷－甲醇），mp 172～173℃。EI－MS m/z 456［M］$^+$。[1]H－NMR（DMSO－d_6，500MHz）δ：6.33（1H，d，J＝9.6Hz，H－3），8.00（1H，d，J＝9.6Hz，H－4），7.66（1H，d，J＝9.4Hz，H－5），7.03（1H，dd，J＝9.4，2.3Hz，H－6），7.04（1H，d，J＝2.3Hz，H－8），5.02（1H，d，J＝7.32Hz，H－1′），5.42（2′－OH），5.19（3′－OH），5.18（4′－OH），4.81（1H，d，J＝2.97Hz，H－1″），5.00（2″－OH），4.48（3″－OH），4.73（4″－OH），3.11～3.91（11H，糖上的H）。[13]C－NMR（DMSO－$d_6$500，MHz）δ：160.1（C－2），113.1（C－3），144.1（C－4），129.4（C－5），113.2（C－6），160.0（C－7），103.2（C－8），154.9（C－9），113.3（C－10）；99.8（C－1′），72.9（C－2′），76.3（C－3′），69.7（C－4′），75.4（C－5′），67.5（C－6′）；109.2（C－1″），75.8（C－2″），78.6（C－3″），63.1（C－4″），73.2（C－5″）。以上数据与文献报道的apiosylskimmin基本一致。

3.6　化合物7

无色结晶（三氯甲烷－甲醇），mp 162～163℃。EI－MS m/z 183［M＋H］$^+$，147。NMR数据与文献报道的甘露醇（mannitol）基本一致。

【论文来源】

张村，肖永庆*，谷口雅彦，马场きみ江．白花前胡化学成分研究Ⅲ［J］．中国中药杂志，2009，34（08）：1005－1006.

A new trimeric furanocoumarin from *Heracleum rapula*

Heracleum rapula, with the Chinese name "Baiyunhuagen", has been used as cough-relieving, analgesic, dispelling rheumatism, and chronic tracheitis in local areas of Yunnan province, China. A lot of linear-type furanocoumarin have been isolated and identified from this plant. The pharmacological experiments showed the ethanolic extract possessed easing-pain, anti-inflammation and antibacterial effect. In the course of investigation of the plant, we isolated a new tricoumarin, the condensed furanocoumarin named rapultririn A (1). This paper reports the isolation and structural elucidation of the new compound.

Compound1 was isolated as colorless amorphous powder from the ethyl acetate extract of the dried underground part of *H. rapula* by repeated chromatographic separations. Its molecular formula was deduced to be $C_{48}H_{42}O_{15}$ on the basis of HRFAB－MS of［M＋Na］$^+$ at m/z

881.8421 (Calcd 881.8423). The UV spectrum exhibited the maximal absorptions at 300, 262, 245, and 205nm, and the IR absorption indicated the presence of hydroxyl ($3440cm^{-1}$) and a coumarin ring (1710, 1624, and $1587cm^{-1}$)。

The ^1H NMR spectrum of 1 exhibited the presence of three linear-type franocoumarin fragments with signal at δ 6.25 (d, 1H, J=9.6Hz, H-3), 7.61 (d, 1H, J=9.6Hz, H-4), 7.58 (d, 1H, J=2.4Hz, H-9), 6.68 (d, 1H, J=2.4Hz, H-10), 6.22 (d, 1H, J = 9.6Hz, H-3′), 7.56 (d, 1H, J = 9.6Hz, H-4′), 7.58 (d, 1H, J = 2.4Hz, H-9′), 6.65 (d, 1H, J = 2.4Hz, H-10′) and 6.20 (d, 1H, J = 9.6Hz, H-3″), 7.50 (d, 1H, J=9.6Hz, H-4″), 7.55 (d, 1H, J=2.4Hz, H-9″), 6.61 (d, 1H, J=2.4Hz, H-10″). Proton signal at δ7.15 (s, 1H) was assigned to H-5 from the NOESY between H-5 and H-4, H-5 and H-10 (Fig. 1). The other two signals were located at 7.14 (s, 1H), 7.04 (s, 1H) in the same measure. These functional groups were also identified by ^{13}C NMR spectra. All the above evidences indicated 1 was trimeric C-8-substituted linear-type furanocoumarin.

From the upfield of ^1H NMR spectrum, three isopentyl units were observed. Signals at 5.11, 4.93 (s, each1H, 14 = CH_2), 1.79 (s, 3H, 15-CH_3), 4.26 (dd, 1H, J=7.6, 10.4Hz, H-11), 4.41 (dd, 1H, J=4.0, 10.4Hz, H-11), 4.55 (dd, 1H, J=7.6, 4.0Hz, H-12), were corresponded to 3-methylbuten-3-1, 2-dioxyl group which was further confirmed by the ^{13}C NMR signals at δ 75.3 (C-11), 75.2 (C-12), 144.7 (C-13), 113.4 (C-14), 18.6 (C-15) and their $^1H-^1H$ COSY, HSQC and HMBC correlations. In the same way, the other two isopentyl chains were assigned to 3-methylbutane-1, 2, 3-trioxyl group at δ4.82 (dd, 1H, J = 5.6, 10.0Hz, H-11′), 4.31 (dd, 1H, J = 2.8, 10.0Hz, H-11′), 3.92 (dd, 1H, J=2.8, 5.6Hz, H-12′), 1.24, 1.35 (s, each 3H, 2×CH_3, H-14′, H-15′), and 2-hydroxy-3-methylbutane-1, 3-dioxyl group at δ 4.90 (dd, 1H, J = 8.4, 10.4Hz, H-11″), 4.48 (dd, 1H, J=3.2, 10.4Hz, H-11″), 4.21 (dd, 1H, J=3.2, 8.4Hz, H-12″), 1.38, 1.44 (s, each 3H, 2×CH_3, H-14″, H-15″). Their linkage to each furanocoumarin moiety were determined by the HMBC correlations of δ132.0 (C-8) with H-11, δc131.8 (C-8′) with H-11′, and δc131.7 (C-8″) with H-11′. Above data also confirmed that the three groups were connected to C-8, C-8′, C-8″, respectively. The NMR data of 1 were listed in Table 3-8.

Table 3-8 The NMR (400MHz) spectral data of compounds 1 ($CDCl_3$, δ, ppm, J, Hz)

No.	$δ_H$	$δ_C$	No.	$δ_H$	$δ_C$	No.	$δ_H$	$δ_C$
2		160.2	2′		160.2	2″		160.1
3	6.25 (d, 1H, 9.6)	114.7	3′	6.22 (d, 1H, 9.6)	114.5	3″	6.20 (d, 1H, 9.6)	114.3
4	7.61 (d, 1H, 9.6)	144.0	4′	7.56 (d, 1H, 9.6)	143.9	4″	7.50 (d, 1H, 9.6)	143.9
4a		116.3	4′a		116.2	4″a		116.2
5	7.15 (s, 1H)	112.7	5′	7.14 (s, 1H)	112.5	5″	7.04 (s, 1H)	111.9

续表

No.	δ_H	δ_c	No.	δ_H	δ_c	No.	δ_H	δ_c
6		126.0	6′		125.8	6″		125.7
7		148.2	7′		147.5	7″		147.0
8		132.0	8′		131.8	8″		131.7
8a		143.4	8′a		142.8	8″a		142.4
9	7.58 (d, 1H, 2.4)	146.6	9′	7.58 (d, 1H, 2.4)	146.5	9″	7.55 (d, 1H, 2.4)	146.5
10	6.68 (d, 1H, 2.4)	106.5	10′	6.65 (d, 1H, 2.4)	106.4	10″	6.61 (d, 1H, 2.4)	106.4
11	4.26 (dd, 1H, 7.6, 10.4)	75.3	11′	4.82 (dd, 1H, 5.6, 10.0)	75.3	11″	4.90 (dd, 1H, 8.4, 10.4)	75.2
	4.41 (dd, 1H, 4.0, 10.4)			4.31 (dd, 1H, 2.8, 10.0)			4.48 (dd, 1H, 3.2, 10.4)	
12	4.55 (dd, 1H, 4.0, 7.6)	75.2	12′	3.92 (dd, 1H, 2.8, 5.6)	77.2	12″	4.21 (dd, 1H, 3.2, 8.4)	75.6
13		144.7	13′		78.8	13″		78.4
14	5.11 (s, 1H)	113.4	14′	1.24 (s, 3H)	22.6	14″	1.38 (s, 3H)	23.2
	4.93 (s, 1H)							
15	1.79 (s, 3H)	18.6	15′	1.35 (s, 3H)	22.2	15″	1.44 (s, 3H)	22.8

The linkage positions among the three groups were deduced from the HMBC correlations which showed crosspeaks between δ4.55 (H-12) and δ78.8 (C-13′), δ3.92 (H-12′) and δc78.4 (C-13″), indicating their linkages as $C_{12}-O-C_{13'}$ and $C_{12}-O-C_{13''}$ (Fig. 3-8).

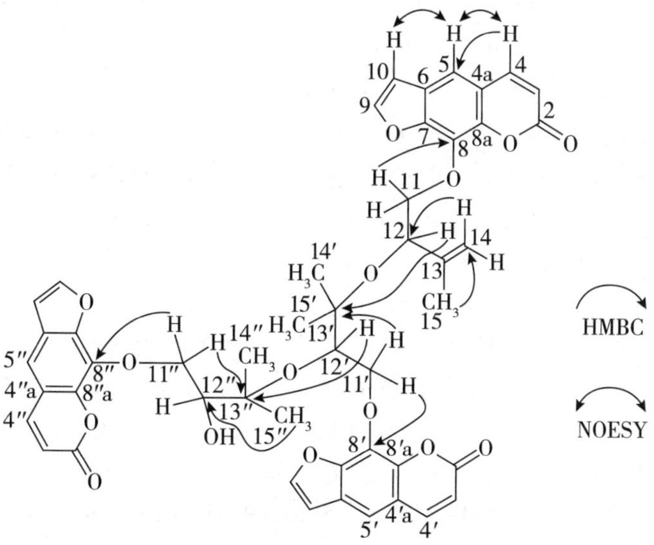

Fig. 3-8 The key HMBC and NOESY correlation of compound 1.

From the above evidences, the structure of compound 1 was established as shown named rapultririn A. This structure was further supported by analysis of the HR mass spectrometry.

【论文来源】

Cun Zhang, Yuan Yan Liu, Yong Qing Xiao*, Li Li. A new trimeric furanocoumarin from Heracleum rapula [J]. Chinese Chemical Letters, 2009, 20 (9).

Two new glycosides from the seeds of *Cassia obtusifolia*

The seeds of *Cassia obtusifolia*, with the Chinese name of 'juemingzi', has been used in Chinese traditional medicine for thousands of years. It is a reputed laxative and tonic Chinese medicine. The herb is traditionally used to improve visual acuity and to remove 'heat' from the liver, and currently also used to treat hypercholesterolemia and hypertension. Its medicinal value as antiseptic, diuretic, purgative, antioxidant and anti-mutagen had been reported. In order to find more active constituents, phytochemical studies on the seeds of *Cassia obtusifolia* were carried out and two new glycosides 1 and 2 were isolated. In this paper, we report the structural elucidation of these two new compounds.

Compound 1 was isolated as yellow powder, mp 197 – 198℃. It exhibited maximal absorptions at 225, 254, 278, 327 and 403nm in the ultraviolet (UV) spectrum, suggesting that this compound has a γ – naphthopyrone chromophore. The molecular formula was established as $C_{22}H_{22}O_{11}$ (twelve degrees of unsaturation) on the basis of the HRESI – MS (m/z = 485. 0946 $[M+Na]^+$, calcd, 485. 1060). The IR spectrum showed the absorption bands for hydroxyl group (s) (3409 and 3231cm^{-1}), ester group (1733cm^{-1}), α, β – unsaturated – γ – ketone (1625, 1643 and 1709cm^{-1}) and phenylring (s) (1582 and 1453cm^{-1}). Besides the signals of one monosaccharide units δ_H5. 00 (d, 1H, J = 7. 6Hz), 3. 20 – 4. 32 (m, 9H) and one acetyl group at δ_H2. 01 (s, 3H), the ^1H NMR spectrum showed signals of one chelated hydroxyl group at δ_H14. 89 (brs, 1H), one hydroxyl group which was attached to olefinic carbon at δ_H 10. 31 (brs, 1H), a pair of meta-coupled protons at δ_H 6. 71 (d, 1H, J = 2. 4Hz), 6. 62 (d, 1H, J = 2. 4Hz), two olefinic protons at δ_H7. 05 (s, 1H), 6. 15 (s, 1H), one methyl group at δ_H2. 36 (s, 1H), suggesting that 1 has a structure similar to cassiaside (1a). However, the structrue of 1 has the acetyl group more than that of 1a. In the HMBC spectrum, the correlations betweenδ_H 10. 31, 6. 71 (H – 9), 6. 62 (H – 7) and δc159. 6 validated the hydroxyl group at δ_H 10. 31was attached to C – 8, and the saccharide group was deduced to be attached to C – 6, which was further validated by the correlations between δ_H6. 62 (H – 7), 5. 00 (H – 1′) and δc157. 9, Besides, the correlations between δ_H 4. 30, 4. 11 (H – 6′) and δc170. 0 ($COCH_3$) indicated that the Acetyl group was attached to C – 6′, and the downfield shifts at δc63. 3, δ_H4. 30, 4. 11 validated this conjunctive position. Therefore, the structure of Compound 1 was established to be nor-rubrofusarin – 6 – *O* –

β-D-(6′-*O*-acetyl) glucopyranoside (Fig. 3-9). The NMR spectral data of 1 listed in Table 3-9.

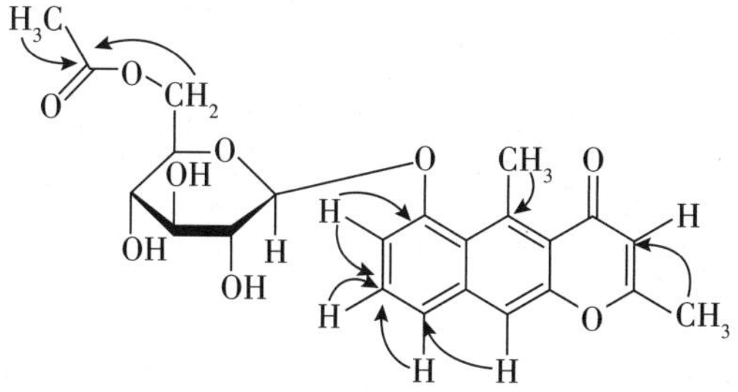

Fig. 3-9 The structure and Key HMBC correlations of compounds 1 and 2

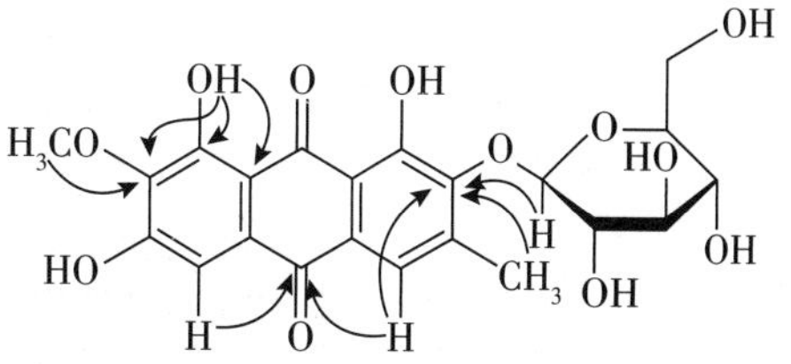

Table 3-9 The NMR(400MHz) spectral data for compounds 1 and 2 (DMSO-d6, δ ppm, J Hz).

Position	1			2		
	HMBC (H→C)	δc	δ_H	HMBC (H→C)	δc	δ_H
1				4-H	153.9	
2	2-CH_3, 3-H	168.6		1′, 4-H, 3-CH_3	148.0	
3	CH_3	106.5	6.15 (s)	3-CH_3	140.9	
4	10-H	183.7		3-CH_3	121.6	7.53 (s)
5	2-OH	162.1			109.2	7.23 (s)
6	1′, 7-H	157.9		5-H	157.6	
7	8-OH, 9-H	101.6	6.62 (d, J=2.4)	7-OCH_3, 8-OH	139.5	
8	7, 9-H, 8-OH	159.6		8-OH	156.7	
9	7, 10-H	102.5	6.71 (d, J=2.4)		190.4	
10		99.9	7.05 (s)	4, 5-H	180.3	
11	9-H	140.4		5-H	129.1	
12	7, 9, 10-H, 5-OH	106.8		5-H, 8-OH	110.2	
13	3-H, 5-OH	103.0		4-H	115.2	
14	10-H	152.3			127.8	
1′		100.8	5.00 (d, J=7.6)		102.8	5.07 (d, J=7.2)
2′		76.2	3.34 (m)		74.2	
3′		73.4	3.43 (m)		76.4	
4′		69.8	3.23 (m)		69.8	
5′		73.8	3.63 (m)		77.3	
6′		63.3	4.11 (dd, J=2.8, 12.0)		60.8	
			4.30 (dd, J=0.8, 12.0)			
CH_3	4-H	20.1	2.36 (s)		17.6	2.38 (s)
OCH_3					60.1	3.84 (s)
$COCH_3$	6′-H, $COCH_3$	170.3				
		20.6	2.01 (s)			

Compound 2 was isolated as yellow powder, which gave characteristic anthranquinone color reaction, red with 5% NaOH solution, mp 292 – 293℃. The IR spectrum showed the absorption bands for hydroxyl group (s) (3431cm^{-1}), carbonyl groups (1669 and 1618cm^{-1}) and phenyl ring (s) (1575 and 1451cm^{-1}). The ^{1}H NMR spectrum exhibited three hydroxyl groups at δ_H12. 20 (brs, 2H, α – OH), 11. 19 (brs, 1H, β – OH), two aromatic protons at δ_H7. 53 (s, 1H), 7. 23 (s, 1H), one methoxyl group at δ_H3. 84 (s, 3H) and one aromatic methyl group at δ_H2. 38 (s, 3H). It also showed the proton signals of the monosaccharide moiety at δ_H3. 08 – 5. 08 including one anomeric proton at δ_H5. 07 (d, 1H, J = 7. 2Hz) In the HMBC spectrum, correlations between δ_H7. 53, 7. 23 and δc180. 3 indicated that two aromatic protons at δ_H7. 53, 7. 23 were attached to C – 4, 5. Correlations between δ_H 7. 53, 2. 38 (CH_3), 5. 07 (H – 1′) and δc148. 0 were also observed. From the biogenesis route, the methyl was at C – 3. Therefore, it can be deduced that the proton at δ_H7. 53 could only be H – 4, meanwhile the monosaccharide unite was attached to C – 2 and the signal δc148. 0 was attributed to C – 2. Correlations between δ_H12. 20 (α – OH), 3. 84 (OCH_3), 3. 84 (OCH_3) and δc139. 5 indicated that the methoxyl group and one hydroxyl group were at the adjoining positions on the other ring, therefore the methoxyl group was determined to be attached to the C – 7. Therefore, the aglycone of 2 has the same structure of 1 – desmethylaurantio-obtusin (2a). The ^{13}C NMR spectral data of monosaccharide moiety and the coupling constant of the anomeric proton (J = 7. 2) indicated the monosaccharide unit was β – D – glucopyranosyl. By analyzing the data of ^{1}H NMR, ^{13}C NMR, HMQC and HMBC spectra and referring to the 1HNMR spectral data of 2a, the structure of compound 2 was established to be 1 – desmethylaurantio-obtusin – 2 – *O* – *β* – D – glucopyranside (Fig. 3 – 9). The NMR spectral data of 2 were listed in Table 3 – 9.

【论文来源】

Cun Zhang, Gui Liu Li, Yong Qing Xiao*, Li Li, Zhen Pang. Two new glycosides from the seeds of Cassia obtusifolia [J]. Chinese Chemical Letters, 2009, 20 (9).

栀子化学成分研究

栀子是茜草科植物栀子 *Gardenia jasminoides* Ellis 的干燥成熟果实。为临床常用中药，主产于湖南、江西两省，四川、湖北、浙江、福建、广东、广西、贵州省等也有少量分布。其性味苦，寒。归心、肺、三焦经。具有泻火除烦，清热利尿，凉血解毒之功效。药理报道栀子苷是栀子的主要活性成分，具有抗炎、解热、利胆等作用，栀子富含色素类成分，而以藏红花素为主要成分的栀子黄色素近年来已得到广泛应用，药理研究表明藏红花素具有明显降血脂、抗癌作用，能从分子水平抑制原癌基因的启动以及癌细胞 DNA 和 RNA 合成从而有效抑制肿瘤的形成，并能有效抑制氧自由基及黄嘌呤氧化酶的活性，表现出抗氧化生物活性。为研究炮制前后栀子化学成分的差异，为更好的开发利用其药用资源，作者对其化学成分进行了更为系统的研究。

从焦栀子中分离得到9个成分，分别鉴定为欧前胡素（imperatorin，1），异欧前胡素（isoimperatorin，2），藏红花酸（crocetin，3），5－羟基－7，3′，4′，5′－四甲氧基黄酮（5－hydroxr－7，3′，4′，5′－tetramethoxyflavone，4），2－甲基－3，5－二羟基色原酮（2－methyl－3，5－dihydroxychromone，5），苏丹Ⅲ（sudan Ⅲ，6），京尼平苷（geniposide，7），藏红花素（crocin，8），藏红花酸糖苷－3（crocin－3，9），其中1～6为首次从该植物中分离。

1 仪器与试药

X4型显微熔点仪，未校正；Perkin-Elmer 339B红外光谱仪。MERCURY 400核磁共振仪。TMS为内标，VG－MM7070质谱仪，硅胶为青岛海洋化工厂出品，ODS为日本YMC公司出品，其他试剂均为分析纯。

实验用饮片由广东康美药业股份有限公司提供，产地为江西金溪秀谷、江西泰和镇。经本所胡世林研究员鉴定为茜草科植物栀子 *G. jasminoides* 的干燥成熟果实。样品密封存放于本实验室。

2 提取分离

取焦栀子10kg粉碎成粗粉，以95%乙醇室温渗漉，减压浓缩得浸膏，拌适量硅胶（100～200目）上硅胶色谱柱子，依次用石油醚（60～90℃）和95%乙醇洗脱，收集各洗脱液，减压浓缩分别得石油醚部位浸膏480g，95%乙醇部浸膏1430g。石油醚部位拌适量硅胶上硅胶色谱柱，用石油醚－醋酸乙酯10：1洗脱可得化合物1（8.5mg）、2（5.7mg）和4（4.8mg），用石油醚－环己烷—醋酸乙酯（5：5：1）可得到化合物6（1.8mg）；95%乙醇部位拌适量硅胶上硅胶色谱柱，用三氯甲烷洗脱可得化合物5（27mg），三氯甲烷－甲醇（10：1）得化合物3粗提物（276mg）和化合7（2487mg），三氯甲烷－甲醇（8：1）得化合物9（234mg），三氯甲烷－甲醇（6：1）得化合物8粗提物（1376mg），化合物3和8粗提物用ODS柱色谱分离后可得纯度较高的化合物。

3 结构鉴定

3.1 化合物1

无色针状结晶（石油醚－醋酸乙酯），mp 100～101℃，EI－MS m/z：270［M］$^+$。^{1}H－NMR（400MHz，$CDCl_3$）δ：1.72，1.74［each 3H，s，$=C(CH_3)_2$］，5.00（2H，d，$J=7.2$Hz，$O-CH_2-CH=$），5.61（1H，t，$J=7.2$Hz，$O-C-CH=$），6.37（1H，d，$J=9.6$Hz，C_3-H），6.81（1H，d，$J=2.0$Hz，$C_{3'}-H$），7.36（1H，s，C_5-H），7.69（1H，d，$J=2.0$Hz，$C_{2'}-H$），7.76（1H，d，$J=9.6$Hz，C_4-H）。综上分析并与文献对照波谱数据基本一致，确定为欧前胡素。

3.2 化合物2

无色颗粒（石油醚－醋酸乙酯），mp 109～110℃，EI－MS m/z：270［M］$^+$。^{1}H－NMR（400MHz，$CDCl_3$）δ：1.70，1.80［each 3H，s，$=C(CH_3)_2$］，4.92（2H，d，

J=6.8Hz，O－CH_2－C＝），5.53（1H，t，J＝7.2，6.8Hz，O－C－CH＝），6.27（1H，d，J＝10Hz，C_3－H），6.95（1H，d，J＝2.0Hz，$C_{2'}$－H），7.16（1H，br s，C_8－H），7.59（1H，d，J=2.4Hz，$C_{3'}$－H），8.16（1H，d，J=9.6Hz，C_4－H）。综上分析并与文献对照波谱数据基本一致，确定为异欧前胡素。

3.3 化合物3

红色结晶（三氯甲烷－甲醇），mp 285℃，^{1}H－NMR（400MHz，$CDCl_3$）δ：1.90，1.96［each 3H，s，（CH_3）$_4$］，6.48（2H，dd，J＝8.0，2.5Hz，$C_{7,7'}$－H），6.60（2H，dd，J＝11.6，11.6Hz，$C_{4,4'}$－H），6.71（2H，d，J＝15.2Hz，$C_{5,5'}$－H），6.82（2H，dd，J＝10.4，2.4Hz，$C_{8,8'}$－H），7.19（2H，d，J＝11.6Hz，$C_{3,3'}$－H），^{13}C－NMR（125MHz，DMSO－d_6）δ：169.1（1，1′－C），126.9（2，2′－C），138.0（3，3′－C），124.1（4，4′－C），143.3（5，5′－C），136.6（6，6′－C），135.3（7，7′－C），131.6（8，8′－C），12.5（9，9′－C），12.8（10，10′－C）。参考文献，并与藏红花酸共薄层，斑点颜色，Rf 值相同，与藏红花酸混合熔点不降，故确定为藏红花酸。

3.4 化合物4

无色针晶（石油醚），EI－MS m/z：358［M］$^+$。^{1}H－NMR（400MHz，$CDCl_3$）δ：3.96［6H，s，（CH_3）$_2$，$C_{3'}$，$C_{5'}$－OCH_3］，3.93（3H，s，C_7－OCH_3），3.89（3H，s，$C_{4'}$－OCH_3），6.39（1H，d，J=2.0Hz，C_8－H），6.51（1H，d，J=2.0Hz，C_6－H），6.61（1H，brs，C_3－H），7.09（2H，s，$C_{2'}$－H，$C_{6'}$－H），12.73（1H，brs，C_5－OH），综上分析并与文献对照波谱数据基本一致，确定为5－羟基－7，3′，4′，5′－四甲氧基黄酮。

3.5 化合物5

淡黄色针晶（三氯甲烷－甲醇），EI－MS m/z：192［M］$^+$。^{1}H－NMR（400MHz，$CDCl_3$）δ：2.44（3H，s，CH_3），7.14（1H，dd，J＝2.0，8.0Hz，C_8－H），7.18（1H，t，J=7.6，8.0Hz，C_7－H），7.45（1H，dd，J=2.0，7.6Hz，C_6－H），8.73（1H，brs，C_3－OH），10.34（1H，S，C_5－OH），综上分析与文对照波谱数据基本一致，确定为2－甲基－3，5－二羟基色原酮。

3.6 化合物6

鲜红色针状结晶（甲醇），用3种不同的系统与苏丹Ⅲ共薄层，斑点颜色，Rf 值相同，与苏丹Ⅲ混合熔点不降，故鉴定为苏丹Ⅲ。

3.7 化合物7

白色粉末（三氯甲烷），紫外光下呈亮蓝色荧光。mp 163～164℃，EI－MS m/z：411［M＋Na］$^+$。^{1}H－NMR（400MHz，DMSO－d_6）δ：7.46（1H，s，C_3－H），5.67（1H，brs，C_7－H），5.11（1H，d，J＝6.8Hz，C_1－H），3.68（3H，s，$COOCH_3$），El－MS m/z：192［M］$^+$。^{13}C－NMR（100MHz，DMSO－d_6）δ：95.7（C－1），151.6（C－3），110.9（C－4），34.4（C－5），38.9（C－6），125.4（C－7），144.1（C－8），45.8（C－9），59.3（C－10），166.9（C－11），51.01（$COOCH_3$），98.6（C－

1′)，73.3（C－2′），77.2（C－3′），69.9（C－4′），76.6（C－5′），60.9（C－6′）。以上数据与文献数据一致，确定为京尼平苷。

3.8 化合物8

暗红色粉末状结晶（三氯甲烷－甲醇），其甲醇溶液与浓硫酸反应呈蓝色，后变为紫色。EI－MS m/z：999.4［M＋Na］＋。^{1}H－NMR（DMSO－d_6，400MHz）δ：1.96，1.99［each 3H，s，$(CH_3)_4$］，2.94（2H，dd，J＝4.8，4.8Hz，C2‴－H），2.92～3.46（m，糖上其他质子信号），3.56～3.66（2H，m，C－6″，6‴－H），4.17（2H，d，J＝8.0Hz，C_1‴－H），5.41（2H，d，J＝7.6Hz，C_1‴－H），6.52（2H，dd，J＝8.0，2.5Hz，C_{14}，14′－H），6.66（2H，dd，J＝11.6，11.6Hz，C_{11}，11′－H），6.83（2H，d，J＝15.2Hz，C_{12}，12′－H），6.87（2H，dd，J＝8.0，2.8Hz，C_{15}，15′－H），7.34（2H，d，J＝10.4Hz，C_{10}，10′－H），^{13}C－NMR（125MHz，DMSO－d_6）δ：166.2（8，8′－C），125.2（9，9′－C），139.9（10，10′－C），123.8（11，11′－C），144.6（12，12′－C），136.8（13，13′－C），136.0（14，14′－C），131.9（15，15′－C），12.5（19，19′－C），12.7（20，20′－C），94.51（1″－C），103.1（1‴－C），72.4（2″－C），73.4（2‴－C），76.8（3，3′－C），69.2（4″－C），69.9（4‴－C），76.7（5″－C），76.2（5‴－C），67.9（6″－C），61.0（6‴－C）。以上数据与文献报道西红花苷-1一致。

3.9 化合物9

暗红色粉末（三氯甲烷－甲醇），其甲醇溶液与硫酸反应呈紫色。mp 202～204℃，MALDI－TOF MS m/z：675［M＋Na］$^+$，691［M＋K］$^+$。^{1}H－NMR（500MHz，DMSO－d_6）δ：1.94［each 3H，s，$(CH_3)_4$］，2.95～3.41（m，糖上质子信号），3.56～3.65（2H，m，C－6″，6‴－H），4.16（1H，d，J＝9.0Hz，C_1‴－H），5.41（1H，d，J＝9.0Hz，C_1″－H），6.48（1H，dd，J＝11.0，1.0Hz，$C_{14'}$－H），6.51（1H，dd，J＝11.5，1.0Hz，$C_{14'}$－H），6.58（1H，d，J＝5.0Hz，$C_{12'}$－H），6.68（1H，dd，J＝7.2，5.0Hz，C_{11}－H），6.70（1H，dd，J＝7.6，5.2Hz，$C_{11'}$－H），6.79（1H，dd，J＝15.4，5.0Hz，$C_{15'}$－H），6.83（1H，d，J＝5.0Hz，C_{12}－H），6.87（1H，dd，J＝15.4，5.0Hz，C_{15}－H），7.20（1H，d，J＝11.0Hz，$C_{10'}$－H），7.34（1H，d，J＝11.5Hz，C_{10}－H）。^{13}C－NMR（125MHz，DMSO－d_6）δ：166.2，169.1（8，8′－C），125.2，127.0（9，9′－C），139.9，138.0（10，10′－C），124.2，123.8（11，11′－C），144.6，143.3（12，12′－C），136.9，136.8（13，13′－C），136.0，135.3（14，14′－C），132.1，131.6（15，15′－C），12.7，12.5（19，19′－C），12.8，12.7（20，20′－C），94.5（1″－C），103.1（1‴－C），73.4（2″－C），72.4（2‴－C），76.9（3，3′－C），69.2（4″－C），69.9（4‴－C），76.7（5″－C），76.2（5‴－C），67.9（6″－C），61.0（6‴－C）。以上数据与文献报道西红花苷-3一致。

【论文来源】

陈红，肖永庆*，李丽，张村．栀子化学成分研究［J］．中国中药杂志，2007（11）：1041－1043.

了哥王中的1个新双香豆素

了哥王，又名南岭荛花，始载于《岭南采药录》，为瑞香科荛花属植物了哥王 *Wikstroemia indica*（L.）C. A. May. 的茎叶。分布于浙江、江西、福建、湖南、广东等地。性味苦寒、微辛，有毒。功能清热解毒，化痰散结，消肿止痛。主治风湿性关节炎、淋巴结炎、瘰疬、痈肿、跌打损伤。具有抑菌、抗病毒、抗炎镇痛、止咳祛痰等作用。本品有毒，对皮肤有刺激性，所含树脂有强烈的泻下作用。文献报道含有黄酮、多糖类、酸性树脂、挥发油、甾体类、皂苷等成分。作为瑞香科中药化学成分研究的一部分，作者进行了了哥王化学成分的研究，从中分离鉴定了西瑞香素（Ⅰ）、5，7，4′-三羟基-3′，5′-二甲氧基黄酮（Ⅱ）、胡萝卜苷（Ⅲ）、β-谷甾醇（Ⅳ）、伞形花内酯（Ⅴ）、芫花素（Ⅵ）、6′-OH，7-*O*-7′-双香豆素（Ⅶ）等7个化学成分。其Ⅲ，Ⅴ为首次从该植物中分离得到，化合物Ⅶ为新化合物。

化合物Ⅶ为白色粉晶，紫外灯（365nm）下呈蓝紫色荧光，EI-MS m/z：322 $[M]^+$，HR-EIMS m/z：322.0471（分子式 $C_{18}H_{10}O_6$，计算值322.0477）。^1H-NMR 中 δ6.28（1H，d，*J*=9.6Hz）和7.90（1H，d，*J*=9.6Hz），6.33（1H，d，*J*=9.6Hz）和8.00（1H，d，*J*=9.6Hz）为香豆素母核上的3，4位H信号，6.83（1H，d，*J*=2.0Hz），6.90（1H，dd，*J*=2.0，8.4Hz，），7.66（1H，d，*J*=8.4Hz）为一组明显的ABX系统，结合其^{13}C-NMR（160.8），推测1个香豆素母核上7-位有含氧基团取代；δ7.52（1H，s），6.94（1H，s）为另一香豆素母核上对位氢（5′，8′-）信号，由^{13}C-NMR中152.5，153.4，确定6′-，7′-位有含氧基团取代。由NOESY谱中观察到δ6.83（1H，d，*J*=2.0Hz）和6.94（1H，s）的相关关系，推测2个香豆素母核的连接位置应为7-，7′-相连，因此δ10.95的-OH只可能连在6′-位。综合分析^1H-NMR，^{13}C-NMR，^1H-^1H COSY，NOESY，HSQC，HMBC等，确定化合物Ⅶ的结构为6′-OH，7-*O*-7′-双香豆素，经文献检索为一新化合物（图3-10）。

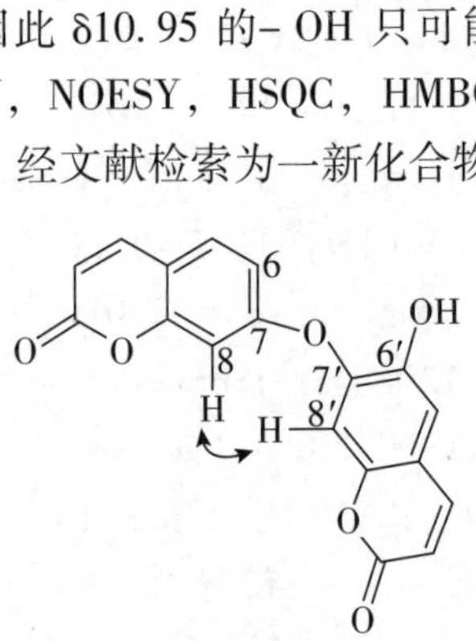

图3-10　化合物Ⅶ的结构（NOESY）

1　仪器与试药

熔点用X-4型显微熔点仪测定，未校正。^1H-NMR，^{13}C-NMR，DEPT，^1H-^1H COSY，^1H-^{13}C COSY，NOESY及ROESY用MERCURY-400核磁共振仪测定。TMS为内

标，质谱用 VG－MM7070 质谱仪测定，硅胶为青岛海洋化工厂出品，ODS 为日本 YMC 公司出品，其他试剂均为分析纯。

实验用药材购自广东省惠州市药材公司，经中山大学生命科学院张宏达教授鉴定为瑞香科荛花属植物了哥王 *W. indica*。

2　提取与分离

了哥王茎皮粗粉 6kg，50% 乙醇渗漉提取，提取物悬于水中，分别以醋酸乙酯，正丁醇萃取。醋酸乙酯提取物 323g，经反复进行硅胶柱色谱分离，分别得到化合物 Ⅱ（1.3g），Ⅳ（1.7g），Ⅴ（87mg），Ⅵ（180mg），Ⅶ（12mg）；正丁醇提取物 647g，经硅胶柱色谱分离，分别得到化合物 Ⅰ（2.6g），Ⅲ（1.8g）。

3　结构鉴定

3.1　化合物Ⅰ

白色针晶，mp 250～252℃，分子式为 $C_{19}H_{12}O_7$，EI－MS m/z：352［M］$^+$，179.145。薄层检识，紫外光下呈蓝紫色荧光。^{1}H－NMR（DMSO－d_6）δ：3.80（3H，s，－OCH_3），6.36（1H，d，J=9.0Hz，H－3′），8.03（1H，d，J=9.0Hz，H－4′），7.69（1H，d，J=9.6Hz，H－5′），7.10（1H，dd，J=9.6，2.3Hz，H－6′），7.17（1H，s，H－8′），7.86（1H，s，H－4），7.20（1H，s，H－5），6.85（1H，s，H－8），10.29（1H，s，－OH）。^{13}C－NMR 159.8（C－2），135.7（C－3），131.0（C－4），109.4（C－5），145.8（C－6），150.4（C－7），102.8（C－8），147.5（C－9），110.3（C－10），160.1（C－2′），113.8（C－3′），144.1（C－4′），129.9（C－5′），113.6（C－6′），157.1（C－7′），104.1（C－8′），155.1（C－9′），114.5（C－10′），56.0（－OCH_3）。综上分析并与文献对照波谱数据基本一致，确定为西瑞香素（daphnoretin）。

3.2　化合物Ⅱ

黄绿色针晶，mp 276～279℃，分子式为 $C_{17}H_{14}O_7$，EI－MS m/z：330［M］$^+$。薄层检识，紫外光下有吸收。^{1}H－NMR（DMSO－d_6）δ：3.89（6H，s，－OCH_3），6.99（1H，s，H－3），6.21（1H，d，J=2Hz，H－6），6.56（1H，d，J=2Hz，H－8），9.33（1H，s，4′－OH），7.33（2H，s，H－2′，6′），10.81（1H，s，7－OH），12.97（1H，s，5－OH）。^{13}C－NMR 56.2（－OCH_3），164.0（C－2），103.5（C－3），181.7（C－4），157.2（C－5），98.7（C－6），163.6（C－7），94.1（C－8），161.3（C－9），103.6（C－10），120.3（C－1′），104.3（C－2′，6′），148.1（C－3′，5′），139.7（C－4′）。综上分析并与文献对照波谱数据基本一致，确定为 5，7，4′－三羟基－3′，5′－二甲氧基黄酮（tricin）。

3.3　化合物Ⅲ

白色粉末，mp 304～305℃，与胡萝卜苷标准品混合熔点不下降，与胡萝卜苷标准品混合物共薄层色谱只显示 1 个斑点，确定该化合物为胡萝卜苷（daucosterol）。

3.4 化合物Ⅳ

白色针晶，mp 139～141℃。EI－MS m/z：414［M］$^+$。其^{13}C－NMR 数据与β－谷甾醇一致；与β－谷甾醇标准品混合后共薄层色谱只显示1个斑点，与β－谷甾醇标准品混和熔点不下降，由此确定该化合物为β－谷甾醇（β－sitosterol）。

3.5 化合物Ⅴ

淡黄色结晶，紫外下亮蓝色荧光，mp 221～223℃。EI－MS m/z：162［M］$^+$，^{1}H－NMR（DMSO－d_6）δ：6.19（1H，d，J=9.6Hz，H－3），7.92（1H，d，J=9.6Hz，H－4），7.51（1H，d，J=8.8Hz，H－5），6.77（1H，dd，J=8.8，2.0Hz，H－6），6.70（1H，d，J=2.0Hz，H－8），10.55（1H，s，－OH）。以上数据与文献报道的伞形花内酯（umbelliferone）基本一致。

3.6 化合物Ⅵ

淡黄色结晶，mp 283～284℃。分子式 $C_{16}H_{12}O_5$。EI－MS m/z：284［M］$^+$。^{1}H－NMR（DMSO－d_6）δ：3.86（3H，s，－OCH_3），6.84（1H，s，H－3），6.37（1H，d，J=2.0Hz，H－6），6.76（1H，d，J=2.0Hz，H－8），6.92（2H，d，J=8.8Hz，H－3′，5′），7.95（2H，d，J=8.8Hz，H－2′，6′），10.37（1H，s，4′－OH），13.0（1H，s，5－OH）。以上数据与文献报道的芫花素（genkwanin）基本一致。

3.7 化合物Ⅶ

^{1}H－NMR（DMSO－d_6）δ：6.33（1H，d，J=9.6Hz，H－3），8.00（1H，d，J=9.6Hz，H－4），7.66（1H，d，J=8.4Hz，H－5），6.90（1H，dd，J=2.0，8.4Hz，H－6），6.83（1H，d，J=2.0Hz，H－8），6.28（1H，d，J=9.6Hz，H－3′），7.90（1H，d，J=9.6Hz，H－4′），7.52（1H，s，H－5′），6.94（1H，s，H－8′），10.95（1H，s，－OH）。^{13}C－NMR：160.0（C－2），113.5（C－3），144.1（C－4），129.8（C－5），112.8（C－6），160.8（C－7），103.1（C－8），155.0（C－9），113.8（C－10），160.2（C－2′），112.4（C－3′），144.0（C－4′），121.3（C－5′），152.5（C－6′），153.4（C－7′），104.2（C－8′），138.6（C－9′），111.4（C－10′）。

【论文来源】

耿立冬，张村，肖永庆*．了哥王中的1个新双香豆素［J］．中国中药杂志，2006（01）：43－45.

白云花根的化学成分研究（Ⅰ）

白云花 *Heracleum rapula* Fr. 系伞形科白芷属植物，又名香白芷、滇独活、毛爪参、土金归、羌活骨等。因药用其根，故中药上通称为白云花根。白云花为多年生草本，常生于山坡草丛中，主要分布于我国云南、西藏等地。根性温、味辛、微辣苦，具祛风、除湿、活络、直通作用。主治跌打损伤、腰痛、胃痛、哮喘咳嗽、慢性支气管炎等。药理报道有镇痛、平喘和抑菌作用。临床报道治疗慢性气管炎有一定疗效，对气喘有明显效果。该植物在云南部分地区亦作为羌活入药。其化学成分研究的报道较少，为更好地开发利用其药用资源，并从中分离得到新的先导化合物，作者对其化学成分进行了更为详细的研究。

通过反复硅胶及 ODS 柱色谱，从白云花根脂溶性部分分离得到多种香豆素类成分。其中 9 个成分经 IR, $^{1}H-NMR$, $^{13}C-NMR$, $^{1}H-^{1}H$ COSY, $^{1}H-^{13}C$ COSY，long range $^{1}H-^{13}C$ COSY，HMBC，MS 分析，分别鉴定为甲氧基欧芹酚（osthol Ⅰ），佛手苷内酯（bergapten Ⅱ），花椒毒素（xanthotoxin Ⅲ），异虎耳草素（isopimpinellin Ⅳ），欧前胡素（imperatorin Ⅴ），异欧前胡素（isoimperatorin Ⅵ），cnidilin Ⅶ，珊瑚菜内酯（phellopterin Ⅷ）和 rivulobirin A（Ⅸ）。其中Ⅵ，Ⅶ，Ⅷ，Ⅸ等 4 个成分为首次从该植物中分离。

1　仪器与试药

熔点用 X－4 型显微熔点仪测定，未校正；红外光谱用 Perkin-Elmer 339 B 红外光谱仪测定。$^{1}H-NMR$, $^{13}C-NMR$，DEPT, $^{1}H-^{1}H$ COSY, $^{1}H-^{13}C$ COSY，NOESY 及 ROESY 用 MERCURY－400 核磁共振仪测定。TMS 为内标，质谱用 VG－MM 7070 质谱仪测定，硅胶为青岛海洋化工厂出品，ODS 为日本 YMC 公司出品，其他试剂均为分析纯。

白云花根为云南鹤庆县市采集，经中国中医研究院中药研究所谢宗万教授鉴定为伞形科植物白云花 *H. rapula* 的根。

2　提取分离

生药 10kg 粉碎成粗粉，以 95% EtOH 室温渗漉，提取物分别经乙醚，甲醇－丙酮（1∶1）和甲醇－丙酮－水（1∶1∶1）提取后，分别得不同提取部位 640g，470g，590g。经反复硅胶及 ODS 柱色谱分离，依次得到化合物Ⅰ（10mg），Ⅱ（20mg），Ⅲ（50mg），Ⅳ（80mg），Ⅴ（40mg），Ⅵ（100mg），Ⅶ（60mg），Ⅷ（30mg），Ⅸ（70mg）。

3　鉴定

3.1　化合物Ⅰ

无色针状结晶（石油醚－醋酸乙酯），薄层检识，紫外光下呈蓝紫色荧光。mp 83～84℃，EI－MS m/z：244 $[M]^+$（$C_{15}H_{16}O_3$）。$^{1}H-NMR$（400MHz，$CDCl_3$）δ：1.64，1.82［each 3H，s，＝C（CH3)$_2$］，3.50（2H，d，$J=7.2$Hz，$-CH_2-C=$），3.89（3H，s，＝C7－OCH_3），5.20（1H，t，$J=7.2$Hz，－C－CH＝），6.19（1H，d，$J=8.0$Hz，C_3-H），6.76（1H，d，$J=8.4$Hz，C_6-H），7.26（1H，d，$J=8.0$Hz，C_4-H），7.59（1H，d，$J=8.4$Hz，C_5-H）。综上分析并与文献对照波谱数据基本一致，确定为甲氧基欧芹酚（osthol）。

3.2　化合物Ⅱ

无色针晶（石油醚－醋酸乙酯），mp 187～188℃，EI－MS m/z：216 $[M]^+$（$C_{12}H_8O_4$）。$^{1}H-NMR$（400MHz，$CDCl_3$）δ：4.27（3H，s，$-OCH_3$），6.27（1H，d，$J=$

9.5Hz，3－H），7.02（1H，d，J＝2.5Hz，3′－H），7.13（1H，s，8－H），7.59（1H，d，J＝2.5Hz，2′－H），8.14（1H，d，J＝9.5Hz，4－H）。综上分析并与文献对照波谱数据基本一致，确定为佛手柑内酯（bergapten）。

3.3 化合物Ⅲ

无色针晶（乙醇），mp 148～149.5℃，EI－MS m/z：216［M］$^+$（$C_{12}H_8O_4$）。^{1}H－NMR（400MHz，$CDCl_3$）δ：4.30（3H，s，－OCH_3），6.35（1H，d，J＝9.5Hz，3－H），6.82（1H，d，J＝2.5Hz，3′－H），7.33（1H，s，5－H），7.68（1H，d，J＝2.5Hz，2′－H），7.75（1H，d，J＝9.5Hz，4－H）。综上分析并与文献对照波谱数据基本一致，确定为花椒毒素（xanthotox-in）。

3.4 化合物Ⅳ

无色针晶（醋酸乙酯），mp 200～201℃，EI－MS m/z：246［M］$^+$（$C_{13}H_{10}O_5$），215，184。^{1}H－NMR（400MHz，$CDCl_3$）δ：6.23（1H，d，J＝7.8Hz，3－H），8.07（1H，d，J＝7.8Hz，4－H），7.00（1H，d，J＝2.1Hz，3′－H），7.37（1H，d，J＝2.1Hz，2′－H），4.17（3H，s，5－OCH_3），4.13（3H，s，8－OCH_3）。综上分析并与文献对照波谱数据基本一致，确定为异虎耳草素（isopimpinellin）。

3.5 化合物Ⅴ

无色针状结晶（石油醚－醋酸乙酯），mp 100～101℃，EI－MS m/z：270［M］$^+$（$C_{16}H_{14}O_4$）。^{1}H－NMR（400MHz，$CDCl_3$）δ：1.69，1.73［each 3H，s，＝C（CH_3）$_2$］，5.00（2H，d，J＝7.2Hz，O－CH_2－CH＝），5.60（1H，t，J＝7.2Hz，O－C－C＝），6.35（1H，d，J＝10Hz，C_3－H），6.68（1H，d，J＝2.4Hz，$C_{3'}$－H），6.98（1H，d，J＝2.4Hz，$C_{2'}$－H），7.35（1H，s，C_5－H），7.75（1H，d，J＝10Hz，C_4－H）。综上分析并与文献对照波谱数据基本一致，确定为欧前胡素（imperatorin）。

3.6 化合物Ⅵ

无色颗粒状（石油醚－醋酸乙酯），mp 109～110℃，EI－MS m/z：270［M］$^+$（$C_{16}H_{14}O_4$）。^{1}H－NMR（400MHz，$CDCl_3$）δ：1.69，1.73［each 3H，s，＝C（CH_3）$_2$］，4.84（2H，d，J＝7.2Hz，O－CH_2－C＝），5.60（1H，t，J＝7.2Hz，O－C－CH＝），6.26（1H，d，J＝10Hz，C_3－H），6.98（1H，d，J＝2Hz，$C_{2'}$－H），6.80（1H，brs，C_8－H），7.61（1H，d，J＝2Hz，$C_{3'}$－H），8.10（1H，d，J＝10Hz，C_4－H）。综上分析并与文献对照波谱数据基本一致，确定为异欧前胡素（isoimperatorin）。

3.7 化合物Ⅶ

无色针晶（丙酮），紫外灯下呈黄色荧光，mp 114～115℃，EI－MS m/z：300［M］$^+$（$C_{17}H_{16}O_5$）。^{1}H－NMR（400MHz，$CDCl_3$）δ：1.67［3H，s，＝C（CH_3）$_2$］，1.78［3H，s，＝C（CH_3）$_2$］，4.11（3H，s，－OCH_3），4.90（2H，d，J＝7.1Hz，－OCH_2－），5.57（1H，t，J＝7.1Hz，－CH＝），6.27（1H，d，J＝9.8Hz，3－H），7.22（1H，d，J＝2.3Hz，3′－H），7.68（1H，d，J＝2.3Hz，2′－H），8.11（1H，d，J＝9.8Hz，4－H）。综上分析并与文献对照波谱数据基本一致，确定为cnidilin。

3.8　化合物Ⅷ

块状结晶（石油醚-醋酸乙酯），mp 97~99℃，薄层检识，紫外光下呈黄绿色荧光，EI-MS m/z：300 [M]$^+$ （$C_{17}H_{16}O_5$）。^{1}H-NMR（400MHz，$CDCl_3$）δ：1.69 [6H，s，$=C(CH_3)_2$]，4.17（3H，s，$=C_5-OCH_3$），4.84（2H，d，$J=7.2$Hz，$O-CH_2-C=$），5.60（1H，t，$J=7.2$Hz，$O-C-CH=$），6.26（1H，d，$J=10$Hz，C_3-H），6.98（1H，d，$J=2.4$Hz，$C_{2'}-H$），7.61（1H，d，$J=2.4$Hz，$C_{3'}-H$），8.10（1H，d，$J=10$Hz，C_4-H）。综上分析并与文献对照，确定为珊瑚菜内酯（phellopterin）。

3.9　化合物Ⅸ

白色粉末状（石油醚-醋酸乙酯），mp 147~148℃。HR-EI-MS m/z：572.1668 [M]$^+$ （calcd for $C_{32}H_{28}O_{10}$，527.5632）。^{1}H-NMR（400MHz，$CDCl_3$）δ：7.93 [1H，d，$J=9.6$Hz，4-H]，6.27（1H，d，$J=9.6$Hz，3-H），7.38（1H，s，5-H），6.91（1H，d，$J=2.4$Hz，10-H），7.93（1H，d，$J=2.4$Hz，9-H），7.94（1H，d，$J=9.6$Hz，4′-H），6.27（1H，d，$J=9.6$Hz，3′-H），7.43（1H，s，5′-H），6.90（1H，d，$J=2.4$Hz，10′-H），7.96（1H，d，$J=2.4$Hz，9′-H）。3-甲基-3-丁烯基-1，2 二氧的信号为：4.53（1H，m），4.22（1H，m），4.18（1H，m），5.11（1H，s），4.91（1H，s），1.75（3H，s）。2-羟基-3 甲基丁基-1，3-二氧的信号为：3.78（1H，m），5.20（1H，brs，OH），4.37（1H，dd，$J=9.9$，8.4Hz），4.73（1H，dd，$J=9.9$，1.8Hz），1.11（3H，s），1.22（3H，s）。^{13}C-NMR（100MHz，$CDCl_3$）δ：159.6（2，2′-C），114.0（3，3′-C），145.1（4，4′-C），116.2（4a，4a′-C），113.2（5，5′-C），125.7（6，6′-C），146.9（7，7′-C），131.0（8，8′-C），142.2（8a，8a′-C），147.5（9，9′-C），106.9（10，10′-C），75.2（11，11′-C），74.7（12，12′-C），145.1（13，13′-C），18.7（14，14′-C），113.0（15，15′-C）。综上分析并与文献对照，确定为 rivulobirin A。

【论文来源】

刘元艳，张村，李丽，肖永庆*. 白云花根的化学成分研究Ⅰ [J]. 中国中药杂志，2006（04）：309-311.

白云花根的化学成分研究（Ⅱ）

白云花 *Heracleum rapula* Fr. 系伞形科独活属植物，又名香白芷、滇独活、毛爪参、土金归、羌活骨等。因药用其根，故中药上通称为白云花根。之前作者已经从该植物中分离鉴定了 8 个香豆素化合物，1 个香豆素的二聚体。通过进一步化学成分研究，经反复硅胶及 ODS 柱色谱，又从白云花根脂溶性部分中分离得到了 8 个化合物。经 IR，^{1}H-NMR，^{13}C-NMR，^{1}H-^{1}H COSY，^{1}H-^{13}C COSY，long range ^{1}H-^{13}C COSY，HMBC，MS 分析，分别鉴定为花椒毒酚（xanthotoxol Ⅰ），8-geranyloxypsoralen（Ⅱ），右旋前胡苷元 [（+）-marmesin Ⅲ]，β-谷甾醇（β-sitosterol Ⅳ），豆甾醇（stigmasterol Ⅴ），齐墩果酸（oleanolic acid Ⅵ），阿魏酸（ferulic Ⅶ）和东莨菪素（scopoletin Ⅷ）。其中Ⅳ，Ⅴ，Ⅵ，Ⅶ，Ⅷ等5个成分为首次从该植物中分离。

1 仪器与试药

熔点用X-4型显微熔点仪测定，未校正。红外光谱用Perkin-Elmer 339 B红外光谱仪测定。^1H-NMR，$^{13}C-NMR$，DEPT，$^1H-^1H$ COSY，$^1H-^{13}C$ COSY，NOESY及ROESY用MERCURY-400核磁共振仪测定。TMS为内标，质谱用VG-MM 7070质谱仪测定，硅胶为青岛海洋化工厂出品，ODS为日本YMC公司出品，其他试剂均为分析纯。

白云花根为云南鹤庆县市采集，经中国中医科学院中药研究所谢宗万教授鉴定为伞形科植物白云花 *H. rapula* 的根。

2 提取分离

生药10kg粉碎成粗粉，以95% EtOH室温渗漉，提取物分别经乙醚，甲醇-丙酮（1∶1）和甲醇-丙酮-水（1∶1∶1）提取后，分别得不同提取部位640g，470g和590g。经反复硅胶及ODS柱色谱分离，依次得到化合物Ⅰ（10mg），Ⅱ（20mg），Ⅲ（50mg），Ⅳ（30mg），Ⅴ（20mg），Ⅵ（10mg），Ⅶ（15mg），Ⅷ（30mg）。

3 鉴定

3.1 化合物Ⅰ

微黄色针状结晶（石油醚-醋酸乙酯），薄层检识，紫外光下呈暗黄色荧光。mp 249~251℃，EI-MS m/z：202 $[M]^+$，174，89，63（$C_{11}H_6O_4$）。^1H-NMR波谱数据与文献对照波谱数据基本一致，确定为花椒毒酚（xanthotoxol）。

3.2 化合物Ⅱ

无色针状结晶（石油醚-醋酸乙酯），mp 57~58℃，EI-MS m/z：339 $[M+1]^+$（$C_{21}H_{22}O_4$）。UV nm：252，301。^1H-NMR和$^{13}C-NMR$波谱数据分别与文献对照波谱数据基本一致，确定为8-gerany-loxypsoralen。

3.3 化合物Ⅲ

无色棱柱状结晶（石油醚-醋酸乙酯），薄层检识，紫外光下呈强蓝紫色荧光。mp 184~186℃，EI-MS m/z：246 $[M]^+$（$C_{14}H_{14}O_4$）。^1H-NMR波谱数据与文献对照波谱数据基本一致，确定为右旋前胡苷元［（+）-marmesin］。

3.4 化合物Ⅳ

无色针状结晶，Libermann-Burchard反应显红色后褪色，提示为甾醇类化合物；mp 138~140℃，EI-MS m/z：414 $[M]^+$，396，303，255（$C_{29}H_{50}O$）。^1H-NMR（400MHz，$CDCl_3$）δ：5.35（1H，d，*J*=4.8Hz，=CH），3.54（2H，m，H-3），1.55~0.65为-CH_3，-CH_2-，-CH-信号；并且经TLC在多种体系下展开，与已知豆甾醇Rf值完全相同。综上分析并与文献对照波谱数据基本一致，确定为β-谷甾醇（β-sitosterol）。

3.5　化合物Ⅴ

无色针状结晶，Libermann-Burchard 反应显红色后褪色；EI－MS m/z：412［M］$^+$（$C_{29}H_{48}O$）。^1H-NMR（400MHz，$CDCl_3$）和β－谷甾醇的差别仅在于多出 5.15（1H，dd，J＝4.8，15.2Hz），5.00（1H，dd，J＝4.8，15.2Hz）2 个烯氢信号，即在β－谷甾醇的基础上 22，23 位成双键。综上分析并与文献对照波谱数据基本一致，确定为豆甾醇（stigmasterol）。

3.6　化合物Ⅵ

无色针状结晶，Libermann-Burchard 反应阳性，Molish 反应阴性。mp 302℃，EI－MS m/z：456［M］$^+$，438，410，392，248，203，189（$C_{30}H_{48}O_3$）。^1H-NMR（400MHz，$CDCl_3$）δ：0.73，0.75，0.89，0.90，0.91，0.97，1.15（3H×7，s，7×CH_3），2.79（1H，m，H－18），3.21（1H，dd，J＝4.8，10.4Hz，3－H），5.26（1H，t，J＝3.2Hz，12－H）。综上分析并与文献对照波谱数据基本一致，确定为齐墩果酸（oleanolic acid）。

3.7　化合物Ⅶ

无色针状结晶（石油醚－醋酸乙酯），薄层检识，紫外光下呈蓝紫色荧光。mp 167～170℃，EI－MS m/z：194［M］$^+$（$C_{10}H_{10}O_4$）。^1H-NMR（400MHz，$CDCl_3$）δ：3.95（3H，s，OCH_3），6.30（1H，d，J＝16Hz，2－H），6.94（1H，d，J＝10Hz，8－H），7.06（1H，s，5－H），7.19（1H，dd，J＝10，1.6Hz，9－H），7.71（1H，d，J＝16Hz，3－H）。综上分析并与文献对照波谱数据基本一致，确定为阿魏酸（ferulic）。

3.8　化合物Ⅷ

淡黄色针状结晶（石油醚－醋酸乙酯），三氯化铁反应阳性，薄层检识，紫外光下呈亮蓝色荧光。mp 201～203℃，EI－MS m/z：192［M］$^+$（$C_{10}H_8O_4$）。^1H-NMR（400MHz，$CDCl_3$）δ：4.14（3H，s，OCH_3），6.29（1H，d，J＝9.6Hz，3－H），6.99（1H，s，8－H），7.65（1H，s，5－H），8.15（1H，d，J＝9.6Hz，4－H）。综上分析并与文献对照波谱数据基本一致，确定为东莨菪素（scopoletin）。

【论文来源】

刘元艳，李丽，张村，肖永庆*．白云花根的化学成分研究Ⅱ［J］．中国中药杂志，2006（08）：667－668.

了哥王化学成分研究

中药了哥王，又名南岭荛花，始载于《岭南采药录》，为瑞香科荛花属植物了哥王 *Wikstroemia indica*（L.）C. A. May. 的茎叶。了哥王分布于浙江、江西、福建、湖南、广东等地。性味苦寒、微辛，有毒。功能清热解毒，化痰散结，消肿止痛。主治风湿性关节炎、淋巴结炎、瘰疬、痈肿、跌打损伤。具有抑菌、抗病毒、抗炎镇痛、止咳祛痰等作用。本品有毒，对皮肤有刺激性，所含树脂有强烈的泻下作用。文献报道含有黄酮、多糖类、酸性树脂、挥发油、甾体类、皂苷等成分。前报作者已从了哥王茎叶中分离得到了7个化合物，在此基础上对了哥王的化学成分进行了进一步研究。

1 仪器与试药

熔点用X-4型显微熔点仪测定，未校正。^{1}H和^{13}C-NMR，DEPT，^{1}H-^{1}HCOSY，^{1}H-^{13}C COSY，NOESY及ROESY用MERCURY-400型核磁共振仪测定，TMS为内标，质谱用VG-MM7070质谱仪测定。硅胶为青岛海洋化工厂出品，ODS为日本YMC公司出品，其他试剂均为分析纯。

实验用药材购自广东省惠州市药材公司，经中山大学生命科学院张宏达教授鉴定为瑞香科荛花属植物了哥王 *W. indica*。

2 提取与分离

了哥王生药茎皮粗粉6kg，50%乙醇渗漉提取，提取物悬于水中，分别以醋酸乙酯，正丁醇萃取。正丁醇提取物647g反复经硅胶柱色谱分离，分别得到化合物1，2，4，5；醋酸乙酯提取物323g经硅胶柱色谱分离，分别得到化合物3，6。

3 结构鉴定

3.1 化合物1

白色粉末（三氯甲烷-甲醇），mp 252~254℃，EI-MS m/z：352 $[M]^+$。薄层检识，紫外光下呈蓝紫色荧光。^{1}H-NMR（DMSO-d_6）δ：3.80（3H，s，$-OCH_3$），6.38（1H，d，J=9.6Hz，H-3′），8.04（1H，d，J=9.6Hz，H-4′），7.72（1H，d，J=8.4Hz，H-5′），7.14（1H，dd，J=8.4，2.4Hz，H-6′），7.24（1H，s，H-8′），7.87（1H，s，H-4），7.27（1H，s，H-5），7.23（1H，s，H-8），5.08（1H，d，J=7.2Hz，Glc H-1）。^{13}C-NMRδ：104.3（Glc C-1），73.0（Glc C-2），76.7（Glc C-3），69.5（Glc C-4），77.1（Glc C-5），60.6（Glc C-6），159.4（C-2），137.0（C-3），129.9（C-4），109.4（C-5），146.3（C-6），148.9（C-7），102.9（C-8），146.7（C-9），112.1（C-10），159.9（C-2′），113.9（C-3′），144.0（C-4′），129.8（C-5′），113.7（C-6′），156.8（C-7′），99.6（C-8′），154.9（C-9′），114.5（C-10′），56.0（$-OCH_3$）。综上分析并与文献对照波谱数据基本一致，确定为西瑞香素-7-*O*-β-D-葡萄糖苷（daphnoretin-7-*O*-β-D-glucoside）。

3.2 化合物2

黄色针晶（三氯甲烷-甲醇），mp 182~184℃，EI-MS m/z：302 $[M]^+$。^{1}H-NMR（DMSO-d_6）δ：12.65（1H，s，C_5-OH），10.85（1H，s，C_7-OH），9.69（1H，s，$C_{4'}$-OH），9.32（1H，s，$C_{3'}$-OH），7.29（1H，d，J=2.0Hz，H-2′），7.24（1H，dd，J=2.1，8.4Hz，H-6′），6.85（1H，d，J=8.4Hz，H-5′），6.38（1H，d，J=2.0Hz，H-8），6.19（1H，d，J=2.0Hz，H-6），5.24（1H，d，J=0.8Hz，Rha H-1），4.58~4.93（Rha-OH），0.80（3H，d，J=6Hz，Rha-CH_3）。^{13}C-NMR：101.8（Rha C-1），70.3（Rha C-2），70.6（Rha C-3），71.2（Rha C-4），70.1（Rha C-5），157.3（C-2），134.2（C-3），177.7（C-4），154.6（C-5），98.7（C-6），164.2

（C－7），93.6（C－8），161.3（C－9），104.1（C－10），121.1（C－1′），115.5（C－2′），145.2（C－3′），148.4（C－4′），115.5（C－5′），120.7（C－6′），17.5（$-CH_3$）。综上分析并与文献对照波谱数据基本一致，确定为槲皮苷（quercitrin）。

3.3 化合物3

橙红色结晶（醋酸乙酯），mp 210～211℃。EI－MS m/z：284［M］$^+$。^1H-NMR（$CDCl_3$）δ：12.33（1H，s，C_1－OH），12.13（1H，s，C_8－OH），7.64（1H，s，H－7），7.09（1H，s，H－5），7.38（1H，d，J＝2.4Hz，H－4），6.6（1H，d，J＝2.4Hz，H－2），3.94（3H，s，$-OCH_3$），2.46（3H，s，$-CH_3$）。以上数据与文献报道的大黄素甲醚（physcion）基本一致。

3.4 化合物4

淡黄色针晶（三氯甲烷－甲醇），mp 223～224℃，EI－MS m/z：286［M］$^+$。^1H-NMR（DMSO－d_6）δ：12.56（1H，s，C_5－OH），10.83（1H，s，C_7－OH），10.10（1H，s，$C_{4'}$－OH），7.97（2H，d，J＝8.4Hz，H－2′，6′），6.86（2H，d，J＝8.4Hz，H－3′，5′），6.40（1H，d，J＝2.0Hz，H－8），6.19（1H，d，J＝1.2Hz，H－6），5.31（1H，m，Glc H－1），5.07（1H，d，Rha H－1），0.97（3H，d，J＝6Hz，Rha－CH_3）。$^{13}C-NMR$：101.3（Glc C－1），74.1（Glc C－2），76.33（Glc C－3），69.9（Glc C－4），75.7（Glc C－5），66.9（Glc C－6），100.8（Rha C－1），70.3（Rha C－2），70.6（Rha C－3），71.8（Rha C－4），68.2（Rha C－5），17.7（RhaC－6），156.5（C－2），133.2（C－3），177.4（C－4），161.2（C－5），98.69（C－6），164.1（C－7），93.7（C－8），156.8（C－9），104.0（C－10），121.0（C－1′），130.9（C－2′），115.1（C－3′），159.9（C－4′），115.1（C－5′），130.9（C－6′）。根据以上波谱数据，与文献对照确定为山柰酚－3－芸香糖苷（nicotiflorin 或 kaempferol 3－rutinoside）。

3.5 化合物5

淡黄色针晶（三氯甲烷－甲醇），mp 185～190，267～270℃（双熔点），EI－MS m/z：284［M］$^+$。^1H-NMR（DMSO－d_6）δ：10.27（1H，s，$C_{4'}$－OH），7.92（2H，d，J＝8.8Hz，H－2′，6′），6.91（2H，d，J＝8.8Hz，H－3′，5′），7.03（1H，d，J＝2.4Hz，H－8），6.86（1H，d，J＝2.4Hz，H－6），6.70（1H，s，H－3），4.77（1H，d，J＝7.6Hz，Glc H－1），4.18（1H，d，J＝7.6Hz，Xyl H－1），5.58～4.86（－OH），3.98～2.95（m，H），3.89（3H，s，7′－OCH_3）。$^{13}C-NMR$：102.9（Glc C－1），73.5（Glc C－2），76.6（Glc C－3），69.7（Glc C－4），75.6（Glc C－5），68.7（Glc C－6），104.1（Xyl C－1），73.4（Xyl C－2），75.9（Xyl C－3），69.5（Xyl C－4），65.7（Xyl C－5）。161.6（C－2），105.8（C－3），176.9（C－4），158.1（C－5），103.8（C－6），163.6（C－7），96.6（C－8），158.4（C－9），109.1（C－10），121.1（C－1′），128.1（C－2′），115.9（C－3′），160.8（C－4′），115.9（C－5′），128.1（C－6′），56.1（$-OCH_3$）。根据以上波谱数据，与文献对照确定为芫花苷，即芫花素－5－O－β－D－木糖－(1→6)－β－D－葡萄糖苷（D－primev-ersyl genkwanine）。

3.6 化合物6

白色粉末，EI－MS m/z：506［M］$^+$，429，415，385，252，224，146（100%），

105（70%），91（62%），77（30%）。NMR 光谱数据见表 3－10，结合 HMQC，HMBC，gCOSY，NOESY 及 DEPT 并对照文献的光谱数据确定化合物为伞形香青酰胺（anabellamide，α－benzoylamino-phenylprophyl，α′－benzoylamino-phenylpropionate），结构见图 3－11。

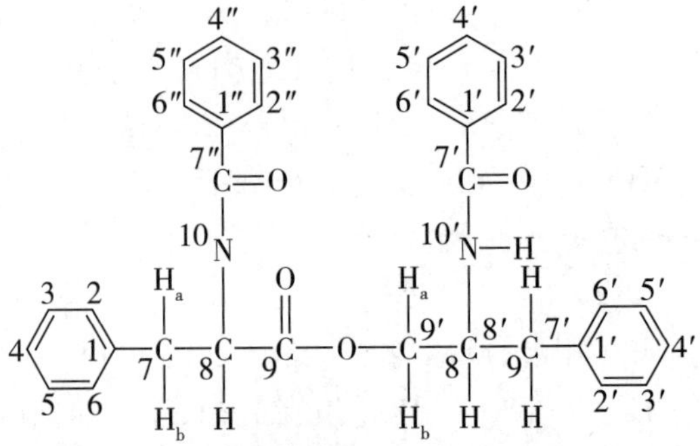

图 3－11　伞形香青酰胺（anabellamide）

表 3－10　伞形香青酰胺（anabellamide）的 NMR 数据

No.	δ_C	δ_H
1	135.7	—
2	129.3	7.23～7.26（5H，m）
3	128.9[1)]	
4	127.4[1)]	
5	128.9	
6	129.3	
7	37.5	(a) 3.29（1H，dd，J=14.0，6.4Hz） (b) 3.21（1H，dd，J=14.0，7.2Hz）
8	54.5	4.92（1H，m）
9	171.9	—
10	—	6.54（1H，d，J=6.4Hz）
1′	137.1	—
2′	129.2	
3′	128.4[1)]	
4′	126.8[1)]	7.29～7.31（5H，m）
5′	128.4	
6′	129.2	
7′	37.3	(a) 3.00（1H，dd，J=14.0，6.4Hz） (b) 2.89（1H，dd，J=14.0，8.0Hz）
8′	50.3	4.62（1H，m）

续表

No.	δ_C	δ_H
9′	65.4	(a) 4.54 (1H, dd, J=11.2, 3.2Hz) (b) 4.03 (1H, dd, J=11.2, 4.0Hz)
10′	—	6.64 (1H, d, J=8.4Hz)
1″	133.3	—
2″	127.0	7.70 (1H, d, J=7.6Hz)
3″	128.6[1)]	7.30 (1H, m)
4″	131.4[1)]	7.41 (1H, m)
5″	128.6	7.30 (1H, m)
6″	127.0	7.70 (1H, d, J=7.6Hz)
7″	167.2	—
1‴	134.2	—
2‴	127.1	7.66 (1H, d, J=7.2Hz)
3‴	128.7[1)]	7.41 (1H, m)
4‴	132.0[1)]	7.51 (1H, t, J=7.2Hz)
5‴	128.7	7.41 (1H, m)
6‴	127.1	7.66 (1H, d, J=7.2Hz)
7‴	167.4	—

注：[1)] 可互换

【论文来源】

耿立冬，张村，肖永庆*．了哥王化学成分研究［J］．中国中药杂志，2006（10）：817－819.

白花前胡化学成分研究（Ⅱ）

河南产前胡为前胡属植物白花前胡 *Peucedanum praeruptorum* Dunn。前文从其根中分得7个化合物，本研究通过硅胶及反相硅胶柱色谱分离，从其95%乙醇提取部位分离鉴定了8个化合物，分别为（－）sclerodin（1），棕榈酸（palmitic acid，2），白花前胡E素［（＋）-praeruptorin E，3］，佛手柑内酯（bergapten，4），欧前胡素（imperatorin，5），2，6－二甲基喹啉（2，6－dimethyl quinoline，6），二十四烷酸（tetracosanoic acid，7），胡萝卜苷（daucosterol，8）。其中化合物1，6为首次从伞形科植物中分离得到，5，7为首次从白花前胡中分离鉴定。

1　仪器与材料

XT4－100X 显微熔点仪（温度计未校正）；Hitachi M－80 和 Hitachi M－4100H 质谱仪；^{1}H，^{13}C－NMR 用 Varian UNITY INOVA 500 和 Bruker AM－300 核磁共振仪测定（TMS 内标）；色谱用硅胶 G（100～200 目，200～300 目），薄层硅胶 GF254 均为青岛海洋化

工厂生产，D101 大孔树脂为天津南开大学化工厂生产；ODS 为日本 YMC 公司出品；其他试剂均为分析纯。药材采自河南洛阳栾川县，经中国中医科学院中药研究所谢宗万教授鉴定为白花前胡 *P. praeruptorum* 的根。

2 提取分离

白花前胡根粗粉 10kg，以 95% 乙醇渗漉提取，浓缩至浸膏，以水溶解，上 D101 大孔树脂柱，分别以水、40% 乙醇、60% 乙醇、95% 乙醇及丙酮洗脱，弃去水液，收集 95% 乙醇及丙酮洗脱部分，浓缩至浸膏后反复进行硅胶柱色谱和 ODS 柱色谱，先后得到化合物 1（13mg），2（22mg），3（13mg），4（11mg），5（46mg），6（15mg），7（29mg），8（1.9mg）。

3 结构鉴定

3.1 化合物 1

淡黄色针晶（醋酸乙酯），mp 55 ~ 56℃。$[\alpha]_D^{20}$ -68°（*c* 0.10，$CHCl_3$）。EI - MS m/z：328 $[M]^+$，313，295，285，269；HR - MS m/z：328.0946（分子式为 $C_{18}H_{16}O_6$；计算值 328.0947）。^1H - NMR（$CDCl_3$）δ：11.63（4 - OH），11.43（9 - OH），6.85（1H，q，*J* = 1.0Hz，H - 8），4.70（1H，q，*J* = 6.5Hz，H - 2′），2.81（3H，d，*J* = 1.0Hz，7 - CH_3），1.55（3H，d，*J* = 6.5Hz，H - 5′，4′），1.49（3H，d，*J* = 6.5Hz，H - 1′），1.31（3H，s，H - 4′，5′）。^{13}C - NMR（$CDCl_3$）δ：165.4（C - 1），164.9（C - 3），93.5（C - 3a），135.4（C - 3b），164.2（C - 4），119.0（C - 5），166.1（C - 6），108.5（C - 6a），149.8（C - 7），117.3（C - 8），166.0（C - 9），97.3（C - 9a），23.7（7 - CH_3），14.5（C - 1′），92.0（C - 2′），43.4（C - 3′），25.6（C - 4′），20.7（C - 5′）。以上光谱数据与文献报道（-）sclerodin 一致。

3.2 化合物 2

白色片晶（石油醚 - 醋酸乙酯），mp 63 ~ 64℃。EI - MS m/z：256 $[M]^+$（$C_{16}H_{32}O_2$），213，185，129，97，83，73，43。具有链状脂肪酸的一系列特征峰，与 EI - MS 标准图谱库对照，并与棕榈酸标准品混合物共薄层色谱只显示 1 个斑点，由此确定该化合物为棕榈酸（palmitic acid）。

3.3 化合物 3

无色针晶（石油醚 - 醋酸乙酯），mp 151 ~ 152℃。EI - MS m/z：428 $[M]^+$（$C_{24}H_{28}O_7$）。^1H - NMR（$CDCl_3$）δ：6.20（1H，d，*J* = 9.6Hz，H - 3），7.57（1H，d，*J* = 9.6Hz，H - 4），7.33（1H，d，*J* = 8.7Hz，H - 5），6.77（1H，d，*J* = 8.7Hz，H - 6），5.37（1H，d，*J* = 4.8Hz，H - 3′），6.59（1H，d，*J* = 4.8Hz，H - 4′），1.42，1.45［each 3H，s，2′ - gem - $(CH_3)_2$］；isovaleryl：2.05 ~ 2.36（2H，m，- CH_2 -），1.15 ~ 1.17（1H，m，- CH -），0.88，0.94（each 3H，d，*J* = 6.6Hz，2 × - CH_3）；angeloyl：1.84 ~ 1.96（6H，brs，2 × - CH_3），6.06 ~ 6.13（1H，m，- CH -）。^{13}C - NMR（$CDCl_3$）δ：159.7（C - 2），113.2（C - 3），143.2（C - 4），129.1（C - 5），114.3

（C-6），156.6（C-7），107.2（C-8），153.9（C-9），112.4（C-10），77.5（C-2′），70.0（C-3′），60.5（C-4′），22.4，22.6［2′-gem-$(CH_3)_2$］；angeloyl：166.4，139.7，20.5，126.9，15.7（$-OCOCCH_3=CHCH_3$）；isovaleryl：171.7，43.1，26.4，25.2，25.4［$-OCO\ CH_2CH(CH_3)_2$］。以上光谱数据与文献报道白花前胡 E 素［（+）praeruptorin E］一致。

3.4　化合物 4

淡黄色针晶（甲醇），mp 192～193℃。EI-MS m/z：216［M］$^+$（$C_{12}H_8O_4$）。^{1}H-NMR（$CDCl_3$）δ：6.27（1H，d，J=10.2Hz，H-3），8.15（1H，d，J=10.2Hz，H-4），7.13（1H，s，H-8），7.59（1H，d，J=2.4Hz，H-2′），7.02（1H，d，J=2.4Hz，H-3′），4.27（3H，s，5-OCH_3）。^{13}C-NMR（$CDCl_3$）δ：161.2（C-2），112.6（C-3），139.2（C-4），149.6（C-5），112.7（C-6），158.4（C-7），93.8（C-8），152.7（C-9），106.4（C-10），144.8（C-2′），105.0（C-3′），60.1（5-OCH_3）。以上光谱数据与文献报道佛手柑内酯（bergapten）一致。

3.5　化合物 5

无色针晶（石油醚-醋酸乙酯），mp 101～102℃。EI-MS m/z：271［M+1］$^+$（$C_{16}H_{14}O_4$），202（100），174，145，118，89，69。^{1}H-NMR（$CDCl_3$）δ：6.37（1H，d，J=9.6Hz，H-3），7.77（1H，d，J=9.6Hz，H-4），7.36（1H，s，H-5），7.69（1H，d，J=2.4Hz，H-2′），6.82（1H，d，J=2.4Hz，H-3′），5.61（1H，t，J=7.2Hz，-CH=），5.01（2H，d，J=7.2Hz，$-CH_2-$），1.74（3H，s，$-CH_3$），1.72（3H，s，$-CH_3$）。以上光谱数据与文献报道欧前胡素（imperatorin）一致。

3.6　化合物 6

白色结晶（三氯甲烷-甲醇）。^{1}H-NMR（DMSO-d_6）δ：7.36（1H，d，J=8.5Hz，H-3），8.12（1H，d，J=8.5Hz，H-4），7.66（1H，brs，H-5），7.54（1H，dd，J=2.0，8.5Hz，H-7），7.83（1H，d，J=8.5Hz，H-8），2.64（3H，s，2-CH_3），2.48（3H，s，6-CH_3）。^{13}C-NMR（DMSO-d_6）δ：157.6（C-2），122.0（C-3），135.3（C-4），126.4（C-5），134.8（C-6），131.3（C-7），127.9（C-8），145.8（C-9），126.1（C-10），24.7（2-CH_3），20.9（6-CH_3）。以上光谱数据与文献报道2，6-二甲基喹啉（2，6-dimethylquinoline）一致。

3.7　化合物 7

白色结晶（三氯甲烷-甲醇），mp 87～88℃。EI-MS m/z：368［M］$^+$，340，325，284，269，255，241，227，185，171，143，129，111，97。具有链状脂肪酸的一系列特征峰，与 EI-MS 标准图谱库对照，为以二十四烷酸为主的长链脂肪酸的系列物。

3.8　化合物 8

白色粉末（三氯甲烷-甲醇），mp 304～305℃。与胡萝卜苷标准品混合物共薄层色谱只显示 1 个斑点，与胡萝卜苷标准品混和熔点不下降，由此确定该化合物为胡萝卜苷（daucosterol）。

【论文来源】
张村，肖永庆*，谷口雅彦，马场きみ江. 白花前胡化学成分研究Ⅱ［J］. 中国中药杂志，2006（16）：1333－1335.

白花前胡化学成分研究（Ⅰ）

前胡为伞形科植物白花前胡 *Peucedanum praeruptorum* Dunn 或紫花前胡的干燥根，主产于浙江、江西、安徽、福建、江苏、四川等省，具有疏散风热、降气化痰的作用，临床上用于治疗风热咳嗽痰多，痰热喘满，咯痰黄稠等症。河南产前胡为前胡属植物白花前胡，分布于河南西部伏牛山脉，当地药材市场以“前胡”入药。作者在进行白花前胡质量标准研究的过程中，同时对产自河南的白花前胡进行了较为系统的化学成分研究，从中分离鉴定了 7 个化合物，其中化合Ⅰ，Ⅱ，Ⅲ为首次从伞形科植物中分离得到，Ⅳ为首次从白花前胡中分离鉴定。

1 仪器与试药

XT4－100X 显微熔点仪（温度计未校正）；Hitachi M－80 和 Hitachi M－4100H 质谱仪；^{1}H，^{13}C－NMR 用 Varian UNITY INOVA 500 和 Bruker AM－300 核磁共振仪测定（内标 TMS）；硅胶为青岛海洋化工厂生产；ODS 为日本 YMC 公司出品；其他试剂均为分析纯。药材采自河南洛阳栾川县，经中国中医研究院中药研究所谢宗万教授鉴定为白花前胡 *P. praeruptorum* 的根。

2 提取分离

白花前胡根粗粉 10kg，以 95% 乙醇渗漉提取，浓缩至浸膏，以水溶解，上 D101 大孔树脂柱，分别以水，40% 乙醇，60% 乙醇，95% 乙醇及丙酮洗脱，弃去水液，收集 95% 乙醇及丙酮洗脱部分，浓缩至浸膏后反复进行硅胶柱色谱和 ODS 柱色谱，先后得到化合物Ⅰ（15mg），Ⅱ（8mg），Ⅲ（6mg），Ⅳ（25mg），Ⅴ（1200mg），Ⅵ（1500mg），Ⅶ（800mg）。

3 结构鉴定

3.1 化合物Ⅰ

红棕色粉末，mp 31～33℃。EI－MS m/z：240［M］$^{+}$。HR－MS：240.0788［M］$^{+}$，分子式为 $C_{15}H_{12}O_{3}$（计算值 240.0786）。^{1}H－NMR（$CDCl_3$）δ：4.64（2H，dd，J＝1.5，6.0Hz，H－1），6.31（1H，dt，J＝16.0，6.0Hz，H－2），5.86（1H，dd，J＝1.5，16.0Hz，H－3），6.11（1H，d，J＝16.5Hz，H－8），6.82（1H，d，J＝16.5Hz，H－9），6.39（1H，d，J＝3.5Hz，H－3′），6.42（1H，dd，J＝3.5，1.5Hz，H－4′），7.40（1H，d，J＝1.5Hz，H－5′）。^{13}C－NMR（$CDCl_3$）δ：63.6（C－1），139.5（C－2），112.1（C－3），80.1（C－4），75.6（C－5），81.5（C－6），76.7（C－7），

104.5（C-8），131.2（C-9），170.4（-CO），20.8（$-CH_3$），151.8（C-2′），111.4（C-3′），112.1（C-4′），143.7（C-5′）。以上数据与文献报道 acetylatractylodinol 基本一致。

3.2 化合物Ⅱ

樱红色针晶，$C_{19}H_{18}O_3$，mp 205℃。EI-MS m/z：294 $[M]^+$。^1H-NMR（$CDCl_3$）δ：3.19（2H，t，J = 6.2Hz，H-1），1.80（2H，m，H-2），1.66（2H，t，J = 5.8Hz，H-3），7.63（1H，d，J=8.4Hz，H-6），7.56（1H，d，J=8.4Hz，H-7），7.22（1H，s，H-15），2.27（3H，s，17-CH_3），1.31（6H，s，18-CH_3，19-CH_3）。以上数据与文献报道 tanshinone Ⅱ A 基本一致。

3.3 化合物Ⅲ

紫红色针晶，$C_{18}H_{12}O_3$，mp 230℃。EI-MS m/z：276 $[M]^+$。^1H-NMR（$CDCl_3$）δ：9.28（1H，d，J = 8.8Hz，H-1），7.57（1H，dd，J = 8.8，7.2Hz，H-2），7.37（1H，d，J =7.2Hz，H-3），8.34（1H，d，J =8.8Hz，H-6），7.85（1H，d，J = 8.8Hz，H-7），7.32（1H，s，H-15），2.30（3H，s，17-CH_3），2.71（3H，s，18-CH_3）。以上数据与文献报道 tanshinone Ⅰ基本一致。

3.4 化合物Ⅳ

无色针晶，$C_{24}H_{30}O_7$，mp 85～86℃。EI-MS m/z：430 $[M]^+$。^1H-NMR（$CDCl_3$）δ：6.23（1H，d，J=9.5Hz，H-3），7.60（1H，d，J=9.5Hz，H-4），7.36（1H，d，J=8.5Hz，H-5），6.80（1H，d，J=8.5Hz，H-6），1.42，1.45［each 3H，s，2′-gem-$(CH_3)_2$］，5.33（1H，d，J = 5.0Hz，H-3′），6.56（1H，d，J = 5.0Hz，H-4′）；isovaleryl：2.22～2.33（4H，m，2×$-CH_2-$），2.09～2.20（2H，m，2×-CH-），0.69～1.01（each 6H，q，4×$-CH_3$）。$^{13}C-NMR$（$CDCl_3$）δ：159.7（C-2），113.2（C-3），143.2（C-4），129.2（C-5），114.4（C-6），156.6（C-7），107.2（C-8），153.9（C-9），112.4（C-10），77.4（C-2′），70.2（C-3′），60.4（C-4′），25.3，22.2［2′-gem-$(CH_3)_2$］；isovaleryl：171.8，171.8（2×-CO-），43.2，43.0（2×$-CH_2-$），25.3，25.4（2×-CH-），22.4（4×$-CH_3$）。以上数据与文献报道 cis-3′，4′-diisovalerylkhellactone 基本一致。

3.5 化合物Ⅴ

无色针晶，$C_{24}H_{26}O_7$，mp 113～114℃。EI-MS m/z：426 $[M]^+$。^1H-NMR（$CDCl_3$）δ：6.20（1H，d，J=9.5Hz，H-3），7.57（1H，d，J=9.5Hz，H-4），7.33（1H，d，J=8.5Hz，H-5），6.79（1H，d，J=8.5Hz，H-6），5.35（1H，d，J=5.0Hz，H-3′），6.61（1H，d，J = 5.0Hz，H-4′），1.41，1.45［each 3H，s，2′-gem-$(CH_3)_2$］；senecioyl：5.62，5.66（each 1H，s，-CH=），1.87，1.88（6H，d，2×$-CH_3$），2.14，2.18（each 3H，s，2×$-CH_3$）。以上数据与文献报道 cis-3′，4′-disenecioylkhellactone 基本一致。

3.6 化合物Ⅵ

无色针晶，$C_{24}H_{26}O_7$，mp 174～176℃。EI-MS m/z：426 $[M]^+$。^1H-NMR（$CDCl_3$）

δ：6.19（1H，d，J=9.6Hz，H-3），7.57（1H，d，J=9.6Hz，H-4），7.34（1H，d，J=8.7Hz，H-5），6.78（1H，d，J=8.7Hz，H-6），5.42（1H，d，J=4.8Hz，H-3′），6.68（1H，d，J=4.8Hz，H-4′），1.43，1.47［each 3H，s，2′-gem-（CH_3）2］；angeloyl：6.02，6.10（each 1H，brq，J=7.5Hz，2×-CH=），1.96，1.93（each 3H，brd，J=7.5Hz，2×-CH_3），1.80，1.83（each 3H，brs，2×-CH_3）。^{13}C-NMR（$CDCl_3$）δ：159.7（C-2），113.2（C-3），143.2（C-4），129.1（C-5），114.3（C-6），156.7（C-7），107.5（C-8），154.0（C-9），112.4（C-10），77.4（C-2′），70.1（C-3′），60.1（C-4′），22.5，25.4［2′-gem-（CH_3）$_2$］；angeloyl：166.2，166.3（2×-CO），138.4，139.9（2×=CCH_3），20.3，20.4（2×-CH_3），126.9，127.3（2×-CH=），15.6，15.8（2×-CH_3）。以上光谱数据与文献报道白花前胡丁素［（+）praeruptorin B］基本一致。

3.7 化合物Ⅶ

白色片晶，mp 139～141℃。EI-MS m/z：414［M］$^+$。其^{13}C-NMR数据与β-谷甾醇一致；与β-谷甾醇标准品混合物共薄层色谱只显示1个斑点，与β-谷甾醇标准品混和熔点不下降，由此确定该化合物为β-谷甾醇。

【论文来源】

张村，肖永庆*，谷口雅彦，马场きみ江．白花前胡化学成分研究（Ⅰ）[J]．中国中药杂志，2005（09）：675-677.

A New Compound from *Gastrodia Elata* BLUME

1 Introduction

The isolation and identification of the main constituents from the tubers of *Gastrodia elata* Blume have been reported previously. Our investigation on the tubers led to the isolation of a new compound α-acetylamino-phenylpropyl α-benzoylamino-phenylpropionate（1）and a known compound 4-hydroxybenzyl β-sitosterol ether（2）. Here we report their isolation and structure elucidation.

2 Experimental section

2.1 General experimental procedures

Melting points were determined on a X-4 micromelting apparatus and are uncorrected; ^1H,^{13}C NMR and 2D NMR were recorded on Varian UNITY INOVA 500 and Bruker AM-500 instruments（500MHz for ^1H and 125MHz for ^{13}C）in $CDCl_3$, with TMS as internal standard. ^1H and ^{13}C NMR assignments were supported by ^1H-^1H COSY, DEPT, HMQC and HMBC experiments. EIMS were performed with Hitachi M-80 and Hitachi M-4100H spectrometers.

2.2 Plant material

The tubers of *Gastrodia elata* BLUME were collected in Sichuan province, China and authenticated by professor Z. W. Xe, Institute of Chinese Materia Medica, China Academy of Traditional Chinese Medicine, Voucher specimens are deposited in the same Institute.

2.3 Extraction and isolation

The air-dried tubers (10kg) were extracted with 95% EtOH and the extracts after concentration were dilated with water and partitioned with Et_2O. the Et_2O extract (60g) was subjected to repeated column chromatography over silica gel, using petroleum – EtOAc mixtures in increasing polarity as eluent. 4 – hydroxybenzyl β – sitosterol ether (25mg) was obtained in petroleum – EtOAc (10 : 1) elution. α – acetylamino-phenylpropyl α – benzoylamino-phenylpropionate (12mg) were obtained from fractions eluted by petroleum – EtOAc (6 : 1) and purified by a column chromatography over ODS, using 80% MeOH as eluent.

α – acetylamino-phenylpropyl α – benzoylamino-phenylpropionate. This was obtained as white crystal, mp 193 – 195℃ EIMS (Fig. 3 – 15), CIMS m/z: 445 (M^+ + H), ^1H and ^{13}C NMR data, see Tables 3 – 11 to 3 – 13.

Table 3 – 11 NMR spectral data of group A

Atom No.	C	H
1	136.6, s	—
2	129.3, d	7.20–7.32 (5H, m)
3	128.8, d	
4	127.1, d	
5	128.8, d	
6	129.3, d	
7	38.4, t	(a) 3.22 (1H, dd, *J* = 13.5, 5.7Hz) (b) 3.06 (1H, dd, *J* = 13.5; 8.5Hz)
8	55.0, d	4.75 (1H, m)
9	170.2, s	—
10	—	6.72 (1H, d, *J* = 7.8Hz)

Table 3 – 12 NMR spectral data of group B

Atom No.	C	H
1′	136.7, s	—
2′	129.1, d	7.07 (1H, m)
3′	128.6, d	7.16 (1H, m)
4′	126.7, d	7.14 (1H, m)
5′	128.6, d	7.16 (1H, m)
6′	129.1, d	7.07 (1H, m)

续表

Atom No.	C	H
7′	37.4, t	2.75 (2H, m)
8′	49.4, s	4.35 (1H, m)
9′	64.6, t	(a) 3.93 (1H, dd, J=11.2, 4.8Hz) (b) 3.82 (1H, dd, J =11.2, 4.3Hz)
10′	—	5.91 (1H, d, J=7.8Hz)

Table 3-13 NMR spectral data of group C

Atom No.	C	H
1″	133.6, s	—
2″	127.0, d	7.71 (1H, m)
3″	128.6, d	7.44 (1H, m)
4″	131.9, d	7.53 (1H, tt, J=7.6, 1.1Hz
5″	128.6, d	7.44 (1H, m)
6″	127.0, d	7.71 (1H, m)
7″	167.1, s	—

4-hydroxybenzyl β-sitosterol ether. This was obtained as white crystals, mp 228-231℃ EIMS m/z (%): 520 (1.3M$^+$), 414 (11.3), 413 (10.3), 413 (10.3), 399 (10.5), 398 (27.4), 328 (4), 303 (5), 255 (6), 213 (5), 159 (8), 107 (100). CIMS m/z: 521 (M$^+$ +H). HREIMS, see (Fig. 3-16), ^{1}H and ^{13}C NMR data, see Tables 3-14 and 3-15

Table 3-14 The ^{13}C NMR spectral data of compound 2 and β-sitosterol

Carbon	Compound 2	β-sitosterol
1	37.3t	37.3t
2	26.1t	26.1t
3*	78.3d	71.8d
4	39.2t	42.3t
5	141.0s	140.7s
6	121.5d	121.7d
7	32.0t	32.0t
8	31.9d	31.9d
9	50.2d	50.1d
10	36.9s	36.5s
11	21.1t	21.1t
12	39.8t	39.8t
13	42.3s	42.8s

续表

Carbon	Compound 2	β- sitosterol
14	56. 8d	56. 8d
15	24. 2t	24. 8t
16	28. 2t	28. 5t
17	56. 1d	56. 0d
18	19. 4q	19. 4q
19	11. 9q	11. 9q
20	36. 1d	36. 1d
21	18. 8q	18. 8q
22	33. 9t	33. 9t
23	28. 4t	28. 4t
24	45. 8d	45. 8d
25	23. 0t	23. 1t
26	12. 0q	12. 0q
27	29. 1d	29. 1d
28	19. 0q	19. 0q
29	19. 8q	19. 8q
1′	131. 3s	—
2′	129. 4d	—
3′	115. 2d	—
4′	154. 9s	—
5′	115. 2d	—
6′	129. 4d	—
7′	69. 5t	—

Table 3-15 The ^{1}H NMR spectral data of compound 2

Atom No.	H
1a	1. 03 (1H, m)
1b	1. 85 (1H, m)
2	1. 15 (2H, m)
3	3. 26 (1H, m)
4a	2. 27 (1H, m)
4b	2. 40 (1H, m)
6	5. 34 (1H, m)
7a	1. 48 (1H, m)
7b	1. 96 (1H, m)

续表

Atom No.	H
8	1.50 (1H, m)
9	0.91 (1H, m)
11	1.47 (2H, m)
12a	1.16 (1H, m)
12b	2.0 (1H, m)
14	0.98 (1H, m)
15a	1.06 (1H, m)
15b	1.58 (1H, m)
16a	1.26 (1H, m)
16b	1.83 (1H, m)
17	1.10 (1H, m)
18	1.03 (3H, s)
19	0.68 (3H, s)
20	1.35 (1H, m)
21	0.92 (3H, d, J=6.6Hz)
22a	1.02 (1H, m)
22b	1.33 (1H, m)
23a	1.53 (1H, m)
23b	1.93 (1H, m)
24	0.93 (1H, m)
25	1.25 (2H, m)
26	1.20 (3H, t, J=7.3Hz)
27	1.66 (1H, m)
28	0.81 (3H, d, J=6.9Hz)
29	0.81 (3H, d, J=6.9Hz)
2′	7.22 (1H, d, J=8.6Hz)
3′	6.79 (1H, d, J=8.6Hz)
5′	6.79 (1H, d, J=8.6Hz)
6′	7.22 (1H, d, J=8.6Hz)
7′	4.73 (2H, s)

3 Results and discussion

Compound 1 was assigned the molecular formula $C_{27}H_{28}N_2O_4$ (HRMS, [M^+] = m/z

444.2032, calcd: 444.2049). The ^{1}H NMR spectrum of 1 showed the presence of three monosubstituted phenyls (δH7.20—7.32 (5H, m); 7.07 (2H, m), 7.16 (2H, m), 7.14 (1H, m); δH7.71 (2H, m), 7.44 (2H, m), 7.53 (1H, tt, J = 7.6, 1.1Hz)) and two secondary amino groups (δH5.91 (1H, d, J=7.8Hz), 6.72 (1H, d, J=7.8Hz)). The EIMS spectrum of 1 exhibited the presence of benzoyl and benzyl moities by the fragments at m/z 105 and 91. Furthermore, the ^{1}H-^{1}H COSY and ^{13}C-^{1}H COSY spectra of 1 exhibited the presence of structural fragments of group A-C (Fig. 3-12 to Fig. 3-14 and Tables 3-11 ~ 3-13) and an acetyl (δ_H2.03, 3H, s; δ_C20.8, q, 170.8, s). The fragmental peak at m/z 252.1006 ($C_{16}H_{14}N_1O_2$) and the long-range ^{13}C-^{1}H correlation between H-10 and C-7″ indicated that the benzoyl was connected with N-10. The HMBC (Fig. 3-15) and HRMS (Fig. 3-16) spectra provided further conclusive structural evidence for compound 1. Therefore, the structure of 1 was determined as α-acetylamino-phenylpropyl α-benzoylamino-phenylpropionate (Fig. 3-15and Fig. 3-16).

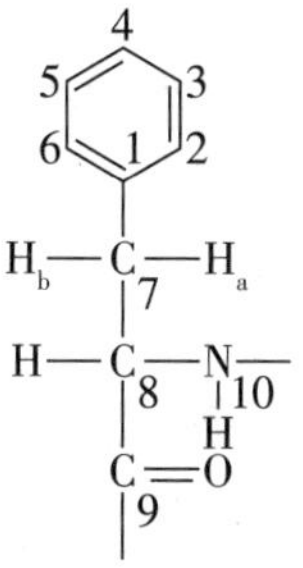

Fig. 3-12 Structure of group A

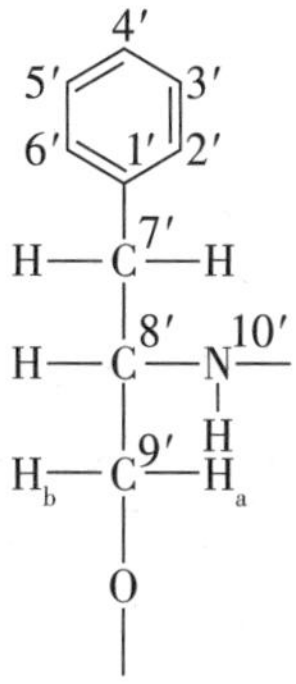

Fig. 3-13 Structure of group B

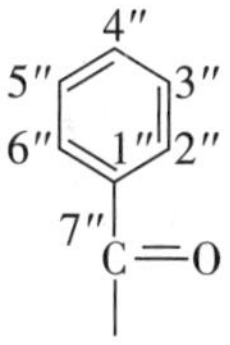

Fig. 3-14 Structure of group C

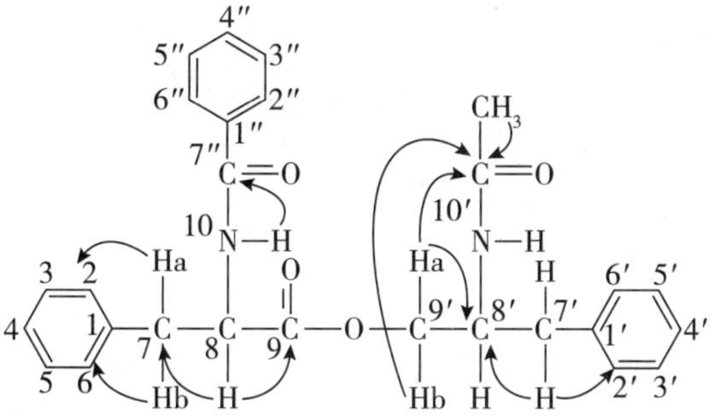

Fig. 3-15 Selected HMBC correlations of compound 1

Compound 2 was assigned the molecular formula $C_{36}H_{56}O_2$ (HRMS, [M$^+$] =m/z 520.4279, calcd: 520.4280). The ^{1}H NMR and ^{13}C NMR spectra of 2 exhibited the presence a steroidal skeleton (δ_H1.0 (3H, s), 0.68 (3H, s), 0.92 (3H, d, J=6.6Hz), 1.20 (3H, t, J=7.3Hz), 0.81 (6H, d, J=6.9Hz); δ_C19.4 (q), 11.9 (q), 18.8 (q), 12.0

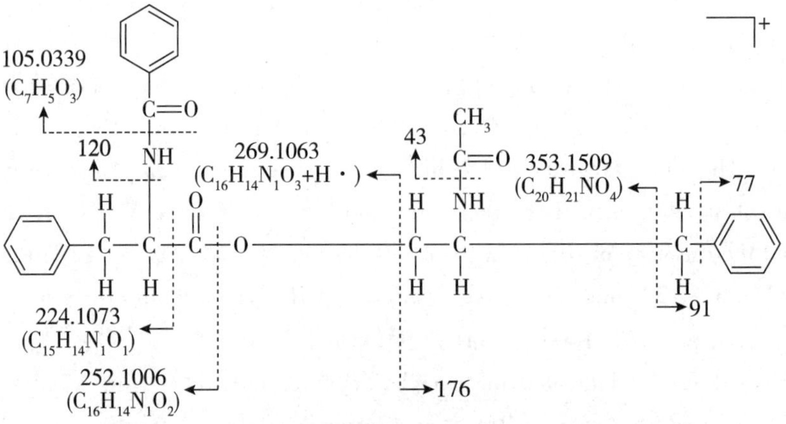

Fig. 3 – 16 EIMS spectral fragment ions of compound 1

(q), 19.0 (q), 19.8 (q)) and a 4 – hydroxy-benzyloxy (δ_H7.22 (2H, d, J = 8.6Hz), 6.79 (2H, d, J = 8.6Hz), 4.73 (2H, s); δ_C131.3 (s), 129.4 (2c, d), 115.2 (2c, d), 154.9 (s), 69.5 (t)). Comparing the ^{13}C NMR spectrum of compound 2 with that of β – sitosterol, it was found that the ^{13}C NMR spectral data of two compounds were very similar, except the data corresponding to 4 – hydroxy-benzyloxy of compound 2. In addition, the signal for C – 3 of compound 2 was lower-field shifted by 6.5ppm than the signal for C – 3 of β – sitosterol. Therefore, the structure of compound 2 was deduced as 4 – hydroxybenzyl β – sitosterol ether (Fig. 3 – 17). The long-range $^{13}C-{}^{1}H$ correlations (HMBC) and HRMS (Fig. 3 – 17) provided further conclusive structural evidence for compound 2. It has been isolated from the same plant in 1998.

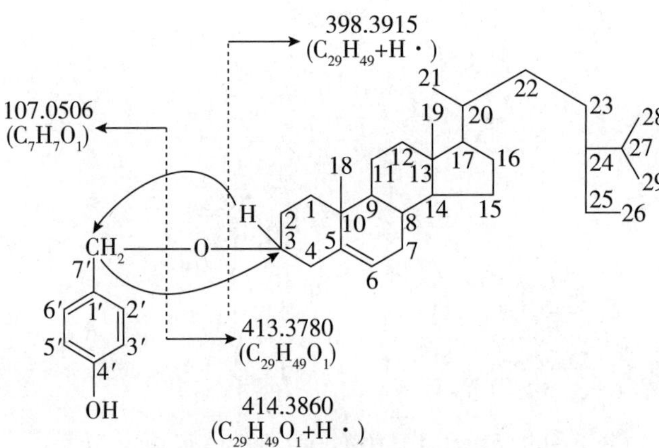

Fig. 3 – 17 HREIMS spectral fragment ions and selected HMBC correlations of compound 2

【论文来源】

Yong-Qing Xiao*, Li Li, Xiao-Lin You, Bao-Lin Bian, Xin-Miao Liang, Yi-Tao Wang. A new compound from Gastrodia elata blume [J]. Journal of Asian Natural Products Research, 2002, 4 (1).

天麻有效部位化学成分研究（Ⅰ）

天麻为名贵中药。《神农本草经》列为上品，《本草纲目》记载天麻主治诸风湿痹，风虚眩晕头痛，临床上用于治疗头痛眩晕、手足麻木、抽搐中风。文献报道有效成分为天麻苷，对羟基苯甲醇类化合物及其多糖。为从物质基础方面配合国家“九七三”重大项目中“大川芎”方的配伍理论研究，我们首先对其脂溶性有效部位进行了化学成分研究，从中分离鉴定了β-谷甾醇（Ⅰ），赛比诺啶-A（cymbinodin A，Ⅱ），丙三醇-1-软脂酸单酯（Ⅲ），硫化二对羟基苄［bis（4-hydroxybenzyl）sulfide，Ⅳ］，对羟基苯甲醛（Ⅴ）及对羟基苯甲醇（Ⅵ）等6个化合物，其中化合物Ⅱ~Ⅳ为首次从该植物中分离鉴定。

1　样品、仪器及试剂

药材购自成都市药材公司，中国中医研究院中药研究所谢宗万教授鉴定为 *Gastrodia elata* Blume。X-4 型熔点仪（未校正），Varian UNITY INOVA 500EY Bruker AM-500 核磁共振仪，Hitachi M-80 及 Hitachi M-4100H 质谱仪。硅胶为青岛海洋化工厂产；ODS 为日本 YMC 公司产。

2　提取分离

天麻生药粗粉（10kg），Et_2O 渗漉得提取物 60.0g。提取物行硅胶柱色谱，石油醚-乙酸乙酯（10：1~1：1）梯度洗脱，TLC 检查合并，TLC 斑点清晰的组分进行硅胶及 ODS 柱色谱得化合物Ⅰ~Ⅵ。

3　结构鉴定

3.1　化合物Ⅰ

无色片状结晶（石油醚-乙酸乙酯），mp 137~138℃。EIMS m/z：414（M^+）。^1H NMR（$CDCl_3$）δ：5.35（1H，s，br，6-H），3.53（1H，m，3-H）。^{13}C NMR 中有 29 个碳峰，其中在 δ 11.9，12.0，18.8，19.0，19.4，19.8 有 6 个甲基碳峰，各峰与β-谷甾醇标准品一致。

3.2　化合物Ⅱ

深紫色针状结晶（$CHCl_3$），mp 264~266℃。HRMS m/z：254.0567（M^+，$C_{15}H_{10}O_4$，计算值 254.0579），226.0635（$C_{14}H_{10}O_3$，226.0629），183.0422（$C_{12}H_7O_2$，计算值 183.0446），155.0500（$C_{11}H_7O_2$，计算值 155.0497）；EIMS m/z：254（M^+，100），226（7.9），183（4.9），155（2.4）。^1HNMR（$CDCl_3$）δ：12.2（1H，s），8.17（1H， d，J=8.7)，8.15 (1H，d，J=8.7)，7.42 (1H，dd，J=7.8，1.4)，7.58 (1H，t，J=7.8)，7.24 (1H，dd，J=7.8，1.4)，6.28 (1H，s)，3.98 (3H，s)。^{13}C NMR ($CDCl_3$) δ：191.8 (s，C-4)，180.0 (s，C-1)，158.9 (s，C-3)，155.6 (s，C-5)，139.0 (s，C-8a)，137.3 (d，C-9)，132.4 (s，C-4a)，130.9 (d，C-7)，129.9 (s，C-10a)，121.9 (d，C-10)，121.2 (s，C-4b)，121.0 (d，C-8)，117.4 (d，C-6)，111.5 (d，C-2)，56.8 (q，OMe)。以上数据与文献报道的cymbinodin-A一致。

3.3 化合物Ⅲ

无色片状结晶（石油醚-乙酸乙酯），mp 78~79℃。FABMS m/z：331 (M+H)；HRMS m/z：330.2751 (M^+，$C_{19}H_{38}O_4$，计算值330.2770)，299.2588 ($C_{18}H_{35}O_3$，计算值299.2586)，239.2363 ($C_{16}H_{31}O$，计算值239.2375)，134.0569 ($C_5H_{10}O_4$，计算值134.0579)；EIMS m/z：330 (M^+，1.0)，2.99 (21.3)，270 (13.0)，257 (21.3)，239 (59.4)，134 (63.7)，112 (35.9)，98 (100)。^{1}H NMR (DMSO-d_6) δ：0.85 (3H，t，J=6.3)，1.2~1.3 (24H，s，br)，1.52 (2H，m)，2.28 (2H，t，J=7.3)，3.33 (2H，m)，3.62 (1H，m)，3.90 (1H，dd，J=11.2，4.1)，4.03 (1H，dd，J=11.2，6.4)，4.61 (1H，t，J=5.9，OH)，4.84 (1H，d，J=5.3，OH)。^{13}C NMR (DMSO-d_6) δ：172.8 (s)，69.2 (d)，65.4 (t)，2.5 (t)，33.4 (t)，31.2 (t)，28.4~28.9 (10C，t)，24.4 (t)，22.0 (t)，13.9 (q)。以上数据与文献报道的丙三醇-1-软脂酸酯相符。

3.4 化合物Ⅳ

无色针状结晶（$CDCl_3$），mp 148~151℃。HRMS m/z：246.0711 (M^+，$C_{14}H_{14}O_2S$，计算值246.0718)，139.0216 ($C_7H_7O_2S$，计算值139.0220)，107.0515 (C_7H_7O，计算值107.0497)；EIMS m/z：246 (M^+，28.1)，139 (6.1)，107 (100)，95 (2.1)，77 (7.8)。^{1}H NMR (acetone-d_6) δ：8.25 (2H，s，OH)，7.12 (4H，d，J=8.5)，6.77 (4H，d，J=8.5)，3.55 (4H，s)。^{13}C NMR (acetone-d_6) δ：157.1 (2C，s)，130.9 (4C，s)，130.1 (2C，s)，116.0 (4C，d)，35.8 (2C，t)。以上数据与文献报道bis (4-hydroxybenzyl) sulfide相符。

3.5 化合物Ⅴ

无色针状结晶（石油醚-乙酸乙酯），mp 117~118℃。EIMS m/z：122 (M^+)。^{1}H NMR (acetone-d_6) δ：9.90 (1H，s)，9.40 (1H，s，br)，7.80 (2H，dt，J=8.7，2.4)，7.01 (2H，dt，J=8.7，2.4)。^{13}C NMR (acetone-d_6) δ：191.0 (d)，163.9 (s)，132.8 (d，2C)，130.5 (s)，116.7 (d，2C)。以上数据与对羟基苯甲醛标准品一致。

3.6 化合物Ⅵ

无色针状结晶（MeOH），mp 116~117℃。EIMS m/z：124 (M^+，100)，107 (59)，95 (83)，77 (69)。^{1}H NMR (D_2O) δ：4.43 (2H，s)，6.75，7.15 (各2H，d，J=9.0)。其物理常数及光谱数据与对羟基苯甲醇标准品一致。

【致谢】

MS及NMR由日本大阪药科大学马场きみ江教授、谷口雅彦助教授代测。

【论文来源】

肖永庆*，李丽，游小琳．天麻有效部位化学成分研究（Ⅰ）[J]．中国中药杂志，2002(01)：39-40.

白芷水溶性部分化学成分研究

白芷为伞形科植物 *Angelica dahurica*（Fisch. ex Hoffm.）Benth. et Hook. f. 或杭白芷 *A. dahurica*（Fisch. ex Hoffm.）Benth. et Hook. f. var. *formosana*（Boiss.）Shan et Yuan 的干燥根。国内外研究人员从其脂溶性部分分离鉴定出多种化学成分，但对其水溶性部分化学成分的报道很少。我们对白芷水溶性部分进行了较为详细的研究，从中分离鉴定了11个化学成分，其中化合物5，7～11为首次从该植物中分离鉴定。

1 仪器、试剂与材料

X-4型显微熔点仪（未校正），Varian Unity Inova 500和Bruker AM-500核磁共振仪（^{1}H NMR为500MHz，^{13}C NMR为125MHz，内标TMS，溶剂$CDCl_3$），Hitachi M-80及Hitachi M-4100H质谱仪。硅胶为青岛海洋化工厂出品，ODS为日本YMC公司出品。白芷为川白芷，中国中医研究院中药研究所黄璐琦博士鉴定为 *A. dahurica* Benth. et Hook. f.。

2 提取与分离

白芷干燥根粗粉20kg，80%乙醇渗漉提取，提取物悬浮于水中，先后用Et_2O，n-BuOH萃取。n-BuOH萃取物经硅胶及ODS柱色谱分离得到化合物1～11。

3 结构鉴定

3.1 化合物1～6，10，11

物理常数及光谱数据与标准品一致，分别鉴定为欧前胡素（imperatorin），异欧前胡素（isoimperatorin），氧化前胡素（oxypeucedanin），水化氧化前胡素（oxypeucedanin-hydrate），丁二酸（succinic acid），异紫花前胡苷（marmeinen），葡萄糖（β-D-(+)-glucose），蔗糖（saccharose）。

3.2 化合物7

白色粉末状结晶，mp 288～289℃。EI-MS m/z：424（M^+，13），262（12），245（18），227（28），226（31），213（140），204（16），203（11），198（11），189（11），186（60），187（100），188（27），158（23）。^{1}H NMR（DMSO-d_6）δ：4.54（1H，d，J=6.3），5.25（1H，d，J=6.6），7.69（1H，s），8.03（1H，d，J=9.6），6.27（1H，d，J=9.6），6.94（1H，s），1.48（6H，s），4.52（1H，d，J=7.8），2.87（1H，m），3.16（1H，m），3.05（2H，m），3.05（2H，m），3.36

(2H, m), 5.20 (1H, d, $J=4.8$), 4.92 (1H, d, $J=5.1$), 4.88 (1H, d, $J=4.5$), 4.34 (1H, t, $J=5.7$), 5.23 (1H, d, $J=4.5$)。^{13}C NMR (DMSO-d_6) δ: 91.8 (d), 77.5 (d), 128.6 (s), 125.7 (d), 112.8 (s), 144.9 (d), 111.8 (d), 160.4 (s), 156.0 (s), 97.3 (d), 162.3 (s), 69.8 (s), 24.5 (q), 22.8 (q), 97.7 (d), 73.4 (d), 76.9 (d), 70.0 (d), 76.7 (d), 60.7 (t)。以上数据与文献报道的 1′-*O*-*β*-D-glucopyranosyl (2R, 3S)-3-hydroxyn-odakenetin 相符。

3.3 化合物8

白色细晶，mp 360～365℃分解。EI-MS m/z: 135 (M^+), 108, 81, 66, 54, 53。^{1}H NMR (DMSO-d_6) δ: 12.84 (1H, s), 8.11 (1H, d), 7.08 (2H, s), 3.34 (1H, s)。^{13}CNMR (DMSO-d_6) δ: 152.4, 151.4, 117.6, 155.4, 139.4。光谱数据与腺嘌呤 (adenime) 一致。

3.4 化合物9

白色细晶，mp 234～235℃。EI-MS m/z: 267 (M^+), 237, 178, 164, 134, 13 (基峰), 108。^{1}H NMR (DMSO-d_6) δ: 3.60 (2H, m), 3.95 (1H, m), 4.14 (1H. m), 4.61 (1H. m), 5.20 (1H, d, $J=2.6$), 5.44 (2H, m), 5.88 (1H, d, $J=6.0$), 7.36 (2H, br, s), 8.13 (1H, s), 8.35 (1H, s)。物理常数及光谱数据与腺苷 (adenosine) 一致。

【论文来源】

游小琳，李丽，肖永庆*．白芷水溶性部分化学成分研究［J］．中国中药杂志，2002 (04): 42-43.

川芎化学成分研究

川芎为伞形科植物 *Ligusticum chuanxiong* Hort. 的干燥根茎，具有行气活血，祛风止痛之功效，为活血化瘀常用中药。有关川芎化学成分已有许多研究报道，从中分离鉴定了多种藁本内酯类化合物，在国家“九七三”重大科研项目“方剂关键科学问题研究”中，我们对川芎有效部位进行了化学成分研究，从中分离鉴定了藁本内酯 (ligustilide) (1)；4，5-二氢-3-丁基苯肽 (4，5-dihydro-3-butylphthalide) (2)；Z，Z′-6，6′，7，3′α-二聚藁本内酯 (Z，Z′-6，6′，7，3′α-diligustilide) (3)；Z-6，8′，7，3′-二聚藁本内酯 (Z-6，8′，7，3′-diligustilide) (4)；Z′-3，8-二氢-6，6′，7，3′α-二聚藁本内酯 (Z′-3，8-dihydro-6，6′，7，3′α-diligustilide) (5)；4-羟基-3-丁基苯肽 (4-hydroxy-3-butylphthalide) (6)；阿魏酸 (ferulic acid) (7) 及川芎三萜 (xiongterpene) (8) 等8个化合物，其中川芎三萜为一新的三萜酯类化合物。

川芎三萜为白色结晶，mp 313～314℃，分子式 $C_{39}H_{54}O_5$ (HRMS，[M^+] = m/z 602.3978，计算值 602.3971)，对 Liberman-Burchardt 试剂显阳性。^{1}H-NMR 显示5个单峰甲基 (δ_H0.84，0.91，0.93，0.98 和 1.09，各 3H，s) 及两个双峰甲基 [δ_H0.87

(3H, d, J=6.5), 0.94 (3H, d, J=6.0)] 的存在。另外还存在 1 个去屏蔽次甲基质子 [δ_H4.62 (1H, t, J=8.0)], 一个双键氢 [δ_H5.25 (1H, t, J=3.8)], 一对反式双键氢 [δ_H6.25 (1H, d, J=15.8), 7.85 (1H, d, J=158)] 和一个 1, 4-二取代苯 [δ_H6.85 (2H, d, J=8.6), 7.39 (2H, d, J=8.6)]。比较 xiongterpene 和 rubicoumaric acid diacetate 及 jacoumaric acid 的^{13}C-NMR (表 3-16) 发现, 3 个化合物的图谱极为相似。只是 xiongterpene 的 C-2 (δ23.3) 比 jacoumaric acid 的 C-2 (δ66.4) 向高场位移 δ43.5, 而 xiongterpene 的 C-30 (δ21.2) 比 rubicoumaric acid diacetate 的 C-30 (δ67.4) 向高场位移 δ46.2。上述光谱说明 riongterpene 中 2 位无羟基取代且 C-30 位无乙酰基取代。因此, xiongterpene 的结构确定为熊果酸-3-对-香豆酸酯 (3-*p*-coumaroyloxy-urs-12-en-28oic acid) (图 3-18)。

表 3-16 川芎三萜, jacoumaric acid 和 rubicoumaric acid diacetate ^{13}C-NMR 光谱数据

碳	川芎三萜	rubicoumaric acid diacetate	jacoumaric acid	碳	川芎三萜	rubicoumaric acid diacetate	jacoumaric acid
1	38.3t	38.0t	48.6t	21	30.7t	24.7t	31.1t
2	23.3t	23.0t	66.4d	22	36.9t	35.8t	37.5t
3	80.6d	80.6d	85.0d	23	28.1q	27.8q	29.0q
4	37.9s	37.4s	39.5s	24	17.1q	16.9q	18.3q
5	55.3d	55.0d	55.5d	25	15.5q	15.3q	17.4q
6	18.2t	17.9t	18.7t	26	17.1q	16.4q	17.1q
7	32.9t	32.6t	32.4t	27	23.5q	23.4q	24.0q
8	39.6s	39.3s	39.8s	28	180.0s	183.1s	179.9s
9	47.5d	47.3d	48.0d	29	16.9q	16.4q	16.9q
10	36.8s	36.6s	38.3s	30	21.2q	67.4t	21.4q
11	23.6t	23.4t	23.8t	1′	167.3s		167.9s
12	125.2d	126.2d	125.4d	2	115.2d		116.1d
13	138.3s	137.1s	139.4s	3	144.4d		144.3d
14	42.1s	41.7s	40.0s	4	125.9s		126.3s
15	28.0t	27.8t	28.6t	5	129.8d		130.6d
16	24.2t	23.8t	24.9t	6′	116.0d		116.8d
17	47.6s	47.3s	47.6s	7′	159.5s		161.4s
18	52.7d	52.0d	53.5d	8′	116.0d		116.8d
19	38.9d	33.7d	39.5d	9′	129.8d		130.6d
20	39.1d	43.1d	39.4d				

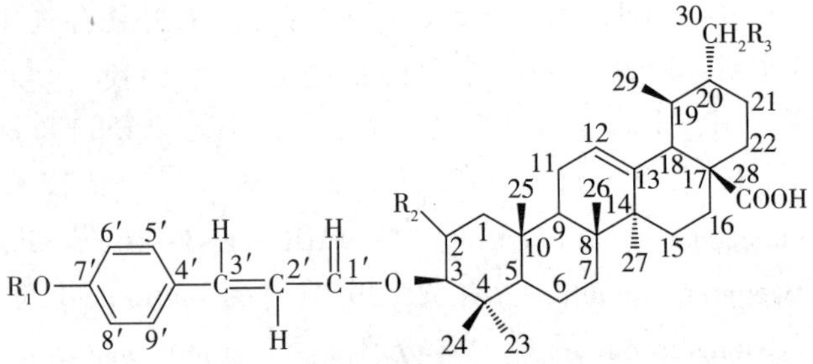

图3-18 川芎三萜的结构式

注：$R_1=R_2=R_3=H$，川芎三萜；$R_1=Ac$，$R_2=H$，$R_3=OAc$，rubicoumaric acid diacetate；$R_1=R_3=H$，$R_2=OH$，jacoumaric acid

1 实验样品，仪器及试剂

熔点用X-4熔点测定仪测定，^1H，^{13}C-NMR用Varian UNITY INOVA 500和Bruker AM-500核磁共振仪测定，测定溶剂为$CDCl_3$。^1H和^{13}C-NMR各峰通过$^1H-^1H$ COSY，$^1H-^{13}C$ COSY，DEPT，HMQC和HMBC分析指定，MS用Hitachi M-80和Hitachi M4100H质谱仪测定，硅胶为青岛海洋化工厂生产，ODS为日本YMC公司生产，样品购自成都市药材公司，由中国中医研究院中药所谢宗万教授鉴定为*Ligusticum chuanxiong* Hort。

2 提取与分离

川芎粗粉10kg，以Et_2O渗漉，提取物以石油醚-甲醇分配，甲醇分取物上硅胶柱层析，以石油醚-乙酸乙酯混合溶剂进行梯度洗脱，TLC检查合并相同组分，再进行硅胶或ODS层析分离，先后得到化合物1~8。

3 结构鉴定

3.1 化合物1

无色油状物，EIMS m/z：190（M^+），161（基峰），148，134，105，106，91，78，77，55。^1H-NMR（$CDCl_3$）δ：0.92（3H，t，$J=7.5$，H-11），1.47（2H，m，H-10），2.33（2H，q，$J=7.5$，H-9），2.57（2H，t，$J=13.5$，H-5），2.47（2H，m，H-4），5.19（1H，t，$J=8.0$，H-8），5.96（1H，dt，$J=9.5$，4.0，H-6），6.24（1H，dt，$J=9.5$，1.5，H-7），以上光谱数据与文献报道藁本内酯相符。

3.2 化合物2

浅黄色油状物，EIMS m/z：192（M^+），163，135，107（基峰），79，78，77。^1H-NMR（$CDCl_3$）δ：0.87（3H，t，$J=7.5$，H-11），1.36（4H，m，H-9，H-10），1.51（1H，m，H-8a），1.85（1H，m，H-8b），2.45（4H，m，H-4，H-5），4.96（1H，dd，$J=6.5$，4.0，H-3），5.88（1H，dt，$J=10.0$，3.5，H-6），6.16（1H，dt，$J=10.0$，1.0，H-7）。以上光谱数据与文献报道4，5-二氢-3-丁基

苯肽相符。

3.3 化合物3

无色针晶，熔点 112～114℃，EIMS m/z：380（M^+），190（基峰），161，148，134，106，105，91，78，55。NMR 光谱数据见表 3－17，表 3－18，与文献报道 Z，Z′－6′，6′，7，3′α－二聚藁本内酯相符。

3.4 化合物4

无色针晶，熔点 106～108℃，EIMS m/z：380（M^+），190（基峰），161，148，134，106，105，91，78，55。NMR 光谱数据见表 3－17，表 3－18，与文献报道 Z－6，8′，7，3′－二聚藁本内酯相符。

3.5 化合物5

无色针晶，熔点 157～159℃，EIMS m/z：382（M^+），190（基峰），193，161，148，134，105，107，91，79，77，55。NMR 光谱数据见表 3－17、表 3－18，与文献报道 Z′－3，8－二氢–6，6′，7，3′α－二聚藁本内酯相符。

表 3－17 藁本内酯二聚体的 ^1H－NMR 光谱数据（$CDCl_3$）

质子	3	4	5
3			4.56m
4	2.02m	2.02m	1.98m
	2.08	2.57m	2.08m
5	1.54m	2.02m	1.53m
	1.91m	2.17m	1.90m
6	2.55t，J=7.8	2.55m	2.54m
7	3.25d，J=8.9	3.47d，J=7.3	3.18d，J=8.9
8	5.7t，J=7.8	5.21t，J=7.8	1.38m，1.70m
9	2.29q，J=7.3	2.33m	1.26m
10	1.46m	1.50m	1.45m
11	0.93t，J=7.3	0.95t，J=7.6	0.93t，J=7.3 4
4′	1.40m	2.58m	1.40m
	2.03m	2.74m	2.03
5′	1.30m	2.47m	2.30m
	1.88m	2.75m	1.87m
6′	2.99m	5.93dt，J=9.6，4.1	2.97m
7′	7.36d，J=6.6	6.17dt，J=9.6，1.8	7.33d，J=6.6
8′	5.0t，J=7.6	2.94q，J=7.8	4.98t，J=7.3
9′	2.18m	1.45m	2.18q，J=7.8
10′	1.45m	1.14m	1.44m
11′	0.92t，J=7.3	0.87t，J=7.6	0.93t，J=7.3

表 3-18 藁本内酯二聚体^{13}C-NMR 光谱数据（$CDCl_3$）

碳	3	4	5
1	168.4s	168.5s	165.0s
3	147.9s	149.2s	82.4s
3a	155.0s	154.6s	47.3s
4	19.7t	19.6t	30.9t
5	28.9t	26.2t	25.7t
6	38.2d	32.3d	41.6d
7	41.4d	44.0d	141.9d
7a	126.5s	123.4s	134.5d
8	112.1d	112.2d	32.2t
9	27.9t	27.9t	26.5t
10	22.3t	22.4t	22.3t
11	13.9q	13.8q	13.7q
1	164.9s	170.3s	171.9s
3′	150.4s	92.0s	150.5s
3a	47.5s	160.2s	168.1s
4′	31.0t	21.0t	22.4t
5′	25.7t	20.7t	28.8t
6′	41.5d	128.7d	38.3d
7′	142.0d	116.9d	41.7d
7′a	134.1s	122.2s	127.1s
8′	108.6d	34.9d	108.6d
9′	27.4t	20.0t	27.4t
10′	22.2t	22.6t	22.2t
11′	13.8q	14.1q	13.9q

3.6 化合物6

无色针晶，熔点 188～190℃，$[\alpha]^2 D_D^{20}$ -105.0（C=0.72，EtOH），EIMS m/z：206（M^+），188，175，149（基峰），121，93，65。^{1}H-NMR（$CDCl_3$）δ：5.52（1H，dd，J=8.0，3.2，H-3），7.33（1H，dd，J=7.5，1.4，H-5），7.31（1H，t，J=7.5，H-6），7.10（1H，dd，J=7.5，1.4，H-7），2.31，1.73（各1H，m，H-8），1.37（4H，m，H-9，H-10），0.89（3H，t，J=7.1，H-11），9.59（1H，s，4-OH）。^{13}C-NMR（$CDCl_3$）δ：171.2（s，C-1），80.9（d，C-3），136.1（s，C-3a），152.4（s，C-4），120.2（d，C-5），130.3（d，C-6），115.9（d，C-7），127.8（s，C-7a），32.3（t，C-8），26.9（t，C-9），22.4（t，C-10），13.9（q，

C-11)。以上物理常数及光谱数据与文献报道4-羟基-3-丁基苯肽相符。

3.7 化合物7

浅黄色粉状结晶，熔点172~173℃，EIMS m/z：194（M^+，基峰），179，133，105，77。^1H-NMR（$DMSO-d_6$）δ：12.12（1H，s，br，-COOH），9.55（1H，s，br，-OH），7.48（1H，d，$J=15.9$，H-1），7.28（1H，d，$J=1.9$，H-2），7.07（1H，dd，$J=8.2$，1.9，H-6），6.78（1H，d，$J=8.5$，H-5），6.36（1H，d，$J=15.9$，H-2′），3.81（3H，s，$-OCH_3$）。以上数据与文献报道阿魏酸相符。

【论文来源】

肖永庆*，李丽，游小琳，谷口雅颜，马场きみ江．川芎化学成分研究［J］．中国中药杂志，2002，27（7）：519-522.

防风化学成分研究

防风为伞形科植物 *Saposhnikocia divaricate*（Turcz.）Schischk的根，主产黑龙江省泰康、安达等地。防风化学成分研究报道较多，从中分离鉴定了20余个色原酮及香豆素成分。我们对防风进行了较为详细的化学成分研究，从中分离鉴定了24个化学成分，其中7个成分为首次从该植物中分离鉴定。

1 仪器，试剂与材料

VEB Wagetechnik熔点仪（未校正），MM-7070型质谱仪，Varian Gemini-300型核磁共振仪（内标TMS，J值单位Hz）。硅胶为青岛海洋化工厂出品，ODS为日本YMC公司生产。药材由中国中医研究院中药研究所生药室教授黄璐琦博士采自黑龙江省杜尔伯特蒙古族自治县并鉴定为 *S. divaricate*（Turcz.）Schischk。

2 提取与分离

防风生药粗粉10kg，95%乙醇渗漉提取，提取物悬浮于水，先后用EtOAc及n-BuOH萃取。EtOAc萃取物经硅胶及ODS柱色谱得到化合物1~14。n-BuOH萃取物经硅胶及ODS柱色谱分离得化合物15~24。

3 结构鉴定

化合物1~13，21~24与标准品进行物理常数及光谱对照分别鉴定为补骨脂内酯（psoralen），香柑内酯（bergapten），欧前胡素（imperatorin），珊瑚菜内酯（phellopterin），石防风素（deltoin），亥茅酚（hamaudol），花椒毒素（xanthotoxin），川白芷内酯（anomalin），3′-*O*-乙酰亥茅酚（3′-*O*-acetylhamaudol），3′-*O*-当归酰亥茅酚（3′-*O*-angeloylhamaudol），5-*O*-甲基维斯阿米醇（5-*O*-methylvisamminol），升麻素（cimifugin），ledebouriellol，亥茅酚苷（sec-glucosylhamaudol），升麻苷（prim-*O*-glucosylcimifugin），5-*O*-甲基维斯阿米醇苷（4′-*O*-β-D-glucosyl-5-*O*-methylvisamminol）及甘露醇（*D*－mannitol）。

化合物14　白色细晶，mp 187～189℃。EI－MS m/z：246（M^+），213，188，187（基峰），175，160，131，59。^{1}H NMR（$CDCl_3$）δ：1.24，1.38，（各3H，s），3.20（1H，dd，*J*＝8.4，3.2），3.24（1H，dd，*J*＝8.4/2.4），4.74（1H，t，*J*＝8.4），6.22（1H，d，*J*＝9.6），6.74（1H，s），7.22（1H，br，s），7.59（1H，d，*J*＝9.6），光谱数据与紫花前胡苷元（nodakenetin）一致。

化合物15　浅黄色细晶，mp 201～203℃。EI－MS m/z：284（M^+），269（基峰），241，167，153，139，69。^{1}HNMR（DMSO－d_6）δ：3.97（3H，s），6.33（1H，s），6.82（1H，s），7.64（3H，m），8.11（2H，m），9.36（1H，br，s，D_2O交换消失），12.58（1H，s，D_2O交换消失）。^{13}C NMR（DMSO－d_6）δ：183.1，164.3，158.1，157.7，150.6，132.6，132.2，129.9，129.8，128.6，127.0，105.9，105.3，99.7，61.8。光谱数据与汉黄芩素标准品一致。

化合物16　白色细晶。EI－MS m/z：116（M^+），98（基峰），88，72，71，55，53，45。^{1}H NMR（DMSO－d_6）δ：6.80（2H，s），7.60～8.80（2H，br，D_2O交换消失），鉴定为丁烯二酸（2－butene diacid）。

化合物17　白色片晶。EI－MS m/z：168（M^+，基峰），153，125，97。^{1}H NMR（$CDCl_3$＋DMSO－d_6）δ：3.92（3H，s），6.93（1H，d，*J*＝8.2），7.56（1H，d，*J*＝2.0），7.62（1H，dd，*J*＝8.2/2.0），光谱数据与4－羟基－3－甲氧基苯甲酸（4－hydroxy－3－methoxybenzoicacid）相符。

化合物18　白色细晶，mp 234～235℃。EI－MS m/z：267（M^+），237，178，164，134，13（基峰），108。^{1}H NMR（DMSO－d_6）δ：3.60（2H，m），3.95（1H，m），4.14（1H，m），4.61（1H，m），5.20（1H，d，*J*＝2.6），5.44（2H，m），5.88（1H，d，*J*＝6.0），7.36（2H，br，s），8.13（1H，s），8.35（1H，s）。物理常数及光谱数据与腺苷（adenosine）标准品一致。

化合物19　白色针晶，mp 244～246℃，EI－MS m/z：354（M^+），192（基峰），164。^{1}H NMR（DMSO－d_6）δ：2.39（3H，s），3.16（1H，m），3.26（2H，m），3.45（2H，m），3.68（1H，m），4.59（1H，t，*J*＝3.6），5.06（2H，m），5.13（1H，d，*J*＝3.0），5.39（1H，d，*J*＝3.2），6.26（1H，s），6.42（1H，d，*J*＝1.4），6.65（1H，d，*J*＝1.4），12.83（1H，s）。^{13}C NMR（DMSO－d_6）δ：182.2，168.6，163.2，161.4，157.7，108.7，105.4，100.2，99.8，94.9，77.5，76.7，73.5，70.0，61.1，20.5。由光谱数据鉴定为undulatoside。

化合物20　为白色针晶，mp 256～258℃。EI－MS m/z：408（M^+），246，229，213，188，187（基峰）。HRMS m/z：408.1409（M^+，$C_{20}H_{24}O_9$）。[α]－47。（MeOH，0.05）。^{1}H NMR（DMSO－d_6）δ：1.23，1.26（各3H，s），3.42～2.83（7H，m），4.39（1H，d，*J*＝7.5），4.83（1H，t，*J*＝7.5），6.22（1H，d，*J*＝9.6），6.82（1H，s），7.47（1H，s），7.94（1H，d，*J*＝9.6）。^{13}C NMR（DMSO－d_6）δ：163.5，160.9，155.5，145.1，126.0，124.3，112.5，111.6，97.6，97.1，90.3，77.1，77.1，76.7，73.7，70.2，61.0，28.9，23.1，21.8。光谱数据及物理常数与异紫花前

胡苷（marmeinen）一致。

【致谢】

EI-MS 由本所仪器室吉力代测，NMR 由大阪药科大学谷口雅颜代测，鉴定标准品光谱图由大阪药科大学马场き み江先生提供。

【论文来源】

肖永庆*，李丽，杨滨，黄璐琦．防风化学成分研究［J］．中国中药杂志，2001，26（2）：117-119.

云南羌活的苷类成分

云南羌活为伞形科植物心叶凌子芹 *Pleurospermum rivulorum*（Dils）的干燥根，主产于云南省丽江、鹤庆等地并在该省部分地区以商品羌活入药，作为伞形科化学成分研究的一部分，作者对云南羌活脂溶性成分进行了化学成分研究，从中分离鉴定了多种香豆素类成分。本文对其水溶性部分进行了化学成分的分离鉴定。通过反复硅胶及 ODS 柱色谱，分离得到 4 个苷类单体，经 IR，^{1}HNMR，^{13}CNMR，^{1}H－^{1}H COSY，^{1}H－^{13}C COSY，long range ^{1}H－^{13}C COSY，HMBC，MS 及 HRMS 分析，分别鉴定为 marmesinin（Ⅰ），tert－*O*－*β*－D－glucopyranosyl-heraclenol（Ⅱ），1′－*O*－*β*－D－glucopyranosyl（2R，3S）-3－hydroxynodakenetin（Ⅲ）和 8－hydroxy－5－*O*－*β*－D－glucopyranosyl-psoralen（Ⅳ）。其中化合物 Ⅲ和Ⅳ为新化合物，4 个苷类成分均为首次从该植物中分离。

化合物Ⅲ：白色粉末状结晶，HRMS m/z：M^{+} 424.1368（$C_{20}H_{24}O_{10}$，计算值 424.1369），紫外光下呈兰色荧光斑点。IR cm^{-1}：3340（羟基），1705（C＝O），1622，1565，1535（芳环），1135，1105，1078，1060，1035，1020，1010（苷类 C－O），^{1}HNMR（DMSO－d_6，表 3－19）在 δ8.03（1H，d，*J*＝9.6Hz），6.27（1H，d，*J*＝9.6Hz）显示出呋喃香豆素内酯环的 5，6 位质子峰，δ：7.69（1H，s），6.94（1H，s）为呋喃香豆素的 4，9 位质子峰。其^{13}CNMR 与 1′－*O*－*β*－D－glucopyranosyl（2S，3*R*）-3－hydroxyarmesin（Ⅲa，图 3－19、表 3－20）和 1′－*O*－*β*－D－glucopyranosyl（2*R*，3*R*）-3－hydroxynodakenetin（Ⅲb）的^{13}CNMR 相符，因此，推定该化合物的平面结构与Ⅲa 和Ⅲb 相同。关于2，3 位的绝对构型，在化合物Ⅲa 中，2，3 位的两个氢为顺式（2*S*，3*R*），其偶合常数为 6.3Hz，而在化合物Ⅲb 中，2，3 位氢为反式（2*R*，3*R*），其偶合常数为3.6Hz，Ⅲ的2，3 位质子间的偶合常数为6.6Hz，因此其2，3 位氢与化合物Ⅲa 的 2，3 位氢同为顺式。但Ⅲa 的［α］$_D$ 为-14°，而Ⅲ的［α］$_D$ 却为

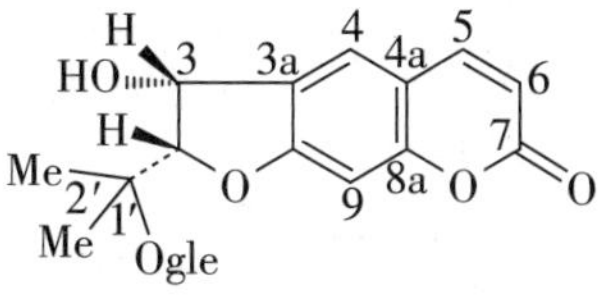

Ⅲa 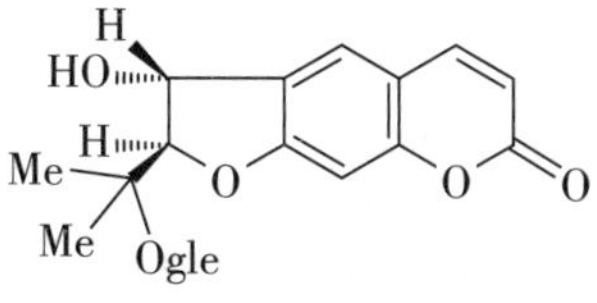　　Ⅲb 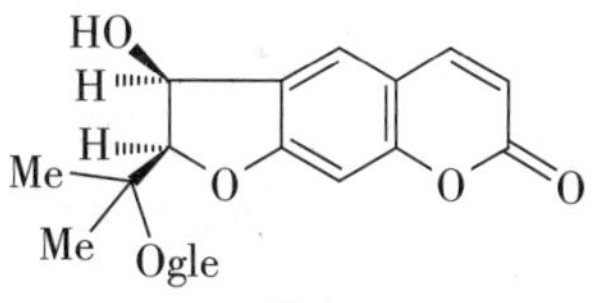　　Ⅲc

图 3－19　**Structures of compounds Ⅲ，Ⅲa and Ⅲb**

+15.1°，因此可以推定Ⅲ的2，3位碳的立体结构应为与Ⅲa相反的顺式。即Ⅲ的绝对构型定为1′-*O*-*β*-D-glucopyranosyl（2*R*，3*S*）-3-hydroxynodakenetin。其氢谱及碳谱各峰由$^{1}H-^{1}H$COSY，$^{1}H-^{13}C$ COSY及long range $^{1}H-^{13}C$ COSY指定。

Table 3-19 ^{1}HNMR spectral data of compounds Ⅲ, Ⅲa and Ⅲb（DMSO-d_6）

H	Ⅲ	Ⅲa	Ⅲb
2	4.54（1H，d，*J*=6.3）	4.55（1H，d，*J*=6.3）	4.53（1H，d，*J*=3.6）
3	5.25（1H，d，*J*=6.6）	5.24（1H，d，*J*=6.3）	5.24（1H，br）
4	7.69（1H，s）	7.67（1H，s）	7.69（1H，s）
5	8.03（1H，d，*J*=9.6）	8.03（1H，d，*J*=10.0）	8.03（1H，d，*J*=9.5）
6	6.27（1H，d，*J*=9.6）	6.27（1H，d，*J*=10.0）	6.27（1H，d，*J*=9.5）
9	6.94（1H，s）	6.94（1H，s）	6.93（1H，s）
2′	1.48（6H，s）	1.47（6H，s）	1.47（6H，s）
G-1	4.52（1H，d，*J*=7.8）	4.53（1H，d，*J*=7.8）	4.52（1H，d，*J*=7.5）
G-2	2.87（1H，m）	2.87（1H，d，*J*=8.1）	
G-3	3.16（1H，m）	3.26-3.06（3H，m）	
G-4	3.05（2H，m）	3.26-3.06（3H，m）	
G-5	3.05（2H，m）	3.26-3.06（3H，m）	
G-6	3.36（2H，m）	3.33（2H，m）	
G2-OH	5.20（1H，d，*J*=4.8）	5.01（1H，d，*J*=4.6）	
G3-OH	4.92（1H，d，*J*=5.1）	4.92（1H，d，*J*=5.4）	
G4-OH	4.88（1H，d，*J*=4.5）	4.89（1H，d，*J*=3.0）	
G6-OH	4.34（1H，t，*J*=5.7）	4.33（1H，t，*J*=5.3）	
C3-OH	5.23（1H，d，*J*=4.5）	5.24（1H）	

Table 3-20 ^{13}CNMR spectral data of compounds Ⅲ, Ⅲa and Ⅲb（DMSO-d_6）

C	Ⅲ	Ⅲa	Ⅲb
2	91.8（d）	91.9（d）	91.7（d）
3	77.5（d）	77.5（d）	77.5（d）
3a	128.6（s）	128.6（s）	128.5（s）
4	125.7（d）	125.7（d）	125.6（d）
4a	112.8（s）	112.9（s）	112.7（s）
5	144.9（d）	144.9（d）	144.8（d）
6	111.8（d）	111.8（d）	111.7（d）
7	160.4（s）	160.6（s）	160.3（s）
8a	156.0（s）	156.1（s）	156.0（s）
9	97.3（d）	97.3（d）	97.3（d）
9a	162.3（s）	162.4（s）	162.2（s）

续表

C	Ⅲ	Ⅲa	Ⅲb
1′	69.8（s）	69.8（s）	69.8（s）
2′	24.5（q），22.8（q）	24.6（q），22.8（q）	24.5（q），22.8（q）
G-1	97.7（d）	97.7（d）	97.6（d）
G-2	73.4（d）	73.4（d）	73.4（d）
G-3	76.9（d）	76.9（d）	76.6（d）
G-4	70.0（d）	70.1（d）	70.0（d）
G-5	76.7（d）	76.7（d）	76.8（d）
G-6	60.7（t）	60.8（t）	60.7（t）

化合物Ⅳ：浅黄色粉末状结晶，紫外光下显黄色斑点，IR cm^{-1}：3405（羟基），1700（C＝O），16342，1598（芳环），1148，1130，1095，1061，1045，（苷类 C－O）。EI－MS m/z：218（苷元），HRFABMS m/z：M^+ + H 381.0839（$C_{17}H_{17}O_{10}$，计算值 381.0822）。^{1}HNMR（DMSO－d_6）在 8.50（1H，d，J＝9.8Hz），6.35（1H，d，J＝9.8Hz），8.01（1H，d，J＝2.3Hz），7.32（1H，d，J＝2.3Hz）显示 4，9 位二取代线型呋喃香豆素特征。另外，在 δ10.29（1H，s）有一酚羟基峰，在 δ4.70（1H，d，J＝7.8Hz）有 β－D－葡糖苷 1 位氢的信号，同时在图谱中出现一系列糖碳上的质子峰及羟基峰，推定该化合物为 psoralen 的 4，9－二羟基化合物的单糖苷。由于其 NOESY 及 ROESY 光谱显示出糖苷的 1 位质子 δ4.70 与呋喃环的 β 位质子 δ7.32 间的 NOE，在 HMBC 谱中，糖的 1 位质子与 4 位碳相关（表 3－21），因此，推定葡萄糖是与 4 位碳相连。确定其结构为 9－hydroxy－4－O－β－D－glucopyranosyl-psoralen。

Table 3－21　HMBC data of compound Ⅳ

H	Correlated C
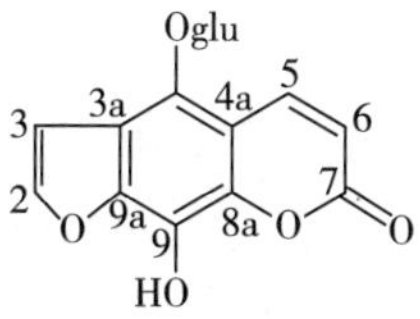 6（6.35）	7（159.8），4a（108.8）
5（8.50）	7（159.8），4a（108.8），4（138.5）
3（7.32）	4（138.5），3a（117.3），9a（146.2）
G-1（4.70）	4（138.5）
OH（10.29）	9a（146.2），9（126.6），8a（139.1）

实验部分

熔点用 X－4 型显微熔点仪测定，未校正；红外光谱用 Perkin-Elmer 339B 红外光谱仪测定。^{1}HNMR，^{13}CNMR，DEPT，^{1}H－^{1}H COSY，^{1}H－^{13}C COSY，NOESY 及 ROESY 用 Varian XL－300，Varian Gemini－200 核磁共振仪测定。TMS 为内标，质谱用 VG－MM7070 质谱仪测定，高分辩质谱用 Hitachi M－80 质谱仪测定，旋光用 Perkin-Elmer 旋

光仪测定，硅胶为青岛海洋化工厂出品，ODS 为日本 YMC 公司出品。

1 提取分离

云南羌活为云南鹤庆县市售品，经中国中医研究院中药研究所胡世林教授鉴定为伞形科植物心叶棱子芹［*Pleurospermum rivulorum*（Dils）］。生药 10kg 粉碎成粗粉，以 95% EtOH 室温渗漉，提取物经石油醚脱脂和 EtOAc 提取后，再用水饱和正丁醇萃取，得萃取物 260g。经反复硅胶及十八碳硅胶柱色谱，依次得到化合物Ⅰ-Ⅳ。

2 鉴定

2.1 化合物Ⅰ

无色细晶，mp 256-258℃，$[\alpha]_D^{21}-47$（MeOH；c 0.05）HRMS m/z：M^+408.1409（$C_{20}H_{24}O_9$计算值 408.1420）。^{1}HNMR（DMSO-d_6）δ：7.94（1H，d，J=9.6，5-H），7.47（1H，s，4-H），6.28（1H，s，9-H），6.22（1H，d，J=9.6，6-H），4.83（1H，t，J=8.5，2-H），4.39（1H，d，J=7.5，g_1-H），3.42-2.83（8H，$g_{2\text{-}6}$-H，3-H），1.25（3H，s，$-CH_3$），1.22（3H，s，$-CH_3$）。^{13}CNMR（DMSO-d_6）δ：163.5（s，C-9a），160.9（s，C-7），155.5（s，C-8a），145.1（d，C-5），126.0（s，C-3a），124.3（d，C-4），112.5（s，C-4a），111.6（d，C-6），97.6（d，C-g_1），97.1（d，C-9），90.3（d，C-2），77.1（s，C-1′），77.1（d，C-g_5），76.7（d，C-g_3），73.7（d，C-g_2），70.2（d，C-g_4），61.0（t，C-g_6），28.9（t，C-3），23.1，21.8［q，2′-gem（CH_3）$_2$］其物理常数及光谱数据与 marmesinin 标准品一致。

2.2 化合物Ⅱ

无色针晶，mp 211-212℃，$[\alpha]_D^{21}$ +7（MeOH；c 0.05），^{1}HNMR（DMSO-d_6）δ：8.14（1H，d，J=9.4，5-H），7.68（1H，s，4-H），8.14（1H，d，J=2.2，3-H），7.10（1H，d，J=2.2，2-H），6.40（1H，d，J=9.4，6-H），5.20（1H，d，J=4.6，OH-2′），5.00（1H，d，J=5.2，OH-g_2），4.91（1H，d，J=4.6，OH-g_3），4.88（1H，d，J=4.6，OH-g_4），4.63（1H，dd，J=9.4，1.0，1′a-H），4.40（1H，d，J=8.4，g_1-H），4.40（1H，m，1′b-H），4.40（1H，m，OH-g_6），3.88（1H，m，2′-H），3.61（1H，dd，J=11.0，1.6，g_6a-H），3.39（1H，m，g_6b-H），3.14（3H，m，g_3，g_4，g_5-H），2.93（1H，m，g_2-H），1.23（3H，s，$-CH_3$），1.20（3H，s，$-CH_3$）。^{13}CNMR（DMSO-d_6δ：159.9（s，C-7），147.8（d，C-2），147.1（s，C-9a），145.3（d，C-5），142.6（s，C-8a），131.5（s，C-9），125.9（s，C-3a），116.4（s，C-4a），114.2（d，C-6），113.7（d，C-4），107.0（d，C-3），96.7（d，C-g_1），78.1（s，C-3′），76.7（d，C-g_3），76.6（d，C-g_5），75.1（d，C-2′），75.0（t，C-1′），73.7（d，C-g_2），70.1（d，C-g_4），61.1（t，C-g_6），23.7（q，C-Me），21.5（q，C-Me），以上数据与文献报道 tert-*O*-β-D-glucopyranosyl-heraclenol 相符。

2.3 化合物Ⅲ

白色粉末状结晶，mp 288-289℃，$[\alpha]_D^{21}$ +15.1（MeOH；c 0.05），HRMS m/z：

M^+ 424.1368（$C_{20}H_{24}O_{10}$ 计算值 424.1369）。IR KBr（cm^{-1}）：3340，2900，2840，1705，1622，1618，1565，1535，1483，1470，1410，1275，1230，1135，1105，1078，1060，1035，1020，1010，965，940，915，870，843，795。EI－MS m/z：424（M^+，13），262（12），245（18），227（28），226（31），213（140），204（16），203（11），198（11），189（11），186（80），187（100），188（27），158（23）。^{1}HNMR 及^{13}CNMR 见表 3－19 和 3－20。

2.4 化合物Ⅳ

浅黄色细晶，mp 290℃（dec），IRKBr（cm^{-1}）：3405，3231，3136，3107，1700，1634，1598，1475，1373，1344，1315，1206，1148，1130，1095，1061，1045，887，822。EI－MS m/z：218（苷元），190，162，160，134。^{1}HNMR（DMSO－d_6）δ：8.50（1H，d，J=9.8，5－H），8.01（1H，d，J=2.3，2－H），7.32（1H，d，J=2.3，3－H），6.35（1H，d，J=9.8，6－H），5.65（1H，d，J=5.7，OH－g_2），5.14（1H，d，J=4.8，OH－g_3），5.03（1H，d，J=4.1，OH－g_4），4.70（1H，d，J=7.8，g_1－H），4.64（1H，t，J=5.2，OH－g_6），3.71（2H，dd，J=4.8，11.1，g_6－H），3.50（1H，m，g_5－H），3.36（1H，m，g_2－H），3.21（2H，m，g_3－H），10.29（1H，s，OH）。^{13}CNMR（DMSO－d_6）δ：159.8（s，C－7），146.3（d，C－3），146.2（s，C－9a），140.6（d，C－5），139.1（s，C－8a），138.5（s，C－4），126.6（s，C－9），117.3（s，C－3a），112.5（d，C－6），108.8（s，C－4a），105.7（d，C－2），105.0（d，C－g1），77.1（d，C－g_5），76.2（d，C－g_3），73.7（d，C－g_2），69.6（d，C－g_4），60.8（t，C－g_6）。核磁共振信号由^{1}H－^{1}HCOSY，^{1}H－^{13}C COSY 及 HMBC 指定。

【论文来源】

肖永庆*，李丽，谷口雅颜，马场きみ江．云南羌活的苷类成分．药学学报，2001（07）：519－522.

Three Novel Cyclospirobifurano-coumarins，Cyclorivulobirins A－C，from *Pleurospermum rivulorum*

In the course of our studies on the chemical constituents and biological activities of Umbelliferae species，we reported the isolation of new bifuranocoumarms，rivulobirins A，B and E，splroblcoumarlns，rlvuloblrlns C and D，splrotrl-coumarins，rivulotririns A and B，and trifuranocoumarin，rivulotririn C，and their biological activities. Continued investigation on the coumarin fraction by repeated chro-matography resulted in the isolation of three novel cy-clospirobifuranocoumarins，cyclorivulobirins A－C（1－3）. This communication deals with the structure elucidation of 1－3.

Cyclorivulobirin A（1），a colorless viscous oil，$[\alpha]_D$ +129.2°（c=0.486，dioxane），was assigned the molecular formula $C_{32}H_{28}O_{10}$（$[M+H]^+$ m/z：573.1763）by HR－SIMS. The ^{1}H－NMR（Table 3－22）spectrum showed the presence of two 8－substituted linear-type furanocoumarin fragments and two pairs of the 3 – methylbutyl – 1, 2, 3 – trioxy group. However, two signals assignable to H – 3 of two coumarin rings were shifted to the higher field by δ5. 72 and 5. 73. Further, in the ^{13}C – NMR (Table 3 – 23) spectrum, the presence of two ortho ester signals and the absence of two lactone carbonyl signals arising from the coumarin ring were observed, indicating that two lactone moieties were replaced by the spiro form with a ring structure. The entire structure of 1 was determined by exten-sive 2D – NMR experiments [^{1}H – ^{1}H COSY, HMQC, and HMBC (Fig. 3 – 20)]. The absolute stereostructure of 1 was con-firmed in the following way. Upon treatment with d – HCl 1 gave heraclenol, isogosferol, pabularinone, and 8 – (3 – chloro2 – hydroxy – 3 – methylbutyloxy)– psoralen (Fig. 3 – 21), which were identified by direct comparison with authentic samples. All configurations at C – 12 and C – 12 of 1, and C – 12 of heraclenol as the degradation product of 1 were confirmed to be *R* by the modified Mosher method. Furthermore, the NOESY experiment on 1 showed that both H – 3 and H – 12 had correlation with H – 14, H – 11 with H – 15′ and H12, H – 12 with H – 15, and H – 14 with H – 1l and H – 3. From the above results the absolute configuration of 1 was deter-mined.

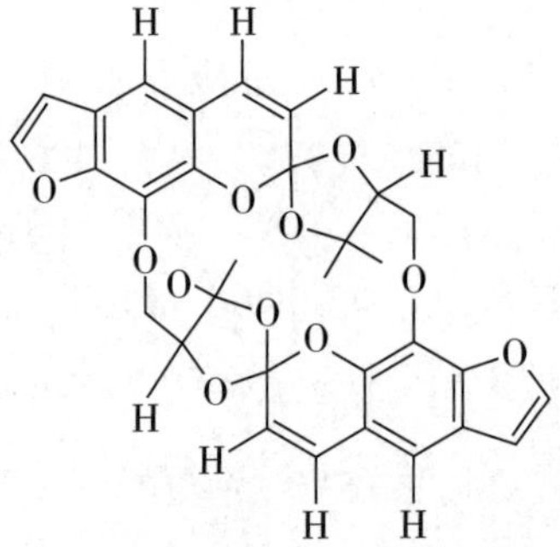

Fig. 3 – 20 HMBC Correlations of 1

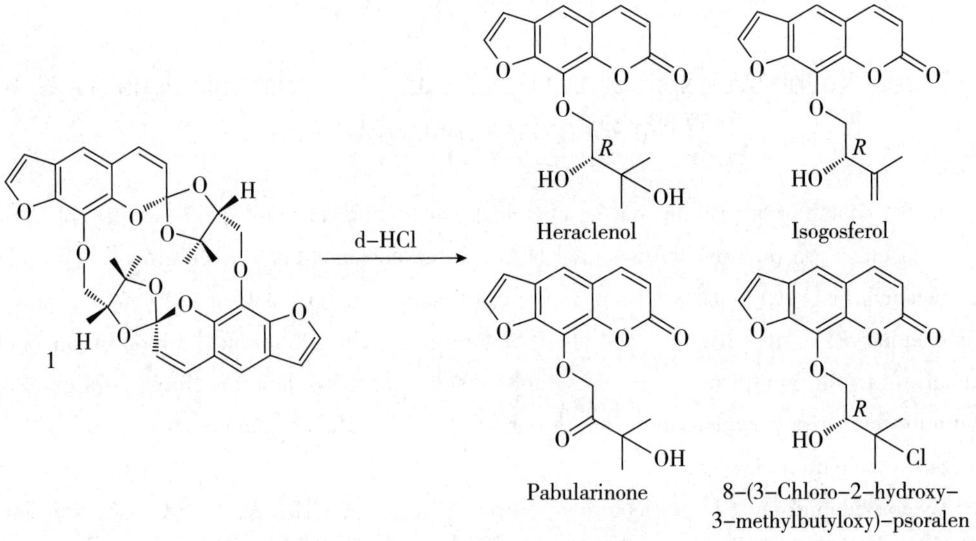

d-HCl

Heraclenol

Isogosferol

Pabularinone

8–(3–Chloro–2–hydroxy–3–methylbutyloxy)–psoralen

Fig. 3 – 21 Acid Treatment of 1

Table 3-22 ^{1}H-NMR Data for Cyclorivulobirins A-C (1-3) in $CDCl_3$

H	1		2	3
3 (3′)	5.72d (9.7)	5.73d (9.7)	5.72d (9.8)	5.56d (9.8)
4 (4′)	6.86d (9.7)	6.70d (9.7)	6.86d (9.8)	6.79d (9.8)
5 (5′)	7.11s	7.09s	7.08s	7.07s
9 (9′)	7.55d (2.1)	7.54d (2.1)	7.54d (2.2)	7.55d (2.1)
10 (10′)	6.69d (2.1)	6.68d (2.1)	6.68d (2.2)	6.68d (2.1)
11 (11′)	4.72dd (12.4, 8.0)	5.13dd (10.0, 3.2)	5.08dd (10.0, 7.4)	4.57dd (12.1, 6.2)
	3.94dd (12.4, 1.8)	4.75dd (10.0, 9.8)	4.64dd (10.0, 5.7)	4.33dd (12.1, 5.5)
12 (12′)	4.97dd (8.0, 1.8)	4.52dd (9.8, 3.2)	4.53dd (7.4, 5.7)	5.22dd (6.2, 5.5)
14 (14′)	1.17s	1.52s	1.55s	1.35s
15 (15′)	1.40s	1.42s	1.72s	1.75s

Chemical shifts are in δ values and followed by multiplicities and J values (in Hz).

Table 3-23 ^{13}C-NMR Data for Cyclorivulobirins A-C (1-3) in $CDCl_3$

C	1		2	3
2 (2)	118.08	118.26	118.43	116.88
3 (3)	119.40[a)]	119.38[a)]	119.43	118.56
4 (4)	129.03	130.45	129.16	129.72
4a (4a)	116.51	117.17	116.65	116.66
5 (5)	113.76	112.80	112.92	113.69
6 (6)	122.66[b)]	122.71[b)]	122.62	122.41
7 (7)	147.87	146.74	147.30	147.93
8 (8)	133.25	132.93	132.10	133.03
8a (8a)	141.77	140.07	141.31	142.02
9 (9)	145.00[c)]	144.98[c)]	144.98	144.81
10 (10)	106.86[d)]	106.80[d)]	106.70	106.85
11 (11)	73.70	73.78	71.73	72.26
12 (12)	83.69	82.85	83.11	82.37
13 (13)	82.34	83.56	83.56	83.00
14 (14)	22.19	29.07	29.24	22.44
15 (15)	25.44	21.92	22.83	26.29

Chemical shifts are inδ values. a-d) Assignment may be reversed

Cyclorivulobirin B (2), a colorless viscous oil, $[\alpha]_D$ −24.2° (c = 0.200, dioxane), and cyclorivulobirin C (3), a colorless viscous oil, $[\alpha]_D$ +27.0% (c = 0.085, dioxane), were assumed to be stereoisomers of 1 from the analysis of the HR−SIMS ($[M+H]^+$ m/z: 573.1731 and 573.1750). The comparison of ^1H− and ^{13}C−NMR data (Tables I and 2) including 2D−NMR experiments (^1H−^1H COSY, HMQC, and HMBC) of 2 and 3 with those of 1 indicated that both 2 and 3 differed from 1 in the configuration the C−12 and C−12 positions, respectively. The stereostructures of 2 and 3 were determined by the facts that the H−H correlations as shown in Figs. 3−23 and 3−24 were observed in the NOESY spectra of 2 and 3, the same degradation products were obtained by acid treatment of 1−3, and the signals due to two coumarin units were observed to be completely overlapping each other, respectively, in the NMR spectra of 2 and 3.

Cyclorivulobirins A−C are the first examples of cyclic spirobifuranocoumarins.

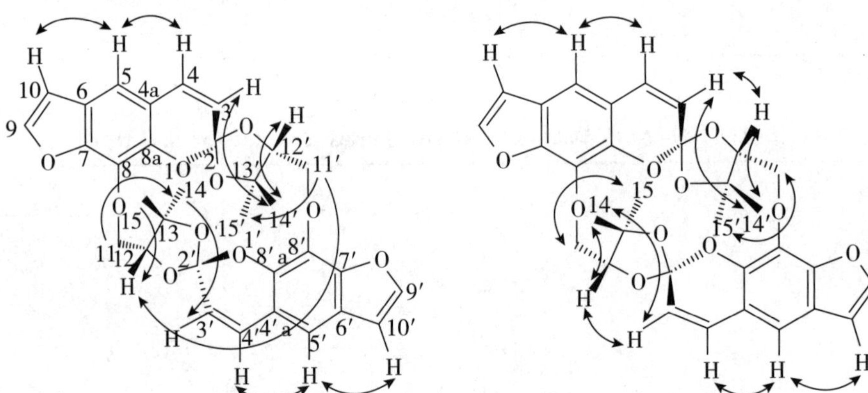

Fig. 3−22 NOE Correlations of 1

Fig. 3−23 NOE Correlations of 2

Fig. 3−24 NOE Correlations of 3

【论文来源】

Taniguchi, Masahiko, Yong-Qing Xiao, and Kimiye Baba. "Three novel cyclospirobifuranocoumarins, cyclorivulobirins AC, from Pleurospermum rivulorum." *CHEMICAL AND PHARMACEUTICAL BULLETIN-TOKYO*-48.8 (2000): 1246-1247.

Rivulobirin E and Rivulotririn C from *Pleurospermum rivulorum*

In the course of our studies on the chemical constituents of Umbelliferae species we reported the isolation of new bicoumarins, rivulobirins A-D, and spirotricoumarins, rivulotririns A and B. In the present study, we isolated two new condensed furanocoumarins, rivulobirin E (1) and rivulotririn C (2) from the same coumarin fraction by repeated chromatographic separation. This communication deals with the structure elucidation of 1 and 2.

Rivulobirin E (1), a colorless viscous oil, was assigned the molecular formula $C_{32}H_{30}O_{11}$ ($[M+H]^+$ m/z 591.1857) by HR-SIMS. The NMR (Table 3-24) signal pattern of 1 is closely related to those of rivulobirin A except for the presence of signals due to two pairs of the 3-methylbutyl-1, 2, 3-trioxy group instead of the signals due to a 3-methyl-3-butenyl-1, 2-dioxy group and a 3-methylbutyl-1, 2, 3-trioxy group. Thus 1 was assumed to be a tert-O-heraclenyl-heraclenol. The entire structure of 1 was determined by extensive 2D-NMR experiments [$^1H-^1H$ COSY, HMQC, HMBC (Fig. 3-25) and NOESY spectra]. The determination of the absolute configuration of C-12′ in 1 was carried out by the modified Mosher's method. Further more, the configuration of the C-12 position was assumed to be R based on the fact that C-12′ in 1 and C-12 in furanocoumarins previously isolated from this plant have the same configuration.

Table 3-24 ^{1}H and ^{13}C NMR Data for Rivurobirin E (1) in $CDCl_3$

	^{1}H	^{13}C
2 (2′)		160.21
3 (3′)	6.33d (9.6)	114.67
4 (4′)	7.74brd (9.6)	144.15
4a (4′a)		116.37 16.37
5 (5′)	7.34brs	113.06 13.06
6 (6′)		126.04
7 (7′)		147.49
8 (8′)		131.52[a)]
8a (8′a)		142.90
9 (9′)	7.68d (2.2)	146.63[b)]
10 (10′)	6.81d (2.2)	106.69[c)]
11	4.40dd (10.1, 5.3)	75.27[d)]
	4.55dd (10.1, 4.2)	

续表

	^{1}H	^{13}C
12	4.03dd（5.3，4.2）	77.90
13		72.09
14	1.29s	24.76
15	1.36s	26.53
13-OH	2.25s	
2′（2）		160.33
3′（3）	6.31d（9.6）	114.43
4′（4）	7.70brs（9.6）	144.25
4′a（4a）		116.28
5′（5）	7.29brs	113.33
6′（6）		125.90
7′（7）		147.96
8′（8）		131.60[a)]
8′a（8）		143.26
9′（9）	7.67d（2.2）	146.70[b)]
10′（10）	6.77d（2.2）	106.65[c)]
11′	4.55dd（10.2，8.6） 4.84dd（10.2，2.7）	75.21[d)]
12′	4.13dd（X.6.2.7）	76.27
13′		78.02
14′	1.44s	24.18
15′	1.49s	22.69
12′-OH	3.77s	

Chemical shifts are in δ values and followed by multiplicities and J values（in Hz）. a-d）Assignment may be reversed.

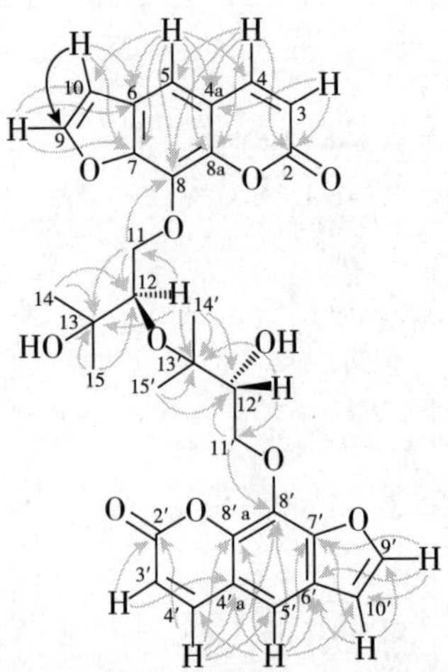

Fig. 3-25 HMBC Correlations of 1

Rivulotririn C (2), a colorless viscous oil, was assigned the molecular formula $C_{48}H_{44}O_{16}$ ($[M]^+$ m/z 876.2629) by HR-EI-MS. The ^1H-NMR (Table 3-25) spectrum of 2 showed the presence of three C-8-substituted linear-type furanocoumarin units and three sets of a 3-methylbutyl-1, 2, 3-trioxy group. Thus 2 was presumed to be a structure resulting from the condensation of three heraculenol units. However, in ^{13}C-NMR (Table 3-26) only one lactone carbonyl carbon signal and two orthoester carbon signals were observed, indicating that two of three lactone moieties were replaced by the spiro form in 2. The entire structure including the relative configuration was determined by the analysis of 2D-NMR experiments [^1H-^1H COSY, HMQC, HMBC (Fig. 3-26) and NOESY (Fig. 3-27) spectra]. Compound 2 is the first example of a trifuranocoumarin bearing two orthoester moieties.

Table 3-25 ^1H NMR Data for Rivulotririn C (2) in $CDCl_3$

H	2
3	5.77d (9.6)
4	6.85d (9.6)
5	7.09s
9	7.54d (2.1)
10	6.68d (2.1)
11	4.60dd (10, 3, 2.7), 4.31dd (10.3., 7.3)
12	3.74ddd (7.3., 4.6, 2.7)
14	1.26s
15	1.2Ss
12-OH	3.55d (4.6)
13-OH	2.80s
3	5.72d (9.6)
4	6.85d (9.6)
5	7.08s
9	7.53d (2.1)
10	6.68d (2.1)
11	4.61dd (10.1, 6.2), 4.43dd (10.1, 6.2)
12	4.85dd (6.2, 6.2)
14	1.41s
15	1.72s
3″	6.35d (9.6)
4″	7.73d (9.6)
5″	7.35s

续表

H	2
9″	7.53d (2.2)
10″	6.77d (2.2)
11″	4.77dd (10.1, 5.9), 4.51dd (10.1, 6.6)
12″	4.83dd (6.6.5.9)
14″	1.40s
15″	1.69s

Cliemical shifts arc in δ values and followed by multiplicities and J values (in Hz).

Table 3-26 ^{13}C NMR Data for Rivulotririn C (2) in $CDCl_3$

C	2
2	117.36[a)]
3	119.55
4	129.54[e)]
4a	117.10[a)]
5	113.15[c)]
6	122.76[d)]
7	147.34
8	131.75[f)]
8a	141.25[g)]
9	144.91[h)]
10	106.70[b)]
11	75.27
12	75.74
13	71.56
14	26.66
15	25.18
2	117.54[a)]
3	119.19
4	129.88[e)]
4a	117.23[a)]
5	113.32[c)]
6	122.86[d)]
7	147.51
8	131.89[f)]
8a	141.54[g)]
9	144.94[h)]
10	106.80[b)]

续表

C	2
11	70.85
12	81.13
13	83.26
14	22.59
15	27.15
2	160.10
3	114.84
4″	144.15
4″a	116.48
5	113.69
6	126.01
7	147.86
8	131.27
8a	143.23
9	146.81
10″	106.70
11	72.21
12	80.76
13	83.15
14″	22.59
15″	27.42

Chemical shifts are in δ values， a－h） Assignment may by reversed

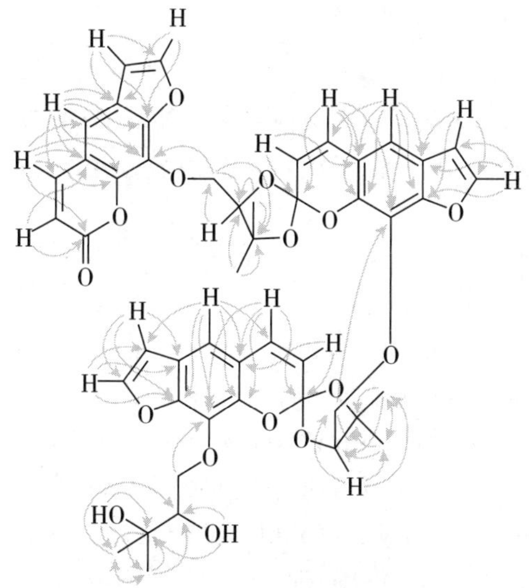

Fig. 3－26　HMBC Correlations of 2

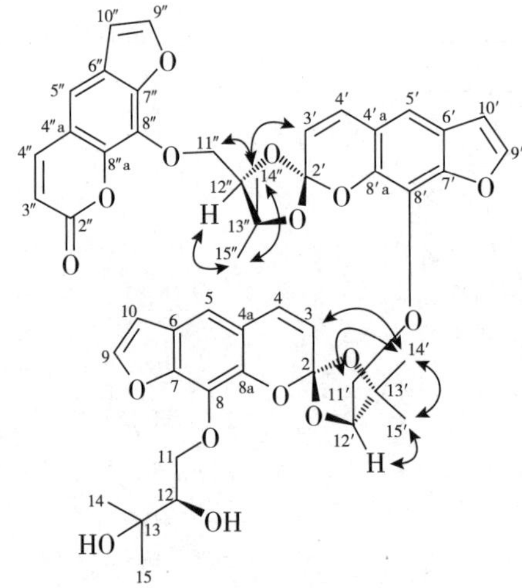

Fig. 3-27 NOE Correlations of 2

Recently, several components have been isolated from grapefruit juice which showed strong inhibitory effects on CYP3A activity and their structure identified them as fura-nocoumarin derivatives. Thus the furanocoumarin derivatives isolated from Umbelliferous plants including *P. rivulorum* were also tested. As a result, the most linear furanocoumarins examined showed inhibitory effects on CYP3A activity. The dimer derivatives rivulobirin A, C, and D, and the trimer derivative, rivulotririn A showed especially strong inhibitory effects, with an IC_{50} value similar to that of thetypical CYP3A inhibitor ketoconazole. Further biological studies on those compounds are now in progress, and the details will be reported elsewhere.

【论文来源】

Taniguchi M, XiAo Y Q, LIU X H, et al. Rivulobirin E and Rivulotririn C from Pleurospermum rivulorum. Chemical and pharmaceutical bulletin, 1999, 47 (5): 713-715.

Rtvulobirins C and D, Two Novel New Spirobicoumarins, from the Underground Part of *Pleurospermum Rivulorum*

The underground part of Pleurospermum rivulorum, "Yunnan Qiang Huo," is a Chinese folk medicine used as an antipyretic, analgesic, and diaphoretic agent in local areas of Yunnan province, China. In the course of our studies on the phenolic components of umbelliferous plants, we investigated the constituents of this medicinal plant, and isolated two new bicoumarins, rivulobirins A and B, together with 11 known coumarins. The continuing search led us to isolate two new spirobicoumarins, rivulobirins C and D (1 and 2). This communication deals with the structural elucidation of 1 and 2 (Table 3-27).

The ethyl acetate extract of the underground part of P. rivulorum was subjected to a combination of column chromatography over silica gel and preparative TLC to yield 1 and 2.

Rivulobirin C (1), a colorless viscous oil, $[\alpha]_D$ +65.4°, was assigned the molecular formula $C_{32}H_{30}O_{11}$ ($[M]^+$ m/z 590.1778) by HR-EI-MS. The ^1H-NMR spectrum exhibited the presence of two heraclenol (3) units. However, the ^{13}C-NMR spectrum of 1 showed one carbonyl carbon signal attributable to a lactone carbon and one signal assigned to a carbon linked to three oxygen atoms at 118.3 ppm, indicating that one of two lactone moieties was replaced by the spiro form in 1. The gross structure of 1 was determined by extensive 2D-NMR experiments including studies of $^1H-^1H$ COSY, HMQC, and HMBC (Fig. 3-28) spectra. The absolute stereostructure of 1 was determined based on the analysis of its NOESY spectrum (Fig. 3-29) and the formation of its derivatives, heraclenol, isogosferol, and pabularinone with acid treatment.

Table 3-27 NMR Data for Compounds 1-3 in $CDCl_3$

	^1H			^{13}C				^1H		^{13}C	
	1	2	3	1	2	3		1	2	1	2
2				118.3	117.4	160.1	2′			160.4	160.2
3	5.76d (9.7)	5.72d (9.6)	6.37d (9.6)	119.5	119.2	114.7	3′	6.36d(9.6)	6.34d(9.6)	114.7	114.7
4	6.83d (9.7)	6.85d (9.6)	7.76d (9.6)	129.1	129.7	144.3	4′	47.73d(9.6)	7.73d(9.6)	144.3	144.2
4a				116.9	117.0	116.4	4′a			116.4	116.4
5	7.08s	7.09s	7.39s	113.2	113.3	113.7	5′	7.32s	7.35s	113.7	113.7
6				122.8	122.8	126.0	6′			125.9	126.0
7				147.3	147.5	147.9	7′			148.0	147.8
8				131.5[a]	131.8	131.5	8′			131.6[a]	131.2
8a				141.3	141.3	143.2	8′a			143.3	143.2
9	7.55d (2.1)	7.55d (2.2)	7.70d (2.3)	144.9	145.0	146.8	9′	7.66d (2.2)	7.65d (2.2)	146.8	146.7
10	6.69d (2.1)	6.69d (2.2)	6.83d (2.3)	106.8	106.8[b]	106.8	10′	6.77d (2.2)	6.79d (2.2)	106.6	106.7[b]
11	4.48dd (10.3, 2.7)	4.62dd (10.3, 3.0)	4.75dd (10.2, 2.7)	74.9	75.3	75.7	11′	4.86dd (10.3, 6.6)	4.76dd (10.3, 6.2)	72.8	71.2
	4.18dd (10.3, 8.2)	4.33dd (10.3, 7.6)	4.42dd (10.2, 7.9)					4.83dd (10.3, 6.6)	4.52dd (10.3, 6.2)		
12	3.68ddd (8.2, 3.9, 2.7)	3.78ddd (7.6, 4.4, 3.0)	3.89ddd (7.9, 4.1, 2.7)	75.9	75.8	76.0	12′	4.55t (6.6)	4.92t (6.2)	83.1	80.8
13				71.2	71.6	71.5	13′	1.59s		83.0	83.3
14	1.17s	1.29s	1.31s	24.8	25.3	25.0	14′	1.76s	1.44s	28.3	22.5
15	1.20s	1.31s	1.34s	26.5	26.5	26.6	15′		1.76s	22.7	27.1
12-OH	3.42d (3.9)	3.56d (4.4)	3.54d (4.1)								
13-OH	2.65s	2.91s	2.74s								

Chemical shifts are in δ values and followed by multiplicities and J values (in Hz). a, b) Assignment may be reversed.

Rivulobirin D (2), a colorless viscous oil, $[\alpha]_D$ -19.8°, was assumed to be a stereoi-

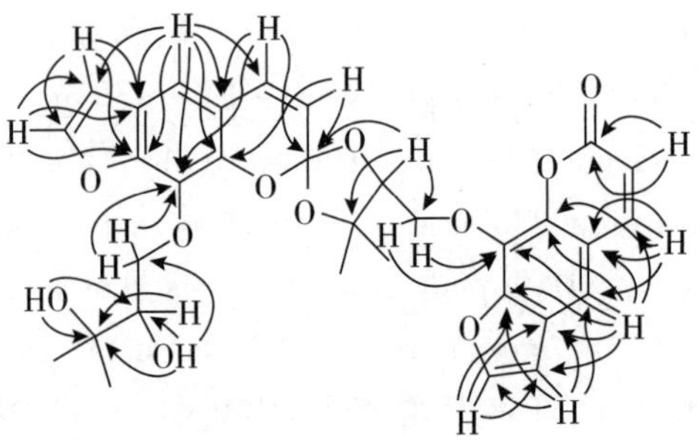

Fig. 3-28 HMBC Correlations of 1

Fig. 3-29 NOE Correlations of 1

somer of 1 from the analysis of the HR-EI-MS ([M]$^{+}$ m/z 590. 1781). Comparison of ^{1}H and ^{13}C-NMR spectral data including ^{1}H-^{1}H COSY, HMQC, and HMBC experiments suggested that 2 differed from 1 only in the configuration at the C-2 position. This presumption was proved by analysis of the NOESY spectrum (Fig. 3-30) of 2. Thus, the structures of 1 and 2 were established.

Rivulobirins C and D are the first examples of spirobicoumarin.

Fig. 3-30 NOE Correlations of 2

【论文来源】

Taniguchi M, Xiao Y Q, Liu X H, et al. Rivulobirins C and D, two novel new spirobicoumarins, from the underground part of Pleurospermum rivulorum [J]. Chemical and pharmaceutical bulletin, 1998, 46 (6): 1065-1067.

Rivulotririns A and B from *Pleurospermum rivulorum*

During of the course of studies on the phenolic components of umbelliferous plants, we reported new bicoumarins, rivulobirins A – D, along with 11 known coumarins from the underground part of Pleurospermum rivulorum Continued investigation on the coumarin fraction by repeated chromatography on silica gel resulted in the isolation of two novel spirotricoumarins, rivulotririns A and B (1 and 2). This communication deals with the structure elucidation of 1 and 2.

Rivulotririn A (1), a colorless viscous oil, was assigned the molecular formula $C_{48}H_{42}O_{15}$ ($[M]^+$ m/z 858.2510) by HR – EI – MS. The ^1H – NMR spectrum showed the presence of three C – 8 – substituted linear-type franocoumarin fragments, a 3 – methyl – 3 – butenyl – 1, 2 – dioxy group and two pairs of the 3 – methylbutyl – 1, 2, 3 – trioxy group. Thus 1 was assumed to be a structure resulting from the condensation of two heraclenol and one isogosferol units. These functional groups were also identified by ^{13}C – NMR spectroscopy. However, the absence of one of three lactone carbonyl signals arising from the coumarin ring was observed, similar to those of rivulobirins C and D, indicating that one lactone moiety was also replaced by the spiro form in 1. The entire structure of 1 was determined by extensive 2D – NMR experiments including studies of ^1H – ^1H COSY, HMQC, and HMBC (Fig. 3 – 31) spectra. The relative configurations of the C – 2 and C – 12 " positions in 1 were confirmed by the analysis of its NOESY spectrum (Fig. 3 – 32) and comparison of the spectral data of 1 with those of ribulobirin A, C, and D. 1, 2)

Rivulotririn B (2), a colorless viscous oil, was assumed to be a stereoisomer of 1 from the analysis of the HR – EI – MS ($[M]^+$ m/z 858.2510). Comparison of NMR spectral data including ^1H – ^1H COSY, HMQC, HMBC, and NOESY (Fig. 3 – 33) experiments suggested that 2 differed from 1 in the configuration at the C – 2 (spiro form) or at the C – 12" position. Thus the structures of 1 and 2 were established as shown.

Rivulotririns A and B (1 and 2) are the first examples of trifuranocoumarin including the spiro ring (Table 3 – 28, Table 3 – 29).

Table 3 – 28 ^1H – NMR Data for Rivulotririns A (1) and B (2) in $CDCl_3$

H	1	2	H	1	2	H	1	2
3	5.70d (9.6)	5.73d (9.7)	3′	6.29d (9.6)	6.30d (9.6)	3″	6.33d (9.6)	6.34d (9.5)
4	6.82d (9.6)	6.80d (9.7)	4′	7.66d (9.6)	7.67d (9.6)	4″	7.72d (9.6)	7.71d (9.5)
5	7.03s	7.01s	5′	7.20s	7.20s	5″	7.34s	7.30s

续表

H	1	2	H	1	2	H	1	2
9	7.49d (2.2)	7.47d (2.3)	9′	7.61d (2.2)	7.57d (2.3)	9″	7.63d (2.2)	7.65d (2.3)
10	6.64d (2.2)	6.63d (2.3)	10′	6.67d (2.2)	6.66d (2.3)	10″	6.77d (2.2)	6.74d (2.3)
11	4.48dd (10.3, 3.2)	4.08dd (10.1, 8.5)	11′	4.39dd (10.3, 6.8)	4.33dd (10.2, 5.0)	11″	4.73dd (10.3, 5.8)	4.82dd (10.3, 6.9)
	4.21dd (10.3, 8.1)	4.37dd (10.1, 3.0)		4.37dd (10.3, 5.0)	4.35dd (10.2, 6.6)		4.50dd (10.3, 6.8)	4.86dd (10.3, 6.4)
12	3.88ddd (8.1, 3.4, 3.2)	3.74brdd (8.5, 3.0)	12′	4.55dd (6.8, 5.0)	4.48dd (6.6, 5.0)	12″	4.82dd (6.8, 5.8)	4.50dd (6.9, 6.4)
14	1.33s	1.22s	14′	5.13brs 4.94brs	4.91brs 5.08brs	14″	1.43s	1.56s
15	1.26s	1.16s	15′	1.82s	1.78s	15″	1.75s	1.73s
12-OH	3.30d (3.4)	3.07brs						

Chemical shifts are in 3 values and followed by multiplicities and J values (in Hz).

Table 3-29 ^{13}C-NMR Data for Rivulotririns A (1) and B (2) in $CDCl_3$

C	1	2	C	1	2	C	1	2
2	117.35	118.23	2	160.30	160.37[e)]	2″	160.04	160.33[e)]
3	119.07	119.35	3	114.47	114.61	3″	114.69	114.71
4	129.75	129.21	4	144.21	144.24[f)]	4″	144.14	144.21[f)]
4a	116.96	116.93	4a	116.28	116.37[g)]	4″a	116.38	116.41[g)]
5	112.84	112.70	5	112.84	112.87	5″	113.69	113.51
6	122.69	122.77	6	125.90[c)]	125.96	6″	125.95[c)]	126.05
7	147.70[a)]	147.52[d)]	7	147.56	147.60[d)]	7″	147.77[a)]	147.91
8	132.24	132.17	8	132.00	132.08	8″	131.16	131.53
8a	141.49	141.42	8′a	142.94	143.00	8″a	143.10	143.26
9	144.81	144.72	9	146.57	146.58	9″	146.77	146.88
10	106.58[b)]	106.72	10	106.52[b)]	106.57[h)]	10″	106.64[b)]	106.66[h)]
11	74.72	74.54	11	75.67	75.70	11″	71.14	72.72
12	76.37	76.45	12	74.93	74.99	12″	80.63	83.09
13	78.05	78.01	13	144.81	144.81	13″	83.18	82.89
14	22.02	21.98	14	113.42	113.49	14″	22.53	28.35
15	22.32	22.29	15	18.61	18.65	15″	27.44	22.68

Chemical shifts are in lvalues, a—h) Assignments may be reversed

Fig. 3-31　HMBC Correlations of 1

Fig. 3-32　NOE Correlations of 1

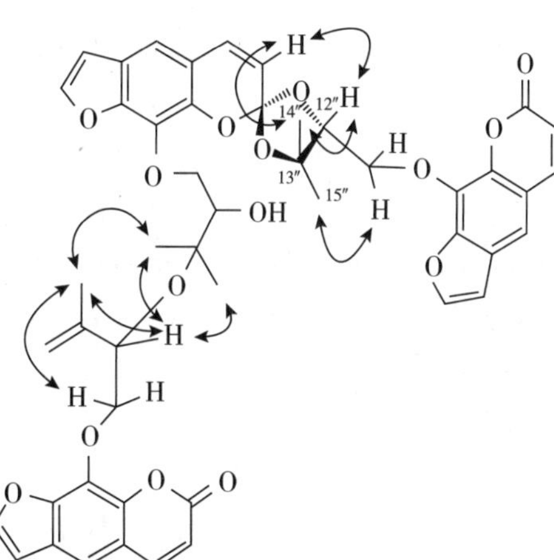

Fig. 3-33　NOE Correlations of 2

【论文来源】

Taniguchi M, XIAO Y Q, LIU X H, et al. Rivolotririns A and B from Pleurospermum rivulorum. Chemical and pharmaceutical bulletin, 1998, 46 (12): 1946-1947.

Bicoumarins from Pleurospermum pivulorum

1　Introduction

Pleurospermum rivulorum 'Yunnan Qiang Huo' is a Chinese folk medicine used as an antipyretic, analgesic and diaphoretic agent in local areas of Yunnan province, China. It has been proved by pharmacological experiments that the water extract possesses an antiarrhythmic effect. In the course of our studies on the phenolic components of Umbelliferous plants, we investigated the constituents of the underground part of this plant and isolated two new bicoumarins, rivulobirins A and B (1 and 2) together with 11 known coumarins, 8 – geranyloxy psoralen (3), imperatorin (4), isopimpinellin (5), pabularinone (6), bergapten (7), xanthotoxin (8), isogosferol (9), marmesin (10), heraclenol (11), xanthotoxol (12) and 8 – (3 – chloro – 2 – hydroxy – 3 – methylbutyloxy) – psoralen (13). This paper is concerned with structure elucidation of compounds 1 and 2.

2 Results and Discussion

The ethyl acetate extract of the underground part of this plant yielded the two new bicoumarins (1 and 2) after chromatographic purification.

Compounds 1 and 2 fluoresced yellowish green under UV light (265nm) and had UV spectral characteristics of a linear type of furanocoumarin. The IR absorption of 1 and 2 indicated the presence of an aromatic ring and an α, β – unsaturated lactone. Compound 1 was isolated as a colourless amorphous powder and assigned the molecular formula $C_{32}H_{28}O_{10}$ by HR mass spectrometry (m/z 572.1668 $[M]^+$). The NMR spectra (Table 3 – 30) showed the presence of two C – 8 substituted linear furanocoumarin fragments with signals at δ 7.93 (1H, d, *J* = 9.6Hz), 6.27 (1H, d, *J* = 9.6Hz), 7.38 (1H, s), 6.91 (1H, d, *J* = 2.4Hz), 7.93 (1H, d, *J* = 2.4Hz) and 7.94 (1H, d, *J* = 9.6Hz), 6.27 (1H, d, *J* = 9.6Hz), 7.43 (1H, s), 6.90 (1H, d, *J* = 2.4Hz), 7.96 (1H, d, *J* = 2.4Hz). The signals assignable to a 3 – methyl – 3 – butenyl – 1, 2 – dioxy group were observed at δ 4.53 (1H, m), 4.22 (1H, m), 4.18 (1H, m), 5.11 (1H, s), 4.91 (1H, s) and 1.75 (3H, s) and signals due to a 2 – hydroxy – 3 – methylbutyl – 1, 3 – dioxy group were seen at δ 3.78 (1H, m) 5.20 (1H, d, *J* = 6.3Hz), 4.37 (1H, dd, *J* = 9.9, 8.4Hz), 4.73 (1H, *J* = 9.9, 1.8Hz), 1.11 (3H, s) and 1.22 (3H, s). The functional groups were also identified by ^{13}C NMR spectroscopy (Table 3 – 31). From the spectral data, compound 1, was assumed to be tert – O – isogosferyl heraclenol. This presumption was confirmed by comparison of the ^{13}C NMR spectrum of 1 with those of 9 and 11 (Table 3 – 31) and by analysis of long range ^{13}C – ^{1}H COSY spectra (Table 3 – 32) and HR mass spectrometry of 1.

Table 3 – 30 ^{1}H NMR spectral data for compound 1 in DMSO – d_6

H	1	H	1
3	6.27J (9.6)	3′	6.27d (9.6)
4	7.93 (9.6)	4′	7.94d (9.6)
5	7.38s	5′	7.43s
9	7.93d (2.4)	9′	7.96d (2.4)

续表

H	1	H	1
10	6.91d (2.4)	10′	6.90d (2.4)
11	4.18m	11′	4.37dd (9.9, 8.4)
	4.22m		4.73dd (9.9, 1.8)
12	4.53m	12′	3.78ddd (8.4, 6.3, 1.8)
14	1.75s	14′	1.11s
15	4.91s	15′	1.22s
	5.11s	-OH	5.20d (6.3)

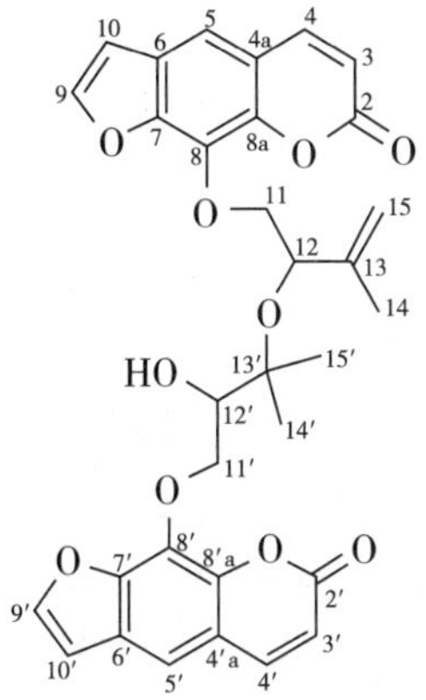

Rivulobirin A (1) 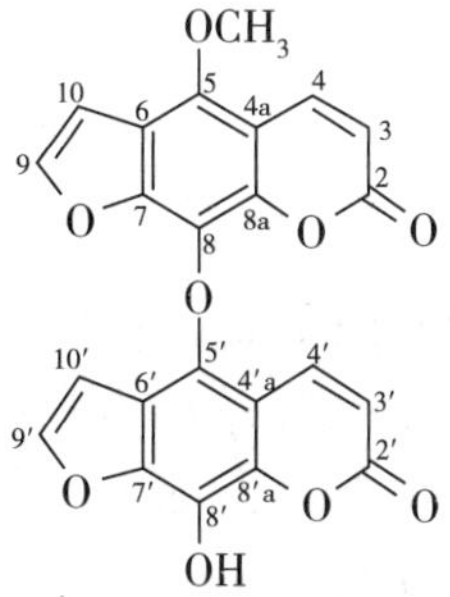　　Rivulobirin B (2)

Fig. 3-34

Table 3-31　^{13}C NMR spectral data for compounds 1, 9 and 11 in DMSO-d_6

C	1		9	11
2, (2′)	159.6	159.8	159.8	159.9
3, (3′)	114.0	114.1	114.2	114.2
4, (4′)	145.1	145.1	145.1	145.3
4a, (4′a)	116.2	116.3	116.4	116.4
5, (5′)	113.2	113.8	113.9	113.6
6, (6′)	125.7	125.7	125.8	125.8
7, (7′)	146.9	146.9	147.1	147.1
8, (8′)	131.0	131.7	131.1	131.6
8a, (8′a)	142.2	142.5	142.6	142.6
9, (9′)	147.5	147.6	147.8	147.8
10, (10′)	106.9	106.9	107.1	107.0
11, (11′)	75.2	75.4	75.9	76.7
12, (12′)	74.7	75.0	73.1	75.5
13, (13′)	145.1	78.1	145.3	70.9
14, (14′)	18.7	21.5	18.5	27.3
15, (15′)	113.0	23.3	112.1	24.4

Table 3-32 Long range $^{13}C-^{1}H$ COSY spectral data for compound 1

C	Correlated H	C	Correlated H
2	3	2′	3′
4	5	4′	5′
4a	3	4′a	3′
6	10	6′	10′
7	5, 10	7′	5′, 10′
8	11	8′	11′
8a	5	8′a	5′
10	9	10′	9′
12	14, 15	12′	14′, 15′
14	15	13′	14′, 15′
15	14	14′	15′
		15′	14′

Compound 2 was isolated as a pale yellow crystalline powder and assigned the molecular formula $C_{23}H_{12}O_9$ by HR mass spectrometry (m/z 432.0489 $[M]^+$). The ^1H NMR spectrum of 2 (Table 3-33) exhibited signals arising from two 5, 8-dioxyfurocoumarin units at δ 8.13 (1H, d, J = 9.9Hz), 6.38 (1H, d, J = 9.9Hz), 7.52 (1H, d, J = 2.3Hz), 7.07 (1H, d, J = 2.3Hz) and 8.46 (1H, d, J = 9.8Hz), 6.30 (1H, d, J = 9.9Hz), 7.37 (1H, d, J = 2.3Hz), 5.78 (1H, d, J = 2.3Hz). A methoxy group was repeated by the signal at δ 4.28 (3H, s). These spectral data suggested that 2 might be a furanocoumarin dimer linked through an oxygen atom and have a methoxy group and an additional hydroxyl group. The HMBC spectrum of 2 (Table 3-34) showed that the methoxy signal at δ 4.28 was correlated to the signal assignable to C-5 (δ 145.3). Therefore, the methoxy group must be linked at C-5 and so the C-8 of this coumarin ring should be linked throughan oxygen atom at either C-5 or C-8 of the other coumarin ring. In the NMR spectrum of 2, the signals due to the two furanocoumarin moieties were shifted towards each other unlike those of 1. In particular, the β-proton signal of one furan ring was shifted to a higher field (δ 5.78) by shielding of the other furanocoumarin ring. From the above spectral data, the structure of 2 was established as shown. This structure was further supported by analyses of the HMBC spectrum and the HR mass spectrometry of 2.

Table 3-33 NMR spectral data for compound 2 in $CDCl_3$

	C	H		C	H
2	159.6		2′	158.7	
3	112.4	6.38d (9.9)	3′	112.1	6.30d (9.8)
4	138.7	8.13d (9.9)	4′	138.8	8.46d (9.8)

续表

	C	H		C	H
4a	106. 8		4′a	106. 3	
5	145. 3		5′	137. 5	
6	113. 5		6′	114. 0	
7	148. 8		7′	146. 1	
8	123. 4		8′	126. 3	
8a	142. 9		8′a	138. 7	
9	145. 1	7. 52d (2. 3)	9′	144. 9	7. 37d (2. 3)
10	104. 7	7. 07d (2. 3)	10′	102. 5	5. 78d (2. 3)
$-OCH_3$	59. 8	4. 28s			

Table 3-34 HMBC data for compound 2

C	Correlated H
2	3
4a	3
5	4, $-OCH_3$
6	9, 10
7	9, 10
8	4
8a	4
2′	3′
4′a	3′
5′	4′
6′	9′, 10′
7′	9′, 10′
8′	4′

3 Experimental

3. 1 General

Mps: uncorr. EIMS: 70 eV. ^1H and ^{13}C NMR: 300 and 75. 4MHz with TMS as int. standard. CC: Qing Dao silica gel (100 – 200 mesh) and Merck RP – 18 TLC: Qing Dao GF_{254} plate (0. 25mm). Spots and bands were detected by UV irradiation (253. 6 and 365nm).

3. 2 Plant material

Underground parts of Pleurospermum rivulorum were collected in October 1993 at Ynnan Province, China and identified by Professor Hu-Si Ling (Institute of Chinese Materia Medica, Academy of Traditional Chinese Medicine, Beijing). A voucher specimen is deposited in the

Herbarium of this institute.

3. 3 Extraction and isolation

Air dried underground parts (10kg) were chopped into small pieces and extracted with 95% EtOH at room temp, and coned in vacuo. The extract (1. 2kg) was treated with petrol and EtOAc. The EtOAc soluble part was coned in vacuo to give a residue (500g), which was subjected to CC on silica gel eluted successively with petrol – EtOAc solvent mixts of increasing polarity. The frs with similar fluorescent spots on TLC were combined. Rechromatography on silica gel and ODS and purification by PTLC afforded 1 (1. 2g), 2 (10mg), 3 (450mg), 4 (2. 4g), 5 (560mg), 6 (6. 8g), 7 (250mg), 8 (12mg), 9 (1. 2g), 10 (25mg), 11 (1. 5mg), 12 (10mg) and 13 (24mg). The 11 compounds (3 – 13) were identified by direct comparison with authentic sample.

3. 4 Rivulobirin A (1)

Colourless amorphous powder, mp 147 – 149°. Optically inactive. HR – MS m/z 572. 1668 $[M]^+$ (calcd for $C32H_{28}O_{10}$, 572. 5632), 371. 1503 ($C_{21}H_{23}O_6$, 371. 4067), 287. 0915 ($C_{16}H_{15}O_5$, 287. 2895), 269. 0810 ($C_{16}H_{13}O_4$, 269. 2747), 201. 1073 ($C_{11}H_5O_4$, 201. 1565). $UV\lambda_{max}^{EtOH}$ nm (logε): 300. 0 (4. 44), 262. 0sh (4. 54), 248. 0 (4. 74), 244. 5 (4. 74). IR $v_{max}^{KBr}cm^{-1}$3441, 1724, 1710, 1694, 1651, 1624, 1587, 1548 ^1H and ^{13}C NMR in Table 1 and 2.

3. 5 Rivulobirin B (2)

Pale yellow crystalline powder, mp 277 – 278°. HR – MS m/z 432. 0489 $[M]^+$ (calcd for $C_{23}H_{12}O_9$, 432. 0480), 232. 0361 ($C_{12}H_8O_5$, 232. 0371), 217. 0134 ($C_{11}H_5O_5$, 271. 0137), 189. 0190 ($C_{10}H_5O_4$, 189. 0187). $UV\lambda_{max}^{EtOH}$nm (log ε): 271. 0 (4. 22), 311. 0 (4. 03). $IRv_{max}^{KBr}cm^{-1}$: 3451, 1738, 1725, 1597, 1474. ^1H and ^{13}C NMR in Table 3 – 32.

【论文来源】

Xiao Y Q, Liu X H, Taniguchi M, et al. Bicoumarins from Pleurospermum rivulorum. Phytochemistry, 1997, 45 (6): 1275 – 1277.

Three Isocoumarins from *Coriandrum sativum*

1 Introduction

In a previous paper, we reported the isolation of two new isocoumarins, coriandrones A (4) and B, together with two known isocoumarins, coriandrin (5) and dihydrocoriandrin (6) from the aerial parts of Coriandrum sativum. In the present work, we have isolated three more new isocoumarins, coriandrones C – E (1 – 3).

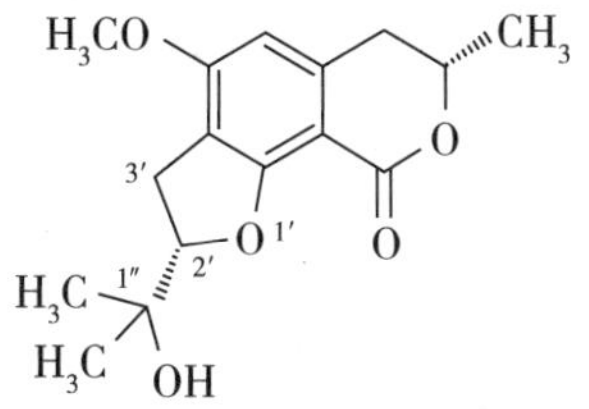

Coriandrone A（4）

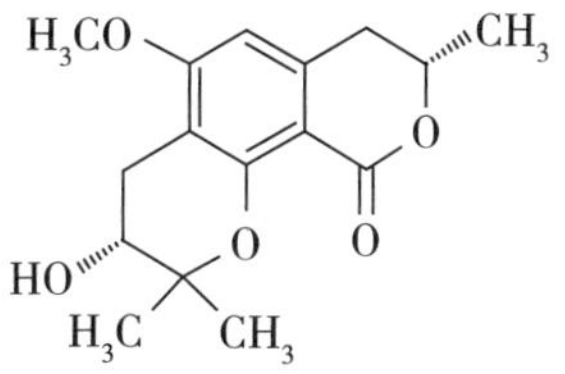

Coriandrone B

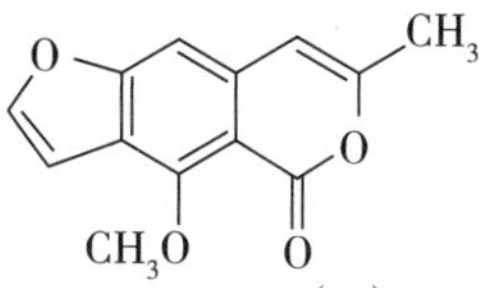

Coriandrin（5）

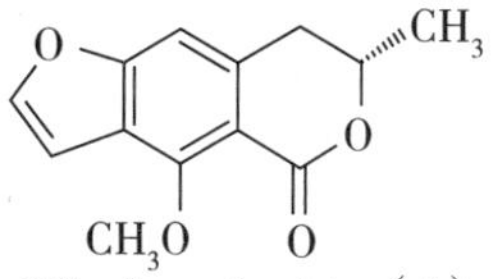

Dihydrocoriandrin（6）

Fig. 3 – 35

2 Results and Discussion

A methanolic extract of the whole plant yielded the three new compounds（1 – 3）after chromatographic purification, together with 20 other compounds, viz. coriandrones A（4）and B, coriandrin（5）, dihydrocoriandrin（6）, p-hydroxyphenethyl ferulate,（R）–（–）– 4, β – dihydroxyphenethyl ferulate, umbelliferone, isoscopoletin, escletin dimethyl ether, daphnetin – 8 – O – glucoside, syringaldehyde, ferulic acid, veratric acid, p-hydroxycinnamic acid, p-hydroxybenzoic acid, 2 –（4 – hydroxyphenyl）– ethanol, 2 –（4 – hydroxyphenyl）– 2 – methoxyethanol, 1 –（4 – hydroxyphenyl）– 1, 2 – ethanediol, kaempferol 3 – O – α – L – [2, 3 – di –（E）– p-coumaroylrhamno-pyranoside] and kaempferol 3 – O – α – L – [3 –（E）– p-cou-maroylrhaninopyranoside].

Compound 1 was isolated as needles and assigned the molecular formula $C_{13}H_{10}O_5$ by HR mass spectrometry（m/z 246.0530 $[M]^+$）. The UV spectrum showed absorption maxima at 249.2, 277.0, 286.0, 297.7 and 334.4nm, and the IR spectrum showed absorption bands at 3527, 3414, 3269, 1709, 1672, 1609 and 1568cm^{-1}, suggesting the presence of a hydroxyl group, an aromatic ring and an unsaturated lactone. The ^{1}H NMR spectrum（Table 3 – 33）showed the presence of a 4, 5, 6 – trisubstituted benzofuran ring [δ 7.64（1H, d, J = 2.4Hz）, 7.18（1H, d, J = 0.9Hz）and 7.09（1H, dd, J = 2.4 and 0.9Hz）], an olefinic proton [δ 6.51（1H, s）] and a methoxyl group [δ 4.25（3H, s）]. These functional groups were also identified by ^{13}C NMR（Table 3 – 35）. These spectral data were closelyrelated to those of 5, except for the presence of the signals assignable to a hydroxymethyl group [^{1}H: δ 4.48（2H, s）, 2.00（1H, br s）, ^{13}C: δ 61.7] instead of signals due to a methyl group [^{1}H: δ 2.25（3H, d, J = 1.0Hz）, ^{13}C: δ 19.6]. In the NOE difference spectrum of 1, on irradiation of the hydroxylmethyl group at δ 4.48, a NOE was observed at the olefinic proton at δ 6.51. When the olefinic proton at δ 6.51 was irradiated, NOEs were observed at the aromatic proton at δ 7. 18 and the hydroxylmethyl group at δ 4. 48. On irradiation of the methoxyl proton at δ 4. 25, NOE was only observed at the β – proton of the furan ring at δ 7. 09. In the coupled ^{13}C NMR spectrum of 1, the carbonyl carbon signal at δ 160. 0 was exhibited as a singlet signal. Thus, the structure of 1 was decided.

Table 3 – 35 NMR spectral data for compounds 1 and 5 (values in parentheses are coupling constants in Hz; δ in CDCl3, TMS)

	H		C	
	1	5	1	5
1			160. 0	160. 7
3			154. 9	153. 9
4	6. 51s	6. 23q (1. 0)	103. 9	104. 2
4a			136. 4	137. 3
5	7. 18d (0. 9)	7. 10d (1. 0)	103. 1	102. 0
6			160. 5	160. 4
7			119. 9	119. 4
8			158. 3	15&1
8a			107. 6	107. 2
2′	7. 64d (2. 4)	7. 61d (2. 4)	145. 9	145. 6
3′	7. 09dd (2. 4, 09)	7. 06dd (2. 4, 1. 0)	106. 4	106. 2
OMe – 8	4. 25s	4. 23s	61. 8	61. 8
CH_3 – 3		2. 25d (1. 0)		19. 6
CH_2 – 3	4. 48s		61. 7	
OH	2. 00br s			

Assignments confirmed by $^1H-^1H$ COSY, $^1H-^{13}C$ COSY and NOE experiments

Compound 2 was isolated as prisms and assigned the molecular formula $C_{18}H2_4O_7$ by HR mass spectrometry (m/z 352. 1523 [M]$^+$). The UV spectrum showed absorption maxima at 223. 1, 272. 8 and 300. 0sh nm, and the IR spectrum showed absorption bands at 3460, 1728, 1667, 1628, 1580 and 1520cm^{-1}, indicating the presence of a hydroxyl group, an aromatic ring and a lactone. The ^1H NMR spectrum (Table 3 – 36) exhibited signals assignable to a methoxyl group [δ 3. 88 (3H, s)], a 2 – acetoxy – 3 – hydroxy – 3 – methylbutyl group [δ 5. 07 (1H, dd, J = 9, 7 and 3. 0Hz), 3. 06 (1H, dd, J = 14. 2 and 9. 7Hz), 2. 88 (1H, dd, J = 14. 2 and 3. 0Hz), 1. 90 (3H, s), 1. 31 and 1. 27 (each 3H, s)] and a hydroxyl group chelated with a carbonyl group [δ 11. 41 (1H, s)], in addition to signals due to a 3 – methyl – 6, 7, 8 – trisubstituted 3, 4 – dihydro-isocoumarin [δ 6. 23 (1H, s), 4. 67 (1H, dqd, J = 10. 3, 6. 4 and 4. 5Hz), 2. 93 (1H, dd. J = 16. 0 and

10.3Hz), 2.84 (1H, dd, $J = 16.0$ and 4.5Hz) and 1.50 (3H, d, $J = 6.4$Hz)] as shown in that of 4. From the above spectral data, the structure of 2 was established. This structure was confirmed by a NOE experiment (data not shown). The absolute configuration at C-3 was concluded to be S from the fact that the circular dichroic spectrum of 2 showed a positive Cotton effect ascribed to the K-absorption band at 273nm.

Table 3-36　NMR spectral data for compounds 2 and 4 (values in parentheses are coupling constants in Hz; δ in $CDCl_3$, TMS)

	H		C	
	2	42	4	
1			170.7	164.2
3	4.67dqd (10.3, 6.4, 4.5)	4.55dqd (10, 6, 6.3, 4.8)	75.9	74.8
4	2.93dd (16.0, 10.3)	2.89dd (16.1, 10.6)	35.3	36.2
	2.84dd (16.0, 4.5)	2.77dd (16.1, 4.8)		
4a			140.0	142.3
5	6.23s	6.23s	101.5	102.6
6			164.1	160.5
7			112.9	115.2
8			162.0	163.6
8a			102.3	102.5
CH_3-3	1.50d (6.4)	1.48d (6.3)	20.9	21.0
OMe-6	3.88s	3.87s	56.2	55.9
OH-8	11.41s			
1′	3.06dd (14.2, 9.7) 2.88dd (14.2, 3.0)		23.3	
2′	5.07dd (9.7, 3.0)	4.80t (9.2)	79.4	92, 7
3′		3, 04d (9.2)	72.8	27.2
CH_3CO	1.90s		21.1	
CH_3CO			171.3	
CH_3-3′	1.31s		26.7	
	1.27s		25.4	
1″				71.8
CH_3-1″		1.39s		26.2
		1.21s		23.6
OH-2″		2.75br s		

Assignments confirmed by $^1H-^1H$COSY, $^1H-^{13}C$ COSY and NOE experiments.

Compound 3 was isolated as colourless needles and assigned the molecular formula $C_{13}H_{12}O_5$ by HR mass spectrometry (m/z 248.0676 [M]$^+$). The UV spectrum showed absorption maxima at 232.0, 259.0sh and 306.2nm, and the IR spectrum showed absorption bonds at 3332, 1702, 1693, 1613, 1592, 1542 and 1477cm^{-1}, suggesting the presence of a hydroxyl group, an aromatic ring and a lactone. The ^{1}H NMR spectrum (Table 3-37) exhibited signals due to a 4, 5, 6-trisubstituted benzofuran ring [δ 7.63 (1H, d, J = 2.3Hz), 7.44 (1H, dd, J = 1.0 and <0.1Hz), and 7.04 (1H, dd, J = 2.3 and 1.0Hz)], a methine proton linked to an oxygen atom [δ 4.40 (1H, dq, J = 8.2 and 6.4Hz)], a methyl group [δ 1.53 (3H, d, J = 6.4Hz)] and a methoxyl group [δ 4.21 (3H, s)]. These signals were closely related to those of 6, except for the presence of signals assignable to a benzylmethine proton [δ 4.67 (1H, ddd, J = 8.2, 7.3 and < 0.1Hz)] coupled with a hydroxyl group [δ 2.36 (1H, d, J = 7.3Hz)], instead of the signal due to a benzylmethylene proton [δ 3.05 (1H, dd, J = 16.1 and 9.2Hz), 2.94 (1H, dd, J = 16.1 and 5.0Hz)]. In the NOE difference spectrum of 3, on irradiation of the methyl group at δ 1.53, a NOE was observed at a benzylmethine proton at δ 4.67. When the benzylmethine proton at δ 4.67 was irradiated, NOEs were observed at the aromatic proton at δ 7.44 and the methyl proton at δ 1.53. On irradiation of the methoxyl proton at δ 4.21, NOE was observed only at the β-proton of the furan ring at δ 7.04. Thus, the structure of 3 was decided as shown in the formula. The absolute configurations of C-3 and C-4 were concluded to be S and R, respectively, from the coupling constant between C-3 and C-4 protons (J = 8.2Hz) in the lH NMR spectrum of 3, and from analysis of the circular dichroic spectrum of 3.

Table 3-37 NMR spectral data for confounds 3 and 6 (values in parentheses are coupling constants in Hz; δ in $CDCl_3$, TMS)

	H		C	
	3	6	3	6
1			162.3	163.7
3	4.40dq (8.2, 6.4)	4.58dqd (92 6.4, 5.0)	79.1	74.7
4	4.67ddd (8.2, 7.3, <0.1)	3.05dd (16.1, 9.2)	70.8	37.0
4a		2.94dd (16.1, 5.0)	140.9	138.2
5	7.44dd (1.0, <0.1)	7.05d (1.0)	103.5	105.2
6			159.8	159.3
7			120.1	119.4
8			157.8	157.8
8a			109.4	111.1
2	7.63d (2.3)	7.58a (2.3)	145.7	145.1

续表

	H		C	
	3	6	3	6
3	7.04dd (2.3, 1.0)	7.00dd (2.3, 1.0)	106.4	106.1
OMe-8	4.21s	4.19s	61.7	61.6
CH-3	1.53d (6.4)	1.51d (6.4)	17.9	20.8
OH-4	2.36d (7.3)			

Assignments confirmed by $^1H-^1H$ COSY, $^1H-^{13}C$ COSY and NOE experiments

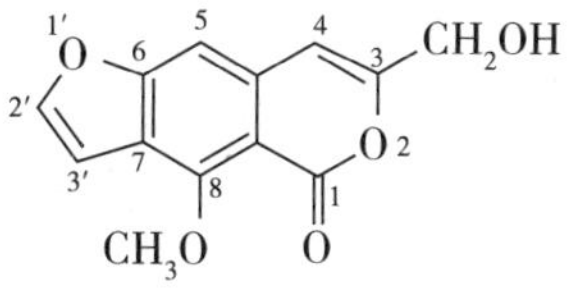

Fig. 3-36

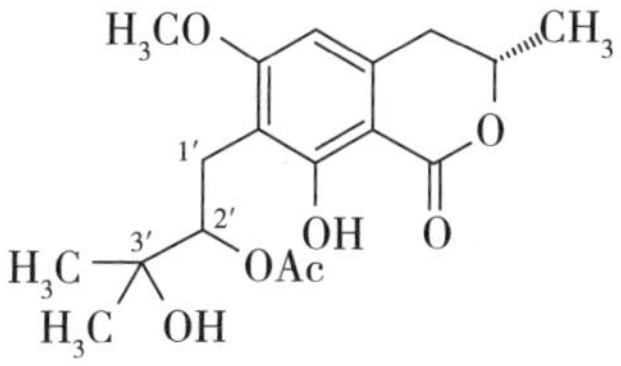

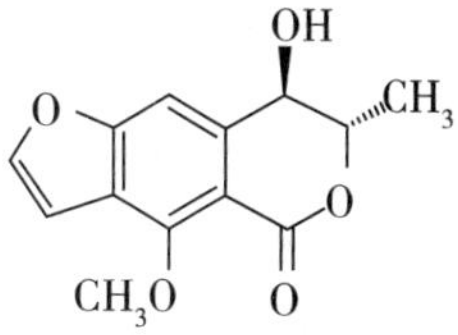

3 Experimental

3.1 General

Mps: uncorr. EIMS: 70 eV ^1H and ^{13}C NMR: 300 and 75.4MHz with TMS as int. standard. CC: Merck silica gel 60 (70-230 mesh) and Sephadex LH-20. TLC: Merck silica gel 60 F_{254} (0.25mm) and Whatman silica gel 150A PLK5F (1mm). Spots and bands were detected by UV irradiation (254 and 365nm).

3.2 Plant material.

Plants of C. sativum L. were cultivated and collected in the botanical garden of the Osaka University of Pharmaceutical Sciences in June 1993. A voucher specimen is deposited at this university.

3.3 Extraction and isolation

Air-dried whole plants (26kg) were chopped into small pieces and extracted with MeOH (6001 ×2) under reflux. The combined MeOH extracts were coned to dryness in vacuo. The residue obtained (3kg) was subjected to CC on silicagel, eluting successively with n-hexane-EtOAc and $CHCl_3$-MeOH mixts of increasing polarity. The 15% EtOAc eluates were rechromatographed on silica gel with n-hexane-EtOAc (6 : 1), and Sephadex LH-20 with MeOH, to give 5 (11.9mg) and 6 (9.4mg). The 25% EtOAc eluates were rechromatographed on silica gel with n-hexane-EtOAc (4 : 1) followed by Sephadex LH-20 with MeOH to give 2 (2.3mg), 3 (16.0mg), 2-(4-hydroxyphenyl)-2-methoxyethanol (324.3mg), p-hydroxyphenethyl ferulate (31.1mg), umbelliferone (2.1mg), isoscopoletin (2.5mg) and 2-(4-hydroxy-phenyl)-ethanol (6.4mg). The 50% EtOAc eluates were rechromatographed on silica gel with n-hexane – EtOAc (1∶1) and Sephadex LH – 20 with MeOH to give 1 (3.2mg), (R)-(–)-4, β – hydroxyphenethyl ferulate (73.0mg), escletin dimethyl ether (4.7mg) and syringaldehyde (1.9mg). The 5% MeOH eluates were rechromatographed on silica gel with $CHCl_3$ – MeOH (20∶1), after Sephadex LH – 20 with MeOH, to give 4 (334.1mg), coriandrone B (35.2mg), kaempferol 3 – O – α – L – [2, 3 – di – (E) – p-coumaroylrhamnopyranoside] (220.0mg), kaempferol 3 – O – α – L – [3 – (E) – p-coumaroylrhamnopyranoside] (49.1mg), 1 – (4 – hy-droxyphenyl) – 1, 2 – ethandiol (98.3mg), ferulic acid (275.6mg), veratric acid (7.0mg), p-hydroxy cinnamic acid (30.5mg) and p-hydroxybenzoic acid (23.7mg). The 10% MeOH eluates were rechromatographed on silica gel with $CHCl_3$ – MeOH (10∶1), followed by Sephadex LH – 20 with MeOH, to give daphnetin – 8 – O – glucoside (3.3mg).

3.4 Coriandrone C (1)

Needles, mp 142 – 143°. UV λ_{max}^{MeOH} nm (log ε): 334.4 (3.57), 297.7 (4.11), 286.0 (4.02), 277.0 (3.86), 249.2 (4.44). IR v_{max}^{KBr} cm^{-1}: 3527, 3414, 3269, 1709, 1672, 1609, 1568 HR – MS m/z: 246.0530 $[M]^+$ (calc. for $C_{13}H_{10}O_5$ 246.0528). ^1H and ^{13}C NMR in Table 3 – 35.

3.5 Coriandrone D (2)

Prisms, mp 172 – 173°. UV λ_{max}^{MeOH} nm (log ε): 300.0sh (3.57), 272.8 (4.06), 223.1 (4.34). IR v_{max}^{KBr} cm^{-1}: 3460, 1728, 1667, 1628 1580, 1520. CD (MeOH, c 2.84×10^{-5}) $\Delta\varepsilon^{23}$ (nm): 0 (295), + 1.81 (273), 0 (253), – 0.43 (246), 0 (240). HR – MS m/z: 352.1523 $[M]^+$ (calc. for $C_{18}H_{24}O_7$ 352.1522). ^1H and ^{13}C NMR in Table 3 – 36.

3.6 Coriandrone E (3)

Needles, mp 148 – 150°. UV λ_{max}^{MeOH} nm (log ε): 306.2 (3.33), 259.0sh (3.84), 232.0 (4.59). IR v_{max}^{KBr} cm^{-1}: 3332, 1702, 1693, 1613, 1592, 1542, 1477. HR – MS m/z 248.0676 $[M]^+$ (calc. for $C_{13}H_{12}O_5$ 248.0685). CD (MeOH, c 1.79×10^{-4}) $\Delta\varepsilon^{23}$ (nm): 0 (346), +0.220 (310), + 0.102 (284), + 0.135 (276), + 0.119 (271), + 0.440 (260), +0.846 (245), +0.694 (240). ^1H and ^{13}C NMR in Table 3 – 37.

【论文来源】

Taniguchi M, Yanai M, Xiao Y Q, et al. Three isocoumarins from Coriandrum sativum. Phytochemistry, 1996, 42 (3): 843 – 846.

A New Bicoumarin from *Pleurospermum Rivulorum* (DIELS)

Instead of the Chinese herbal drug "Qiang Huo", the "Yunnan Qiang Huo". Pleurospermum rivulorum (Diels), has been used as a diaphoretic, an antifebrile and an anodyne in some prefectures of Yunnan Province. It has also been proved by pharmacological experiments that the water-extract has a anti-arrhythmia effect. As regards the constituents of P. rivulorum (Diels), the chemical compositions of the volatile oil were studied by GC - MS analysis. In the course of our studies on the constituents of Umbelliferous plants, we investigated this plant. A new bicoumarin, rivulobirin, was isolated and identified along with eight known furocoumarins. We now communicate the study of the dimeric compound.

The compound was isolated as white powders ($CHCl_3$: BtOAc), The molecular formula was found to be $C_{32}H_{20}O_{10}$ by means of HRMS (572.1668, M^+). The IR (1724, 1710, 1694, 1651, 1624, 1587, 1548 CM^{-1}); UV (300.0, 262.0, 248.0, 244.5, 218.5, 204.5nm) and the ^{1}HNMR [7.93 (1H, d, J=9.6), 6.27 (1H, d, J=9.6), 7.38 (1H, S), 6.91 (1H, d, J=2.4), 7.93 (1H, d, J=2.4), 7.94 (1H, d, J=9.6), 6.27 (1H, d, J=9.6) [7.43 (1H, 5), 6.90 (1H, d, J=2.4), 7.96 (1H, d, J=2.4)] showed that there are two 8 - substituted linear-type furocoumarins fragments in the molecule. The ^{1}HNMR, $^1H-{}^1H$ COSY and $^{13}C-{}^1H$ COSY also showed signals assignable to $-O-CH_2-CH(O-)-C(CH_3)=CH_2$ at 4.53 (1H, m), 4.22 (1H, m), 4.18 (1H, m), 5.11 (1H, S), 4.91 (1H, S) and 1.75 (3H, S). The signals at 5.20 (d. J = 6.3, OH), 3.78 (1H, m), 4.37 (1H, dd, J=9.9, 8.4), 4.37 (1H, dd, J=9.9, 1.8), 1.11 (3H, S), and 1.22 (3H, S) suggested the existence of the fragment $-O-CH_2-CH(OH)-C(CH_3)(O-)-CH_3$. The ^{13}CNMR signals of the bicoumarin were coincident to the corresponding signals of heraclenol and isogosferol except that the signal at 73.05 (in isogosferol) and the signal at 70.86 (in heraclenol) had shifted to 74.70 and 78.11 (in bicoumarin) respectively. From the above spectral data, the structure of the compound was established as shown below.

This structure could be confirmed by the means of DEPT, $^1H-{}^1H$ COSY, $^1H-{}^{13}C$ COSY, Long-Range $^1H-{}^{13}C$ COSY and HRMS (201.0173 $C_{11}H_5O_4$, 269.0810 $C_{16}H_{13}O_4$, 287.0915 $C_{16}H_{15}O_5$, 371.1503 $C_{21}H_{23}O_{10}$). All of the signals were assigned in the meantime.

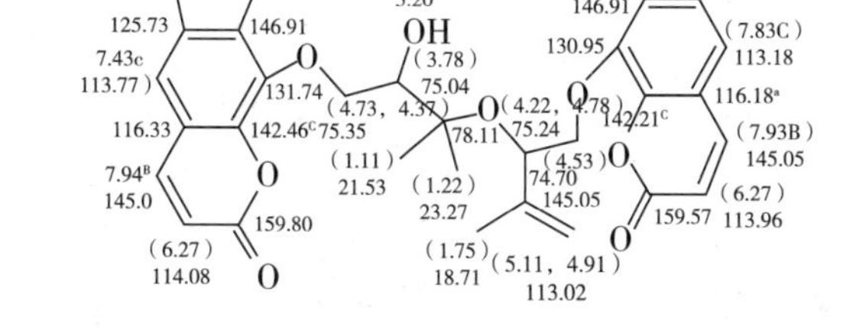

Fig. 3-37

【论文来源】

Xiao Y Q, Liu X H, Baba K, et al. A new bicoumarin from Pleurospermum rivulorum (Diels). CHINESE CHEMICAL LETTERS, 1995, 6 (5): 385–386.

中药羌活中的香豆素

中药羌活为伞形科（Umbelliferae）植物 *NotoPterygium incisum* Ting。其化学成分已有文献报道，从中分离鉴定了多种香豆素及芳香酸酯类化合物。作者以香豆素为中心对乙酸乙酯提取部分作了进一步化学成分研究，分离鉴定了 14 个香豆素化合物，其中 3 个为新化合物，根据光谱解析并与类似物的光谱对照，分别鉴定为 5 –［（2E）– 3，7 – dimethyl – 5 – ethoxy – 2，6 – octadienyloxy］psoralen，命名为乙基羌活醇（ethylnotopterol，Ⅻ）；5 –｛（2E，5E）– 3，7 – dimethyl – 7［（1 – ethoxy）– ethoxy – 2，5 – octadienyloxy］｝psoralen，命名为羌活酚缩醛（notoptolide，ⅩⅢ）；5 –（2E）– 3，7 – dimethyl – 5，6 – epoxy – 2，7 – octadienyloxy］psoralen，命名为环氧脱水羌活酚（anhydrono toptoloxide，ⅩⅣ）。12 个已知化合物（Ⅰ～Ⅺ，ⅩⅤ）分别鉴定为佛手内酯、异欧芹素乙、去甲呋喃羽叶云香素、佛手酚、羌活醇、羌活酚、脱水羌活酚、花椒毒酚、佛手柑亭、7 – isopentenyloxy – 6 – methoxy-coumarin 和 7 –（3，7 – dimethyl – 2，6 – octadienyloxy）– 6 – methoxy-coumarin，以及紫花前胡苷。

化合物Ⅻ为无色油状物，IR（CH_2C1_2）cm^{-1}：3130（呋喃环），1730（CO），1625，1605，1580，1545（芳环）。UVλ_{max} nm：220，247，265，310。^{1}HNMR δ：7.58（1H，d，J = 2.5Hz），6.95（1H，d，J = 2.5Hz）为线型呋喃香豆素呋喃环的 α 和 β 氢，7.14（1H，s）为芳环氢，香豆素 3 位和 4 位氢为 6.26（1H，d，J = 9.51z）和 8.15（1H，d，J = 9.5Hz）。4.95（2H，d，J = 7.0Hz）和 5.57（1H，m）表明结构中有 $-O-CH_2-\overset{|}{C}H=C-$ 片段。5.02（1H，d，J = 8.5Hz），4.10（1H，ddd，J = 8.5，8.0，5.5Hz），2.37（1H，dd，J = 14.0，8.0Hz），2.15（1H，dd，J = 14.0，5.5Hz）示为 $\underset{|}{=C}-CH_2-\underset{\underset{O-}{|}}{CH}-CH=\underset{|}{C}-$ 结构片段。1.71（3H，s），1.69（3H，s）和 1.64（3H，s）为 3 个双键上的甲基峰（表 3 – 38）。以上数据与化合物 notopterol（Ⅴ）的^{1}HNMR 谱极为相似。此外，δ3.49（1H，dq，J = 14.1，7.0Hz），3.27（1H，dq，J = 14.1，7.0Hz），1.39（3H，t，J = 7.0Hz）为结构片段 $-\overset{|}{\underset{|}{C}}-O-CH_2-CH_3$ 质子特征峰，且其乙基只能接在 notopterol 的羟基上。在Ⅻ的^{13}CNMR 谱中（表 3 – 39），相当于 notopterol 中与羟基相接的碳信号从 δ66.37 向低场移至 δ74.25，除 δ63.11（t）和 δ15.35（q）的两个碳信号外，其余碳信号几乎与 notopterol 的相同，更进一步说明该化合物为 notopterol 的羟基乙基化化合物。其^{1}H – 1HCOSY 和^{13}C – ^{1}H COSY 也证实了其结构为 5（2E）– 3，7 – dimethyl – 5 – ethoxy – 2，6 – octadienyloxy psoralen，命名为乙基羌活醇（ethylnotopterol）。

Table 3-38　化合物Ⅴ，Ⅻ，Ⅵ和ⅩⅢ的[1]HNMR 数据

H	Ⅴ	Ⅻ	Ⅵ	ⅩⅢ
3	6.25(1H,d,J=9.5)	6.26(1H,d,J=9.5)	6.19(1H,d,J=9.5)	6.23(1H,d,J=9.5)
4	8.13(1H,d,J=9.5)	8.15(1H,d,J=9.5)	8.06(1H,d,J=9.5)	8.14(1H,d,J=9.5)
8	7.12(1H,s)	7.14(1H,s)	7.04(1H,s)	7.10(1H,s)
1	7.58(1H,d,J=2.5)	7.58(1H,d,J=2.5)	7.54(1H,d,J=2.5)	7.57(1H,d,J=2.5)
2	6.93(1H,d,J=2.5)	6.95(1H,d,J=2.5)	6.89(1H,d,J=2.5)	6.92(1H,d,J=2.5)
1	4.95(2H,d,J=7.0)	4.95(2H,d,J=7.0)	4.88(2H,d,J=7.0)	4.92(2H,d,J=7.0)
2	6.30(1H,m)	5.57(1H,m)	5.50(1H,m)	5.55(1H,m)
4	2.31(1H,dd,J=14.0,8.0)	2.37(1H,dd,J=14.0,8.0)	2.71(1H,d,J=6.0)	2.76(2H,d,J=6.5)
	2.20(1H,dd,J=14.0,5.5)	2.15(1H,dd,J=14.0,5.5)		
5	4.51(1H,ddd,J=8.5,8.0,5.5)	4.51(1H,ddd,J=8.5,8.0,5.5)	5.54(1H,m,J=16.0,6.0)	5.53(1H,dt,J=16.0,6.5)
6	5.17(1H,d,J=8.5)	5.02(1H,d,J=8.5)	5.62(1H,d,J=16.0)	5.64(1H,d,J=16.0)
8	1.72(3H,s)	1.71(3H,s)	1.27(3H,s)	1.29(3H,s)
9	1.70(3H,s)	1.69(3H,s)	1.27(3H,s)	1.29(3H,s)
10	1.68(3H,s)	1.64(3H,s)	1.64(3H,s)	1.63(3H,s)
		3.49(1H,dq,J=14.1,7.0)		5.00(1H,q,J=5.5)
		3.27(1H,dq,J=14.1,7.0)		1.26(3H,d,J=5.5)
		1.39(3H,t,J=7.0)		3.90(1H,dq,J=14.0,7.0)
				3.59(1H,dq,J=14.0,7.0)
				1.19(3H,t,J=7.0)

Spectra were measured in $CDCl_3$ at 500MHz. 1Hz

化合物ⅩⅢ为无色油状物，IR（CH_2Cl_2）cm^{-1}：3140（呋喃环），1730（CO），1625，1605，1580，1550（芳环）。UVλ_{max} nm：220，250，263，309。^{1}HNMRδ：7.57（1H，d，J=2.5Hz）和6.92（1H，d，J=2.5Hz）示线型呋喃香豆素呋喃环的 a 和 β 氢。7.10（1H，s）为苯环氢，6.23（1H，d，J=9.5Hz）和8.14（1H，d，J=9.5H）为香豆素 3 位及 4 位氢。1.63（3H，s）为双键上甲基，偕二甲基在 1.29（6H，s）。4.92（2H，d，J=7.0Hz）和 5.55（1H，m）说明有$-O-CH_2-CH=\overset{|}{C}-$结构片段。2.76（2H，d，$J$=6.5Hz），5，64（1H，d，$J$=16.0Hz）和 5.53（1H，dt，$J$=16.0，6.5Hz）为结构片段$=C-CH_2-CH=CH-\underset{|}{\overset{|}{C}}-$的质子。以上数据与 notoptol（Ⅵ）的[1]HNMR 极为相似。此外，在 5.00（1H，q，J=5.5Hz），1.26（3H，d，J=5.5Hz），3.90（1H，dq，J=14.0，7.0Hz），3.59（1H，dq，J=14.0，7.0Hz）和 1.19（3H，t，J=7.0Hz）示结构中有$\underset{\underset{O-}{|}}{CH_3-CH}-O-CH_2-CH_3$片段。此片段只能取代 notoptol 的羟基。在

其^{13}CNMR中，相应于notoptol羟基碳信号从δ70.57向低场移至δ81.26也证实了这一推断。除在δ103.34（d），64.08（t），18.34（q）和15.35（q）多出4个碳信号外，其余碳信号与notoptol的极为相近，进一步证明该化合物为notoptol的缩醛化合物，其^{1}H－^{1}H COSY和^{13}C－^{1}H COSY也证实其结构为5－{(2E，5 E)－3，7－dimethyl－7－〔(1－ethoxy)－ethoxy－2，5－octadienyloxy)} psoralen，命名为羌活酚缩醛（notoptolide）。此化合物可能为提取分离过程中之次生产物。

Table 3－39 化合物Ⅴ，Ⅻ，Ⅵ和ⅩⅢ的^{13}CNMR数据

C	Ⅴ	Ⅻ	Ⅵ	ⅩⅢ
2	161.37（s）	161.25（s）	161.18（s）	161.00（s）
3	112.60（d）	112.53（d）	112.58（d）	112.60（d）
4	139.46（d）	139.53（d）	139.47（d）	137.20（d）
5	148.00（s）	148.99（s）	148.84（s）	148.92（s）
6	114.05（s）	114.05（s）	114.25（s）	114.30（s）
7	158.09（s）	158.12（s）	158.06（s）	158.10（s）
8	94.22（d）	94.14（d）	94.25（d）	94.20（d）
9	152.63（s）	152.68（s）	152.61（s）	152.72（s）
10	107.39（s）	107.42（s）	107.52（s）	107.61（s）
1	144.92（d）	144.84（d）	144.90（d）	144.90（d）
2	104.94（d）	105.07（d）	104.95（d）	105.00（d）
1	69.46（t）	69.61（t）	69.70（t）	69.80（t）
2	127.35（d）	126.18（d）	123.60（d）	126.50（d）
3	139.51（s）	139.98（s）	141.68（s）	141.67（s）
4	47.63（t）	45.54（t）	42.04（t）	42.30（t）
5	66.43（d）	74.25（d）	140.54（d）	140.00（d）
6	122.00（d）	121.04（d）	119.65（d）	119.70（d）
7	135.46（s）	135.44（s）	70.58（s）	81.30（s）
8	18.16（q）	18.26（q）	29.84（q）	24.90（q）
9	25.66（q）	25.76（q）	29.84（q）	24.90（q）
10	17.02（q）	17.32（q）	16.60（q）	16.60（q）
		63.11（t）		103.30（d）
		15.35（q）		64.10（t）
				18.30（q）
				15.30（q）

Spectra were measured in $CDCl_3$

化合物ⅩⅣ为无色油状物，IR（CH_2Cl_2）cm^{-1}：3140（呋喃环），1720（CO），1620，1605，1580，1540（苯环）。UVλ_{max} nm：220，240，260，310。EI－MS m/z：352（M^+）。^{1}HNMR δ：7.60（1H，d，J＝2.5Hz），6.95（1H，d，J＝2.5Hz）为线型

呋喃香豆素中呋喃环的 α 和 β 氢，7.17（1H，s）为苯环氢，6.28（1H，d，J = 9.5Hz），8.15（1H，d，J = 9.5Hz）为香豆素 3 位及 4 位氢，1.78（3H，s）和 1.64（3H，s）为双键上甲基。此外，4.98（2H，d，J = 7.0Hz）和 5.67（1H，m）为 $-O-CH_2-CH=\overset{|}{C}-$结构片段中质子，5.11（1H，d，$J$ = 0.6Hz）和 5.00（1H，m，J = 1.2，0.6Hz）为末端双键两个氢。2.36（1H，dd，J = 14.0，5.0Hz），2.30（1H，dd，J = 14.0，6.30Hz），2.96（1H，dd，J = 6.3，5.0，2.1Hz）和 3.12（1H，d，J = 2.1Hz）表明结构中存在$=C-CH_2-CH(-O-)CH-\overset{|}{C}=CH_2$片段。初步确定其结构为 5 -［(2E)- 3，7 - dimethyl - 5，6 - epoxy - 2，7 - octadienyloxy］psoralen，命名为环氧脱水羌活酚（anhydronotoptoloxide）。

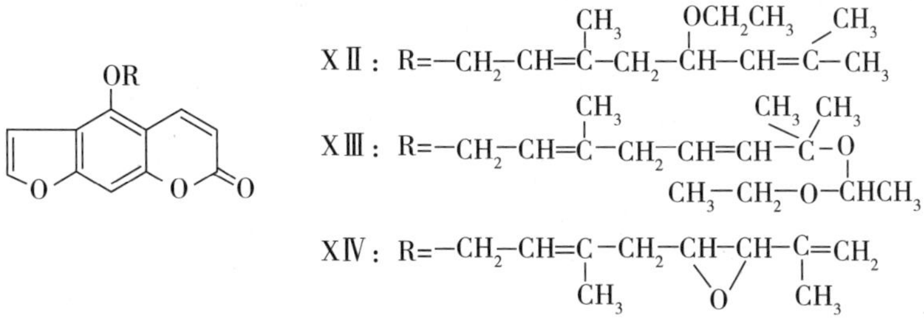

XⅡ：R=$-CH_2-CH=C(CH_3)-CH_2-CH(OCH_2CH_3)-CH=C(CH_3)-CH_3$

XⅢ：R=$-CH_2-CH=C(CH_3)-CH_2-CH=CH-C(CH_3)(CH_3)-O-CH(CH_3)-O-CH_2-CH_3$

XⅣ：R=$-CH_2-CH=C(CH_3)-CH_2-CH(-O-)CH-C(CH_3)=CH_2$

图 3-38

实验部分

熔点用 VEB Wagetechnik 熔点仪测定，温度未校正；紫外光谱用岛津 UV3000 仪测定，红外光谱用 Perkin-Elmer 339B 红外光谱仪测定，CH_2Cl_2 膜；1HNMR，$^{13}CNMR$，DEPT，$^1H-^1H$ COSY 和$^1H-^{13}C$ COSY 用 Bruker AM - 500 核磁共振仪测定，TMS 为内标，δ 值单位 ppm，J 值单位 Hz，质谱用 VG - MM7070 质谱仪测定。硅胶为青岛海洋化工厂出品。实验用药材购自北京市药材公司。

1　提取分离

生药 7kg 砸碎后以 Et_2O 室温渗滤得 Et_2O 提取物 900g，提取物以石油醚脱脂后，再用 EtOAc 提取，得 EtOAc 提取物 400g。将 EtOAc 提取物行硅胶柱层析，以石油醚 - EtOAc（6∶1 ~ 1∶3）梯度洗脱后，TLC 在紫外灯下观察荧光，合并相同部分，反复进行硅胶柱层析，十八烷化硅胶柱层析及制备薄层层析，得Ⅰ（24mg），Ⅱ（1.56g），Ⅲ（21mg），Ⅳ（125mg），Ⅴ（23mg），Ⅵ（145mg），Ⅶ（4.26g），Ⅷ（13mg），Ⅸ（88mg），Ⅹ（8mg），Ⅺ（12mg），Ⅻ（36mg），XⅢ（58mg）和XⅣ（14mg）。Et_2O 提取后的药渣用水煎 3 次，水煎液浓缩至一定体积后用 Et_2O 脱脂，水层挥尽 Et_2O 后用水饱和的 n-BuOH 萃取得萃取物 150g。n-BuOH 萃取物行硅胶柱层析，$CHCl_3$ - MeOH（10∶1）洗脱，得XⅤ（3.2g）和另外 2 个化合物。

2 鉴定

2.1 化合物Ⅰ

无色针晶，mp 187 ~ 188℃，EI – MS m/z：216（M^+）。^{1}HNMR（$CDCl_3$）δ：8.15（1H，d，J = 9.5），7.59（1H，d，J = 2.5），7.13（1H，s），7.02（1H，d，J = 2.5），6.27（1H，d，J = 9.5），4.27（3H，s），与已知物对照鉴定为 bergapten。

2.2 化合物Ⅱ

无色针晶，mp 109 ~ 110℃，EI – MS m/z：270（M^+）。^{1}HNMR（$CDCl_3$）δ：8.15（1H，d，J = 9.5），7.59（1H，d，J = 2.5），7.15（1H，s），6.95（1H，d，J = 2.5），6.25（1H，d，J = 9.5），5.50（1H，m），4.95（2H，d，J = 7.0），1.79（3H，s），1.68（3H，s），与已知物对照鉴定为 isoimperatorin。

2.3 化合物Ⅲ

浅黄色针晶，mp 229 ~ 231℃，EI – MS m/z：270（M^+）。^{1}HNMR（$CDCl_3$ + DMSO – d_6）δ：8.27（1H，d，J = 9.5），7.52（1H，d，J = 2.5），7.16（1H，d，J = 2.5），6.79（1H，dd，J = 18.0，10.5），6.16（1H，d，J = 9.5），4.98（1H，d，J = 18.0），4.94（1H，d，J = 10.5），1.78（6H，s），与文献光谱数据对照鉴定为 demethy lfuropinnarin。

2.4 化合物Ⅳ

无色针晶，mp 186 ~ 187℃，EI – MS m/z：202（M^+）。^{1}HNMR（DMSO – d_6）δ：8.33（1H，d，J = 9.5），7.96（1H，d，J = 2.5），7.21（1H，d，J = 2.5），7.20（1H，s），6.41（1H，d，J = 9.5），与文献光谱数据对照鉴定为 bergaptol。

2.5 化合物Ⅴ

无色针晶，mp 90 ~ 92℃，^{1}H，^{13}CNMR 见表 3 – 38 和 3 – 39，与文献中 notopterol 一致

2.6 化合物Ⅵ

无色针晶，mp 72 ~ 74℃，^{1}H，^{13}CNMR 见表 3 – 38 和 3 – 39，与文献中 notoptol 一致。

2.7 化合物Ⅶ

无色针晶，mp 103 ~ 105℃。^{1}HNMR（$CDCl_3$）δ：8.16（1H，d，J = 9.5），7.60（1H，d，J = 2.5），7.16（1H，s），6.95（1H，d，J = 2，5），6.30（1H，d，J = 9.5），6.16（1H，d，J = 16.0），5.58（1H，m），5.58（1H，m，J = 16.0，7.2），4.95（2H，d，J = 7.0），4.92（1H，br. s）4.91（1H，br. s），2.85（2H，d，J = 7.2），1.84（3H，s），1.69（3H，s）。与文献光谱数据对照鉴定为 anhydronotoptol。

2.8 化合物Ⅷ

无色针晶，mp 241 ~ 243℃，EI – MSS m/z：202（M^+）。^{1}HNMR（CD_3OD）δ：8.31（1H，dd，J = 9.5，0.6），7.63（1H，d，J = 2.5），7.04（1H，dd，J = 2.5，1.0），6.98（1H，br. s），6.20（1H，d，J = 9.5），与文献光谱数据对照鉴定为 xanthotoxol。

2.9 化合物Ⅸ

无色针晶，mp 55 ~ 56℃，EI – MS m/z：338（M^+）。^{1}HNMR（$CDCl_3$）δ：8.16

(1H, d, J = 9.5), 7.60 (1H, d, J = 2.5), 7.16 (1H, s), 6.96 (1H, d, J = 2.5), 6.27 (1H, d, J=9.5), 5.58 (1H, m), 5.03 (1H, m), 4.95 (2H, d, J = 7.0), 2.09 (4H, br. s), 1.70 (3H, s), 1.68 (3H, s), 1.61 (3H, s)。与文献光谱数据对照鉴定为 bergamottin。

2.10 化合物Ⅹ

无色黏稠物，EI－MS m/z：260 (M^+)。^{1}HNMR ($CDCl_3$) δ：7.62 (1H, d, J = 95), 6.84 (1H, s), 6.83 (1H, s), 6.28 (1H, d, J=9.5), 5.49 (1H, m), 4.66 (2H, d, J=7.0), 3.91 (3H, s), 1.80 (3H, s), 1.78 (3H, s)，与文献光谱数据对照相符，鉴定为 7－isopentenyloxy－6－methoxy-coumarin。

2.11 化合物Ⅺ

无色黏稠物，EI－MS m/z：328 (M^+)。^{1}HNMR (DMSO－d_6) δδ：7.96 (1H, d, J=9.5), 7.25 (1H, s), 7.07 (1H, s), 6.28 (1H, d, J=9.5), 5.43 (1H, m), 5.06 (1H, m), 4.64 (2H, d, J = 7.0), 3.80 (3H, s), 2.03 (4H, br. s), 1.72 (3H, s), 1.60 (3H, 8), 1.57 (3H, s)，^{13}CNMR (DMSO－d_6)：164.0, 151.5, 149.2, 145.9, 144.2, 141.0, 130.9, 123.6, 118.8, 113.0, 111.0, 108.7, 101.0, 65.4, 55.7, 39.0, 25.6, 25.3, 17.5, 16.3。与文献报道 7－(3, 7－dimethyl－2, 6－octadienyloxy)－6－methoxy-coumarin 光谱数据相符。

2.12 化合物Ⅻ

无色黏稠物，TLC 在紫外灯下呈亮黄色荧光。IR (CH_2C_2) cm^{-1}：3130, 2985, 2930, 1730, 1625, 1605, 1580, 1545, 1455, 1380, 1355, 1325, 1285, 1255, 1200, 1150, 1125, 1090, 1070, 975, 895, 825, 745, 720。UVλ_{max}^{MeOH} nm (logε)：220 (4.39), 247 (4.23), 265 (4.15), 310 (4.09)。FAB－MS m/z：382 (M^+)。^{1}HNMR 和^{13}CNMR 见表 3－38 和表 3－39。化合物Ⅻ鉴定为 5－〔(2E)－3, 7－dimethyl－5－ethoxy－2, 6－octadienyloxy〕psoralen。

2.13 化合物XIII

无色油状物，TLC 在紫外灯下呈黄色荧光。IR (CH_2C1_2) cm^{-1}：3140, 2980, 2930, 1730, 1625, 1605, 1580, 1550, 1455, 1380, 1355, 1325, 1285, 1255, 1200, 1155, 1125, 1090, 1070, 970, 945, 890, 855, 825, 745, 715。UVλ_{max}^{MeOH}nm (logε)：220 (4.43), 250 (4.30), 263 (4.21), 309 (4.17)。EI－MS m/z (%)：353 (M^+－73, 2), 337 (M^+－89, 15), 202 (40), 203 (42), 235 (60), 113 (63), 73 (63), 43 (100)。^{1}HNMR 和^{13}CNMR 见表 3－38 和表 3－39。化合物XIII鉴定为 5－{(2E, 5E)－3, 7－dimethyl－7－〔(1－ethoxy)－ethoxy－2, 5－octadienyloxy〕} psoralen。

2.14 化合物XIV

无色油状物，TLC 在紫外灯下呈亮黄色荧光。IR (CH_2Cl_2) cm^{-1}：3140, 2960, 2920, 2860, 1720, 1620, 1605, 1580, 1540, 1450, 1380, 1350, 1320, 1250, 1200, 1150, 1120, 1070, 1060, 990, 895, 825, 735, 700。UVλ_{max}^{MeOH} nm (logε)：220 (4.31), 240 (4.15), 260 (3.99), 310 (3.78)。EI－MS m/z (%)：352 (M^+)。^{1}

HNMR（$CDCl_3$）：8.15（1H，d，J=9.5），7.60（1H，d，J=2.5），7.17（1H，s），6.95（1H，d，J=2.5），6.28（1H，d，J=9.5），5.67（1H，m），5.11（1H，d，J=0.6），5.00（1H，m，J=1.2，0.6），4.98（2H，d，J=7.0），3.12（1H，d，J=2.1），2.96（1H，ddd，J=6.3，5.0，2.1），2.36（1H，dd，J=14.0，5.0），2.30（1H，dd，J=14.0，6.3），1.78（3H，s），1.64（3H，s）。ⅩⅣ初步鉴定为5－{（2E)－3，7－dimethyl－5，6－epoxy－2，7－octadienyloxy〕psoralen。

2.15 化合物ⅩⅤ

白色粉末，mp 215～217℃，[α]$_D$ +24°〔c 0.9，MeOH－H_2O（2∶1）〕，FAB－MS m/z：431（M＋Na）$^+$。^{1}HNMR（DMSO－d_6）δ：7.93（1H，d，J=9.5），7.47（1H，s），6.80（1H，s），6.20（1H，d，J=9.5），4.90（1H，t，J=8.4），4.39（1H，d，J=7.5），3.64（1H，d，J=11.0），3.36（1H，m），3.25（2H，d，J=8.4），3.11（2H，d，J=8.3），2.98（1H，t，J=9.0），2.87（1H，t，J=8.3），1.30（3H，s），4.12（3H，s）。其物理常数及光谱数据与文献紫花前胡苷（nodakenin）相符。

【论文来源】

肖永庆，马场江，谷口雅颜，刘晓宏，孙友富，小泽贡．中药羌活中的香豆素．药学学报，1995（04）：274-279.

松叶防风化学成分研究

中药防风原植物除《中国药典》1985年版收载的防风外，尚有伞形科其他10种植物，云南省产出和使用的就有3种。松叶防风为云风之一种，其化学成分研究尚未见详细研究报道。作者从其乙醚提取部分首次分离鉴定了环八硫（octasulpher），β－谷甾醇（β－sitosterol），香柑内酯（bergapten），软脂酸（palmitic acid），欧前胡素（imperatorin）和falcarindiol等6个化合物。以上化合物分别通过其光谱解析和与标准品光谱比较而鉴定。

1 仪器及药材

所有熔点均未校正，质谱用MM－7070型质谱仪测定；核磁共振用Varian Gemini－200核磁共振仪测定，内标TMS，δ值单位ppm，J值单位Hz。实验用药材购自云南省药材公司，由中国中医研究院中药研究所生药学教授胡世林鉴定为Sesli yunnanense Franeh.。

2 提取分离

生药3kg粉碎后以乙醚室温渗漉，得乙醚提取物，行硅胶柱层析，以石油醚－乙酸乙酯（10∶1～1∶1）进行梯度层析，TLC检查，合并薄层行为相同组分进行反复硅胶柱层析，依次得化合物Ⅰ～Ⅵ。

3 鉴定

化合物Ⅰ，环八硫（octasulpher）为黄棕色针晶（石油醚－乙酸乙酯），mp 113～114℃。El－MS m/z：256（M^+），224（M^+－S），192（M^+－2S）．160（M^+－3S），128（M^-－4S），96（M^+－5s），64（M^+－6s，基峰），32（M^+－7S），258（M^+＋2）。

化合物Ⅱ，β－谷甾醇（β－sitostero1）为无色片状结晶（石油醚－乙酸乙酯），mp 134～136℃。对 Libermann-Burchard 试剂呈阳性反应，EI－MS m/z：414（M^+）。TLC，Rf 值与β－谷甾醇一致。

化合物Ⅲ，香柑内酯（bergapten）为无色针晶（石油醚－乙酸乙酯），mp 187～188℃，EI－MS m/z：216（M^-）。^{1}HNMR（$CDCl_3$）：8.14（1H，d，J＝9.5），7.59（1H，d，J＝2.5），7.13（1H，s），7.02（1H，d，J＝2.5），6.27（1H，d，J＝9.5），4.27（3H，s）。

化合物Ⅳ，软脂酸（palmitic acid）为无色片状结晶（石油醚－乙酸乙酯），mp 59～60℃，EI—MS m/z：256（M^-），213，129，73，60，57，43，41。

化合物Ⅴ，欧前胡素（imperatorin）为无色针晶（石油醚－乙酸乙酯），mp 103～104℃。EI－MSm/z：270（M^+）。^{1}HNMR（$CDCl_3$）：7.77（1H，d，J＝9.6），7.70（1H，d，J＝2.2）．7.37（1H，s），6.82（1H，d，J＝2.2），6.36（1H，d，J＝9.6），5.61（1H，m），5.01（2H，d，J＝7.2），1.74（3H，s），1.72（3H，s）。其^{1}HNMR 与已知物一致。

化合物Ⅵ，falearindiol 为褐色油状物，EI－MS m/z：260（M^-）。^{1}HNMR（$CDCl_3$）：5.94（1H，ddd，J＝17.2，10.3，5.2），5.62（1H，dtd，J＝11.1，7.2，1.1），5.51（1H，ddt，J＝11.1，7.7，1.3），5.48（1H，dt，J＝17.2，1.1），5.26（1H，dt，J＝10.3，1.1），5.21（1H，br，d，J＝7.7），4.94（1H，br，d，J＝5.2），2.11（2H，td，J＝7.2，1.3），2.00（1H，br，s，OH），1.64（1H，br，s，OH），1.33（2H，m），1.27（8H，br，s），0.88（3H，t，J＝6.8）。^{13}CNMR（$CDCl_3$）：135.8（C－2），134.6（C－10），127.7（C－9），117.3（C－1），79.8（C－4），78.3（C－7），70.3（C－6），68.7（C－5），63.4（C－3），58.5（C－8），31.8（C－15），29.2（C－12），29.3（C－13，14），27.7（C－11），22.7（C－16），14.1（C－17）。

【论文来源】

肖永庆*，杨立新，崔淑莲，刘晓宏，刘岱，马场江，谷口雅颜．松叶防风化学成分研究．中国中药杂志，1995（05）：294－295＋319.

云南羌活化学成分研究（Ⅰ）

云南羌活 *Pleurospermum rivulorum*（Diels）在云南部分地区以羌活入药，现代药理实验证明其水提物有较好的抗心律失常作用。其化学成分尚未见详细研究报道。作者首次从其乙酸乙酯部分分离出 10 个化合物，通过光谱分析和与标准品光谱比较已鉴定为软脂酸（palmitic acid），孕甾烯酮醇（pregnenolone），8 - Geranyloxy psoralen，imperatorin，pimpinellin，pabularinone，bergapten，isogosferol，marmesine，heraclenol。

1　仪器

熔点用 VEB Wagetechnik 熔点测定仪测定，未校正；核磁共振用 Varian XL - 300 和 Varian Gemini - 200 核磁共振仪测定，δ 单位 ppm；质谱用 VG - MM7070 质谱仪测定；高分辨质谱用 HitachiM - 80 质谱仪测定。实验用药材购自云南省鹤庆县药材公司，经本所生药学教授胡世林鉴定为 *P. rivulorum*（Diels）的地下部分。

2　提取分离

药材 3kg 粗粉用 96% 乙醇渗流，回收乙醇，提出物以石油醚脱脂后，用乙酸乙酯提取。乙酸乙酯提取物行反复硅胶和 ODS 柱层析及制备薄层分离，依次得化合物Ⅰ ~ Ⅹ。

3　鉴定

3.1　化合物Ⅰ

无色片晶（石油醚 - EtOAc），mp 62 ~ 63℃，EI - MS m/z：256（M^+），213，129，73，60，57，43，41。与软脂酸的质谱图完全一致。

3.2　化合物Ⅱ

无色细晶（石油醚 - EtOAc），mp 190 ~ 192℃。EI - MS m/z：316（M^+）。^{13}CNMR（$CDCl_3$）：208.1（s），141.2（s），120.0（d），69.8（d），62.5（d），56.0（d），49.4（d），43.1（s），42.0（t），37.9（t），36.6（t），36.0（s），31.3（q），31.2（t），31.1（t），31.0（d），23.9（t），22.1（t），20.5（t），18.9（q），12.7（q）。其物理常数和光谱数据与文献报道孕甾烯酮醇一致。

3.3　化合物Ⅲ

无色针晶（石油醚 - Et0Ac），mp 51 ~ 53℃。^{1}HNMR（$CDCl_3$）：7.77（1H，d，J = 9.6），7.69（1H，d，J = 2.2），7.37（1H，s），6.82（1H，d，J = 2.2），6.37（1H，d，J = 9.6），5.61（1H，m），5.03（2H，d，J = 7.2），5.01（1H，m），2.01（2H，s），2.00（2H，s），1.70（3H，s），1.64（3H，s）1.57（3H，s）。^{1}HNMR 图谱与已知物 8 - geranyloxy psoralen 文献数据一致。

3.4　化合物Ⅳ

无色针晶（石油醚 - EtOAc），mp 103 ~ 104℃。^{1}HNMR（$CDCl_3$）：7.77（1H，d，J = 9.6），7.70（1H，d，J = 2.2），7.37（1H，s），6.82（1H，d，J = 2.2），6.36（1H，d，J = 9.6），5.61（1H，m），5.01（2H，d，J = 7.2），1.74（3H，s），1.72（3H，s）。其光谱数据与文献报道的 imperatorin 一致。

3.5　化合物Ⅴ

浅黄色针晶（石油醚 - EtOAc），mp 148 ~ 150℃。EI - MS m/z：246（M^+）。^{1}HNMR（DMSO - d_6）：8.14（1H，d，J = 9.8），8.07（1H，d，J = 2.4），7.37（1H，d，J =

2.4），6.31（1H，d，J=9.8），4.15（3H，s），4.02（3H，s）。其物理常数和光谱数据与 isopimpinellin 标准品一致。

3.6 化合物Ⅵ

无色块状结晶（环己烷-EtOAC），mp 144～146℃。EI-MS m/z：286（M^+）。^{1}HNMR（$CDCl_3$）：7.78（1H，d，J=9.6），7.68（1H，d，J=2.2），7.38（1H，s），6.83（1H，d，J=2.2），6.38（1H，d，J=9.6），5.22（2H，s），3.06（1H，hept，J=7.0），1.21（6H，d，J=7.0）。其物理常数和光谱数据与 pabularinone 标准品一致。

3.7 化合物Ⅶ

无色针晶（环己烷-EtOAc），mp 187～188℃。EI-MS m/z：216（M^+），201（100），185，173，145，132，76。^{1}HNMR（$CDCl_3$）：8.15（1H，d，J=9.5），7.59（1H，d，J=2.5），7.13（1H，s），7.02（1H，d，J=2.5），6.27（1H，d，J=9.5），4.27（3H，s）。其物理常数和光谱数据与文献图报道的 bergapten 相符。

3.8 化合物Ⅷ

无色针晶（$CHCl_3$-EtOAc），mp 76～78℃。EI-MS m/z：256（M^+）。$[\alpha]_D^{26}$ +38°（$CHCl_3$，c=0.016）。^{1}HNMR（DMSO-d_6）：8.15（1H，d，J=9.6），8.14（1H，d，J=2.2），7.67（1H，s），7.10（1H，d，J=2.2），6.44（1H，d，J=9.6），5.30（1H，d，J=3.2，OH），5.06（1H，s），4.88（1H，s），4.36（1H，m），4.36（2H，m），1.76（3H，s）。^{13}CNMR：159.8，147.8，147.1，145.3，145.1，142.6，131.1，125.8，116.4，114.2，113.9，112.1，107.1，75.9，73.1，18.5。其物理常数和光谱数据与 isogosferol 标准品一致。

3.9 化合物Ⅸ

块状结晶（$CHCl_3$），mp 188～189℃。EI-MS m/z：246（M^+），$[\alpha]_D^{26}$ +25.1°（$CHCl_3$，c=0.013）。^{1}HNMR（DMSO-D_6）：7.93（1H，d，J=9.4），7.48（1H，s），6.80（1H，s），6.22（1H，d，H=9.4），4.72（1H，s，OH），4.70（1H，t，J=8.6），3.18（2H，d，J=8.6），1.12（3H，s），1.14（3H，s），其物理常数和光谱数据与 marmesine 标准品一致。

3.10 化合物Ⅹ

块状结晶（$CHCl_3$-EtOAc），mp 115～117℃。EI-MS m/z：304（M^+）。$[\alpha]_D^{26}$ +3.5°（MeOH，c=0.011）。^{1}HNMR（DMSO-d_6）：8.15（1H，d，J=9.4），8.14（1H，d，J=1.4），7.66（1H，s），7.10（1H，d，J=1.4），6.44（1H，d，J=9.4），5.07（1H，J=5.8，OH），4.63（1H，dd，J=10.0，1.8），4.43（1H，s，OH），4.37（1H，t，J=10.0），3.65（1H，m），1.14（3H，s）。10.05（3H，s）。^{13}CNMR：159.9，147.8，147.1，145.3，142.6，131.6，125.8，116.4，114.2，113.6，107.0，76.7，75.5，70.8，27.3，24.4。其物理常数和光谱数据与文献报道的 heraclenol 一致。

【论文来源】

肖永庆*，崔淑莲，刘晓宏，杨立新，刘岱．云南羌活化学成分研究（Ⅰ）．中国中药杂志，1995（07）：423-424+448.

云南羌活化学成分研究（Ⅱ）

前报已报道从云南羌活 *Pleurospermum rivulorum*（Diels）中分离鉴定了 8 个香旦素化合物。通过进一步化学成分研究，作者又从中首次分得 4 个化合物，经光谱分析和与标准品光谱比较鉴定为 xanthotoxin（Ⅺ），xanthotoxol（Ⅻ），8－(3－chloro－2－hydroxy－3－methylbutyloxy)－psoralen（ⅩⅢ），和一双呋喃香豆素化合物（ⅩⅣ）。

1 材料及仪器

熔点用 VEB Wagetechnik 熔点测定仪测定，未校正；核磁共振用 Varian Gemini－200 及 Gem－300 核磁共振仪测定，δ 值单位 ppm，内标 TMS. J 值单位 Hz；质谱用 VG－MM 7070 质谱仪测定；实验用药材购自云南省鹤庆县药材公司，经本所生药学教授胡世林鉴定为 *P rivularum*（Diels）的地下部分。

2 提取分离

药材 10kg，粗粉用 95% 乙醇渗漉。提取物以石油醚脱脂后用乙酸乙酯提取，乙酸乙酯提取物反复行硅胶和 ODS 柱层析及制备薄层分离，依次得化合物Ⅰ～ⅩⅣ。

3 鉴定

3.1 化合物Ⅰ～Ⅹ

其鉴定已于前报道。

3.2 化合物Ⅺ

xanthotoxin 为无色针晶（石油醚－乙酸乙酯），mp 145～146℃，EI MS m/z：216（M^+）。^{1}HNMR（$CDCl_3$）：7.78（1H，d，J＝9.6），7.70（1H，d，J＝2.2），7.36（1H，s），6.83（1H，d，J＝2.2），6.38（1H，d，J＝9.6），4.30（3H，s）。其熔点及光谱数据与已知标准品一致。

3.3 化合物Ⅻ

xanthotoxol mp 241～243℃，EIMS m/z：202（M^+）。^{1}HNMR（$CDCl_3$）：7.80（1H，d，J＝9.6），7.73（1H，d，J＝2.2），7.29（1H，s），6.83（1H，d，J＝2.2），6.38（1H，d，J＝9.6）。其熔点及光谱数据与已知标准品相符。

3.4 化合物ⅩⅢ

8－(3－chloro－2－hydroxy－3－methylbutyloxy)－psoralen 为浅黄色针晶（石油醚－乙酸乙酯），mp 105～106℃。EIMS m/z（%）：322（M^+，20），323（8），324（8），325（3），286（3），287（3），269（4），245（10），215（10），202（100），174（30），145（10），146（8），89（20）。HPMS：322.0602（M^+，$C_{16}H_{15}O_5Cl$）。^{1}HNMR（$CDCl_3$）：7.78（1H，d，J＝9.6），7.72（1H，d，J＝2.4），7.41（1H，s），6.83（1H，d，J＝2.4），6.38（1H，d，J＝9.6），4.88（1H，dd，J＝10.4，3.1），4.46（1H，dd，J＝10.4，10.2），4.11（1H，dd，J＝10.2，3.1），1.71（3H，s），1.69

(3H, s)。^{13}CNMR (CDCl$_3$): 160.2 (s), 148.0 (s), 146.9 (d), 144.3 (d), 143.4 (s), 131.6 (s), 126.1 (s), 116.5 (s), 114.8 (d), 113.9 (d), 106.9 (d), 77.04 (d), 75.3 (t), 70.9 (s), 29.6 (q), 28.4 (q)。以上光谱数据与文献报道的 8 - (3 - chloro - 2 - hydroxy - 3 - methylbutyloxy) - psoralen 相符。

3.5 化合物ⅩⅣ

浅黄色细晶，EIMS m/z (%): 432 (M$^+$, 100), 404 (10), 389 (8), 361 (8), 333 (8), 305 (5), 243 (10), 232 (22), 231 (18), 217 (24), 202 (10), 189 (10), 173 (8)。^{1}HNMR (CDCl$_3$ + 1D DMSO): 8.12 (1H, d, J = 9.8), 7.88 (1H, d, J = 9.9). 7.25 (1H, d, J = 2.3), 7.80 (1H, d. J = 2.3), 6.78 (1H, d, J = 2.3), 6.03 (1H, d, J = 9.8), 5.94 (1H, d, J = 9.9), 5.44 (1H, d, J = 2.3), 3.95 (3H, s)。^{13}CNMR: 159.6 (s), 158.7 (s), 148.8 (s), 146.1 (s), 145.3 (s), 145.1 (d), 144.9 (d), 142.9 (s), 138.8 (d), 138.7 (d), 138.7 (s), 137.5 (s), 126.3 (s), 124.7 (s), 114.0 (s), 113.5 (s), 112.4 (d), 112.1 (d), 106.8 (s), 106.3 (s), 104.7 (d), 102.5 (d), 59.8 (q)。核磁共振光谱显示出两个5, 8位二含氧基团取代呋喃香豆素峰，从^{1}HNMR δ 5.44 (1H, d, J = 2.3) 的呋喃氢信号所处的高场位置，推定此化合物为5, 8位通过氧桥相连结的双线型呋喃香豆素，而在5及8位上被轻基或甲氧基取代，其径基和甲氧基的定位有待进一步确定。

【论文来源】

崔淑莲，刘晓宏，杨立新，刘岱，肖永庆*. 云南羌活化学成分研究（Ⅱ）. 中国中药杂志, 1995 (12): 743 - 744 + 763.

Three New Furocoumarins from Notopterygium Incisum Ting

The Chinese crude drug "Qiang Huo" has been used as a diaphorteic, an antifebrile and an anodyne; the palnt species used for this drug are Notopterygium incisum Ting. and N. forbesii Boiss. Kozawa, Gu Zhe-ming and Yang Xiu-wei have reported the isolation of some furocoumarins. In the course of our studies on the constituents of "Qiang Huo", the present authors investigated N. incisum Ting, . Three new furocoumarins, ethylnotopterol (A), notoptolide (B) and anhydronotoptoloxide (C), were isolated along with eleven known coumarins. We now communicate the study of compounds A, B and C.

Compund A, colorless viscous oil, $C_{23}H_{26}O_5$, The ^{1}HNMR spectrum of A exhibited signals arising from α and β protons of the furan ring in the furocoumarin at δ 7.85 (1H, d, J = 2.5Hz) and 6.95 (1H, dd, J = 2.5and1.0Hz), a signal assignable to an aromatic proton at δ 7.14 (1H, s), and signals due to the protons of the C - 3 and C - 4 positions of the coumarin ring at δ 6.26 (1H, d, J = 9.5Hz) and 8.15 (1H, d, J = 9.5Hz). The ^{1}HNMR spectrum also showed signals arising from the protons of three olefinic methyl groups at δ 1.71 (3H, s),

1.69 (3H, s) and 1.64 (3H, s). Signals assignable to $-O-\underset{H_2}{C}-\underset{H}{C}=\overset{|}{C}-$ at δ 4.95 (2H, d, J = 7.0Hz) and 5.57 (1H, m), and signals due to $=\overset{|}{C}-\underset{H_2}{C}-\overset{H}{\underset{O-}{C}}-C=\overset{|}{C}-$ at δ 5.02 (1H, d, J = 8.5Hz), 4.10 (1H, ddd, J = 8.5, 8.0 and 5.5Hz), 2.37 (1H, dd, J = 14.0Hz and 8.0Hz) and 2.15 (1H, dd, J = 14.0Hz and 5.5Hz). Above spectral data were similar to that of notopterol. Furthermore, the ^{1}HNMR spectrum showed signals due to $-\overset{|}{\underset{|}{C}}-O-\overset{H_2}{C}-CH_3$ at δ 3.49 (1H, dq, J = 14.1and 7.0Hz), 3.27 (1H, dq, J = 14.1 and 7.0Hz) and 1.39 (3H, t, J = 7.0Hz). This group must be attached to the C - 5″. The ^{13}CNMR spectrum confirmed this dedution. The chemical shift of the C - 5″ (74.25) was shifted to lower field about 8ppm than that of notopterol (66.37). Furthermore, the ^{13}CNMR spectrum was perfectly conformed to that of notopterol except two more signals than notopterol at δ 63.11 (t) and 15.35 (q). From the above evidence, the structure of A was established as 5 - [(2E) - 3, 7 - dimethyl - 5 - ethyloxy - 2, 6 - octadienyloxyl] psoralen. The ^{1}H - ^{1}H COSY and ^{1}H - ^{13}C COSY also confirmed the structure.

Compund B, colorless viscous oil, $C_{26}H_{30}O_6$. The ^{1}HNMR spectrum of B. exhibited signals arising from α and β protons of the furan ring in the linear-type furocoumarin at δ 7.57 (1H, d, J = 2.5Hz) and 6.92 (1H, d, J = 2.5Hz), a signal assignable to an aromatic proton at 7.10 (1H, s) and signals due to the protons of C - 3 and C - 4 positions of the coumarin ring at 6.23 (1H, d, J = 9.5Hz) and 8.14 (1H, d, J = 9.5Hz). The ^{1}HNMR spectrum also showed signals arising from the protons of an olefinic methyl group at δ 1.63 (3H, s), gem-dimethyl protons at δ 1.29 (6H, s), signals assignable to $-O-\underset{H_2}{C}-\underset{H}{C}=\overset{|}{C}-$ at δ 4.92 (2H, d, J = 7.0Hz) and 5.55 (1H, m), and signals due to $=\overset{|}{C}-\overset{H_2}{C}-\overset{H}{C}=\overset{H}{C}-\overset{|}{\underset{|}{C}}-$ at δ 2.76 (2H, d, J = 6.5Hz), 5.64 (1H, d, J = 16.0Hz) and 5.53 (1H, dt, J = 16.0 and 6.5Hz). Above spectral data were similar with that of notoptol. Furthermore the ^{1}HNMR spectrum showed signals due to $H_3C-\overset{O-}{\overset{|}{CH}}-O-\overset{H_2}{C}-CH_3$ at δ 5.00 (1H, q, J = 5.5.0Hz), 1.26 (3H, d, J = 5.5Hz), 3.90 (1H, dq, J = 14.0 and 7.0Hz), 3.59 (1H, dq, J = 14.0 and 7.0Hz) and 1.19 (3H, t, J = 70Hz). This group must be linked to the C - 7″. The ^{13}CNMR spectrum confirmed the deduction. The chemical shift of the C - 7″ (81.26) was shifted to lower field about 10.69ppm than that of notoptol (70.57) when the two ^{13}CNMR spectra were compared. The ^{13}CNMR spectrum was very simlar to that of notoptol except four more signals than notoptol at δ 103.34 (d), 64.08 (t), 18.34 (q), 15.35 (q). From above evidence, the structure of B was established 5 - [(2E, 5E) 3, 7 - dimethyl - 7 - [(1 - ethyloxyl) ethyloxy] - 2, 5 - octadienyloxy] psoralen. The $^1H-^1H$ COSY and $^1H-^{13}C$ COSY also confirmed the structrure.

Compund C, colorless viscous oil, EL－MS m/z: 352 (M^+), $C_{21}H_{20}H_5$. The ^{1}HNMR spectrum of C exhibited signal assignable to protons of the α and β positions of the furan ring in the linear-type coumarin at δ 7.60 (1H, d, J=2.5Hz) and 6.95 (1H, d, J=2.5Hz), a signal due to a benzene proton at δ 7.17 (1H, s), signals due to protons of the C－3 and C－4 positions of the coumarin ring at δ 6.28 (1H, d, J=9.5Hz) and8.15 (1H, d, J=9.5Hz), signals arising from two olefinic methyl protons at 1.78 (3H, s) and 1.64 (3H, s), signals due to at δ 4.98 (2H, d, J=7.0Hz) and 5.67 (1H, m), signals assignable to at δ 2.36 (1H, dd, J = 14.0 and 5.0Hz), 2.30 (1H, dd, J = 14.0 and 6.3Hz), 2.96 (1H, ddd, J=6.3, 5.0 and 2.1Hz), 3.12 (1H, d, J=2.1Hz), 5.11 (1H, d, J = 0.6Hz) and 5.00 (1H, m, J = 1.2 and 0.6Hz). From the above evidence, the prellminary structure of C was established as 5－[(2E)－3, 7－dimethyl－5, 6－epoxy－2, 7－octadienyloxy] psoralen (Table 3－40).

Table 3－40　^{13}CNMR Data of notopterol, notoptol, Compounds A and B ($CDCl_3$)

C	notopterol	A	notopterol	B
2	161.37 (s)	161.25 (s)	161.18 (s)	161.00 (s)
3	112.60 (d)	112.53 (d)	112.58 (d)	112.60 (d)
4	139.46 (d)	139.53 (d)	139.47 (d)	137.20 (d)
5	148.00 (s)	148.99 (s)	148.84 (s)	148.92 (s)
6	114.05 (s)	114.05 (s)	114.25 (s)	114.30 (s)
7	158.09 (s)	158.12 (s)	158.06 (s)	158.10 (s)
8	94.22 (d)	94.14 (d)	94.25 (d)	94.20 (d)
9	152.63 (s)	152.68 (s)	152.61 (s)	152.72 (s)
10	107.39 (s)	107.42 (s)	107.52 (s)	107.61 (s)
1′	144.92 (d)	144.84 (d)	144.90 (d)	144.90 (d)
2′	104.94 (d)	105.07 (d)	104.95 (d)	105.00 (d)
1″	69.46 (t)	69.61 (t)	69.70 (t)	69.80 (t)
2″	127.35 (d)	126.18 (d)	123.60 (d)	126.50 (d)
3″	139.51 (s)	139.98 (s)	141.68 (s)	141.67 (s)
4″	47.63 (t)	45.54 (t)	42.04 (t)	42.30 (t)
5″	66.43 (d)	74.25 (d)	140.54 (d)	140.00 (d)
6″	122.00 (d)	121.04 (d)	119.65 (d)	119.70 (d)
7″	135.46 (s)	135.44 (s)	70.58 (s)	81.30 (s)
8″	18.16 (q)	18.26 (q)	29.84 (q)	24.90 (q)

续表

C	notopterol	A	notopterol	B
9″	25.66（q）	25.76（q）	29.84（q）	24.90（q）
10″	17.02（q）	17.32（q）	16.60（q）	16.60（q）
		63.11（t）		103.30（d）
		15.35（q）		64.10（t）
				18.30（q）
				15.30（q）

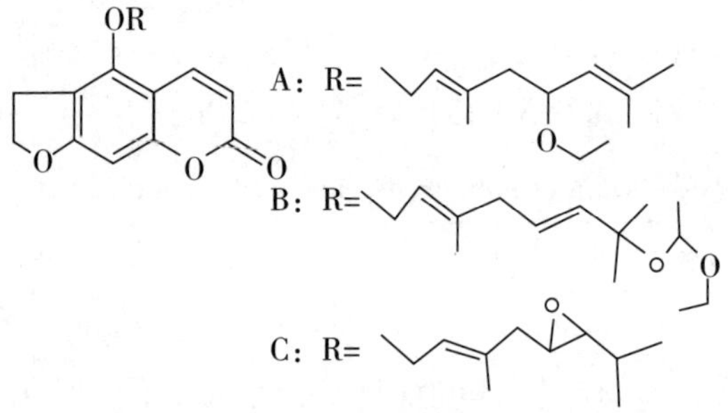

OR
A：R=
O
B：R=
C：R=

图 3-39 **Structure of compounds A，B and C**

【论文来源】

Xiao Y Q，Liu X H，Sun Y F，et al. Three new furocoumarins from Notopterygium incisum Ting. CHINESE CHEMICAL LETTERS，1994，5：593-593.

羌活化学成分研究

羌活为伞形科植物 *NotoPterygium incisum* Ting 的干燥根。前人对其化学成分进行过较详细研究，从中分离鉴定了多种香豆素及芳香酸类化合物。我们对羌活的乙醚提取部分进行了化学成分研究，共分离得到 19 个单体化合物，并鉴定其中 13 个化合物，分别为：佛手柑内酯（bergapten，1），异欧芹属素乙（isoimperatorin，2），去甲呋喃羽叶云香素（demethylfuropinnarin，3），佛手酚（bergaptol，4），羌活醇（notopterol，5），羌活酚（notoptol，6），脱水羌活酚（anhydronotoptol，7），花椒毒酚（xanthotoxol，8），佛手柑亭（bergamottin，9），苯乙基阿魏酸酯（phenethylferulate，15），对羟基间甲氧基苯甲酸（p-hydroxy-m-methoxy-benzonic acid，16），阿魏酸（trans-ferolic acid，17）和娠烯醇酮（pregnenolone，18）。化合物 8，9 和 16 为首次从该植物中分离鉴定。

1　材料与仪器

所有熔点均未校正。质谱用英国 MM－7070 型质谱仪测定；核磁共振用 Varlan Unity－200 核磁共振仪测定，内标 TMS，δ 值单位 PPm，J 值单位 Hz。实验用药材购自北京市药材公司，由中国中医研究院中药所胡世林研究员鉴定为 *N. incisum* Ting 的干燥根。

2　分离提取

生药 7kg 粉碎后以乙醚于室温渗漉得乙醚提取物，醚提物用石油醚脱脂后，再用乙酸乙酯提取，乙酸乙酯提取物行硅胶柱层析，石油醚－乙酸乙酯（6：1～1：3）进行梯度洗脱，TLC 检查，合并相同组分进行反复硅胶，ODS 柱层析及制备薄层层析相继得到单体化合物 1－19。

3　鉴定

化合物 5（Notoptorol）　无色针晶，mp 90～92℃，^{1}HNMR（$CDCl_3$）：8.13（1H，d，J=9.5），7.58（1H，d，J=2.5），7.12（1H，s），6.93（1H，d，J=2.5），6.30（1H，m），6.25（1H，d，J=9.5），5.17（1H，d，J=8.5），4.95（2H，d，J=7.0），4.51（1H，ddd，J_1=8.5.J_2=8.0，J_3=5.5），2.31（1H，dd，J_1=14.0，J_2=8.0），2.20（1H，dd，J_1=14.0，J_2=5.5），1.72（3H，s），1.70（3H，s），1.68（3H，s）。^{13}CNMR：161.37（s），158.09（s），152.63（s），148.00（s），144.92（d），139.51（s），139.46（s），127.35（d），122.00（d），114.05（s），112.60（d），107.39（s），104.94（d），94.22（d），69.46（t），66.43（d），47.63（t），25.66（q），18.16（q），17.02（q）。

化合物 6（notoptol）　无色针晶，mp 72～73℃。^{1}HNMR（$CDCl_3$）：8.06（1H，d，J=9.5），7.54（1H，d，J=2.5），7.04（1H，s），6.89（1H，d，J=2.5），6.19（1H，d，J=9.5），5.62（1H，d，J=16.0），5.54（1H，m，J_1=16.0，J_2=6.0），5.50（1H，m），4.88（2H，d，J=7.0），2.71（2H，d，J=6.0），1.64（3H，s），1.27（6H，s）。^{13}CNMR：161.37（s），158.09（s），152.63（s），148.00（s），144.92（d），139.46（d），139.51（s），135.46（s），127.35（d），122.00（d），114.05（s），112.60（d），107.39（s），104.94（d），94.22（d），69.46（t），66.43（d），47.63（t），25.66（q），18.16（q），17.02（q）。

化合物 7（anhydronotoptol）　无色针晶，mp 101～102℃。El－MS m/z：336（M^+）。^{1}HNMR（$CDCl_3$）：8.16（1H，d，J=9.5），7.60（1H，d，J=2.5），7.16（1H，s），6.95（1H，d，J=2.5），6.28（1H，d，J=9.5），6.16（1H，d，J=16.0），5.64（1H，m，J_1=16.0，J_2=7.0），5.57（1H，m），4.95（2H，d，J=7.0），4.91（2H，s，br），2.85（2H，d，J=7.0），1.84（3H，s），1.69（3H，s）。

化合物 8（xanthoxol）　无色针晶，mp 242～243℃，EI－MS m/z：202（M^+）。^{1}HNMR（CD_3OD）：8.31（1H，dd，J_1=9.5，J_2=0.6），7.63（1H，d，J=2.5），7.04（1H，dd，J_1=2.5，J_2=1.0），6.98（1H，s，br），6.20（1H，d，J=9.5）。

化合物9（berganottin） 无色针晶，mp 55～56℃。EI－MS m/z：338（M^+）。^{1}HNMR（$CDCl_3$）：8.16（1H，d，J＝9.5），7.60（1H，d，J＝2.5），7.16（1H，s），6.96（1H，d，J＝2.5），6.27（1H，d，J＝9.5），5.58（1H，m），5.03（1H，m），4.95（2H，d，J＝7.0），2.09（4H，s，br），1.70（3H，s），1.68（3H，s），1.61（3H，s）。

化合物16（p-hydrroxy-m-methoxy-benzonic acid） 无色细晶，mp 122～124℃，EI－MS m/z：168（M^+）。^{1}HNMR（DMSO－d_6）：7.44（1H，dd，J_1＝9.5，J_2＝2.5），7.42（1H，d，J＝2.5），6.84（1H，d，J＝9.5），3.81（3H，s）。

【论文来源】

肖永庆，孙友富，刘晓宏．羌活化学成分研究．中国中药杂志，1994（07）：421－422，447.

Three isocoumarins from coriandrum sativum

1 Introduction

In a previous paper，we reported the isolation of two new isocoumarins，coriandrones A（4）and B，together with two known isocoumarins，coriandrin（5）and dihydrocoriandrin（6）from the aerial parts of Coriandrum sativum. In the present work，we have isolated three more new isocoumarins，coriandrones C－E（1－3）.

2 Results and discussion

A methanolic extract of the whole plant yielded the three new compounds（1－3）after chromatographic purification，together with 20 other compounds，viz. coriandrones A（4）and B，coriandrin（5），dihydro-coriandrin（6），p-hydroxyphenethyl ferulate，（R)－(－)－4，β－dihydroxyphenethyl ferulate，umbelliferone，isoscopoletin，escletin dimethyl ether，daphnetin－8－O－glucoside，syringaldehyde，ferulic acid，veratric acid，p-hydroxycinnamic acid，p-hydroxybenzoic acid，2－(4－hydroxyphenyl)－ethanol，2－(4－hydroxyphenyl)－2－methoxyethanol，1－(4－hydroxyphenyl)－1，2－ethanediol，kaempferol3－O－α－L－[2，3－di－(£)－p-coumaroylrhamno-pyranoside] and kaempferol 3－O－α－L－[3－(E)－p-cou-maroylrhaninopyranoside].

Compound 1 was isolated as needles and assigned the molecular formula $C_{13}H_{10}O_5$ by HR mass spectrometry（m/z 246.0530 $[M]^+$）. The UV spectrum showed absorption maxima at 249.2，277.0，286.0，297.7 and 334.4nm，and the IR spectrum showed absorption bands at 3527，3414，3269，1709，1672，1609 and 1568cm^{-1}，suggesting the presence of a hydroxyl group，an aromatic ring and an unsaturated lactone. The ^{1}H NMR spectrum（Table 3－41）showed the presence of a 4，5，6－trisubstituted benzofuran ring [δ 7.64（1H，d，J＝2.4Hz），7.18（1H，d，J＝0.9Hz）and 7.09（1H，dd，J＝2.4 and 0.9Hz）]，an olefinic proton [δ 6.51 (1H, s)] and a methoxyl group [δ 4.25 (3H, s)]. These functional groups were also identified by ^{13}C NMR (Table 3-41). These spectral data were closely related to those of 5, except for the presence of the signals assignable to a hydroxymethyl group [^{1}H: δ 4.48 (2H, s), 2.00 (1H, br s), ^{13}C: δ 61.7] instead of signals due to a methyl group [^{1}H: δ 2.25 (3H, d, J = 1.0Hz), ^{13}C: δ 19.6]. In the NOE difference spectrum of 1, on irradiation of the hydroxylmethyl group at δ 4.48 a NOE was observed at the olefinic proton at δ 6.51. When the olefinic proton at δ 6.51 was irradiated, NOEs were observed at the aromatic proton at δ 7.18 and the hydroxylmethyl group at δ 4.48 On irradiation of the methoxyl proton at δ 4.25, NOE was only observed at the β-proton of the furan ring at δ 7.09. In the coupled ^{13}C NMR spectrum of 1, the carbonyl carbon signal at δ 160.0 was exhibited as a singlet signal. Thus, the structure of 1 was decided.

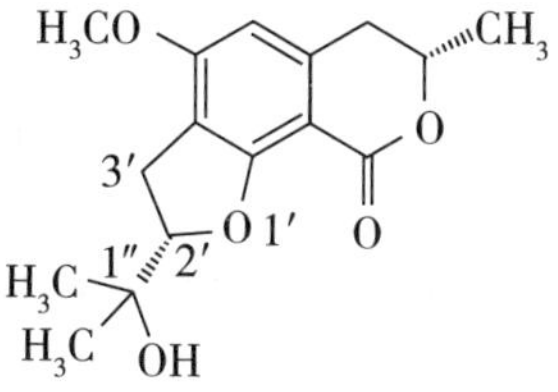

Coriandrone A (4)

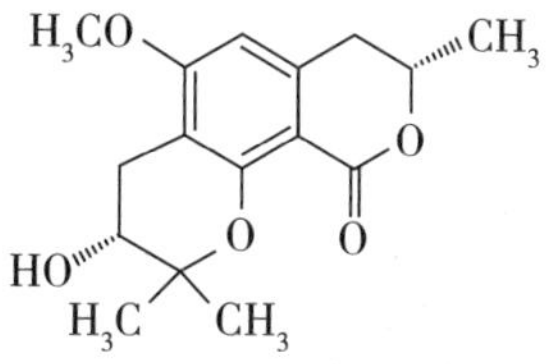

Coriandrone B

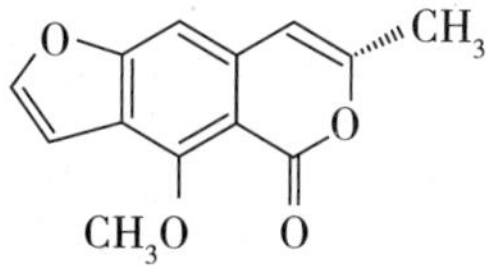

Coriandrin (5)

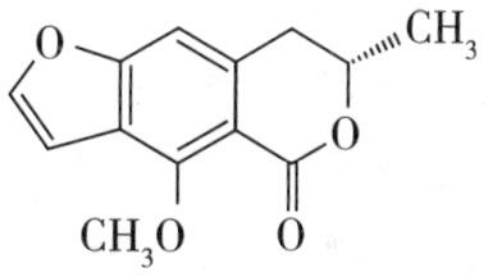

Dihydrocoriandrin (6)

Fig. 3-40

Table 3-41 NMR spectral data for compounds 1 and 5 (values in parentheses are coupling constants in Hz; δ in $CDCl_3$, TMS)

	H		C	
	1	5	1	5
1			160.0	160.7
3			154.9	153.9
4	6.51s	6.23q (1.0)	103.9	104.2
4a			136.4	137.3
5	7.18d (0.9)	7.10d (1.0)	103.1	102.0
6			160.5	160.4
7			119.9	119.4
8			158.3	158.1
8a			107.6	107.2

续表

	H		C	
	1	5	1	5
2	7.64d (2.4)	7.61d (2.4)	145.9	145.6
3	7.09dd (2.4, 09)	7.06dd (2.4, 1.0)	106.4	106.2
OMe-8	4.25s	4.23s	61.8	61.8
CH3-3		2.25d (1.0)		19.6
CH2-3	4.48s		61.7	
OH	2.00br s			

Assignments confirmed by $^{1}H-^{1}H$ COSY, $^{1}H-^{13}C$ COSY and NOE experiments

Compound 2 was isolated as prisms and assigned the molecular formula $C_{18}H_{24}O_7$ by HR mass spectrometry (m/z 352.1523 $[M]^+$). The UV spectrum showed absorption maxima at 223.1, 272.8 and 300.0sh nm, and the IR spectrum showed absorption bands at 3460, 1728, 1667, 1628, 1580 and 1520cm^{-1}, indicating the presence of a hydroxyl group, an aromatic ring and a lactone. The ^1H NMR spectrum (Table 3-42) exhibited signals assignable to a methoxyl group [δ 3.88 (3H, s)], a 2-acetoxy-3-hydroxy-3-methylbutyl group [δ 5.07 (1H, dd, J=9, 1 and 3.0Hz), 3.06 (1H, dd, J=14.2 and 9.7Hz), 2.88 (1H, dd, J=14.2 and 3.0Hz), 1.90 (3H, s), 1.31 and 1.27 (each 3H, s)] and a hydroxyl group chelated with a carbonyl group [δ 11.41 (1H, s)], in addition to signals due to a 3-methyl-6, 7, 8-trisubsti-tuted 3, 4-dihydro-isocoumarin [δ 6.23 (1H, s), 4.67 (1H, dqd, J = 10.3, 6.4 and 4.5Hz), 2.93 (1H, dd. J = 16.0 and 10.3Hz), 2.84 (1H, dd, J = 16.0 and 4.5Hz) and 1.50 (3H, d, J = 6.4Hz)] as shown in that of 4. From the above spectral data, the structure of 2 was established. This structure was confirmed by a NOE experiment (data not shown). The absolute configuration at C-3 was concluded to be S from the fact that the circular dichroic spectrum of 2 showed a positive Cotton effect ascribed to the k-absorption band at 273nm.

Table 3-42 NMR spectral data for compounds 2 and 4 (values in parentheses are coupling constants in Hz; δ in $CDCl_3$, TMS)

	H		C	
	2	4	2	4
1			170.7	164.2
3	4.67dqd (10.3, 6.4, 4.5)	4.55dqd (10, 6, 6.3, 4.8)	75.9	74.8
4	2.93dd (16.0, 10.3)	2.89dd (16.1, 10.6)	35.3	36.2
	2.84dd (16.0, 4.5)	2.77dd (16.1, 4.8)		
4a			140.0	142.3
5	6.23s	6.23s	101.5	102.6
6			164.1	160.5

续表

	H		C	
	2	4	2	4
7			112.9	115.2
8			162.0	163.6
8a			102.3	102.5
CH_3 -3	1.50d (6.4)	1.48d (6.3)	20.9	21.0
OMe-6	3.88s	3.87s	56.2	55.9
OH-8	11.41s			
1′	3.06dd (14.2, 9.7) 2.88dd (14.2, 3.0)		23.3	
2′	5.07dd (9.7, 3.0)	4.80t (9.2)	79.4	92.7
3′		3, 04d (9.2)	72.8	27.2
$\underline{CH_3}CO$	1.90s		21.1	
$CH_3\underline{CO}$			171.3	
CH_3 -3′	1.31s		26.7	
	1.27s		25.4	
1″				71.8
CH_3 -1″		1.39s		26.2
		1.21s		23.6
OH-2″		2.75br s		

Assignments confirmed by $^1H-^1H$ COSY, $^1H-^{13}C$ COSY and NOE experiments

Compound 3 was isolated as colourless needles and assigned the molecular formula $C_{13}H_{12}O_5$ by HR mass spectrometry (m/z 248.0676 [M]$^+$). The UV spectrum showed absorption maxima at 232.0, 259.0sh and 306.2nm, and the IR spectrum showed absorption bonds at 3332, 1702, 1693, 1613, 1592, 1542 and 1477cm^{-1}, suggesting the presence of a hydroxyl group, an aromatic ring and a lactone. The ^1H NMR spectrum (Table 3-43) exhibited signals due to a 4, 5, 6-trisubstituted benzofuran ring [δ 7.63 (1H, d, J=2.3Hz), 7.44 (1H, dd, J=1.0 and <0.1Hz), and 7.04 (1H, dd, J=2.3 and 1.0Hz)], a methine proton linked to an oxygen atom [δ 4.40 (1H, dq, J=8.2 and 6.4Hz)], a methyl group [δ 1.53 (3H, d, J=6.4Hz)] and a methoxyl group [δ 4.21 (3H, s)]. These signals were closely related to those of 6, except for the presence of signals assignable to a benzylmethine proton [δ 4.67 (1H, ddd, J=8.2, 7.3 and <0.1Hz)] coupled with a hydroxyl group [δ 2.36 (1H, d, J=7.3Hz)], instead of the signal due to a benzylmethylene proton [δ 3.05 (1H, dd, J=16.1 and 9.2Hz), 2.94 (1H, dd, J=16.1 and 5.0Hz)]. In the NOE difference spectrum of 3, on irradiation of the methyl group at δ 1.53, a NOE was observed at a benzylmethine proton at δ 4.67. When the benzylmethine proton at δ 4.67 was irradiated, NOEs were observed at the aromatic proton at δ 7.44 and the methyl proton at δ

1.53. On irradiation of the methoxyl proton at δ 4.21, NOE was observed only at the β-proton of the furan ring at δ 7.04. Thus, the structure of 3 was decided as shown in the formula. The absolute configurations of C-3 and C-4 were concluded to be S and R, respectively, from the coupling constant between C-3 and C-4 protons ($J = 8.2$Hz) in the ^{1}H NMR spectrum of 3, and from analysis of the circular dichroic spectrum of 3.

Table 3-43 NMR spectral data for confounds 3 and 6 (values in parentheses are coupling constants in Hz; δ in $CDCl_3$, TMS)

	H		C	
	3	6	3	6
1			162.3	163.7
3	4.40dq (8.2, 6.4)	4.58dqd (9.2 6.4, 5.0)	79.1	74.7
4	4.67ddd (8.2, 7.3, <0.1)	3.05dd (16.1, 9.2) 2.94dd (16.1, 5.0)	70.8	37.0
4a			140.9	138.2
5	7.44dd (1.0, <0.1)	7.05d (1.0)	103.5	105.2
6			159.8	159.3
7			120.1	119.4
8			157.8	157.8
8a			109.4	111.1
2	7.63d (2.3)	7.58d (2.3)	145.7	145.1
3	7.04dd (2.3, 1.0)	7.00dd (2.3, 1.0)	106.4	106.1
OMe-8	4.21s	4.19s	61.7	61.6
CH_3-3	1.53d (6.4)	1.51d (6.4)	17.9	20.8
OH-4	2.36d (7.3)			

Assignments confirmed by 1H-1H COSY, 1H-13C COSY and NOE experiments

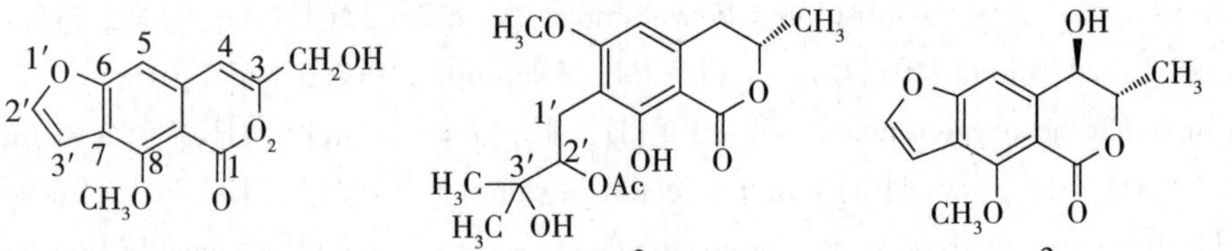

1 2 3

Fig 3-41

3 Experimental

3.1 General

Mps: uncorr. EIMS: 70 eV ^{1}H and ^{13}C NMR: 300 and 75.4MHz with TMS as int. standard. CC: Merck silica gel 60 (70 – 230 mesh) and Sephadex LH – 20. TLC: Merck silica gel 60 F_{254} (0. 25mm) and Whatman silica gel 150A PLK5F (1mm). Spots and bands were detected by UV irradiation (254 and 365nm).

3. 2 Plant material

Plants of *C. sativum* L. were cultivated and collected in the botanical garden of the Osaka University of Pharmaceutical Sciences in June 1993. A voucher specimen is deposited at this university.

3. 3 Extraction and isolation

Air-dried whole plants (26kg) were chopped into small pieces and extracted with MeOH (6001 × 2) under reflux. The combined MeOH extracts were coned to dryness in vacuo. The residue obtained (3kg) was subjected to CC on silica gel, eluting successively with n-hexane – EtOAc and $CHCl_3$ – MeOH mixts of increasing polarity. The 15% EtOAc eluates were rechromatographed on silica gel with n-hexane – EtOAc (6 : 1), and Sephadex LH – 20 with MeOH, to give 5 (11. 9mg) and 6 (9. 4mg). The 25% EtOAc eluates were rechromatographed on silica gel with n-hexane – EtOAc (4 : 1) followed by Sephadex LH – 20 with MeOH to give 2 (2. 3mg), 3 (16. 0mg), 2 – (4 – hydroxyphenyl) – 2 – methoxyethanol (324. 3mg), p-hydroxyphenethyl ferulate (31. 1mg), umbelliferone (2. 1mg), isoscopoletin (2. 5mg) and 2 – (4 – hydroxy-phenyl) – ethanol (6. 4mg). The 50% EtOAc eluates were rechromatographed on silica gel with n-hexane – EtOAc (1 : 1) and Sephadex LH – 20 with MeOH to give 1 (3. 2mg), (R)-(–)-4, β – hydroxyphenethyl ferulate (73. 0mg), escletin dimethyl ether (4. 7mg) and syring-aldehyde (1. 9mg). The 5% MeOH eluates were rechromatographed on silica gel with $CHCl_3$ – MeOH (20 : 1), after Sephadex LH – 20 with MeOH, to give 4 (334. 1mg), coriandrone B (35. 2mg), kaempferol 3 – O – α – L ~ [2, 3 – di – (E) – p-coumaroylrhamnopyranoside] (220. 0mg), kaempferol 3 – O – α – L ~ [3 – (E) – p-coumaroylrhamnopyranoside] (49. 1mg), 1 – (4 – hydroxyphenyl) – 1, 2 – ethandiol (98. 3mg), ferulic acid (275. 6mg), veratric acid (7. 0mg), p-hydroxycinnamic acid (30. 5mg) and p-hydroxybenzoic acid (23. 7mg). The 10% MeOH eluates were rechromatographed on silica gel with $CHCl_3$ – MeOH (10 : 1), followed by Sephadex LH – 20 with MeOH, to give daphnetin – 8 – O – glucoside (3. 3mg).

3. 4 Coriandrone C (1)

Needles, mp 142 – 143°. UV λ_{max}^{MeOH} nm (log ε): 334. 4 (3. 57), 297. 7 (4. 11), 286. 0 (4. 02), 277. 0 (3. 86), 249. 2 (4. 44). IR v_{max}^{KBr} cm^{-1}: 3527, 3414, 3269, 1709, 1672, 1609, 1568 HR – MS m/z: 246. 0530 $[M]^+$ (calc. for $C_{13}H_{10}O_5$ 246. 0528). ^1H and ^{13}C NMR in Table 3 – 41.

3. 5 Coriandrone D (2)

Prisms, mp 172 – 173°. UV λ_{max}^{MeOH} nm (log ε): 300. 0sh (3. 57), 272. 8 (4. 06), 223. 1 (4. 34). IR v_{max}^{KBr} cm^{-1}: 3460, 1728, 1667, 1628, 1580, 1520. CD (MeOH, c

2.84×10^{-5}) $\Delta\varepsilon^{23}$ (nm): 0 (295), +1.81 (273), 0 (253), −0.43 (246), 0 (240). HR−MS m/z: 352.1523 [M]$^+$ (calc. for $C_{18}H_{24}O_7$ 352.1522). ^{1}H and ^{13}C NMR in Table 3−43.

3.6 Coriandrone E (3)

Needles, mp 148−150°. UV λ_{max}^{MeOH} nm (log ε): 306.2 (3.33), 259.0sh (3.84), 232.0 (4.59). IR v_{max}^{KBr} cm^{-1}: 3332, 1702, 1693, 1613, 1592, 1542, 1477. HR−MS m/v 248.0676 [M]$^+$ (calc. for $C_{13}H_{12}O_5$ 248.0685). CD (MeOH, c 1.79×10^{-4}) $\Delta\varepsilon^{23}$ (nm): 0 (346), +0.220 (310), +0.102 (284), +0.135 (276), +0.119 (271), +0.440 (260), +0.846 (245), +0.694 (240). ^{1}H and ^{13}C NMR in Table 3−43.

【论文来源】

Taniguchi M, Yanai M, Xiao Y Q, et al. Three isocoumarins from Coriandrum sativum. Phytochemistry, 1996, 42 (3): 843−846.

白莲蒿化学成分的研究

白莲蒿为菊科植物 *Artemisia gmelimi* Web. extechm，具清热解毒，凉血止血功能，其化学成分已报道有伞形花内酯（umbelliferone），芫花黄素（genkwanin），东莨菪内酯（scopoletin），去乙酰氧基母菊素，卡宁蒿素（artecanin），艾素（yonogin），5−羟基−7，4′−二甲氧基黄酮，刺槐素（acacetin），3′−甲氧基线蓟素（eirsilineol），西米杜鹃醇（simiarenol）及一未定名的倍半萜内酯。

我们从白莲蒿乙醚提取后之药渣的醇溶部分，经溶剂分离及硅胶柱层析分得六个单体，经鉴定为香豆素（coumarin），莨菪亭（scopoletin），异白蜡树定（isofraxidin），反式邻羟基桂皮酸（Trans-o-hydroxycinnamic acid），洋芹甙元（apigenin）和咖啡酸（caffeic acid）。除莨菪亭外，其余五种成分均为首次从该植物中分得。

香豆素、莨菪亭、反式邻羟基桂皮酸的光谱数据分别与相应的标准品的光谱一致。

异白蜡树定红外光谱有羟基（$3325cm^{-1}$），羰基（$1700cm^{-1}$），苯环（1605，1575，$1507cm^{-1}$）吸收峰。质谱 m/z：222（M^+）。氢谱（DMSO−d_6）δppm：3.80（3H，s），3.85（3H，s），6.18（1H，d，$J=10$），6.93（1H，s），7.80（1H，d，$J=10$），9.69（1H，s，D_2交换消失）。其结构为7−羟基−6，8−二甲氧基香豆素。

洋芹甙元 $C_{15}H_{10}O_5$，紫外光谱 λ_{max} nm：267，296（sh），336（MeOH）；275，324，392（MeOH + NaOMe），276，301，348，384（MeOH + $AlCl_3$）；276，299，340，381（MeOH + $AlCl_3$ + HCl），274，301，376（MeOH + NaOAc）；268，302（sh），338（MeOH + NaOAc + H_3BO_3）。质谱 m/z（%）：270（M^+，100），242（15），241（6），212（3），153（23），152（17）。氢谱（DMSO − d_6）δppm：6.12（1H，d，$J=2$，C_6−H），6.40（1H，d，$J=2$，C_8−H），6.67（1H，s，C_3−H），6.87（2H，d，$J=9$，$C_{3',5'}$−H），7.83（2H，d，$J=9$，$C_{2',6'}$−H），10.15（1H，s，D_2O 交换消失，$C_{4'}$−OH），10.60（1H，s，D_2O 交换消失，C_7−OH），12.85（1H，s，D_2O 交换消失，

C_5-OH）。其结构为5，7，4′-三羟基黄酮。

咖啡酸 $C_9H_8O_4$，红外光谱有羟基（3420cm^{-1}），羧基（3230～1900，1640cm^{-1}），苯环（1620，1600，1520cm^{-1}）吸收峰。质谱 m/z：180（M^+）。氢谱（CD_3COCD_3）δ ppm：6.20（1H，d，$J=15$），6.80（1H，d，$J=9$），6.93（1H，dd，$J_1=9$，$J_2=1.5$），7.10（1H，d，$J=1.5$），7.42（1H，d，$J=15$）。其结构为3，4-二羟基反式桂皮酸。

另有一单体为白色针晶，红外光谱有甙类特征，其^{13}C核磁共振谱显示25个信号，其中≡CH信号为9个，=CH信号为10个，—CH_3信号3个，—C—信号3个，其结构有待进一步确定。

【论文来源】

肖永庆，刘晓宏，屠呦呦．白莲蒿化学成分的研究［J］．中草药，1989，20（03）：10.

地丁化学成分的研究

地丁为常用清热解毒中药，品种比较混乱，但以紫花地丁为正品，其化学成分尚未深入研究。本文就堇菜科（Violaceae）植物紫花地丁（*Viola yedoensis* Mak.）的化学成分进行研究。

从紫花地丁中分得6个化合物，经鉴定为软脂酸（palmitic acid），对羟基苯甲酸（phydroxybenzoic acid），反式对羟基桂皮酸（trans-p-hydroxycinnamic acid），丁二酸（butane-dioic acid），二十四酰对羟基苯乙胺（tetracosanoyl-p-hydroxy phenethylamine）和山奈酚-3-O-鼠李吡喃糖苷（kaempferol-3-O-rhamnopyranoside）。以上成分均为首次从紫花地丁中分离，其中二十四酰对羟基苯乙胺为一新化合物。

软脂酸，对羟基苯甲酸，丁二酸的物理常数及光谱数据与标准品一致，反式对羟基桂皮酸的光谱数据与文献记载相符。

二十四酰对羟基苯乙胺用无水乙醇重结晶为白色粉晶，熔点112-112.5℃。质谱 m/e：487（M^+），元素分析：$C_{32}H_{57}NO_2$，实验值（%）：C 78.85，H 11.65，N 2.92，O 6.58；理论值（%）：C 78.85，H 11.70，N 2.88，O 6.57。红外光谱3295（强，尖），1635和1540cm^{-1}具酰胺特征吸收，3350和1240cm^{-1}为酚羟基特征，1610，1600，1510cm^{-1}为苯环特征，3060和3020cm^{-1}说明有芳氢，820cm^{-1}为苯环对位取代特征，2940，2920，2830，1460，725，720cm^{-1}的强吸收说明有长链结构。核磁共振谱（CF_3—COOD）ppm：0.50（3H，t，$J=7$，—CH3），1.00［40H—（CH_2）$_{20}$—］，1.23（2H，m，—CH_2—），2.23（2H，t，$J=7$，$R-CH_2-\overset{O}{\overset{\|}{C}}-$，2.53（2H，t，$J=7$，Ar—CH2—），3.40（2H，t，$J=7$，$-CH_2-\overset{|}{N}-R$，6.53（2H，d，$J=9$，芳氢），6.77（2H，d，$J=9$，芳氢），用去偶法照射δ 3.40时，δ 2.53变为单峰，说明存在着 $Ar-CH_2-CH_2-\overset{|}{N}-R$结构；照射δ 1.23时，δ 2.23变为单峰，说明存在$R-CH_2-CH_2-\overset{O}{\overset{\|}{C}}-$

结构。其质谱基峰为 m/e 120，它是对羟基苯乙胺酰化物发生麦氏重拍所产生的碎片。从上述光谱分析确定其结构式为（Ⅰ），系新化合物，命名为地丁酰胺（violyedoe-namide）。

$$HO-C_6H_4-CH_2-CH_2-NH-\overset{O}{\overset{\|}{C}}-(CH_2)_{22}-CH_3$$

山奈酚-3-O-鼠李吡喃糖苷 $C_{21}H_{20}O_{10}$。从丙酮中重结晶为黄色针晶，熔点 172-174℃，能溶于丙酮，乙醇，甲醇及热水。紫外光谱 λ_{max}^{MeOH} nm（ε）255（2700），267（2700），326（肩，1500），371（3400），其红外光谱在 1610，1585，1550，1510cm^{-1} 有苯环特征峰，在 1175-1110cm^{-1} 有强而宽的苷类特征峰。质谱 m/e 432（M^+）。核磁共振谱（CD_3COCD_3）ppm：1.25（3H，d，$J=6$，鼠李糖的 CH_3），3.50-4.07（4H，鼠李糖的 C_2-C_5H），5.63（1H，d，$J=1.5$，鼠李糖 C_1-H），6.45（1H，d，$J=2$，黄酮苷元 C_6-H），6.80（1H，d，$J=2$，黄酮苷元 C_8-H），7.00（2H，d，$J=9$，黄酮苷元 C_3和 C_5-H），8.15（2H，d，$J=9$，黄酮苷元 C_2和 C_6H）；（DMSO-d_6）ppm：9.58（1H，s，D_2O 交换消失，黄酮苷元 C_7-OH），12.55（1H，s，D_2O 交换消失，黄酮苷元 C5-OH）。从其在各种诊断试剂中所测得的紫外光谱也证明存在游离的 C5，C7 和 C4 羟基，因此确定此化合物为 3，5，7，4 一四羟基黄酮-3-O-鼠李糖苷。其光谱数据与文献记载相符。

实验部分

熔点均未校正。红外光谱用日立 PE-599B 型红外光谱仪测定，溴化钾压片。紫外光谱用东德 SPECORD UV-SIV 型光谱仪测定。质谱用英国 MM-7070 型质谱仪测定。核磁共振用美国 EM-390 90MHzNMR 光谱仪测定，内标 TMS，δ 值单位 ppm，J 值单位 Hz。

1 软脂酸，对羟基苯甲酸，反式对羟基桂皮酸，二十四酰对羟基苯乙胺的提取分离和结构鉴定

地丁全草乙醚提取物行硅胶柱层析，用环已烷—醋酸乙酯梯度洗脱。从环已烷—醋酸乙酯 95∶5 洗脱部分先后得软脂酸，对羟基苯甲酸，和反式对羟基桂皮酸。从环已烷—醋酸乙酯 9∶1 洗脱部分得到二十四酰对羟基苯乙胺。

1.1 软脂酸的精制和鉴定

粗品用乙醚重结晶得白色片晶，mp 59-60℃。IRcm^{-1} 3700-2200（宽），2950，2900，2850，1700，1470，1460，1430，1410，1355，1345，1300，1310，1290，1270，1250，1225，1205，1185，1175，1100，940，780，730，720，685。MS m/e（%）：256（M^+，37），227（4），213（15），199（2），185（7），171（7），157（7），129（28），115（10），101（7），97（15），73（90），71（35），69（34），60（83），56（70），54（63），43（100），41（75），29（43）。

1.2 对羟基苯甲酸的精制和鉴定

粗晶用丙酮重结晶得白色片晶，mp 214 - 215℃，IRcm^{-1} 3370，3250 - 1960（宽），1670，1605，1595，1505，1445，1420，1315，1290，1240，1165，1125，1100，930，855，770。MS m/e（%）：138（M^+，65），121（100），93（28），65（40），63（17），39（35），28（11）。^{1}HNMR（CD_3COCD_3）δ 6.85（2H，d，J=9），7.84（2H，d，J=9）。

1.3 反式对羟基桂皮酸的精制与鉴定

粗晶用丙酮重结晶得白色片晶，mp 216 - 217℃，IRcm^{-1} 3350，3140 - 2000（宽），1660，1620，1600，1590，1510，1445，1420，1375，1325，1305，1280，1240，1210，1170，1100，980，940，910，835，800，690。MS m/e（%）：164（M^+，100），163（29），147（50），119（34），118（29），107（17），91（35），89（15），65（27），63（22），39（23）。^{1}HNMR（CD_3COCD_3）δ 6.25（1H，d，J = 15，反式双键氢），6.85（2H，d，J=9，芳氢），7.50（2H，d，J=9，芳氢），7.55（1H，d，J=15，反式双键氢）。

1.4 二十四酰对羟基苯乙胺的精制与鉴定

粗晶用无水乙醇重结晶得白色粉晶，mp 112 - 112.5℃。IRcm^{-1} 3350，3295（尖），3060，3020，2940，2900，2880，1635，1610，1600，1540，1510，1460，1430，1370，1280，1240，1200，1190，1115，1105，820，775，725，720，680，600，520，515。元素分析 $C_{32}H_{57}NO_2$，实验值（%）：C 78.85，H 11.65，N 2.92，O 6.58；理论值（%）：C 78.85，H 11.70，N 2.88，O 6.57。MS m/e（%）：487（M^+ 0.1），486（0.1），459（0.5），368（3），340（9），312（3），192（0.2），179（0.3），121（15），120（100），107（5）。^{1}HNMR（CF_3—COOD）δ 0.50（3H，t，J=7，—CH_3），1.00［40H，—（CH_2）$_{20}$—］，1.23（2H，m，—CH_2—），2.23（2H，t，J = 7，R—CH_2—C(=O)—），2.53（2H，t，J=7，Ar—CH_2—），3.40（2H，t，J=7，—CH_2—N(R)—），6.53（2H，d，J=9，芳氢），6.77（2H，d，J=9，芳氢）。用去偶法照射 δ 3.40 时，δ 2.53 变为单峰，照射 δ 1.23 时，δ 2.23 变为单峰。

2 丁二酸，山奈酚-3-O-鼠李吡喃糖苷的分离与结构鉴定

乙醚提取后的紫花地丁用70%乙醇提取，提取物拌硅胶后依次用乙醚和乙酸乙酯提取，乙醚提取物并入前醚提物中，乙酸乙酯提取物行硅胶柱层析，以乙酸乙酯为洗脱剂，先后得到丁二酸和山奈酚-3-O-鼠李吡喃糖苷。

2.1 丁二酸的精制与鉴定

粗晶用丙酮重结晶得白色片晶，mp 174 - 175℃，IRcm^{-1}，3700 - 2150（宽），1690（宽），1415，1105，1200，1075，920（宽），895，805，635，580，545，445。元素分析 $C_4H_6O_4$，实验值（%）：C 40.86，H 5.19，O 53.95；理论值（%）C 40.68，H 5.09，O 54.23。MS m/e（%）119（M^+1，2），102（2），101（33），

100（56），74（73），73（57），72（18），56（25），55（100），45（94），29

(46), 28 (76), 27 (69), 26 (23)。^{1}HNMR (DMSO—d_6) δ 2.40 [4H, s, —$(CH_2)_2$—], 12.40 (2H, 宽, D_2O 交换消失, 2×—COOH)。

2.2 山奈酚-3-O-鼠李吡喃糖苷的精制与鉴定

粗品用丙酮重结晶得黄色针晶, mp 172-174℃, 元素分析 $C_{21}H_{20}O_{10}$, 实验值 (%): C 57.57, H 4.65, O 37.78, 理论值 (%): C 58.33, H 4.63, O 37.04。$IRcm^{-1}$, 3400 (宽), 2500, 2450, 1655, 1610, 1585, 1550, 1510, 1490, 1460, 1405, 1375, 1355, 1305, 1280, 1250, 1225, 1175, 1130, 1110, 1090, 1060, 1020, 995, 960, 915, 885, 865, 840, 810, 730。MS m/e (%) 432 (M^+, 2.5), 288 (4), 287 (20), 286 (100), 258 (8), 257 (8), 229 (6), 213 (4), 153 (4), 143 (4), 121 (14)。^{1}HNMR (CD_3COCD_3) δ 1.25 (3H, d, $J=6$, 鼠李糖的 CH_3), 3.50-4.07 (4H, 鼠李糖的 C_2-C_5-H), 5.63 (1H, d, $J=1.5$, 鼠李糖 C_1-H), 6.45 (1H, d, $J=2$, 黄酮苷元 C_6-H), 6.80 (1H, d, $J=2$, 黄酮苷元 C_8-H), 7.00 (2H, d, $J=9$, 黄酮苷元 $C_{3'}$ 和 $C_{5'}-H$), 8.15 (2H, d, $J=9$, 黄酮苷元 $C_{2'}$ 和 $C_{6'}-H$); (DMSO—d_6) δ 9.58 (1H, s, D_2O 交换消失, 黄酮苷元 $C_{4'}-OH$), 10.18 (1H, s, D_2O 交换消失, 黄酮苷元 C_7-OH), 12.55 (1H, s, D_2O 交换消失, 黄酮苷元 C_5-OH), 3.0-4.0 (多H, D_2O 交换部分消失, 糖上质子及溶剂杂质)。UV λ_{max}^{MeOH} nm (ε) 255, (肩 2700), 267 (2700), 326 (肩 1500), 371 (3400), [MeOH]; 246 (7700), 268 (6900), 343 (肩, 2100), 432 (4700) [MeOH + NaOMe], 244 (肩, 5000), 263 (5600), 302 (肩, 1600), 358 (2600), 426 (3700) [MeOH + $AlCl_3$]; 244 (肩, 5900), 257 (6200), 302 (肩 1900), 356 (2900), 426 (3300) [MeOH + $AlCl_3$ + HCl]; 263 (8800), 325 (肩, 5800), 413 (6500), [MeOH + NaOAC]; 267 (6666), 325 (肩, 4300), 373 (5100) [MeOH + NaOAc + H_3PO_3]。

另外从醚溶部分还分得一蓝色结晶, mp 191-192℃。$IRcm^{-1}$ 2950, 2910, 2850, 1735, 1695, 1610, 1580, 1550, 1500, 1450, 1430, 1400, 1365, 1345, 1295, 1260, 1220, 1160, 1120, 1090, 1060, 1030, 985, 910, 895, 845, 770, 750, 735, 720, 710, 670, 600。元素分析: $C_{30}H_{35}N_3O_4$, 实验值 (%): C 71.45, H 6.80, N 8.46, O 13.29; 理论值 (%): C 71.85, H 6.99, N 8.38, O 12.78。^{1}HNMR ($CDCl_3$) δ (ppm) 1.22 (3H, t, $J=7.0$), 1.68 (3H, t, $J=7.0$), 1.84 (3H, d, $J=7.0$), 2.00-2.84 (4H, m), 3.20 (3H, s), 3.40 (3H, s), 3.62 (1H), 3.70 (3H, s), 3.90 (3H, s), 4.05 (1H, d, $J=7.0$), 4.24 (1H, m), 4.50 (1H, q, $J=7.0$), 6.25 (2H) 和 7.96 (1H) 组成 ABC 系统。8.60 (1H, s), 9.35 (1H, s), 9.50 (1H, s)。在其^{1}HNMR 图谱中, 每一谱线旁边均有一小峰, 其积分高度为主峰的二分之一, 从上述光谱数据初步推定此结晶为一芳杂环生物碱的一对对映体, 其比例为 2∶1, 分子式为 $C_{30}H_{35}N_3O_4$, 其结构有待进一步确定。

【论文来源】

肖永庆, 毕俊英, 刘晓宏, 屠呦呦. 地丁化学成分的研究. Journal of Integrative Plant Biology, 1987 (05): 532-536.

中药南刘寄奴化学成分研究

南刘寄奴为菊科植物奇蒿 *Artemisia anomala S.* Moore，系常用中药，其化学成分醚溶部分已报道含有奇蒿内酯（arteanomalactone），奇蒿黄酮（arteanoflavone），香豆素（coumarin），7－甲氧基香豆素（herniarin），西米杜鹃醇（simiarenol），异泽兰黄素（eupatilin）及 aurantiamide 等。

南刘寄奴的醇溶部分经溶剂分离及硅胶柱层析分得 8 个单体。经光谱分析，与标准品或文献对照，证明分别为香豆素（coumarin），7－甲氧基香豆素（herniarin），软脂酸（palmitic acid），莨菪亭（scopoletin），反式邻羟基桂皮酸（trans－O－hydroxycinnamic acid），反式邻径基对甲氧基桂皮酸（trans－O－hydroxy-p-methoxycinnamic acid），苜蓿素（tricin）及环已六醇单甲醚（cyclohexanehexol monomethyl-ether）。上述 8 种成分除香豆素和 7－甲氧基香豆素在醚部分已报道外，其余 6 种成分均为首次从该植物中分离。

香豆素，7－甲氧基香豆素，莨菪亭，软脂酸的光谱数据分别与相应的标准品的光谱数据一致。

反式邻羟基桂皮酸其红外光谱有羟基（$3364cm^{-1}$），羰基（$1670cm^{-1}$）及苯环（1615，1600，$1500cm^{-1}$）吸收峰。质谱 m/e 164（M^+）。核磁共振在 δ 6.48 及 7.77 分别有一相互偶合的双键质子，其偶合常数为 15Hz，说明此双键为反式构型。其质谱和核磁共振均与文献报道邻羟基桂皮酸一致。

反式邻羟基对甲氧基桂皮酸其红外光谱有羟基（$3350cm^{-1}$），羰基（$1658cm^{-1}$），苯环（1596，$1515cm^{-1}$）吸收峰；质谱 m/e 194（M^+）；核磁共振（DMSO－d_6）：δ 3.76（3H，s，—OCH_3），6.40（1H，d，$J=15$，反式双键氢），6.48（2H，m，苯环氢），7.52（1H，d，$J=10$，苯环氢），7.76（1H，d，$J=15$，反式双键氢），从上述光谱数据分析，此化合物有两个可能的结构：反式邻羟基对甲氧基桂皮酸和反式对羟基邻甲氧基桂皮酸。根据其红外光谱 $3350cm^{-1}$，（缔合羟基），$1658cm^{-1}$，（共轭且氢键缔合羟基上的羰基），确定其结构为反式邻羟基对甲氧基桂皮酸。

苜蓿素 $C_{17}H_{14}O_7$，溶于甲醇，乙醇，微溶于丙酮，乙醚，不溶于水，对三氯化铁，盐酸－镁粉试剂呈阳性反应。紫外光谱 λ_{max}^{MeOH}nm：245，270，300 sh 350。属黄酮类化合物。从质谱 m/e 330（M^+）推知该黄酮为四羟基二甲氧基黄酮。其核磁共振谱（DMSO－d_6）δ（ppm）：3.92（6H，s，2×—OCH_3），6.22（1H，d，$J=2$，C_6—H），6.58（1H，d，$J=2$，C_5—H），6.98（1H，s，C_3—H），7.36（2H，s，$C_{2'}$—H，$C_{6'}$—H），因此它属于 5，7，3，4，5 五取代黄酮。其紫外光谱，当加入 NaOAc 后带Ⅱ红移 6nm，证明有 C_7—OH；当加入 $AlCl_3$/HCl 后，带 I 裂分为 I_a，I_b，带Ⅱ裂分为 $Ⅱ_a$、$Ⅱ_b$，且 I_a 红移 38nm，$Ⅱ_a$ 红移 35nm，证明有 C_5—OH；当加入 NaOMe 后带 I 红移 70nm，证明有 C_4—OH。从上述光谱分析，该黄酮为 5，7，4 一三羟基，3，5－二甲氧基黄酮，其在甲醇及加入各种位移试剂后的紫外光谱与文献报道苜蓿素一致。

环已六醇单甲醚易溶于水，能溶于甲醇，乙醇，不溶于丙酮，乙醚。红外光谱有强的羟基吸收峰（$3342cm^{-1}$）。元素分析 $C_7H_{14}O_6$，计算值% C 43.30，H 7.21；实测值%

C 42.52，H 7.19。核磁共振（DMSO－d_6）δ（ppm）：3.33（3H，s，—OCH_3），2.85－4.00（6H，m，>CH，4.30（5H，S，D_2O 交换消失，5×OH）。从以上光谱分析确定其结构式为环己六醇单甲醚，其绝对构型有待进一步确定。

实验部分

熔点均未校正，红外光谱用日本日立260－50型红外光谱仪测定，溴化钾压片。紫外光谱用东德SPECORD UV－SIV型光谱仪测定。质谱用英国M－707型质谱仪测定，核磁共振用美国EM－390 90MHzNMR光谱仪测定，内标TMS，δ值单位ppm，*J*值单位Hz。比旋度用英国PE－241MC旋光计测定。层析硅胶为青岛海洋化工厂出品120－160目，105℃活化1小时。

1　香豆素，7－甲氧基香豆素、莨菪亭、软脂酸、反式邻羟基桂皮酸、反式邻羟基对甲氧基桂皮酸和苜蓿素的提取分离和结构鉴定

取产自浙江的南刘寄奴全草地上部分乙醚提取后的药渣以75%乙醇渗漉，渗漉液浓缩至原体积的十分之一左右，拌以20－60目硅胶，室温风干，然后将此硅胶以乙醚洗脱，洗脱液用无水硫酸钠脱水后浓缩，所得膏状物行硅胶柱层析。用三氯甲烷：醋酸乙酯梯度洗脱。在三氯甲烷洗脱部分依次得香豆素，7－甲氧基香豆素、软脂酸和莨菪亭粗晶，在三氯甲烷：醋酸乙酯（4∶1）洗脱部分依次得反式邻羟基桂皮酸和反式邻羟基对甲氧基桂皮酸粗晶；在三氯甲烷：醋酸乙酯（2∶1）洗脱部分得苜蓿素粗晶。

1.1　香豆素的精制和鉴定

粗晶以三氯甲烷重结晶得白色针晶，熔点68－69℃；IR（cm^{-1}）：1710，1615，1595，1550，1390，1250，1170，1115，1095，923，820，745；Ms（m/e）：146（M^+ 98），118（100），90（42），89（35），63（31）。^{1}HNMR（$CDCl_3$）δ 6.34（1H，d，*J*=9，C_3－H），7.27－7.53（4H，m，苯环氢），7.65（1H，d，*J*=9，C_4—H）。

1.2　27－甲氧基香豆素的精制和鉴定

粗晶以三氯甲烷重结晶为无色片状结晶，熔点117－118℃；IR（cm^{-1}）：1700，1645，1610，1500，1395，1275，1115，830。MS（m/e）：176（M^+，100），148（75），133（80），105（12），89（10），77（22），63（15），51（25）。^{1}HNMR（DMSO－d_6）δ 3.83（3H，s，C_7－OCH_3），6.25（1H，d，I＝9，C_3—H），6.80－7.00（2H，C_6—H，C_8—H），7.60（1H，d，*J*=9，C_5—H），7.90（1H，d，*J*=9，C_4—H）。

1.3　软脂酸的精制和鉴定

粗晶以三氯甲烷重结晶为白色片状结晶，熔点60－62℃；IR（cm^{-1}）：3400－2500，2920，2850，1700，1465，1438，1413，1310，1298，1272，1252，1230，1208，1190，1100，950，730，720；MS（m/e）：256（45，M^+），239（1），227（3），213（15），185（10），171（10），157（10），129（25），73（90），60（85），57（68），43（100），41（76），29（45）。

1.4　茛若亭的精制和鉴定

粗晶以三氯甲烷重结晶为白色针晶，熔点198～200℃；IR（cm^{-1}）：3348，1705，1611，1568，1511，1437，1291，1262，1199，1140，1020，924，862，592；UV_{max}（nm）：230，255；261，298，348（MeOH），230，279，300，392（MeOH＋HCl）：MS（m/e）：192（M^+100），177（63），164（28），149（46），121（20），79（19），69（45）；^{1}HNMR（$Me_2CO—d_6$），δ 3.92（3H，s，C_6—OCH_3），6.20（1H，d，$J=10$，C_3—H），6.82（1H，s，C_8—H），7.21（1H，s，C_6—H），7.85（1H，d，$J=10$，C_4—H）。在Me_2Co-d_6中酚羟基被交换，因而未见—OH信号。

1.5　反式邻羟基桂皮酸的精制和鉴定

粗晶以甲醇重结晶为浅黄色方晶。熔点208℃；IR（cm^{-1}），3364，2962，2854，2726，2610，1670，1615，1600，1461，1428，1326，1266，1215，1185，1166，1147，1092，993，912，867，810，753，747，695，592，495；UV_{max}^{MeOH}（nm）：226sh，272，322；MS（m/e）：164（M^+，31），146（44），118（100），91（28），90（26），89（20）；^{1}HNMR（$DMSO—d_6$）δ：6.48（1H，d，$J=15$，反式双键氢），6.67－7.00，（2H，m，C_2—H，C_3—H），7.20（1H，td，$J_1=7$，$J_2=2$，C_4—H），7.52（1H，dd，$J_1=9$，$J_2=2$，C_6—H），7.77（1H，d，$J=15$，反式双键氢），10.04（1H，s，D_2O交换消失，C_2—OH），12.03（1H，s，宽，D_2O交换消失，—COOH）。

1.6　反式邻羟基对甲氧基桂皮酸的精制和鉴定

粗晶以甲醇重结晶为浅黄色方晶。熔点196～198℃；IR（cm^{-1}）：3350，1658，1596，1515，1448，1434，1309，1275，1203，1080，1025，996，961，859，830，810；UV_{max}^{MeOH}（nm）：240，288，327；MS（m/e）：194（M^+，10），176（46），164（15），148（70），146（30），133（69），118（100），105（12），91（39），90（36），89（34），77（39），63（44），51（46）；^{1}HNMR（$DMSO—d_6$）δ 3.76（3H，s，C_4—OCH_3），6.40（1H，d，$J=15$，反式双键氢），6.48（2H，m，C_3—H，C_5—H），7.32（1H，d，$J=10$，C_6—H），7.76（1H，d，$J=15$，反式双键氢），10.28（1H，s，D_2O交换消失，C_2—OH），由于图谱只扫至11.8ppm，因而未见更低场的—COOH质子信号。

1.7　苜蓿素的精制和鉴定

粗晶以甲醇重结晶得黄色针状结晶，熔点290～292℃；IR（cm^{-1}）：3424，1654，1614，1563，1505，1467，1356，1335，1263，1181，1265，1117，1028，834；UV λ_{max}（nm）：245，270，300sh，350［MeOH］，263，276sh，333，420［MeOH＋NaOMe］，262，278，307，372，396［MeOH＋$AlCl_3$］，255，278，305，363，388［MeOH＋$AlCl_3$＋HCl］，263，275sh，326，420［MeOH＋NaOAc］，275，307sh，354，424sh，486sh［MeOH＋NaOAc＋H_3BO_3］；Ms（m/e）：330（M^+，100），300（12），287（6），259（5），178（10），153（14），152（7），151（8）；^{1}HNMR（$DMSO-d_6$）δ 3.92（6H，s，C3—OCH_3，C5—OCH_3），6.22（1H，d，$J=2$，C_6—H），6.58（1H，d，$J=2$，C_8—H），6.98（1H，s，C_3—H），7.36（2H，s，C_2—H，C_6—H），13.02

(1H, s, D_2O 交换消失 C_5—OH)。由于 C_7—OH 及 C_4—OH 的酸性较强，在 DMSO - d_6 中被交换，未能见到这两个羟基信号。

2 环己六醇单甲醚的提取分离及鉴定

将上述以乙醚洗脱层的硅胶再用正丁醇洗脱，洗脱液加无水硫酸钠脱水后，浓缩至原体积的十分之一左右，放置后析出浅黄色沉淀，滤取此沉淀再拌硅胶，行柱层析。以氯仿：甲醇（4：1）洗脱，得环己六醇单甲醚粗晶，甲醇重结晶得天色方晶，熔点 192 - 194℃；$[\alpha]_D^{2\sigma}$ = - 81.97°（C = 28，H_2O），IR（cm^{-1}）：3342，2930，2884，1500，1471，1441，1382，1323，1270，1221，1188，1139，1101，1049，1015，910，863，759；元素分析 $C_7H_{14}O_6$，计算值（%）：C 43.30，H 7.21；实测值（%）C 42.52，H 7.19。^{1}HNMR（DMsO - d_6）δ 3.33（3H，s，—OCH_3），2.85 - 4.00（6H，m，>CH—H），4.30（5H，S，D_2O 交换消失，5 ×—OH）。

【论文来源】

肖永庆，屠呦呦. 中药南刘寄奴化学成分研究. Journal of Integrative Plant Biology，1986（03）：307 - 310.

蒿属中药南刘寄奴脂溶性成分的分离鉴定

南刘寄奴为菊科植物奇蒿 *Artemisia anomala S.* Moore，为常用中药之一，其化学成分尚未深入研究。

我们从产自杭州郊区的南刘寄奴乙醚提取部分，经硅胶柱层析首次分得七个单体，其中五个经物理常数和光谱对照证明为香豆素（coumarin），异泽蓝黄素（eupatilin），西米杜鹃醇（simiarenol），7 - 甲氧基香豆素（herniaring）和 aurantiamide acesate。奇蒿黄酮（arteanoflavone）首次从天然物中分离，奇蒿内酯（arteanomalactone）为一新倍半萜内酯。

奇蒿黄酮（arteanoflavone，I），$C_{19}H_{18}O_8$，黄色颗粒状结晶，熔点 173 - 175℃，能溶于乙醚、甲醇，不溶于水，对三氯化铁、盐酸一镁粉试剂均呈阳性反应。紫外光谱 λ_{max}^{MeOH}nm（lgε）239（4，10），278（4.09），336（4.18），推测它属于黄酮化合物。从质谱 m/e 374（M^+）推知奇蒿黄酮为二羟基四甲氧基黄酮。其核磁共振谱（DMSO - d_6）δ（ppm）3.73（6H，s，2 ×—OCH_3），3.85（6H，s，2 ×—OCH_3），6，60（1H，s，C_3 - H），6.95（1H，s，C_8 - H），7.25（2H，s，$C_2{}'$ - H，$C_6{}'$ - H），10.55（1H，S，重水交换消失，C_7 - OH），12.90（1H，s，重水交换消失，C_5 - OH），因此它的结构应为 5，7 - 二羟基 6′，3′，4′，5′- 四甲氧基黄酮（Ⅰ）。此黄酮化合物 1978 年日本中山充等人在利用高效液相层析分离 5，6，7 - 三取代黄酮衍生物的研究中曾提到，但未见报道其物理常数及光谱数据，本文系第一次报道。

奇蒿内酯（arteanomalactone，Ⅱ）为无色针状结晶，熔点 133 ~ 135℃。高分辨质谱 m/e 348.1573（M^+），分子式 $C_{19}H_{24}O_6$。红外光谱有酯和内酯（1743cm^{-1}，1725cm^{-1}，

$1235cm^{-1}$，$1020cm^{-1}$）吸收峰。核磁共振谱（Me_2CO-d_6）在 δ 1.62（3H，s，C_6-CH_3）和 1.73（3H，s，$C_{10}-CH_3$）有两个双键上的甲基峰，在 δ 2.03（3H，s）和 2.05（3H，s）有两个醋酸酯甲基峰，在 δ 4.70（2H，s，C_3-CH_2OAc）有一双键上乙酰氧甲基峰。由 X－射线单晶分析确定其绝对构型为Ⅱ，系新化合物，命名为奇蒿内酯（arteanomalactone）。

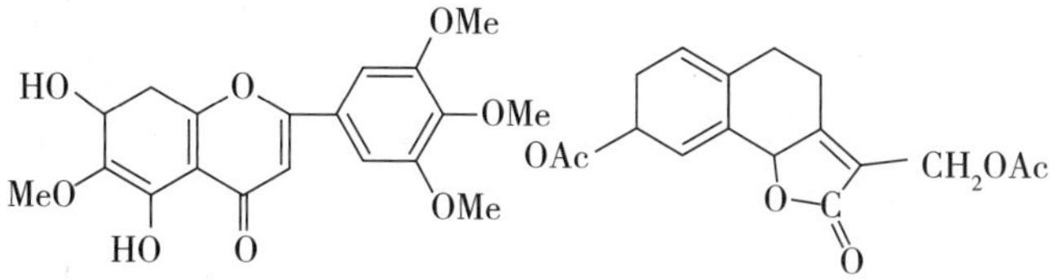

图 3－42

实验部分

熔点均未校正。红外光谱用日立，PE－559B 型红外光谱仪测定，溴化钾压片。紫外光谱用东德 SPECORD UV－SIV 型光谐仪测定。质谱用英国 MM－7070H 质谱仪测定。核磁共振谱用美国 EM－390 90MHZ NMR 光谱仪测定，内标 TMS，δ 值单位 ppm，*J* 值单位 Hz。高分辨质谱用 ZAB2F 型质谱仪测定：比旋度用 PE－241MC 旋光计测定。

1 香豆素、奇蒿黄酮、异泽蓝黄素的提取分离和结构鉴定

取奇蒿全草地上部分用乙醚渗漉，乙醚浓缩液用 2% 氢氧化钠水溶液萃取，萃取液用浓盐酸调至 pH 2，再用乙醚萃取，乙醚萃取液用蒸馏水洗至中性，无水硫酸钠脱水，浓缩后进行硅胶柱层析，用环己烷—醋酸乙酯梯度洗脱。从环已烷—醋酸乙酯（8∶2）洗脱部分得香豆素粗品。环已烷—醋酸乙酯（2∶1）洗脱部分依次得奇蒿黄酮和异泽蓝黄素粗品。

1.1 香豆素的精制和鉴定

粗晶以乙醚—石油醚（1∶1）重结晶得白色针状结晶，mp 68～69℃。IR cm^{-1} 1710，1615，1595，1550，1390，1250，1170，1115，1095，923，820，745。MS m/e（%）146（M^+，98），118（100），90（42），89（35），63（31）。^{1}HNMR（$CDCl_3$）δ 6.34（1H，d，*J*=9，C_3-H），7.27～7.53（4H，m，苯环氢），7.65（1H，d，*J*=9，C_4-H）。

1.2 奇蒿黄酮（5，7－二羟基6，3′，4′，5′－四甲氧基黄酮）的精制和鉴定

粗晶以少量丙酮溶解，加入 4 倍量石石油醚放置重结晶得黄色颗粒状结晶，mp 173～175℃。IR cm^{-1} 3400，2920，2830，1645，1617，1583，1500，1458，1413，1360，1244，1152，1127，1104，990。UVλ_{max} nm（lgε）239（肩，4.10），278（4.09），336（4.18）[MeOH]；256（肩，3.93），288（4.04），362（4.20）[MeOH＋$AlCl_3$]，254（肩，3.89），293（4.06），357（4.18）[MeOH＋$AlCl_3$＋HC]；279（4.26）301（肩，4.04）；373（4.05）[MeOH＋NaOMe]；279（4.25）；303（肩；4.01）；368（4.02）[MeOH＋NaOAc]；281（4.07），337（4.11）[MeOH＋NaOAc＋H_3BO_3]。MS m/e

(%) 374 (M^+, 100); 359 (65), 356 (45), 346 (13), 344 (16), 331 (27), 195 (1), 193 (6), 192 (1), 178 (18), 177 (3) 167 (6), 139 (7), 111 (1)。HNMR ($DMSO-d_6$) δ 3.73 (6H, s, 2×$-OCH_3$), 3.85 (6H, s, 2×$-OCH_3$), 6.60 (1H, s, C_3-H), 6.95 (1H, s, C_8-H), 7.25 (2H, s, $C_{2'}-H$, $C_{6'}-H$), 10.55 (1H, s, 重水交换消失, C_7-OH), 12.90 (1H, s, 重水交换消失, C_5-OH)。

1.3 异泽蓝黄素(5, 7-二羟基6, 3′, 4′-三甲氧基黄酮)的精制和鉴定

粗晶以少量丙酮溶解后加入4倍量石油醚放置重结晶得黄色片状结晶, mp 230~231℃。IRcm^{-1} 3500~2500, 1640, 1610, 1570, 1487, 1450, 1415, 1360, 1324, 1298, 1254, 1210, 1140, 1103, 1090, 1017, 985, 938, 830, 810, 760, 670, 605。UV λ_{max} nm (lgε) 243 (肩, 4.12), 277 (4.09), 343 (425) [MeOH]; 260 (4.04), 284 (4.07), 368 (4.27) [MeOH + $AlCl_3$]; 257 (4.00), 292 (4.09), 364 (4.24) [MeOH + $AlCl_3$ + HCl]; 238 (肩 4.31), 278 (4.27), 317 (4.01), 375 (4.13) [MeOH + NaOMe]; 238 (4.32), 278 (4.25), 320 (4.01), 365 (4.11) [MeOH + NaOAC]; 279 (4.10), 343 (4.18) [MeOH + NaOAC + H_3BO_3]。MS m/e% 344 (M^+, 100), 329 (67), 326 (48), 315 (8), 301 (35), 167 (10), 165 (3), 163 (20), 162 (4), 148 (10), 147 (3), 139 (11)。HNMR ($DMSO-d_6$) δ 3.70 (3H, s, C_6-OCH_3), 3.80 (3H, s, $C_{3'}-OCH_3$), 3.90 (3H, s, $C_{4'}-OCH_3$), 6.60 (1H, s, C_3-H), 6.85 (1H, s, C_8-H), 7.50 (1H, d, $J=2$, $C_{2'}-H$), 7.05 (1H, d, $J=9$, $C_{5'}-H$), 7.60 (1H, dd, $J_1=9$, $J_2=2$, $C_{6'}-H$), 10.55 (1H, s, 重水交换消失, C_7-OH), 12.97 (1H, s, 重水交换消失, C_5-OH)。

2 西米杜鹃醇, 7-甲氧基香豆素, 奇蒿内酯和 aurantiamide acetate 的提取分离和结构鉴定

乙醚浓缩液用2%氢氧化钠水溶液萃取之后, 立即用蒸馏水洗至中性, 无水硫酸钠脱水浓缩, 拌硅胶行柱层析。以环已烷—醋酸乙酯梯度洗脱。环已烷—醋酸乙酯(19:1)洗脱部分得西米杜鹃醇粗晶, 环已烷—醋酸乙酯(9:1)洗脱部分得7-甲氧基香豆素粗晶, 环已烷—醋酸乙酯(8:2)洗脱部分依次得奇蒿内酯和 aurantiamide acetate 粗晶。

2.1 西米杜鹃醇的精制和鉴定

粗晶以乙醚-石油醚(1:1)重结晶得白色颗粒状结晶, mp 201℃, $[\alpha]_D^{2\sigma}$ +60.9 (C = 1.5, $CHCl_3$)。IRcm^{-1} 3500, 2920, 2850, 1450, 1360, 1045。MS m/e% 426 (M^+, 6), 411 (2), 408 (3), 274 (100), 259 (53), 245 (15), 205 (29), 134 (40), 109 (33), 95 (40), 69 (36)。元素分析 $C_{30}H_{50}O$, 计算值% C 84.51, H 11.76, 实测值% C 85.29, H 11.89。HNMR (CDC_3l) δ 0.78~1.15 (24H, 8×CH_3), 1.15~2.15 (23H, 次甲基质子), 1.25 (1H, s, 重水交换消失, C_3-OH), 3.35 (1H, m, C_3-H), 5.55 (1H, m, C_6-H)。

2.2 7-甲氧基香豆素的精制和鉴定

粗晶以丙酮重结晶为白色片状结晶, mp 117~118℃。IR cm^{-1} 1700, 1645, 1610, 1500, 1395, 1275, 1115, 830。MS m/e% 176 (M^+, 100), 148 (75), 133 (80),

105（12），89（10），77（22），63（15），51（25）。HNMR（DMSO－d_6）δ 3.83（3H，s，C_7-OCH_3），6.25（1H，d，$J=9$，C_3-H），6.80～7.00（2H，C_6-H，C_8-H），7.60（1H，d，$J=9$，C_5-H），7.90（1H，d，$J=9$，C_4—H）。

2.3 奇蒿内酯的精制和鉴定

粗晶以少量丙酮溶解后加入4倍量石油醚放置重结晶得无色针状结晶，mp 133～135℃，在硅胶GF_{254}薄层板上以环已烷—醋酸乙酯（1∶1）展开，在254nm荧光灯下显单一荧光消失斑点，Rf值0.48。IRcm^{-1}1745，1725，1665，1365，1235，1090，1020，980，960，900。HRMS m/e% 348.1573（M^+，0.46，$C_{19}H_{24}O_6$），306.1467（33.33，$C_{17}H_{22}O_5$），288.1361（55.56，$C_{17}H_{20}O_4$），246.1256（50，$C_{15}H_{18}O_3$），238.0841（5.05，$C_{12}H_{14}O_3$），228.1150（13.48，$C_{15}H_{16}O_2$），220.0735（4.13，$C_{12}H_{12}O_4$），213.0916（8.42，$C_{14}H_{13}O_2$），178.0630（100，$C_{10}H_{10}O_3$），163.0395（6.13，$C_9H_7O_3$），150.0681（17.00，$C_9H_{10}O_2$）。HNMR（Me_2CO-d_6）δ 1.62（3H，s，C_6-CH_3），1.73（3H，s，$C_{10}-CH_3$），2.03（3H，s，$-O-\overset{O}{\overset{\|}{C}}-CH_3$），2.05（3H，s，$-O-\overset{O}{\overset{\|}{C}}-CH_3$），2.10－2.60（5H，m，次甲基质子），2.97（1H，m，次甲基质子），4.45（1H，d，$J=10$，$C_{11}-H$），4.70（2H，s，C_3-CH_2OAc），4.85（1H，t，$J=9$，C_7-H），5.12（1H，t，$J=9$，C_9-H），5.75（1H，d，$J=10$，$C_{11a}-H$）。用去偶法照射δ 4.45时，δ5.75变为单峰，照射δ 2.40时，δ 4.85和δ 5.12分别变为单峰。

2.4 Aurantiamide acetate的精制和鉴定

粗晶以95%乙醇重结晶为白色针状结晶，mp 185～186℃。$[\alpha]_D^{2\sigma}-40.0$（C＝0.45，$CHCl_3$）。IR cm^{-1} 3300（尖），1720，1657，1627，1528，743，695。元泰分析$C_{27}H_{28}N_2O_4$计算值% C 72.97，H 6.31，N 6.31，实测值% C 73.53，H 6.30，N 6.27。MS m/e% 444（M^+，1），384（1），353（2），323（1），311（2），293（1），269（4），252（30），232（2），221（22），176（3），172（4），134（4），130（6），120（5），105（100），106（8），91（9），77（21）。HNMR（$CDCl_3$）δ 2.00（3H，s，$-\overset{O}{\overset{\|}{C}}-CH_3$）3.10和3.23两个质子与4.80质子组成ABX系统（$J_{AB}=13.5$，$J_{Ax}=8$，$J_{Bx}=6$），4.80质子再与6.75（1H，d，$J=8$，重水交换消失，$-\overset{|}{N}H$）质子偶合成多重峰。3.83和3.04两个质子与4.35质子组成另一个ABX系统（$J_{AB}=13$，$J_{AX}=6$，$J_{BX}=5$），4.35质子再与2.75（2H，d，$J=7$，$-CH_2-$）和6.05（1H，d，$J=8$，重水交换消失，$-\overset{|}{N}H$）质子偶合而成为多重峰。6.90～7.78为15个芳香质子信号以上质子之间偶合关系均由去偶法证实。

【论文来源】

肖永庆，屠呦呦．蒿属中药南刘寄奴脂溶性成分的分离鉴定．药学学报，1984（12）：909－913.